腰椎间盘突出症

LUMBAR DISC HERNIATION

第 5 版

主　编　胡有谷　陈伯华　周　跃

编　者（以姓氏笔画为序）

马学晓	青岛大学附属医院	张亚庆	中国人民解放军陆军军医大学第二附属医院
王　欢	中国医科大学附属盛京医院	张国庆	青岛大学附属医院
王　岩	青岛大学附属医院	陆飚骧	香港大学李嘉诚医学院
王　超	青岛大学附属医院	陈仲强	北京大学第三医院
王子轩	青岛市市立医院	陈伯华	青岛大学附属医院
王天瑞	青岛大学附属医院	陈晓亮	青岛大学附属医院
龙厚清	中山大学附属第一医院	陈裕光	中山大学附属第一医院
田　伟	北京积水潭医院	林亚洲	上海交通大学医学院附属瑞金医院
冯世庆	山东大学第二医院	岳　斌	青岛大学附属医院
西永明	青岛大学附属医院	岳寿伟	山东大学齐鲁医院
朱庆三	吉林大学中日联谊医院	周　跃	中国人民解放军陆军军医大学第二附属医院
任龙喜	清华大学附属垂杨柳医院	周传利	青岛大学附属医院
刘　勇	青岛大学附属医院	郑诚功	上海交通大学生物工程学院
刘少喻	中山大学附属第一医院	郑燕平	山东大学齐鲁医院
刘传圣	青岛大学附属医院	胡　勇	香港大学李嘉诚医学院
刘尚礼	中山大学孙逸仙纪念医院	胡有谷	青岛大学附属医院
刘宝戈	首都医科大学附属北京天坛医院	胡建中	中南大学湘雅医院
齐宗华	青岛大学附属医院	相宏飞	青岛大学附属医院
汤　宇	中国人民解放军陆军军医大学第二附属医院	侯树勋	中国人民解放军总医院第四医学中心
祁　磊	山东大学齐鲁医院	俞鹏飞	苏州市中医医院
孙月蓉	青岛大学附属医院	姜　宏	苏州市中医医院
李　牧	山东大学齐鲁医院	祝　凯	青岛大学附属医院
李长青	中国人民解放军陆军军医大学第二附属医院	徐凤和	青岛大学附属医院
李书忠	青岛大学附属医院	郭　柱	青岛大学附属医院
李佛保	中山大学附属第一医院	黄东生	中山大学孙逸仙纪念医院
李海音	中国人民解放军陆军军医大学第二附属医院	曹　鹏	上海交通大学医学院附属瑞金医院
李海燕	青岛大学附属医院	彭宝淦	中国人民解放军总医院第三医学中心
吴晓淋	青岛大学附属医院	彭新生	中山大学附属第一医院
邱玉金	潍坊医学院附属医院	赛佳明	山东大学齐鲁医院(青岛院区)
邱晨生	青岛市市立医院	谭江威	滨州医学院烟台附属医院
宋　岩	河北医科大学		

人民卫生出版社

·北京·

图书在版编目（CIP）数据

腰椎间盘突出症/胡有谷，陈伯华，周跃主编. —
5 版. —北京：人民卫生出版社，2023. 1
　　ISBN 978-7-117-33905-6

　　Ⅰ.①腰… 　Ⅱ.①胡…②陈…③周… 　Ⅲ.①腰椎-
椎间盘突出-诊疗 　Ⅳ.①R681. 5

　　中国版本图书馆 CIP 数据核字（2022）第 200820 号

人卫智网　www. ipmph. com	医学教育、学术、考试、健康，	
	购书智慧智能综合服务平台	
人卫官网　www. pmph. com	人卫官方资讯发布平台	

腰椎间盘突出症
Yao Zhuijianpan Tuchu Zheng
第 5 版

主　　编：胡有谷　陈伯华　周　跃
出版发行：人民卫生出版社（中继线 010-59780011）
地　　址：北京市朝阳区潘家园南里 19 号
邮　　编：100021
E - mail：pmph @ pmph. com
购书热线：010-59787592　010-59787584　010-65264830
印　　刷：北京盛通印刷股份有限公司
经　　销：新华书店
开　　本：889×1194　1/16　印张：47
字　　数：1522 千字
版　　次：1985 年 2 月第 1 版　　2023 年 1 月第 5 版
印　　次：2023 年 1 月第 1 次印刷
标准书号：ISBN 978-7-117-33905-6
定　　价：358. 00 元

打击盗版举报电话：010-59787491　E-mail：WQ @ pmph. com
质量问题联系电话：010-59787234　E-mail：zhiliang @ pmph. com
数字融合服务电话：4001118166　E-mail：zengzhi @ pmph. com

主编简介

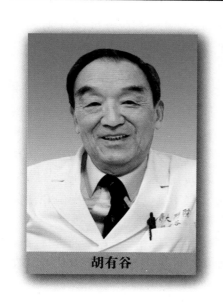

胡有谷

教授，主任医师，青岛大学附属医院首席医学专家和终身医学专家。1961 年 9 月毕业于青岛医学院医疗系。毕业后从事骨科专业工作至今 60 余年，对脊柱外科尤其对腰椎间盘突出症的临床及基础研究有较深造诣。先后任青岛大学附属医院骨科主任、副院长，山东省创伤骨科研究所所长。1980 年起担任骨科研究生导师，培养硕士研究生 35 名、博士研究生 1 名。

发表论文 240 余篇，担任学术著作主编 3 部、主译 1 部，参编著作 40 部，其中包括《黄家驷外科学》第 5、6、7 版，《骨科手术学》第 2 版及全国高等学校教材《外科学》。曾担任 10 种学术期刊编委工作，包括《中华外科杂志》和 *Journal of Musculoskeletal Research* 编委、《中华骨科杂志》常务委员和《中国脊柱脊髓杂志》副主编等。

先后任山东医学会骨科学分会第五、六届主任委员，中华医学会骨科学分会第五届委员、第六届常务委员，中华医学会骨科学分会脊柱外科学组第五届组长，SICOT 会员（Société Internationale de Chirurgie Orthopédique et de Traumatologie，SICOT）。获各类奖励 17 项，其中包括山东省科学技术进步奖二等奖 3 项，因主编《腰椎间盘突出症（第 2 版）》获卫生部医药卫生杰出著作科技进步奖。享受国务院政府特殊津贴，并获"山东专业技术拔尖人才"和"全国卫生系统先进工作者"等荣誉称号。

主编简介

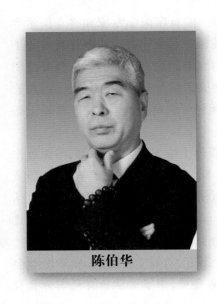

陈伯华

教授，主任医师，医学博士。青岛大学附属医院骨科，博士研究生导师。师从国际著名脊柱外科专家，美国芝加哥 Rush University Medical Center 的骨科 Gunnar B. J. Andersson 教授和 Howard S. An 教授。

现任中华医学会骨科学分会常务委员，骨科康复学组组长，脊柱外科学组成员；中国医师协会第五届骨科医师分会常务委员、脊柱感染学组组长；中国康复医学会脊柱脊髓专业委员会常务委员，颈椎病专业委员会副主任委员；中国老年学和老年医学学会骨质疏松分会专业委员会副主任委员等。担任《中华外科杂志》《中华骨科杂志》《中华骨与关节外科杂志》《中华老年骨科与康复电子杂志》《中国脊柱脊髓杂志》《中国修复重建外科杂志》等杂志的编委、常务编委。

享受国务院政府特殊津贴，获得教育部高等学校科学研究优秀成果奖及山东省科学技术进步奖共 6 项。发表论文百余篇，其中 SCI 收录 30 余篇。主编著作 3 部，主译 1 部，参编、参译 10 余部。

主编简介

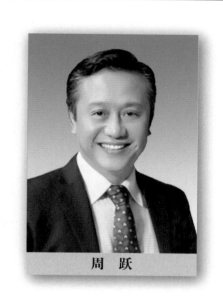

周 跃

教授,主任医师,中国人民解放军陆军军医大学第二附属医院博士研究生导师。国内著名微创脊柱外科领军人物。在国内率先引入并开展内镜下颈、胸、腰椎等30余项微创脊柱外科新技术,临床效果显著,手术例数、效果、技术方法与水平均居国内领先、国际先进水平。

承担国家科技支撑计划课题、机器人学国家重点实验室基金课题、卫生公益性行业科研专项经费项目、国家自然科学基金项目3项、国家高技术研究发展计划(863计划)和支撑计划分课题2项、军队临床高新技术重大项目共11项重点科研课题。

学术任职包括国际微创脊柱外科学会(International Society for Minimally Invasive Spine Surgery, ISMISS)主席、世界华裔骨科医学会副会长、中国部微创脊柱外科分会(Société Internationale de Chirurgie Orthopédique et de Traumatologie, SICOT)会长、亚太微创脊柱外科学会委员、中国医师协会骨科医师分会副会长、中国医师协会内镜医师分会第一届内镜诊疗质量管理与控制专业委员会(学组)副主任委员、中国生物医学工程学会医用机器人工程与临床应用分会副主任委员、重庆市医师协会骨科医师分会首届会长、中国康复医学会脊柱脊髓损伤专业委员会副主任委员、中国康复医学会脊柱脊髓损伤专业委员会微创脊柱外科学组组长等。

先后荣获教育部科学技术进步奖一等奖,全军医疗成果奖一等奖1项、二等奖3项,军队科学技术进步奖三等奖4项;获得国家发明专利及国家实用新型专利共18项;荣立个人三等功3次,被中国人民解放军总后勤部授予中国人民解放军院校"育才奖"银奖、"三星"人才优秀中青年技术专家;2016年被评为首届"重庆市首席医学专家"。

第5版 前 言

　　进入 21 世纪后，人们受社会因素、经济因素、人口因素和生活因素等诸多因素影响，腰椎间盘突出症的发病率逐渐增高。与此同时，医学领域飞速发展，在诊断和治疗腰椎间盘突出症方面有了新理论、新知识和新技术。我国作为全世界最大的发展中国家，拥有逾 14 亿人口，卫生、保健和医疗工作承担着相当重大的责任。鉴于腰椎间盘突出症是骨科最常见的疾病之一，我们应该以现代医学的诊断方法和精准的治疗，争取获得优良的治疗效果。

　　青岛大学附属医院是我们接受培训、教育、成长和工作之地，我对其怀有深厚的感情，而且山东省创伤骨科研究所也为我院腰椎间盘突出症的基础研究工作作出了巨大贡献，为了展现近年来我们在腰椎间盘突出症基础和临床工作方面的进展，我们着手修订《腰椎间盘突出症》，作为我院对祖国医学事业贡献。

　　基于上述认识，《腰椎间盘突出症》第 5 版将在前四版的基础上，加强临床实践内容并展示未来前瞻性工作进展。为了实现此宗旨，我们特邀陆军军医大学周跃教授担任本书主编之一。周跃教授是我国腰椎间盘突出症微创脊柱外科手术创导者之一，而且他还是我国微创脊柱手术技术推广和创新的主要践行者。编著者希望《腰椎间盘突出症》第 5 版能为培养医学院校学生和攻读硕士、博士学位的研究生，提供有价值的辅导教材，以获得对于腰椎间盘突出症较全面的知识和启迪，更为重要的是为临床各级医师提供诊断和治疗指导。

胡有谷

2022 年 12 月

第 1 版 前 言

腰椎间盘突出症是骨科常见病之一,约 1/5 的腰腿痛患者患有腰椎间盘突出症。由于其如此高的发病率,几十年来一直受到一些临床医师和基础医学研究工作者的广泛重视。从 20 世纪 30 年代认识此疾病起,直至当今以微观的角度观察细胞分子结构的变化,进一步探索此病的本质,已经做了大量卓有成效的工作。

本书的内容基本分为基础医学和临床医学两大部分。前者介绍本病的胚胎、解剖、病理、生物化学和生物力学等,后者介绍其临床表现、诊断、鉴别诊断和治疗等。以期通过阅读上述内容,使读者对此疾病有一个比较全面的了解;同时也给予临床和科研工作者一些启示,以便研究解决一些当前尚未解决的课题,最终达到在预防上获得有力的措施,在治疗上达到更为满意的效果。

由于我们学识疏浅,特别是与国内对此疾病有广泛临床经验和丰富科研成果的医学院校和医院相比,我们做的工作还不够多,因此,本书尚不全面,谬误恐难尽免,渴望批评指正。

本书编写过程中,承蒙孙进修副教授的指导和帮助,特此致谢!

编者

1982 年 12 月

第 2 版 前 言

本书第 1 版出版迄今 10 年。

有关腰椎间盘突出症,全世界每年有数以百万计的患者就诊,每年有数千篇文献发表,每次骨科会议,椎间盘病变仍是主要议题。这些均表明,腰椎间盘突出症仍存在许多问题有待解决。纵观近 10 年来,在腰椎间盘突出症的研究工作中所取得的成就有三个方面:基础研究、影像学诊断及有限手术的开展。因此在第 2 版时,除对第 1 版文献进行全面整理去芜存精外,着重对上述三个方面进行介绍。为此,编著者不囿于本院,特请在生物力学研究方面颇有造诣的第二军医大学戴力扬副教授撰写"脊柱和椎间盘的生物力学"部分,特约邀脊柱外科专家北京医科大学党耕町教授和陈仲强副教授介绍"经皮腰椎间盘切除术"。在第 2 版组稿过程中,我们发现过去 10 年有关椎间盘的文献浩瀚,这是基础研究工作者与临床医生经验的结晶。我们除在文内引用部分外,特精选并进行专题分类,作为参考文献列于章节之后,给有志于对某专题探讨者参阅。我们期望第 2 版《腰椎间盘突出症》不仅能给读者以对此症的基本认识,同时也能从中获得有关此方面的新进展和启迪。我们希望经过各专业的共同努力,有朝一日在新版序言中可以写上:"腰椎间盘突出症曾经为人类常见的疾病,但这已成为过去。"

我们都是从事临床、教学和科研的医生,写书时间非常有限,故第 2 版中必然仍将存在不妥和谬误之处,恳望批评指正,同时也希望同道就有关共同感兴趣的问题进行讨论。

在即将出版此书之即,我们深切感谢马洪婷、杨凝清对文献题录所做的工作,感谢齐宗华技师所做的文字整理工作,感谢中国科学院海洋研究所冯明华老师所绘制的部分精美插图。

最后,愿此书对读者开卷有益。

胡有谷
1994 年 3 月于青岛大学医学院附属医院

第 3 版 前 言

自 1934 年 Mixter 和 Barr 提出"腰椎间盘突出症"以来,至今已近 70 年。从国内外流行病学调查来看,患有该病的人口比例和绝对数值均呈上升趋势,由此显示这一疾病仍为骨科最常见的疾病之一。

在过去的 70 年,解剖学家、病理学家、影像学家和临床医师等做了大量的基础研究和临床实践工作,使此病在预防、诊断和治疗上取得了相当的进展。本书的第 3 版与第 1 版间隔 18 年,与第 2 版间隔 9 年,这些年之间有关腰椎间盘突出症这一医学问题最大的进展是什么? 概括地说:在基础研究方面,对于腰椎间盘突出症的研究已进入细胞和分子水平,揭示椎间盘组织特殊的生物学行为对功能的影响;在临床诊断方面,影像学的进展使人们对椎间盘及其相邻结构的正常和病理形态能更早、更完整地认识;在治疗方面,腰椎间盘手术的微创治疗已对传统经典手术提出了挑战,将运动单位的三关节复合体中退变腰椎间盘进行假体置换已进入初步的临床应用。因而,第 3 版的目的是着重反映这一时期有关腰椎间盘突出症基础研究和临床医学的动向和成果。

第 3 版的撰写者均为从事上述各方面研究的工作者和临床医师。他们既有丰富的临床实践经验,亦博览国内、外相关重要文献。深望在他们殚精竭虑,笔耕不辍的努力下,能使此书成为名副其实的腰椎间盘突出症权威工具书,以达到具有一定学术价值并能够指导临床实践的愿望。

胡有谷

青岛大学医学院附属医院

2003 年 7 月

第4版 前 言

腰椎间盘突出症至今仍为骨科最常见的疾病之一。在进入 21 世纪的新纪元后，科学技术惊人发展，全球进入信息化时代，使腰椎间盘突出症的基础研究、诊断及治疗上均取得了令人瞩目的成绩：核磁共振对椎间盘退行性变由形态学观察深入到结合病理组织的分类；腰椎间盘突出症微创手术治疗的趋向已获得共识；腰椎间盘突出症的治疗效果更加遵照科学循证医学认定；腰椎间盘退行性变的实验性生物学治疗已成为未来期盼治疗腰椎间盘突出症的革命性方法等。上述腰椎间盘突出症的基础研究成果和临床工作成就，将成为《腰椎间盘突出症》第 4 版中浓墨重彩的相关内容。

由于全国卫生和医学教育事业的蓬勃发展以及数代人的努力，我国在腰椎间盘突出症的基础研究工作与国外相比已基本同步，着重于腰椎间盘退行性变的基因学、细胞学和分子生物学等领域的研究。在腰椎间盘突出症的临床工作中，此病在各级医院已能及时得到诊断和治疗。各种先进的腰椎间盘突出症诊断治疗设备和新技术得到较广泛的应用，在我国大宗病例实践应用的基础上又进一步改良、创新和发展，极大地提高了腰椎间盘突出症的诊断和治疗水平。因而《腰椎间盘突出症》第 4 版亦大量展示了我国在腰椎间盘突出症工作中的成就。

《腰椎间盘突出症》第 4 版出版距本书 1982 年第 1 版发行已近 30 年，这是我从医和从教 50 年中重要工作的一部分。在古稀之年完成了我的挚友党耕町教授所言"我们已完成了社会责任"的义务。然而，腰椎间盘突出症的基本病理为多因素构成的椎间盘退行性变，由此确定了腰椎间盘突出症在可见的未来仍将是骨科常见病之一。因而，期待未来新版《腰椎间盘突出症》由我国新一代专家抑或国外学者共同汇编著，使《腰椎间盘突出症》始终为具有科学价值的骨科参考书籍。

胡有谷

2011 年 1 月

目　录

第一章　腰椎间盘突出症相关历史 ……………………………………………………… 1

第二章　脊椎和椎间盘胚胎发育 ………………………………………………………… 5

　　一、脊索形成 …………………………………………………………………………… 5

　　二、体节形成 …………………………………………………………………………… 6

　　三、脊椎形成 …………………………………………………………………………… 7

　　四、椎间盘形成 ………………………………………………………………………… 8

　　五、椎体骨化 …………………………………………………………………………… 8

　　六、椎间盘发育 ………………………………………………………………………… 9

第三章　腰椎及其附属结构的功能解剖 ……………………………………………… 11

　第一节　腰椎解剖 ……………………………………………………………………… 11

　　一、腰椎形态解剖 …………………………………………………………………… 11

　　二、腰椎管内部结构 ………………………………………………………………… 18

　　三、脊神经根 ………………………………………………………………………… 25

　　四、腰骶神经根相互组成 …………………………………………………………… 29

　　五、腰骶神经根变异 ………………………………………………………………… 31

　　六、腰交感神经 ……………………………………………………………………… 33

　　七、腰椎韧带 ………………………………………………………………………… 33

　　八、腰椎动脉 ………………………………………………………………………… 34

　　九、腰椎静脉 ………………………………………………………………………… 38

　第二节　腰部筋膜和肌肉解剖 ………………………………………………………… 40

　　一、腰部筋膜 ………………………………………………………………………… 41

　　二、腰脊柱伸肌 ……………………………………………………………………… 41

　　三、腰脊柱屈肌 ……………………………………………………………………… 43

　　四、腰脊柱侧弯肌 …………………………………………………………………… 43

　　五、腰脊柱旋肌 ……………………………………………………………………… 44

　　六、臀肌及腘绳肌在腰椎运动中的作用 …………………………………………… 44

　第三节　椎间盘功能解剖 ……………………………………………………………… 45

　　一、椎间盘解剖结构 ………………………………………………………………… 45

　　二、腰椎间盘神经支配 ……………………………………………………………… 47

　　三、椎间盘高度 ……………………………………………………………………… 48

　　四、腰椎间盘、椎间孔与神经根的关系 ·· 49

　　五、腰椎间盘与邻近重要结构的关系 ·· 50

　　六、椎间盘生理功能 ··· 50

　　七、椎间盘内弹性蛋白与椎间盘功能 ·· 51

　　八、椎间盘营养供应 ··· 54

第四章　脊柱和椎间盘的生物力学 ·· 59

　第一节　脊柱的功能解剖 ··· 59

　　一、椎体 ··· 59

　　二、关节突关节 ··· 60

　　三、脊柱韧带 ·· 62

　第二节　脊柱的运动学 ··· 63

　第三节　脊柱的运动力学 ·· 64

　第四节　椎间盘的生物力学特性 ·· 67

　　一、弹性特征 ·· 67

　　二、黏弹特性 ·· 69

　　三、力学对椎间盘退变的影响 ·· 70

　　四、椎间盘的体内力学分析 ·· 70

第五章　腰椎间盘突出症的病因学 ·· 72

　第一节　椎间盘退变的生物学因素 ·· 72

　　一、椎间盘的细胞学 ·· 72

　　二、椎间盘基质的胶原 ·· 78

　　三、椎间盘基质的蛋白聚糖 ··· 82

　　四、椎间盘基质降解酶 ·· 83

　第二节　腰椎间盘突出症的易感因素 ·· 85

　　一、种族和遗传因素 ·· 85

　　二、易感基因 ·· 86

　　三、生理因素 ·· 88

　　四、脊柱结构因素 ·· 88

　　五、职业因素 ·· 91

　　六、吸烟因素 ·· 92

　第三节　腰椎间盘突出症的诱发因素 ·· 92

　　一、疾病 ··· 92

　　二、感染 ··· 93

　　三、妊娠 ··· 95

　　四、肥胖 ··· 95

第六章　腰椎间盘突出症的病理学 ·· 99

　第一节　腰椎间盘的生理退变 ··· 99

　　一、纤维环的退变 ·· 99

　　二、软骨终板的退变 ··· 100

　　三、髓核的退变 ·· 101

　第二节　突出椎间盘的病理学改变 ·· 101

一、突出椎间盘组织的形态学改变 …………………………………………… 101

二、Schmorl 结节和髓核经骨突出 …………………………………………… 102

三、椎间盘突出的病理分期、分型与临床分型 …………………………… 103

四、腰椎间盘突出症的神经病理学 ………………………………………… 107

五、腰椎间盘突出的继发病理改变 ………………………………………… 113

六、突出椎间盘的重吸收 …………………………………………………… 121

第七章　腰椎间盘突出症的症状 ……………………………………………… 131

一、腰背痛 …………………………………………………………………… 131

二、坐骨神经痛 ……………………………………………………………… 132

三、下腹部痛或腹股沟区痛或大腿前侧痛 ………………………………… 132

四、臀部痛 …………………………………………………………………… 133

五、间歇性跛行 ……………………………………………………………… 133

六、麻木 ……………………………………………………………………… 133

七、肌肉痉挛 ………………………………………………………………… 133

八、肌肉瘫痪 ………………………………………………………………… 133

九、双侧下肢症状 …………………………………………………………… 134

十、对侧下肢症状 …………………………………………………………… 134

十一、马尾综合征 …………………………………………………………… 134

十二、脊髓圆锥综合征 ……………………………………………………… 135

十三、外周圆锥综合征 ……………………………………………………… 135

十四、颈腰综合征 …………………………………………………………… 135

十五、患肢发凉 ……………………………………………………………… 136

十六、尾部痛 ………………………………………………………………… 137

十七、阴囊痛 ………………………………………………………………… 137

十八、根性幻肢痛 …………………………………………………………… 138

十九、小腿水肿 ……………………………………………………………… 138

二十、小腿增粗 ……………………………………………………………… 138

二十一、症状与神经损伤严重度的分级 …………………………………… 138

第八章　腰椎间盘突出症的物理检查 ………………………………………… 140

一、一般体征 ………………………………………………………………… 140

二、特殊检查法 ……………………………………………………………… 144

第九章　腰椎间盘突出症的 X 线检查 ………………………………………… 149

第一节　X 线摄影的基本原理及概念 …………………………………… 149

一、X 线成像原理 …………………………………………………………… 149

二、X 线成像相关概念 ……………………………………………………… 149

第二节　腰椎 X 线片正常表现 …………………………………………… 150

一、椎体 ……………………………………………………………………… 150

二、椎弓根与椎板 …………………………………………………………… 150

三、关节突与椎间关节间隙 ………………………………………………… 151

四、横突和棘突 ……………………………………………………………… 151

五、椎间隙 …………………………………………………………………… 152

六、猎狗样投影 …………………………………………………… 153

第三节 腰椎间盘突出症的 X 线表现 …………………………… 153

一、腰椎正位 X 线片 …………………………………………… 153

二、腰椎侧位 X 线片 …………………………………………… 154

三、腰椎斜位 X 线片 …………………………………………… 158

第四节 腰椎管的 X 线测定 ……………………………………… 159

一、腰椎管横径测量 …………………………………………… 159

二、腰椎管矢状径测量 ………………………………………… 160

三、下腰椎(L_4、L_5)椎管形状测定 ……………………… 160

四、其他方法的椎管测定 ……………………………………… 161

第五节 常见腰骶椎发育异常 …………………………………… 161

一、后侧椎弓未愈 ……………………………………………… 161

二、腰骶移行椎 ………………………………………………… 162

三、先天性畸形 ………………………………………………… 163

四、椎弓峡部裂 ………………………………………………… 163

第十章 腰椎间盘突出症的 CT 检查 …………………………… 166

第一节 CT 成像的基本原理及概念 …………………………… 166

一、CT 原理 …………………………………………………… 166

二、CT 成像的概念 …………………………………………… 166

第二节 腰椎 CT 的检查方法和扫描技术 ……………………… 167

一、CT 普通扫描 ……………………………………………… 167

二、CT 增强扫描 ……………………………………………… 168

三、CT 三维重建 ……………………………………………… 168

四、CT 脊髓造影 ……………………………………………… 168

五、CT 椎间盘造影 …………………………………………… 168

第三节 腰椎 CT 正常表现 ……………………………………… 168

一、椎骨 ………………………………………………………… 168

二、椎间盘 ……………………………………………………… 170

三、关节突关节及韧带 ………………………………………… 170

四、正常腰椎管及其内容物的 CT 表现 ……………………… 170

五、正常腰椎 CT 三维重建表现 ……………………………… 171

六、正常腰椎 CT 脊髓造影表现 ……………………………… 171

七、CT 椎间盘造影正常表现 ………………………………… 172

第四节 腰椎间盘突出症 CT 表现 ……………………………… 173

一、椎间盘突出本身形态的变化 ……………………………… 173

二、腰椎间盘突出对椎管内组织结构形态的影响 …………… 177

三、腰椎椎体后缘骺环离断 …………………………………… 178

四、腰椎间盘突出继发的形态变化 …………………………… 179

第五节 腰椎间盘突出症的区域定位 …………………………… 181

一、区域定位的概念 …………………………………………… 181

二、CT 确定区域定位 ………………………………………… 182

第六节 CT 常见腰椎畸形 ……………………………………… 187

一、椎弓峡部崩裂 …………………………………………………………………………… 187

二、腰椎滑脱 ………………………………………………………………………………… 188

第十一章　腰椎间盘突出症的 MR 检查 …………………………………………………… 189

第一节　MRI 的基本原理及检查技术 …………………………………………………… 189

一、MRI 的基本原理 ……………………………………………………………………… 189

二、MRI 的参数 …………………………………………………………………………… 190

三、MRI 序列 ……………………………………………………………………………… 190

四、MRI 机的基本结构 …………………………………………………………………… 191

五、MRI 对比剂的使用 …………………………………………………………………… 191

六、MRI 的优缺点 ………………………………………………………………………… 191

第二节　腰椎 MR 检查方法和扫描技术及成像技术参数 ……………………………… 192

一、一般检查技术 ………………………………………………………………………… 192

二、增强扫描 ……………………………………………………………………………… 192

三、磁共振水成像 ………………………………………………………………………… 192

四、弥散加权成像 ………………………………………………………………………… 192

五、弥散张量成像 ………………………………………………………………………… 193

第三节　正常腰椎 MRI 表现 ……………………………………………………………… 193

一、骨性脊柱 ……………………………………………………………………………… 193

二、椎间盘 ………………………………………………………………………………… 193

三、椎管内结构 …………………………………………………………………………… 194

第四节　腰椎间盘突出 MRI 表现 ………………………………………………………… 198

一、椎间盘退变 …………………………………………………………………………… 198

二、椎体的退变 Modic 改变 ……………………………………………………………… 201

三、纤维环破裂征象 ……………………………………………………………………… 202

四、纤维环局限性高信号区 ……………………………………………………………… 203

五、椎间盘膨出 …………………………………………………………………………… 207

六、椎间盘突出 …………………………………………………………………………… 207

七、神经根增强现象 ……………………………………………………………………… 209

八、磁共振脊髓成像 ……………………………………………………………………… 210

九、腰骶神经根三维成像观察 …………………………………………………………… 211

十、多裂肌退变 …………………………………………………………………………… 213

第五节　腰椎间盘突出症 MRI 区域定位 ………………………………………………… 214

一、腰椎间盘突出症 MRI 区域定位意义 ………………………………………………… 214

二、腰椎间盘突出症 MRI 区域定位方法 ………………………………………………… 216

第六节　腰椎与其他疾病 MRI 影像学鉴别诊断 ………………………………………… 219

第七节　腰椎间盘突出症术后 MR 检查 ………………………………………………… 223

一、腰椎间盘突出症术后 MRI 的正常表现 ……………………………………………… 223

二、腰椎间盘突出症术后 MRI 的异常表现 ……………………………………………… 223

第八节　磁共振技术对椎间盘退变的定量分析 ………………………………………… 225

一、横向弛豫时间加权成像 ……………………………………………………………… 225

二、横向弛豫时间图成像 ………………………………………………………………… 225

三、$T_1\rho$ 加权磁共振成像 ……………………………………………………………… 226

四、延迟 Gd 剂增强磁共振成像 …………………………………… 227

五、磁化传递磁共振成像 …………………………………………… 227

六、钠磁共振成像 …………………………………………………… 228

七、UTE 成像 ……………………………………………………… 228

八、黏多糖的化学交换饱和转移磁共振成像 …………………… 228

九、磁共振弥散加权成像 …………………………………………… 228

十、定量高分辨"魔角"旋转核磁共振波谱 …………………… 229

第十二章　腰椎间盘突出症的特殊造影检查 ………………………… 233

第一节　脊髓造影 ………………………………………………………… 233

一、对比剂 …………………………………………………………… 233

二、造影方法 ………………………………………………………… 233

三、造影形态 ………………………………………………………… 233

四、造影失败的原因 ………………………………………………… 235

五、脊髓造影的不良反应 …………………………………………… 236

第二节　椎间盘造影及 CT 椎间盘造影 ………………………………… 236

一、椎间盘造影的适应证 …………………………………………… 237

二、椎间盘造影的方法 ……………………………………………… 238

三、椎间盘造影分型 ………………………………………………… 239

四、椎间盘造影结果判断 …………………………………………… 243

五、椎间盘造影和 CT 椎间盘造影与其他影像学检查结果的比较 …… 246

六、椎间盘造影的并发症 …………………………………………… 246

第三节　选择性神经根造影 ……………………………………………… 246

一、适应证 …………………………………………………………… 246

二、造影方法 ………………………………………………………… 247

三、造影形态 ………………………………………………………… 249

四、造影结果判定 …………………………………………………… 250

五、存在问题 ………………………………………………………… 250

第十三章　腰椎间盘突出症电生理和其他辅助检查 ………………… 252

第一节　腰椎间盘突出症电生理检查 …………………………………… 252

一、神经电生理的基本原理与特点 ………………………………… 252

二、神经电生理在腰椎间盘突出症中的诊断和定位作用 ………… 264

三、腰椎手术中的神经根监护 ……………………………………… 267

第二节　腰椎间盘突出症其他辅助检查 ………………………………… 277

一、超声诊断 ………………………………………………………… 277

二、热象图成像 ……………………………………………………… 279

三、放射性核素骨扫描 ……………………………………………… 282

四、下肢等速测试 …………………………………………………… 283

五、血液学检查 ……………………………………………………… 283

第十四章　腰椎间盘突出症的诊断 …………………………………… 284

第一节　病史与体检的记载 ……………………………………………… 284

一、病史 ……………………………………………………………… 284

　　二、体格检查 ……………………………………………………………………… 284

　第二节　腰椎间盘突出症的诊断标准 ……………………………………………… 285

　第三节　腰椎间盘突出症的定位诊断 ……………………………………………… 285

　第四节　特殊类型腰椎间盘突出症的诊断 ………………………………………… 287

　　一、青少年腰椎间盘突出症 ………………………………………………………… 287

　　二、椎体后缘骺环离断 ……………………………………………………………… 289

　　三、腰椎管狭窄并腰椎间盘突出症 ………………………………………………… 291

　　四、老年性腰椎间盘突出症 ………………………………………………………… 292

　　五、高位腰椎间盘突出症 …………………………………………………………… 293

　　六、多发腰椎间盘突出症 …………………………………………………………… 294

　　七、极外侧型和椎间孔型腰椎间盘突出症 ………………………………………… 295

　　八、腰椎滑脱合并腰椎间盘突出症 ………………………………………………… 296

　　九、颈腰综合征 ……………………………………………………………………… 296

　　十、妊娠期腰椎间盘突出症 ………………………………………………………… 298

　　十一、前方腰椎间盘突出症 ………………………………………………………… 299

　　十二、游离型腰椎间盘突出症 ……………………………………………………… 299

　　十三、椎间盘囊肿和椎间盘真空征 ………………………………………………… 300

　第五节　腰椎间盘突出症合并其他疾病 …………………………………………… 301

　　一、腰椎间盘突出症合并椎管内神经鞘瘤 ………………………………………… 301

　　二、腰椎间盘突出症合并骶丛恶性淋巴瘤 ………………………………………… 301

　　三、腰椎间盘突出症合并硬脊膜内蛛网膜囊肿 …………………………………… 302

　　四、腰椎间盘突出症合并关节突关节痛风石 ……………………………………… 302

　　五、腰椎间盘突出症合并梨状肌综合征 …………………………………………… 302

　　六、腰椎间盘突出症合并腰椎管内巨大血管脂肪瘤 ……………………………… 302

　　七、腰椎 Scheuermann 病合并腰椎间盘突出症 …………………………………… 303

　　八、非典型腰椎 Scheuermann 病合并腰椎间盘突出症 …………………………… 304

　　九、尿黑酸尿症合并腰椎间盘突出症 ……………………………………………… 304

　　十、脊髓栓系合并腰椎间盘突出症 ………………………………………………… 304

　　十一、椎管内血管畸形合并腰椎间盘突出症 ……………………………………… 304

　　十二、囊性纤维化病合并腰椎间盘突出症 ………………………………………… 305

　　十三、强直性脊柱炎合并腰椎间盘突出症 ………………………………………… 305

　　十四、骨质疏松症合并腰椎间盘突出症 …………………………………………… 305

第十五章　腰椎间盘突出症的鉴别诊断 …………………………………………… 308

　第一节　腰背痛的鉴别 ……………………………………………………………… 308

　　一、腰骶部发育异常 ………………………………………………………………… 308

　　二、损伤性腰椎疾病 ………………………………………………………………… 316

　　三、腰椎退变性疾病 ………………………………………………………………… 319

　　四、腰椎炎症性疾病 ………………………………………………………………… 325

　　五、腰椎肿瘤 ………………………………………………………………………… 329

　　六、代谢性疾病 ……………………………………………………………………… 332

　　七、脊柱骨骺疾病 …………………………………………………………………… 335

　　八、髋脊柱综合征 …………………………………………………………………… 336

　　九、血管性和内脏反射性腰背痛 …………………………………………………… 337

第二节　坐骨神经痛的鉴别 ································ 338
一、腰椎管内肿瘤 ································ 338
二、腰、骶椎管内脊膜囊肿 ······················ 342
三、腰骶神经变异 ································ 342
四、腰椎管狭窄症 ································ 342
五、梨状肌综合征 ································ 344
六、骨盆出口综合征 ······························ 345
七、糖尿病性周围神经病变 ······················ 345
八、腰椎间盘肿瘤 ································ 345
九、急性白血病 ·································· 346
十、腰椎管内、外静脉异常 ······················ 346
十一、带状疱疹 ·································· 346
十二、寄生虫病 ·································· 346
第三节　间歇性跛行的鉴别 ························ 346
第四节　腹股沟及大腿前侧痛的鉴别 ················ 347
第五节　下肢麻木无力的鉴别 ······················ 347
第六节　根性痛与牵涉痛的鉴别 ···················· 347
第七节　精神性因素的鉴别 ························ 348

第十六章　椎间盘源性腰痛 ·························· 349
第一节　椎间盘源性腰痛的病理学 ·················· 349
一、腰椎间盘的神经分布 ·························· 349
二、腰椎间盘源性腰痛的组织学 ···················· 350
三、腰椎间盘源性疼痛的机制 ······················ 352
第二节　椎间盘源性腰痛的临床表现 ················ 354
第三节　椎间盘源性腰痛的诊断 ···················· 355
一、X 线检查 ···································· 355
二、CT 扫描 ····································· 355
三、MR 检查 ····································· 355
四、椎间盘造影 ·································· 356
第四节　椎间盘源性腰痛的治疗 ···················· 359
一、介入治疗 ···································· 359
二、手术治疗 ···································· 359

第十七章　腰椎间盘突出症非手术疗法 ·············· 361
第一节　概述 ···································· 361
第二节　非手术疗法 ······························ 361
一、卧床休息 ···································· 361
二、药物治疗 ···································· 362
三、牵引 ·· 363
四、物理治疗 ···································· 367
五、封闭疗法 ···································· 370
六、推拿 ·· 377
七、针灸 ·· 380

八、针刀疗法 ·· 381

九、中医药疗法 ·· 381

第十八章　腰椎间盘突出症的介入治疗 ································ 384

第一节　经皮穿刺物理学方法 ·· 384

一、经皮穿刺激光椎间盘减压术 ································ 384

二、髓核成形术 ·· 396

第二节　经皮穿刺化学方法 ·· 405

一、髓核化学溶解疗法 ·· 405

二、臭氧椎间盘消融术 ·· 416

第十九章　腰椎间盘突出症手术治疗概述 ····························· 422

一、手术方法 ··· 422

二、手术适应证和禁忌证 ··· 423

三、手术率 ··· 423

四、不同情况的手术治疗计划 ···································· 425

五、对术者的要求 ··· 431

六、麻醉 ·· 432

七、围手术期处理 ··· 432

八、腰椎间盘突出症手术体位 ···································· 434

九、腰椎间盘突出症手术方法的选择 ························· 435

第二十章　腰椎间盘突出症手术治疗 ·································· 439

第一节　腰椎间盘突出症经典手术方法 ························· 439

一、腰椎间盘突出症手术切口 ···································· 439

二、术中定位 ··· 439

三、分离腰背部软组织 ·· 439

四、暴露椎板 ··· 440

五、椎管进入 ··· 440

六、显露神经根 ··· 445

七、切除椎间盘 ··· 446

八、术时注意事项 ··· 447

九、术后处理 ··· 448

第二节　经腹腰椎间盘切除术 ·· 448

一、适应证及禁忌证 ·· 449

二、手术步骤 ··· 449

三、术后处理 ··· 451

四、手术效果评价 ··· 451

五、小结 ·· 453

第三节　特殊类型腰椎间盘突出症的手术治疗方法 ········· 453

一、腰椎椎体后缘骺环离断 ······································· 453

二、椎间孔内型腰椎间盘突出症 ································ 455

三、极外侧型腰椎间盘突出症 ···································· 455

四、高位腰椎间盘突出症 ··· 458

五、中央型腰椎间盘突出症 …………………………………………………… 459

六、儿童和青少年腰椎间盘突出症 …………………………………………… 460

七、老年腰椎间盘突出症 ……………………………………………………… 460

八、腰椎管狭窄症合并腰椎间盘突出症 ……………………………………… 461

九、腰椎间盘突出症合并腰椎滑脱 …………………………………………… 471

十、颈腰综合征 ………………………………………………………………… 475

第二十一章　腰椎间盘突出症微创手术治疗 ………………………………… 477

第一节　经皮穿刺经后外侧入路腰椎间盘切吸术 ……………………………… 477

一、治疗机制 …………………………………………………………………… 477

二、局部应用解剖与穿刺途径 ………………………………………………… 478

三、适应证 ……………………………………………………………………… 478

四、相对禁忌证与禁忌证 ……………………………………………………… 479

五、术前准备 …………………………………………………………………… 479

六、手术方法 …………………………………………………………………… 480

七、术后处理 …………………………………………………………………… 483

八、并发症及其防治 …………………………………………………………… 483

第二节　显微腰椎间盘切除术 …………………………………………………… 484

一、发展历程 …………………………………………………………………… 484

二、适应证和禁忌证 …………………………………………………………… 484

三、术前计划 …………………………………………………………………… 485

四、手术方法 …………………………………………………………………… 486

五、并发症及防治措施 ………………………………………………………… 491

六、手术优缺点 ………………………………………………………………… 492

七、与显微内镜手术的比较 …………………………………………………… 493

八、优势与前景 ………………………………………………………………… 493

第三节　腰椎间盘切除内镜手术 ………………………………………………… 493

一、显微内镜腰椎间盘切除术 ………………………………………………… 493

二、经皮内镜技术治疗腰椎间盘突出症 ……………………………………… 496

三、电磁导航引导下经皮内镜技术治疗腰椎间盘突出症 …………………… 509

第四节　微创手术器械通道辅助腰椎间盘切除术 ……………………………… 512

一、X-Tube 系统腰椎间盘切除术 …………………………………………… 512

二、Quadrant 系统腰椎间盘切除术 ………………………………………… 514

三、Pipeline 系统治疗腰椎间盘突出症 ……………………………………… 516

第二十二章　人工腰椎间盘置换术 …………………………………………… 521

第一节　人工腰椎间盘置换术的发展历史 ……………………………………… 521

第二节　人工腰椎间盘置换术的生物力学 ……………………………………… 521

第三节　人工腰椎间盘假体的主要类型 ………………………………………… 522

第四节　人工腰椎间盘置换术临床应用 ………………………………………… 523

一、手术病例选择 ……………………………………………………………… 523

二、手术步骤 …………………………………………………………………… 524

三、术后处理 …………………………………………………………………… 528

四、典型病例 …………………………………………………………………… 528

五、临床疗效 …………………………………………………………………………… 529

第五节　人工腰椎间盘置换术的并发症及其防范 …………………………………… 531

一、血管损伤 …………………………………………………………………………… 531

二、神经系统损伤 ……………………………………………………………………… 532

三、椎间隙过度撑开 …………………………………………………………………… 532

四、椎体及终板骨折 …………………………………………………………………… 532

五、假体位置不良 ……………………………………………………………………… 532

六、假体下沉 …………………………………………………………………………… 532

七、关节突关节过度撑开 ……………………………………………………………… 533

第六节　腹腔镜下人工腰椎椎间盘置换术 …………………………………………… 533

一、适应证和禁忌证 …………………………………………………………………… 533

二、器械 ………………………………………………………………………………… 533

三、手术方法 …………………………………………………………………………… 533

四、并发症 ……………………………………………………………………………… 536

五、典型病例 …………………………………………………………………………… 536

六、经验与体会 ………………………………………………………………………… 538

第七节　小结 …………………………………………………………………………… 540

第二十三章　腰椎间盘突出症腰椎椎间植骨融合内固定术 ……………………………… 543

第一节　腰椎间盘突出症腰椎椎间植骨融合内固定术机制 ………………………… 543

第二节　腰椎间盘突出症行腰椎椎间植骨融合内固定术的适应证 ………………… 544

一、特殊类型的腰椎间盘突出症 ……………………………………………………… 544

二、腰椎间盘突出症合并其他病理情况 ……………………………………………… 545

三、手术破坏腰椎稳定结构 …………………………………………………………… 547

四、腰椎间盘突出症再次手术 ………………………………………………………… 549

第三节　腰椎间盘突出症行腰椎椎间植骨融合内固定术的禁忌证 ………………… 549

第四节　开放腰椎椎间融合手术方法 ………………………………………………… 549

一、腰椎椎弓根螺钉短节段内固定并横突间植骨融合术 …………………………… 549

二、经后入路腰椎椎间植骨融合内固定术 …………………………………………… 551

三、经椎间孔腰椎椎间植骨融合内固定术 …………………………………………… 554

四、经椎间孔腰椎椎间植骨融合内固定术和经后入路腰椎椎间植骨
融合内固定术的改良 ……………………………………………………………… 557

五、骨皮质螺钉中线固定和融合技术 ………………………………………………… 558

六、经前入路腰椎椎间植骨融合内固定术 …………………………………………… 562

第五节　微创腰椎椎间融合手术方法 ………………………………………………… 562

一、微创经椎间孔腰椎椎间植骨融合内固定术 ……………………………………… 562

二、脊柱手术机器人系统辅助脊柱内固定技术 ……………………………………… 566

三、经皮腰骶椎间轴向融合术 ………………………………………………………… 571

四、极外侧椎间融合术 ………………………………………………………………… 574

五、斜外侧腰椎椎间植骨融合内固定术 ……………………………………………… 577

六、经皮脊柱内镜下腰椎椎间植骨融合内固定术 …………………………………… 584

第六节　腰椎后入路融合技术的并发症 ……………………………………………… 593

一、螺钉位置不佳 ……………………………………………………………………… 593

二、术后感染 …………………………………………………………………………… 594

　　三、椎间融合器的下沉和移位 ……………………………………………… 595
　　四、相邻节段退变 ………………………………………………………………… 598
　第七节　腰椎椎间植骨融合内固定术疗效 …………………………………… 600

第二十四章　腰椎间盘突出症手术并发症的防范及处理 ……………… 606
　第一节　感染 …………………………………………………………………………… 607
　　一、感染率 ………………………………………………………………………… 607
　　二、感染原因 …………………………………………………………………………… 607
　　三、临床表现 …………………………………………………………………………… 607
　　四、影像学表现 ……………………………………………………………………… 608
　　五、治疗 ……………………………………………………………………………… 611
　第二节　血管损伤 …………………………………………………………………… 612
　　一、发生率 ………………………………………………………………………… 612
　　二、损伤原因 …………………………………………………………………………… 612
　　三、临床表现 …………………………………………………………………………… 612
　　四、预防和治疗 ……………………………………………………………………… 613
　第三节　神经损伤 …………………………………………………………………… 614
　　一、周围神经损伤的原因 ……………………………………………………… 614
　　二、周围神经损伤的防范 ……………………………………………………… 616
　　三、交感神经损伤 ………………………………………………………………… 617
　　四、术后根性神经痛 ……………………………………………………………… 617
　第四节　脏器损伤 …………………………………………………………………… 617
　第五节　硬脊膜损伤 ………………………………………………………………… 617
　第六节　脊柱不稳 …………………………………………………………………… 619
　第七节　粘连性蛛网膜炎 ………………………………………………………… 620
　第八节　竖脊肌疝 …………………………………………………………………… 621
　第九节　椎管内血肿 ………………………………………………………………… 621
　第十节　心、脑血管并发症 ……………………………………………………… 621
　第十一节　少见并发症 …………………………………………………………… 622
　　一、腰椎间盘突出症术后阴茎持续异常勃起 …………………………… 622
　　二、患侧足底疱疹 ………………………………………………………………… 622
　　三、骨-筋膜室间隔综合征 …………………………………………………… 622
　　四、硬脊膜外积气 ………………………………………………………………… 622
　　五、腰椎间盘突出症术后诱发精神性疾病 ……………………………… 622
　　六、术中椎间盘突出 ……………………………………………………………… 623
　　七、继发性血友病 ………………………………………………………………… 623

第二十五章　腰椎间盘突出症再次手术 …………………………………… 625
　第一节　术前诊断错误 …………………………………………………………… 625
　第二节　手术指征错误 …………………………………………………………… 625
　　一、手术指征不严 ………………………………………………………………… 625
　　二、未掌握手术指征 ……………………………………………………………… 626
　第三节　手术计划错误 …………………………………………………………… 626
　第四节　手术定位错误 …………………………………………………………… 626

　　第五节　腰椎间盘切除不彻底　………………………………………………………　626
　　第六节　手术范围不足　…………………………………………………………………　628
　　　　一、腰椎间盘多节段突出　…………………………………………………………　628
　　　　二、椎间盘同节段双侧突出　………………………………………………………　628
　　第七节　腰椎间盘突出合并神经根管狭窄　……………………………………………　629
　　第八节　硬脊膜外纤维性瘢痕形成　……………………………………………………　629
　　第九节　腰椎间盘突出症复发　…………………………………………………………　631
　　　　一、腰椎间盘突出症复发定义　……………………………………………………　631
　　　　二、腰椎间盘突出症术后复发率　…………………………………………………　631
　　　　三、腰椎间盘突出症术后复发因素　………………………………………………　633
　　　　四、腰椎间盘突出症术后复发预防　………………………………………………　634
　　　　五、腰椎间盘突出症复发手术并行内固定融合术的认识　………………………　637
　　第十节　腰椎间盘突出症术后另外节段突出　…………………………………………　637
　　第十一节　腰椎间盘再次手术方法　……………………………………………………　638
　　　　一、对首次手术情况的了解　………………………………………………………　638
　　　　二、手术麻醉方法的选择　…………………………………………………………　639
　　　　三、再次手术的入路　………………………………………………………………　639
　　第十二节　腰椎间盘突出症再次手术腰椎椎间融合的指征　…………………………　640

第二十六章　腰椎间盘突出症的手术治疗效果　……………………………………………　644
　　第一节　手术疗效评定标准　……………………………………………………………　644
　　　　一、中华医学会骨科学分会脊柱外科学组腰背痛手术评定标准　………………　644
　　　　二、MacNab 标准　…………………………………………………………………　644
　　　　三、视觉模拟评分法　………………………………………………………………　644
　　　　四、日本骨科学会腰背痛手术评分标准　…………………………………………　645
　　　　五、Roland-Morris 功能障碍问卷调查　…………………………………………　646
　　　　六、Oswestry 功能障碍指数　……………………………………………………　646
　　　　七、健康调查简表　…………………………………………………………………　648
　　　　八、SF-12 量表　……………………………………………………………………　650
　　　　九、SF-36 量表和 SF-12 量表的评分方法　………………………………………　651
　　第二节　手术效果预测　…………………………………………………………………　652
　　　　一、手术效果预测表　………………………………………………………………　652
　　　　二、人工神经网络手术效果预测　…………………………………………………　653
　　　　三、炎症和溶纤维素标志物预测　…………………………………………………　653
　　第三节　不同期限的手术效果　…………………………………………………………　653
　　　　一、手术即时随访(术后 3 个月内)　……………………………………………　653
　　　　二、术后短期随访(术后 4 个月至术后 2 年内)　………………………………　654
　　　　三、术后中期随访(术后第 3 年至术后 4 年内)　………………………………　654
　　　　四、术后长期随访(术后第 5 年至术后 10 年内)　………………………………　654
　　　　五、术后超长期随访(术后 10 年以上)　…………………………………………　655
　　第四节　腰椎间盘突出症并发神经损害和免疫缺陷疾病等的疗效　…………………　658
　　　　一、腰椎间盘突出症合并马尾综合征的疗效　……………………………………　658
　　　　二、腰椎间盘突出症合并足下垂的疗效　…………………………………………　658
　　　　三、艾滋病合并腰椎间盘突出症的疗效　…………………………………………　658

四、老年腰椎间盘突出症的疗效 ……………………………………………… 659

五、运动员腰椎间盘突出症的疗效 …………………………………………… 659

六、高位和腰骶移行椎腰椎间盘突出症的疗效 ……………………………… 659

七、症状对腰椎间盘突出症疗效的影响 ……………………………………… 660

八、Modic 改变对腰椎间盘突出症疗效的影响 ……………………………… 660

第二十七章　腰椎间盘突出症围手术期护理 ………………………………… 662

第一节　腰椎间盘突出症术前护理 …………………………………………… 662

一、术前宣教及心理护理 ……………………………………………………… 662

二、术前评估及机体功能准备 ………………………………………………… 662

三、抗菌药物使用与皮肤准备 ………………………………………………… 663

四、手术体位训练 ……………………………………………………………… 663

五、床上排便训练 ……………………………………………………………… 663

六、手术日患者准备 …………………………………………………………… 663

第二节　腰椎间盘突出症术后护理 …………………………………………… 663

一、体位护理 …………………………………………………………………… 663

二、生命体征观察 ……………………………………………………………… 664

三、引流管的观察 ……………………………………………………………… 664

四、饮食护理 …………………………………………………………………… 664

五、疼痛护理 …………………………………………………………………… 664

六、并发症的护理 ……………………………………………………………… 664

第三节　康复锻炼 ……………………………………………………………… 665

一、骨盆的平衡锻炼 …………………………………………………………… 665

二、下肢肌肉功能锻炼 ………………………………………………………… 665

三、腰背肌功能锻炼 …………………………………………………………… 667

四、躯干侧方肌肉锻炼 ………………………………………………………… 667

五、腹肌功能锻炼 ……………………………………………………………… 667

六、综合锻炼 …………………………………………………………………… 668

第四节　出院指导 ……………………………………………………………… 668

第二十八章　腰椎间盘退变生物学治疗展望 ………………………………… 670

第一节　椎间盘细胞模型的建立 ……………………………………………… 670

一、椎间盘组织培养和细胞培养 ……………………………………………… 670

二、培养椎间盘细胞的形态学观察 …………………………………………… 672

第二节　椎间盘退变动物模型的建立 ………………………………………… 677

一、椎间盘退变动物模型的要求 ……………………………………………… 677

二、实验动物选择 ……………………………………………………………… 677

三、退变椎间盘模型制作方法 ………………………………………………… 678

四、椎间盘退变模型的观察 …………………………………………………… 682

五、退变椎间盘模型的生物化学和免疫组化 ………………………………… 686

六、退变椎间盘模型的生物力学 ……………………………………………… 688

七、MRI 在椎间盘退变模型中的应用 ………………………………………… 688

第三节　腰椎间盘突出症椎间盘细胞治疗 …………………………………… 689

一、间充质干细胞移植 ………………………………………………………… 689

　　二、髓核细胞移植 ……………………………………………………………… 691

　　三、自体软骨细胞移植 …………………………………………………………… 692

　　四、椎间盘退变细胞治疗进展 …………………………………………………… 692

　　五、椎间盘退变细胞治疗的前景 ………………………………………………… 694

第四节　椎间盘组织工程 …………………………………………………………… 695

　　一、种子细胞来源 ………………………………………………………………… 695

　　二、组织工程支架 ………………………………………………………………… 698

　　三、椎间盘组织工程中的细胞因子 ……………………………………………… 701

　　四、组织工程化椎间盘组织的构建 ……………………………………………… 702

　　五、椎间盘组织工程学的研究展望 ……………………………………………… 702

第五节　椎间盘退变基因治疗 ……………………………………………………… 702

　　一、基因治疗概述 ………………………………………………………………… 703

　　二、椎间盘退变基因治疗进展 …………………………………………………… 707

第二十九章　腰椎间盘突出症的预防 …………………………………………… 721

第一节　预防措施 …………………………………………………………………… 722

　　一、健康检查 ……………………………………………………………………… 722

　　二、注意劳动保护 ………………………………………………………………… 722

　　三、纠正不良劳动姿势 …………………………………………………………… 722

　　四、加强肌肉锻炼 ………………………………………………………………… 722

　　五、注意劳逸结合 ………………………………………………………………… 722

　　六、饮食调养 ……………………………………………………………………… 722

　　七、抗骨质疏松治疗 ……………………………………………………………… 722

第二节　预防教育 …………………………………………………………………… 723

　　一、学校教育 ……………………………………………………………………… 723

　　二、家庭教育 ……………………………………………………………………… 723

第一章

腰椎间盘突出症相关历史

自人类有医学史记载以来,腰背痛就是其所涉及的内容。约公元前 2700 年新石器时代晚期,在黄河流域生息的中华祖先,就初步总结了洪荒时期先辈们为求生存在与大自然搏斗中逐渐积累起来的原始推拿经验。据《史记》记载,黄帝时代已将推拿术应用于临床。春秋战国时期,按摩基本已成为被广泛应用的医疗手段。约成书于战国至秦汉时期的世界上第一部中医经典著作《黄帝内经》,介绍了腰痛的手法治疗,至今仍对临床有指导意义。

在西方的记载中,《圣经·旧约全书》第 32 章叙述公元前 1800 年一位天使与 Jacob 摔跤,后者被伤及髋部导致坐骨神经疼痛。Jacob 成为有史记载以来第一个患有坐骨神经痛的人。公元前 460—公元前 357 年,古希腊希波克拉底(Hippocrates)在《疾病的论述》(*Treatise of Disease*)中应用名词"坐骨神经痛",其疼痛部位指坐骨、股骨延伸到臀部、大粗隆、大腿和小腿。他认为年长者会有腰部和小腿疼挛痛及发凉,症状至少持续 1 年。年轻患者症状比老年患者更重,一般约经 40 天症状缓解,并叙述了用牵引和按摩治疗腰骶痛。

在墨西哥的首都墨西哥城"国家人类学博物馆"内,有一个公元前 200 年 Monte Alban 二世时期的脊椎形陶瓷花瓶,其高为 50cm,它的形态精确地表现出"腰椎""椎体""椎板"和"关节突"。在每个椎体间有一较宽的间隙代表椎间盘。这可能是人类对椎间盘最早的描绘。

在罗马帝国衰退后,公元 476 年,君士坦丁堡(Constantinpole)成为"新科学的首都"。Hippocrates 和 Galen 将传统医学理论融入了东方和非洲的哲学。公元 980—1037 年,阿拉伯医师 Avicenna 介绍了坐骨神经痛:疼痛始于髋关节向下至大腿后侧面,有时疼痛至整个膝部,有时至足跟,偶至足趾。公元 986—1106 年,另一位阿拉伯医师 Albucasis 介绍了三种治疗坐骨神经痛的方法:在髋部和下肢沿疼痛放射区域进行烧灼;在髋部应用三点状铁杯烙煲;在疼痛区域喷涂由钾和生石灰混合成的腐蚀性物质。

文艺复兴时代以后,1543 年,Vesalius 进行了脊柱解剖的研究。首先叙述了椎间盘的外观。1742 年,Weitbrecht 描述了一种位于椎体间的软骨与椎体韧带间的组织,该组织能将相邻两个椎体连在一起。1764 年,意大利 Domenico Cotugno 写了一本关于坐骨神经痛的书,书名为《坐骨神经痛识治》(*De Ischide Nervosa Commentarius*)。当时将坐骨神经痛称为 Cotugno 病,建立了根性痛的概念,并详细描述了坐骨神经痛的类型:关节炎性坐骨神经痛、骶髂关节疾病导致的坐骨神经痛和下肢神经源性坐骨神经痛。他考虑坐骨神经痛主要为风湿病所致或坐骨神经炎症,但未做尸体解剖证实。其他的意大利医师认为举重可为其疼痛原因,可发生肌肉萎缩,做尸体解剖发现坐骨神经鞘薄而窄。治疗上推荐在患肢放血(可降低坐骨神经鞘内的酸性液体量),或热针刺激,或应用鸦片止痛。

进入 19 世纪后,有学者报道了椎间盘破裂和突出。1838 年,Key 报道 2 例椎间盘突出而致截瘫的病例。1843 年,Riador 认识到椎间盘退变可导致椎间孔处压迫神经根产生疼痛。1857 年,Virchow 首先描述了腰椎间盘突出,他在尸体解剖中发现椎间盘突出,归因于外伤,称为 Virchow 肿瘤,但并不知道其与腰腿痛的关系。医师兼病理学家 Lasègue 于 1864 年、Charcot 于 1888 年分别发现脊柱畸形与坐骨神经痛有关。Lasègue 还从神经痛中区别出神经炎性坐骨神经痛。1881 年,Lasègue 提出了检查坐骨神经痛的方法,以确定是外伤导致的坐骨神经痛,他的学生 Forst 在其博士学位论文中描述此检查方法,如今称之为 Lasègue 试验。1895 年,Ribbert 在兔子身上做椎间盘穿刺,造成椎间盘突出。1896 年,瑞士外科医师、诺贝尔奖获得者——Kocher 报道了 1 例男性从 100 英尺(约 30 米)高处坠下,足跟着地,引起第 2 腰椎间盘破裂。

20 世纪开始，学者们对于坐骨神经痛的诊断有了新的认识。1901 年，波兰 Izydor Fajersztajn 在查体时要求患者做健肢屈髋运动，可引起其患侧坐骨神经痛。1903 年，Laurent Dubarry 发现约有一半的坐骨神经痛患者有感觉障碍。1904 年，Horsley 指出椎间盘突出是脊髓和神经根受压的原因之一。Sabarenu 指出坐骨神经痛存在有明确的麻木及感觉丧失区。1908 年，Locher 成为第一位取出椎间盘组织的医师。1908 年，在德国柏林 Augusta 医院，Krause 成为全球第一个为坐骨神经痛患者做椎间盘切除术的医师，患者术后疼痛即刻完全缓解，但被误诊为内生软骨瘤。1911 年，Goldthwait 报道 1 例、Middleton 和 Teacher 报道 2 例因外伤原因造成的弛缓性截瘫，尸体解剖时发现截瘫是由于第 1 和第 5 腰椎间盘明显突出所致。同年，Goldthwait 报道有患者按摩后出现下肢麻痹、括约肌障碍的症状，后由 Cushing 行手术治疗发现以上症状系椎间盘突出并椎管严重狭窄所致。依据临床经验，Goldthwait 认为腰椎间盘突出压迫马尾神经可致坐骨神经痛和截瘫，首次叙述了纤维环破裂与坐骨神经痛之间的病因学关系及神经体征。1916 年，美国最早的神经外科医师之一——Elsberg 报道了手术切除椎管内硬脊膜外软骨瘤，发现此种肿瘤可压迫马尾神经的神经根，引起坐骨神经痛。在此后的 16 年内，有很多有关这样的软骨瘤的报道。1928 年，Alajouanine 和 Dutaillis 率先发表了软骨瘤的手术效果。1929 年，Dandy 报道对 2 例疑为脊柱恶性肿瘤导致截瘫的患者行椎管造影，发现椎管内有游离软骨片，并首先正确叙述并治疗了腰椎间盘突出症，同年在 Archives of Surgery 发表论著《椎间盘游离软骨类似脊髓肿瘤》。1929 年，瑞士神经病学家 Veraguth 单独用德文发表《成功地切除腰椎间盘》一文。然而，Veraguth 的贡献至今未被国际所关注。1925—1932 年，德国 Dresda 大学病理研究所的 Schmorl 和其同事做了 10 000 例脊柱标本检查，研究了脊柱和椎间盘的发育、正常结构和病理形态，发表了 19 篇论文，其中发现有椎间盘组织突入相邻椎体和椎管，但未与临床病例结合起来。Andrae 发现的 368 例 Schmorl 结节中，有 56 例表现为起源于椎间盘的纤维软骨样结节向后方突出。截至此时，尚未在临床上认识腰椎间盘突出症这一疾病。

1932 年，美国青年医师 Barr 首先提出腰椎间盘突出是腰腿痛可能的原因。他遇到 1 例当今已认为是典型腰椎间盘突出症的患者，患者具有下肢放射痛、脊柱侧凸，X 线片又无特殊发现，经过保守治疗未见显效。Barr 即将此病例介绍给一位神经科医师 Mixter 行手术治疗，术中发现椎管内肿瘤压迫骶 1（S_1）神经根，经硬脊膜内摘除后症状缓解。病理报告为脊柱软骨瘤。Barr 将此病例的病理切片与哈佛大学医学院的 20 例脊柱软骨瘤的病理切片进行对比，发现肿瘤内有软骨细胞，似正常的椎间盘组织。之后，Barr 和 Mixter 复核了麻省总医院（Massachusetts General Hospital）全部椎管内肿瘤病例的病理切片，发现其中大部分并非肿瘤，而是椎间盘突出。因而确信腰椎间盘突出是腰痛和坐骨神经痛的原因。1934 年，Barr 和 Mxter 积累了腰椎间盘突出症病例 20 例，在《新英格兰医学杂志》发表了《累及椎管的椎间盘破裂》的论文，阐述了腰椎间盘突出症的实质，引起临床工作者的广泛注意。此后，有关腰椎间盘突出症的临床报道日趋增多，英国及新西兰分别于 1939 年和 1944 年开始开展腰椎间盘突出症手术，其他国家甚至有数千例的手术报道，如 Sicard 1975 年报道 4 063 例和 Agnoli 1977 年报道 3 300 例。不仅如此，各国对腰椎间盘突出症的基础研究也进行了深入探讨，这更提高了腰椎间盘突出症的临床诊断和治疗效果。此后，国外有关椎间盘突出症治疗的新型方法和技术应用不断发展。1963 年，Smith 报道了应用木瓜酶经皮进行椎间盘注射治疗腰椎间盘突出症。Sussman 等自 1981 年始用胶原酶进行经皮椎间盘注射治疗腰椎间盘突出症。1977 年，Caspar 和 Yasargil 首先介绍应用显微镜下进行腰椎间盘切除术治疗腰椎间盘突出症。1975 年，Hijikata 率先采用经皮腰椎间盘切吸术的方法治疗腰椎间盘突出症获得成功。1984 年，Choy 提出经皮激光切除椎间盘的技术，并于 1987 年首先报道了实验研究及临床应用结果。1966 年，Fernstrom 提出了人工腰椎间盘的概念。1982 年，德国的 Schellnack 和 Buttner-Janz 设计的 SB Charité 第一代椎间盘假体问世并应用于临床。20 世纪 90 年代，由于光学和设备制造技术的进步，创造了显微内镜设备，使腰椎间盘突出症手术进入了微创手术新时代。

1946 年，中国骨科先辈方先之教授，在国内开展了腰椎间盘突出症的手术，并于 1952 年在《外科学报》（现更名为《中华外科杂志》）发表了《腰椎间盘纤维环破裂症：附临床病案报告 47 例》，首先将腰椎间盘突出症的病因、检查、诊断、治疗、手术及随访等为国内骨科医师做了较详尽的介绍。此后，国内对此症的认识有了较大的提高，手术得到了较普遍的开展。

青岛医学院附属医院的第 1 例腰椎间盘突出症手术是在 1947 年实施，当时行臀肌剥离，暴露坐骨神经，经牵拉松解后患者症状消失而愈。1952 年,青岛医学院附属医院首次做腰椎间盘切除术。随着对腰椎间盘突出症认识的加深,国内在 20 世纪 50 年代至 60 年代,各大医学院校及省市重点医院在腰椎间盘突出症的诊断和治疗方面做了大量的工作,其中中西医结合治疗腰椎间盘突出症作为具有中国特色的治疗方法,取得了一定的成绩。20 世纪 70 年代后,全国县、区级医院均能进行腰椎间盘突出症的诊断和治疗。20 世纪 70 年代中期,开展了髓核化学溶解疗法。80 年代开展了显微腰椎间盘切除术。随着影像学技术的飞速进步,CT 和 MR 检查应用于脊柱疾病和腰椎间盘突出症的诊断中,明显地提高了诊断正确率,为治疗提供了重要的依据。90 年代初,将脊柱微创手术应用于腰椎间盘突出症,其中包括经皮髓核切吸术、经皮穿刺钬激光椎间盘气化。90 年代后期,开展了脊柱内镜手术。1998 年中山医科大学附属孙逸仙纪念医院(现为中山大学孙逸仙纪念医院)对腰椎间盘源性疼痛和椎间盘突出症病例首先开展了人工腰椎间盘置换的临床工作。腰椎间盘突出症的各种手术治疗已在全国各级医院广泛开展。

为了规范化诊治腰椎间盘突出症,包括我国在内制定了腰椎间盘突出症诊治指南。2011 年 7 月,北美脊柱外科学会(North American Spinal Society,NASS)制定了《腰椎间盘突出症诊断和治疗循证临床指南》。2013 年 10 月,由邱贵兴院士领衔,我国制定了《腰椎间盘突出症诊疗指南专家共识及临床路径》。2015 年,波兰脊柱外科学会制定了《腰椎间盘突出症治疗临床实践指南》。2020 年 1 月,中华医学会骨科学分会第十一届脊柱外科学组组长田伟院士和骨科康复学组组长陈伯华教授的领衔下制定了《腰椎间盘突出症诊疗指南》。

20 世纪 80 年代中期至 90 年代,国内外临床工作均取得了较大进展,在椎间盘突出症的基本病理为椎间盘退变这一认识基础上,深入开展包括组织学、细胞学和基因学等研究,并通过生物化学、分子生物学和细胞学等技术对延缓和逆转椎间盘基质退变进行了体内和体外试验,为未来创造椎间盘突出症的生物学治疗提供理论和实践基础。

进入 21 世纪,伴随着信息化时代的发展,网络在人们生活中的应用日益广泛。据统计,全世界介绍有腰椎间盘突出症相关信息的网站超过 169 个,其中 16 个是具有权威性的网站。仅统计其中 12 个网站的腰椎间盘突出症相关内容日点击量就高达 1 437 016 次。由此可见,腰椎间盘突出症至今仍是人们关注的疾病。

关于腰椎间盘突出症的英文名称,共有以下数种:lumbar disc herniation、rupture of the lumbar intervertebral disk、slipped lumbar intervertebral disc、lumbar disc prolapse、ruptured lumbar intervertebral disc、protrusion of the lumbar interverteral disc、prolapsed lumbar intervertebral disc、nucleus pulposus herniated 和 herniated lumbar disc 等,现较统一的称谓为 lumbar disc herniation。由于名称各异,美国骨科医师学会对椎间盘病变的命名做了如下定义。①椎间盘正常:椎间盘无退变,所有椎间盘组织均在椎间隙内。②椎间盘膨出(bulging):纤维环环状均匀性超出椎间隙范围,椎间盘组织没有呈局限性突出。③椎间盘突出(protruded):椎间盘组织局限性移位超过椎间盘间隙。移位椎间盘组织尚与原椎间盘组织相连,其基底连续部直径大于超出椎间隙的移位椎间盘部分。④椎间盘脱出(extruded):移位椎间盘组织的直径大于基底连续部,并移向于椎间隙之外。脱出的椎间盘组织块大于破裂的椎间盘裂隙,并通过此裂隙位于椎管内。Heriated disc、disc herniation 和 ruptured disc 被认为是非特异性专业性名词。国内对腰椎间盘突出症亦有腰椎间盘纤维环破裂症、腰椎间盘脱出症、腰椎间软骨盘突出症、腰椎软骨板破裂症等称谓。虽然上述疾病命名和含义有所不同,但是当前统一称为腰椎间盘突出症。

(胡有谷)

参 考 文 献

[1] STIENEN M N,SURBECK W,TRÖHLER U,et al. Little-known Swiss contributions to the description,diagnosis,and surgery of lumbar disc disease before the Mixter and Barr era[J]. J Neurosurg Spine,2013,19(6):767-773.

[2] DANDY W E,PELTIER L F. Loose cartilage from intervertebral disk simulating tumor of the spinal cord[J]. Clin Orthop Relat Res,1989,19(238):4-8.

[3] MIXTER W J,BARR J S. New England surgical society rupture of the intervertebral disc with involvement of the spinal canal[J].

Clin Orthop Relat Res,1963(27):1632-1638.

[4] SMITH L,GARVIN P J,GESLER R M,et al. Enzyme dissolution of the nucleus pulposus[J]. Nature,1963,198(4887): 1311-1312.

[5] SMITH L. Enzyme dissolution of the nucleus pulposus in humans[J]. JAMA,1964,187(2):137-140.

[6] SUSSMAN B J,BROMLEY J W,GOMEZ J C. Injection of collagenase in the treatment of herniated lumbar disk. Initial clinical report[J]. JAMA,1981,245(7):730-732.

[7] CASPAR W. A new surgical procedure for lumbar disc herniation causing less tissue damage through a microsurgical approach [M]//WÜLLENWEBER R,BROCK M,HAMER J,et al. Lumbar disc adult hydrocephalus. Berlin/Heidelberg/New York:Springer-Verlag,1977.

[8] HIJIKATA S. Percutaneous diskectomy:A new treatment method for lumbar disc herniation[J]. J Toden Hosp,1975,5:5-13.

[9] CHOY D S J,ALTMAN P. Fall of intradiscal pressure with laser ablation[J]. J Clin Laser Med Surg,1995,3(3):149-151.

[10] SZPALSKI M,GUNZBURG R,MAYER M. Spine arthroplasty:a historical review[J]. Eur Spine J,2002,11(2 Suppl):S65-S84.

[11] KREINER D S,HWANG S W,JEASA J E,et al. An evidence-based clinical guideline for the diagnosis and treatment of lumbar disc herniation with radiculopathy[J]. Spine J,2014,14(1):180-191.

[12] LATKA D,MIEKISIAK G,JARMUZEK P,et al. Treatment of lumbar disc herniation with radiculopathy. Clinical practice guidelines endorsed by The Polish Society of Spinal Surgery[J]. Neurol Neurochir Pol,2016,50(2):101-108.

[13] 中华医学会骨科学分会脊柱外科学组,中华医学会骨科学分会骨科康复学组. 腰椎间盘突出症诊疗指南[J]. 中华骨科杂志,2020,40(8):477-487.

第二章

脊椎和椎间盘胚胎发育

脊椎和椎间盘的胚胎发育,经历了一个复杂的过程。从胚胎起始的 10 余天至出生后的 10 余年,经过各个阶段才完成脊椎和椎间盘的发育。

神经系统及其支持结构,构成了极为复杂的人体解剖系统。其中 10 亿个神经元和 1 兆个神经胶质细胞构成复杂的联结网络,再由此形成复杂的生物个体,即人体。

胎儿的发育可分为三期:胚胎前期、胚胎期和胎儿期。胚胎前期始于受精后 3 周内,在此期间发育三个原始胚层:外胚层、中胚层和内胚层。胚胎期为受精后 3~8 周,此期形成器官系统。胎儿期是发育的最后阶段,从第 8 周一直至出生,在此期器官系统进一步发育。

一、脊索形成

大约在受精后的第 14 天,胚胎成为两层结构,即背侧的胚层及羊膜囊和腹侧的卵黄囊。在胚盘一端的中轴线上,外胚层中的部分细胞向腹侧增生,在内外胚层之间形成一细胞索,称原条(primitive streak)。原条分为头、尾两端。原条头端的细胞迅速增生形成一球形细胞结,称原结(Hensen's node)。原结头端的中央形成原凹(primitive pic)。原凹处的细胞向头端增生,此管状突起又称头突(head process)。外胚层细胞从胚线深层表面移行,形成胚胎内胚层。随后,细胞在胚线持续植入胚胎中胚层。保持在胚盘外胚层边缘的细胞形成胚胎外胚层。几种胚胎生长因子被认为诱导这些细胞从胚线植入生长。在骶尾部胚线退化、消失之后,细胞迁移持续 4 周。通过原结植入的一群特殊细胞,位于胚线头部边缘,引发脊索前板和头突。细胞从原结的所有区域植入,然而,细胞迁移最先形成脊索前板,其余的最后形成头突。

由于头突增长快和胚盘头尾增长不平衡,致使第 18 天胚胎的头突占据了胚盘中轴的前 4/5。脊索隆突的腹侧面消失,使得脊索隆突的背面直接与其下面的内胚层和卵黄囊接触形成扁平的脊索板。脊索板进一步发展,在头突尾端方向,脊索状的外侧缘向下卷曲,与内胚层的边缘连接起来,形成真正的脊索,其位于上方的外胚层与下方的内胚层之间(图 2-1)。脊索是一切脊椎动物的原始体轴支柱。脊索前板具有很多功能,包括

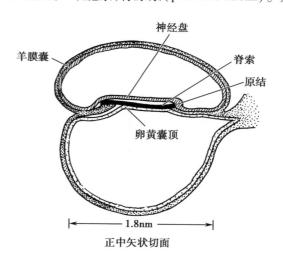

正中矢状切面

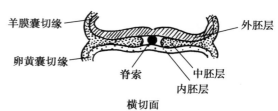

横切面

图 2-1 胚胎 14 天脊索断面

通过黏附在外胚层表面以防止脊索形成过程中细胞较早迁移。发育成的脊索,将是早期的椎骨和骨架。此外,一些学者在不同的信号通路中描述了脊索在胚胎发育过程中的重要性。

二、体节形成

在胚胎发育的前3周,在脊索背侧中线上的外胚层细胞增生,增厚的脊索上方的外胚层形成神经沟。此神经沟两侧的外侧缘的背侧增生高起。到第3周,中胚层形成于背侧外胚层与腹侧内胚层之间,位于脊索的外侧。大约第19天,中胚层又向外侧及头尾方向分化成三个特殊区域,其大部分细胞成分随即位于脊索的两侧,又称轴旁中胚层。其外侧又增殖形成两个另外的区域,即中间的内胚层柱及外侧的内胚层板。同时,外侧的内胚层将分化成体节内胚层及内脏内胚层,前者形成腹外侧体壁的肌肉系统,后者形成内脏的肌层。

神经管两侧的中胚层呈水平分节,故名体节(somite)(图2-2)。人类胚胎先后可出现42~44对体节。体节是产生中轴骨、躯干肌和真皮的原基。体节的中央部分形成的腔隙,称肌节腔(myocoel)。位于肌节腔的背外侧细胞分化成皮肌节(dermomyotome),腹内侧的细胞分化成生骨节(sclerotome)。皮肌节进一步分成外侧的生皮节(dermatome)和内侧的生骨肌节(scleromyotome)或生肌节(myotome)。前者分化成皮肤,后者分化成后外侧体壁的肌肉系统。从肌节的腹内侧面,细胞向下向内迁移至脊索。在胚胎第4周前,从这些细胞形成生骨节(sclerotome)(图2-3A、B)。生骨节亦呈节段样排列。其进一步移行和分化为骨结构(图2-4)。从额状节面观察,节间隙或生骨节间隙将生骨节的间充质分隔。节间动脉位于节间静脉的内侧。这些血管

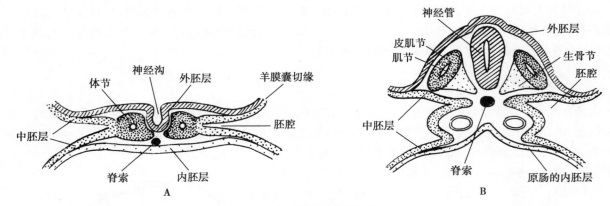

图2-2 体节的形成及分化
A.体节形成的横切面;B.皮肌节和生骨节的形成。

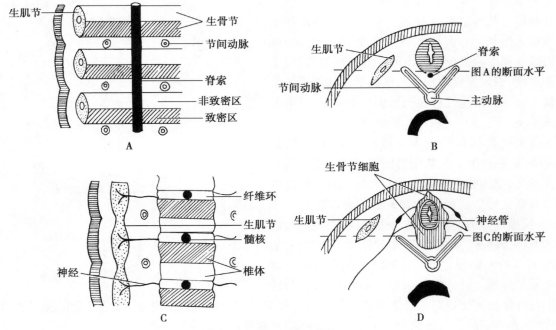

图2-3 脊索及体节发育
A、B.生骨节形成;C、D.脊椎形成。

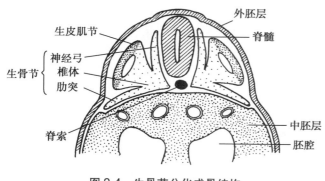

图 2-4　生骨节分化成骨结构

上行至脊索两侧(图 2-5)。在第 5 周胚胎聚集的生骨节细胞围绕脊索和神经管形成间充质脊椎(见图 2-3D)。额状节面表明椎体由头尾两端坐骨节构成。节间动脉通过椎体,脊神经位于脊椎之间,除在椎间盘区域外,脊索退变形成髓核(见图 2-3C)。

此后,生骨节被出现的坐骨节间隙分成头、尾两半,称次生骨节,但是这种间隙既不完全也不明显。在猪的 10mm 胚胎中,间隙较明显,每个生骨节的尾端部分要较头侧部分更为致密。次生骨节内间隙消失,而生骨节间的位置由于节间血管进入更为清晰,而节间神经的腹侧支,通过尾端的次生骨节下行。生骨节的间充质最后包围脊索,并形成一围绕脊索厚度不等的管鞘。此管鞘由梭形细胞围绕脊索排列形成,称为索周鞘。索周鞘位于生骨节组织中,其余不规则的间充质细胞仍保留着。

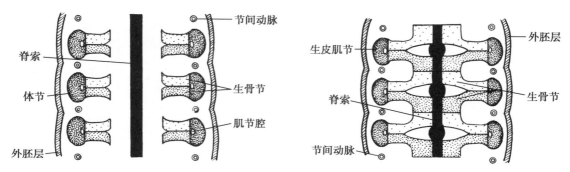

图 2-5　脊柱的形成及相关动脉、神经、肌肉的结构

三、脊椎形成

脊椎以脊索为纵轴进行发育。开始时,神经管腹侧的细胞柱由尾端向中脑发展,此时脊索位于神经管及原肠之间。随后出现分节的生骨板。生骨板由位于尾端的致密生骨节及位于头端的非致密生骨节构成。在生骨节的致密与非致密组织间有一裂隙,称为节间隙(intersegmental fissure)。上一生骨节的尾端与下一生骨节的头端共同形成未来椎体的原基或中心。来自主动脉的节间动脉位于生骨节间隙,即位于间充质细胞致密区的尾端。接近节间动脉的细胞接受营养多,为生骨节头端的致密区;距离节间动脉远的细胞接受营养少,为生骨节尾端的非致密区。节段性神经的原始层最后分布于相对于椎间盘水平的生骨节中央。此后,生骨节细胞移行发展为胚胎椎体结构,向背侧发展为神经弓,向腹外侧发展为肋突结构,向内侧发展为侧突的间充质原基(anlage)。在颈椎,间充质原基形成横突孔的前面部分;在胸椎,肋突结构分化成肋骨;在腰椎,间充质原基变成横突。尽管只有在胸椎,肋突才分化成肋骨,但除尾椎外,所有的椎体都有肋突,并有可能转变成肋骨。因此,在临床上可以看到颈肋压迫臂丛神经的病例。内侧的索突(chordal processe)移向脊索,并与索周鞘融合在一起。之后,脊索延伸的过程停止,形成原椎体原基。这些细胞形成分节的脊椎。与此同时,生骨节头端非致密区形成局限的膜状结构,即背间膜与腹间膜。膜状结构与腹侧的神经突或肋骨突相连。生骨节致密区的尾端及下一生骨节致密区的头端呈中空状态,间充质进入其中。间隔开的间充质随着坐骨节的非致密区,一起形成真正椎体的原基。节间隙为此原基的分隔线。节间动脉位于两个椎体原基的中央部分(图 2-6)。

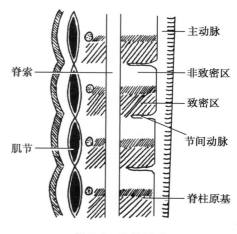

图 2-6　脊椎形成

所谓的膜性脊柱(membraneous vertebral column)是大约在胚胎第4周由软骨源性脊椎连续构成。索周鞘腹、背侧延伸部分将两个软骨中心部分隔于脊索的两侧。随着软骨中心迅速发展,构成软骨源性脊椎的椎体。第2对软骨中心,出现在神经弓的外侧部分,朝后向一侧神经弓生长,为软骨源神经弓或肋弓的软骨中心。

四、椎间盘形成

在胚胎第10周,在生骨节离节间动脉血液供应最远的部分,仍保持未分化状态。生骨节的致密区向头端发展,形成软骨盘和纤维环的原基。原始椎间盘是称为椎间盘膜(interdiscal membrane)的膜性结构,围绕着椎体原基。在胚胎后期,这些膜性结构形成脊柱的前纵韧带和后纵韧带。当椎间盘出现后,索周鞘腹、背侧的延伸部分将真正的椎体原基分为左右两半。

脊索在间充质期为一实质性条索。当受到持续压力,并且压力超过软骨源性椎体的生长能力时,脊索则由软骨源椎体内压到生骨节致密区间的生骨节间隙。在胚胎第7~8周,椎体中心的软骨细胞被间充质所包绕。前、后纵韧带发育后,前纵韧带牢固地固定于软骨椎体上,后纵韧带并不附着于椎体的后面,而是固定于椎间盘纤维环上。当软骨化进行时,脊索细胞在椎体内不断地移位到椎间盘组织内。此时,脊索组织由未进行软骨化细胞的致密部包绕,并由此形成真正的纤维环。同时,脊索细胞内发生不同程度的黏液退变和增生,以后在此形成髓核。在脊索组织不断迁移时,纤维环亦增大。索周鞘本身仍在软骨源椎体的中心区,称为黏液状条(mucoid streak)(图2-7)。

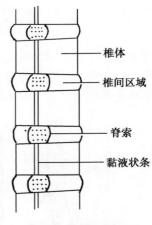

椎体

椎间区域

脊索

黏液状条

图 2-7　椎间盘形成

五、椎体骨化

在胚胎第9周,由于骨膜血管在软骨椎体的前、后面经过,致使其表面出现切迹,随后这些血管进入椎体,在椎体在前、后方出现血湖。

在胚胎第15周时,骨化在血管进入处发生,形成骨化中心。软骨源性间隔在椎体内将其分为前、后两个骨化中心。随着骨化的进行,软骨间隔很快即消失。到胚胎第16周时,由骨化中心形成的椎体较清晰并具有椎体形状。早期骨化中心在椎体前、后侧。骨化中心在出生前22~25周达软骨椎体的前界,在出生前18~22周达椎体的后界,但并不与椎体软骨期时的软骨化中心相对应,软骨化中心位于索周鞘腹背侧延伸部的左、右侧。椎体腹背侧的骨化中心,早期即由两个融合成一个大的骨化中心,后者最早出现在下胸椎或上腰椎,之后头端的椎体内较快地出现骨化中心,而尾端的出现较晚。当背侧血湖及骨化中心扩大时,索周鞘本身仍在软骨源椎体的中心区,腹侧即为黏液状条。以后椎体中央部分有毛细血管,以星形放射状方式吸收周围的软骨。在椎体中央呈现放射状的骨板。

在胚胎第5~6个月,骨化中心扩大骨化后使椎体上下两缘成为两个软骨盘,并显示朝向椎间盘方向的软骨内成骨。前后扩大的骨化管腔形成椎体血管的进入处。沿着椎体前外侧周围又出现新的马蹄形软骨盘,即软骨环骨骺,在幼年时此为骨环骨骺的原基。14~15岁骺环融合。骺环异常骨化引起椎体骨骺炎(Schauermann病)。这些软骨环是纤维环某些纤维的附着点,当以后骨化后,骺环为Sharpey纤维的附着点,但软骨盘和纤维环的后缘并非如此。

椎体的骨化中心并不延伸到整个脊椎的骨性结构,椎体后外侧的骨化是由神经弓的骨化中心进行的。因此,在出生后头几年,椎体有两个命名为神经弓中心软骨连合(neurocentral synchondrosis, NCS)的软骨连合中心。

在出生时,脊椎骨有3个原始骨化中心,即椎体和左右两侧的神经弓部的骨化中心,它们彼此之间以透明软骨相连。椎体部分的原发骨化中心发育成椎体,神经弓的原发骨化中心发育成椎弓(图2-8)。

神经弓的骨化约在胚胎第8周。首先出现在上颈椎,以后逐渐向脊柱下方扩展。1岁时腰椎两侧神经弓开始连合。随后,颈、胸椎的神经弓亦发生类似的改变。颈椎的髓椎体连合,大约在3岁时与两侧的神经

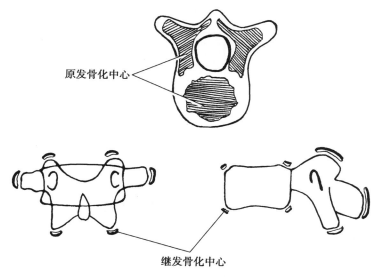

原发骨化中心

继发骨化中心

图2-8 脊柱原发骨化中心及继发骨化中心

弓连接,到6岁时两侧腰椎神经弓才能完全连合。在青春期以前,横突尖部一直是软骨状的。大约在16岁时,横突尖部、棘突尖部及椎体的上、下两面出现继发骨化中心。神经弓突起部的继发骨化中心,分别形成横突、关节突及棘突。在发生学上,每个横突分为一个肋骨部和一个外形上真正的横突。颈椎和腰椎虽不发生肋骨,但颈椎和腰椎的前部,在发生学上即代表原先的肋骨部分,故有将横突称为"肋样突"的说法。椎体部分的继发骨化中心是一压力性骨骺,起到使椎体生长的作用。在其他哺乳动物,压力性骨骺呈盘状,但在人类,其呈环状。它的中心部分为透明软骨,并向后延伸到神经弓,这些骨骺形成椎体上下椎间盘中的软骨盘部分。软骨盘的外周为骺环,由于中心部软骨向后延伸到神经弓,故骺环在椎体前缘高而后缘平。有学者认为,骺环并非骨骺,对椎体生长并无影响,其为独立的骨化部分,当纵向生长完成时(即在17~23岁时)与椎体融合。它的作用如身体其他各部周围骨突结构。

人类在腰椎可有两个附加骨化中心,这与其他哺乳动物相似。一个在腰椎上关节后外侧,为一小的隆凸,另一个在腰椎横突。如果第一腰椎横突骨化中心不与椎体融合,即可出现所谓的腰肋。骶骨骨化依靠原发骨化中心和骶椎体上、下面的两个骺盘。骶骨的神经弓有两个骨化中心,尾骨仅有一个骨化中心。在16~21岁时,椎体停止生长,女性较男性为早,此时骺板开始消失或完全消失,软骨下板形成,骺环与椎体融合。软骨盘覆盖椎体骨面,亦称软骨终板,作为髓核与纤维环的附着点。

在椎体与神经弓部骨化过程中,在椎体内形成水平与垂直的骨小梁代替椎体中央呈放射状的骨小梁,在神经弓内,主要在下部出现放射状排列的骨小梁。神经弓骨松质和椎体骨松质愈合,并且神经弓放射状骨小梁一部分延伸到椎体内,构成最大负荷状态的生物力学力线。

六、椎间盘发育

(一)椎间盘的发育过程

椎间盘的发育比较复杂。椎间盘由两个不同的部分组成。在椎间盘中心区域由脊索细胞组成。随着椎体内脊索的闭合,脊索细胞从椎体迁移到椎间隙。此时椎间的脊索细胞逐渐增多。胚胎第18周的椎间盘脊索组织比胚胎第7.5周整个脊索组织还要多。以后脊索组织发生黏液退变,至出生时遗留为髓核的主要来源。椎间盘的另一部分即周围部分,由来自脊柱节段下端上部的细胞构成。这些细胞形成纤维环,并且在胚胎第10周,已分化为梭形的成纤维细胞。这些细胞排列在发育中的髓核周围,其中间部分连于上下软骨性椎间。由于髓核向外扩张,纤维环向四周膨出。在胚胎第18周,髓核继续增大,由于脊索细胞的增殖,纤维软骨性纤维环分化明显,并初步显示出分层结构。从纤维环的内层向中心生长,构成髓核的纤维性部分。在出生后,这些纤维成分是髓核生长的主要来源。由此可见,髓核有两个起源:一是脊索组织,二是纤维环的内层。前者是出生前髓核的主要来源,后者是出生后髓核的主要来源。这种髓核的双重来源,说明了为何在成人的髓核和纤维环之间缺乏清晰的界限。纤维环的最外层与椎体或纵形韧带相连,而内层呈分层状。髓核在胎儿后期及婴儿时期生长很快,在髓核内有大量黏液间质,内由成簇、成束的脊索细胞组成。髓核的形态和在椎间盘中的位置因年龄而不同。在新生儿时,$L_{4/5}$ 髓核呈楔形,尖端向前,底端向后;2 岁时,髓核位于椎间盘中央偏前;4~8 岁时,髓核又移位于中心,呈球形或椭圆形,此时脊索细胞消失,髓核逐渐成为一个软而细胞较少的纤维软骨。婴儿髓核呈胶冻状,易从椎间盘挤出,在较大的儿童,髓核被局限于椎间盘内而不易变形。

在髓核的发育过程中,当脊索细胞消失后,髓核的生长主要靠纤维成分的增殖。在 4 岁时,髓核的纤维成分明显并有软骨发育。

(二) 椎间盘的血液供应

在胚胎早期,血管进入到椎间盘内。约在胚胎第 12 周,血管行径与脊索平行。其他来自骨膜的血管也进入软骨,但不进入椎体骨化中央带,这些血管沿着椎体缘进入椎间盘,每隔一定距离朝向髓核方向发出细支。这些呈放射状排列的血管,与椎体的生长骺盘呈锯齿状外形有关。生长期儿童椎体亦可因血管而表现为凹陷状。沿着椎体边缘的血管可出现钙化带和骨化中心,后者在后期融合为骺环。出生后不久,椎间盘内的血管退变,至 18~25 岁大多数血管实际上已消失。椎体内的血管穿透软骨盘后与来自骨膜的血管形成吻合弓。血管穿透软骨盘所留下的空隙可使软骨盘软骨骨化。在血管完全退变时,这些软骨钙化环可由瘢痕组织或钙化所替代。

(三) 影响椎间盘发育的因素

在椎间盘的发育过程中,不同椎体及不同年龄的发育速度不一。经过测量 56 例胸椎体和椎间盘高度及 183 个 L_4 椎体及椎间盘高度,测定椎体及椎间盘的年龄范围从胚胎 24 周至 14 岁发现:T_8 和 L_4 的生长曲线基本相似;但胸椎间盘的高度从生后 6 个月至 8 岁无明显增加;腰椎间盘高度在 2 岁前增长缓慢;在 2~7 岁椎间盘发育较快,并且椎体开始出现双凹现象,但在卧床不起的患儿椎体生长慢,也不出现双凹现象,椎间隙几乎比正常窄一半;2 岁前椎间盘的横径生长较快,2 岁后矢状径生长较快;3~4 岁 $L_{4/5}$ 椎间盘生长率尤其快速;椎间盘的生长速度无性别差异。

脊柱的生长发育涉及一个复杂的过程,包括基因、信号通路和各种不同的代谢过程。许多常见的异常情况与这些过程相关。此外,多个系统由一个前体分化生成,在胎儿时期一些早期缺陷或许可以有很多种临床表现。临床医师应该在掌握正常胚胎发育过程的同时,意识到先天性脊柱缺陷的共同表现,通过彻底的体格检查来鉴别与在其他系统畸形相关的情况,进而识别早期的脊柱缺陷。

(岳斌 王超)

参 考 文 献

[1] VORA A J,DOERR K D,WOLFER L R. Functional Anatomy and Pathophysiology of Axial Low Back Pain:Disc,Posterior Elements,Sacroiliac Joint,and Associated Pain Generators[J]. Phys Med Rehabil Clin N Am,2010,21(4):679-709.

[2] KAPLAN K M,SPIVAK J M,BENDO J A. Embryology of the spine and associated congenital abnormalities[J]. Spine J,2005,5(5):564-576.

第三章

腰椎及其附属结构的功能解剖

第一节 腰 椎 解 剖

人体的腰椎骨共有5个。每一个游离的椎骨都包括椎体、椎弓及由椎弓发出的突起三部分,即上、下关节突,横突和棘突(图3-1)。椎体的后面与椎弓共同围成椎孔,全部椎骨的椎孔借韧带组织共同连成椎管。有时,S_1 椎体和其他骶椎间仍有软骨分隔,类似 L_6,称 S_1 腰化。腰椎与 T_{12} 也可有移行关系。L_5 也可与骶椎融合,称腰椎骶化。

一、腰椎形态解剖

1. 椎体 腰椎椎体大而厚,主要由骨松质组成,外层的密质骨较薄。上位腰椎的椎体后面微凹陷。L_1、L_2 椎体水平面似肾形,在 L_3 或 L_4 过渡为椭圆形,L_5 椎体后缘的中间比两侧稍隆起,椎体呈橄榄形。在椎体的前面有许多骨滋养孔,其中有 $1\sim2$ 个较大,直径为 $1\sim2mm$。在 $L_{1\sim4}$ 由腹主动脉发出的腰动脉

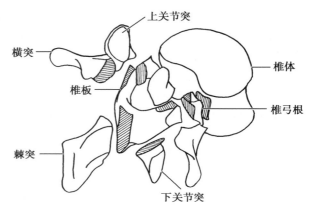

图 3-1 腰椎骨性结构

分支进入该孔,在 L_5 由骶正中动脉发出的分支进入该孔。另外有 $3\sim4$ 根营养动脉由椎体后面中央的滋养孔进入椎体内。由椎静脉从椎体穿出的骨孔在椎体后面较多。在椎体的上下面,椎体边缘较中央隆起,称为骺环,系腰椎间盘纤维环的附着处。

腰椎椎体侧面观略呈楔状。由于在发育过程中及人体直立后的生理前突的存在,L_1、L_2 椎体呈前窄后宽,L_3 椎体前后宽窄接近一致,L_4、L_5 椎体则为前宽后窄。腰椎椎体的前高自 L_1 至 L_5 逐渐增加,后高自 L_1 至 L_5 逐渐减小。1982 年,山东省创伤骨科研究所测定了 220 例成人腰椎骨标本,结果如表 3-1 所示。

表 3-1 腰椎椎体高度

椎体	前高		后高	
	男/mm	女/mm	男/mm	女/mm
L_1	24.600±1.988	23.600±1.683	27.900±1.947	26.200±1.755
L_2	26.000±2.269	24.800±1.859	27.700±1.873	26.200±1.688
L_3	26.700±2.045	25.600±1.808	27.000±1.988	25.500±1.733
L_4	27.000±1.862	25.600±1.791	25.300±2.146	24.200±1.735
L_5	27.400±1.856	26.000±1.944	23.200±2.155	22.300±1.845

腰椎椎体的横径皆大于矢状径。青岛大学医学院(现名为青岛大学青岛医学院)测定了 100 副腰椎骨标本,发现椎体横径由上而下逐渐增大。L_1 至 L_5 矢状径亦趋增大,$L_3\sim L_5$ 的矢状径测量值较接近,L_1 横径、矢状径最小,而 L_4 或 L_5 的最大(表 3-2)。

表 3-2 腰椎椎体横径、矢状径对比

椎体	横径/mm	矢状径/mm	椎体	横径/mm	矢状径/mm
L₁	36.440±3.507	27.240±2.879	L₄	42.170±3.752	29.850±2.721
L₂	37.710±3.617	28.530±2.837	L₅	45.570±3.975	29.840±2.489
L₃	39.950±3.631	29.620±2.878			

如果将椎体分成上、中、下三等份,分别测量每个椎体上、中、下中点平面的横径和矢状径,发现每个椎体上、下平面的横径、矢状径大于椎体中平面的横径、矢状径,且除 L_5 外,椎体下平面横径、矢状径皆大于椎体上平面横径、矢状径。椎体上、中平面的横径及矢状径自 L_1 至 L_5 逐渐增大,椎体下平面的横径及中、下平面的矢状径自 L_1 至 L_4 逐渐增大,而 L_4 至 L_5 减小。L_5 下平面的横径与矢状径乘积小于 L_4 的下平面横径与矢状径乘积。对 72 名男女青年腰椎骨标本的椎体水平水平面平均面积进行测定,其结果为:L_3,男性 13.4cm²,女性 11.3cm²;L_4,男性 14.0cm²,女性 11.9cm²;L_5,男性 12.8cm²,女性 11.3cm²。此亦证明 L_5 椎体较 L_4 椎体水平水平面面积小。这种变化与椎体负重自上往下逐渐递增相一致,而重力到达 L_5 下部时,由于部分重力经 L_5 与 S_1 间的椎间关节传至骶髂关节,L_5 下部承受的重量小于上部,所以其下部矢状径和横径相应较小。

2. **椎弓** 腰椎椎体的后方为椎弓。椎弓呈马蹄状,由椎弓根、椎板、上下关节突、棘突和左右横突共 7 个突起构成。椎弓根短而粗壮,且附着在椎体上半部的后外侧。在 L_1,它们直接指向后方,而越往下,则逐渐指向外侧。椎板为宽而扁的结构,在中线与棘突会合。棘突呈扁宽长方形,从椎板直接突向后方。横突自椎弓根与椎板结合处突向外侧,且略倾向后方,与棘突一起为肌肉和韧带提供附着的支点。关节突自椎板上突起,上关节突有轻度凹陷的关节面,朝向中线且略向后方,而下关节突关节面指向外侧略向前方,关节面略呈凸面。

3. **椎弓根** 椎弓根短而厚,起于椎体上部,几乎与椎体成垂直关系,向后方突起。椎弓根的水平面呈卵圆形。椎弓根上方有一较浅的椎弓根上切迹,构成椎间孔的下壁。下方有一较深的椎弓根下切迹,构成椎间孔的上壁。椎弓根的外形呈弧形,并且与椎体、关节突和椎板融合在一起,因而较难确切地测定椎弓根的宽度,较好的方法是测定上关节突关节面至椎体上缘的距离,间接测定椎弓根的宽度,椎弓根的长度因个体和脊椎部位的不同而异。腰椎椎弓根上切迹的宽度由上而下递减:L_1 椎弓根上切迹宽度平均为 7.8mm,L_2 为 6.8mm,L_3 为 6.0mm,L_4 平均为 5.1mm,L_5 为 4.6mm。L_5 椎弓根上切迹宽度最短,这样使腰骶角向前方突出。椎弓根断面平均面积由上而下逐渐增大:L_3,男性 1.4cm²,女性 1.23cm²;L_4,男性 1.61cm²,女性 1.37cm²;L_5,男性 2.17cm²,女性 1.90cm²。青岛大学青岛医学院测量的 100 副骨标本的椎弓根上、下切迹宽度及椎弓根厚度见表 3-3。

表 3-3 椎弓根上、下切迹宽度及椎弓根厚度测定

测量部位		平均值/mm	标准差/mm	标准误/mm
上切迹宽度	L₁	8.130	±0.900	±0.090
	L₂	7.640	±1.024	±0.102
	L₃	7.040	±1.188	±0.119
	L₄	6.120	±1.370	±0.137
	L₅	5.270	±1.219	±0.122
下切迹宽度	L₁	12.220	±1.079	±0.108
	L₂	11.940	±1.615	±0.162
	L₃	11.240	±1.258	±0.126
	L₄	10.190	±1.398	±0.140
	L₅	10.710	±0.862	±0.086

续表

测量部位		平均值/mm	标准差/mm	标准误/mm
椎弓根厚度	L_1	6.870	±1.051	±0.150
	L_2	7.320	±1.447	±0.145
	L_3	8.800	±1.726	±0.173
	L_4	10.100	±1.722	±0.172
	L_5	12.110	±1.523	±0.152

4. 关节突关节　关节突关节是腰椎重要的稳定结构,腰椎双侧的关节突关节与前方的椎间盘共同组成了脊柱运动的三关节复合体。通常认为,腰椎的退变性疾病始于三关节复合体的不稳定,故关节突关节在维持腰椎稳定性及腰部运动的过程中发挥着重要作用。

腰椎关节突关节由上位椎体的下关节突与下位椎体的上关节突构成,属于滑膜关节,其外有关节突关节囊加强,关节面覆盖关节软骨,关节内有滑液润滑关节面。

关节突位于椎管的后外方,椎间孔的后方(图3-2)。上关节突宽而厚,由椎弓根后上方发出,扩大呈圆形,斜向后外,软骨面向后、向内,与上位腰椎的下关节突相对。上关节突肥大向侧方隆突超过椎体两侧缘,称为乳头状关节突。下关节突由椎板外下方发出,软骨面向前向外。上位椎体的下关节突和下位椎体的上关节突与关节囊共同构成椎间关节。椎间关节形成椎间孔的背侧。在椎间关节的腹侧,黄韧带形成关节囊的纤维层,并直接与滑膜层相连接。关节囊背侧纤维层较厚。在关节的上下端有含有脂肪组织的关节隐窝。另外,由背侧和腹侧关节囊向关节内形成软骨性半月板(也有人将腹侧的称为脂肪襞),以增加关节的稳定性,内含窦椎神经纤维。关节突的神经支配由原发后支的内侧支发出,其经乳突副韧带下穿出,其中一分支至同节段水平的关节突关节,另一降支至下节段的关节突关节。每一原发后支的内侧支支配两个关节突关节。来自混合的脊神经的升支至上节段的关节突关节。目前未发现左、右侧有交通支。因此每个关节突关节接受2~3支分支神经支配(图3-3)。

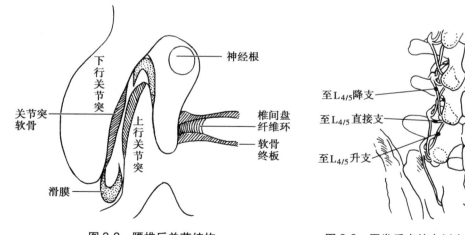

图3-2　腰椎后关节结构　　　　图3-3　原发后支的内侧支发出至关节突关节的神经分支

关节突关节囊具有抗拉伸和剪切的力学特性,在腰椎稳定性方面发挥着重要的作用。关节囊的组织学厚度在关节突关节面上分布不均:前区大约为3.2mm、后区大约为2.0mm、上下区大约为2.4mm。在显微镜下,关节囊可以分为三层:外层由薄层致密的胶原纤维束(collagen bundle)构成,色泽透明而闪亮,纤维束平行排列,该纤维束有很强的韧性,抗牵引力强;中层纤维束较少,呈网织状排列,且束间夹杂少许疏松结缔组织(loose connective tissue),同时在中层靠近骨与关节囊纤维连接的部位,簇状分布着一些弹性纤维(elastic fiber),其较强的弹性和刚度在腰椎旋转运动方向上增加节段稳定性;内层为结缔组织膜(connective tissue membrane),其内侧分布有滑膜细胞(synovial cells),薄而透明,质地疏松,并在关节突关节面之间折叠形成褶皱,使小关节面更加吻合和巩固,有助于缓冲震荡和减少摩擦。

关节突关节内低摩擦环境的维持有赖于滑液的正常分泌,滑液是由关节囊的血浆透析液(plasma dialysate)及滑膜成纤维细胞(synovioblast)产生的,主要成分是PRG4(又称lubricin)和透明质酸(hyaluronic acid,HA),两者均能发挥维持组织形态、润滑关节、缓冲应力、屏障扩散和调节渗透压的作用。在退变或病理状态下关节突关节囊松弛,囊内滑液过度分泌在关节囊薄弱区形成关节突关节囊肿压迫脊神经根从而出现相应症状者,在临床上并不罕见。

关节突关节面上覆盖着一层由致密胶原纤维(collagen fiber)、软骨细胞(chondrocytes)及大量软骨基质(cartilage matrix)构成的透明软骨,厚度为3~4mm,颜色呈白色。由于其表面光滑而富有弹性,且无血管层,营养仅来源于滑液,因此关节突关节软骨细胞的营养需要适当的应力载荷刺激。

腰椎关节突间隙的角度十分重要,因其在一定程度上能体现关节突的偏移程度。长时间的角度偏移会导致三关节复合体整体的力学异常,诱发腰椎间盘退变。腰椎关节突间隙的角度从上腰段向骶段逐渐由矢状面向冠状面过渡。关节突的关节间隙从$L_{1/2}$的几乎在矢状面逐渐转变为L_5S_1的几乎在冠状面。关节突间隙平面与矢状面间的角度越接近尾端越大,其产生的机械阻挡功能也越强,此时所承受的重力等载荷与剪切应力也逐渐增大,这种小关节面角度的形态学变化是腰椎生物力学的转换点,也是诱发椎间盘退变的诱因。虽然Li等认为腰椎间盘退变与小关节面的角度变化无显著相关性,但很多学者认为腰椎小关节关节面的改变与椎间盘的退变在整个腰椎退变的发生、发展过程中是相互影响的。椎间盘在异常应力下出现纤维环损伤、破裂、髓核脱出,导致椎间盘高度降低,引起相邻椎体间距缩小,使对应节段的上下关节突接触应力增大、软骨磨损机会增多。久而久之会导致软骨下骨质硬化、关节突增生、肥大、变性,以及骨赘形成和关节囊钙化。小关节退变进一步打破三关节复合体之间的力学平衡,为了重建关节之间的运动与力学稳定,小关节面代偿性肥厚、增宽,通过加大小关节间的接触面积来维持平衡。此外,Varlotta等的研究指出,小关节的退变和关节面角度的增大,会引起小关节异常活动,稳定性下降,当腰椎承受异常的压缩和剪切应力时,异常的小关节对椎间盘的保护将减弱,日久会引起小关节结构的紊乱及椎间盘内流体静力学异常分布,从而导致其退化、加速突出。在腰骶关节突可有先天异常,一侧为矢状面,另一侧为冠状面。一般认为有23%~32%的两侧椎间关节为非对称性,这与疼痛的发生有密切关系。Chadha等利用MRI技术对60例腰椎间盘突出患者的研究发现,当左右两侧小关节角度差≥10°时,与L_5S_1节段椎间盘退行性变有很大的相关性。椎间盘突出在关节侧向角度大的人群发生比较多。

5. **椎板** 椎板构成本节段腰椎的椎孔顶部。由于椎板的垂直方向长度不及椎体的高度,因此两个椎板之间留有空隙,称椎板间隙。在此空隙内由黄韧带将椎板相连。椎板向后下方呈斜坡状。亦即在矢状面上与冠状面存在一定的倾斜度,L_3为91°,L_4为99°,L_5为116°。在关节突两侧不对称时,椎板两侧倾斜度不同。1937年,Spurling测量了93个尸体的椎板厚度,其平均值:L_3为7.2mm,L_4为7.3mm,L_5为6.5mm。青岛大学附属医院测量100副骨标本腰椎椎板厚度,结果见表3-4。

表3-4 腰椎椎板厚度测定

椎体	平均值/mm	标准差/mm	标准误/mm
L_1	6.360	±0.678	±0.068
L_2	6.210	±0.642	±0.064
L_3	6.070	±0.684	±0.068
L_4	5.800	±0.730	±0.073
L_5	5.670	±0.647	±0.065

6. **棘突** 棘突由两侧椎板在中线处会合而成,并构成棘突的基底部。腰椎的棘突宽且垂直向后。在棘突尾部棘上韧带附着处较厚。有50%以上的棘突有偏歪。棘突的下缘常扭曲1°~20°。L_5棘突有时未融合而呈隐性裂。在隐性骶裂,L_5棘突也可与S_1的浮游棘突融合,插入隐性裂间,称杵臼棘突或铡刀样棘突。

近年来,为了规避腰椎融合技术带来的相邻节段退变问题,腰椎非融合棘突间撑开器技术已被逐渐应用于临床,其设计理念是在腰椎棘突间施加并维持一定的撑开力,限制腰椎过度后伸,从而卸载小关节突关节负荷及降低椎间盘应力,同时能恢复后柱高度和撑开椎间孔,使黄韧带张开,以减少其对椎管的侵袭,还可减少对相邻节段应力和运动的影响,可能可以避免或延缓相邻节段退变(adjacent segment degeneration,ASD)的发生。然而,随着临床应用病例的增加,腰椎非融合棘突间撑开器技术带来的固定棘突骨折、疼痛及撑开系统松脱等并发症亦有文献报道。为适合国人特点,并为腰椎非融合棘突间撑开器的设计和临床应用提供解剖学数据,借助 CT 三维重建技术对 50 例国人(男、女各 25 例)腰椎的棘突间距、棘突长度和棘突厚度进行测量,结果提示国人棘突间距整体呈从上向下逐渐减小的趋势。男性以 $L_{2/3}$ 最大,前部(10.39±2.70)mm、中部(11.15±2.20)mm、后部(9.35±2.17)mm,向下依次减小;女性以 $L_{1/2}$ 最大,前部(10.32±2.10)mm、中部(12.18±2.58)mm、后部(10.80±2.43)mm,向下依次减小。男女均以 $L_{4/5}$ 棘突间高度为最小。棘突长度男女均以 L_3 为最大,男性:上缘(26.62±2.98)mm、中央(25.59±2.33)mm、下缘(22.73±2.40)mm;女性:上缘(24.49±2.48)mm、中央(23.76±2.47)mm、下缘(19.70±2.49)mm。男女均以 L_5 棘突长度为最小。棘突长度均为上缘>中央>下缘,相邻上位腰椎棘突下缘长度小于下位腰椎棘突上缘长度。各腰椎棘突厚度多为前部>后部>中部、下缘>中央>上缘。但 L_5 较特殊,棘突中部和后部的中央厚,上、下缘薄。相邻上位腰椎棘突下缘厚度多大于下位腰椎棘突上缘厚度。

7. **横突** 横突起源于椎弓根的后部,有三个部分:侧突或肋样突、向上的乳突和向下的副突,其紧邻关节突。由于腰椎横突由肋骨残余遗迹与横突合成,因此亦称肋样突。横突前后位扁平呈长而薄的外形,横突基底部的背面有小结节,称为副突。L_1 有副突者占 96.5% ,而 L_5 有副突者仅占 66% 。L_3 的横突向上翘并较其他部位横突为长,有时可在体表触摸到。由于髂腰韧带附于 L_5 横突和髂骨,故 L_5 横突较厚而大。L_5 横突常可一侧或两侧增大,与髂骨形成假关节。1980 年,研究者统计 100 例 L_5 的解剖形态,发现与髂骨形成假关节者共 13 例,其中单侧有 10 例,双侧有 3 例。

腰筋膜中层的纤维由外向内交叉聚集,逐渐成束附着于腰椎横突末端,其中在 L_3 横突末端附着范围最大,每一横突间隙内有一神经血管束从胸腰筋膜中层穿出,并有交通支与腰神经后内、外侧支相交通。腰神经后支紧贴横突间韧带出骨纤维孔后分为内侧支和外侧支,周围有少量脂肪组织。其中后外侧支大多经横突背面向斜下方走行,但有少数经横突背面向上走行,经过横突时都被纤维束固定于横突背面,周围未见明显的脂肪组织。后内侧支经下位椎骨上关节突根部外侧斜向后下至椎板后面向下走行。长期腰部负荷过大或不正确的姿势,则可能导致横突附着部的纤维增厚、软组织受损,从而使穿过的神经血管束受到挤压产生腰痛等临床症状。因 L_3 是腰部活动的中心枢纽,其横突末端筋膜附着范围又大,所以 L_3 横突区最易被累及,此即引起 L_3 横突综合征的解剖学基础。此外,腰神经后外侧支经过横突时被纤维束固定于横突背面,周围无明显脂肪组织,这一段是相对固定段,当横突受到刺激或发生损伤时即可引发腰痛,其中 L_3 横突最长,受拉应力最大,在此部位最易发生损伤,这是引起 L_3 横突综合征的又一解剖学基础。

8. **椎孔** 椎孔由椎体后方和椎弓围绕构成。它具有两个径:椎孔矢状径,为自椎体后缘至两椎板联合最突出处的距离;椎孔横径,为两侧椎弓根向外突出内缘间最宽的距离(图 3-4)。

椎孔矢状径常以 L_3 为最小。在有病理改变的情况下(如腰椎间盘突出症、腰椎管狭窄症),可以 L_4 为最小。青岛大学青岛医学院对 100 例骨标本的椎孔横径和椎孔矢状径的测定值见表 3-5,与其他组椎孔矢状径的测定比较见表 3-6。腰椎孔形状指数 = 椎孔矢状径/椎孔横径×100。研究者测定 80 例成人尸体的腰椎参数,其腰椎椎孔形状指数的平均值为:L_1 78,L_2 72,L_3 68,L_4 66,L_5 61。

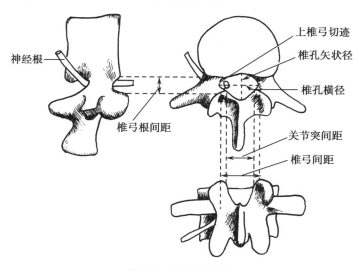

图 3-4　腰椎的测定

表 3-5 腰椎椎孔横径和矢状径测定比较

测量部位		平均值/mm	标准差/mm	标准误/mm
椎管横径	L₁	21.750	±1.666	±0.167
	L₂	22.070	±1.645	±0.165
	L₃	22.750	±1.763	±0.176
	L₄	23.610	±1.998	±0.200
	L₅	26.580	±2.396	±0.240
椎管矢状径	L₁	16.700	±1.263	±0.126
	L₂	15.800	±1.230	±0.123
	L₃	15.100	±1.471	±0.147
	L₄	15.430	±1.811	±0.181
	L₅	16.680	±2.246	±0.225

表 3-6 腰椎(骨标本)椎孔矢状径测量值比较

测量者,测量年份/年	例数/例	L_1/mm	L_2/mm	L_3/mm	L_4/mm	L_5/mm
Huizinga 等,1952	51	18	17	16.3	16	16.9
Eisensteins,1977	443	16.6	15.8	15.1	15.4	16.5
姚仕康等,1981	男 136	男 16.8	男 16.0	男 15.2	男 16.0	男 16.8
	女 84	女 16.9	女 16.1	女 15.5	女 15.6	女 16.3
柏惠英,1980	男 52	男 17.2	男 16.4	男 16.0	男 16.4	男 16.9
	女 55	女 16.9	女 16.2	女 15.1	女 15.5	女 16.3
青岛大学青岛医学院,1981	100	16.7	15.9	15.1	15.4	16.7

从青岛大学青岛医学院测量的骨标本来看,椎孔横径由 L_1 至 L_5 逐渐增大,$L_{4/5}$ 间量变较显著,不论男女均较恒定(表 3-7)。男性腰椎平均椎孔横径较女性大 1.12mm($P<0.05$)。椎孔矢状径由 L_1 至 L_3 逐渐减少,由 L_3 至 L_5 又复增大,男女椎孔矢状径间差别不大($P>0.05$)。

表 3-7 腰椎(骨标本)椎孔横径、矢状径的性别差异

(单位:mm)

测量部位		女性($n=31$)			男性($n=45$)			P 值
		平均值	标准差	标准误	平均值	标准差	标准误	
L_1	横径	20.83	±1.685	±0.308	22.08	±1.513	±0.226	$P<0.01$
L_2		21.37	±1.891	±0.345	22.34	±1.506	±0.225	$0.01<P<0.05$
L_3		22.05	±2.092	±0.382	23	±1.515	±0.226	$0.01<P<0.05$
L_4		22.8	±2.153	±0.393	23.96	±1.855	±0.276	$P<0.01$
L_5		25.56	±2.216	±0.405	26.84	±2.309	±0.344	$0.01<P<0.05$
L_1	矢状径	16.7	±1.339	±0.240	16.67	±1.250	±0.206	$P>0.50$
L_2		15.88	±1.363	±0.245	15.76	±1.165	±0.174	
L_3		15.28	±1.456	±0.261	15.04	±1.525	±0.227	$P>0.20$
L_4		14.97	±1.413	±0.253	15.75	±1.959	±0.292	$P>0.05$
L_5		16.06	±1.559	±0.280	17.05	±2.451	±0.365	$P>0.05$

　　椎孔的形状一般分为卵圆形、三角形和三叶形(图3-5)。即使是同一腰椎的不同平面,亦可呈现不同的形态。将一名51岁男性的L$_2$做厚度为0.3cm的横断切面,共切成6个平面,所显示椎孔的形状和大小均不一致(图3-6)。三角形和三叶形椎孔因侧隐窝的大小而有所区别。侧隐窝位于椎孔的外侧,前为椎体,后为上关节突及椎板的上部,外侧为椎弓根。侧隐窝为椎孔两侧向外走行变窄的部分,向外下方形成脊神经根通道,与椎间孔相连续。郭世绂(1980)等测量侧隐窝横径:右侧平均为(3.18±1.37)mm,左侧平均为(3.12±1.42)mm;矢状径右侧平均为(5.20±1.24)mm,左侧平均为(4.98±1.40)mm。国外从椎体上终板至上关节突内侧测量侧隐窝矢状径:L$_4$为5.0~9.0mm,L$_5$为4.5~8.0mm。椎弓宽度和椎孔形状会影响侧隐窝的矢状径,当椎弓根很短或为三叶形椎孔时,侧隐窝较窄;在腰椎退变时(上关节突形成骨赘或关节突内聚),以及椎体后方有骨赘时,均可影响侧隐窝的形态及大小。有学者观察28副腰椎标本,发现L$_1$椎孔全部是圆形或卵圆形的;L$_2$大多与L$_1$形状相似;而L$_3$至L$_5$因为关节突形态变化及侧隐窝形成,椎孔多为三角形或三叶形。28个L$_5$的椎孔形状,其中有25个椎孔为三角形或三叶形。青岛大学青岛医学院对100副腰椎骨标本进行观察,发现三叶形占10%,其中L$_4$占2%,L$_5$占8%。三叶形椎孔是成人下腰椎椎孔的一种解剖形态类型,而非病理类型。但在儿童下腰椎椎孔为卵圆形。三叶形椎孔比相同横径和矢状径的三角形椎孔的水平面积小7%~16%。在退变的情况下,侧隐窝进一步缩小。经测量107例手术证实的腰椎间盘突出症患者

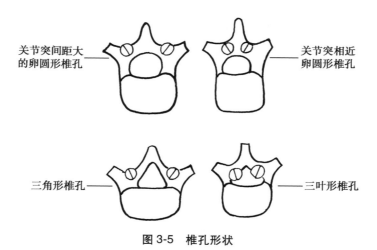

图3-5　椎孔形状

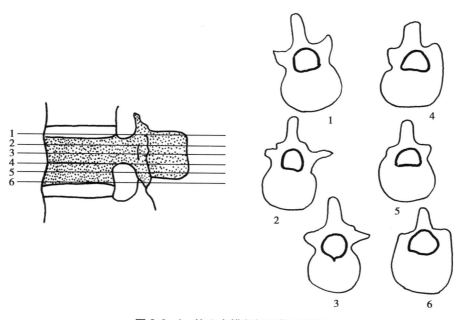

图3-6　L$_2$的6个横断切面椎孔形状

及 22 例腰椎管狭窄症患者的腰椎 X 线片,发现三叶形椎管在 L_5 的发生率分别为 30.8% 和 27.3%,远高于正常人($P<0.01$)。

附着在腰椎椎弓后外侧的黄韧带、腰椎椎体后方及椎间盘共同构成腰椎管。因此,腰椎孔的形状决定了腰椎管水平面的形状。

L_1、L_2 在解剖结构上近似,椎管水平面均呈卵圆形,椎管内容纳脊髓圆锥。$L_{3\sim5}$ 节段椎管横断面呈三角形或三叶形,椎管宽大,马尾神经位于硬脊膜囊脑脊液内,其抗外来压迫的耐受性大。脊柱外科医师根据不同节段腰椎管的解剖特点及其对于临床工作的不同意义,提出划分上腰椎与下腰椎的概念,An 和 Levine 将 $L_3 \sim L_5$ 定为下腰椎,侯树勋、褚大由等也将 $L_3 \sim L_5$ 定为下腰椎。

9. 椎间孔　椎间孔为腰神经根出椎管处,呈上宽下窄的耳形。椎间孔的上、下界为椎弓根,前界为椎体和椎间盘的后外侧面;后界为椎间关节的关节囊,黄韧带外侧缘亦构成部分椎间孔后界。椎间孔自上而下逐渐变小,L_5 间孔的平均面积为 84mm²。L_4 椎间孔的上下径约为 19mm,其上半部与椎体相对处的前后径为 5~7mm,下半部与椎间盘相对处仅 1~2mm,L_5 椎间孔较此值略小。1991 年,有研究者应用浇铸法研究 20 具尸体脊柱腰椎椎间孔,测量其确切大小,用以判断椎间盘病理变化是如何引起椎间孔形态改变的。测量显示:椎间盘正常时,卵圆形椎间孔显著多于耳形,而椎间盘异常时则相反。椎间孔的面积为 40~160mm²,甚至在同一平面还会有很大差异。

椎间孔是节段性脊神经出椎管及供应椎管内软组织和骨结构血运的血管及神经分支进入的门户。椎间孔要比通过它的所有结构都宽大,剩余空隙被疏松的结缔组织和脂肪所填充,以适应这些通过结构的轻度相对运动。

二、腰椎管内部结构

腰椎管的形状和容积,在个体上存在着差异。腰椎管内容为硬脊膜、蛛网膜、脑脊液、脊髓圆锥和马尾神经。硬脊膜和椎管壁间以疏松结缔组织和脂肪间隔。硬脊膜外隙内有动静脉和神经分支,动脉来自起源于腹主动脉的腰动脉和骶正中动脉,为腰椎供血;静脉通过椎管内、外丰富的静脉丛回流至腔静脉,这部分静脉丛没有静脉瓣,故术时损伤椎管内静脉不易止血。

(一) 硬脊膜

硬脊膜为致密结缔组织所构成。硬脊膜在椎管内为管状的袋囊,硬脊膜囊终端位于 S_2 水平附近。硬脊膜向上延伸至颅内成为硬脑膜,并与颅骨的内层骨膜结合在一起。在椎管内的硬脊膜外面较粗糙,与硬脊膜外脂肪和结缔组织相连。这些纤细的结缔组织条束使硬脊膜固定于椎管壁。在椎间孔处,硬脊膜包绕此节段的脊神经根和脊神经节,称为神经根根袖(图 3-7),并与周围的结缔组织一并比较牢固地固定于椎间孔处。神经根根袖起着保护神经根的作用。硬脊膜内面光滑,与蛛网膜外面相隔,形成硬脊膜下间隙。正常情况下,此间隙有少量液体并有纤细的小静脉和结缔组织条索通过。侯筱魁(1982 年)用水溶性碘对比剂做脊髓造影,进行下腰段硬脊膜囊的 X 线测量,测定的硬脊膜囊矢状径和横径见表 3-8。

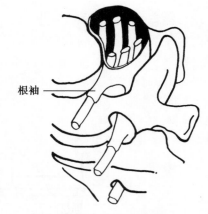

根袖

图 3-7　神经根根袖

(二) 蛛网膜

蛛网膜外面光滑,内面与覆于脊髓和神经根的软脊膜相隔,其间形成蛛网膜下腔。蛛网膜与软脊膜均由扁平细胞组成。

蛛网膜囊的终端与硬脊膜囊终端相同,约位于 S_2 水平。蛛网膜下腔在胸段最小,在腰段最大,其内含有较多的脑脊液,在 L_2 以下仅有马尾神经位于其内,故在做腰椎穿刺(简称腰穿)时不易为穿刺针所刺伤。蛛网膜下腔亦延伸入神经根根袖中。

(三) 齿状韧带

在脊髓两侧,由致密的结缔组织条束——齿状韧带,将脊髓、软脊膜、蛛网膜和硬脊膜连在一起。齿状

表 3-8　硬脊膜囊矢状径、横径均值

脊髓节段	横径/mm		矢状径/mm	
	男	女	男	女
L_{3/4}	19.4	18.7	14.4	14.4
L_4	19.5	20.0	14.9	15.3
L_{4/5}	18.3	18.1	15.1	14.6
L_5	17.9	16.9	15.0	14.7
L_5S_1	15.3	14.2	14.7	13.4

注:将硬脊膜囊与骨性椎管测量结果加以比较,发现在下腰段硬脊膜囊较骨性椎管小,说明椎管内有较宽的硬脊膜外间隙。硬脊膜外前间隙的测量结果:L_{3/4} 为 1.6mm,L_{4/5} 为 2.6mm,L_5S_1 为 5.0mm。最有意义的是 L_5S_1 硬脊膜前间隙近似 L_{4/5} 的 2 倍。硬脊膜囊终端在 X 线片上位于 L_5~S_2 范围内,其中 87% 位于 S_{1/2}。

韧带几乎沿脊髓全长分布,位于上、下两神经根之间,偏外后方向,约在脊髓水平面的前 2/3 与后 1/3 之间,或前后 1/2 之间。齿状韧带使脊髓固定在蛛网膜下腔内,防止脊髓过度旋转。齿状韧带上起自 C_1 神经之上,下至 T_{12} 神经和 L_1 神经间,一般为 20~21 对。

（四）脊髓

从妊娠开始至妊娠 3 个月,胎儿的脊髓与脊柱等长,所有脊神经根呈直角自脊髓发出,进入相应的椎间孔。妊娠 4 个月以后,胎儿脊柱的发育较脊髓快,脊髓头端连于脑部呈固定状态,而脊髓头端以下部分在发育过程中,出现与脊柱的相应关系不一致。脊髓长度随个体高度而不同,在成年男性约为 45cm,女性约为 42cm,脊髓长度与椎管长度成一定比例。脊髓尾端呈圆锥形变细处,即为脊髓圆锥;从 L_3 到 S_1 由脊髓圆锥发出垂直下降的脊髓神经束,即马尾神经。脊髓的终端称为马尾圆锥,新生儿在 L_3 椎体水平,成人在 L_1 或 L_2 椎间盘水平。因此,在此平面以下,腰、骶、尾的神经根在未出相应的椎间孔以前,会在椎管内下行一段距离,它们围绕终丝(长约 27cm)形成马尾神经。马尾神经的背根神经纤维数为 31 000~47 000;腹根神经纤维数为 1 700~11 000,这些神经纤维均为有髓鞘的神经纤维(图 3-8)。

（五）脊髓圆锥

1. 脊髓圆锥形态　脊髓圆锥表示脊髓功能单位的结束,它恰好起始于腰膨大(L_{1/2})下端,包括 S_{3~5} 和尾髓神经节段,其下为非神经纤维样细丝,即终丝。这些丝状物在 S_2 处与包绕软脊膜和硬脊膜的组织融合共同组成尾骨韧带。尾骨韧带向尾端延伸直至尾骨的背侧面,于此它随着脊柱骨膜及后纵韧带而弯曲。妊娠 3 个月时,胎儿脊髓同椎管等长。此后,脊柱的增长快于脊髓,到了妊娠 5 个月末,胎儿脊髓圆锥位于骶骨基部平面。出生时,脊髓圆锥位于 L_3 水平,到了成年,则高于 L_2 的下缘。早产儿腰穿在下腰部可安全进行,不会损伤脊髓,除非先天异常限制脊髓圆锥向头端移位(图 3-9)。

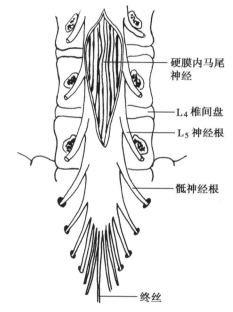

硬膜内马尾神经

L_4 椎间盘

L_5 神经根

骶神经根

终丝

图 3-8　马尾神经及腰骶神经根

脊髓圆锥的形态特点在于其外径较小和骶、尾髓节段长度较短,因而整个马尾圆锥没有一节椎体高。脊髓圆锥区具有一定的组织学特点,即这个部位的脊髓灰质很厚,几乎呈四边形,而灰质联合短,圆锥上部后角帽状部分的外周可能为主要感觉冲动传入连接中枢,节段内神经纤维和反射弧在圆锥内特别丰富。需要注意的是,在这个区域中,外侧的灰质含有副交感传出神经纤维,主要支配盆腔脏器及生殖器。而胸、腰髓与之不同,其含有较多的交感神经元。由于下行的有髓鞘神经纤维束在脊髓的这个平面全部消失,而上行的有髓鞘神经纤维束由此刚刚开始,因此这个部位围绕主要灰质区的三个白质束显得非常小,后部的脊髓小脑束在骶髓平面没有显示,皮质脊髓侧束于侧索后部占据非常表浅且不易受损的位置。

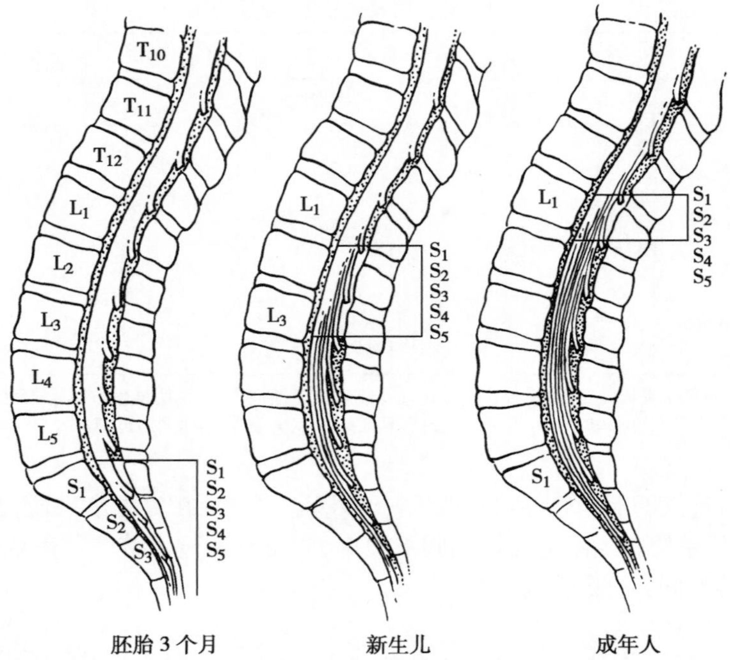

图 3-9　脊髓圆锥及马尾神经的向上移位

2. 脊髓圆锥及马尾区域血运　脊髓圆锥及马尾区域的血管解剖也有几个特点：①主动脉在胸廓以下常常发出 5 对腰动脉，这些腰动脉沿腹后壁向两侧延伸。从这些腰动脉发出的小分支加入腰神经的脊髓外部分以后，横向供应腰骶部脊髓节段。②骶部的神经接受骶侧动脉发出的分支供应。骶侧动脉为髂内动脉的分支或骶正中动脉的分支。这些动脉以很相似的方式返回脊髓供应骶髓节段。这些动脉进入蛛网膜下腔，然后分出前、后动脉且最终形成一个重要的围绕脊髓圆锥的吻合环。伴随腰骶神经根横行的这些动脉分支的血流在这个区域与脊髓前动脉建立主要的侧支循环。③Adamkiewicz 动脉——胸主动脉的一个主要分支，常常从 $T_{9\sim11}$ 进入到下胸髓节段，然后分成一个上升支和一个下降支，就是这个下降支与供应圆锥的动脉环有侧支循环，并营养腰骶脊髓节段。④腰骶脊髓及马尾神经的静脉在一般情况下与动脉伴行，尽管不一定紧靠着，但这些静脉进入前、后静脉支，这些小静脉与硬脊膜外隙的静脉及椎体静脉相吻合，然后进入椎骨静脉、肋间静脉、腰静脉、骶静脉，最终进入下腔静脉。

脊髓的血流，通过自动调节机制，在机体血压波动时能维持其恒定的血供，这种现象如大脑的血供一样，受动脉血中 CO_2 分压和 O_2 分压的影响而不受大脑的调节。尽管防止脊髓圆锥和马尾神经缺血的最小充盈压还不清楚，但可以确定脊髓压迫损害的严重程度通常情况下与受损脊髓的局部血压成反比。

3. 脊髓圆锥自主神经系统　从骶髓中下段前角细胞发出的躯体传出神经纤维并同脊髓前根向外行走，然后和 $S_{1\sim5}$ 神经根及神经束从椎管发出，与外阴及会阴神经混合，尽管这些神经并不支配腿部肌肉，但它们确实支配骨盆出口处重要的横纹肌，包括肛门外和膀胱括约肌、坐骨海绵体和球状海绵体。这些肌肉通过皮质脊髓束受大脑一定程度的随意控制，所以骶髓的病变会引起这部分骨盆肌肉组织的弛缓性瘫痪和大小便失禁。

脊髓圆锥（$S_{2\sim4}$）中央偏外侧的灰质细胞传递节前的一般内脏副交感神经冲动，并且同躯体神经一起出椎管，形成骨盆神经或盆内脏神经至盆腔神经丛。来自这些神经节的节后内脏传出神经纤维支配包括膀胱逼尿肌、降结肠及直肠的收缩肌，这些肌肉的正常功能对于生理性排尿、排便是极其重要的。并且骶部副交感自主神经纤维支配这些盆部脏器不受迷走神经支配。

传入神经纤维携带来自盆腔脏器感受器的冲动，通过交感和副交感的自主神经传入中枢。然而，这些骶部内脏传入神经纤维（副交感神经）主要负责膀胱和直肠的反射及生殖器的功能，如感受这些内脏的膨胀与充盈及疼痛。这些脏器的充盈及疼痛的感觉可通过麻醉阻滞或盆腔神经的切除或 S_2、S_3 和 S_4 的后根部分的切除而消失。尽管盆腔内脏传入神经随交感神经(腹下神经)上升到腰部和下胸部水平,但是它们在感受膀胱和直肠疼痛方面的作用相对不重要,然而它们在脊髓外伤的患者中,与不受控制的、定位不清的盆腔不适感及内脏膨胀感的拟交感反射有关。

$S_{3\sim5}$ 神经根和尾神经的躯体感觉神经支配肛门周围和会阴部,范围包括肛门外括约肌和邻近皮肤、阴唇、阴囊、阴茎海绵体、阴茎背部皮肤、尿道远端和龟头或阴蒂。

副交感神经支配肛管和膀胱的收缩、阴茎的勃起和射精。当骶部副交感和躯体传出神经功能丧失时,可发生不自主射精,这是由于输精管和精囊脉管受来自上腰部($S_{1/2}$)和有可能的下胸部($T_{10\sim12}$)神经节支配,后者发出的节后纤维参与支配精子沿输精管运动、精囊收缩、前列腺及其附属腺体分泌物到后尿道的活动,这些神经通过下腹下丛到达盆腔脏器(图 3-10)。

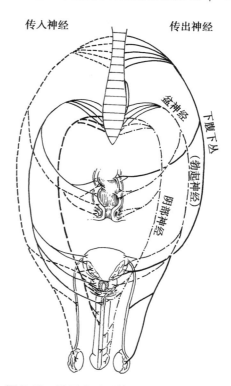

图 3-10　泌尿生殖系统及结直肠神经解剖

(六)　背根神经节

1. 背根神经节大小　背根神经节的大小因椎体水平不同而异,自 L_1 到 S_1 水平逐渐增加。统计结果显示其平均长度为 13mm、宽度为 6mm,S_2 以下逐渐变小。

2. 背根神经节解剖学位置　90%的神经节的中央位于椎弓根的下面,8%位于椎弓根的前外侧,2%位于侧隐窝内、椎弓的内侧。另外,1/3 腰神经的背根神经节位于椎间盘侧方的外侧,如 L_3 的背根神经节位于 $L_{3/4}$ 椎间盘的外侧(图 3-11)。背根神经节及腹侧根可分叉(图 3-12),可有一个背根神经节和一个腹侧根,或一个背根神经节和两个腹侧根,或两个背根神经节和两个腹侧根。L_4 和 L_5 神经根分叉而 S_1 神经根是不分叉的。

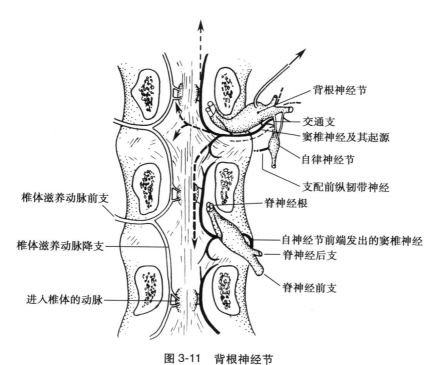

图 3-11　背根神经节

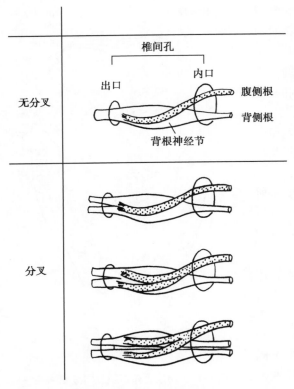

图 3-12 背根神经节与腹侧根在椎间孔内连接形成的分类

背根神经节的解剖学位置可分为三种:椎管内、椎间孔内及椎间孔外(图 3-13)。L_4 及 L_5 背根神经节大部分位于椎间孔内,而 S_1 则大部分位于椎管内。高位的背根神经节常有压迹,主要是椎间孔内的上方关节突压迫所致(约占 70.6%),另外的原因是膨出的椎间盘压迫(约占 9.4%)或膨出的椎间盘和关节突共同压迫(约占 20%)。

James 对 442 例背根神经节的位置进行了分析:100% 的 L_2 背根神经节、48% 的 L_3 背根神经节、27% 的 L_4 背根神经节及 12% 的 L_5 背根神经节位于椎间孔外;52% 的 L_3 背根神经节、72% 的 L_4 背根神经节及 75% 的 L_5 背根神经节位于椎间孔内;而 13% 的 L_5 背根神经节及 65% 的 S_1 背根神经节位于椎管内(图 3-14)。

3. **背根神经节磁共振成像研究** 腰骶椎背根神经节大小和位置的 MRI 研究结果见表 3-9。

神经根占据 23%~30% 的椎间孔。低位背根神经节相对较大,且低位腰椎间盘具有更高的退变倾向,更容易发生椎间隙狭窄,因而比高位者更易受到压迫。因为 S_1 神经根及背根神经节大多位于椎管内,因此可能更会因椎间盘突出或 L_5S_1 关节突退变而受到侵犯。

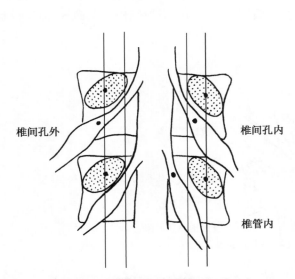

图 3-13 背根神经节的解剖学位置分类

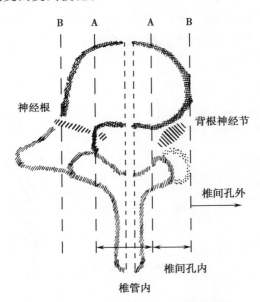

图 3-14 椎间孔的磁共振轴面观
A 线:下关节突和椎弓根内缘;B 线:椎体或上关节突外缘。

表 3-9 腰骶椎背根神经节大小及位置的 MRI 研究结果

水平	大小/mm²	位于椎间孔内的比例/%	水平	大小/mm²	位于椎间孔内的比例/%
L_1	3.7×4.3	92	L_4	6.2×8.4	100
L_2	4.6×5.7	98	L_5	5.9×9.4	95
L_3	5.7×7.1	100	S_1	6.2×11.2	79

4. 背根神经节的血供及营养　背根神经节的血供不同于神经根的其他部分,其有着非常丰富的微血管供应。而且,背根神经节内的血管通透性也比神经内部血管的通透性大得多。这些特殊的解剖特性,反映了神经节的细胞要求有高水平的代谢和营养。

（七）硬脊膜的神经

1966 年,研究者研究了硬脊膜的神经支配,典型的脊膜支有双重起源,一是起源于交感神经纤维,另一是起源于背根神经纤维。交感神经含有 2~3 根硬脊膜神经细丝,有时这些纤维与邻近的交感干或交感神经节相连。背根神经纤维主要为一根硬脊膜神经细丝,由原发前支发出,经过几个节段可追踪到背根神经节。每一根脊膜支,由通过椎间孔的 6 根以上硬脊膜神经细丝组成。其中一根硬脊膜神经细丝纤维为主要神经纤维,其直径也大于其他硬脊膜神经细丝。在椎管内脊膜支按以下方式分布:①主要支向上绕过椎弓基底部发出升支、降支和横支,止于后纵韧带内或后纵韧带周围的神经丛。在此与相邻节段相同的神经支吻合,并跨越中线。后纵韧带前方的神经支围绕于椎体静脉。后纵韧带后方的神经支,直接向后接近于前面脊膜中线处。②小的硬脊膜神经细丝在椎管内直接到前面脊膜,即神经根穿出脊膜处。③第 3 支纵行穿过硬脊膜组织,其中大部分向尾端,小部分向头端。

在硬脊膜的前面有很多支纵行平行方向的微细神经支,这些神经与相邻节段重叠。而硬脊膜背面则无硬脊膜支。硬脊膜前方的神经支向下延伸 1.5~2 个节段,向上延伸 1 个节段。

在显微镜观察下,硬脊膜前方有更细小的神经纤维,其中大多数有血管伴行。虽然硬脊膜后方有许多血管,但未见有这种微细神经纤维。用锇酸染色证实为有髓鞘神经纤维,但用银或亚甲蓝染色未能肯定。

以上观察可以解释为什么行腰椎穿刺时不会引起硬脊膜痛,但在腰椎间盘突出症时却会有明显的腰背痛。

在灵长类动物中有少许神经纤维在后纵韧带内,但未观察到椎体内有神经纤维。

（八）腰椎的神经

供应腰椎的神经,起于背根神经节之上,通过椎间孔之后又重返椎管的称窦椎神经（Luschka 神经或脊神经脊膜支）。窦椎神经终末纤维与脊神经背支的内侧分支分布于骨膜、椎间关节及韧带,并支配椎管内硬脊膜和硬脊膜外血管相应结构（图 3-15）。

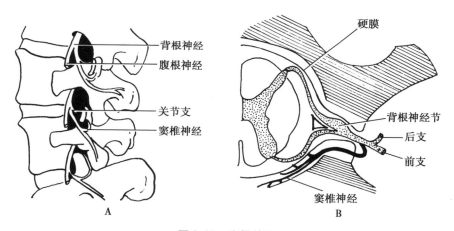

图 3-15　窦椎神经
A.窦椎神经重返椎管;B.窦椎神经支配范围。

这一点于一个世纪前就已阐明,但是半个世纪以来,关于窦椎神经的起源、末梢神经的分布,以及末梢神经的类型等仍存在争议。最近,许多学者对于窦椎神经的起源及组成达成了共识。研究者用一种特殊的乙酰胆碱酯酶（acetylcholinesterase,AChE）固定方法对胎儿的脊柱标本进行了研究,认为窦椎神经起源于纵贯腰椎的交感神经干的全长。窦椎神经分为五种:①上升一个节段;②下降一个节段;③分成向尾端一个节段和向颅端一个节段;④上升两个或更多节段;⑤下降两个或更多节段。一般来说,不超过相邻两个节段。目前已观察到有 5 条窦椎神经进入一个椎间孔内的情况,但是典型的是一条粗的和数条细的神经。当神经进入椎管时,主干分成的小分支与节段性动脉的后正中支的分支走行途径一致,也分成一支长的上升支和一支短的下降支,下降支支配同平面的椎间盘背侧,上升支沿后纵韧带上升支配相邻的椎间盘。其中有 1~3 支螺旋分支分布到硬脊膜前方,窦椎神经终末纤维分布于硬脊膜外血管、硬脊膜和后纵韧带。分布于后纵韧带的神经纤维呈密集、不规则丛状。进入椎体的神经来自脊膜支,随供应椎体的动脉进入椎体。

1972 年,有学者用 AChE 和银染色的方法,对下腰椎的神经分布进行研究,发现其有三种形态:①游离神经纤维末梢;②无髓鞘神经末梢;③复合神经末梢,其中可有扩大的尖部。在胎儿及新生儿,无髓鞘神经纤维末梢(Vater-Pacini 小体),主要集中于椎间关节的关节囊周围和椎间纤维环的前外侧面。同时,在前后纵韧带及浅层纤维环中亦有许多游离神经末梢及网状神经结构,但在深层纤维环及髓核中未发现有神经纤维。在胎儿及婴儿的椎体和软骨盘的发育组织中,有与血管窦密切相关的神经纤维末梢,而在成人标本中,无鞘的神经纤维末梢及复合体主要集中于腰椎的骨膜和椎间关节的关节囊滑膜内。近年来的研究发现,在神经起源处见到许多小的有髓鞘神经纤维,有的直径超过 10μm,许多细的纤维在胸腰部交感神经节后发出,主要作用于椎管内的各种血管壁平滑肌,许多粗的神经纤维主要涉及本体感觉功能。研究者在后纵韧带内发现了大量复合的关节囊内神经末梢。窦椎神经带有痛觉神经纤维已通过临床及实验得到了充分的证实,直接刺激这些神经支配的组织,在人体上可激发腰背痛,这些神经对于在急性腰椎间盘突出时引起疼痛起到重要作用。

(九)脑脊液

脑脊液主要由脑室系统的脉络丛产生,另有约 30% 的脑脊液来源于脉络丛外组织,为脑的细胞外液经脑室室管膜或蛛网膜下腔的过程中产生。脑脊液经室间孔到第三脑室,再经中脑导水管到第四脑室,通过第四脑室的正中孔和左、右侧孔抵达小脑延髓池和小脑视交叉池,以及大脑半球外侧裂池和脑表面蛛网膜下腔;另一部分向脊髓蛛网膜下腔循环,然后再返回脑底诸池和脑表面蛛网膜下腔。

脑脊液的形成是脉络丛的分泌过程,其对碳酸酐酶及哇巴因(又称 G-毒毛旋花苷)、Na^+-K^+ ATP 酶之类的抑制酶非常敏感。同时脑脊液分泌过程也受自主神经系统及脉络膜的血流影响。交感和副交感神经支配脑血管平滑肌细胞和分泌上皮细胞。Lindvall 等研究结果表明,在脑脊液形成过程中,交感神经影响蛛网膜脑脊液的分泌和蛛网膜的脉络丛系统。在人体,脑脊液分泌的平均速率每分钟产生 0.3ml,每日产生 400~500ml。每 6~8 小时更新 1 次。

脑脊液总量为 100~160ml,其中 1/4 在脑室系统内,约 3/4 在脑脊髓表面的蛛网膜下腔内。具体分布如下:每个侧脑室各约含 10ml,第三、四脑室共约含 5ml,脑底池和脑表面蛛网膜下腔约含 25ml,脊髓蛛网膜下腔约含 75ml。在蛛网膜下腔新形成的脑脊液量仍无法确切知道。一般认为,向尾侧的液流主要沿着脊髓的背侧间隙循环,而向颅侧的液流主要在脊髓腹侧间隙循环。血管的搏动、姿势的改变均在脑脊液流动上起作用。

脑脊液的形成和吸收之间是相对平衡的。脑脊液与矢状窦之间的静压不同所产生的压力差是脑脊液吸收的基础。脑脊液主要经矢状窦旁蛛网膜颗粒的绒毛吸收到上矢状窦内。脑脊液压力较静脉窦压力高 25~30mmH_2O,低于此压力时脑脊液则不能吸收。一部分脑脊液借脑表面的毛细血管回流到血液循环内,此部分颅内脑脊液的吸收占 85%,而余下的 15% 则在脊髓和脊神经根周围的蛛网膜下间隙吸收。

脑脊液是脉络丛分泌的产物,其与血浆相比含钠、氯、镁较高,而糖、钾和二氧化碳含量较低。新生的脉络膜液与脑池中的脑脊液所含的离子成分亦有差异。因此,在脑脊液与脑之间在循环时存在物质的相对运动。脑脊液中的 pH 及电解质含量的改变,也会影响神经系统对血压、心率、呼吸和情绪状态的变化。

脑脊液中蛋白质的转换机制仍不甚清楚,但分子形态及蛋白质所带电荷会影响蛋白质进入脑脊液的过程。大分子量蛋白质难以通过血脑屏障进入脑脊液。带负电荷的内皮细胞和脉络细胞有可能加强细胞的吞噬作用。沿神经轴的不同位置抽取脑脊液,所测得的蛋白含量不同:脑室中最低(15mg/dl),脑池有所增加(25mg/dl),而腰段蛛网膜下腔最高(45mg/dl)。蛛网膜下腔内的蛋白含量增加,表明此处血脑屏障对蛋白有更大的渗透性。而椎管梗阻时蛋白含量增加,是由于蛋白自蛛网膜下腔内移出减少。

脑脊液具有保护脑和脊髓及缓冲颅内压的作用。在蛛网膜下腔受阻塞的情况下,阻塞远端脑脊液循环中断或部分中断,脑脊液压力降低,蛋白总量增高,而细胞数、糖、氯化物含量无改变。在中央型腰椎间盘突出时常有以上生化参数的改变。

正常的脑脊液为无色清亮的液体,不含红细胞,其比重为 1.005~1.008,比血浆低得多。渗透压与血浆渗透压极其近似,pH 与血浆 pH 无异。脑脊液中所含电解质见表 3-10。

表 3-10　脑脊液电解质含量

（单位:mg/dl）

胆红素	钙	氯	肌酐	糖	镁
0.2	4.1~5.9	410~470	1.0~1.5	45~70	2.9~3.3
非蛋白氮	磷	钾	钠	尿素	
11~20	1.3~1.5	8~15	297~352	10~32	

正常的脑脊液不含红细胞或纤维蛋白原,也不凝固。当脑脊液中蛋白含量超过 100mg/dl 即出现凝固,并因其中的胆红素或白蛋白含量的增加而变为黄色。

三、脊神经根

有研究者复习了 376 例腰腿痛患者的腰椎 MRI 表现。矢状面及水平面采用 T_1WI 或 T_2WI,冠状面采用短 T_1 反转回复序列成像。结果发现,65 例存在腰骶神经根畸形,其中分叉神经 57 例,尾侧起源 7 例,近邻根 1 例。

脊神经根构成了中枢及周围神经系统解剖上的连接。神经根的解剖较复杂。在腰椎的蛛网膜下腔,神经根的背侧支和腹侧支构成了马尾神经,在椎间孔水平,相对应的神经根的腹侧支和背侧支组成了脊神经。同时,此处也是该神经的背根神经节所在位置。L_5 背根神经节最大,宽 5~6mm,长 11~13mm。神经根由周围结缔组织如 Hoffmann 韧带固定,可随体位变动而移动,并可规避轻度的压迫,而神经节由于拥有完整的纤维囊和更为丰富的毛细血管网,因而对压迫导致的水肿更为敏感。

（一）鞘内神经根的组成和分布

脊神经根在骶髓及马尾部的排列最近得到阐明。脊神经纤维是随意排列的,在圆锥水平以相互交错的形式存在,在低位腰髓处分离出相应的神经,脊神经根不能自由移动,而是相互连结并被硬脊膜包绕。脊柱不同平面神经根的组成和排列如下。

$T_{10/11}$:在 $T_{11/12}$ 管内,脊髓仅有 $T_{11/12}$ 神经根于侧面与之相连,向颅侧,当腰神经根于该平面自马尾圆锥发出时,胸神经根已离开硬脊膜囊。

$T_{11/12}$:在此椎间盘水平,低位脊髓被 T_{12}~L_3 神经根包绕,脊髓的腹侧面几乎被腹侧神经根所覆盖。脊髓背侧未被神经根覆盖的部分,占脊髓圆锥的 20%~25%,神经根以相交在一起的形式在脊髓周围进行交错,腰神经根的运动和感觉神经在此水平已分开。

T_{12}/L_1:在胸腰椎交界处,脊髓逐渐变细,并被 $L_{1~5}$ 神经根包绕。腰神经根位于两侧时,腹侧及背侧的其他腰神经根被分开,并以交错的形式环绕于脊髓的远端,10%~15% 的脊髓背侧没有神经根覆盖（图 3-16A）。

$L_{1/2}$:脊髓于 $L_{1/2}$ 椎体间终止,并延续为终丝。这个终末部分被 L_2~S_5 神经根包绕。同时骶神经的前支和后支也在这个水平分出,$L_{4/5}$ 运动和感觉神经根在此会合。骶神经根环绕脊髓末端（图 3-16B）。

$L_{2/3}$:在此平面,S_1 神经的后支与其前支会合,它邻近于 $L_{3~5}$ 神经根。所有神经旋转成斜形排列成层。在每个神经根层内,运动束位于其感觉束的腹侧及内侧。在此平面,低位骶神经位于马尾神经的后部（图 3-16C）。

$L_{3/4}$:在 L_3 和 L_4 椎体平面,L_3 神经根已从鞘内分出,L_4~S_5 神经根在椎管内,呈斜形排列成层。运动神经束在每层位于其复合神经纤维的前内侧。（图 3-16D）。

$L_{4/5}$:在此平面,硬脊膜内有 L_5~S_5 神经根,L_5 神经根在穿出硬脊膜囊前,位于低位骶神经根及马尾神经的前内侧（图 3-16E）。

L_5S_1：在腰骶椎移行处，S_1 神经位于椎管的前外侧，余下的低位骶神经则分散沿硬脊膜囊后方排列形成半月形（图 3-16F）。

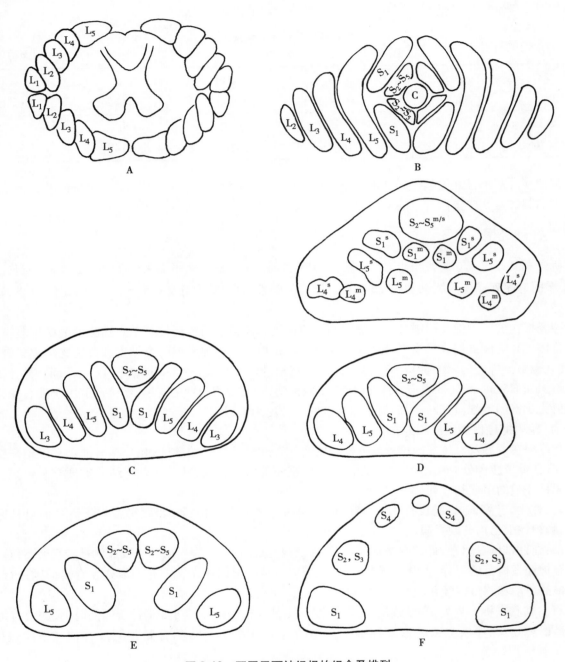

图 3-16　不同平面神经根的组合及排列
A. $T_{12}L_1$；B. $L_{1/2}$；C. $L_{2/3}$；D. $L_{3/4}$；E. $L_{4/5}$；F. L_5S_1。C：脊髓圆锥；m：运动神经纤维；s：感觉神经纤维。

上述马尾神经的神经根排列形式，是通过 CT 脊髓造影（CT myelography，CTM）和磁共振成像（magnetic resonance imaging，MRI）检查进行观察后所得出的结果。MRI 将为腰骶病变的研究提供更多的形态学依据。

（二）鞘外神经根的形态解剖

1. 神经根袖角度　腰神经根袖自神经鞘囊内发出的平均角度大约为 40°，S_1 神经根发出的角度突然变小，平均为 22°，S_1 以下神经根袖角度依次递减。

2. 运动神经束及感觉神经束定位　鞘内神经根的运动神经束位于感觉神经束的前内侧方；而鞘外神经根的运动神经束则位于感觉纤维束的前侧。神经节以远的运动及感觉神经束混合形成脊神经。

3. 背根神经长度　脊神经根的长度,指的是自它发出到背侧神经节边缘的长度,因椎体水平的不同而异,从 L_1 水平的 6mm 到 S_1 水平的 15mm。而从脊髓至椎间孔的长度,也因不同的神经根而异,L_1 约 60mm,S_1 约 170mm,神经根在椎管中缺乏神经外膜,当承受张力负荷时,表现出弹性和张力强度的特性。

（三）神经根的显微解剖

在椎管内的神经根被一层薄的、相对通透的神经根鞘所覆盖。神经根在脑脊液中,并被蛛网膜及硬脊膜封闭包绕。脊神经根从沿周围神经进入的血管及邻近的脊髓处得到血液供应,但脊神经根的微血管看起来不如周围神经的丰富。另外,脊神经根还可从脑脊液的渗透中获得一部分营养。但目前人们对于脊神经根的营养机制不如对椎间盘的了解多。

在硬脊膜内,包绕神经根的根鞘膜是非常薄的,并且可渗透某些物质。而另一方面,硬脊膜则是相对厚的,能有效地形成通透屏障。一般地讲,神经根的蛛网膜下腔通常是在背根神经节的水平处终止。在神经节处或刚刚过了背根神经节处,硬脊膜逐渐移行形成周围神经膜。一些来自根鞘的基底膜物质及来自硬脊膜和蛛网膜之间的组织共同形成了周围神经的外膜。后者包绕周围神经的每束神经,脊神经也逐渐成为周围神经。

周围神经和神经根都是由结缔组织形成基本支架和被膜,神经根没有如周围神经那样的神经外膜和神经内膜,它们之间的差别也在于此。神经根的胶原纤维少于周围神经的胶原纤维,其神经纤维呈平行排列而周围神经呈丛状排列。脊神经根和周围神经的神经纤维是两种不同类型的神经纤维,即有髓鞘神经纤维和无髓鞘神经纤维。每条神经纤维(轴突)外包着呈薄筒状的施万细胞(Schwann cell),因此施万细胞也被称为神经膜细胞。此外,每条神经纤维外还包被着薄层结缔组织膜,称为神经内膜,主要由纤细的胶原纤维、均质状基质和少数成纤维细胞构成,起固定作用,并与包裹大小不等的神经纤维束的神经束膜相连。两种神经纤维的主要成分都是神经元轴突,每个神经纤维从背根神经节(感觉神经元)或脊髓前角(运动神经元)发出,形成一个长的细胞轴突。神经纤维有着不同的直径,那些粗的纤维通常是有髓鞘神经纤维。髓鞘是施万细胞质膜的同心环层,新鲜时呈白色闪光状,每个施万细胞只在一条神经纤维上形成髓鞘。髓鞘的存在能够增加神经纤维传导的速度,防止冲动对相邻神经纤维的影响,以及引导损伤后轴突的再生,髓鞘还能调节神经纤维和施万细胞间的物质交换。无髓鞘神经纤维通常直径较小,只有一个施万细胞包绕数个神经轴突。在有髓鞘神经纤维中,髓鞘分为几个节段,每节髓鞘被称为一个节间体,相邻节间体间的中断部位称郎飞结(Ranvier node)。施万细胞在轴突表面纵行排列,在郎飞结处施万细胞相互交错连接,同时神经纤维在这里集中进行氧化作用。在郎飞结处,神经细胞轴突由于施万细胞的交错连接而形成一个空隙,在此各种不同的细胞外离子可以通透髓鞘进入轴突。有髓鞘神经纤维的直径一般为 $5\sim20\mu m$。神经纤维的传导速度与其直径相关,即在较粗的有髓鞘神经纤维中的传导速度较细的无髓鞘神经要快,这是因为在一定程度上有髓鞘神经纤维的神经冲动传播是跳跃性的。也就是说,动作电位从一个郎飞结跳到另一个郎飞结,这就是有髓鞘神经纤维比无髓鞘神经纤维的持续冲动传导的速度快的原因。神经根的显微结构特性与其生物力学特性有关,如神经根的结缔组织层如果发育不佳,其受力更易变形(图3-17),而粗的神经纤维较细的更容易受到外界压力的影响,这种差别可能是由于在受到外界压力的情况下,粗的神经纤维较细的神经纤维更容易通过变形以适应压力之故。

通常背根神经节接近或正位于椎间孔内,也可位于椎管内或椎间孔外,具有完整的纤维囊并形成结缔组织间隔深入到神经节的内部,血管沿结缔组织间隔走行,神经纤维走行在神经节的中央。在背根神经节中发现有感觉神经细胞体。一般认为:细的感觉神经纤维细胞(直径<$20\mu m$)主要负责痛觉冲动的传导;中等粗细的感觉神经纤维细胞(直径 $20\sim100\mu m$)主要管理内脏的神经冲动;粗的感觉神经纤维细胞(直径>$100\mu m$)主要进行温度、触觉及本体感觉的神经冲动的传导。在背根神经节细胞,还产生某些像 P 物质的神经激肽和扩血管作用的血管活性肠肽(vasoactive intestinal peptide,VIP)。这些神经激肽和腰背痛有关。每个感觉神经纤维细胞有两个轴突:一个是进入神经细胞体的周围神经,另一个从神经元发出通向神经背根。

（四）神经功能与轴突传递

每个神经纤维都有两个基本功能:电冲动传导和如蛋白和细胞器等各种不同物质的轴突传递。电冲动

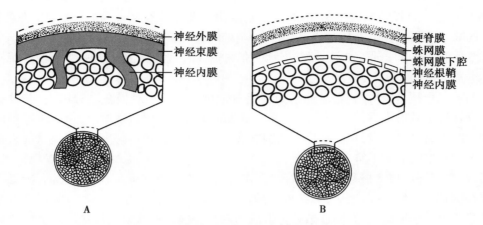

图 3-17　周围神经和神经根内结缔组织的分布情况
A. 周围神经有完整的神经内膜、神经束膜、神经外膜,分别包绕神经干及神经束,比较明显的
神经内膜位于各个神经纤维之间;B. 神经根缺乏神经外膜及神经束膜,并且神经内膜发育也
不完善。

传导及轴突传递是依靠能量进行的过程。电冲动传导是沿轴突传导,依靠动作电位进行。动作电位是一个
"全或无"现象,当轴突内发生一次刺激时,其静态膜电位就会发生明显改变而引起动作电位的产生。电冲
动的传导过程,可能被某些因素阻滞,如神经或神经根的局部缺血。记录周围神经或神经根上的动作电位,
称为合成神经动作电位,它记录的是单个神经纤维动作电位的总和。轴突的长度与细胞体直径的差异非常
显著,是细胞体直径的 10 000~15 000 倍。神经元的结构完整,所需要的大部分蛋白和其他物质都是在神经
细胞内合成的。这些物质通过轴突的传递系统从细胞体内运出,或由周围神经向细胞体传递,其中从细胞
体向周围神经传递的过程称为顺行轴突传递,而向相反方向的传递过程称为逆行轴突传递。顺行轴突传递
分为缓慢和快速两种。缓慢顺行轴突传递的速度是每天 1~6mm,某些细胞构架因素(如微管和微丝)以这
种方式被传递。快速顺行轴突传递以每天 400mm 的速度进行,各种酶、糖、蛋白、脂类及递质囊泡以这种方
式被传递。逆行轴突传递系统以每天 1~300mm 的速度传递物质。各种病理情况(如局部缺血、受压,轴突
退行性变和神经再生时)均将影响轴突传递系统,当轴突受损时,细胞体内的反应是逆行传递系统作用的
结果。

(五) 神经根的血液供应

脊髓和脊神经的血液供应在 19 世纪后期首次得到描述,后来
学者们对人体腰骶椎神经根的血液供应进行了更加广泛深入的研
究。脊神经根和背根神经节,从由侧方进入椎间孔的供应脊神经
的动脉及供应脊髓的中央血管获得血液供应。马尾神经中的脊神
经根无局部的或节段性的动脉供应。从头端及尾端进入神经根的
血管,在被称为相对缺血区的区域相互会合接近(图 3-18)。周围
神经和神经根内都含有毛细血管,但神经根内毛细血管内皮细胞
间距大于周围神经,因而具有更大的通透性致使其在受到压迫时
更容易发生水肿。由于背根神经节拥有完整而坚韧的被膜,神经
节内的毛细血管内皮细胞呈不连续的网状而具有更大的通透性,
所以背根神经节内更容易发生水肿。

脊神经根的营养动脉主要分布于根鞘的外层。在神经根的深
部和/或束膜内亦有动脉,呈螺旋状似血管袢,可以代偿脊柱在运
动时神经及血管被动牵拉延长导致的神经缺血损伤。神经内膜的
毛细血管的走向常与轴突平行,而神经根的静脉系统常与相应的
动脉伴行,但是较大的静脉通常呈螺旋状位于神经根的深部。人

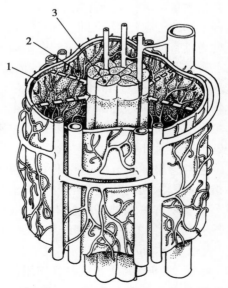

图 3-18　神经根的血液供应
1-硬脊膜及蛛网膜;2-脑脊液;3-神经根;
除 1、2、3 所标注的结构以外,图中其他管
状结构均为血管。

的一些脊神经根血供的解剖特性,在猪的马尾神经的神经根中也有发现。在整个神经根内还存在大量的动静脉吻合支,这些血管的吻合可通过使神经根内血流动力学发生变化,导致神经根内的压力上升或下降,维持血供相对平衡。

(六) 神经根的营养

脊神经根和周围神经的神经纤维,依靠充足的营养供给来维持其正常功能,但脊神经根不如周围神经的血供丰富。Rydevik 应用放射性核素技术,观察到脊神经根在蛛网膜下腔内从脑脊液的渗透过程中获得很大一部分自身营养。也就是说,脊神经根的硬脊膜内部分具有双重营养供给途径:神经内部的微血管营养供给和脑脊液的渗透。Rydevik 等用核素标记测定葡萄糖含量,证实神经根的营养有 50% 从周围的脑脊液中获得,而神经根鞘菲薄的膜状结构的渗透性能是其获得营养的特性结构。

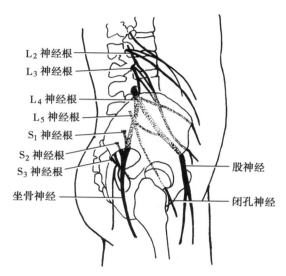

图 3-19 腰骶神经根构成股神经、闭孔神经及坐骨神经

四、腰骶神经根相互组成

腰神经的前支,经腰椎的椎间孔走出,骶神经的前支经骶前孔走出,相互结合构成腰丛、骶丛。由这些神经丛组成的周围神经如下(图 3-19)。

1. **股神经** 来自 L~2~4 神经,为腰丛各支中最粗者,在髂窝内行走于腰大肌与髂肌之间,发出肌支至该两肌。通过腹股沟韧带到大腿后,立即分为下列各终支:①股四头肌肌支;②隐神经,分布于髌下方、小腿前内侧面,至足的内侧缘;③前皮支,分布于大腿前面(图 3-20)。

2. **闭孔神经** 来自 L~2~4 神经。自腰大肌走出即降入小骨盆内,经闭孔闭膜管出骨盆分为两终支:①前支,自闭孔外肌之前出骨盆行于耻骨肌、长收肌之后和短收肌之前。末梢为皮支,分布于大腿内侧面的皮肤,有

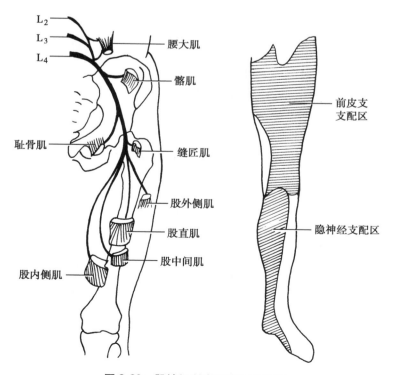

图 3-20 股神经所支配皮区及肌肉

时过膝到小腿内侧。②后支,行于短收肌及大收肌之间。闭孔神经支配闭孔外肌、耻骨肌、内收肌(大收肌、短收肌、长收肌)及股薄肌,并分支到髋关节(图3-21)。

3. **坐骨神经** 由来自$L_{4/5}$的神经根和$S_{1\sim2}$的神经根组成,偶尔有S_3的神经根参与,是所有神经中最粗者。坐骨神经经梨状肌下孔出骨盆到臀部。在臀大肌深面向下行,依次横过闭孔内肌,上、下孖肌及股方肌的后方,支配这些肌肉,并沿大收肌后面、半腱肌、半膜肌、股二头肌之间下降,途中发出肌支至大腿的屈肌。坐骨神经在到腘窝以前,分为胫神经和腓总神经,支配小腿及足的全部肌肉,以及除隐神经支配区以外的小腿与足的皮肤感觉(图3-22)。

坐骨神经痛是腰椎间盘突出症的主要症状。坐骨神经实际上由腓总神经和胫神经组成。这两根神经自起始部至腘窝以上,由结缔组织总鞘将其包绕于内,但两根神经的纤维并不是交叉连接在一起。坐骨神经大多数经梨状肌下孔出骨盆至臀部

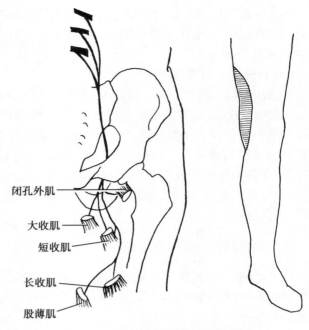

图3-21 闭孔神经所支配皮区及肌肉

(60.5%),继而向外下经大转子与坐骨结节之间垂直下行至股后部。在少数情况下,坐骨神经在起始部分成两股:一股穿梨状肌,一股出梨状肌下孔;或一股出梨状肌上孔,一股出梨状肌下孔;也有分成多股出骨盆腔的。各种变异类型之合占39.5%(图3-23)。由于坐骨神经或其他部分穿过梨状肌,受肌肉收缩压迫的影响而产生疼痛,称为梨状肌综合征。

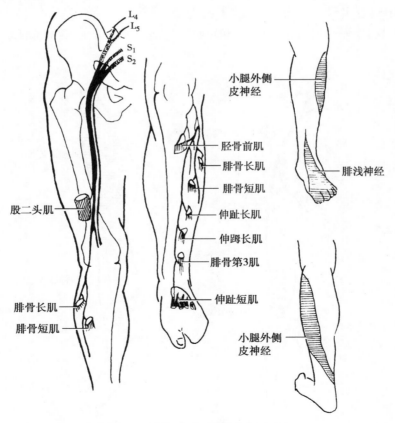

图3-22 坐骨神经所支配皮区及肌肉

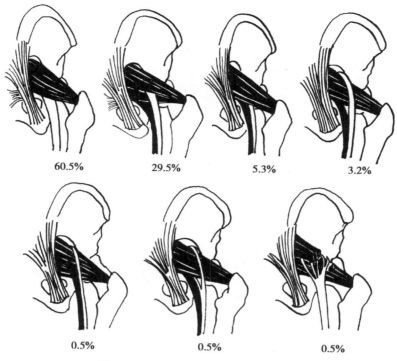

图 3-23　坐骨神经与梨状肌关系类型

　　1939 年,学者详细地研究了腰骶丛与脊柱节段的正常和变异关系,共分 13 种类型,其中主要的有 10 种类型(图 3-24)。这种组成将对腰椎间盘突出症的神经定位诊断产生一定影响。

五、腰骶神经根变异

　　在大多数腰椎间盘突出症的病例中,腰骶神经根的症状已清楚地提供了受累神经相对应的脊柱节段水平。然而,有一部分患者的神经症状与临床检查提示的受累神经的体征部分或完全不符,因此往往需要另外的诊断手段来证实病变椎间盘的水平。其中的原因之一,是腰骶神经根的解剖变异,引起了不确切的神经征象。1939 年,Horwitz 首先报道分叉神经。分叉神经起源于相应节段神经根,通常发生于 L_4 水平,亦有研究表明,分叉神经多数位于 L_2 水平。

　　影像学研究发现,有这种腰骶神经变异的患者仅占 4%,但是解剖学研究发现此种变异可高达 14%,且以 L_5 和骶节段最常见。对 376 例腰腿痛患者的腰椎 MRI 影像进行分析后发现分叉神经 57 例。分叉神经多数由 L_3 和 L_4 神经根节段发出,分叉部位虽大多位于椎间孔内,但个别亦可位于椎管内。分叉神经较相应神经根易于受压且是腰腿痛患者神经根定位表现不典型的解剖学原因之一。

　　腰骶神经根变异有四种:①硬脊膜内或硬脊膜外不同平面神经根之间的相互连接;②神经根起源水平的异常;③硬脊膜外分叉神经(furcal nerve);④背根神经节位置异常。

　　也有的文献中提到将腰骶神经根畸形分为五型。Ⅰ型,在不同水平的神经根间的硬脊膜内交通支;Ⅱ型,神经根起源异常;Ⅲ型,神经根间的硬脊膜外交通支;Ⅳ型,神经根硬脊膜外的分支;Ⅴ型,神经根直径异常。Ⅲ型和Ⅴ型神经根异常引起的症状可被误诊为腰椎间盘突出症而行手术。

　　有学者将文献和作者所见的 9 例病例一并归纳为 9 种神经根变异情况。神经根变异表现为:①神经根高起点;②神经根低起点;③联合神经根;④神经根紧密相邻;⑤神经根分裂;⑥复根;⑦吻合;⑧神经根增粗;⑨神经根发育不全。其中联合神经根和神经根紧密相邻占全部病例的 80% 以上。

　　各水平神经根之间存在不正常的相互连接,这些神经纤维由脊髓前角灰质的运动神经元的轴突发出,加入腹侧脊神经根,形成无规律性的异位神经根,其可参与到数个节段的脊神经根。有时,这些腹侧异位神经根经过背侧下方加入背侧神经根。

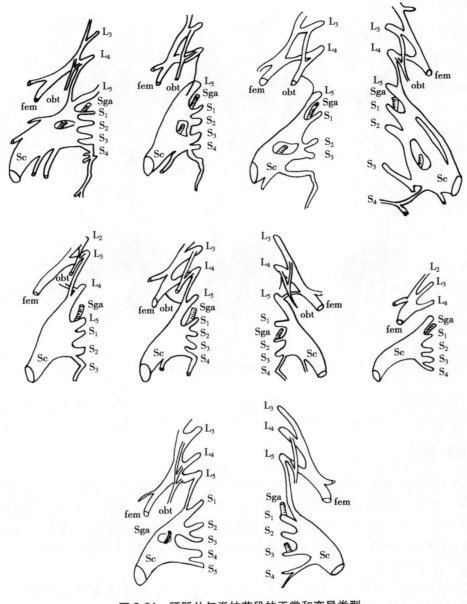

图 3-24　腰骶丛与脊柱节段的正常和变异类型
obt:闭孔神经;fem:股神经;Sc:坐骨神经;Sga:骶神经节。

　　神经根出口的变异致使在腰骶神经丛之前,分叉神经(自腰丛和骶丛之间分出)自 $L_{3/4}$ 椎间孔穿出,此前和随后的神经穿出均比常规高出一个椎体平面。相反,在腰骶神经丛之后,分叉神经自 L_5S_1 椎间孔穿出,且腰骶神经顺序较通常描述的水平低一个椎体平面。

　　硬脊膜外神经根分叉:这个名字被应用于 L_4 神经根,因为其显示了明显的叉状分支,构成了两个不同的神经丛,即腰丛(股神经及闭孔神经)和骶丛(腰骶干),其在硬脊膜内的联系经常是不明确的,通常表现为两个背根神经节,是来自骶髓圆锥的独特的神经根来源。

　　背根神经节的位置关系:腰骶神经的背根神经节位于椎间孔内,神经节的中央部分多位于椎间孔(相邻椎弓根之间)中。然而,有的腰骶神经的背根神经节也可位于椎间孔外。位于椎间孔内的位置叫作椎间关节下位或椎板下位神经节,这取决于神经节上方毗邻结构的性质。大约 1/3 的 L_4 和 L_5 背根神经节位于椎间关节下方。如果神经节位于椎间关节下方,它就是位于侧隐窝内,易受椎间盘病变所引起的侧方椎管狭窄的影响。青岛大学附属医院通过对 15 例尸体标本的测量,并结合临床,将腰骶神经节根据其神经节近端位置分为椎管内型、侧隐窝型及椎管外型,其中椎管内型及大部分侧隐窝型,因为其神经节大部分位于侧隐窝内,容易受到其他结构的压迫而引起症状。此结论通过临床观察得以证实。神经节被认为具有很高的机械敏感性,即使轻微的外部压力也会引起神经根性痛。

六、腰交感神经

交感神经由中枢部、交感干、交感神经节、神经和神经丛组成。

1. **中枢部**　位于脊髓胸段全长及腰髓 1~3 节段的灰质前角。

2. **交感干**　位于脊柱两侧,由交感干神经节和节间支连接而成。腰交感干由 3~4 个椎旁神经节和节间支构成,位于腰椎与腰大肌之间,由椎前筋膜覆盖。腰交感干上方连于胸交感干,下方延续为骶交感干,左、右交感干之间有交通支相连。一般情况下,腰交感干为一条连续的神经干,但有时可分裂为 2 条或 2 条以上。

3. **交感神经节**　腰部交感干神经节称为腰神经节,其数目、形态和大小存在较大差异。腰神经节每侧 1~6 个,以 3~4 个最多见;单个腰神经节一般呈梭形或扁平形,融合的腰神经节则呈长条状或葫芦状;单个腰神经节长 1.3~1.7cm,宽 0.3~0.6cm,融合腰神经节可长达 2.6cm。数目及形态上的差异一般认为是由于神经节的融合、缺如或分裂等所致。神经节的融合,一是腰神经节之间的融合,以 L_2、L_3 腰神经节融合最多见;二是最下胸神经节与 L_1 腰神经节、最下腰神经节与最上骶神经节融合。单个腰神经节位于相应的腰椎旁,比较固定出现腰神经节的是 L_1、L_2、L_3;融合的腰神经节多位于同位椎骨和椎间盘平面,以 L_1、L_2 椎间盘平面多见。腰神经节密度最大区位于 L_2 椎体的下 1/3、椎间盘水平和 L_3 椎体的上 1/3 处。腰神经节节前纤维主要来自最上 2~3 对腰神经根,而节后纤维经灰交通支加入脊神经伴随血管分布于下肢,并经脏支分布于腹主动脉、髂动脉、结肠左曲以下的消化道及盆腔脏器。

4. **交感干**　左侧腰交感干位于腹主动脉外侧,与腹主动脉左缘相距 1cm 左右,由上至下两者之间的距离逐渐缩小;右侧腰交感干位于下腔静脉外侧缘后方,除有下腔静脉覆盖外,有时还有 1~2 支腰静脉越过;两侧腰交感干的下段分别位于左、右髂总静脉的后方。腰动脉均走行于腰交感干的深面;腰静脉多数位于腰交感干浅面,且以 $L_{4/5}$ 静脉多见。生殖股神经于腰大肌深面起自 $L_{1/2}$ 神经前支,多于 L_2~L_4 椎体或椎间盘平面穿出腰大肌,穿出点距腰大肌内侧缘 0.05~1.50cm。生殖股神经穿出点与腰交感干很近,尤其在腰大肌内侧缘穿出者,很容易在手术中被损伤或误切,导致手术失败或术后患者外阴感觉迟钝。

七、腰椎韧带

腰椎的连结除依靠椎间盘组织外,其韧带亦发挥重要的作用。

1. **前纵韧带**　在椎体前面,其上端起于枕骨底部及 C_1 椎前结节,向下延伸到骶椎上部,一般含有三层致密且强有力的弹性纤维,呈纵向排列。外层纤维最长可跨越 4 个或 5 个椎体;中层纤维延伸 2 个或 3 个椎体;内层纤维仅连于相邻椎体。前纵韧带内层纤维与椎间盘外层纤维环和椎体的骺环相连,但并不进入椎体。整体看来,前纵韧带是一条长而宽的纤维带,非常坚强,在尸体上试验其在 4.0~4.8MPa 压力下也不会折裂。前纵韧带在椎体前凸处纤维增厚,具有限制脊柱过伸的作用。

2. **后纵韧带**　后纵韧带在椎管内椎体的后方,由 C_2 向下延伸到骶椎。此韧带含浅、深两层纤维。浅层跨越 3 个或 4 个椎体,深层呈八字形跨越一个椎间盘连于相邻两椎体间。八字弧形边缘部分紧靠椎弓根部,有椎体血管通过。后纵韧带在椎体后面较松弛,与椎间盘的纤维环及椎体的骺环附着紧密,与椎间盘纤维环的外层不能区分。此韧带的中央部较厚而向两侧延展部的韧带宽而薄,故椎间盘突出症向外后方突出者较多(图 3-25)。后纵韧带具有限制脊柱过屈的作用。

3. **椎体侧方韧带**　椎体侧方韧带位于前、后纵韧带之间。这些纤维较短,仅从椎体到相邻的椎间盘。

4. **黄韧带**　又称弓间韧带,走行于相邻椎板之间,主要由黄色弹性纤维构成。此韧带厚而坚实,其上面附于上一椎板前面,向外至下关节突而构成

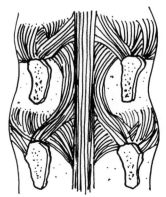

图 3-25　后纵韧带

椎间关节囊的一部分,再向外附于横突的根部;黄韧带下面附于下一椎板的上缘,向外延伸到此椎体上关节突的前上侧,并参加椎间关节囊的组成。黄韧带的外侧游离,构成椎间孔的后界。在中线两侧黄韧带之间有少许脂肪。在韧带的正中部有一裂隙,其中有静脉穿过。黄韧带占据椎管背侧约 3/4 的面积。此韧带由上而下增强,以腰部韧带为最厚,正常时为 2~3mm,在椎间盘突出时甚至可增厚达 1cm。1937 年,Spurling 对 40 例尸体进行测定,黄韧带厚度:$L_{3/4}$ 平均为 4.3mm,$L_{4/5}$ 平均为 4.4mm,L_5S_1 为 4.2mm。此韧带具有限制脊柱过屈的作用。青岛大学附属医院测量 19 例腰椎管狭窄患者的 CT 影像,发现其黄韧带厚度均超过 5mm。

5. **关节囊韧带**　此韧带含有黄色和白色的弹性纤维,其中有一部分黄韧带纤维参与。关节囊韧带包绕在相邻椎体椎间关节的关节囊外面,此韧带比较松弛,便于脊柱运动。

6. **横突间韧带**　呈扁平膜状束带组织。位于两横突之间,比较薄弱,对于椎体的连结无重要作用。最下腰椎的横突间韧带与髂骨形成髂腰韧带。

7. **棘上韧带**　开始于 C_7 棘突,止于骶正中棘中段。在少数情况下,棘上韧带下端止于 L_4 或 L_5 棘突,在 $L_{4/5}$ 及 L_5S_1 棘突间隙无棘上韧带。颈部的棘上韧带又专称为项韧带。棘上韧带在腰部发育较好,是一条较为表浅的纤维束带状腱性组织。其深部纤维与棘突相连,浅部纤维跨越 3~4 个节段与棘间韧带和起自棘突的竖脊肌腱性纤维相连。浅部纤维具有较好的弹性。在腰部起于棘突之竖脊肌腱性起点,易被误认为棘上韧带。随年龄增长,韧带变性可出现纤维软骨并脂肪浸润,或囊性变。棘上韧带与棘间韧带均具有限制脊柱前屈的作用。

8. **棘间韧带**　位于棘突间,其纤维方向各述不一,目前至少有五种描述。一般认为,棘间韧带位于两棘突之间,从上一棘突的基底部到下一棘突的尖部。此韧带前缘接黄韧带,后方移行于棘上韧带。位于颈椎和上胸椎的棘间韧带较薄,位于腰椎的棘间韧带有明显增厚。在上 3 个腰椎间隙棘间韧带可分为 4 层,在下 2 个腰椎间隙则分为 3 层。棘间韧带和棘突共同将左右两侧脊背肌分开。棘间韧带在儿童是完整的,20 岁以后出现裂隙,常见于 $L_{4/5}$ 和 L_5S_1 间隙。随着年龄的增长,韧带逐渐变性、不完整,特别是下 3 个腰椎的棘间韧带。

9. **髂腰韧带**　髂腰韧带将下两个腰椎与髂骨相连。此韧带分为两部分,即上束和下束。上束起源于 L_4 横突尖,纤维斜向外下方走行,向后止于髂嵴,为薄的筋膜层。下束起于 L_5 横突尖,纤维斜向外下方走行,向后止于髂嵴的上束止点前内方,为腱弓样组织。有时下束又分为两股,分别止于骶髂关节前面及骶骨翼的外侧部分。

八、腰椎动脉

供应腰椎的动脉,来自起于腹主动脉的 4 对腰动脉和来自骶正中动脉的 L_5 动脉。主动脉末端于 L_4 椎体水平分叉延续成髂内、髂外动脉,此处以远的椎骨及相关结构必须依靠综合的动脉系统供血,主要是髂内动脉供应。这个综合的骶髂腰动脉系统包括第 4 腰动脉、髂腰动脉、骶正中及骶外侧动脉。节段动脉来自每节水平面的主动脉壁的后侧及外侧,主要供应椎体的 1/4 血液。小的节段动脉主要供应 L_5、骶骨及尾骨,血管主要发自骶正中动脉,它是自主动脉后壁发出而终止于尾骨的分支。在下降过程中,骶正中动脉与髂腰动脉及骶外侧脉吻合,并发出分支到盆腔骶孔。在腰椎,每条节段动脉或腰动脉在进入骶孔前都要发出两套分支系统(图 3-26A)。首先,每一条短的分支直接穿入椎体腰部。其次,上升及下降的长分支在椎体的前方及侧方形成一个致密的血管网。某些穿入椎体的分支靠近终板,其他的则在纵韧带及纤维环形成一个非常细密的血管筛网。在接近椎间孔外,腰动脉分成 3 条终末支(图 3-26B):一条前分支出椎间孔后供应神经及躯干肌肉;一条脊髓分支进入椎间孔,进一步分成前支、后支及神经根支;最后,后支折返通过椎间关节终止于脊柱肌肉。在椎管,脊髓后支在椎板及黄韧带前面,形成一个细密编织的血管网,脊髓前支立即分为升支及降支,与该平面上、下分支进行吻合,形成一个规律的弓形血管系统(图 3-26C)。左、右两系统在后纵韧带下通过横向吻合在每个节段平面进行连接。通过横向吻合,两侧的弓形血管系统及椎体前方的外血管系统互相连接,血管穿入椎体形成一个栅栏状的动脉网(图 3-26D)。通过这个网,血管分支朝着终板上升或下降,终止于细密的血管芽网,并垂直进入椎体终板,在那里形成一个毛细血管床(图 3-27)。

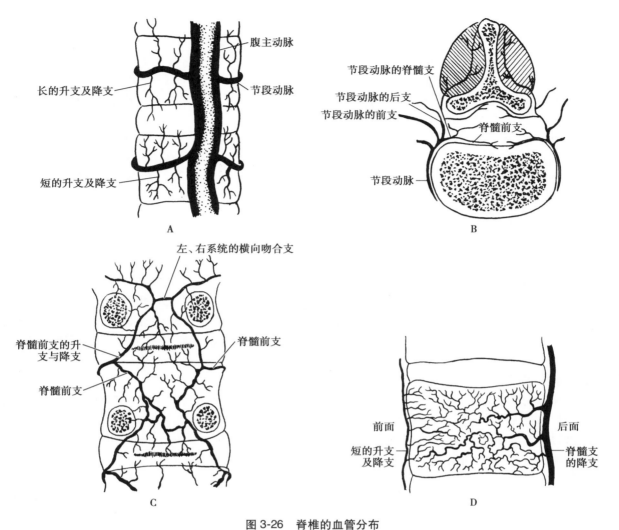

图 3-26　脊椎的血管分布

脊柱的前面观(A)及上面观(B),将脊髓支前分支后部结构移去后的后面观(C)及侧面观(D)。

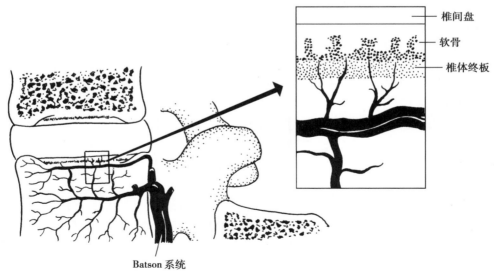

图 3-27　椎体终板血管分布

随着腰椎间盘突出症经皮穿刺治疗的广泛应用,这个动脉系统对于脊柱外科的意义更加重要,尤其是由于它的主要结构紧靠椎间盘的后外侧纵向走行,在外科手术中又常常涉及这些结构,因此,作为一名谨慎的手术者必须了解它们的构成位置及变化。

(一) 第 4 腰动脉

第 4 腰动脉的直径是其上方相应动脉的 2 倍,因为其周围有较丰富的肌肉及丰富的节段间血液供应。

节段动脉自发出后很快贴附于前纵韧带在椎体骨膜表面走行,直到椎间孔的侧方。外侧的肌支在第 4 腰动脉已相当粗大,它从前方供应腰方肌,然后当它上升到髂嵴处继续供应腹后外侧壁,它的粗细相当于髂腰动脉的髂支,位于髂嵴上方。

第 4 腰动脉的背侧肌支相当于其他胸腰神经节段的肌支,通常它发出一支供应外侧关节面的中央支,并供应椎旁肌肉。外侧支供应脊柱竖肌。有人对胎儿的第 4 腰动脉椎体血管注射对比剂,将这组不同口径的血管分成三部分:①腹侧骨及骨膜支,供应后纵韧带、骨膜及椎体的骨松质;②脊髓、脊神经根支,提供脊髓的不规律血供及各种神经根恒定的根动脉;③背侧支(关节支),供应关节面、椎板内面的骨膜及其相应的韧带。前两支通常起源于节段动脉的一般分支,并进入椎间孔,分布到它们相应的椎弓根和前侧的背根神经节。而背侧支则是节段动脉肌支的上升支,并进入椎间孔到后方的神经,所有的椎体脊髓支可提供硬脊膜很丰富的分支。主动脉的节段动脉环绕它们各自的椎体走行,再走向相邻椎间盘之间。然后,这些动脉分支进入椎间盘。第 4 腰动脉尚向尾端供应节段间结构分支,然后上升到接近椎间孔处与髂腰动脉的腰支相吻合,因此当后者血管细或缺如时,第 4 腰动脉的下降支将提供主要的血运。

(二) 髂腰动脉

髂内动脉前支主要分布于盆腔内脏,而后支是盆壁血供的主要血管,后支主要上升为臀肌支和外侧骶支。髂腰动脉的第 1 分支向后上方走行,接近 S_1 前外侧,然后向上走行,向后到闭孔肌,向前到腰骶干,侧方到达椎间盘的下缘。髂腰动脉向外侧分成髂动脉和上升的腰动脉。髂动脉跨过骶髂关节到骨盆内的髂窝,在那里分布到髂嵴,并分出肌支到髂肌、关节支到髋臼,与股动脉的旋股内动脉吻合。腰动脉在闭孔神经和腰骶干之间向后外侧上升至 L_5S_1 椎间盘并进入 L_5S_1 椎间孔,供应管内结构,此血管的一个分支继续走行与第 4 腰动脉的降支吻合,髂腰动脉的腰支供应髂腰肌,参与第 4 腰动脉降支或第 1 骶正中动脉外侧支的血供范围。

(三) 骶动脉

1. **骶外侧动脉**　这些血管通常系髂内动脉的第 2 分支,并在骶骨两侧成对下行。在骶孔处它们分出内侧支进入骶孔,背侧肌支从骶后孔穿出,供应竖脊肌的骶骨起始部。

2. **骶正中动脉**　这支位于中间的不成对的单一血管是主动脉的最后一个分支。通常起源于髂总动脉末端分叉处,位于骶骨前面。沿着覆盖第 4、5 腰椎椎体及骶椎前方的前纵韧带前面下行。在无尾的哺乳动物,其于骶尾交界处呈球状终止;在有尾哺乳动物中,它以尾动脉形式在尾骨前方继续下行;在人体其是变异很大的血管,经常缺如或被骶外侧动脉分支所替代。

(四) 腰、骶动脉的属支

腰动脉在绕行椎体前面及侧面时,发出中心支入椎体,并发出升支及降支形成网状,在接近骺板处穿入椎体内。腰动脉在椎间孔处发出三组分支:前支分为腹壁支,沿神经干至腹壁肌;后支向后入竖脊肌,在邻近椎弓处分支进入骨内,为椎板及棘突提供血运(图 3-28);中间支为椎管支,又称脊椎动脉,经椎间孔入椎管,并在后纵韧带处分为前侧支、后侧支和中间支。

1. **脊椎动脉前侧支**　分为升支和降支,其分支处的吻合支与其上、下的小分支构成纵形弓形网。每个弓形吻合支的尖部与对侧相交通。此支又发出 1~2 支营养动脉,在椎体背面的中央向前进入椎体。从后侧纵形血管吻合支发出至少 1 支骨内营养动脉,如前所述,有的骨内营养动脉起自腰动脉。在椎体的前面有 1 支正中前动脉向后与后侧营养动脉吻合,在原先脊索部位形成垂直走向的纵轴动脉。婴儿的动脉呈网状,深入椎间盘深层,但成人的椎间盘没有任何动脉。

在椎体的骨外动脉(图 3-29)中可见血管网状结构中的血管有水平状和垂直状两种。水平状血管为腰

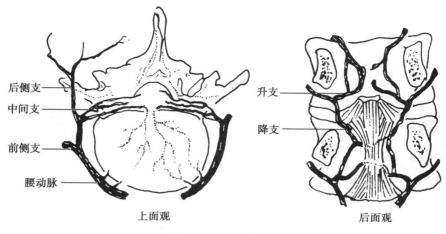

图 3-28 腰动脉分布

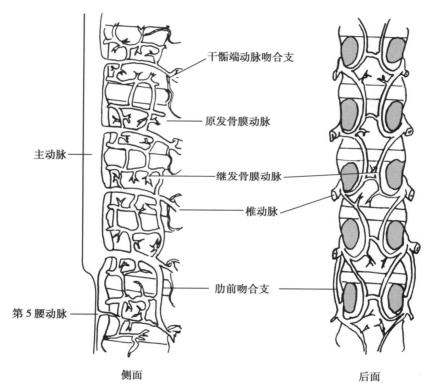

图 3-29 椎弓切除后腰椎椎体骨外动脉示意

动脉和上、下干骺动脉及其吻合支(即干骺端动脉吻合支),在主动脉后方越过中线。垂直状血管包括起自腰动脉的骨膜动脉(原发骨膜动脉和继发骨膜动脉)。骨膜动脉与干骺动脉吻合,在椎间盘浅层越过椎间盘间隙与相邻节段动脉的骨膜动脉吻合。在 $L_{4/5}$ 间的垂直状血管,称为肋前吻合支(precostal anastomosis)。肋前动脉吻合支在胚胎上相应于上肋间动脉,在腰椎此血管供应到 L_5。

后中央动脉吻合支呈斜方形梯子状。青壮年在 $L_{4/5}$ 椎间的动脉内,有比较明显的吻合支。老年人由于椎间盘膨出和后纵韧带的外侧突向压迫,后中央动脉的吻合支可以消失。L_5 的营养动脉供应依靠最下腰动脉的脊椎动脉支。

骨内营养动脉(图 3-30):L_5 椎体有较少的前中动脉支。在纤维环浅层,相邻干骺端动脉吻合支有几支越过椎间隙或不越过椎间隙。

在儿童椎间盘的中央区有椎体的营养动脉和干骺端动脉供应,纤维环的外层由外周动脉供应,此营养动

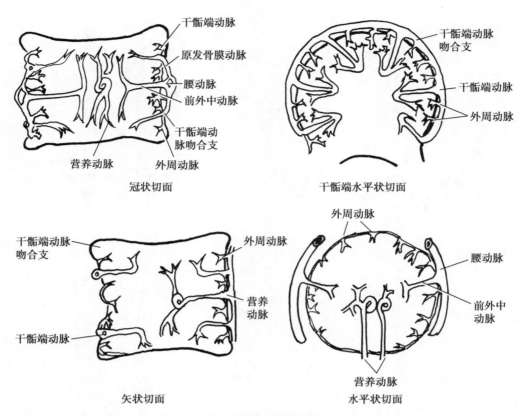

冠状切面

干骺端水平状切面

矢状切面

水平状切面

图 3-30　成人腰椎椎体骨内营养动脉示意

脉和干骺动脉比较,其特点为长而迂曲,易于退变,在椎体内可发生动脉栓塞。外周动脉虽然管腔较窄,但短而直,随着年龄的增加,血管增多。由于成人椎间盘无血管进入,因而椎间盘退变中央区较周围早得多。

2. **脊椎动脉背侧支**　位于硬脊膜的后外方供应硬脊膜及硬脊膜外隙组织的血运。其分支主要提供椎弓根、横突、椎板、棘突和关节突的血运。

3. **脊椎动脉中间支**　提供神经根袖的血运,并穿过硬脊膜沿硬脊膜内神经根供应脊髓。

九、腰椎静脉

脊椎的静脉有椎外静脉丛和椎管内静脉丛,两个静脉丛的分布大致与椎管内外动脉丛的供应分布相同。

1. **椎外静脉丛**　由前组和后组组成,因此腰椎的静脉回流可分为四组:前组、后组、椎管内静脉丛和椎间孔神经根管静脉丛。前组以腰静脉为主,回流椎体前方及外侧穿支的属支,同时回流节段动脉的后支(肌支和椎板支)供应区的静脉血,最后回流入下腔静脉或髂总静脉。后组以关节间静脉和上关节静脉为主,位于两个椎肋沟内。但在棘突间相互交叉吻合,接受脊椎附件的静脉回流,回流入椎间孔静脉丛。最终会合到腔静脉及奇静脉的腰支和肋间支。

2. **椎管内静脉丛**　具有重要的功能和解剖意义,前内静脉丛有两条主要的纵行静脉,亦与穿过椎间孔的椎外静脉相通。椎管内静脉丛的血液回流到颅内的颅后窝边缘丛和基底丛,能接受盆腔及腹腔的血流,因而成为体循环静脉中的一部分。椎管内静脉丛是一系列无规律的、无静脉瓣的硬脊膜外静脉窦,静脉被包埋在硬脊膜外的脂肪内,并受胶原纤维网保护,血管壁很薄,用大体解剖的方法很难看到其管壁结构。

硬脊膜外静脉丛形成复杂的脊椎静脉丛的一部分。椎管内静脉丛的行走方向主要是垂直方向,一般由4 条或 4 组纵行静脉组成,前后各 2 条或 2 组。前两条主要沿椎体的后面纵行分布,正好位于椎弓根内侧,在椎体和椎间盘的后外侧和后纵韧带上。后侧静脉与黄韧带相邻,偏于正中,前后侧静脉通过与椎体相对的一组静脉环互相交通。前侧静脉丛的某些分支穿过后纵韧带与椎体静脉丛交通。硬脊膜外静脉丛亦与硬脊膜内静脉丛相通。硬脊膜外静脉丛经过椎间孔汇入肋间静脉或腰静脉(图 3-31)。

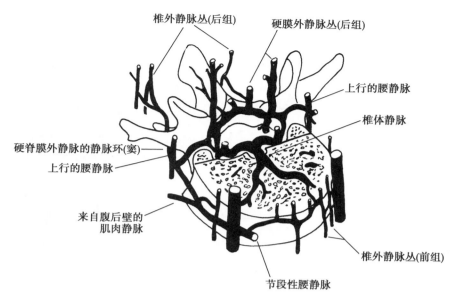

图 3-31 腰椎静脉系统

但是,这些静脉窦无瓣膜,因此不能精确地确定其血流方向,它们最大的特点是根据胸腔及腹腔内的压力变化来调整血液的方向。硬脊膜外静脉丛起着腔静脉及奇静脉的伴行或辅助静脉的作用。奎肯施泰特(Queckenstedt)试验就是利用这一特点来测定脑脊液压力的。

硬脊膜外静脉丛的另一辅助功能是吸收震荡,在脊柱运动时,能帮助缓冲运动对于脊髓的震荡。

1980 年,研究者用 Fortacyl minimum 混合液注入新鲜尸体腰骶硬脊膜外静脉,由于此混合液既有颜色又不透光,一则便于解剖,二则可以拍摄 X 线片。通过细致观察,有如下发现。

(一)腰骶硬脊膜外静脉

在硬脊膜囊的后侧无纵向静脉,偶有几根横向静脉。硬脊膜外前侧的纵向静脉,两侧对称,邻近于椎体后面及椎间盘的中线。这些静脉丛由几组平行的静脉构成,当经过椎间盘表面时,集中在椎弓根的上面。所有这些静脉中的一支,亦即最外侧的一支,在椎弓根处与其他静脉分开,在椎间孔的后上方通过到关节突的前方。

(二)硬脊膜外前纵静脉丛

此静脉丛紧贴椎间盘后面,分为前内静脉和前外静脉(图 3-32A)。

1. 前内静脉 位于椎体后面,在此有 2~3 支静脉。正常形态两侧对称,大多数内侧前内静脉与对侧有交通支。这些交通支位于椎体中央部分的前方。前内静脉形态不一,有的较粗直而规整,有的蜿蜒扭曲不规整。前内静脉在椎间盘后方构成主干,然后在椎弓根上缘构成静脉丛。这些静脉在中线处出现烟囱状前后移动的形态。在相应椎间盘的上部宽,在椎弓根后侧窄。这些静脉在 L_5 以下直且更靠近中线行走,呈小的网格状结构。前内静脉和硬脊膜陷凹一起终止。在骶骨区,前内静脉发出斜行静脉,沿外侧走行到骶外侧静脉及骶孔(图 3-32B)。

2. 前外静脉 静脉较少,管腔直径不同,在椎间盘后方由前内静脉发出走行于椎弓根及椎间孔后外方,在腰骶区明显向外沿着骶管外延伸,与骶前区的静脉相连。

(三)硬脊膜外横静脉

硬脊膜外横静脉包括后横静脉和前横静脉。后横静脉薄而不规则,围绕于硬脊膜囊的后面与前外静脉交通。有时接受椎外静脉丛的血液。

前横静脉不一定存在,在前内纵静脉靠近中线处扩张,椎静脉有时可与前横静脉有吻合支。

前内静脉与前外静脉,在椎间孔的上、下通过短的前横静脉相连,在椎管内神经根出现处的水平面上构成真正的静脉环(图 3-32C)。静脉环的前侧由前内静脉组成,后侧由前外静脉及其上下吻合支构成。

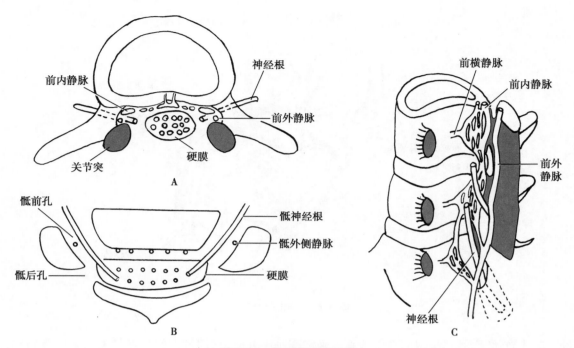

图 3-32　腰骶椎静脉系统
A. L$_4$ 横切面;B. S$_1$ 横切面;C. 切除右侧椎弓显示左侧硬脊膜外静脉。

（四）腰升静脉

腰升静脉位于椎管外,通过椎间孔与椎管内的椎静脉相通。腰升静脉系腰静脉延伸而来的纵行静脉,在神经根的后方,由排列不规则的静脉组成的小静脉丛,在椎间孔上、下和神经根的前面与两根主要静脉相连。

第二节　腰部筋膜和肌肉解剖

人体躯干骨骼类似多个倒立的三角形,胸腰三角最大且居中（图 3-33A）。由于尖部向下,故灵活有余,稳定不足,其中受力最大的部位是 L$_{4/5}$ 及 L$_5$S$_1$。为适应这种情况,肌肉则以相反的方向,相互交叉排列,既能使腰椎稳定、负重承力,又可在最小承力状态下,获得最大的运动功能,颇似帆船上的桅绳（图 3-33B）。腰部的肌肉是腰椎活动的动力结构,借各肌的相互配合作用,使脊柱腰段产生屈、伸、侧弯、旋转及回旋运动。在直立时,各肌肉的张力可协助韧带维持脊柱腰段处于静力平衡状态。在脊柱腰段处于弯腰工作状态时,各肌可协助韧带维持腰部稳定于此一特定状态。因而不论静止或运动,肌肉的运动对脊柱腰段的作用都是不可缺少的。

从解剖排列上,腰部肌肉可分为两组。

1. 直接作用于腰部脊柱的肌肉

（1）背肌:浅层有背阔肌、下后锯肌;深层有竖脊肌、横突棘肌、横突间肌、棘间肌。

（2）腰肌:腰方肌、腰大肌。

2. 间接作用于腰部脊柱的肌肉

（1）腹前外侧壁肌:腹直肌、腹内斜肌、腹外斜肌、腹横肌。

（2）臀肌:臀大肌。

（3）股后肌:股二头肌、半腱肌、半膜肌。

从主要功能上看,上述肌肉可分为背伸肌、前屈肌、侧弯肌及旋肌。在不同的收缩组合时,各肌又可产生另外的辅助及强化功能。

为保证肌肉充分发挥作用,腰背部尚有强大的筋膜作为肌肉的起点和保护装置,腰部的筋膜同时亦是

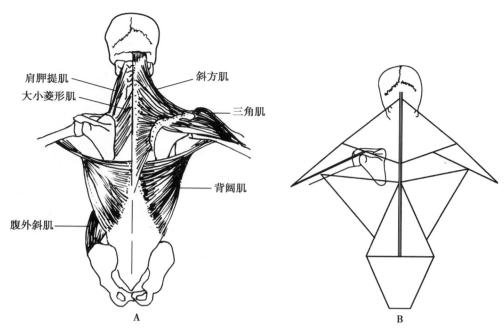

图 3-33 躯干肌肉及肌肉形态示意
A.背部躯干肌肉;B.肌肉形态形似风帆。

协助肌肉产生动力的结构。

一、腰部筋膜

腰部筋膜可分为腰背筋膜、腰方肌筋膜和腰大肌筋膜三部分。

1. **腰背筋膜** 腰背筋膜是全身最厚和最强大的筋膜之一,包绕竖脊肌形成肌鞘,并作为背阔肌、腹内斜肌和腹横肌腱膜的起始处。通常将腰背筋膜分为浅、深两层,也有将腰方肌筋膜并入,而分为前(腰方肌筋膜)、中(深层)、后(浅层)三层结构(图 3-34)。

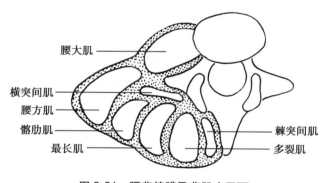

图 3-34 腰背筋膜及背肌水平面

腰背筋膜浅层较厚,起自腰椎及骶椎棘突、棘上韧带及髂嵴,有背阔肌、下后锯肌的起始腱膜与之融合加强;深层起自腰椎横突,位于竖脊肌与腰方肌之间。其上部增厚形成腰肋韧带,连结于 L_1 横突和第 12 肋之间,限制第 12 肋的活动。浅、深两层筋膜在竖脊肌外缘相合形成宽阔的腱膜,作为腹横肌及腹内斜肌的起点。

2. **腰方肌筋膜** 腰方肌筋膜前层位于腰方肌之前,与腹横筋膜相连续,属腹内筋膜的一部分;后层与腰背筋膜深层相接。

3. **腰大肌筋膜** 为腹内筋膜所形成的单独筋膜鞘,向下与髂肌筋膜腔相连续。

腰神经后支的外侧支,穿竖脊肌后,在腰背筋膜浅层下走行一段,然后穿此筋膜外缘至皮下浅筋膜中,越髂嵴后形成臀上皮神经。受筋膜嵌压,可产生腰部及臀部痛。

二、腰脊柱伸肌

直接作用于脊柱的伸肌有棘间肌、竖脊肌和多裂肌。

1. **棘间肌** 腰椎棘间肌,位于棘间韧带两侧的相邻棘突间。偶可存在于 $T_{12}L_1$ 或 L_5S_1 两处棘突间。受腰神经后内支供应,收缩时可固定相邻棘突并后伸腰椎。

2. **竖脊肌** 此肌又名骶棘肌,是背肌中最强大的肌肉,特别是在腰部。此肌下端起于骶骨背面、腰椎棘突、髂嵴后部和腰背筋膜,沿脊柱两侧上行,为腰背筋膜所包被,肌束上行分为三组,自外向内为髂肋肌、最长肌和棘肌(图 3-35)。

(1)髂肋肌:此肌为外侧肌束,自下而上又分为三部分,即腰髂肋肌、背髂肋肌及项髂肋肌。腰髂肋肌起自骶骨背面及髂嵴,向上外分为 6~7 束止于下位 6~7 条肋骨的肋角处。背髂肋肌及项髂肋肌以类似的方式起自上位肋骨及椎骨,最后止于第 4~6 颈椎横突后结节。

(2)最长肌:该肌位于髂肋肌内侧及深侧,纤维较长,也分为三部,即背最长肌、颈最长肌及头最长肌。以背最长肌最发达。

(3)棘肌:该肌居最内侧,起止于第 1~2 腰椎及胸椎棘突。

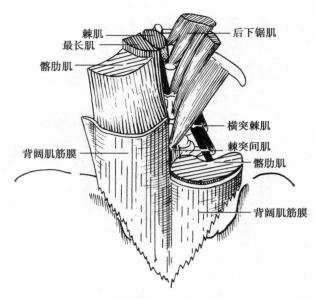

图 3-35 腰背肌肉与筋膜

竖脊肌由腰神经后支供应,从形态结构及位置上,此肌两侧皆收缩时,可背伸脊柱,单侧收缩时,可使脊柱向同侧倾斜。

3. **多裂肌** 在腰骶段多裂肌发达,下端两侧占据整个骶三角区,腰段自下而上逐渐变窄。多裂肌外侧与腰最长肌和腰髂肋肌相邻,前内侧覆盖椎板及回旋肌,棘突和棘突肌位于两侧多裂肌之间,腰段多裂肌基本位于腰椎乳突外缘与棘突背侧的连线范围。从骶骨背侧到 L_1,多裂肌每侧可分为 5 束,每束分别以短腱的形式止于 L_2~L_5 棘突尖部两侧结节。在骶三角内,多裂肌起于骶髂长韧带和骶正中嵴,肌纤维向上内走行,填充整个骶骨后区。另一部分多裂肌起于腰椎乳突外侧,其中外层肌纤维有着特定的走行方向和止点,只跨越 2 个椎板,与下位来的肌纤维形成短腱止于棘突下端;偏内侧肌纤维往往跨越 3~4 个椎板再参与构成止点短腱。

多裂肌的主要功能是参与脊柱背伸运动、维持脊柱腰段前凸,是脊柱动力性稳定的重要因素,同时也是脊柱腰段后入路手术中破坏最大的肌组织,在以往研究脊柱手术所致不稳定状态时往往注重骨组织、韧带组织,而未重视肌肉组织的破坏,实际上肌肉组织是变换躯干姿势和维持脊柱稳定的重要结构。最长肌和腰髂肋肌与腰椎直接连结较少,其作用主要是产生腰椎的运动,与它们相比,多裂肌与腰椎连结紧密,距离中轴较近,其作用主要是稳定腰椎。多裂肌可以在脊柱突然失平衡时预先收缩,使 1~3 个腰椎节段紧张度增高,增加稳定性,维持脊柱的正常力线,减少腰椎节段间的位移,避免损伤,从而起到了保护腰椎、稳定腰椎的作用。研究证明,腰部多裂肌对 $L_{4/5}$ 节段稳定性的贡献高达 2/3,其中以深部多裂肌为主,而浅部多裂肌则更多地参与腰椎的伸和旋转。刘邦忠等通过试验证明慢性腰痛患者多裂肌在脊柱突然失衡时收缩延迟,收缩力下降,腰椎的稳定性降低,导致腰痛。Ng 等认为若多裂肌的收缩力下降,腰椎的稳定性将降低。故临床腰骶段手术应尽量减少对该肌的损伤破坏(图 3-36、图 3-37)。

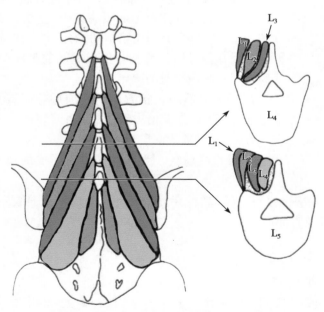

图 3-36 多裂肌在腰椎和骶椎起止点分布

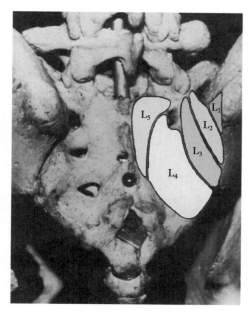

图 3-37　多裂肌在骶椎的附着点

三、腰脊柱屈肌

直接作用于腰部脊柱的屈肌为腰大肌和髂肌,间接作用于腰部的屈肌为腹直肌,后者因处于远离腰椎的前腹壁,力臂长,因而功效大。

1. **腰大肌与髂肌**　腰大肌位于腰椎侧面,以肌纤维起于 T_{12} 下缘到 L_5 上缘的相邻椎体及椎间盘纤维环,跨越椎体中部的膜状弓(此弓容纳椎体间腰血管通过)及 $L_{1~5}$ 横突前下缘,肌纤维内外聚合,跨髂嵴及骶髂关节之前,在髂窝处与起自髂窝的髂肌相合,形成髂腰肌穿越腹股沟韧带下、髋关节前方,向内下止于小转子及其下方 2cm 的股骨干。髂腰肌在越过骨盆缘及髋关节时,其深面为腱组织与髋关节及盆缘间形成恒定的滑液囊,其浅面构成股三角底部之一。腰大肌在上端起点处前面为膈肌内侧腰肋弓所越过;内侧与腰椎椎体之间有交感神经链;后方与腰方肌间上有肋下神经、髂腹下及髂腹股沟神经,向外下方其外缘至腹肌;中有股外侧皮神经,出其外缘越过髂肌至髂前上棘内侧及腹前外侧;下有股神经,沿其外缘出腹股沟韧带在髂肌表面髂筋膜下分出肌支至股四头肌。股生殖神经常在其前面下至精索,骶丛则自其后内侧入骨盆。

约 40% 的人有起自 T_{12} 下缘和 L_1 上缘的部分纤维独自成束,在腰大肌之间下行,形成一薄腱止于骨盆的髂耻隆凸及弓状线。

腰大肌主要由 $L_{2~4}$ 神经的前支支配,也可有 L_1 或 L_5 的神经纤维参与。

髂腰肌为一强大的屈髋肌,并有内收髋和外旋髋的作用,如下肢固定,则可拉骨盆前倾以增加弯腰的作用,而单侧肌肉收缩可使脊柱侧弯旋转,与其他肌肉合作可稳定髋关节,从而使躯干稳定,另外,腰大肌对腰段脊柱的上下节段存在相反的作用方向,因此腰大肌在增加脊柱稳定性的同时,能够有效调节和维持腰椎曲度。

在临床上,腰大肌的急慢性损伤较为常见,当体位突然变更不当及负荷超限时(如跨栏、鲤鱼打挺等具有爆发性动作)均会损伤腰大肌。此外,腰部反复用力扭转劳损,如长期坐位工作,也是造成腰大肌损伤的主要原因。当腰大肌发生损伤出现痉挛、肿大时,其解剖特点使得其损伤着力点、疼痛点发生在 L_3 椎体及横突、肌腔隙、股骨小转子三处。在查体时,损伤部位出现压痛和局部紧张等现象,疼痛可沿腰大肌的走向放散并牵涉到大腿根部内侧股骨小转子附着点处。患者还可出现髋膝伸直、后伸等功能障碍。腰大肌的损伤和痉挛在运动员和长期坐位的办公室工作人群中高发,在就诊时患者常主诉为腹股沟部疼痛和/或腰部疼痛。体格检查可见腰椎生理曲度变直、腰大肌触痛。临床磁共振成像(MRI)研究表明,患者主诉痛侧的腰大肌横切面面积小于健侧。由于腰段脊柱与脊旁肌的相互影响,一些脊柱病变也会出现腰大肌的代偿性变化。如腰椎管狭窄症、腰椎间盘突出症也会引起腰大肌两侧不对称、萎缩、变细。由于腰段脊柱的退变及脊柱病变而使患者更易出现腰大肌等脊旁肌的损伤。

2. **腹直肌**　腹直肌位于前腹壁中线两侧。上起于第 5~7 肋软骨及剑突,下端止于耻骨结节,全长为腹直肌鞘所包被。其前面与肌鞘间有 3~4 个横腱划相连,以增加其收缩能力。受下位肋间神经支配,收缩时除保护腹部脏器外,可自前方拉胸廓前倾,从而有力地使腰椎前屈。

四、腰脊柱侧弯肌

腰部侧弯的肌肉,自背中线向外有横突间肌、腰方肌及背阔肌。

1. **横突间肌**　腰部横突间肌较发达,位于相邻两棘突间,分为内小、外大两肌束。外侧肌束起于相邻两横突间,内侧肌束上起自横突基部的副突,下止于下位椎骨上关节突旁的乳突。脊神经后支自两肌束间穿过,分支供应内侧肌束。外侧肌束由前支供应。单侧收缩时,两横突靠近,从而侧弯腰椎,双侧收缩时,可使脊柱固定。

2. **腰方肌** 该肌位于脊柱两旁,略呈长方形,下端较宽,起于髂腰韧带及髂嵴内缘后部。向上内斜行止于第 12 肋内半的下缘,部分纤维止于 $L_{1~4}$ 横突。有时在此之前另有肌纤维起自 $L_{2~5}$ 横突,向上止于肋骨下缘。该肌后方以腰背筋膜深层与竖脊肌相隔,前方以筋膜与腰大肌相隔。在腰方肌与腰大肌间有肋下神经,髂腹下神经及髂腹股沟神经自内斜向外下穿过。

腰方肌接受 T_{12} 及 $L_{1/2}$ 神经前支纤维支配,收缩时可使第 12 肋下降并固定膈肌脚以利吸气。对脊柱的作用为:一侧收缩可使躯干向同侧倾斜,两侧收缩可稳定躯干。

3. **背阔肌** 背阔肌为一三角形阔肌,以薄腱膜与腰背筋膜浅层相合,起于骶椎、腰椎、下 6 个胸椎及棘突、棘间韧带和髂嵴后部。肌纤维还起于竖脊肌外之髂嵴外缘和下位 3~4 个肋骨。上述腱膜及肌纤维向上聚合为肌束,绕大圆肌下缘至其前面,以扁腱止于肱骨结节间沟。在经肩胛骨下角时,可有滑液囊间隔。背阔肌受臂丛后束的胸背神经支配,神经纤维来自 $C_{6~8}$,且有其伴随血管。

背阔肌下部纤维斜向外上,可拉肱骨向下,当肱骨固定时,一侧收缩拉脊柱向同侧弯曲,两侧收缩时,则提躯干向上。

五、腰脊柱旋肌

旋转腰脊柱的肌肉有紧贴脊柱的横突棘肌和远离腰椎的腹内斜肌。

1. **横突棘肌** 该肌位于横突和棘突间椎板后面的凹中。肌纤维起于横突,向内上斜行止于棘突。根据肌纤维长短和止点远近,又可分为三组。纤维向上跨 1~2 个椎板止于棘突者,称回旋肌,包括短旋肌及长旋肌;跨 2~4 个椎板者称多裂肌;跨 4~6 个椎板者,称半棘肌。三组间并无明确界限。半棘肌在颈部及头部较发达,腰部缺如,腰部仅有多裂肌及回旋肌。

横突棘肌单侧收缩时,腰椎向对侧旋转;双侧收缩时,有固定脊柱及少许背伸的作用。

2. **腹外斜肌及腹内斜肌** 腹外斜肌以肌齿起于下位 8 个肋骨的外面,纤维斜向前下,后部纤维止于髂嵴,中部和前部移行为腱膜,构成腹直肌前鞘,在中线与对侧相交织,腹内斜肌居其深面,后部纤维起于腰背筋膜外缘、髂嵴及腹股沟韧带外侧部。纤维呈扇形斜向内上,部分止于第 10~12 肋下缘,其余向前延伸为腱膜,参与腹直肌鞘构成。两肌受下位 6 对肋间神经和 L_1 神经支配。一侧腹外斜肌和对侧腹内斜肌收缩,可使脊柱旋向对侧;双侧腹内外斜肌同时收缩,则腰椎向前弯;同侧腹内外斜肌收缩,则脊柱倾向同侧。

腹内外斜肌连同腹横肌及腹直肌在脊柱运动上起重要作用,当屏气及各腹壁肌同时收缩时,则腰部躯干形成一个总的圆柱体,此时重力中心前移,大大减轻脊柱包括椎间盘的压力,特别在弯腰搬物时,腹肌收缩可从前面支持脊柱,在后面拉紧腰背筋膜,使竖脊肌更好地发挥作用。

六、臀肌及腘绳肌在腰椎运动中的作用

臀肌中与脊柱活动关系较大的为臀大肌。此肌在人类,由于其直立姿势的影响,最为发达,呈方形,起于髂骨翼外面、骶骨和尾骨后面及骶结节韧带。肌纤维斜向外下,上半纤维越过大转子以腱膜连续于髂胫束,下半纤维以腱板止于大转子下的臀肌粗隆。臀大肌受骶丛的臀下神经支配,纤维来自 L_5 与 $S_{1/2}$ 神经前支。臀大肌的主要功能为后伸及外旋下肢。当下肢固定时,可防止躯干过屈;弯腰位时则拉骨盆后伸,协助腰部由前屈位变为直立位。

股后肌主要有股二头肌、半腱肌及半膜肌,统称为腘绳肌。股二头肌长头起自坐骨结节,与短头合并后止于腓骨小头;半腱肌、半膜肌上端均起于坐骨结节,半腱肌下端以长腱止于胫骨上端内侧;半膜肌上端为长的腱膜,居半腱肌之后,下端肌腱分三束止于胫骨内面、腘肌筋膜及腘斜韧带。三肌均由坐骨神经支配,神经纤维来自 L_5 及 $S_{1/2}$ 神经前支。收缩时可后伸大腿、屈小腿,当下肢站立固定时,该肌使骨盆由前屈位至直立位,以协助竖起躯干。

腰段脊柱周围肌群形成圆柱体以增加腰段脊柱的稳定性,圆柱体的顶部为膈肌,底部为盆底肌,壁由腹肌和多裂肌组成,腰大肌位于圆柱的中轴部位,起到增强脊柱稳定性的作用。上述各肌群在脊柱维持姿势

和完成动作上起着相互协调的作用。

腰椎在安静站立状态时,靠关节传导重力,靠韧带紧张维持姿势。根据肌电图研究,此时只有少量骨骼肌肌活动。但站立的静止不是绝对的,人体经常处于少许的摆动状态,借助髂腰肌、臀肌、股后肌及背部短肌的频繁短暂调整来维持站立姿势。

腰椎前屈时,虽由腹部肌肉发动但主要由背深肌控制其活动,使前屈适度。只有在过伸位前屈或抗阻力前屈和仰卧起坐时,腹直肌才起到较大作用。过度屈后背肌,即至其不再收缩时的姿势靠椎间盘及韧带来维持。腰部由屈位变直或后伸时,主要由背深肌做铰链式牵引,但阻力大或持重物时则膈肌固定腹肌收缩,以辅助背肌,同时臀肌及股后肌使骨盆旋转,并使躯干直立。在腰部过伸时,腹肌收缩协助维持位置及防止过伸。侧倾时,同侧腹壁肌及腰方肌收缩,对侧逐渐放松,臀中肌亦协助维持姿势。转身时则靠一侧腹外斜肌及另一侧腹内斜肌共同作用;而回旋运动是各组肌肉协同运动的总作用。因此,腰椎的运动有赖于有关肌群的功能完整,否则将使运动完成不全或使某些组织受到较大的劳损,甚至造成脊柱的变形。

第三节　椎间盘功能解剖

一、椎间盘解剖结构

脊柱由 32~34 块椎骨构成(尾骨数量存在变异)。因第 1、2 颈椎间和骶椎、尾椎间无椎间盘组织,故椎间盘仅有 23 个。椎间盘位于两个椎体之间,即上一个椎体的下面和下一椎体的上面之间,故亦有称为椎间关节。椎间盘通过薄层的透明软骨终板与椎体相连。椎间盘由软骨终板、纤维环和髓核三部分构成。椎间盘的高度为椎体的 20%~33%。椎间盘中央由富含水分的糖胺聚糖构成髓核。

1. **软骨终板**　软骨终板由与其他软骨细胞一样的圆形细胞构成。软骨终板在椎体上、下各一个。其平均厚度为 1mm,在中心区更薄,呈半透明状,位于椎体骺环之内。骺环在成人为椎体周围的骨骺皮质环。在青少年,其作用为软骨源性生长带;在成人,其为纤维环的纤维附着固定环。

软骨终板有许多微孔,是髓核的水分和代谢产物的通路。在婴幼儿时期,软骨终板的上、下面有微细血管穿过,从出生后 8 个月血管开始闭塞,到 20~30 岁完全闭塞,故一般认为成人时软骨终板属于无血管组织。这种婴幼儿时微血管的出现,可以说明为何在儿童会出现椎间盘的血源性感染。同一椎体的上、下软骨终板面积是不同的。通过对腰椎间盘的解剖分析发现软骨终板的面积从 L_1 至 L_5 呈逐渐增加的趋势,$L_{1~4}$ 每一个椎体的下软骨终板前后径和面积要较上软骨终板的为大,而 L_5 椎体相反,即其上软骨终板前后径和面积大,下软骨终板前后径和面积小。软骨终板的形状在 L_1 及 L_2 呈肾形,L_3~L_5 为椭圆形。软骨终板内无神经组织,因此当软骨终板损伤后,既不产生疼痛症状,亦不能自行修复。椎体上、下无血管的软骨终板如同膝、髋关节的关节软骨一样,可以承受压力,防止椎骨遭受超负荷压力从而保护椎体,只要软骨终板保持完整,椎体就不会因压力而发生吸收现象。软骨终板还可被视作半渗透膜,在渗透压下水分可以扩散至无血管的椎间盘。

椎间盘透明软骨的软骨终板与髓核间有清晰的分界,而在软骨终板与纤维环之间却缺乏明确的界限。软骨终板与软骨下骨的骨小梁没有胶原纤丝相连,因此无法使软骨终板与软骨下骨形成坚强的固定。退变的椎间盘,首先是一部分软骨终板从相邻的椎体分离,这显然与软骨终板的胶原纤丝分布有关。

2. **纤维环**　纤维环分为外、中、内三层。外层由胶原纤维带组成;内层由纤维软骨带组成。细胞排列与分层的纤维环方向一致。各层之间有黏合物质,使彼此之间牢固地结合在一起,而不互相交叉穿插。外层纤维环的细胞呈梭形,它的细胞核呈雪茄形,而内层纤维环细胞呈圆形,类似软骨样细胞,同时不定形的基质亦增加。纤维环的前侧部分和两侧部分最厚,近乎等于后侧部分的 2 倍。后侧部分最薄,但一般亦有 12 层纤维。外层纤维在两个椎体骺环之间。内层纤维在两个椎体软骨终板之间。外、中层纤维环通过穿通纤维(又称 Sharpey 纤维)连于骺环。纤维环后侧部分多为内层纤维,附着于软骨终板上。最内层纤维进入髓核内并与细胞间质相连。因此,在最内层纤维与髓核之间无明显界限。

纤维环前侧由前纵韧带加强,纤维环后侧较薄,各层之间黏合物质亦少,不如前、外侧部分坚实,但也得到后纵韧带的加强。在纤维环的前侧部分,外、中、内层纤维各自平行而斜向两椎体之间,纤维相互交叉重叠为30°~60°角,呈"×"形。纤维环的后侧纤维则以更复杂的分层方式排列。整个纤维环可以认为是同心环状多层结构。其外周纤维比较垂直,而越近中心纤维越为倾斜,当接近软骨终板时几乎平行。纤维环的相邻纤维层的交叉排列,可能与髓核对其所施内部压力有关,短纤维较长纤维更易承受巨大应力,限制两椎骨间的运动,可引起放射状撕裂。纤维环连接相邻椎体,使脊柱在运动时作为一个整体。纤维环甚为坚固,紧密附着于软骨终板上,保持脊柱的稳定性。当脊柱外伤时,必须有巨大的力量,使纤维环广泛撕裂,才能引起椎体间脱位。纤维环的特殊排列方向,使相邻椎体可以有轻度运动,但运动到一定限度时,纤维环紧张,又起到节制的作用,限制旋转运动。

纤维环由胶原构成,纤维环胶原纤维的外2/3呈分层排列,并由内向外逐渐增厚,固定于椎骨的骺环和软骨终板,纤维环的胶原纤丝较髓核的粗,排列整齐、紧密。纤维环扫描电镜观察,显示纤维环为分层状排列整齐紧密的胶原纤维结构,外层较内层厚。胶原纤维层间有少许胶原纤丝相连,胶原纤丝直径与髓核的相同。纤维环胶原分层层厚2.77~3.22μm(图3-38)。

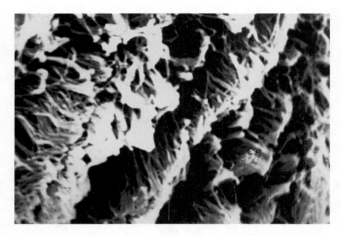

图3-38　纤维环胶原纤丝呈分层排列(扫描电镜×5 000)

3. **髓核**　髓核占椎间盘横截面积的30%~50%,本身含水量达70%~90%,在出生时最高,随着年龄增长向下递减。在下腰段,其髓核位置偏向于椎间盘后方。出生时的髓核比较大而软,位于椎间盘的中央,不接触椎体。在生长发育过程中,髓核位置有变化。椎体后面的发育较前面为快,因此至成年时,髓核位于椎间盘偏后。在幼儿时,椎间盘内层纤维环行包绕在脊索细胞的周围。10岁后脊索细胞消失,仅有软且呈胶冻样的髓核。12岁时髓核几乎完全由疏松的纤维软骨和大量的胶原物质构成。随着年龄的增长,胶原物质被纤维软骨逐渐取代。儿童的髓核结构与纤维环分界明显,但老年人的髓核水分减少,胶原增粗,纤维环与髓核两者分界不明显。成年人髓核由软骨细胞样细胞分散在细胞间质内,在此处有比较致密的、分化不好的胶原纤维网状结构。每层胶原纤维覆以蛋白聚糖,使髓核具有与水结合的能力。

髓核扫描电镜观察,显示髓核的胶原纤丝排列呈不规则的网状结构,胶原纤维间有较大的空隙。大部分胶原纤丝直径在0.1~0.2μm,胶原纤丝附有直径0.003~0.020μm的颗粒(图3-39)。

经糜蛋白酶处理的标本,胶原纤丝未能显示出带状结构特异性周期。未经酶处理的标本,略能显出带状结构。髓核的外周部分由疏松的网状微纤维结构形成分层的膜,并由此膜性的网状结构逐渐转化成纤维环的分层结构。

髓核和纤维环胶原的不同组织形态结构与其功能呈现一致性。髓核主要维持椎间盘组织容积,纤维环主要保持椎间盘的强度,两者共同维持承受压力的平衡。从正常椎间盘及腰椎间盘突出症的髓核和纤维环扫描电镜观察,未见形态上的差异,即使是鼠、狗及人的椎间盘组织的三维结构亦极为相似(图3-40)。

细胞间质各种成分结合在一起,形成立体网状胶样结构(three demensional lattice gel system)。在承受压力的情况下,髓核使脊柱均匀负荷。人类在每天的活动中,椎间盘的高度及体积

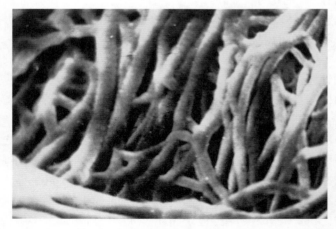

图3-39　髓核胶原纤丝呈疏松状排列,其上附有蛋白聚糖颗粒(扫描电镜×20 000)

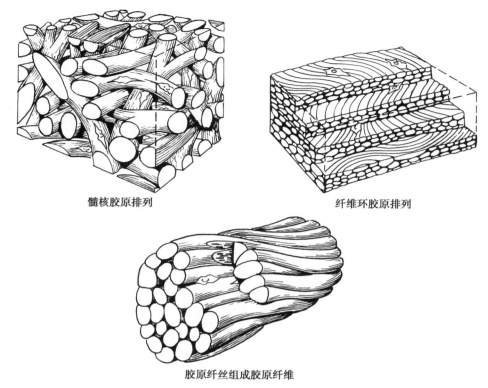

髓核胶原排列　　　　　　　　　纤维环胶原排列

胶原纤丝组成胶原纤维

图 3-40　椎间盘胶原排列形式

大约减少 20%。正常人晚间较晨起时矮 15~24mm,这主要是由于髓核液体的流出及纤维环中之胶原纤维的黏弹蠕变(viscoelastic creep)所致,当晚上获得充分的休息后便可以恢复椎间盘的高度。这与髓核内水分的改变有关。在老年人变化较少。匈牙利学者测量 1 000 个人每日高度变化,男性为 17.1mm,女性为 14.2mm,平均每个椎间盘的高度变化为 0.68mm。进入青少年期,来自纤维环的细胞和上、下椎体相邻软骨盘的纤维软骨,逐渐替代髓核中胶冻样物质。这种结构改变使髓核形态亦不时变化。有研究者对 78 具正常尸体的椎间盘进行造影,依据髓核的形态分为球形、后外侧翼形及不规则形。髓核具有可塑性,虽然不能被压缩,但在压力下变为扁平,加于其上的力可以平均地向纤维环及椎体软骨终板的各个方向传布。在相邻脊椎骨间的运动中,髓核具有支点作用,如同轴承滚珠,随脊柱的屈伸向后或向前移动。此外,髓核在椎体与软骨终板之间,起到液体交换的作用,其内含物中的液体可借渗透压扩散至椎体。髓核的营养依靠软骨终板渗透,软骨终板与骨终板骨松质密切相连。椎体的骨松质有丰富的血供,与软骨终板之间无坚质骨相隔。压力的改变可使椎体内的液体进行交换。直立时压力加大,平卧时由于上面施加的压力消除,肌张力减少,液体经软骨终板渗透至髓核。

二、腰椎间盘神经支配

既往认为腰椎间盘不含有神经终末纤维。1940 年后,Roofe 证实在纤维环的后部,有许多无髓鞘神经纤维,在后纵韧带亦有少量相似的神经纤维。这些神经纤维被称为窦椎神经。此神经起源于背根神经的神经节远端。通过椎间孔出椎管后,重新进入椎间孔,并下行到硬脊膜外组织,分布于此神经起始部下两节段的后纵韧带和椎间盘后面。椎间盘后外侧部由灰质交通支的分支支配。椎间盘的后侧由灰质交通支的分支和腹侧支的直接分支支配。这种特殊类型的神经结构及其功能尚欠清楚。

窦椎神经在重新进入椎管后,弧形向上到椎弓根周围,然后向中线发出两个分支:上行支到上一椎间盘,下行支跨过下一椎间盘。其终末纤维到后纵韧带、骨膜血管和硬脊膜(图 3-41)。在成人尸体其上、下终末纤维不交通,而在胎儿标本,这些终末支纤维上下相连。这些纤维可达纤维环的边缘,但未能证实进入纤维环之内。

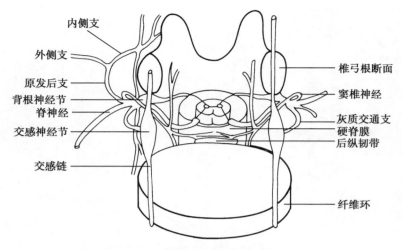

图 3-41　窦椎神经在椎管内的分布

　　很多研究者发现,椎间盘组织内有神经末梢,是一种比较复杂的有髓鞘或无髓鞘的感受器。胎儿和婴儿有无髓鞘神经终末纤维(Vater-Pacini 小体),围绕于椎间关节囊的周围和纤维环的腹侧面。许多游离神经纤维和神经网在前、后纵韧带和外层纤维环内,但在深层纤维环和髓核内未见有神经。在胎儿和婴儿的发育组织内,椎体的软骨终板有神经通过血管窦进入,无髓神经纤维分布于腰椎骨膜和关节突关节囊的滑膜内。而在成人,骨膜与关节囊滑膜的神经纤维为有髓鞘纤维。用胆碱酯酶方法染色,在严重退变的腰椎间盘中并未发现有神经较正常椎间盘有所增加,仅发现在纤维环周围的疏松结缔组织内有神经纤维。Wyke经过研究,未能在纤维环上找到神经末梢,但自由交错的神经纤维被发现埋藏在连结后纵韧带到该结构后部的纤维脂肪组织中。因此,伤害感受器并不是在椎间盘中,而是在围绕椎间盘的结缔组织中。有髓鞘神经末梢感受器具有本体感觉功能,而无髓鞘神经末梢为疼痛感受器。在血管周围的神经末梢,有血管收缩和感觉功能。有学者用神经组织学的方法,观察了鼠、猫及人类胎儿的椎体和椎间盘组织,但未发现其内有神经组织。有学者在动物实验中发现,在猫的腰椎间盘髓核内增加压力,并不能增加相应背根神经的感觉输入量,他们认为竖脊肌的牵扯感受器在脊柱承受压力的情况下,会造成反射性的神经干压力的增加。

三、椎间盘高度

　　椎间盘的形状影响脊柱的继发弧度构成。不同部位的椎间盘高度不一,即使在同一椎间盘,其高度亦不一。经测定,成年人平均腰椎间盘高度为9mm(表 3-11)。

表 3-11　不同年龄腰椎间盘高度

年龄/岁	高度/mm	年龄/岁	高度/mm	年龄/岁	高度/mm
1	3.5~4.5	5	6.0~8.0	11	8.5~11.0
2	4.0~6.0	6	7.0~10.0	12	9.0~11.0
3	5.0~7.0	7~9	7.0~11.0	13~17	9.5~12.0
4	6.0~8.0	10	8.0~11.0	成人	9.0~11.0

　　由于颈椎和腰椎的椎间盘前厚后薄,因而构成颈椎和腰椎的生理前凸。胸椎椎间盘前后近乎同一高度,胸椎由于椎体本身的形状而呈生理后凸。腰骶角受 L_5 椎体和 L_5S_1 椎间盘的影响,并因个体和男、女性别而异。此外,椎间盘前面较后面明显增高,甚至前面椎间隙较后面椎间隙宽 2.5 倍。腰骶角增大60°以上,称水平骶椎。

　　总的椎间盘高度占骶椎以上脊椎长度的25%。脊柱腰段的长度占骶椎以上脊柱长度的1/3,而其中腰椎间盘又占脊柱腰段长度的30%~36%,而颈椎间盘占脊柱颈段的20%~24%,胸椎间盘占脊柱胸段的

18%～24%。由此可见，腰椎间盘所占的脊椎长度远较胸椎间盘大，这一特点使脊柱的颈、腰段更易弯曲和扭转。这种椎间盘的形态不仅关系到脊柱的继发弧度，也会直接影响人体坐、立位的姿态和功能运动。

四、腰椎间盘、椎间孔与神经根的关系

脊髓的背根神经纤维和腹根神经纤维，在背根神经节的远端组合在一起，成为混合神经干，经椎间孔出椎管。腰神经背根神经节大部分在椎间孔外，但骶神经背根神经节位于骶管内。腰神经在椎间孔外分为背侧支和腹侧支。背侧支分为内侧支及外侧支。内侧支向后至背部的肌肉，外侧支成为皮神经分布于皮肤。$L_{1～3}$的脊神经皮神经构成臀上皮神经，$L_{4/5}$脊神经则无皮神经发出。腹侧支参与腰骶丛。骶神经的腹侧支和背侧支在骶管内，前者经骶骨的骶前孔进入盆腔，后者经骶后孔出骶管。

腰、骶神经的腹侧支，有一根或几根分支与交感神经干相连。腹侧支亦发出返支，经椎间孔进入椎管内分布于脊膜上，构成纤细的脊膜分支。

神经根在椎间孔处最易受压。椎间孔的纵径(上下径)较横径(前后径)大。测定L_4神经和L_5神经的直径，平均为7mm多；L_4椎间孔的纵径为19mm，横径为7mm；L_5椎间孔的纵径为12mm，横径为7mm。关节突关节滑膜肿胀、骨性增生、椎间盘突出等改变均可使椎间孔狭窄，使其径线小于神经根的直径，从而压迫腰、骶神经根引起腰、骶神经根受压症状。

腰椎管较长，腰神经根自马尾神经发出，在经椎间孔出椎管前会在椎管内行走一定的距离，然后在硬脊膜前壁的两侧穿出。不同的腰神经根发出的部位不同。周秉文等检查20例L_3～S_1神经根自马尾神经发出的部位，结果为：L_3神经发出水平均平L_3椎弓根水平，不经椎间盘出L_3椎间孔；L_4神经根发出水平自L_4椎体上缘至椎弓根下缘，不经椎间盘出L_4椎间孔；L_5神经根发出水平自L_4椎体下缘至L_5椎弓根中上2/3交界处，跨$L_{4/5}$椎间盘出L_5椎间孔；S_1神经根发出水平自L_5椎弓根下缘至L_5椎体下缘，跨L_5S_1椎间盘，出S_1骶孔。夏玉军等检查60例L_1～S_1神经根从硬脊膜囊发出的水平，结果为：$L_{1～3}$神经根多为同序数椎骨后面的中1/3水平；L_5神经根多为$L_{4/5}$椎间盘水平；S_1神经根多为L_5椎体背面下1/3水平；值得注意的是L_4神经根，有12例(占44%)在硬脊膜囊跨越$L_{3/4}$椎间盘的水平发出，其余则在L_4椎体背面上1/3水平发出。即从上向下，腰神经根起始水平在相应序数椎骨后面逐渐上移，从L_4神经根开始，起于上位椎间盘或上位椎体水平。日本学者通过解剖尸体标本，观察L_4、L_5和S_1神经根发出的部位(表3-12)。解剖所见表明了不同部位的椎间盘突出与其所压迫的神经根的对应关系。

表3-12 L_4、L_5和S_1神经根发出的部位及占比

神经根	神经根袖下缘部位	右侧/%	左侧/%
L_4神经根	L_4椎体上部	24.6	25.0
	L_4椎体中部	61.4	62.5
	L_4椎体下部	14.0	12.5
L_5神经根	$L_{4/5}$椎间盘处	14.8	16.4
	L_5椎体上部	51.9	50.9
	L_5椎体中部	33.3	30.9
	L_5椎体下部	0.0	1.8
S_1神经根	L_5椎体下部	5.9	9.1
	L_5S_1椎间盘处	66.7	60.0
	S_1椎体上部	27.5	30.9

一般情况下，$L_{3/4}$椎间盘突出，压迫L_4神经根；$L_{4/5}$椎间盘突出，压迫L_5神经根；L_5S_1椎间盘突出，压迫S_1神经根。若腰椎间盘突出较大并且偏于椎管中央部分，则不表现为单根腰或骶神经根受压症状，而是表

现为大部马尾神经受压症状。

五、腰椎间盘与邻近重要结构的关系

了解腰椎间盘与邻近重要结构的关系,其意义在于可防止手术时误伤这些结构,以免引起严重后果。

椎体和椎间盘的前面是后腹壁的中央部分。前纵韧带由上至下逐渐增宽,附着和覆盖在椎体和椎间盘的前方。膈肌脚的右侧起自 $L_{1\sim3}$ 椎体及椎间盘侧方,左侧起自 $L_{1/2}$ 椎体及椎间盘侧方。椎间盘前侧最重要的结构是中线附近的大动静脉。腹主动脉与 $L_{1\sim3}$ 椎间盘相接触。腹主动脉在 L_4 椎体下缘分叉为髂总动脉。左侧髂总动脉在中线偏左与 L_4 椎间盘接触。髂总静脉会合成下腔静脉。位于腹主动脉的右侧,也与 $L_{1\sim4}$ 椎间盘接触。L_5 椎间盘不与上述大动静脉贴近,但前面有骶正中动、静脉通过,两侧有左、右髂总动、静脉,并有骶前血管丛位于它的前方(图 3-42)。

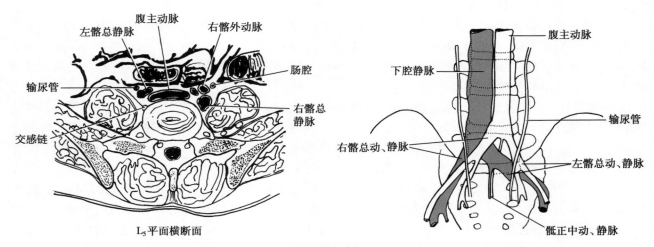

图 3-42　血管与腰椎和椎间盘的关系

椎间盘侧方与起自腰椎横突的腰大肌相邻,在腰大肌内侧缘有输尿管,紧贴腰椎侧方的有交感神经链。因此,从前入路或侧前方入路做腰椎间盘手术,应注意这些结构。

腰椎间盘的后方结构与椎体一并构成椎管的前壁。椎间盘纤维环后侧中央部分与后纵韧带相连,两侧则无后纵韧带加强,故椎间盘突出多发生在一侧。后侧椎间盘与椎管结构关系密切,尤其当腰椎间盘突出时,可以影响到椎管内脊椎动静脉的循环和神经纤维的传导功能。

六、椎间盘生理功能

脊柱是整个运动系统最重要的部分之一,它承受身体躯干部分的重量,又作为四肢肌肉、骨骼的稳定支柱,使身体保持正常的生理姿势,使躯干进行各种运动,并保护脊髓和脊神经。在脊柱如此重要的功能中,椎间盘组织发挥着特殊的功能。椎间盘的主要功能是提供脊柱纵轴的稳定性并保持脊柱有一定范围的运动,即前屈、后伸、侧弯和旋转。

(一)椎间盘功能

1. 保持脊柱的高度　随着椎体的发育椎间盘亦增长,其增长增加了脊柱的长度,整个椎间盘的高度占脊柱长度的1/5。发育终止后,脊柱的高度随体位而改变,即在直立位时椎间盘的高度要较卧位时低,故人的身高白昼较晚间低。老年时椎体或椎间盘的高度变小,故同一人老年时较青壮年时矮。同样,在椎间盘病变时,也会影响到脊柱高度。

2. 连接椎间盘上下两椎体,并使椎体间有一定的运动度。

3. 使椎体承受相同的应力　即使不同椎体间仍有一定的倾斜度,但髓核可使整个椎间盘承受相同的应力。

4. 由于椎间盘为弹性结构,由高处坠落或肩背部突然负荷时,可发挥缓冲脊柱受力的作用。

5. 维持脊柱后方关节突关节一定的距离和高度。

6. **保持椎间孔的大小** 正常情况下,椎间孔的大小是神经根粗细度的 3~10 倍。

7. **维持脊柱的生理曲度** 不同部位的椎间盘高度不一,在同一椎间盘的高度亦前后不同,此在腰椎间盘最为明显。颈椎间盘和腰椎间盘前高后低,使颈、腰椎维持生理前凸。

8. 椎间盘系承受应力的结构,正常髓核是不能压缩的,在受压情况下,将应力分布在整个椎间盘,使椎间盘处于持续负荷状态,髓核变形,纤维环向四周膨出。此负重除来自体重外,亦来自肌肉收缩和韧带的张力。纵轴压力首先通过椎骨传导至软骨终板和髓核,然后传导至纤维环。椎间盘在承重 22.7kg 时难以维持原高度不变。

（二）软骨终板的功能

1. 在上、下椎体面覆有软骨终板,在青少年时期椎体边缘部分有软骨成分的骺环,这种无血管组织的功能之一,就是保护椎骨在承受压力下免于发生压迫性骨萎缩。

2. 通过软骨终板渗透功能进行椎体与椎间盘之间液体和营养的交换。

（三）髓核的功能

髓核借内部水分及电解质钠、钾离子浓度的调整,成为了一个能很好抵抗压力的结构。髓核的黏弹特性主要依靠富有蛋白聚糖的细胞外基质,通过其吸收水分,使组织内呈高渗透压。在负载时使椎间盘内液体外流,此称为蠕变效应(creep effect)。此蠕变效应受年龄、椎间盘退变、震动等因素影响。

1. 髓核在承受突然外力的情况下发挥吸收应力的作用。在压力作用下,髓核虽然不能压缩,但能形变,将力传送到纤维环的各部分,使纤维环的胶原略延长或改变各层胶原纤维的方向而分散压力。

2. 在脊柱运动时,髓核作为运动的支柱,使脊柱做前屈、后伸和旋转运动,发挥类似轴承的作用。

3. 在承受应力时,髓核向各方向均匀地传递力量,这样避免了椎间盘承受应力不均而造成纤维环的破裂、软骨终板的骨折,甚至骨性椎体的压力性骨吸收。

（四）纤维环的功能

纤维环是一个围绕髓核的胶原纤维环,构成椎间盘外围的部分。纤维环的胶原纤维紧密地分层排列,具有五种主要的功能。

1. 纤维环的强度及纤维环在骺环和软骨盘的附着点的坚实性,使上、下两椎体互相连结,保持脊柱的稳定性。

2. 由于纤维环的少许弹性和纤维环纤维的特殊分层排列方向,使脊柱每个椎骨间有一定的运动度。

3. 纤维环组织在脊柱的前纵韧带和后纵韧带的加强下,限制了脊柱的前屈、后伸、侧倾和旋转运动。

4. 维持髓核组织的位置和形状。

5. 髓核在承受应力的情况下发生形变,并将所受的应力均匀地分布于纤维环的各部分,使纤维环纤维轻度延长,通过减少纤维环不同层面的角度改变形状、降低高度,从而承受张力。当整个脊柱的纤维环均发生此改变时,脊柱所受应力即被纤维环和髓核一并吸收。

七、椎间盘内弹性蛋白与椎间盘功能

弹性蛋白参与椎间盘的构成。应用光镜观察到人椎间盘弹性蛋白纤维主要位于纤维环浅层,特别是在椎间盘与椎体骺环的结合部位较多,纤维呈环向、斜向、纵向排列,与胶原纤维紧密镶嵌关系密切,在纤维环的深层未发现弹性蛋白纤维。Buckwalter 首先通过电镜观察到人腰椎间盘纤维环和髓核内均有弹性蛋白纤维的存在。弹性蛋白纤维发挥与胶原纤维类似的功能。邱裕金等在对人腰椎间盘各部位进行人腰椎间盘不同部位组织内弹性蛋白的定量分析和电镜观察,结果如下。

（一）弹性蛋白含量测定

应用高效液相色谱对健康腰椎间盘和病理椎间盘测定弹性蛋白含量。成人健康腰椎间盘弹性蛋白含量占其干重的 1.7%~2.2%。纤维环浅、深层和髓核浅、深层四个不同部位的弹性蛋白含量不同。其中,纤维环浅层与髓核浅、深层弹性蛋白含量比较,有显著性差异($P<0.01$),纤维环深层与髓核浅深层间也有差异($P<0.05$),纤维环浅深层间、髓核浅深层间无差异($P>0.05$)(表 3-13)。

表 3-13　成人健康腰椎间盘各部位弹性蛋白平均含量

（单位：mg/100mg 干重）

椎间盘	纤维环		髓核	
	浅层	深层	浅层	深层
L₁	3.287	2.259	1.027	1.479
L₂	3.369	2.506	1.767	1.315
L₃	2.932	2.087	0.901	0.698
L₄	3.025	2.162	1.378	0.927

　　病理椎间盘弹性蛋白含量占其干重的 0.5%～1.4%，在椎间盘纤维环浅、深层和髓核中其含量不同（表 3-14）。健康椎间盘与病理椎间盘的弹性蛋白含量具有显著性差异（$P<0.01$），即病理椎间盘弹性蛋白含量比健康椎间盘明显减少。健康椎间盘与病理椎间盘的纤维环浅层间、髓核浅层间、髓核深层间的弹性蛋白含量有差异（$P<0.05$），而纤维环深层间差异具有显著性（$P<0.01$），病理椎间盘各部位弹性蛋白均明显减少，以纤维环深层最明显。

表 3-14　成人病理腰椎间盘各部位弹性蛋白平均含量

（单位：mg/100mg 干重）

椎间盘	纤维环浅层	纤维环深层	髓核
L₁	2.185	1.102	0.575
L₂	1.902	0.985	0.536
L₃	2.012	1.173	0.517
L₄	0.904	0.833	0.340

（二）弹性蛋白扫描电镜观察

　　扫描电镜观察，弹性蛋白由直径为 0.1～0.2μm 的原纤维（fibril）组成。原纤维可单条或以束状存在。用阴性染色技术结合透射电镜观察弹性蛋白，认为它是由与纤维长轴平行，直径为 3～4nm 的微丝（filament）组成。此微丝明显比原纤维细，可能是原纤维的结构单位，但需用其他技术研究证实。

　　青岛大学医学院对各年龄段人腰椎间盘不同部位的弹性蛋白纤维进行认真细致的电镜观察，结果如下。

　　1. **生理椎间盘**　年轻成人弹性蛋白饱满，表面光滑，纤维环浅层弹性蛋白密集，呈圆柱状，分支少，走行弯曲或迂回呈罗圈状，并编织成三维立体网状结构，其纤维直径为 1.5～2.0μm，由直径为 0.1～0.2μm 的原纤维组成。原纤维结合紧密无间隙，沿弹性蛋白纤维长轴平行排列（图 3-43）。纤维环深层弹性蛋白较浅层稀疏，形态结构与浅层弹性蛋白相同，分布和走向较一致。髓核弹性蛋白编织缠绕，排列无序，其纤维直径为 1.5～2.5μm，浅层弹性蛋白较密集，深层稀疏。髓核纤维形状不规则，频繁分支，分支间又有吻合，形成蜘蛛网状（图 3-44）。构成弹性蛋白的原纤维直径为 0.1～0.2μm，沿弹性蛋白纤维长轴平行排列，结合紧密，原纤维可单条参与纤维网的构成。

　　2. **病理椎间盘**　纤维环浅层弹性蛋白纤维较年轻成人相同部位稀疏，与年长成人相似，其纤维直径为 1.5～2.8μm，弯曲迂回走行，呈圆柱状，分支少。弹性蛋白由直径 0.05～0.15μm 的原纤维平行排列组成，组成同一条弹性蛋白的原纤维结合紧密与疏松相间，部分原纤维断裂（图 3-45）。纤维环深层弹性蛋白纤维相当稀少。弹性蛋白纤维出现断裂（图 3-46）、磨损和不规则裂隙（图 3-47）；部分纤维局部有多条裂隙，宽度不一；部分纤维环弹性蛋白纤维有不完全撕裂（图 3-48）。纤维环浅层部分弹性蛋白纤维垂直走向，分散成细支共同穿过终板后，再分支进入软骨下骨，附着于椎骨骨小梁或经骨小梁间隙伸入椎体的更深处，与椎体紧密连接（图 3-49）。

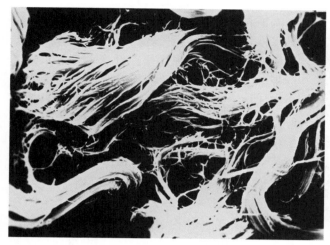

图 3-43 年轻成人椎间盘纤维环弹性蛋白呈圆柱状，分支少，原纤维结合紧密无间隙（扫描电镜×2 500）

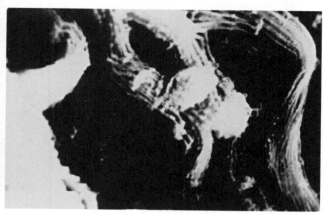

图 3-44 年轻成人椎间盘髓核弹性蛋白分支多，原纤维结合紧密（扫描电镜×30 000）

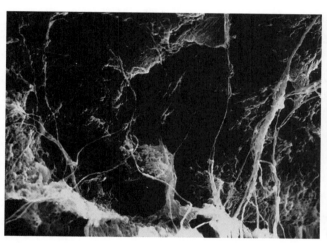

图 3-45 病理椎间盘纤维环弹性蛋白，原纤维结合松散，部分原纤维断裂（扫描电镜×50 000）

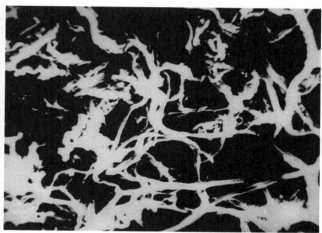

图 3-46 病理椎间盘纤维环弹性蛋白纤维断裂（扫描电镜×30 000）

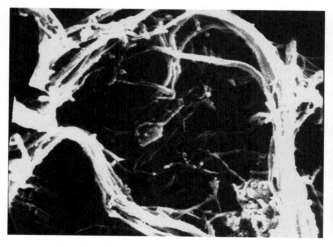

图 3-47 病理椎间盘弹性蛋白纤维上的磨损和裂隙（扫描电镜×50 000）

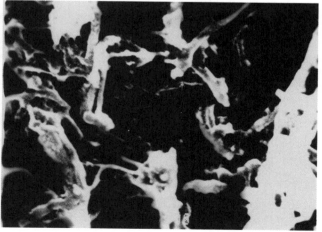

图 3-48 病理椎间盘纤维环弹性蛋白纤维不完全撕裂（扫描电镜×20 000）

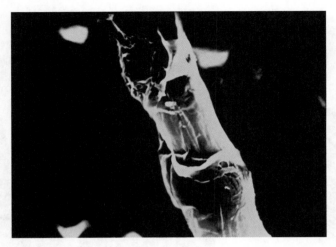

图 3-49 病理椎间盘弹性蛋白纤维附着于椎骨骨小梁上（扫描电镜×2 500）

（三）椎间盘弹性蛋白功能

椎间盘内弹性蛋白纤维的分布结构特点与其在椎间盘内的功能相适应。

椎间盘浅层的弹性蛋白纤维垂直分布穿过终板牢固地附着于软骨下骨小梁上，使椎间盘作为整体与上、下椎体连结在一起，其在椎间盘骨小梁上的附着点是弹性蛋白纤维发挥力学作用的位点，因此在椎间盘与相邻椎体的连结中，除胶原纤维在椎体骺环部位与椎体相连结外，弹性蛋白也发挥着重要的作用。

形态学观察：纤维环弹性蛋白纤维呈圆柱状，分支少，这一结构与其承受平行于纵轴负荷张力的功能相适应；髓核弹性蛋白纤维像树状频繁分支，形状不规则，与其承受负荷的压力功能相适应。同时，由于弹性蛋白自身长度延伸的弹性特性，成人髓核虽然失去了部分或大部分的胶冻状凝胶特性，因有弹性蛋白纤维的存在，使其仍然具有相当的弹性。存在于纤维环的弹性蛋白纤维，除在椎体间固定椎间盘外，还参与纵横方向的胶原纤维层的运动，产生椎间盘的弹性及震荡的吸收作用，弹力纤维与相邻的胶原纤维之间存在分散的连结点。这些连结点有的仅在弹力纤维一端，有的在弹力纤维全长都有分布。

脊柱垂直方向压力：弹性蛋白构成的弹力纤维协助胶原纤维在相邻环状层之间的断面上限制环形薄层的变形及帮助变形的环形薄层恢复原状，维持椎间盘的初始状态。因此椎间盘弹性蛋白纤维将对不同方向排列的胶原纤维层形成束缚系统，形成一个自行限制的弹性容器包绕着髓核，与终板共同构成一个密闭的缓冲系统，完成震荡吸收的生理功能。

八、椎间盘营养供应

成人椎间盘是人体最大的无血管组织，其本身的营养及代谢产物的处理，是通过椎间盘以外的血管进行的。椎间盘有三个组成部分即纤维环、软骨终板和髓核，它们的营养供应有所不同：①纤维环外、中层依靠椎体周围起自腰动脉的小血管；②软骨终板依靠与椎体骨终板骨松质骨髓的直接接触而得到营养；③髓核则通过软骨终板的渗透获取营养。

（一）营养供应途径和方式

椎间盘中髓核的营养供应较为复杂。在出生后 8 个月以前，从组织学观察，纤维环周围血管距离髓核组织较远，而椎体骨髓的血管距椎间盘髓核甚近，仅隔一层 50μm 厚的骨-软骨终板。并且骨-软骨界面常有微血管穿过，直接与软骨终板接触，并为髓核提供营养。但在出生 8 个月后，这些血管逐渐闭合，不参与营养供应，使椎间盘成为无血运的组织，营养供应主要依靠渗透作用。此时髓核营养摄取的途径是通过纤维环和软骨终板。软骨终板本身具有半渗透膜性质。髓核与椎体间在不同渗透压的情况下，主要依靠渗透作用进行营养代谢。有学者将荧光染料注入兔体内，发现染料从纤维环边缘渗透到椎间盘内，少部分从椎体进入到椎间盘内。更有研究者用氢廓清方法细致地研究营养供给的通路。他们发现氢是一种高度扩散的示踪剂（diffusible tracer）。呼吸气体中的氢通过动脉血，被动地扩散到组织。组织内的氢气可用铂电极测定到。他们分别在以下情况下测定狗腰椎间盘髓核的氢气弥散率：①保存纤维环；②解剖分离纤维环周围组织及血管后；③保存软骨终板；④分离软骨终板；⑤用截骨方法截断相邻椎体骨与软骨间面。通过所获得的数据，认为通过软骨终板渗透的途径最为重要。

早在 1930 年，国外学者测定椎间盘不同组织的水分含量，发现髓核的水分含量，出生时为 88%，至 18 岁时为 80%，以后到死亡前继续逐渐下降，到 77 岁时平均水分含量为 69%。髓核吸水及保持水分的能力可以对抗脊柱承受的机械压力。有学者将成人尸体的椎间盘和相邻两椎体切成左右两半，当纤维环收缩，两椎体靠拢按纵轴方向牵拉时髓核的膨出现象消失。将此椎间盘组织浸泡于生理盐水中 24 小时，髓核明显地肿胀、膨出。髓核吸水后可增加60%~100%的重量,而不需再用力牵拉以避免纤维环收缩。如果浸入4倍生理值的高渗盐水,吸水情况相似,增加了髓核核内压力。提出了髓核液体的交换是通过渗透压的变化进行的。髓核具有凝胶的特性。凝胶有两种成分,即分散相(disperse phase)和分散媒(dispersion medium)。两种成分之间的能力,使凝胶具有水化作用和吸水作用,产生所谓的浸透压力。浸透压力大小与饱和程度相反。当凝胶水化不好时,饱和程度则高;当水化完全时,饱和程度下降到零。1%的凝胶,饱和程度可达到5 000大气压的浸透压力。浸透压力可通过重量的变化和饱和程度来测定。重量的计算,是先测定原先标本的重量,以及完全水化的重量,然后测定标本的干重。以上试验可以表现出髓核的浸透特性,这种浸透特性使髓核内可以进行水分的交换。上述髓核的水分代谢,实质上就是髓核内蛋白聚糖的生物化学物质在软骨终板的半渗透膜的生物特性基础上,在流体力学及不同的渗透压的影响下,与椎体之间进行的水分交换。

营养进入椎间盘,通过椎间盘周围血管和软骨终板中央部分,此两种途径均较为重要。不同电荷的溶质营养通路不同,阳离子仅由软骨终板通过,而阴离子经周围血管通过的较经软骨终板的多。受年龄增长及软骨终板钙化的影响,软骨终板的渗透性降低,其结果为细胞坏死加速和椎间盘退变。与成人腰椎间盘中心的细胞距离最近的血管,与之距离为6~8mm,为了维持细胞的生存和功能,细胞需要足够的营养和有效的代谢产物(如乳酸)的排出。如果营养不能保证将影响基质的变化,甚至导致细胞的死亡,此亦可能是椎间盘退变的原因之一。

蛋白聚糖本身是多聚电解质的离子交换体,其离子含量高于周围血浆。在血浆和椎间盘的离子分布中维持电化学平衡。由于蛋白聚糖大分子上附有阴离子,椎间盘组织的离子总数总是大于血浆。在两者之间,可溶性离子数量的不同导致渗透压的存在。椎间盘组织中过多数量的离子,使椎间盘具有高渗透压。另一个作用于椎间盘渗透压的因素是受排斥的蛋白聚糖分子的大小和形状,在软骨样组织中,这一因素不显著。与Gibbs-Donnan离子分配方式相比较,蛋白聚糖的电荷密度可更加显著地影响渗透压。因而,渗透压依赖于蛋白聚糖电荷密度而不是分子的大小或聚合的程度。由于蛋白聚糖被紧密地聚集在一起,大量的糖胺聚糖链相互交织。这些糖胺聚糖链为基质提供有效孔径的小孔结构。由于糖胺聚糖的浓度越高,糖胺聚糖链越密,有效孔径越小,因此蛋白聚糖的浓度决定了基质的小孔结构而不是胶原框架。

基质小孔的平均孔径的大小依赖于蛋白聚糖的浓度,孔径的大小不仅控制水分在椎间盘中流动的速率,而且也控制组织中大溶质的分布,小溶质(如尿素)或简单离子,可穿越组织内的微孔。随着溶质分子量的增加,可穿越微孔的溶质变少。大分子结构的蛋白如血清白蛋白或更大的分子结构物质,在正常椎间盘髓核中受到排斥。随着蛋白聚糖的丢失,孔径变大,血清蛋白可进入椎间盘,使之浓度增加。有在老年人的椎间盘中检测出高浓度血清蛋白的报道。不仅大的溶质浓度受到蛋白聚糖含量的控制,而且蛋白聚糖浓度也控制离子分配。椎间盘组织中存在高浓度的阴离子,而阳离子的浓度甚低。钙含量对正常或病理的钙化都很重要。这一含量也受蛋白聚糖浓度的影响。无机离子可以调节一些细胞过程,如蛋白聚糖和胶原的合成,可能对细胞控制基质合成的速率提供反馈机制。

一些学者对离体椎间盘切片,测定椎间盘切片在水溶液中的形态、组织学变化和生物化学成分的改变,认为蛋白聚糖是构成椎间盘渗透压的主要因素。

(二) 影响软骨终板渗透的因素

1. 软骨终板不同部位和纤维环的影响　影响软骨终板渗透的因素,主要受软骨终板不同部位和纤维环的影响:离体的成人椎间盘组织退变性研究证实,溶质能部分透过软骨终板;软骨终板中央部分的渗透性较周围部分高。渗透性与椎体骨髓腔隙和软骨终板的透明软骨间的营养血管接触点有关。椎间盘与椎体骨髓腔隙的接触点仅占骨-软骨终板界面的10%。研究者进一步研究了椎间盘不同部分的渗透性。用核素标记的葡萄糖来测定离体椎间盘中葡萄糖的渗透性,发现在软骨终板中央部分有1/3的区域可以渗透,而周围部分仅有约1/10的区域能渗透。纤维环的葡萄糖弥散系数与关节软骨的葡萄糖弥散系数相似,亦即约为在无溶液情况下弥散系数值的1/3。软骨终板在髓核处溶质渗透占整个软骨终板的85%;在近内层纤维环处下降到35%;在近外层纤维环界面处则是完全不能渗透的。在37℃时,纤维环的渗透率为$1.8×10^{6}cm^{2}/s$,软骨终板的中央部分大约为此值的1/5,软骨终板的周围部分约为1/10。Maroudas重新测定椎间盘对葡萄糖的渗透率,结果为:软骨终板$1.6×10^{6}cm^{2}/s$,纤维环$1.7×10^{6}cm^{2}/s$。总的说来,软骨终板周围部分的渗透率明显低于中央部分。椎间盘的平均细胞密度为 6 400/mm²，此值明显低于关节软骨的细胞密度 14 000～15 000/mm³。依据软骨对葡萄糖的渗透率，仅依靠弥散作用，是不足以营养整个椎间盘的，而营养的减少将关系到椎间盘的退变。

以上离体椎间盘的观察有一定的局限性：一是失去蛋白聚糖的椎间盘与浸入溶液中的椎间盘，在切片下水肿明显；二是在无血液循环的情况下，软骨终板下的椎体毛细血管闭塞，降低了输送率。为此，有学者通过狗的动物实验观察到在活体情况下椎间盘的营养代谢。以用核素³⁵S 标记硫酸离子和核素³H 标记甲基葡萄糖做渗透试验。结果表明，溶质进入椎间盘内是一种被动渗透。人体最大的腰椎间盘前后径可达 5cm以上，经软骨终板渗透通路为最主要的营养方式。

2. 溶质类型的影响 溶质渗入椎间盘依据两个因素：一是在骨与椎间盘界面血管接触的比例，这一因素不受溶质的影响；二是溶质的类型，亦即溶质所带电荷及其大小。在狗的椎间盘，软骨终板界面的总面积，相当于纤维环外层面积的 2 倍，然而仅有一半的软骨终板面积参与渗透过程。其中不带电荷的溶质（如葡萄糖或氧）以近等量的溶质通过软骨终板和纤维环进入椎间盘内；带负电荷的溶质（如硫酸阴离子）因为有排斥现象，通过软骨终板渗入椎间盘较少，仅有 1/3 的硫酸阴离子进入；而阳离子（如钙离子）通过软骨终板渗入较多。硫酸阴离子在椎间盘内代谢缓慢，其代谢率类似于关节软骨。硫酸阴离子在纤维环的边缘代谢最快，该处糖胺聚糖浓度低，而糖胺聚糖浓度最低处在髓核。这样如在软骨终板钙化的情况下，在远离纤维环边缘的区域就可能存在硫酸阴离子不足的危险。

基质中溶质的运动与分配具有重要的生理作用。首先，离子的浓度决定了椎间盘的渗透压。其次，在大分子基质结构合成的过程中，必须通过基质到细胞内。小分子的营养物质（如氧、葡萄糖）等较大分子结构的营养物质（如酶、激素等），更依赖基质的分配系数（partition coefficient）分布于细胞的周围。溶质从血浆进入椎间盘基质主要为被动弥散，细胞外基质孔径的大小、弥散系数和液体渗透系数可调节溶质的流量。溶质的弥散对于细胞的营养和代谢废物的排出至关重要。在人类，每天约有 16 个小时椎间盘液体流动的方向呈向外流动。经计算，以对流方式的溶质流动在椎间盘不超过 3%。然而因为椎间盘中溶质弥散距离较长，在椎间盘一些区域内又有特定的供应范围，因此细胞溶质的摄取率、水含量对溶质的输送，椎间盘与血管间的接触区域，椎间盘基质中溶质的弥散率和椎间盘与血浆间的溶质分配系数，对保持正常的椎间盘甚为重要。

从以上的研究结果可以看出，椎间盘的营养一是来自纤维环周围的血管和新生儿出生后 8 个月以前软骨终板下的血管，二是主要依靠软骨终板的渗透。渗透率受以下因素影响：①软骨与椎体骨松质界面的血管接触点；②软骨终板的外周部分较中央部分渗透率低；③不同溶质的渗透率不一，阳离子的渗透率高，阴离子的渗透率甚低。

（三）椎间盘氧耗量

椎间盘氧耗量较低。纤维环外层的氧耗量大约是 0.01ml/（mg·h）（湿重组织），而髓核约为 0.004ml/（mg·h）（湿重组织），椎间盘产生乳酸 0.01～0.02μg/（mg·h）（湿重组织）。在活体髓核的中央部分，用氧微电极测定（oxygen microelectrode）氧张力约为 10mmHg。在切下的椎间盘组织中的乳酸值明显高于血浆内的。Holm 研究显示，即使在高氧状态，椎间盘主要为无氧代谢，仅 1.5% 的氧转化为二氧化碳，氧浓度在不同椎间盘区域不同，在纤维环外层和近软骨终板处最高，在髓核中央和纤维环内层最低，乳酸产生依据氧张力水平，当氧张力由 70mmHg 降到 7mmHg 时，乳酸增加 40%，乳酸的浓度在髓核处高于血中或软骨终板区的 5～8 倍。高乳酸和低 pH 可增加基质降解酶的活性。pH 降低亦可使蛋白聚糖的合成降低。虽然椎间盘内的细胞和关节软骨细胞一样具有在无氧代谢情况下的工作能力，但是在非常低的氧张力下，可产生某些副作用。如乳酸和糖胺聚糖的产生，影响在离开血管接触点处的乳酸和二氧化碳的排出，这样会导致 pH 下降，促使某些依据 pH 变化的蛋白溶酶的活力增加，影响椎间盘的营养。

（四）影响椎间盘营养的因素

1. 运动 许多运动可能影响椎间盘的血液流变学系统，影响椎间盘细胞的运递功能和代谢。实验结果表明，在一些情况下，运动可以改善椎间盘的营养。甚至呼吸对脊柱功能运动单位的正常营养供应亦起到重要作用。但在另一些情况下，运动则有损害作用。目前，很难预言运动的效果。中等强度的运动可能是有益的。首先,持续运动及持续外部承载下,椎间盘髓核内发生液体丢失和变形。当椎间盘体积发生变化时,可以影响椎间盘中央营养物质的浓度。此外,运动可能以某种方式影响椎间盘周边的循环,改变代谢物质到达椎间盘的速率。再者,椎间盘的自身运动改变其血液溶质的浓度,如乳酸升高和葡萄糖降低影响椎间盘内的 pH。在正常椎间盘中,这些变化直接而可逆,而退变椎间盘中,运递功能受到干扰,并在一定程度上没有满意的可逆性的运递功能。

在不同的运动方式之后的蛋白聚糖合成是否存在变化,尚不清楚。以中速缓步行进没有蛋白聚糖降解的迹象,椎间盘的溶质运转速率加快,同时细胞内的消耗速率亦增加。在小动物的踏车试验中,10 周内即可出现严重的退变。

在使用"实验两足动物"的研究中,发现适应站立姿势,可在这些动物的椎间盘髓核中诱发退变。可能的解释是,在椎体与椎间盘之间的钙化层增厚,同时可能通过软骨终板的营养通路受到钙化的增加或细胞肥大的干扰,引起椎间盘的退变。

2. **椎间盘节段的融合**　相邻于脊柱融合的椎间盘节段,改变了机械应力及相邻椎间盘的基质成分。椎间盘中多种溶质的浓度梯度,以及分子合成和代谢,在短期制动内即受到很大程度的影响。这些变化表明,在融合后椎间盘代谢活性下降,可能有部分细胞死亡。融合节段的椎间盘出现显著的乳酸浓度增加和高氧浓度。其机制是从椎间盘中转运乳酸的速率降低,部分关闭了通过软骨终板这一重要通路,使溶质运动逸出受阻、代谢产物积累。

3. **过度承载或振动**　对脊柱和椎间盘过度承载或振动,将对椎间盘的结构、细胞和大分子基质成分的合成产生不利影响。使用低频振动对营养因素进行实验研究,将麻醉动物以垂直位置于振动平台上,使用 5Hz 的频率,结果出现椎间盘内氧张力和细胞活性明显下降。随着振动时间的延长,硫酸软骨素的摄取下降和水含量减少,特别在髓核此现象更为明显。水分的丢失率超过了弥散转运的能力。椎间盘的高度显著降低,说明振动时另外增加了溶质的流动通路和/或增加了弥散效率。

4. **吸烟**　任何对椎间盘周围毛细血管网产生的干扰,都是椎间盘营养供应的潜在危险因素。毛细血管中的溶质传递效率、溶质弥散和细胞摄取率对椎间盘的营养供应甚为重要。因素之一即是吸烟,可成为毛细血管阻断和狭窄并进而构成影响血流的潜在危险因素。在最近进行的实验研究中,动物暴露在香烟烟雾中,从 20~30 分钟直到 3 小时,结果出现血液流效率下降、毛细血管显著收缩。在暴露 20~30 分钟后,溶质的传递就开始显著下降。同时观察到代谢废物的蓄积,说明向椎间盘组织外的转运效率的下降。

转运效率的差别,表现为转运通路受到带电荷、不带电荷分子的不同影响,孔径大小、分子排斥和浓度梯度均是可能的重要参数。说明椎间盘对于周围血管血液流变学的影响甚为敏感。当血管关闭或狭窄时,交换区域减少,转运到细胞的营养物质及废物的排出受限,不能满足功能基质生存的能量需求,细胞反应加速,甚而导致细胞的死亡。

这些发现表明,吸烟影响椎间盘外的循环系统和椎间盘内细胞营养的摄取速率、代谢产物的产生,通过降低进入椎间盘基质中的代谢活动和代谢产物的蓄积,在一段时间后,不可避免地出现营养不足,引起细胞功能障碍。

总之,细胞对溶质的摄入率、液体流量、溶质的分布、椎间盘基质中溶质的弥散、椎间盘和血浆之间溶质的分配等许多因素均会影响椎间盘的营养。

不同的运动方式和制动对椎间盘基质和细胞代谢具有长期影响。脊柱节段融合,对融合节段和相邻节段都发生同样的营养影响。尽管对不同的运动方式进行比较甚为困难,但一般倾向于中度的运动可改善溶质的转运和椎间盘细胞的代谢,提供最合适的血液流变学功能,这对健康的、功能满意的椎间盘实属必需。椎间盘承载的移除可以引起有害的改变。轴向振动和吸烟通过影响周围毛细血管网和降低溶质进出椎间盘组织的转运效率,引起显著的转运功能下降和代谢的改变。

应该指出的是,实验研究所获得的结果,应当在相当谨慎的情况下应用和推论于人。尽管运动、振动、吸烟影响椎间盘的营养,但对椎间盘健康的长期影响尚未有报道。为了解椎间盘的营养特性和功能,我们还需要了解运动的类型和强度、节段承载的分布和反应、血流的可逆性和椎间盘细胞的反应。

（岳斌　胡有谷　陈晓亮　王超）

参 考 文 献

[1] SCANZELLO C R,GOLDRING S R. The role of synoVitis in osteoarthritis pathogenesis[J]. Bone,2012,5l(2):249-257.

[2] PICHAISAK W,CHOTIYARNWONG C,CHOTIYARNWONG P,Facet joint orientation and tropism in lumbar degeneratiVe disc disease and spondylolisthesis[J]. J Med Assoc Thai,2015,98(4):373-379.

[3] XIN Z,YUAN L,SONG Z,et al. The correlation between mdiographic and pathologic grading of lumbar facet joint degeneration[J]. BMC Med Imaging,2016,16(1):1-8.

[4] LI W,WANG S,XIA Q,et al. Lumbar facet joint motion in patients with degenerative disc disease at affected and adjacent levels:an in vivo biomechanical study[J]. Spine,2011,36(10):629-637.

[5] SHI N N,SHEN G Q,HE S Y,et al. Epidemiology investigation and biomechanics analyses for the correlation between sacroiliac joint disorder and lumbar intervertebral disc degeneration[J]. Zhongguo Gushang,2014,27(7):560-564.

[6] VARLOTTA G P,LEFKOWITZ T R,SCHWEITZER M,et al. The lumbar facet joint:a review of current knowledge:part 11:anatomy,biomechanics,and grading[J]. Skeletal Radiol,2011,40(1):13-23.

[7] CMSBY N D,WINKELSTEIN B A. Spinal astrocytic thrombospondin 4 lnduced by excltatory neumnal signaling mediates pain after facet capsule injury[J]. Ann Biomed Eng,2016,44(11):3215-3224.

[8] RAGUSA P S,HILL R V. Ihe role of the elastic fiber system in the pathogenesis of osteoaIthritis and knee joint laxity[J]. Anat Sci Int,2011,86(4):219-224.

[9] CHADHA M,SHARMA G,ARORA S S,et al. Association of facet tropism with lumbar disc herniation[J]. Eur Spine J,2013,22(5):1045-1052.

[10] 陈伯华,夏玉军,周秉文,等.腰骶神经节的应用解剖及临床意义[J].中华骨科杂志,1994,14(4):213-215.

[11] O' SULLIVAN P B,GRAHAMALAW K M,KENDELL M,et al. The effect of different standing and sitting postures on trunk muscle activity in a pain-free population[J]. Spine,2002,27(11):1238-1244.

[12] 刘邦忠,李泽兵,何萍,等.慢性腰痛患者在脊柱突然失衡时多裂肌的肌电表现[J].中国康复医学杂志,2003,18(10):609-611.

[13] NG J K,RICHARDSON C A,PARNIANPOUR M,et al. EMG activity of trunkmuscles and torque output during isometric axial rolation exertion:acomparison between back pain patient and matched controls[J]. J Orthop Res,2002,20(1):112-121.

[14] PENNING L. Psoas muscle and lumbar spine stability:a concept uniting exiting controversies. Critical review and hypothesis[J]. Eur Spine J,2000,9(6):577-585.

[15] BARKER K L,SHAMLEY D R,JACKSON D. Changes in the cross-sectional area of multifidus and psoas in patients with unilateral back pain[J]. Spine,2004,29(22):E515-E519.

[16] 董有志.腰大肌发育不良2例[J].中国医学影像学技术,2008,24(5):788.

[17] FREI H,OXLAND T R,RATHONYI G C,et al. The effect of nucleotomy on lumbar spine mechanics in compression and shear loading[J]. Spine,2001,26(19):2080-2089.

[18] 伦立民,郭英华,邱玉金,等.腰椎间盘弹性蛋白五肽的测定及临床意义[J].中华骨科杂志,1997,17(8):495-497.

[19] 邱玉金,胡有谷,张金兰,等.腰椎间盘内弹性蛋白分布的观察与定量分析[J].中国脊柱脊髓杂志,2000,10(2):96-98.

[20] 邱玉金,胡有谷,夏精武,等.腰椎间盘弹性蛋白超微结构观察[J].中华骨科杂志,1998,18(3):157-160.

脊柱和椎间盘的生物力学

脊柱是人体的主要支撑结构,它不仅可以提供人体的运动功能,且它的解剖特征具有保护脊髓及神经根的功能。脊柱具有支撑、稳定躯干并提供人体运动的功能,为了符合上述两个目的,脊柱形成了一个多关节节段的组织。通过多关节节段组织,每个脊柱的运动节段只要提供一部分的运动范围,即可完成大范围的运动。另一方面,脊柱虽然可产生大范围的运动,但为了让人体脊柱在合理的生理范围中产生动作,且不会因过多的运动而产生伤害,在脊柱周围便有许多韧带来协助稳定,而脊椎的关节突关节也可支撑一部分剪力及压力来分担力量,其余的主要力量便由椎间盘、椎体承担,同时依靠脊柱肌肉的收缩来稳定人体脊柱。所以,脊柱所发展出的运动学及运动力学不同于一般活动关节。下列几节中,首先介绍每个脊椎的功能性解剖特征,再进一步探讨脊柱的运动形态及受力分析。此外,在临床上常看到许多背痛是由椎间盘突出所引起,而椎间盘的生物力学特点又完全不同于其他骨组织,因此本章在最后一节将特别介绍椎间盘的生物力学。

第一节　脊柱的功能解剖

脊柱是由 32~34 个椎骨及 23 个椎间盘所构成。根据脊柱矢状面的弯曲特点,以及椎骨形状与尺寸上的不同可分为 5 个区段:颈椎 7 节,胸椎 12 节,腰椎 5 节,骶椎 5 节,尾椎 3~5 节。其中颈椎、胸椎及腰椎的 24 个椎骨间各有一纤维性的软组织介于其间,起吸收外加冲击力的能量并增加及稳定脊柱自由度的作用,这些软组织被称为椎间盘。但在骶椎与尾椎部分,相邻的椎骨融合起来,成为不可动的集合体。

由于脊柱是由一系列椎骨及椎间盘所组成的,因此主要的作用是支持体重及提供运动功能,且有保护脊髓神经的功能。根据脊柱的生理结构及特性,其愈往尾端所承受的压力愈大,故椎骨的体积也是由上而下逐渐增大的。脊柱的椎间关节是最脆弱的关节,其中又以 L_5S_1 椎间盘最易受到伤害。

由生物力学与解剖学综合观之,脊柱的整体结构是由椎体、椎间盘、关节突关节、韧带等所组成的,每个结构各有其所代表的力学特点。椎体与椎间盘主要是承受压力,表现为椎体的骨小梁呈纵向排列。关节突关节主要承受剪力及轴向扭力。椎间韧带为一可承受张力的结构,主要是防止过大的屈曲运动。两相邻椎体、椎间盘及韧带共同构成脊柱的运动节段,即脊柱的功能性单位。

而相邻椎体之间的椎间盘,由于它的特殊黏弹结构,因此可以承受不同负荷及弯曲。当人体直立站立时,不论是前屈、侧弯还是后伸,皆会产生张应力。而扭转则是通过骨盆不动的状态下,使椎间盘产生剪应力。因此当人体在进行屈曲及旋转时,会造成椎间盘同时发生压应力、张应力及剪应力的综合应力。

一、椎体

椎体主要承受压力,因此它的骨小梁结构皆因需要对抗垂直压力而呈纵向排列,但由于人体的受力是由上往下递增的,因此人体椎体所承受的压力强度也是由上往下逐渐增加的(图 4-1)。椎体的破坏常来自压力,在椎体最常见的伤害是压迫性骨折及爆裂性骨折,椎体在骨质不佳或承受大且高速压力的情况下,会发生塌陷,骨折块突向椎管。椎体的受压强度与性别、年龄及体重有关。例如,椎体骨松质在 40 岁以前,可承受到椎体上 55% 的应力,但到 40 岁以后,椎体骨松质仅能承受 35% 的应力。

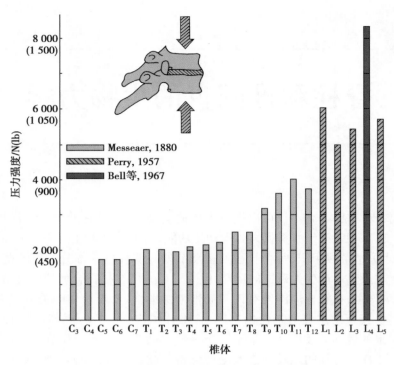

图 4-1　不同椎体所承受的压力强度

此外,椎体亦常在低应力状态下受伤,即所谓疲劳伤害,椎体在重复受力 5 000 次的情况下,能承受的压力强度仅剩下 50%,其破坏常发生在终板或终板下的骨小梁,可能是邻近椎间盘髓核突入椎体所致。疲劳伤害在人生中较常发生,因为在大多数尸体的椎体内发现骨小梁有微骨折及骨愈合的现象。当椎体在承受 4~5Hz 自然频率的振动时,会因共振(resonance)产生较大的相对位移,需要较大的肌力来维持上身的稳定,肌力增加会导致脊柱压力的增加,从而加速疲劳伤害。另外,当腰椎在高度前屈时会导致后侧纤维环骨附着处的纤维从椎体后缘拉起,长此以往可造成骨的增生。

二、关节突关节

关节突关节依据不同的脊柱节段有不同的角度及方向。在腰椎,关节突关节在矢状面与地面呈 90°并相互平行排列,在水平面与冠状面呈 45°的夹角,因此在人体前屈的过程中,腰部的竖脊肌(erector spinae)需要承受较大的力量,但胸部的竖脊肌所需承受的力量就较小,因为胸椎的关节突关节在矢状面与地面呈 60°的夹角,因此在前屈过程中,关节突关节可产生接触而间接减少了竖脊肌所需承受的力量(图 4-2)。此外,也因为关节突关节不同的夹角变化,脊柱的运动节段通常会产生联合运动(couple motion),也就是当脊柱侧凸时,通常会因关节突关节的接触,通过力量传递而产生轴向旋转,或是当脊柱前屈时,会合并产生少许的前向位移。当颈椎侧向弯曲时,颈椎也会同时伴有扭转的动作。

从关节突关节的几何位置来看,腰椎关节突关节的方向并不适合抵抗脊柱的轴向压力,因为它在矢状面呈平行排列。但是当腰椎后仰时,下关节突将会因关节面之间的接触而产生高应力集中的现象,尤其是有蠕变(creep)现象发生。当椎间盘高度及含水量减低时,关节突关节的压应力会上升而造成关节面的退化。当腰椎有轴向旋转动作时,更会造成关节突关节的伤害,这类伤害大都发生在有前屈、后伸、侧弯或旋转的情形下。因此对于关节突关节的退化,首先造成的影响便是关节突关节的增生,进而压迫神经根,故在手术时需行关节突关节切除术(facetectomy)。由于关节突关节本身可以作为重要的稳定结构承受外力,因此在关节突关节被切除后,会立刻造成运动范围的增加。完全切除腰椎关节突关节,与正常腰椎相比,造成在旋转运动的运动范围增加 1 倍,前屈范围则增加 60% 以上,后伸范围增加 70%,侧弯范围增加 10% 以上。仅做单侧的关节突关节切除,则运动范围增加仅在 50% 以内(图 4-3)。

全部关节突关节切除的腰椎在旋转动作时表现出明显的不稳定;单侧关节突关节或是部分关节突关节切除造成旋转稳定度的部分损失。

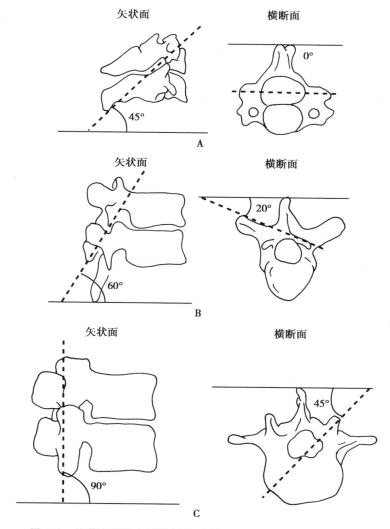

图 4-2　关节突关节在颈椎（A）、胸椎（B）和腰椎（C）的不同夹角

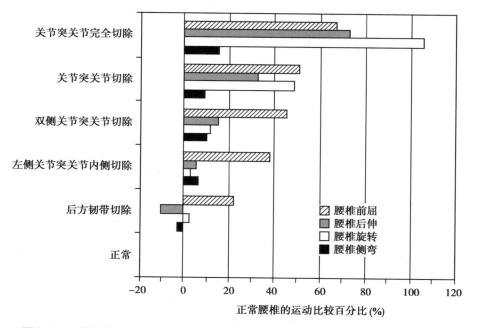

图 4-3　正常腰椎与关节突关节切除后腰椎前屈、后伸、旋转及侧弯的运动范围比较

三、脊柱韧带

脊柱韧带的主要功能是协助脊柱保持稳定,并产生适当的运动范围。但由于每个韧带的形态不同,其生物力学强度也不同。腰椎韧带的横截面积通常较颈椎韧带的横截面积大(表4-1)。黄韧带的横截面积最大,其次为前纵韧带。但对于腰椎韧带的受力而言,以前纵韧带的强度最大,可达390~510N,其余韧带群的强度则仅在100~384N。形变量以棘上韧带最大,可达25mm,其余韧带分别在15mm以内。这些韧带对外力的抵抗强度与解剖位置有相依的关系。当腰椎前屈时,仅有前纵韧带处于松弛状态,其余皆由脊柱后方韧带来产生拉力抵抗前屈力矩,韧带对于前屈力矩的拮抗大小,由大到小依次为棘间韧带、关节囊韧带及黄韧带。而这些韧带拮抗弯曲的能力大小恰与距离腰椎前屈的旋转中心的力臂长短成正比关系(图4-4)。对于棘上韧带而言,由于它的刚性值(stiffness)太小,因此对于前屈力矩的拮抗有限。对于后伸力矩而言,其主要的拮抗韧带是前纵韧带;扭转力矩主要的拮抗韧带是关节囊韧带;侧弯力矩主要的拮抗韧带是横突间韧带。但由于韧带是承受拉力的结构,因此它的伤害主要发生在脊柱高度屈曲的情况下,伤害具体表现为韧带的拉力破坏。

表4-1 颈椎及腰椎韧带的横截面积及长度比较

区域	韧带	横截面积/mm²	长度/mm
颈椎(C₁/₂)	寰椎横韧带	18	20
腰椎	翼状韧带	22	11
	前纵韧带	53	13
	后纵韧带	16	11
	黄韧带	67	19
	棘间韧带	26	—
	棘上韧带	23	11

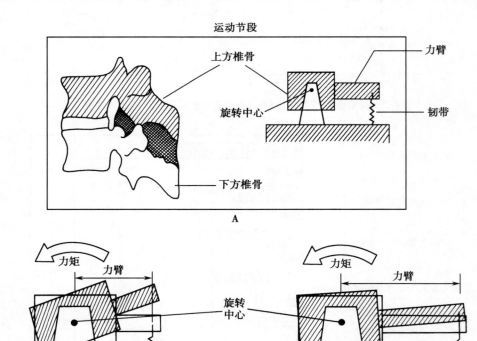

图4-4 韧带拮抗弯曲的能力与距离旋转中心的力臂长短的关系示意
A. 当脊柱前屈时,韧带如同弹簧一样支撑在后面,而旋转中心会落在椎体的中央位置;B. 牵张越大,弹簧越长,可提供的力臂越小,可有效抵抗旋转力矩;C. 韧带牵张小于图B,力臂较大。

第二节 脊柱的运动学

脊柱在空间运动中,有6个自由度的变化,包括前屈-后伸、侧弯、旋转及三个平移(translation)。每个运动节段的运动范围在不同的椎骨有不同程度的变化。其中在前屈及后伸的过程中,上胸椎的运动范围为4°左右,下胸椎可达12°左右,其原因是胸椎的关节突关节在矢状面与地面呈60°的夹角,在前后屈伸时,便会产生关节突关节的接触。但是到了腰椎,其关节突关节在矢状面与地面呈90°夹角,且相互平行排列,因此对于前屈可产生较大的运动范围,且腰椎位置愈往下,所产生的运动范围愈大,腰骶椎最大前后屈伸范围可达20°。在侧弯负荷下,由于脊柱的关节突关节皆有其限制作用,因此下胸椎的运动范围为8°~9°,而在上胸椎及腰椎为6°左右,可见脊柱侧弯的整体差异不大。反而是在扭转负荷下,腰椎平行排列的关节突关节造成在旋转时产生极大的拮抗负荷,因此在腰椎节段的运动范围仅为2°;$C_{1/2}$的关节突关节,因为关节面在旋转时没有产生接触的行为,因此无法有效抵抗旋转,造成非常大的运动范围,以提供人体头部的转动(图4-5)。

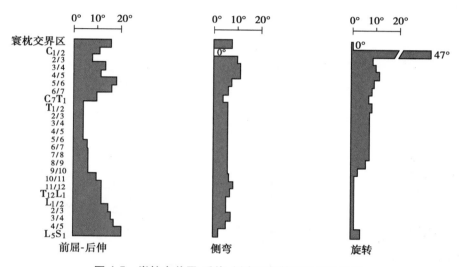

图 4-5 脊柱在前屈-后伸、侧弯及旋转时的运动范围

脊柱的每个运动节段皆有不同程度的运动形态,但不论如何变化,皆会绕着某个瞬时旋转中心的区域进行转动的动作(图4-6)。脊柱在发生退变后,其瞬时旋转中心的路径会发生变化(图4-7)。在正常腰椎节段,$L_{4/5}$的瞬时旋转中心位置路径如同一个小圆,但在发生椎间盘退变后,每一点的瞬时旋转中心都会随着运动角度有明显的跳动,且不会集中在固定区域中。除此之外,脊柱的运动范围明显与年龄有关,从年轻到老年,其运动范围约减少30%,且当进行扭转动作时,其连结运动包括侧弯及前屈明显有增加的趋势。而丧失的胸腰椎运动范围将由颈椎及髋关节进行代偿,以完成日常生活中的各项活动。

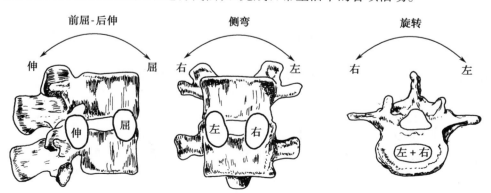

图 4-6 脊柱在前屈-后伸、侧弯及旋转的瞬时旋转中心区域范围

在人体进行前屈运动时,主要是由腹肌及腰大肌来完成的,并借由竖脊肌来控制前屈的动作变化。其中,当脊柱前屈在 50° 或 60° 左右的范围内时,皆可由脊柱独立完成,但在进行进一步的前屈动作时,则通过肌群带动骨盆,开始进行髋关节的弯曲动作(图 4-8)。而脊柱在进行侧弯时,其运动的控制主要发生在胸椎及腰椎。胸椎的关节突关节的角度允许其进行侧弯动作,但是受限于肋骨的形态,肋骨本身也可以增加脊柱的稳定度,因此含肋骨的脊柱节段,其侧弯的运动范围便较小,也就是刚性值较高。由于脊柱会因关节突关节角度的影响产生旋转的运动,故脊柱在进行侧弯时,除了张力侧会产生肌肉收缩外,在弯曲的压力侧也会因脊柱的联合运动而产生少许的肌肉收缩。

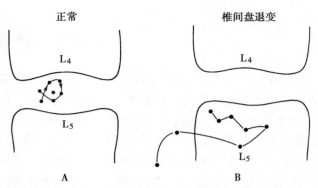

图 4-7　椎间盘正常和退变时的瞬时旋转中心路径
A. 正常椎间盘的瞬时旋转中心,人体腰椎 $L_{4/5}$ 进行前屈时,其路径变化较小,集中在固定区域;B. 椎间盘退变,其瞬时旋转中心路径偏移到椎间盘外面。

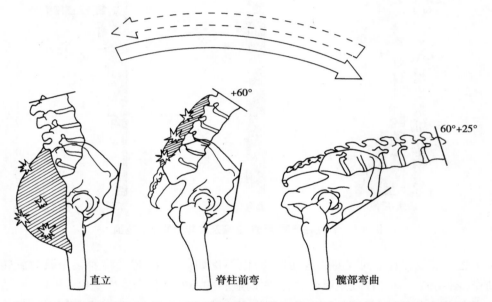

直立　　　　脊柱前弯　　　　髋部弯曲

图 4-8　腰椎前屈超过 60° 时,肌群便开始带动骨盆运动,使髋关节产生前屈的运动,以增加人体屈曲的角度

第三节　脊柱的运动力学

脊柱对于外力的承受能力主要依靠肌肉的收缩及脊柱本身的刚性,但主要的稳定性来源还是脊柱附近的肌群。若是没有脊柱附近的肌群来协助脊柱承受外力,而仅仅依靠胸椎及腰椎,则只能承受 20~40N 的外力,过大的外力会造成脊柱的折屈。但即使人体的肌群及脊柱可抵抗外力,也会因不同的姿势或是不同的负荷状态而导致脊柱受力的改变。

在人体直立站立时,重心线通过 L_4 的前缘(图 4-9)。竖脊肌的收缩及脊柱韧带群共同协助稳定脊柱,腹直肌也会有少许的肌肉收缩来支撑脊柱。除此之外,脊柱周围腰大肌的收缩也会改变骨盆的角度,进而引起姿势的变化,最后造成脊柱受力的改变。当人体脊柱直立时,骨盆与骶椎的夹角约为 30°,而此时肌群收缩如上面所述(图 4-10A)。但当人体放松站立时,骨盆与骶椎的夹角小于 30°,人体腰椎前凸曲线变得比较平坦,此时经由改变重心线使人体的能量消耗尽量达到最小,以减少肌群的收缩(图 4-10B)。相反,当人体腰椎前凸增加及胸椎后凸增加时,则骨盆与骶椎的夹角超过 30°,进而引起脊柱的受力变化(图 4-10C)。

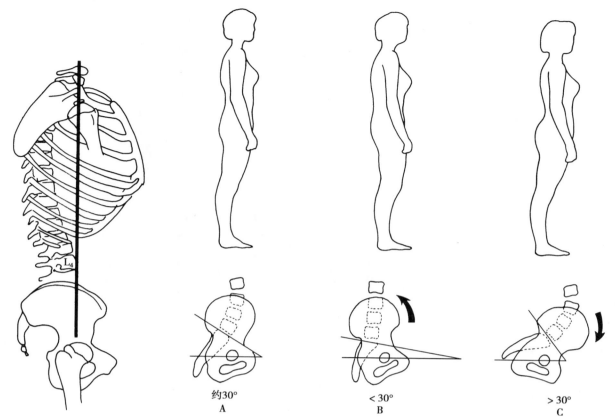

图 4-9　人体在直立站立时，
重心线通过 L₄ 椎体的前缘

图 4-10　不同的骨盆变化，造成不同的腰椎曲率，进而影响腰椎受力的变化
A. 脊柱直立时；B. 人体放松站立时；C. 人体腰椎前凸增加及胸椎后凸增加时。

　　这样的变化主要源于人体姿势的改变对重心变化的影响，而人体为了达到静态平衡，势必通过肌群收缩的变化来抵抗外部的受力，因此姿势的调整与脊柱受力分布有相依的关系。有限元模型计算腰椎各结构的受力分布与腰椎的前凸曲线之间的关系，结果指出在腰椎前凸曲线较平的状态下，给一个较大的垂直压力负荷，所产生的椎间盘纤维应变较小，且不会产生较大的椎间盘压力及韧带张力。但若是给予腰椎一个较大的屈曲角度，却会造成椎间盘髓核压力增加、纤维环应变增加及关节突关节接触力及韧带张力增加。因此过度的屈曲会导致脊柱各结构的变化。但即便如此，腰椎曲线也不能太直，否则也会导致腰背平直的腰背痛症状。所以关于正常人的腰椎曲线分布，研究者对 76 名女性和 73 名男性（总平均年龄为 50 岁）的腰椎曲线进行研究，发现正常人的腰椎角度在矢状面上是从 L₁ 的 33° 到 L₅ 的 -12.1° 之间。研究也指出在 35 岁以下、35~60 岁及 60 岁以上这三个组群，腰椎的曲线变化有明显的不同。

　　此外，脊柱的缺陷也会造成脊柱曲线的改变，进而改变脊柱受力的分布。如腰椎椎弓崩裂合并脊柱滑脱，使椎体产生向前的位移，而导致人体重心向前位移，同时为了代偿这个重心位置的改变，在脊椎滑脱处上方的躯干向后移动，无形中增加了腰椎前凸曲线，导致此部位椎间盘上承受更多应力。

　　上述研究表明椎间盘髓核内压随着人体动作或外在环境的影响而发生变化。体内测试椎间盘髓核内压，结果指出一个轻松无负荷的坐姿，其髓核内压低于站立的姿势；人体在直立站立时，脊柱受力约为 800N，但改变到直立坐姿时，脊柱的受力增加到 996N。在人体前屈时，也会造成重心前移，而导致作用力臂的增加，致使髓核内压的改变。设定人体站立的椎间盘髓核内压为 100%，在弯腰及提重物时皆造成髓核内压的增加，最高可达直立站立位的 4 倍以上，而在卧位时，髓核内压则明显下降（图 4-11）。髓核内压的大小可以反映脊柱受力的情况，而脊柱内压也是造成脊柱在前屈动作下，椎间盘纤维环前方呈突出状态、后方呈张力状态的原因，由此造成内部的髓核向后方挤压。所以一旦椎间盘纤维环破裂或是髓核内压太大，都会导致椎间盘向后侧方突出，若在此状态下，再加入扭转的动作，则会使得椎间盘的后侧方突出更为明显。

　　脊柱在有支具保护和没有支具保护的情况下，椎间盘髓核内压也不相同。背部的支具能减少肌群收

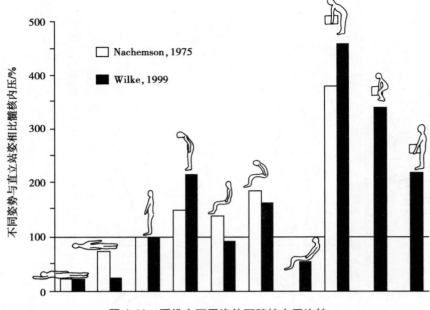

图 4-11　腰椎在不同姿势下髓核内压比较

缩,从而减少髓核内压。在人体搬运过程中,其搬运对象的大小、重量及身体姿势皆会影响脊柱负荷。持不同尺寸和形状但物重相同的箱子,由于物重距离腰椎的力臂长短不同,而使脊柱产生不同大小的腰椎后凸力矩,即使是相同物重、形状和尺寸,在不同的姿势下,也会产生不同的腰椎后凸力矩(图 4-12、图 4-13)。

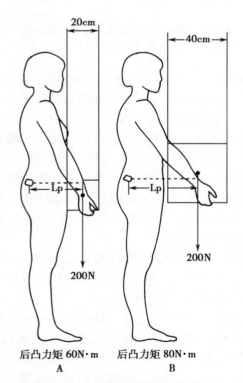

图 4-12　搬运重量相同的重物,但物件形状和尺寸不同,会产生不同的腰椎后凸力矩
A. 力臂(Lp)为 30cm,所以对腰椎产生 60N·m(200×0.3)的后凸力矩;B. 力臂为 40cm,所以对腰椎产生 80N·m(200×0.4)的后凸力矩。

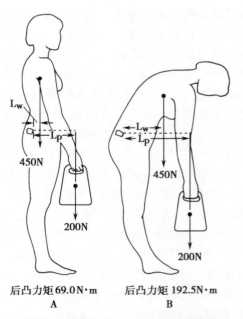

图 4-13　搬运重量及形状、尺寸相同的重物,但搬运姿势不同,会产生不同的腰椎后凸力矩
A. 力臂(Lp)为 30cm,自身重心的力臂(Lw)为 2cm,所以对腰椎产生 69.0N·m(200×0.3+450×0.02)的后凸力矩;B. 力臂为 40cm,Lw 为 25cm,所以对腰椎产生 192.5N·m(200×0.4+450×0.25)的后凸力矩。

　　脊柱的腹内压也对脊柱的稳定有直接的帮助,因为人体借呼气和吸气于腹部产生压差,形成一股作用压力,而这样的腹内压的产生可使腹部形成一个圆柱状的刚性空气柱,以协助支撑上半身。此原理首先由Bartelink(1957)和Morris(1961)等人所提出,即腹内压会对人体产生一个抵抗腰椎前凸的力矩,以增加搬运力矩,并且进一步减少椎间盘的垂直受力(图4-14)。腹内压可协助抵抗10%~40%的腰椎前凸力矩。关于腹内压的来源,除了呼吸外,检测腹部肌肉肌电图(EMG),发现腹部的横向肌群也是产生腹内压的来源,当横向肌群收缩时,便会产生腹内压,且由于是横向肌群收缩,并不会产生腰椎后凸力矩。由于腹内压是由于呼吸的进气量和出气量所产生,运用EMG探讨姿势控制的稳定度发现人体姿势控制可由下肢与骨盆的移动做代偿性的调整,进而影响呼吸量的调节,最后改变腹内压。产生这些机制的作用皆是使脊柱产生较小的作用外力,而达成对外力的拮抗。

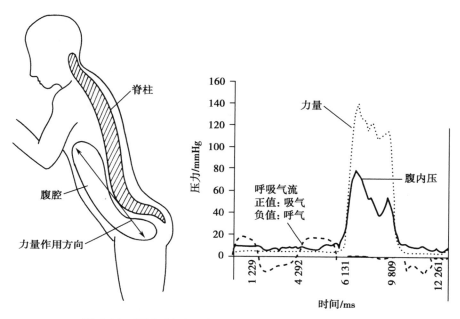

图4-14　通过呼气和吸气形成腹内压,以抵抗腰椎前凸力矩

第四节　椎间盘的生物力学特性

　　椎间盘的生物力学特性是同时介于硬组织与软组织之间,因为它的组成同时包含固相及液相组织,是标准的双相物质之复合材料结构。通常固相组织会有弹性特征的表现,液相组织有黏滞性的表现,综合上述两种特征,椎间盘便产生黏弹特性。

一、弹性特征

　　椎间盘本身具有黏弹特性(viscoelastic characteristic),因此同时具有弹性及黏滞性,此特性会造成椎间盘在受力后,因材料的特征而使受力的大小有所不同。在负载速度比较低时,可以将椎间盘的黏弹特性的影响降到最低。此外,椎间盘在受力后,会因内部结构的不同而造成髓核及纤维环等受力的不同。例如人体在站立时,虽直接承受重力,但是髓核部分是承受压力,而纤维环部分是承受张力。因此下面将椎间盘的弹性特征(elastic characteristics)分成压力、张力、弯曲及扭转所表现出来的生物力学行为逐一叙述。

　　1. 压力和张力　椎间盘主要是承受压力,通常椎间盘在起始受压时,会产生较大的变形,也就是对于一开始的低负荷比较无法承受。但随着负荷逐渐增加,椎间盘本身的刚性也逐渐提升。因此椎间盘在低负荷时,可以产生比较高的弯曲度;而在高负荷时,反而可以产生较高的稳定度。但是,一旦椎间盘的完整性发生破坏,则椎体上的终板便可发生骨折,而椎间盘没有损伤。因此在骨质疏松的椎骨中,可看到终板塌陷于椎体内。但是退化椎间盘在承受压力时,所表现出来的强度比正常椎间盘高,其原因是退化椎间盘含水量减少,造成椎间盘黏滞性减少,反而造成刚性的增加。此外,椎间盘虽然受到压力,但由于髓核是接近不可压缩的特性,因此在受压时椎间盘前缘产生较高的压力,但在椎间盘后缘受到髓核内压的影响,会产生4~5倍的张力(图4-15)。

关于椎间盘的张力性质,在前屈状态时较显著,即当人体前屈时,椎间盘后方处于张力状态,而在后伸时,则恰好相反。此外,椎间盘的强度因其内部位置的不同而有所区别。将椎间盘切成许多不同的小块,并在轴向拉力下分别测试它的强度,结果指出,椎间盘在前后位置上的强度远高于中央位置的,而最高的破坏强度为0.7~1.4MPa(图4-16)。

2. **屈曲和扭转** 一般而言,6°~8°的前屈,并不会造成腰椎间盘的破坏,但如果将椎体后方的附件去除并屈曲15°时,就会造成腰椎间盘的破坏。椎间盘在前屈及后伸的过程中,其髓核的形状及位置的改变并不大,但在前屈过程中,椎间盘前方的纤维环部分会突出,而后方的纤维环则是形成张力的部分(图4-17)。而且后方纤维环张力的大小是以旋转中心为核心,由中间向两边逐渐增加的。因此,最大张力发生在椎间盘的后缘,所以当椎间盘纤维环产生破裂时,髓核便可能因压力传递向外突出。

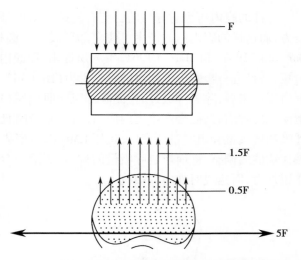

图4-15 椎间盘受压时不同负荷的分布:椎间盘前缘产生压力,同时椎间盘后缘产生5倍的张力
F:力。

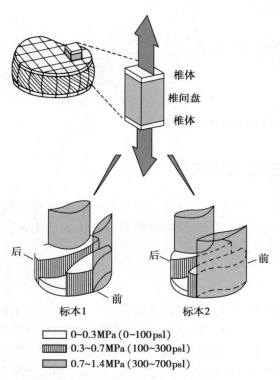

图4-16 椎间盘的张力强度分布:中央部分最弱,前后强度较强

0~0.3MPa(0~100psl)
0.3~0.7MPa(100~300psl)
0.7~1.4MPa(300~700psl)

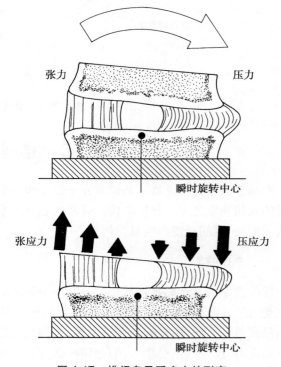

图4-17 椎间盘承受应力的形变

1973年,有学者提出扭转负荷是造成椎间盘伤害的主要原因之一。他们的研究总计测试21个正常椎间盘及14个退化椎间盘的扭力负荷,结果发现扭转的破坏负荷正常椎间盘较退化椎间盘高约25%。破坏发生的扭转角度在14.5°至16.0°之间。一般而言,较大的椎间盘拥有较高的扭转强度;而趋向圆形的椎间盘,其强度会高于椭圆形状的椎间盘。

3. 剪力性质　通常在给予扭转负荷时,椎间盘外周部分产生剪应力,并且剪应力的大小是从中央向外侧逐渐增加的,因此在椎间盘外围部分的剪应力最高。若直接在水平面上给予椎间盘剪力,其剪力刚性(shear stiffness)为260N/mm左右,此数值非常高,足以说明椎间盘纤维环的破坏很少是由于纯剪力造成的,而是通常由来自屈曲、扭转及张力的综合应力造成的。但当椎间盘的髓核被切除后,其整体的剪力分布也会产生变化。对 $L_{3/4}$ 及 $L_{4/5}$ 进行切除髓核后的剪力测试,在椎间盘上面贴8个应变计后施予剪力负荷,结果发现剪力对于椎间盘产生的应力要比压力小。当椎间盘承受后侧剪力时,椎间盘的应力与终板的应变会减少。另外,当髓核切除后,椎体边缘仍然承受较高的应变,且随着椎体的移动并没有明显的变化。

二、黏弹特性

由于椎间盘是含有固相及液相的双相物质,其生物力学特性通常会和时间因素有关,呈现蠕变及应力松弛。1个压力下的蠕变测试,时间在200分钟以内,受测的椎间盘包括正常椎间盘(0级)及退化椎间盘(2级和3级)(此分级按照 Rolander 分级)。测试结果指出,正常椎间盘发生蠕变现象较慢,即需要经过一段较长的时间才达到完全的形变,具有相当明显的黏弹特性;但退化椎间盘含水量减少,黏弹现象逐渐消失,对于吸收冲击负荷的能力降低。

1. 滞后现象(hysteresis)及疲劳容忍度(fatigue tolerance)　所有具有黏弹性质的结构都会出现滞后现象,也就是椎间盘在接受负荷时,会造成能量的损耗。当人从上往下跳跃时,其能量吸收自脚部传到头部,并由椎间盘及椎体所造成的滞后现象来保护人体所受到的冲击伤害。而滞后现象随着椎间盘退化的程度及施力大小而有不同的变化,受力愈大,滞后现象愈显著,正常的椎间盘通常有较明显的滞后现象,但退变椎间盘就无如此明显的黏弹特性。此外,下腰椎的滞后现象也比上腰椎及胸椎更明显,其主要原因也是由于下腰椎承受较大的外力,因此需要更明显的滞后现象来缓冲冲击。若椎间盘遭受反复的冲击,其发生的滞后现象会有所减少。椎间盘对于反复负荷有较少的保护作用。流行病学调查显示驾驶员的椎间盘突出症的发生率较高。

关于椎间盘的疲劳分析,利用有限元法进行 $L_{2/3}$ 运动节段的反复疲劳试验,施加负荷600~1 000N,频率0.5Hz,总计进行15个循环。其结果发现,运动节段明显与施加负荷的过程有相关性,且在负荷过程中,椎体后方附件及椎间盘之间有相依的受力变化。椎间盘纤维环的最内层在此垂直压力下呈现松弛状态,纤维环的外层则因为椎间盘高度的减少及椎间盘向四周膨胀的影响呈现高度的应变状态。也有研究者利用猪的脊柱研究椎间盘的疲劳现象,其将施加负荷分成三组,分别为每分钟给予强迫位移量0.5mm、5.0mm、20.0mm,分别观察椎间盘形态变化。结果发现:椎间盘的残余应力与椎骨骨密度成正比。低的负载速率并没有造成椎间盘的破坏;较高的负载速率造成椎间盘明显突出,且发生于椎间盘的后方,与临床所看到的椎间盘突出位置相同。由此得出推断:椎间盘突出的发生较可能发生于高速率的负载下。

2. 椎间盘的髓核内压及内应力　通过体外测试,经由一个运动节段及传感器测量髓核内压,结果发现椎间盘的髓核内压和人体姿势有明显的相关性。在人体坐姿状态,$L_{3/4}$ 椎间盘内压力达自重的60%;但当姿势改为站姿,并且在20°的前屈姿势下,其髓核内压达到自重的2倍;当手拿20kg的重物时,其髓核内压达到自重的3倍。此外,有学者测量了椎间盘内预加应力,切除椎体后方骨附件结构的髓核内压可达70kPa。另有学者记录退变椎间盘的髓核内压,结果测量出在人体站姿状态时是550kPa,在坐姿时是700kPa。

椎间盘退化常发生纤维环之间的层状剥离,通过对 $L_{3/4}$ 椎间盘纤维环的剪应力进行有限元分析椎间盘退变对于纤维环之间剥离的影响。具体方法是:模拟椎间盘退变造成的裂痕,并施予2 000N的压力,结果发现椎间盘的剪应力增加,并且多发生在后侧。由此得出结论:椎间盘退变所造成的裂痕往往也会相继产生较大的剪应力,从而加速椎间盘纤维环层之间的剥离。

3. 椎间盘的膨出与伤害　椎间盘膨出通常与神经根压迫有直接关系。在椎间盘给予压力及侧弯负荷,其椎间盘的中间层位置膨出最明显,且位于椎间盘的后方及侧后方,膨出量是正常椎间盘的2倍。此外,当终板破裂时,椎间盘的膨出会增加,若椎间盘有放射状裂痕,则椎间盘在1 000N的垂直压力下,其椎间盘的膨出会从原来的0.17mm增加到0.48mm,若终板发生破坏,则椎间盘侧后方的膨出会从0.53mm增加到1.01mm。

椎间盘所造成的破坏来自各种不同的外力状态,如瞬间的垂直负荷、过多的扭转负荷、过度的前屈动作等。为了解伤害椎间盘所造成的生物力学变化,研究者进行椎间盘部分切除的生物力学测试,其测试包括正常椎间盘、椎间盘 3 个纤维环右后方的切除、纤维环及髓核切除等三种状态。其结果发现:纤维环及髓核被切除后,行前屈及侧弯的动作对稳定度影响最大,而在后伸及扭转的动作下,并没有明显的变化,其原因是关节突关节是承受剪力的重要结构。在此测试中,若关节突关节没有被破坏,则扭转及后伸变化差异不大,而这些受力的改变,将会导致相邻节段的受力变化。此外,在垂直负荷下,上述三种状态的稳定性皆没有明显差异。

4. 椎间盘的形变与突出 椎间盘的形变随负荷不同而有所变化。研究者在椎间盘的上、中、下层植入直径为 0.5mm 的小钢珠,进行压力、前屈及侧弯的形变测试。其结果发现,椎间盘在压力负荷下的形变大都发生于前方。在前屈状态下,椎间盘内的髓核向后发生位移,其他相关研究亦已证实髓核之位移方向为脊柱活动方向之反侧。

椎间盘突出大部分发生在下腰椎的位置。有学者对 61 个运动节段进行测试,并且给予这些节段一个瞬间的前屈负荷,其结果发现椎间盘突出大都发生在 $L_{4/5}$ 及 L_5S_1 两个运动节段,发生年龄在 40~49 岁,椎间盘退化程度在 2 级。此外,Kirkaldy-Willis 和 Farfan 也提出椎间盘退化的不稳定假设。在椎间盘退化为 1 级时,通常不会产生不稳定,但当退化程度到 3 级的时候,脊柱为了再稳定节段,便会产生骨赘并出现韧带钙化的现象。

但是大部分有椎间盘突出的下腰痛患者,实际上出现骨折或创伤的比例并不高。因此推断,大部分患者的椎间盘突出,是在长时间的负载下发生的一个较慢的过程。通过对尸体的腰椎椎间盘以非常慢的速度给予垂直、前屈及侧弯负荷来制造椎间盘突出,尤其是垂直负荷为 1 500~6 000N,并且每分钟给予 40 次的反复负荷。结果在 49 例试验尸体中,仅有 6 例产生椎间盘突出;35 例发生终板骨折及椎体塌陷;8 例完全正常,没有伤害发生。因此得出结论:过度负荷大部分不会造成椎间盘慢性突出,椎间盘突出可能是由各项因素综合造成的,例如存在椎间盘后缘强度较弱、髓核退化、椎间盘纤维环的部分破裂及其他不同的负荷。

三、力学对椎间盘退变的影响

椎间盘退变与其应力有关。给予鼠尾椎间盘不同静态压力及不同的持续时间,观察细胞的活动状态及生存情形。结果发现随着压力的增加,椎间盘纤维环开始分离,部分细胞开始死亡,II 型胶原的内层和中层产生被抑制。承受压力后 1 周的椎间盘,其屈曲刚性或强度并没有减少。此外,在施压过程中,椎间盘纤维环外层呈现高张力状态,纤维环内层和中层的张力降低,静液压应力以有限元分析约有 10 倍的增加量。观察被施加最低应力后的椎间盘,发现经历 1 个月的恢复期之后,其纤维环恢复正常结构,但是却无法出现原来的细胞结构。在高应力的状态下,椎间盘的正常结构也无法恢复。一组分别施加 0.4MPa 和 0.8MPa 的垂直负荷各 7 天,另一组施加 1.3MPa 各 1 天、3 天、7 天,结果证实在垂直负荷下,椎间盘细胞的死亡与负荷的大小及时间的长短呈正相关。

四、椎间盘的体内力学分析

由于下腰痛的发生经常是由椎间盘受力过大引起的,因此在临床上所看到的患者许多是劳工阶层,且常发生的位置是在 L_5S_1 椎间盘。1998 年,Cheng 等针对椎间盘的受力,以数学模型与 EMG 电极来进行分析。所采用的方式包括 8 个 EMG 的表面电极贴在 8 组肌群上,即腰大肌、竖脊肌、腹直肌、腹斜肌等各一对肌群去测量在搬运动作时的肌电讯号。以 Vicon 动作分析系统进行动作的测量,最后再以最佳化数学模型进行 L_5S_1 椎间盘受力测算。受测的主要动作是由体重 60kg 的受测者搬运 10kg 重物,从右后方搬运到前方。其结果发现椎间盘最大垂直压力是 3 940N,前后方向的剪力约 500N,左右方向的剪力约 200N。

此外,对相同模型做步态分析试验,5 名男性受测者分别以快速[(1.53±0.18)m/s]、平常速度[(1.21±0.16)m/s]和慢速[(0.89±0.07)m/s]走路,以数学模型计算出人体从慢速到快速走路时椎间盘的压力,结果发现椎间盘垂直受力从体重的 2.28 倍增加到体重的 2.95 倍,但在剪力方面则仅有小幅度变化(表 4-2)。此外,也可看出快走时需要更多的肌群收缩,因此可发现竖脊肌在快走及慢走时的受力表现差异相当大,从慢走的 0.69 倍体重增加到快走的 1.38 倍体重（表 4-3），因此借由肌群的收缩使动作加快，也会造成椎间盘的垂直负荷增加及关节突关节的接触力增加。

表 4-2　不同步行速度的椎间盘承载

（单位：倍体重）

椎间盘承载方式	快速	平常速度	慢速
垂直压力	2.95±0.37	2.53±0.39	2.28±0.23
前后方向剪力	0.34±0.03	0.33±0.02	0.30±0.05
左右方向剪力	0.07±0.09	0.16±0.10	−0.01±0.06

表 4-3　不同步行速度下的肌肉受力

（单位：倍体重）

肌群	快速	平常速度	慢速
左侧竖脊肌	1.38±0.49	1.07±0.40	0.69±0.25
右侧竖脊肌	1.22±0.34	0.82±0.22	0.65±0.13
左侧腹斜肌	0.31±0.05	0.25±0.09	0.22±0.11
右侧腹斜肌	0.22±0.13	0.27±0.07	0.21±0.09
左侧腹直肌	0.30±0.04	0.30±0.06	0.30±0.03
右侧腹直肌	0.28±0.07	0.33±0.04	0.31±0.06
左侧腰大肌	0.13±0.02	0.14±0.06	0.09±0.06
右侧腰大肌	0.10±0.05	0.11±0.05	0.09±0.05

在上述的椎间盘计算过程中，计算到各肌群的受力，而这些计算必须采用肌群和椎间盘的人体测量学（anthropometry）资料。目前这些数据只有国外的数据库才有，因此有学者通过磁共振扫描进行 8 名东方人的全身人体测量，即量化出每个组织的几何及重量。Lin 等再将人体腰椎周围的组织，如肌群、黄韧带、关节突关节等的横截面积及各组织到椎间盘的中心距离量化出来，用来进行椎间盘受力的量测计算。上述研究工作是唯一针对东方人人体测量学数据所进行的椎间盘的数学运算模型。

在进行相关研究之后，所获得的资料较多，临床人员可以充分了解计算结果，并可以将研究数据与实际的搬运动作相结合。目前，亦有采用此程序的相同运算，将输入方式及结果的呈现以图形或交谈式接口显示，并将人体虚拟成刚体人，最后再用刚体人去进行实际的搬运动作来计算 L_5S_1 椎间盘的承受力。当椎间盘计算结果超过美国国家职业安全卫生研究所（National Institute for Occupational Safety and Health，NIOSH）所定标准 3 400N（1981）时，则计算机软件自动出现警告的讯息，以警戒劳工在此动作时会对椎间盘造成伤害。由此可见，目前这一类的相关研究已由基础研究朝向应用性研究发展。

（郑诚功）

参 考 文 献

LIN Y H，CHEN C S，CHENG C K，et al. Geometric parameters of the in vivo tissues at the lumbosacral joint of young Asian adults［J］. Spine，2001，26（21）：2362-2367.

第五章

腰椎间盘突出症的病因学

腰椎间盘突出症的病因系椎间盘退变。椎间盘的退变早于人体任何其他结缔组织的退变。椎间盘退变涉及生物学因素、易感因素和诱发因素。

第一节　椎间盘退变的生物学因素

椎间盘的解剖结构可分为软骨终板、纤维环和髓核,三种组织的细胞结构不同,并且随年龄而有所变化。当细胞退变时,其结构与形态亦发生改变并影响细胞的功能。

一、椎间盘的细胞学

（一）椎间盘的细胞成分

1. **软骨终板**　软骨终板由软骨细胞构成。软骨终板在椎体上、下各一个,其平均厚度为1mm,在中心区更薄,呈半透明状,位于椎体骺环之内。骺环在青少年时期其作用为软骨源性生长带,在成人为椎体周围的骨骨皮质环,是纤维环纤维的附着固定处。

2. **纤维环**　纤维环分为外、中、内三层,外层由胶原纤维带组成,细胞排列与分层的纤维环方向一致,细胞呈梭形,其细胞核呈雪茄形;内层由纤维软骨带组成;细胞类似软骨细胞,呈圆形,同时相比于外层增加了不定形基质;中层为移行区。纤维环前侧和两侧部分最厚,后侧部分最薄,前侧和两侧部分近乎是后侧部分的2倍。

3. **髓核**　髓核占椎间盘水平面的50%~60%。髓核细胞形态各异,细胞核呈圆形。细胞可单独存在,亦可呈6个以上为一组。在幼儿时,椎间盘内层纤维环包绕在脊索细胞的周围。10岁后脊索细胞消失,仅有软而呈胶冻样的髓核。随着年龄增长,胶原物质则被纤维软骨逐渐取代。成人髓核由软骨样细胞分散在细胞间质内。

4. **椎间盘的细胞密度**　椎间盘的细胞密度较大多数组织细胞密度低,细胞的分布亦不均匀。软骨终板及外层纤维环细胞最多,特别是邻近椎体骨松质处,髓核处细胞最少。椎间盘的细胞密度,在软骨终板由浅至深,纤维环由浅至内,细胞数逐渐减少。在距离纤维环外层向内2~3mm细胞的密度最低,髓核细胞密度亦低。软骨终板的细胞密度相当于髓核细胞密度的4倍,纤维环的细胞密度是髓核细胞密度的2倍。软骨终板的细胞密度平均为$15 \times 10^3 / mm^3$,纤维环为$9.0 \times 10^3 / mm^3$,髓核为$4.0 \times 10^3 / mm^3$,整个椎间盘细胞密度为$5.8 \times 10^3 / mm^3$。

（二）椎间盘细胞的结构观察

1. **腰椎间盘细胞的光镜观察**

（1）胚胎期:人胚胎4个月时,髓核内的团块型脊索细胞具有上皮样特征。卵圆形细胞核大都位于细胞质中央,胞膜边界清晰,胞质中可见大空泡。胚胎7个月时,髓核团块型脊索细胞胞质较致密,细胞核变扁且大都位于周边。足月胎儿髓核细胞失去上皮样特征,团块型细胞少见,多为游离脊索细胞(图5-1)。

（2）正常成年期:正常成人腰椎间盘髓核的软骨细胞有不规则细胞周围陷窝,细胞呈卵圆形,胞膜完整,胞质均匀,胞质内空泡少见,陷窝中软骨细胞外观看来有活性,细胞周围胶原纤维排列杂乱(图5-2)。

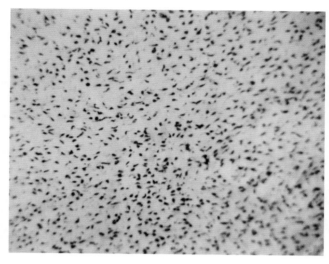

图 5-1 足月胎儿髓核组织切片（苏木染色，光镜×100）

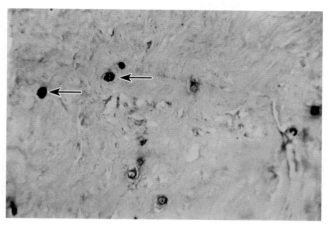

图 5-2 成人髓核组织切片（HE 染色，光镜×200）
箭头所指为髓核细胞。

（3）病理性椎间盘：腰椎间盘突出患者髓核中少数细胞位于丰富的基质中，整个细胞显示退行性变，胞膜不清楚，可见胞质内圆形胞核及胞质内空泡。基质中可见小片钙化区，活细胞稀少（图 5-3）。

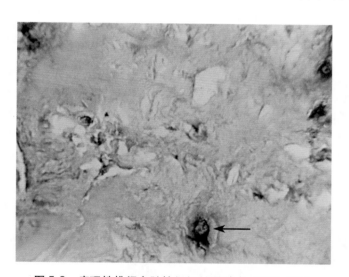

图 5-3 病理性椎间盘髓核组织（HE 染色，光镜×400）
箭头所指为退变的髓核细胞。

2. 腰椎间盘细胞的超微结构

（1）胚胎期髓核中可见游离的和团块型的脊索细胞，在出生后变得散在，10 岁以后脊索细胞消失。此时成纤维细胞、软骨样细胞或软骨细胞、胶原纤维出现在黏液基质中。通过电镜观察可见脊索细胞，最初密集成团，细胞之间连接较复杂，细胞之间几乎没有细胞外基质，随着年龄增长，细胞外基质逐渐成熟，细胞开始分离。这些外形不规则的游离脊索细胞多为大的单核细胞，细胞质中有糖原沉积，线粒体不多，有小的且发育不良的嵴，线粒体被粗面内质网所包绕，高尔基体较小，每组有 3~4 个扁平囊，有时在一个细胞内可见到几组高尔基体的轮廓。多数细胞出现自噬体空泡和分解微粒，以及含有无明显特征的纤丝束。脊索细胞最明显的特征是细胞质内致密成堆的糖原颗粒。陈晓亮等观察到脊索

细胞核外形不规则，核仁不明显，核内异染色质明显占优势，细胞质内分布有大量粗面内质网，内质网囊池扩张，池内容物为中等电子密度均匀的颗粒状物质。线粒体内腔嵴短且稀或缺如。有些线粒体被粗面内质网所包围。细胞质内可见到高尔基体、次级溶酶体及糖原颗粒。整个细胞外形呈梭形。团块型脊索细胞核外形不规则，核内电子密度高，细胞质内细胞器发育不完善，糖原沉积，细胞质突起围绕细胞外基质。在纤维环内软骨细胞外形呈梭形或不规则形，细胞膜完整，未见细胞突起，细胞核椭圆形，核膜完整，有时切面上见到核仁，核内异染色质占优势，细胞质内粗面内质网较丰富。内质网囊池扩张不明显。线粒体、高尔基体和溶酶体极少（图 5-4、图 5-5）。

（2）成年人髓核中活细胞核呈卵圆形，核表面光滑，有完整核膜，切面上未见到核仁，核内常染色质占优势。细胞质中可见到排列整齐、长条状的粗面内质网，内质网末端囊池略扩张，池内容物呈中等电子密度。高尔基体扁平囊周围有大量转移小泡和分泌大泡，线粒体少，内腔中嵴短且少。细胞质中有散在分布的纤丝，可见到初、次级溶酶体及空泡。细胞膜完整，有短的细胞突起。术中取下的脊柱侧凸患者的髓核组

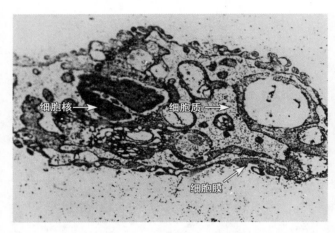

图 5-4 胎龄 4 个月的胎儿的脊索细胞超微结构（透射电镜×12 000）

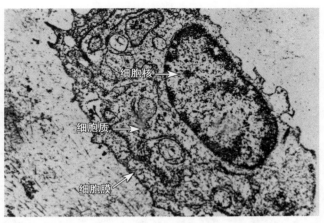

图 5-5 胎龄 10 个月的胎儿的脊索细胞超微结构（透射电镜×8 000）

织观察发现，在所有髓核标本中，有较完整细胞器的活细胞稀少，大多数细胞表现为坏死或退行性变。活细胞的特征是细胞外形多数呈卵圆形，常有一些细胞突起，多有一个卵圆形的核，核有时不规则，核仁在切面上少见，有数量不等的粗面内质网，高尔基体、线粒体也可见到，但在多数细胞中非常少，线粒体的嵴不完整，个别情况下由粗面内质网将其包围。细胞质中还有一些大小与线粒体相似、有中等电子致密颗粒内容物的并有电子透光边界的圆形膜样小体。个别区域中有多层电子致密膜样结构，有时见到多囊泡小体。细胞质亦可见到纤丝，其数量不多。个别细胞含有一个或多个类脂滴(图 5-6)。

（三）退变椎间盘细胞结构改变

1. 光镜观察 通过光镜观察发现，腰椎间盘突出患者的髓核中有少数细胞位于丰富的基质中，整个细胞显示退行性变，胞膜不清楚，可见胞质内圆形胞核及胞质内空泡。基质中可见小片钙化区，活细胞稀少(见图 5-3)。培养过程中见组织块内细胞呈圆形或卵圆形，多呈簇状聚集存在，2~8 个细胞共同位于一个陷窝中的情况较多见，细胞周边可见壳状陷窝包绕，该壳状陷窝致密完整，部分细胞核隐约可见。细胞在游出组织块时，多呈梭形，形态清楚。培养至细胞呈片状生长时，细胞膜界限不清，培养液中颗粒状分泌物较多，说明细胞分泌旺盛(图 5-7)。

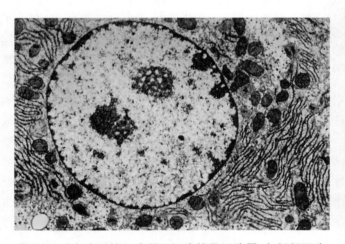

图 5-6 成年人髓核细胞所示细胞核及细胞器，包括粗面内质网、线粒体、溶酶体等(透射电镜×30 000)

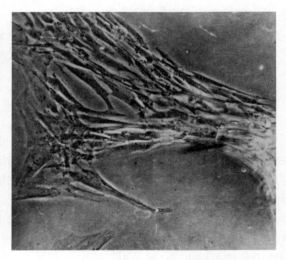

图 5-7 由髓核组织中向外呈放射状增殖的软骨样细胞(倒置相差显微镜×400)

来源于髓核的软骨样细胞：细胞界限清晰，细胞多呈星形或多角形，传代后细胞伪足较原代更多，核膜完整，细胞核呈圆形或椭圆形，偏于细胞的一侧，核仁较清楚，片状生长的软骨样细胞，多呈放射状向四周增殖,细胞与细胞之间"背靠背"生长。部分细胞与细胞间呈交叉生长,可见到细胞的伪足伸出(图 5-8)。

来源于纤维环的成纤维细胞:细胞呈梭形,细胞界限清晰,细胞的伪足向两端延伸较长而类似于纤丝。核膜完整,细胞核呈圆形或椭圆形,位于梭形细胞的中央,片状生长的细胞仍为梭形,增殖较旺盛,也可出现"背靠背"的增殖生长(图 5-9)。

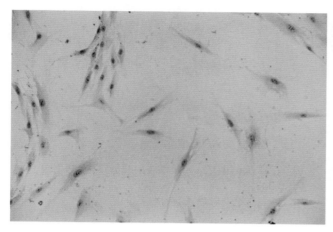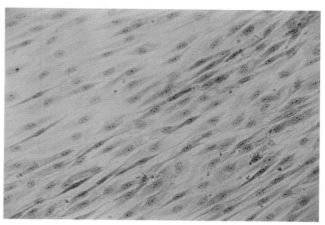

图 5-8　散在分布的原代成人椎间盘软骨样细胞(Giemsa 染色,光镜×200)

图 5-9　密集分布的原代成人椎间盘纤维样细胞(Giemsa 染色,光镜×200)

2. **透射电镜观察**　青岛大学附属医院山东省创伤骨科研究所对 19 例术中切取的椎间盘标本分别按椎间盘突出的不同病理类型划分并进行了透射电镜观察,发现其中突起型 4 例,破裂型 9 例,游离型 6 例。

(1)突起型:观察到部分轻度退变的髓核细胞,以退变严重及坏死的细胞为多。轻度退变的髓核细胞多呈椭圆形或不规则形,有完整的细胞膜,周围伸出许多长短不一的绒毛状突起,细胞质内可看到椭圆形的线粒体,数量不多,高尔基体和粗面内质网可见。内质网囊池略扩张,核糖体散在分布于细胞质内。细胞核多为椭圆形,核膜完整,核内异染色质占优势(图 5-10、图 5-11)。退变严重的髓核细胞的胞膜尚完整,胞质内线粒体数量少或辨认不清,见少量扩张的粗面内质网,较多的空泡散在分布于胞质内,并见部分微丝,核膜完整,胞核清晰可见,异染色质浓聚于核膜周围并可见溶酶体(图 5-12)。坏死的髓核细胞的细胞膜不完整或消失,胞质内细胞器结构不清,未见线粒体,可见较大的溶酶体,胞质内有大量空泡,有些细胞胞质内有大量微丝或颗粒状物,核膜不完整或胞核难以辨别(图 5-13)。

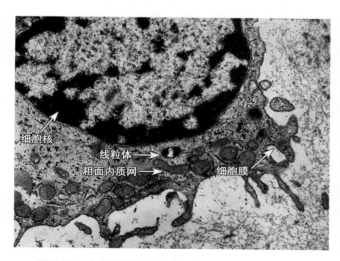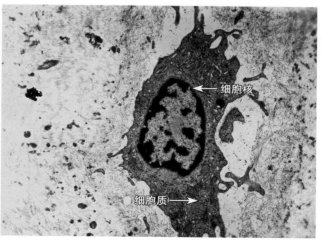

图 5-10　突起型轻度退变的髓核细胞的超微结构(透射电镜×15 000)

图 5-11　突起型轻度退变的髓核细胞的超微结构(透射电镜×6 000)

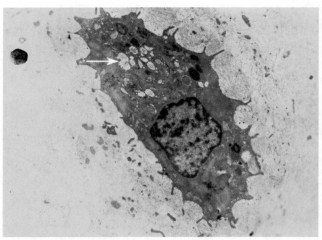

图 5-12 突起型退变严重的髓核细胞的超微结构
（透射电镜×8 000）
可见细质器内细胞器结构不清楚，箭头所指为空泡。

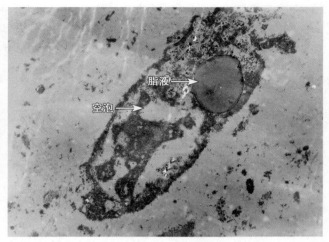

图 5-13 突起型坏死髓核细胞的超微结构（透射电镜×8 000）
可见细胞器结构不清，可见空泡和脂液。

（2）破裂型：髓核细胞中偶见轻度退变的细胞，可见大量退变严重的细胞及坏死的细胞。轻度退变的髓核细胞胞膜和胞核完整，细胞核清晰可见，胞膜周围可伸出突起，胞质内见线粒体和扩张的粗面内质网，胞核内核仁有时可见，以异染色质为著。退变严重的髓核细胞的胞膜基本完整，胞质内细胞器的改变与突起型相似。坏死髓核细胞的胞体多呈蜂窝状，内含大量染色较深的不定形碎片和大小不等的空泡，细胞膜不连续，细胞核看不到（图 5-14）。

（3）游离型：可观察到退变严重的髓核细胞，未看到有完整胞膜及细胞器的退变髓核细胞，更多地看到解体、坏死的髓核细胞或细胞残片。退变严重的髓核细胞呈椭圆形或不规则形，胞膜周围突起较少，胞质内可见线粒体类似物，但双层膜和嵴看不清，内质网少见并存在扩张，胞核较清楚。坏死细胞部分呈均质状，内含大量颗粒状物，有些细胞解体，可见较多不规则小片状染色较深的解体物，部分细胞膜间断或不清，内含大量空泡或脂滴、微丝（图 5-15）。

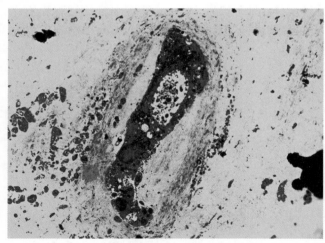

图 5-14 破裂型坏死髓核细胞的超微结构（透射电镜×4 000）
可见细胞器结构不清，细胞膜不连续。

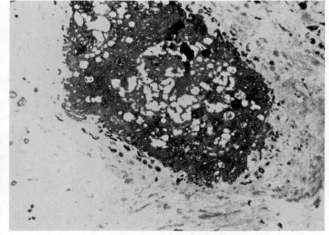

图 5-15 游离型坏死髓核细胞的超微结构（透射电镜×6 000）
可见细胞破碎、不完整及大小不一的空泡。

（四）椎间盘细胞凋亡

1. 细胞凋亡的定义 细胞凋亡（apoptosis）是指细胞基因调控的一种自主性的自杀现象，或者说是细胞在一定的生理或病理条件下遵循自身的程序自我结束生命的死亡方式。由于这种方式是由基因调控的死亡过程,因此又称为程序性细胞死亡(programmed cell death,PCD)。早在100多年前,Carl Vogt 已发现这种细胞死亡方式。1972年,澳大利亚组织病理学家重新提出研究,并以希腊语 apoptosis 命名。

2. **细胞凋亡的形态学变化**　细胞凋亡的形态学改变是多阶段的。首先是细胞缩小,胞质凝缩,内质网疏松并和胞膜融合,核糖体、线粒体等聚集,但结构无明显改变,染色质逐渐凝集成新月状,附在核膜周边,嗜碱性增强。之后细胞核固缩成均一的致密物,进而核碎裂,胞膜完整,继之核膜出芽,固缩染色质脱落,形成凋亡小体(apoptotic bodies)。最终凋亡小体被周围的吞噬细胞吞噬降解,或排入体腔(如腺腔及血管腔等)。这种死亡过程中,不发生溶酶体、线粒体及胞膜的破裂,没有内含物的外泄,故不引起炎症反应及周围组织的次级损伤。

凋亡细胞除了细胞核和细胞质的变化外,细胞膜也有明显的变化。例如正在凋亡的胸腺细胞的胞膜上有新的结构暴露,主要是 N-乙酰基葡萄糖残基的暴露,该残基可能位于细胞膜表面糖蛋白的糖链或糖脂的糖链上。糖基的暴露有利于邻近细胞对凋亡细胞的黏附和吞噬。

3. **凋亡的 DNA 改变**　到目前为止,特征性的 DNA 降解片段仍为确诊凋亡的有效手段。DNA 降解过程具有以下特点:第一,染色质的降解发生在凋亡的早期,它是内源性核酸内切酶基因的活化和表达造成的结果;第二,凋亡的染色质 DNA 的断裂大部分是单链断裂,位于双链不同位点的 DNA 链切口如果相距不足 14bp(碱基对),则不足以保持完整的双链结构,分离后带有黏性末端;第三,染色质 DNA 断裂的位置大部分位于核小体间的连接部位,因此容易造成核小体散布着一系列单链切口。但并非所有凋亡细胞均伴有 DNA 规则性的降解,极少数凋亡细胞无 DNA 裂解成低分子片段。细胞凋亡时最早可测及的生化变化就是细胞内钙离子快速持续地升高。

4. **椎间盘细胞凋亡的检测结果**　应用免疫组化染色和 TUNEL 定位法对突出的椎间盘组织进行研究,其凋亡细胞 Fas 配体(FasL)的表达情况表明,突出腰椎间盘组织中的椎间盘细胞表达 FasL,且破裂型突出椎间盘中 FasL 的表达水平较突出型为高。该发现提示表达 Fas 和 FasL 是突出的椎间盘组织中细胞凋亡的机制之一。由于凋亡发生较快,在数小时之内就可终止,所以很难识别凋亡的组织学特征——核心 DNA 断裂,如果在少数细胞内发现凋亡的组织学特征,即表明有相当高的凋亡发生率。在该研究中,作者应用 TUNEL 定位法也发现了为数不多的椎间盘细胞的组织学凋亡特征。但是,当椎间盘细胞有高水平表达的 Fas 时,则可以推断在腰椎间盘细胞内有较高的凋亡发生率。最近的研究表明,眼和大脑等组织拥有免疫特权,主要归功于血-眼屏障和血-脑屏障(无血管的),其无淋巴回流,并可通过它们的基质细胞定位表达 FasL。腰椎间盘组织同样是无血管组织,亦无淋巴回流,且作者证实其定位表达 FasL,因此可以设想腰椎间盘组织也是人体内潜在的免疫特权组织(图 5-16)。

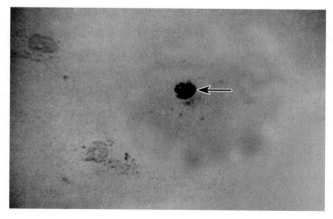

图 5-16　用 TUNEL 定位法观察成人椎间盘凋亡细胞
(光镜×300)
箭头所指为阳性表达的凋亡细胞核。

Tschoeke 等收集来源于 21 例脊柱骨折、6 例手术中发现的椎间盘退变和 3 例脊柱肿瘤切除的椎间盘标本作为对照组。研究发现,创伤性的与退变性的椎间盘的细胞凋亡特点为 caspase-3、caspase-7 活性明显增加,在 caspase-8、caspase-9 启动因子的活性无差别;单纯创伤性的椎间盘的 Fas 受体表达有明显增加;肿瘤坏死因子(tumor necrosis factor,TNF)受体在两组椎间盘有同样的上调;抗细胞凋亡蛋白 Bcl-2 有明显的下调。这些结果提示:椎间盘创伤后引起的变化可促进和放大内在线粒体介导的和外在受体介导的细胞凋亡。

退变腰椎间盘的主要病理改变为椎间盘细胞数量减少及椎间盘基质的降解。有学者对 31

个正常椎间盘组织的石蜡标本进行切片,并用免疫组化的方法检测证实:在髓核、纤维环及软骨终板中存在肿瘤坏死因子相关凋亡诱导配体(TNF related apoptosis inducing ligand,TRAIL)的表达。其中髓核中 TRAIL 表达高于纤维环及软骨终板,纤维环中表达最低,差异有统计学意义($P<0.05$),说明 TRAIL 在正常椎间盘组织的不同部位存在着区域性分布,提示在正常椎间盘组织中可能存在着由 TRAIL/TRAIL-受体诱导的凋亡途径。此外,实验组椎间盘髓核细胞中的 DR5 阳性细胞率均高于对照组($P<0.01$),同时两组髓核内的 DR5 阳性细胞率和凋亡细胞率之间呈正相关($P<0.01$)。说明高水平的 DR5 表达参与了退变椎间盘髓核细胞的凋亡,DR5 在椎间盘细胞凋亡的发生、发展中可能起到重要作用。

诱导凋亡的细胞外因素(包括环境因素和体内因素)众多,各种诱导凋亡的细胞因子进入细胞内的途径是多种多样的,其中主要的是通过受体介导。接受凋亡信号的受体位于细胞表面,称为死亡受体(death receptors,DR),当死亡配体(death ligands)和它结合激活死亡蛋白酶系统(death caspases)后,可以在几小时内诱导细胞凋亡。死亡受体有肿瘤坏死因子受体基因家族,CD95(也称为 Fas 或 Apo-l)和 DR(也称为 APO)系列。死亡受体分为细胞膜外和细胞质两个区域,前者传导死亡信号,后者称死亡区域(death domain),参与激发蛋白酶系列和细胞产生凋亡调节机制。

应用机械压力可诱导软骨终板内细胞的凋亡。当非生理性机械负荷成为椎间盘退变的主要病因时,生物因素,包括一氧化氮(NO)似乎在该条件下扮有重要角色。因此,研究者将 12 例突出的椎间盘和 8 例对照标本作为研究对象,研究 NO 是否能够诱导椎间盘细胞凋亡来了解其与椎间盘退变的关系。应用 TUNEL 定位法来识别凋亡细胞,并通过检测 ^{3}H-胸腺嘧啶的结合力来观察细胞的增殖力。研究结果表明,椎间盘突出组的细胞凋亡率大于对照组,且提示椎间盘细胞可释放 NO,NO 与椎间盘细胞凋亡现象有密切联系,在椎间盘退变的发病机制中占有重要地位。机械压力是诱导软骨终板细胞凋亡的因素之一。

总之,椎间盘退变的细胞学改变主要表现为椎间盘细胞凋亡、细胞数减少和细胞功能降低或缺如。

二、椎间盘基质的胶原

近年来,人们从正常和退变椎间盘中提取胶原酶,应用不同类型的胶原分子做底物进行胶原酶的活性测定,结果发现,正常椎间盘中胶原酶的主要作用底物是 Ⅱ 型胶原,突出椎间盘中的胶原酶则对 Ⅰ 型胶原的活性增高、对 Ⅱ 型胶原的活性下降。胶原酶对不同组织来源的间质胶原的分解率也不同,如成纤维细胞胶原酶对可溶性 Ⅲ 型胶原的催化降解的作用大于其可溶性 Ⅰ 型胶原的。相反,白细胞胶原酶对可溶性 Ⅰ 型胶原的催化降解作用大于其对可溶性 Ⅲ 型胶原的。在椎间盘长期受到机械作用的情况下,椎间盘细胞退变、破裂,溶酶体释放,既可以直接作用于胶原,也可以激活胶原酶,引起椎间盘胶原纤维的降解。研究者对两组不同年龄的家兔椎间盘、胎儿椎间盘和术中切取的突出椎间盘的胶原酶进行了定性、定量分析。结果显示未成年与成年家兔中,椎间盘胶原酶含量相同,但后者酶活性高于前者,突出椎间盘的酶活性略高于胎儿椎间盘,但酶含量低于胎儿椎间盘。这一结果表明,在椎间盘退变过程中,胶原酶活性水平的升高和持续作用,可能是纤维环胶原纤维薄弱的原因。

与正常椎间盘不同,严重退变的高位椎间盘较低位椎间盘具有较高的还原型共价交联。共价交联的改变可作为新的胶原合成的标志之一,说明正常椎间盘以某种方式对其下位的退变椎间盘有结构和功能方面的代偿作用。但是根据体外培养的椎间盘组织胶原 α-链放射性标记分析,以及通过羟赖氨酸-正亮氨酸和组氨酸羟基半乳糖苷酶(histidinohydroxymerodesmosine,HHMD)含量丰富表明在纤维环和髓核中新合成的胶原主要是 Ⅰ 型胶原而不是 Ⅱ 型胶原。Ⅰ 型胶原在胶冻样的髓核中出现,可进一步导致椎间盘机械强度的降低进而引起椎间盘退变。

(一) 椎间盘的胶原类型及组织分布

椎间盘是人体运动节段中重要的组成部分,其主要的化学成分是胶原、蛋白聚糖和水,其中构成生物细胞间框架的胶原对维持椎间盘的生物力学起着至关重要的作用。目前知道人体内有 19 种胶原类型,根据其分布和功能可分为两大类型,即纤维性胶原和非纤维性胶原。纤维性胶原以 Ⅰ、Ⅱ、Ⅲ、Ⅴ、Ⅺ型胶原为代表,非纤维性胶原以 Ⅳ、Ⅵ、Ⅶ、Ⅷ、Ⅸ、Ⅹ 型胶原为代表。在椎间盘内的胶原家族中,目前已知存在 Ⅰ、Ⅱ、Ⅲ、Ⅳ、Ⅴ、Ⅵ、Ⅸ、Ⅹ、Ⅺ等 9 种胶原类型(表 5-1)。

表 5-1　椎间盘的胶原类型及组织分布

胶原类型	组织分布	占总胶原的百分比	胶原类型	组织分布	占总胶原的百分比
Ⅰ型胶原	纤维环	40%	Ⅵ型胶原	纤维环、髓核	3%
Ⅱ型胶原	纤维环、髓核	40%	Ⅸ型胶原	纤维环、髓核	10%～20%
Ⅲ型胶原	纤维环、髓核	3%	Ⅹ型胶原	正常椎间盘不存在	无相关文献
Ⅳ型胶原	正常椎间盘不存在	无相关文献	Ⅺ型胶原	髓核	3%
Ⅴ型胶原	纤维环	无相关文献			

1. **Ⅰ型胶原和Ⅱ型胶原**　Ⅰ型胶原为人体中除软骨外最主要的结构蛋白成分。Ⅰ型胶原主要由中胚层起源的细胞(如成骨细胞和成纤维细胞)产生,主要分布于皮肤、骨、肌腱、肺及椎间盘纤维环等处。在机体发育过程中的细胞迁移、分化与组织的形态发生,以及在组织重建及损伤修复过程中,Ⅰ型胶原均发挥重要作用。

Ⅱ型胶原是椎间盘中最主要的胶原成分之一。Ⅱ型胶原是软骨中的主要胶原,占软骨细胞外基质的50%以上。Ⅱ型胶原主要由软骨细胞表达,也被称为软骨胶原,主要存在于软骨、角膜、椎间盘髓核等组织中。

Ⅰ型胶原主要集中在纤维环外层,而且纤维环外层几乎全部由Ⅰ型胶原组成,占椎间盘胶原总量的40%。在正常情况下,髓核内的胶原主要为Ⅱ型胶原,也占椎间盘胶原总量的40%,而几乎不含Ⅰ型胶原。Ⅰ型胶原由纤维环外层向髓核方向移行并逐渐减少,Ⅱ型胶原在髓核由外向内移行并逐渐递增。

研究者对取自不同年龄段的共229个椎间盘标本进行了组织学分析和分类。应用细胞免疫组织化学技术(简称:免疫组化)观察的结果显示,Ⅰ型胶原在胎儿和青少年的椎间盘髓核中未被发现,仅在成人的髓核中有微量存在,而Ⅱ型胶原在髓核中有大量表达;各个年龄段纤维环中均有Ⅰ型胶原存在,Ⅱ型胶原也有微量存在;各个年龄段软骨终板中均未发现Ⅰ型胶原,但存在Ⅱ型胶原。

2. **Ⅲ型胶原**　Ⅲ型胶原存在于许多软的可扩张的结缔组织,如真皮、血管壁和子宫,最早于1984年在退变的椎间盘纤维环中被发现。Ⅲ型胶原纤维呈纤细的网状,与形成较大纤维结构的Ⅰ型胶原不同。在椎间盘组织中,主要的胶原类型是Ⅰ型胶原和Ⅱ型胶原,Ⅲ型胶原在椎间盘中的含量较少,仅占正常椎间盘胶原总量的3%。在椎间盘中,Ⅲ型胶原在正常和病理椎间盘中都可以被观察到,但Ⅲ型胶原仅能在表现退变的椎间盘中被分离出来。

在退变严重的椎间盘组织中,Ⅲ型胶原染色增强,Ⅲ型胶原在退变椎间盘组织中的含量高于正常椎间盘组织,Ⅲ型胶原在退变椎间盘中的增加可能是一种修复现象。

3. **Ⅳ型胶原**　基底膜胶原由纤细的纤维网状组织组成,这些纤维丝形成的结构可网络一些大分子物质,如硫酸肝素、蛋白聚糖。这些网状组织即由Ⅳ型胶原所组成。

有学者采用亲和细胞免疫组化LAB法,对不同部位的组织做冰冻切片,分别对胎儿、青年、成人和因退变突出而进行手术切除的椎间盘Ⅳ型胶原的表达变化情况观察发现:胎儿组椎间盘未见Ⅳ型胶原表达;青年组(18～27岁)中,髓核软骨细胞周围及胞质内Ⅳ型胶原染色呈阳性(图5-17),纤维环和软骨终板中Ⅳ型胶原无阳性染色;成人组(>30岁)及退变突出而手术的椎间盘各部位均未发现Ⅳ型胶原的阳性表达。

4. **Ⅵ型胶原**　Ⅵ型胶原几乎分布于所有的结缔组织中,如胎盘、动脉壁、韧带及关节软骨、椎间盘等。人们对正常

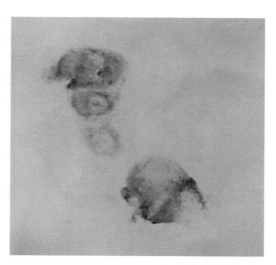

图 5-17　青年(24岁)椎间盘髓核细胞周围及部分胞质内Ⅳ型胶原染色呈阳性(×400)
基底膜Ⅳ型胶原在青年椎间盘内的出现可作为椎间盘退变早期的生化指标之一。

及突出椎间盘总胶原量的研究结果显示:退变突出的椎间盘中纤维环与髓核的总胶原含量较正常椎间盘有所升高。正常椎间盘中Ⅵ型胶原约占其干重的3%,约占椎间盘纤维环胶原总量的1.7%,髓核胶原总量的4.0%。

5. **Ⅸ型胶原**　对人类椎间盘组织不同年龄阶段和退变时期进行的免疫组化观察发现:胎儿髓核、纤维环内层及软骨终板可出现均匀分布的Ⅸ型胶原的阳性信号,纤维环未见其阳性信号;青年髓核内Ⅸ型胶原的表达信号减少;成年以后髓核内仅出现一些散布的阳性信号。西永明等应用原位杂交技术以Ⅸ型胶原的cDNA探针对Ⅸ型胶原在人类不同发育阶段和病理椎间盘组织中的基因表达情况进行分析,结果发现:胎儿椎间盘组织切片上杂交阳性的细胞集中于髓核和纤维环的内层,髓核和纤维环的移行区阳性与阴性细胞混杂(图5-18A),髓核内类软骨细胞质内有大量淡染的杂交信号颗粒(图5-18B),纤维环中成纤维细胞未见杂交信号;成人椎间盘髓核内杂交信号较胎儿明显减少,纤维环未检测到阳性细胞。病理椎间盘标本切片上的原位杂交结果显示,病理椎间盘细胞成分罕见,仅出现几个散在的杂交信号(图5-19)。观察到的原位杂交信号的改变基本与免疫组化观察结果相似。这种分布的规律与细胞表型之间存在密切的关系,在胎儿纤维环内层和髓核内主要分布的是脊索细胞和类软骨细胞,这两种细胞活跃地表达Ⅱ型胶原和Ⅸ型胶原,成

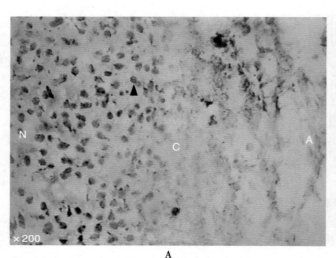

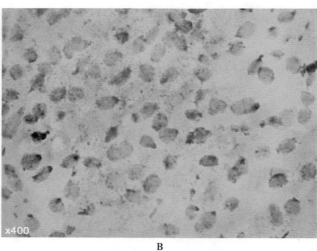

图 5-18　胎儿椎间盘髓核Ⅸ型胶原 mRNA 原位杂交结果

N:髓核;A:纤维环;C:髓核纤维环移行区;▲:所示杂交信号。

A. 可见杂交阳性的细胞集中于髓核和纤维环的内层,髓核和纤维环的移行区域阳性与阴性细胞混杂;B. 髓核内类软骨细胞质内有大量淡染的杂交信号颗粒。

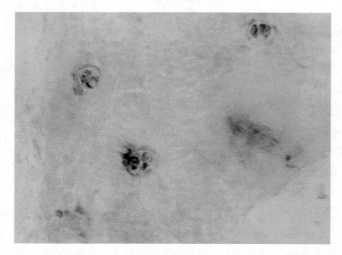

图 5-19　成人病理椎间盘髓核Ⅸ型胶原 mRNA 原位杂交结果(×200)

人椎间盘和退变椎间盘脊索细胞和类软骨细胞减少,逐渐转变为成纤维细胞,阳性信号减少。对Ⅸ型胶原mRNA 在不同发育阶段椎间盘中的表达的研究表明,随着年龄的增长和椎间盘的退变,髓核内细胞数量减少,Ⅸ型胶原基因的表达趋于停止或减少,髓核阳性杂交信号减少或消失。这种髓核Ⅸ型胶原基因表达的变化,使得蛋白聚糖和Ⅱ型胶原之间的稳定关系不能被维持,髓核内胶原纤维丝之间的黏附能力下降而变得松散,其纤维丝直径也发生了改变,从而使得髓核的生物力学完整性遭受破坏。

6. **X型胶原**　X型胶原是在骨骼生长和发育期间钙化软骨的肥厚带细胞所表达的一种短链胶原,相互之间联结成网状。对不同年龄阶段的人体腰椎间盘内的 X型胶原进行免疫定位观察,发现在胎儿期髓核基质和软骨终板的肥厚带

可观察到Ⅹ型胶原阳性表达的信号,成人期仅在退变严重的区域出现阳性表达,以及髓核中检测到Ⅹ型胶原的表达。在大于 70 岁的老年人的严重退变的椎间盘内常可见Ⅹ型胶原的阳性染色。研究提示:Ⅹ型胶原的出现是退变晚期的一种征象,在一定程度上可反映出退变的严重程度。研究还发现,老年人的退变严重的椎间盘内的髓核细胞周围出现Ⅹ型胶原局灶性的阳性染色往往与髓核内裂隙的形成有关。以上研究显示Ⅹ型胶原的表达与退变的严重程度和局部生物力学的改变密切相关。西永明等应用核酸探针的原位杂交技术对不同发育阶段椎间盘组织中的Ⅹ型胶原进行 mRNA 杂交检测,发现胎儿期在髓核和纤维环内层及软骨终板的肥厚带出现Ⅹ型胶原的表达(图 5-20),以及在退变严重的病理椎间盘出现Ⅹ型胶原散在表达信号(图 5-21),结果显示除胎儿期髓核内表达的Ⅹ型胶原外,Ⅹ型胶原的表达仅仅出现在退变严重的老年椎间盘内,也就是说Ⅹ型胶原的出现表明椎间盘退变已经达到终末期。而髓核内裂隙和裂伤与Ⅹ型胶原的关系显示,裂隙使椎间盘的生物力学发生了改变,从而最终引起Ⅹ型胶原的合成。椎间盘基质中出现的Ⅹ型胶原是椎间盘退变终末期的一种标志,同时也是出生后肥大软骨细胞表型变化的标志。

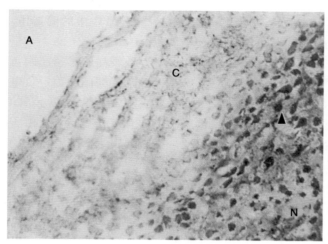

图 5-20　胎儿椎间盘Ⅹ型胶原 mRNA 杂交结果(×200)
N:髓核;A:纤维环;C:髓核纤维环交界区;▲:杂交信号。

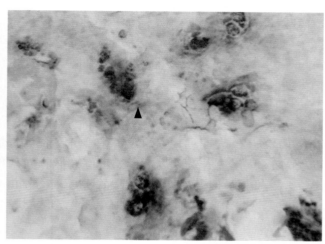

图 5-21　病理椎间盘髓核Ⅹ型胶原 mRNA 杂交结果(×400)
▲:杂交信号。

7. Ⅴ型和Ⅺ型胶原　刘万军等采用免疫组化生物素-链霉亲和素系统(strept avidin-biotin complex, SABC)法对不同年龄阶段和退变时期的Ⅴ型和Ⅺ型胶原进行了观察,结果发现椎间盘Ⅴ型胶原的分布与Ⅰ型胶原的分布一致。Ⅴ型胶原在纤维环内随着年龄的增加而增加,仅在病变组的髓核中出现阳性染色,推测Ⅴ型胶原在髓核内的出现可能与椎间盘的退变有关。Ⅺ型胶原主要存在于髓核和纤维环内层,随年龄的增加而减少,与Ⅱ型胶原的分布相似。Ⅺ型和Ⅴ型胶原呈反自身梯度分布。Ⅴ型胶原可以从含有Ⅰ型胶原的组织中提出,而Ⅺ型胶原存在于含有Ⅱ型胶原的组织中,说明Ⅰ型与Ⅴ型胶原之间,Ⅱ型和Ⅺ型胶原之间分别存在密切关系。

Ⅴ型和Ⅺ型胶原在椎间盘内虽然含量很低,但它们具有重要功能。Ⅴ型胶原的出现也说明椎间盘的细胞表型发生了改变,即由表达Ⅱ型和Ⅺ型胶原的类软骨细胞向表达Ⅴ型和Ⅰ型胶原的肥大软骨细胞转化。随着年龄的增长和椎间盘的退变,髓核内细胞数量减少,Ⅺ型胶原的合成趋于停止,椎间盘内细胞表型发生改变,髓核内Ⅺ型和Ⅸ型胶原合成减少,Ⅱ型胶原和蛋白聚糖的稳定关系不能维持,髓核内胶原纤维丝之间的黏附能力下降从而变得松散,其纤维丝直径也发生了改变,使髓核的生物力学完整性遭受破坏。

(二) 椎间盘退变与胶原变化

在椎间盘细胞外基质的降解过程中,胶原的合成模式和结构也发生着改变。在退变早期,总体胶原合成增加,其中髓核中Ⅱ型胶原合成明显增加,意味着可能存在一个潜在的修复机制。随着退变的进一步发展,胶原合成模式发生改变,外层纤维环中出现Ⅱ型胶原,内层纤维环和髓核中出现Ⅰ型胶原,而Ⅱ型胶原减少。此外,在退变的椎间盘中出现微量胶原——Ⅹ型胶原。

退变椎间盘内胶原纤维的交联结构也发生改变。正常椎间盘内尤其是在髓核中,存在高密度的吡啶交联,但退变椎间盘中交联结构被戊糖苷交联所取代,这导致椎间盘组织生物力学的稳定性下降,纤维环更容易因外界机械负荷的作用而被破坏。

三、椎间盘基质的蛋白聚糖

蛋白聚糖(proteoglycan)是由一条或多条糖胺聚糖(glycosaminoglycan,GAG)链以共价键的方式连接在一条核心蛋白上而形成的生物大分子,是软骨、椎间盘等结缔组织细胞外基质(extracellular matrix,ECM)的主要组成成分。蛋白聚糖由于其分子量大小、核心蛋白、连接的糖胺聚糖链分布及功能等特性的不同,形成了一个大的家族,其中重要的是聚集蛋白聚糖(aggrecan),聚集蛋白聚糖所含有的糖胺聚糖主要是硫酸软骨素和硫酸角质素。

(一) 蛋白聚糖的功能

1. **固定电荷密度** 糖胺聚糖分子的一个重要特性是它们都含有电荷。硫酸软骨素和硫酸角质素都含有硫酸基团和羧基团,带有大量的负电荷。由于固定电荷密度控制带电荷溶质的分布和基质中的渗透压,赋予椎间盘重要的特性,带电荷溶质的分布也对细胞功能有重要的影响。

2. **对渗透压的影响** 蛋白聚糖在椎间盘中的一个非常重要的作用就是它可以导致较高的渗透压。蛋白聚糖溶液的高渗透压来源有两个因素。首先是蛋白聚糖的电解质性质,其来源于糖胺聚糖链的固定负电荷。血浆和椎间盘基质之间离子和其他溶质的自身分布,可以维持电化学平衡。其次是多聚体组成分布的排斥容积和蛋白聚糖分子的大小和形状。蛋白聚糖的浓度越高,由糖胺聚糖所决定的有效孔径越小。由于孔径的大小依赖于蛋白聚糖的浓度,任何水化作用的变化都会引起孔径的改变。椎间盘中蛋白聚糖浓度的孔径分布和固定的电荷密度,决定了能够进入椎间盘和移入基质的溶质的最大速度。

3. **离子溶质的影响** 离子溶质的浓度,部分是由 Gibbs-Donnan 等离子分布的限制所决定。通常阳离子在椎间盘中的浓度要高于血浆。钙、镁、钾、钠等阳离子具有较大的亲和力,对保持组织的水分,调节阳离子在组织中的分布有重要意义。

4. **对细胞外水分的控制** 组织及组织液中液体的流动主要依靠间质中的糖胺聚糖及蛋白聚糖来维持。这类化合物具有弹性螺旋结构及凝胶样特性,能结合大量水分,对水的流动性产生较大的影响。在糖胺聚糖中,透明质酸对水的影响尤为重要。透明质酸本身的体积较大,与水结合的能力也大,每克透明质酸可结合水 500ml。

5. **对胶原的影响** 不同的糖胺聚糖存在时,所形成的胶原纤维的形态和大小不同。椎间盘组织中的蛋白聚糖在中性环境下可与胶原静电结合,而差向异构的糖醛酸可促进这一结合的紧密度。透明质酸存在时,所形成的胶原纤维比较厚。在硫酸软骨素存在时,胶原的抗皱缩能力增强。聚合了硫酸软骨素和硫酸角质素的蛋白聚糖可与胶原结合,起到稳定胶原纤维的作用。聚集蛋白聚糖与胶原纤维连接也可促进胶原的合成。

6. **在免疫、感染及炎症中的作用** 细胞间质中的透明质酸成为细菌穿透细胞的阻力,形成一个屏障。当发生炎症时,局部组织的糖胺聚糖含量升高,其中透明质酸首先增多,随后,硫酸软骨素缓慢增加,达到高峰后硫酸软骨素的含量下降,出现硫酸皮肤素。可见,糖胺聚糖的成分在炎症时是不断变化的。在炎症恢复的修复阶段,糖胺聚糖激活成纤维细胞,并促进胶原的形成,以利于炎症修复为正常组织。硫酸软骨素对于加速机体外伤修复的速度起着重要的作用。

7. **细胞间信号传导作用** 蛋白聚糖在细胞间化学信号传导中起着非常重要的作用,它们可以和许多分泌性信号分子相连接,如某些蛋白生长因子,而且这种连接可以增强或抑制生长因子的活性。大多数情况下信号分子是连接于蛋白聚糖的糖胺聚糖链,亦可以直接连接在蛋白聚糖的核心蛋白上。

8. **对分泌性蛋白的调节作用** 蛋白聚糖除了可与分泌性信号分子相连外,还可以与其他类型的分泌性蛋白相连接,并调节其生物活性,如结合蛋白酶和蛋白酶抑制因子。

(二) 聚集蛋白聚糖的功能

目前,对聚集蛋白聚糖的功能尚不十分清楚,但有一点是可以肯定的,它作为蛋白聚糖单体的聚合形式,对影响细胞外环境是十分重要的。如果蛋白聚糖不能聚集,就难以在细胞外基质中较长时间地存留,就会从细胞外周分散流失。蛋白聚糖聚集后,聚合体的体积非常庞大,所占空间与线粒体和高尔基体这类大细胞器的体积大致相当,它们填充于胶原纤维和弹性蛋白之间,为细胞提供了具有良好通透性的水合空间。此外,蛋白聚糖还可以阻止基质的钙化。

（三）椎间盘中的蛋白聚糖及其分布

在椎间盘的不同部位,蛋白聚糖的含量是不同的。髓核处的蛋白聚糖含量远高于纤维环,而在软骨终板中的含量比纤维环中的更少。在细胞周围区域的蛋白聚糖比其他地方的多。由纤维环外层到髓核的中央,蛋白聚糖的含量逐渐增加。髓核的蛋白聚糖与纤维环不同。髓核中硫酸角质素/硫酸软骨素比例高于纤维环中的,而且髓核中蛋白聚糖单体所占的比例小于纤维环。蛋白聚糖单体形成聚合体的比例与年龄有关,成人椎间盘纤维环中大约40%的蛋白聚糖和髓核中15%的蛋白聚糖能够聚合,而年轻人椎间盘纤维环和髓核发生聚合的蛋白聚糖的比例分别为60%和20%。髓核中聚集蛋白聚糖主要分布在细胞间质中,但细胞的表面及其周围也存在着聚集蛋白聚糖;椎间盘纤维环中的聚集蛋白聚糖主要分布在胶原纤维之间,呈细丝状,走向与胶原纤维排列方向平行。

（四）蛋白聚糖对椎间盘的影响

蛋白聚糖是细胞外基质的重要组成成分。椎间盘的基质主要也是由密集排列于胶原纤维之间的大的蛋白聚糖分子组成的。胶原纤维间的间隔为数千纳米,糖胺聚糖间的距离只有200~400nm,因此,蛋白聚糖决定着基质的细微空间结构。蛋白聚糖的浓度越高,由糖胺聚糖所决定的有效孔径就越小。由于孔径的大小依赖于蛋白聚糖的浓度,任何水合作用的变化都会引起孔径的改变。如果椎间盘丢失液体,蛋白聚糖被压紧在较小的液体容积中,将存在较多的蛋白聚糖分子,其浓度增加,使基质的有效孔径将变小。反之,在椎间盘膨胀时,蛋白聚糖的浓度则下降,基质的有效孔径将增大。椎间盘中蛋白聚糖形成的有效孔径大小的分布对椎间盘水分的进出具有重要意义。在一定的压力梯度下,它能确定液体流入和流出的速度,有效孔径减小时,基质的渗透性小,液体流动的速度慢,反之则加快。在蛋白聚糖的含量增加时,基质的渗透压也增加,有利于液体的进入。这样,由蛋白聚糖所形成的渗透压、一定大小的有效孔径和在负载下椎间盘的静水压三方面共同作用,来控制水分的进出,使之达到平衡,以适应椎间盘在负载或运动情况下的需要。

（五）椎间盘退变时蛋白聚糖的变化

椎间盘退变时椎间盘中蛋白聚糖的含量明显下降,髓核区蛋白聚糖的下降程度大于纤维环。硫酸软骨素的含量逐渐下降,而椎间盘中硫酸角质素的含量在5岁至70岁之间无明显变化。此外,糖胺聚糖也发生了变化,硫酸软骨素含量的下降大于硫酸角质素,致使硫酸角质素/硫酸软骨素之比升高。在椎间盘中,核心蛋白的含量下降,与透明质酸结合的能力下降,从而导致蛋白聚糖的聚合能力下降。聚集蛋白聚糖的减少在髓核处最明显,主要集中在细胞的周围。这种蛋白聚糖随年龄的变化,可能是由于连接蛋白功能的变化或者降解单体的增多对新合成单体聚合的抑制而造成的。

四、椎间盘基质降解酶

在椎间盘基质降解的诸多影响因素中,金属蛋白酶可能发挥着关键作用。目前所知金属蛋白酶包括三个家族,分别是基质金属蛋白酶家族(matrix metalloproteinases,MMPs)、新型金属蛋白酶 ADAM(a disintegrin and metalloprotease)家族和 ADAMTS 家族(ADAM with thrombospondin motifs,ADAMTS)。其中,MMPs 的作用范围最为广泛。

（一）基质金属蛋白酶的分类

目前至少有20种MMPs构成了MMPs超家族(表5-2)。MMPs的分类方法主要有三种:①按发现的先后顺序,以阿拉伯数字顺序命名;②按MMPs的分子量分类,如72kD明胶酶A(MMP-2)、92kD明胶酶B(MMP-9)等;③大部分MMPs超家族成员可以按照MMPs的作用底物被分为四大类,即胶原酶(MMP-1、MMP-8、MMP-13)、明胶酶(MMP-2、MMP-9)、基质溶解酶(MMP-3、MMP-7、MMP-10、MMP-11、MMP-12)、膜型MMPs(MMP-14、MMP-15、MMP-16、MMP-17)。

表 5-2　MMPs 超家族成员表

序号	名称	分子量/kD（全酶/活性形式）	作用底物	细胞来源
MMP-1	间质胶原酶	54.0/42.6	Ⅰ、Ⅱ、Ⅲ、Ⅶ、Ⅹ型胶原，明胶，巢蛋白（entactin），聚集蛋白聚糖（aggrecan），蛋白聚糖	结缔组织细胞、内皮细胞、巨噬细胞
MMP-2	明胶酶 A	73.9/62.1	明胶，Ⅰ、Ⅳ、Ⅴ、Ⅶ、Ⅹ、Ⅺ型胶原，弹性蛋白，聚集蛋白聚糖，纤维连接蛋白，层黏连蛋白，生腱蛋白（tenascin），β 淀粉样蛋白前体	结缔组织细胞、肿瘤细胞
MMP-3	间质溶素 1	54.0/42.8	聚集蛋白聚糖，明胶，纤维连接蛋白，Ⅲ、Ⅳ、Ⅺ型胶原，玻璃黏连蛋白，层黏连蛋白，生腱蛋白	结缔组织细胞、肿瘤细胞、巨噬细胞
MMP-7	基质溶素	29.7/19.1	聚集蛋白聚糖，纤维连接蛋白，层黏连蛋白，明胶，Ⅳ型胶原，巢蛋白，玻璃黏连蛋白	结缔组织细胞、未成熟单核细胞
MMP-8	多形核胶原酶	53.4/42.2	Ⅰ、Ⅱ、Ⅲ型胶原，聚集蛋白聚糖	中性粒细胞
MMP-9	明胶酶 B	78.4/66.6	明胶，Ⅳ、Ⅴ、Ⅺ型胶原，聚集蛋白聚糖，弹性蛋白，巢蛋白，玻璃黏连蛋白	结缔组织细胞、肿瘤细胞、巨噬细胞
MMP-10	间质溶素 2	54.2/43.0	聚集蛋白聚糖，纤维连接蛋白，Ⅳ型胶原，明胶，层黏连蛋白	巨噬细胞、角质细胞
MMP-11	间质溶素 3	54.6/44.3	纤维连接蛋白，层黏连蛋白，Ⅳ型胶原，生腱蛋白，玻璃黏连蛋白	肿瘤细胞
MMP-12	金属弹性蛋白酶	54.0/42.8	弹性纤维，纤维连接蛋白	巨噬细胞
MMP-13	胶原酶 3	53.8/42.2	Ⅰ、Ⅱ、Ⅲ型胶原	肿瘤细胞
MMP-14	Ⅰ膜型基质金属蛋白酶	65.9/53.9	Ⅰ、Ⅱ、Ⅲ型胶原，纤维连接蛋白，层黏连蛋白-1，硫酸皮肤素，蛋白聚糖，玻璃黏连蛋白	肿瘤细胞
MMP-15		75.8/65.2	明胶，Ⅳ型胶源，MMP-2	
MMP-16	Ⅱ膜型基质金属蛋白酶	69.5/55.7	MMP-2	结缔组织细胞、白细胞/胸腺细胞，T 淋巴细胞
MMP-17	Ⅲ膜型基质金属蛋白酶	不明/53.7	明胶	
MMP-18/19	Ⅳ膜型基质金属蛋白酶/又称釉质溶解素	57.4/46.5	底物不清	细胞来源不清
MMP-20		54.4/42.6		

（二）基质金属蛋白酶功能

　　MMPs 主要有两个功能：①几乎能够降解多糖以外的所有细胞外基质成分；②激活其他 MMPs 产生连锁放大效应。不仅在胚胎发育、组织塑形中发挥着不可替代的作用，同时还具有重要的病理意义，MMPs 表达的增加和酶活性的增强参与了许多疾病的发生。MMPs 表达下调和酶活性过度受抑制，则可能参与了许多表现为细胞外基质堆积的病理过程。

（三）基质金属蛋白酶对椎间盘退变的影响

　　在椎间盘的退变过程中，MMPs 中 MMP-1、MMP-3、MMP-7、MMP-9 和 MMP-13 的表达及活性的增加，它们降解了椎间盘中主要细胞外基质成分。在退变的椎间盘内尤其是髓核中，MMP-7 和 MMP-13 的表达最多,其主要作用底物是Ⅱ型胶原和聚集蛋白聚糖。

退变椎间盘中蛋白聚糖的降解主要是由于连接蛋白的水解作用,连接蛋白的降解导致蛋白聚糖聚合体的减少,从而导致椎间盘中水含量的减少。而且,现在知道 MMP-3 能够降解关节软骨蛋白聚糖的连接蛋白,而人腰椎间盘中的连接蛋白拥有与关节软骨连接蛋白相似的 N-末端,是蛋白聚糖的重要组成部分,因此,退变椎间盘中 MMP-3 的存在与其中蛋白聚糖聚合体的减少密切相关。突出的颈、腰椎间盘中的 MMP-3、明胶酶中 MMP2、MMP9 及 IL-6 的含量高于因脊柱骨折或侧凸行手术切除的正常椎间盘。退变、突出的椎间盘中 MMP-3、IL-1 的含量和表达阳性率高于正常对照椎间盘。退变或突出的椎间盘及患者血中的 MMP-3 水平升高。MMP-2、MMP-9 的表达与椎间盘的退变程度呈正相关。

不同突出类型和椎间盘组织不同部位的 MMPs 的表达水平不同。紧邻神经根的突出椎间盘组织中 MMP-3 的含量高于椎体软骨终板表面的椎间盘组织。后纵韧带破损型突出椎间盘(包括游离型和经后纵韧带突出型)含有的巨噬细胞和 MMP-1、MMP-3 阳性细胞最多,韧带下突出型很少,膨出型和非突出椎间盘中则几乎没有。突出椎间盘中发生的组织降解与 MMP-1、MMP-3 的异常高表达有一定的因果关系。突出髓核中浸润的单核细胞表达 MMP-7,软骨细胞表达 MMP-7 和 MMP-8,而且暴露于硬脊膜外隙的髓核组织中的 MMP-7、MMP-8 阳性率明显增高。

第二节　腰椎间盘突出症的易感因素

一、种族和遗传因素

1. **种族**　印第安人、爱斯基摩人和非洲黑人的发病率较其他种族的发病率明显为低。
2. **遗传因素**　椎间盘退变还有着一定的家族聚集性和家族易感性。华中科技大学同济医学院、武汉医学院附属第二医院(现华中科技大学同济医学院附属同济医院)曾有这方面的报道。15 年内发现同一家族中有血缘关系的亲属有 2 人或更多人患腰椎间盘突出症者,计有 20 户 41 例,占同期病例总数的 1.1%。其中女性 25 例,男性 16 例,男女之比约为 1:1.6,同一家庭中以姐妹同患此病者为多(表 5-3)。

表 5-3　腰椎间盘突出症患者亲属发病情况

发病数	父子	父女	母子	母女	兄弟	兄妹	姐妹	姑侄	总计
户数/户	2	4	2	1	2	2	6	1	20
例数/例	4	8	4	2	4	4	12	3	41

研究者对小于 21 岁已做腰椎间盘突出手术的 63 例年轻患者的双亲,调查有关腰椎间盘突出的病史。另选 63 名年龄和性别与研究组相仿,但没有脊柱疾病的患者作为对照组,对其双亲也做上述同样的调查。研究组中 32% 的病例有阳性家族史,而对照组仅为 7%。有阳性家族史的患者中,21 岁以前发生腰椎间盘突出的相对危险性估计比非阳性家族史的患者高出 5 倍左右。

有学者应用 MRI 观察了 40 例(20 对)芬兰的同卵双生双胞胎的腰椎,对软骨终板改变、椎间盘含水量、椎间盘膨出或突出程度和椎间隙的高度等方面进行评估,发现同卵双生的双胞胎中这些改变均高度相似,证实遗传因素在椎间盘退变中的作用。另有人利用 MRI 对 172 例单卵双生和 154 例双卵双生双胞胎的椎间盘高度、膨出情况、骨赘形成和信号强度等方面进行评分,以判定椎间盘退变的严重程度,结果显示椎间盘高度和椎间盘膨出有着高度的遗传相关性。对 362 例单卵双生和 702 例双卵双生的腰背痛和颈项痛患者进行分析并应用 MRI 对椎间盘进行观察,发现单卵双生的双胞胎中的疼痛有着高度的一致性(52% ~ 68%),且腰背痛与椎间盘 MRI 的改变有着很强的相关性(OR = 3.6),认为遗传因素在椎间盘退变的结构改变上有着重要意义。通过对因椎间盘突出而手术的患者的 24 个直系亲属和 72 例普通门诊患者的病历进行对照研究,MR 和 X 线检查都证实腰椎间盘突出有明显的家族聚集性。对 65 例因腰椎间盘退变性疾病而手术的患者的家庭成员和亲戚的调查发现,44.6% 有阳性家族史,而对照组 67 例因与脊柱无关的疾病而住院的患者中阳性家族史只有 25.4%。对经手术证明有椎间盘突出症的患者的直系亲属进行问卷调查,发现 28%有腰椎间盘源性疼痛,而对照组[为反复的上肢过度使用综合征(repetitive upperextremity overuse syndromes)的患者]的直系亲属阳性率只有 2%,故认为腰椎间盘源性疼痛有家族性因素。

二、易感基因

有症状的腰椎退变性疾病和腰椎间盘突出症存在基因诱发因素已在双胞胎基因标记检测中证实。Patel 等对腰椎退变性疾病 1 264 例做家族性基因学指数试验(the genealogical index of familiality test,GIF)提示有明显的相关性($P<0.001$)。在家族中近亲和远亲发生腰椎退变性疾病相关危险性明显升高。

目前,关于腰椎间盘退变和腰椎间盘退行性疾病的发生由哪些基因决定,仍不是十分明确,文献报道有编码核心蛋白、Ⅰ 型和Ⅸ型胶原、MMP-3、维生素 D 受体基因等。这些基因的多态性和退变性椎间盘疾病有较高的关联性,并且这些基因编码的产物是椎间盘组织的主要成分及引起椎间盘退变或椎间盘退行性疾病发生的酶和细胞因子。

(一) 胶原基因

Ⅰ 型胶原是构成椎间盘的重要成分之一。研究表明,椎间盘的外层纤维环以 Ⅰ 型胶原为主,其重要作用是维持纤维环的张力,它是由两条 α_1 链和一条 α_2 链组成的异三聚体,并以三股螺旋的形式构成原胶原,经过修饰在细胞外聚合成胶原纤维。Ⅰ 型胶原 α_1(collagen type Ⅰ alpha 1,COLIA1)的转录因子 Sp1 的结合位点存在基因多态性,有三种基因型:TT、GT、GG。通过对 966 名年龄≥65 岁的荷兰人 COLIA1 的 Sp1 结合位点多态性进行研究,发现在 COLIA1 基因的第一个内含子存在 TT、GT、GG 三种基因型。它可能影响转录因子 Sp1 的结合。根据 Kellgren 评分,当评分为 4 分(严重退变的椎间盘)时,三种基因型中的 TT 基因型发生椎间盘退变的相对危险性比 GG 基因型高 3 倍;当评分为 3 分(严重的椎间盘退变)时,TT 基因型发生椎间盘退变的相对危险性比 GG 型高 2 倍。COLIA1 的 Sp1 的多态性也许是椎间盘退变的一个遗传危险因素。Tilkeridis 等通过对希腊 24 例患有腰椎间盘疾病的新兵和作为对照的 12 例健康士兵进行研究,发现患病组存在 COL1A1 的 Sp1 结合位点基因多态性,TT 基因型的阳性率为 33.3%,而正常对照组没有发现此基因型,差别具有高度统计学意义。作者认为此种基因型与年轻士兵的椎间盘疾病有显著相关性。

Ⅸ型胶原是一种纤维性连接胶原,分布在以 Ⅱ 型胶原为主的纤维结构的细胞外基质中,是一种由三条 α 多肽链构成的异三聚体,在 Ⅱ 型胶原微丝之间作为一个"分子桥"而起到黏附和桥接作用,其功能主要是通过其与 Ⅱ 型胶原和蛋白聚糖的黏附作用使之保持水分,从而使椎间盘髓核具有承受压力的特性。编码Ⅸ型胶原的 α_2 链和 α_3 链的基因 COL9A2 和 COL9A3 存在基因多态性,导致 α_2 链的第 326 个氨基酸由谷氨酰胺突变为色氨酸,此基因型为 Trp2。α_3 链的第 103 个氨基酸由精氨酸突变为色氨酸,基因型为 Trp3。有学者对 250 例因椎间盘突出症而手术的患者的研究发现,编码 COL9A2 的 α_2 链的等位基因存在的变异,导致胶原蛋白的第 326 个氨基酸由谷氨酰胺突变为色氨酸,引起 Ⅱ 型胶原的交联下降和不稳,最终导致椎间盘退变。Jim 等对中国南部的人群进行大样本量的调查,发现在 20% 的人群中出现 Trp2 等位基因。在 30~39 岁的人群中,携带 Trp2 基因者发生纤维环断裂的危险性增加 4 倍,在 40~49 岁的人群中,有此基因型者发生椎间盘退行性疾病和软骨终板退变的风险增加 2.4 倍。有研究发现,Trp2 等位基因遗传缺陷使得 COL9A2 基因中编码谷氨酰胺的密码子突变为色氨酸密码子,因此携带 Trp2 显性基因型的人发生椎间盘和软骨终板退变的概率增加。Seki 等对 1 128 例日本人的研究发现,COL9A2 基因的色氨酸突变和椎间盘退变没有关联,而 COL9A2 单个核苷酸突变与椎间盘退变有显著性关联。由此得出此种基因突变可能与种族有关,日本人具有其他型的基因型突变。研究发现,COL9A3 的 α_3 链存在等位基因突变,第 103 个氨基酸由精氨酸突变为色氨酸,与对照组相比,此在患有椎间盘疾病的人中,具有明显的统计学差异。由此认为,这种基因突变在椎间盘疾病中起着重要的作用。Solovieva 研究发现,在没有白介素-1 存在时,COL9A3 将加速椎间盘的退变,而在白介素-1 存在时,Tpr3 作用却不明显,此为白介素-1 可以调节或抑制 Tpr3 的作用,携带 Tpr2 的基因型则可能增加椎间盘的退变。

研究认为,携带 COL9A3 的基因同时伴有身体肥胖者,发生椎间盘膨出和椎间盘高度丢失的概率增加,两者有相互协同作用。研究还认为,Tpr3 等位基因可以加速肥胖对椎间盘退变造成的影响。因此持续肥胖的患者如携带 Tpr3 等位基因则发生椎间盘退变的可能性更大。研究发现,在希腊人中,携带有 COL9A3 Trp3 基因者,发生椎间盘退变的概率增加,但没有达到统计学意义上的差别。研究还发现,Trp3 突变的频率在芬兰人与南欧人中具有显著的统计学意义,认为 Trp2、Trp3 基因多态性在 COL9A2 和 COL9A3 两个基因中对南欧人在椎间盘疾病中的作用意义不是太大。

（二）蛋白聚糖基因

蛋白聚糖是软骨椎间盘等结缔组织细胞外基质的主要组成成分,它是由一条或多条糖胺聚糖链以共价键的方式连接在一条核心蛋白上而形成的生物大分子,在氨基端有 G1、G2 两个球形区域及两者间的球间区域。在 G2 的羧基端是氨基葡聚糖的附着区域,硫酸角质素链和硫酸软骨素链通过此区域连接到核心蛋白上。核心蛋白的羧基端是第三个球形区 G3 区,它具有促进结缔组织黏合的作用,可与胶原或弹性蛋白相结合,形成稳固的结构,发挥润滑及缓冲外界压力的作用。糖胺聚糖对水和 Ca^{2+}、Mg^{2+}、K^+、Na^+ 等离子具有较大的亲和力,对保持结缔组织的水分,调节阳离子在组织中的分布有着重要意义。在细胞与细胞及细胞与基质的识别和连接过程中扮演着重要的角色,也参与对生长因子如促分泌素等的应答。蛋白聚糖功能的发挥与其结构密切相关,特别是与连接到核心蛋白上的硫酸软骨素的数量相关。硫酸软骨素结合到聚集蛋白聚糖的核心蛋白两个球形区之间的区域即 CS1 和 CS2 区。在人类,编码聚集蛋白聚糖 CS1 区的基因存在长短的多态性,导致硫酸软骨素结合的数量不同,从而影响着聚集蛋白聚糖的功能发挥。有学者观察研究了 64 例伴或不伴有腰背痛的日本年轻女性,用 MRI 评估椎间盘的退变情况,PCR 检测聚集蛋白聚糖的等位基因的多态性。发现聚集蛋白聚糖的核心蛋白基因存在着不定数串连重复区的多态性,当这种重复区越短时,则在年轻人中发生多节段椎间盘退变的危险性越大,且椎间盘退变越严重。研究发现,编码蛋白聚糖的核心蛋白,其中间结合硫酸软骨素或硫酸角质素的区域存在 13 种不同的等位基因形式,其内部存在不定数串列重复区,数目从 13 到 33 不等。这种多态性导致了其核心蛋白的硫酸软骨素的结合位点数目的不同,从而不同程度地影响着蛋白聚糖的功能。不定数串列重复区数量越少时,椎间盘更易发生退变。

（三）维生素 D 受体基因

维生素 D 受体基因定位于第 12 号染色体上,由 9 个外显子组成,存在 2 处等位基因多态性:一是 Taql 多态性,有 TT、Tt、tt 三种基因型;二是 Fokl 多态性,有 FF、Ff、ff 三种基因型。有学者在研究维生素 D 受体 Taql 的多态性时,应用 MRI 观察三种基因类型 TT、Tt、tt 的椎间盘髓核的信号强度。通过对比三种基因型,发现 tt 基因型更容易发生椎间盘信号强度降低,Tt 基因型次之。同时他们还检测了 Fokl 基因的多态性,通过比较 FF、Ff、ff 三种基因型的椎间盘髓核信号强度,发现 ff 基因型最易发生椎间盘信号强度的降低,Ff 次之。以上退变与年龄相关。Cheung 等对 804 例中国南方人进行了调查,并利用 MRI 确定椎间盘退变的程度。应用 PCR 检测 Taql 的多态性,发现维生素 D 受体存在等位基因。携带 t 等位基因与椎间盘的退变相关,且在 <40 岁的年轻人中,携带 t 等位基因与椎间盘的退变关联更密切。研究发现,在年轻人中维生素 D 受体基因呈多态性,与 TT 型相比,Tt 型更易发生多节段的椎间盘疾病、严重的椎间盘退变和椎间盘突出。另有研究发现,维生素 D 受体 Taql 基因的 tt 基因型更易发生椎间盘信号强度降低和纤维环破裂,然而在椎间盘膨出和骨赘形成方面,tt 基因型发生率却很低。对椎间盘突出和椎间盘高度比较,显示没有差异。还有研究发现与维生素 D 受体 tt 基因型相比,TT 基因型与椎间隙变窄有关。

（四）白介素基因

白介素-1(IL-l)是椎间盘退变过程中较为重要的炎症介质,它可使椎间盘基质中的蛋白聚糖降解,同时促进基质溶解酶(MMP-3)和胶原酶(MMP-1)的活性,使椎间盘基质降解。目前,发现 IL-1 有 IL-1α-889C/T、IL-1β +3954C/T 和 IL-1 受体拮抗基因 IL-1 RN +1812G/A、+1887G/C 和 +11100T/C,存在着基因多态性。研究发现 IL-1 基因簇的多态性可以影响椎间盘的退变,在 IL-1α 中 TT 基因型与 CC 基因型相比,其椎间盘膨出的危险性提高 3 倍。另有研究发现携带 IL-1 RN +1812A 者,患腰痛的概率增加,如同时还携带有 IL-1α-889T 或 IL-1β +3954T 等位基因,其发生腰痛的概率更高、疼痛持续的时间也更长。疼痛的程度与同时携带 IL-1α-889T 和 IL-1 RN +1812A 两种等位基因有关。携带 IL-1β +3954T 等位基因则与疼痛的时间长短有关。而 Virtanen 等的研究发现椎间盘退行性疾病症状的发生只与 IL-1α-889T 有明显的关联,与 IL-1β

+3954T 没有明显的关系。同时研究表明,携带 COL9 Trp3 等位基因并有 IL-1β +3954T 等位基因缺失者在 MR 检查中发生"黑色椎间盘"的概率增加;而在 Trp3 和 IL-1β +3954T 基因共有者,未发现 Trp3 对椎间盘疾病的影响。研究还表明,携带 *COL11A2* 的等位基因者与未携带者相比,其发生椎间盘膨出的风险将增加。

IL-6 引起软骨基质的蛋白聚糖丢失,抑制成纤维细胞胶原合成,从而在腰椎间盘退变中发挥作用。同时它是重要的炎症促进剂,可引起炎症细胞聚集,刺激炎症细胞释放炎性介质,促进椎间盘退变的炎症过程。NoponenHietala 等研究表明,*IL-6* 基因的遗传变异性与椎间盘源性疼痛有关。*IL-6* 基因的 5 号外显子 15T/A 基因型在患有腰椎间盘疾病组和对照组中分布不同,而且启动子−597G/A、−572G/C、−174G/C和 5 号外显子 l5T/A 单核苷酸多态性位点,GGGA/GGGA 或 GGGA/其他基因型的联合表型与椎间盘疾病相关。

（五）基质金属蛋白酶基因

MMPs 是一类结构中含有 Zn^{2+}、Ca^{2+} 的蛋白水解酶,主要参与细胞外基质的代谢,是基质降解酶类中重要的一类,在椎间盘退变的发生发展中起重要作用。MMP-3 主要作用于 Ⅰ 型胶原,降解蛋白聚糖的核心蛋白,并能够激活其他 MMPs,故为基质降解的主要酶类。研究发现,MMP-3 的启动子 5A/6A 存在基因多态性。控制 MMP-3 的表达。在老年人中,5A/5A 和 5A/6A 基因型与 6A/6A 基因型相比,前二者与椎间盘退变的关系密切,且拥有 5A/5A 和 5A/6A 基因型的患者椎间盘退变的程度更严重。但在年轻人中,此种差别不具有统计学意义。因此认为 5A 基因型是椎间盘退变的一个危险因素,可以加速椎间盘细胞外基质的降解,导致椎间盘退变的发展。

总之,椎间盘退变是多种因素共同作用的结果,其中基因的多态性在椎间盘退变的过程中起着一定作用。目前研究的候选基因较多,究竟是哪种候选基因在哪些人群中起着主要作用仍然不是很清楚,有待于进一步的研究。众多研究显示,椎间盘退变有一定的家族倾向性,但没有观察到明显的遗传关系。随着研究的逐步深入,人们将更好地从基因的角度揭示椎间盘退变和椎间盘退行性疾病的病因。目前,针对椎间盘退变的基因治疗多是促进椎间盘细胞的增殖或促进椎间盘细胞的分泌功能,如能找出椎间盘退变的关键基因,针对此基因的基因修补或基因替换将是一种很有前景的治疗方法。

三、生理因素

1. **年龄**　腰椎间盘突出症的高发年龄为 30~50 岁,青岛大学附属医院 209 例腰椎间盘突出症患者中 20~40 岁者占 64.46%,40 岁以上者占 34.92%。在 Spangfort 对 2 504 次腰椎间盘突出症手术的统计分析中,其平均年龄为 40.8 岁。腰椎间盘突出症行手术的平均年龄约为 40 岁（38~44 岁）,说明椎间盘退变是一个重要因素。

2. **身高**　超过正常男女的平均高度,特别是男性超过 1.8m、女性超过 1.7m、较大的腰椎指数和肥胖时,腰椎间盘突出症的发病率高。但亦有人认为与这些因素无关。

3. **性别**　腰椎间盘突出症的发病率男性较女性高,约为 2:1。美国的腰椎间盘突出症发病率男为 3.1%,女为 1.3%;芬兰的腰椎间盘突出症发病率男为 1.9%,女为 1.3%。

四、脊柱结构因素

（一）腰椎畸形

腰椎畸形包括侧凸畸形、对称或不对称的腰骶移行椎,是腰椎间盘突出的诱发因素。脊柱生理曲度的改变易诱发椎间盘退变。在脊柱侧凸畸形中,原发性侧凸与继发性侧凸处椎间隙不仅不等宽而且常旋转,这使纤维环承受的压力不一,致使纤维环在脊柱的凸侧承受更大的应力而加速退变。

腰骶移行椎为常见的腰椎畸形,Castellvi 将腰椎骶化分为四种类型:Ⅰ 型为大的三角形横突,宽度至少 19mm,单侧者为 Ⅰa 型,双侧者为 Ⅰb 型;Ⅱ 型为大的横突与骶骨形成假关节,单侧为 Ⅱa 型,双侧为 Ⅱb 型;Ⅲ 型为横突与骶骨骨性融合,单侧为 Ⅲa 型,双侧为 Ⅲb 型;Ⅳ 型为混合型,一侧横突与骶骨形成假关节,另一侧为骨性融合。

　　腰骶移行椎与腰椎间盘突出有着密切关系,是诱发腰椎间盘突出症的危险因素之一。移行椎引起腰椎间盘突出症的原因为:在有移行椎存在时,脊柱侧凸和脊柱旋转的发生率明显增高,导致腰椎受影响节段的生物力学传导被改变,使移行椎的上一个或下一个椎间盘局部承受的压力增加,从而加速椎间盘的退化,特别是当椎体移行不完全时,两侧受力不均,移行椎体双侧的负重不平衡,致使椎体间的稳定性减弱,最终发生腰椎间盘突出。有学者报道,腰椎间盘突出症患者中腰骶移行椎的发生率为 30.0% 左右。另有学者报道,以经手术明确诊断为腰椎间盘突出症并有完整资料的 78 例患者为对象,发现有腰骶移行椎者为 40 例,发生率为 51.3%。李金光等报道,腰椎间盘突出症合并腰骶移行椎的发生率为 52.7%。Zhang 等报道,在 80 例少年腰椎间盘突出症患者中有腰骶移行椎者为 24 例(30%),对照组(92 例无症状青少年)发生腰骶移行椎者为 7 例(7.6%)。$L_{4/5}$ 腰椎间盘突出症较 L_5S_1 腰椎间盘突出症者合并有腰骶移行椎者更多(81.3% vs. 18.7%)。

　　椎间盘突出的部位在腰骶移行椎组中大部分(58.3%)发生在其上一个间隙。两个间隙均有突出者在腰骶移行椎组多于无移行椎组,且均为Ⅱ型。单侧型移行椎中,突出在畸形同侧者占 42.1% ~ 75.9%,其中在移行椎上一间隙者占 81.8%;突出畸形对侧者占 17.2% ~ 47.7%,其中在其下一间隙者占 80.0%。Ⅵ型中均在骨性融合侧同侧。腰骶移行椎病例中腰椎侧凸占 40%。

　　青岛大学附属医院无症状人群 220 例,其中腰骶移行椎发生率为 51.21%;腰椎间盘突出症患者 210 例,其中腰骶移行椎发生率 56.54%,两组中Ⅰ型均最多,分别为 51.81% 和 66.94%。Ⅰ型的测定依据 Castellvi 分型标准,其横突宽度测定值为 19mm,此仅为解剖形态学上的标志,至今缺乏生物力学测定意义。青岛大学附属医院椎间盘突出症患者中腰骶移行椎Ⅰb 型高于Ⅰa 型,显示 L_5 双侧横突不等值,在人体其他骨骼也有相同情况,因而腰骶移行椎Ⅰ型在腰椎间突出症的发生中难以肯定其意义。在无症状人群与腰椎间盘突出症患者之间比较 Castellvi Ⅱ型的发生率,前者仅占 4.55%,后者占 13.55%,有明显的统计学差异(P<0.01)。在腰椎间盘突出症中,除Ⅰ型腰骶移行椎外(66.94%),Ⅱ型第二常见(23.97%)。鉴于Ⅰ型缺乏诱发腰椎间突出症的依据,仅以本组Ⅱ型、Ⅲ型和Ⅳ型 38 例进行统计,其中Ⅱ型 27 例占 71.05%,Ⅱa 型 23 例占 85.18%。这显示Ⅱ型腰椎横突与骶骨形成假关节,尤其当Ⅱa 型为一侧横突与骶骨形成假关节时,造成生物力学失衡,引起腰骶段生物力学改变,可诱发腰椎间盘突出。青岛大学附属医院统计腰骶移行椎Ⅱ型椎间盘突出发生在 $L_{4/5}$ 节段的为 81.58%,Castellvi 报道为 90.9%。无腰骶移行椎的腰椎间盘突出 $L_{4/5}$ 节段为 47.82%,L_5S_1 节段为 48.91%,无明显差异,其原因欠清。在 $L_{4/5}$ 节段,Ⅱa 型腰骶移行椎同侧椎间盘突出的发生率为 56.52%。文献中报道单侧型移行椎中,突出在畸形同侧者占 42.1% ~ 75.9%,以上数据表明单侧横突与骶骨形成假关节后,同侧椎间盘应力发生改变,诱发突出。Ⅲ型和Ⅳ型均有肥大横突一侧或两侧与骶骨发生骨性融合,当Ⅲa 型或Ⅳ型仅有一侧与骶骨形成骨融合,或甚而形成假关节时,其仍保持腰骶段的稳定性,难以如Ⅱ型一样引起生物力学改变,诱发腰椎间盘突出,故Ⅲ型和Ⅳ型占比较少,分别为 26.32% 和 2.63%。在腰椎间盘突出症再突出手术病例中合并有腰骶移行椎者无一例为Ⅲ型或Ⅳ型。依据推论,Ⅲ型或Ⅳ型具有的腰骶椎稳定性,不构成腰椎间盘突出症的诱发原因。

(二) 关节突关节变异

　　腰椎三关节复合体中除腰椎间盘的椎间关节外,后侧关节突关节是腰椎另一个重要的稳定结构,在扭转运动时可限制腰椎的纵轴旋转运动。有学者发现,腰椎间盘突出症患者中有 97% 的关节突关节不对称。症状侧的关节突关节在冠状面角度更大,此时更易受到更多的旋转劳损。亦有观察发现,中央性突出病例的关节突关节多为对称性。对于脊柱关节突关节的几何形态与椎间盘退变的关系,有人用 MRI 来确定椎间盘的退变程度,用 CT 来确定关节突关节面的角度和方向是否不对称。在检查 $L_{3/4}$、$L_{4/5}$、L_5S_1 时,发现方向不对称与椎间盘变性有明显关系。关节突关节面的平均角度在 $L_{3/4}$、$L_{4/5}$ 和 L_5S_1 都有所增加,但这三个平面的椎间盘变性与关节突关节面角度的大小关系无统计学意义。其结论为:关节突关节只要存在方向不对称,就有椎间盘退变的危险。Wang 等报道了 65 例少年腰椎间盘突出症,其中存在关节突关节不对称者为 20 例(20/65),而 30 例对照组中只有 3 例伴有关节突关节两侧不对称;$L_{4/5}$ 腰椎间盘突出症患者,其中关节突关节两侧不对称者占 41.0%(16/39),对照组为 10.0%(3/30)。L_5S_1 腰椎间盘突出症患者,其中关节突关节两侧不对称者占 77.8%（21/27），对照组为 13.3%（4/30）。Chadha 等报道腰椎间盘突出症 60 例,应用 MRI 3.0 Tesla 检查两侧腰椎关节突关节,发现关节突关节两侧不对称者在 $L_{4/5}$ 节段突出者中占 24.0%（6/25）,对照组为 8.5%（3/35）;在 L_5S_1 节段突出者中为 37.1%（13/35）,对照组为 28.6%（6/21）。有人应用 CT 扫描测量小关节角度并判断两侧小关节的对称性,并用 T_2WI 观察 $L_{3/4}$、$L_{4/5}$ 和 L_5S_1 水平的椎间盘有无退变,结果显示腰椎小关节不对称者,该节段椎间盘退变的发生率明显增加。青岛大学附属医院有 1 例一侧 S_1 上关节突缺如,同侧发生腰椎间盘突出的病例（图 5-22）。

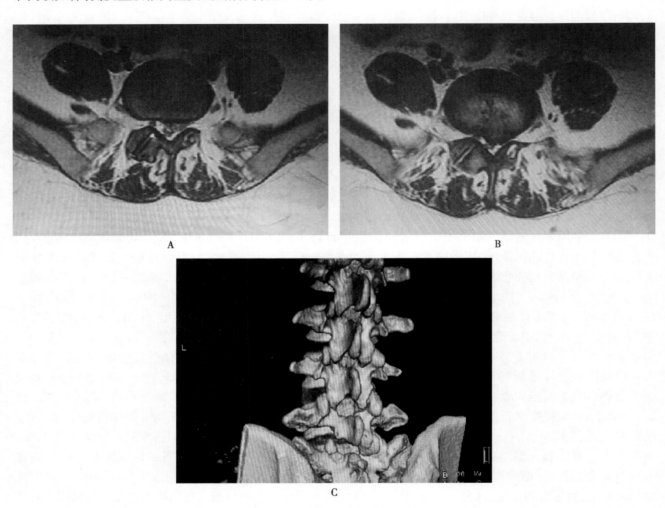

图 5-22　关节突关节变异病例
A、B. MRI 示左侧下关节突缺如;C. 三维 CT 示 L_5 左侧下关节突缺如,S_1 上关节突出缺如。

（三）腰骶椎矢状面参数变化

腰骶椎矢状面参数变化会通过改变生物力线影响腰椎退变,研究者测定 224 例腰椎间盘突出症和 73 例无腰椎间盘突出症的椎间盘角(intervertebral disc angle,IDA)、腰椎前凸角(lumbar lordosis angle,LLA)、腰骶前凸角(lumbosacral lordosis angle,LSLA)、腰骶角(lumbosacral angle,LSA)和骶骨倾斜角(sacral tilt,ST)。两组比较,除腰椎间盘突出症组 IDA 小于无腰椎间盘突出症组外,其他无明显差异。李松等报道高位腰椎间盘突出症脊柱-骨盆矢状面形态在发病机制中的意义。脊柱-骨盆矢状面形态学参数,包括:骨盆入射角(pelvic incidence,PI)、骨盆倾斜角(pelvic tilt,PT)、骶骨倾斜角(sacral slope,SS)、胸椎后凸角(thoracic kyphosis,TK)、腰椎前凸角(lumbar lordosis,LL)、胸腰段后凸角(thoracolumbar junctional angle,TLJ)、矢状垂直偏距(sagittal vertical axis,SVA)。结果为:PI、PT、SS、LL 明显低于对照组,而 TK、TLJ 和 SVA 明显高于对照组,表明高位腰椎间盘突出症与脊柱-骨盆矢状面形态学有关（图 5-23）。

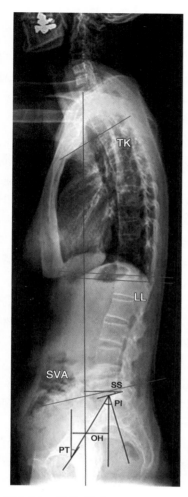

图 5-23　脊柱-骨盆矢状面形态学参数

PI：骨盆入射角；PT：骨盆倾斜角；SS：骶骨倾斜角；SVA：矢状垂直偏距（C_7 铅垂线-S_1 后上缘）、TK：胸椎后凸角（T_4 上终板-T_{12} 下终板）、LL：腰椎前凸角（L_1 上终板-L_5 下终板）；OH：双侧股骨头中点投射至 S_1 上终板中点垂线的距离。

五、职业因素

在一组 57 000 人的职业调查中,腰椎间盘突出症在不同职业的发病率不同,以白领劳动者最低、卡车驾驶员最高。在体力劳动者中,男、女性别无太大差别,但对女性而言,护士的发病率较高。职业以从事体力劳动者为多,其中重体力劳动者发病率高,而坐位工作并不增加发病率。青岛大学附属医院的 224 例腰椎间盘突出症手术中,患者以农民为最多,123 例(占 54.9%);工人 51 例(占 22.8%);二者共占 77.7%,非体力劳动者仅占 9.90%。从事重体力劳动者和举重运动者,常因长期过度负荷造成椎间盘早期退变。当脊柱负重 100kg 时,正常的椎间盘间隙会被压缩 1.0mm,并向侧方膨出 0.5mm。而当椎间盘退变时,负荷同样的重量时,椎间盘间隙会被压缩 1.5~2.0mm,并向侧方膨出 1.0mm。但调查未能证明从事重体力劳动者易产生椎间盘突出。

当腰部负荷过度时,如长期从事弯腰工作者(煤矿工人或建筑工人),需经常弯腰提取重物时,测定纤维环后侧部分纤维的强度低于 100kPa。当双下肢直立弯腰提取 20kg 的重物时,椎间盘内压力增加到 30kPa 以上,如长期处于如此大的椎间盘压力时,易在早期使纤维环破裂。

汽车和拖拉机驾驶员在驾驶过程中,长期处于坐位及颠簸状态时,腰椎间盘承受的压力较大。测定驾驶汽车时的椎间盘压力为 0.5kPa,当踩离合器时,压力增加到 1.0kPa。长期反复的椎间盘压力增高,可加速椎间盘退变或突出。有研究报道,每日驾驶工作超过其一半的工作量或更多者,其发生腰椎间盘突出症的危险性为不驾车的 3 倍;驾卡车者其发生腰椎间盘突出症的危险性为不驾车的 5 倍;驾小车者其发生椎间盘突出症的危险性为不驾车的 2 倍。

驾驶车辆时的震动影响椎间盘的营养。实验中显示,震动频率为 5Hz,随着震动时间的延长,髓核、内层纤维环和外层纤维环的水含量亦随之逐渐减少,特别是髓核内。同时,椎间盘内的氧张力及细胞活动度亦明显减低。这些亦是震动通过对微血管的影响而发生的变化。研究者研究震动对椎间盘蛋白聚糖合成的影响,在 10Hz 和 35Hz 的震动频率下,髓核的蛋白聚糖合成率分别下降 50% 和 60%。震动亦可消耗能量,频率的增高也会影响软骨细胞和基质成分。流行病学统计震动频率高的因素,如路况、车速、快速刹车和启动等,以及驾驶卡车,均为诱发腰椎间盘突出的危险因素。Ahsan 等通过对比腰椎间盘突出症和对照组各 200 例以评定体力劳动与腰椎间盘突出症之间的关系。结果是优势比(odds ratio,OR)为:体力劳动者 3.48,强体力劳动者 3.14,工作时间>8 小时者 1.34。认为体力劳动负载积累与发生腰椎间盘突出症有关。德国多中心调查 564 例腰椎间盘突出症、351 例腰椎间盘狭窄、901 例对照组,发现腰椎间盘突出症和腰椎间盘狭窄与积累性体力劳动负荷有关。Auerbach 等调查脊柱侧凸研究学会(Scoliosis Research Society,SRS)会员,561 名脊柱外科医师肌肉骨骼疾病如下:颈项痛/劳损/肌痉挛 38%;腰椎间盘突出症/下肢根性痛 31%;颈椎间盘突出症/上肢根性痛 28%;肩袖疾病 24%;静脉曲张/外周水肿 20%;肱骨外上髁炎 18%;因腰椎疾病和颈椎疾病而行手术者分别为 7.1% 和 4.6%。由此认为,脊柱外科医师为肌肉骨骼疾病较高发人群。Zhang 等探讨国人腰椎间盘突出症的危险因素(腰椎间盘突出症 2 010 例,对照人群 2 070 人),结论是家族史、腰部负荷、高强度工作为腰椎间盘突出症的危险因素,体育锻炼和睡硬板床为预防因素。

六、吸烟因素

椎间盘的营养由椎间盘周围的血管提供。吸烟对血液流变学的改变已多有报道。有人用磁共振成像评价是否吸烟者比非吸烟者发生椎间盘退变得更多。为极大限度控制潜在混淆变量,选择 22 对单卵双胎作为研究对象,一为吸烟者,另一为非吸烟者,资料分析显示吸烟者的腰椎间盘退变平均评分比非吸烟者多18%。吸烟者较非吸烟者椎间盘突出的危险性增加 50%,每日吸烟 10 支者增加 20%。

有学者认为,吸烟诱导椎间盘退变可能与以下几种因素有关:①吸烟者多有慢性支气管炎,经常咳嗽会增加椎间盘内压力与腹压,使脊柱紧张,增加椎间盘内压从而易致椎间盘退变。②吸烟减少骨矿物质含量,使脊柱微小结构发生变化。③吸烟损害纤维蛋白溶解作用,并增加纤维沉积和瘢痕形成,导致慢性感染与腰痛。④会使血管收缩从而直接减少椎间盘周边的血供,进而影响椎间盘内的细胞代谢;尼古丁对椎间盘组织的直接作用,因此加速变性过程;使脊柱更易发生机械变形和损伤;⑤吸烟影响椎间盘内营养代谢物质的运输。有研究表明,将动物处于吸烟环境中 20 分钟至 3 小时,其结果显示 20~30 分钟后溶质运输效率明显降低,代谢产物乳酸聚集,无氧环境下的细胞反映硫酸盐^{35}S、甲基葡萄糖^{3}H 和氧的摄取率下降,分别为$-27\% \pm 10\%$、$-18\% \pm 5\%$ 和$-42\% \pm 12\%$。离开吸烟环境,其恢复正常的时间,带电荷分子较不带电荷分子时间更长,这与两种分子的差异有关。由于吸烟影响溶质运输率,营养物质不能进入椎间盘,代谢物质也不能排出。长此以往,将导致椎间盘营养不足,细胞功能不良,基质降解酶将促进椎间盘的退变;⑥减少蛋白聚糖和胶原的合成。在被动吸烟过程中,烟气中的各种化学成分如一氧化碳、尼古丁等生物碱、胺类、腈类、醇类、酚类、烷烃、烯烃、羰基化合物、氮氧化物等对椎间盘组织细胞的毒性作用也不可忽视。尼古丁可影响吸烟者的免疫系统,表现为白细胞、T 细胞和血清 IgG 及 IgE 的升高。同时,髓核中的蛋白聚糖可作为抗原,刺激自体免疫反应,导致早期椎间盘退变,损伤的椎间盘也表现出分解代谢因子的增加,如 MMPs。

学者研究认为,被动吸烟可引起椎间盘退变。在 Nemoto 等的实验中,大鼠血中尼古丁浓度为 32~127ng/ml(平均 72ng/ml),被动吸烟 8 周后,28% 的椎间盘纤维环出现 1 级退变,72% 的椎间盘纤维环出现 2级退变,同时 Nemoto 等发现被动吸烟 8 周后停止被动吸烟 4 周时即可见到纤维环的修复。Uei 等在构建大鼠椎间盘被动吸烟模型时发现,被动吸烟 7 周后纤维环和髓核出现组织学改变,胶原基因显著下调,没有发现 MMP-3 表达的明显上升。Ogawa 等则发现,大鼠被动吸烟 4 周后核心蛋白上调,MMP-1 的组织抑制因子4 在被动吸烟 4 周后开始上调;压力反应蛋白、热休克蛋白 70 在纤维环和髓核中的表达量相近,酪氨酸磷酸酶基因在纤维环中的表达强于髓核。这是由于被动吸烟刺激髓核和纤维环,并诱导压力反应基因如热休克蛋白 70 和酪氨酸磷酸酶。有实验发现,8 周后吸烟组大鼠椎间盘中的 IL-1β 水平明显高于对照组。李左安等报道,被动吸烟可以诱发大鼠椎间盘退变,且随吸烟时间延长退变加重。其导致退变的机制可能与上调椎间盘内 IL-β$_1$ 和 IL-1 受体 1 的表达有关。

第三节　腰椎间盘突出症的诱发因素

一、疾病

糖尿病常导致动脉硬化加剧,易引起血液循环障碍。动物实验已证明糖尿病对椎间盘的影响,其主要影响营养椎间盘的周围动脉的动脉壁结构,降低其血流量,减少了椎间盘组织的代谢要求,最终引起椎间盘组织破裂。Sun 等分析 575 例腰椎间盘突出症患者,年龄为 40~70 岁,219 例其他骨科疾病患者作为对照组,其中合并 2 型糖尿病者腰椎间盘突出症组为 15.3%,其他骨科疾病组为 7.67%。由此认为,2 型糖尿病可能会增加患腰椎间盘突出症的风险。石泽锋等研究胸腰段椎间盘突出症(thoracolumbar disc herniation,TLDH)和舒尔曼病的内在联系,以及舒尔曼病在 TLDH 发病中的作用,结果为:TLDH 中有97.8%合并舒尔曼病,其中 Schmorl 结节 66.7%,终板不规则 88.9%,椎体后缘离断 75.6%,相邻椎体楔形变 93.3%。

二、感染

近年来,"人体-微生物共同体"的概念已成为新的研究方向,微生物学因素在人类一系列健康及疾病中的作用又重回人们的视线。Stirling 等于 2001 年在《柳叶刀》杂志上首次报道了退变椎间盘内存在低毒性厌氧菌群潜伏感染,使得细菌潜伏感染成为椎间盘退变的可能性病因。

过去十几年来,全世界多项独立研究分别从细菌学、分子细菌学、组织学乃至蛋白组学的角度全面论证了退变椎间盘内低毒性厌氧菌群的存在。Albert 等报道 61 例腰椎间盘突出症,其中 28 例(46%)细菌培养阳性,26 例(43%)厌氧菌培养阳性,4 例(7%)双重细菌培养阳性(包括并有厌氧菌和有氧菌)。Alpantaki 等检测 16 例腰椎间盘突出症的椎间盘标本中疱疹病毒的感染率,用 PCR 测定 8 种不同类型的疱疹病毒 DNA。在腰椎间盘突出症的 13 个标本(81.25%)中检测到至少 1 种病毒。此外,血清学和 mRNA 检查证实无其他急性炎症发生。该研究结果表明疱疹病毒感染可致椎间盘退变。

机会性致病菌——痤疮丙酸杆菌(propionibacterium acnes)是最常见的一类菌群,阳性率为 13.5%~38.3%。

研究发现,退变椎间盘组织中痤疮丙酸杆菌的平均阳性率约为 21%,远高于相对正常的椎间盘组织。若为污染所致,两者阳性率应该所差无几,且培养结果应该为多种皮肤共生菌,尤其以凝血酶阴性的葡萄球菌为多见。但大多数检测结果显示仅为痤疮丙酸杆菌单一菌株,且周边肌肉、韧带组织培养结果多数显示阴性。临床回顾性研究发现,椎间盘组织痤疮丙酸杆菌是否阳性与患者有无手术史无直接关系,排出了既往手术史导致椎间盘感染的可能性。细菌种属分析结果显示,椎间盘内分离出的痤疮丙酸杆菌在亚群构成方面与皮肤表面的构成不同,且在椎间盘内分离出新的亚群——Ⅲ型亚群。利用定量 PCR、原位杂交及蛋白组学等先进分子生物学技术验证了痤疮丙酸杆菌在椎间盘中的含量及分布,并促使椎间盘产生宿主病原反应性蛋白,这些结果从分子层面上证实了痤疮丙酸杆菌可感染椎间盘并发挥一定作用,而非标本污染造成。

现有证据表明,以痤疮丙酸杆菌为代表的低毒性厌氧菌群不会引起任何化脓性椎间盘炎的症状,因而是一种潜伏性隐性感染。但该菌可能与慢性非特异性腰痛、椎间盘退变和 Modic 改变存在密切关系,被认为是影响椎间盘退变的重要因素之一。临床研究表明,痤疮丙酸杆菌仅能从退变的椎间盘组织内被分离出来,而在来源于脊柱侧凸、创伤或肿瘤的相对正常椎间盘组织中却未发现该菌。同时,痤疮丙酸杆菌潜伏感染的人群的椎间盘组织比未感染痤疮丙酸杆菌的椎间盘组织其退变程度更加严重。此外,痤疮丙酸杆菌阳性的椎间盘 Modic 病变率明显高于阴性者,而慢性非特异性腰痛伴有 Modic 改变的患者连续服用抗生素后,能够获得腰痛的显著缓解,被认为是清除了椎间盘内潜伏定植的低毒性厌氧菌而产生的治疗效果。

动物体内试验研究表明,痤疮丙酸杆菌局部注射大鼠尾椎和兔腰椎椎间盘可以引起相应椎间盘退变及 Modic 改变。分子生物学研究表明,利用原位杂交三维重建技术检测出痤疮丙酸杆菌分布于椎间盘组织内部而不是污染导致痤疮丙酸杆菌分布于组织表面,而且痤疮丙酸杆菌阳性患者腰椎间盘突出症的发病年龄低于阴性患者年龄,从而得出痤疮丙酸杆菌可能加速椎间盘退变的结论;利用蛋白组学技术检测出痤疮丙酸杆菌阳性椎间盘组织中存在大量宿主病原体反应蛋白及反映细菌增殖、活力的特异性蛋白,而且通过蛋白功能网络分析显示这些蛋白与椎间盘退变相关蛋白具有密切联系。

病理机制研究发现,定植于椎间盘的痤疮丙酸杆菌可通过诱发髓核细胞凋亡及环氧合酶 2(cyclooxygenase-2,COX-2)、前列腺素 E_2(prostaglandin E_2,PGE_2)等炎症因子的释放,从而导致椎间盘退变的发生。

曹鹏和林亚洲研究痤疮丙酸杆菌在椎间盘退变中的作用,首次从国人的退变椎间盘中发现有痤疮丙酸杆菌的潜伏定植,并在组织学显微镜下直接观察到了该菌在椎间盘内的聚集生存(图 5-24)。

此外,通过对 108 例腰椎间盘退变患者进行影像学、组织学及分子生物学临床研究,明确了痤疮丙酸杆菌在椎间盘退变中的关键作用及具体机制(图 5-25),同时利用动物体内试验成功模拟出痤疮丙酸杆菌可诱导椎间盘退变的现象(图 5-26)。

综上所述,低毒性细菌感染椎间盘的研究是椎间盘退变病因学的重大发现,有望为理解和治疗椎间盘退行性疾病提供一个全新的体系。然而,目前的研究尚处于初级阶段,未来还需大量且深入的探索来构建

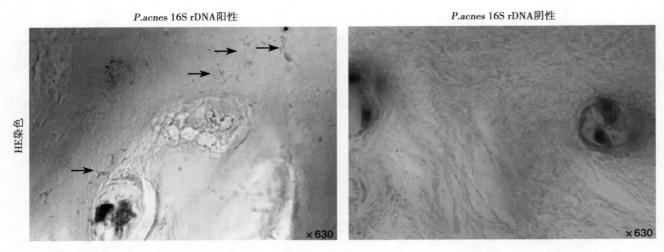

图 5-24　痤疮丙酸杆菌（ P. acnes ）16S rDNA 阳性临床椎间盘标本 HE 染色发现有棒状杆菌聚集成长（箭头所指），而在阴性标本中未发现

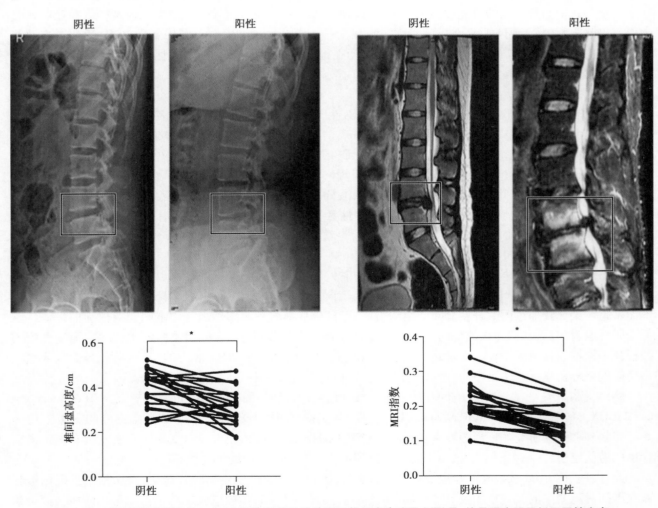

图 5-25　痤疮丙酸杆菌（ P. acnes ）阳性患者 X 线片所示椎间盘高度及 MRI T_2 信号强度明显低于阴性患者
黑框中为观察部位；* 代表 $P<0.05$。

接种前　　　　　　　　　　2周后　　　　　　　　　　8周后

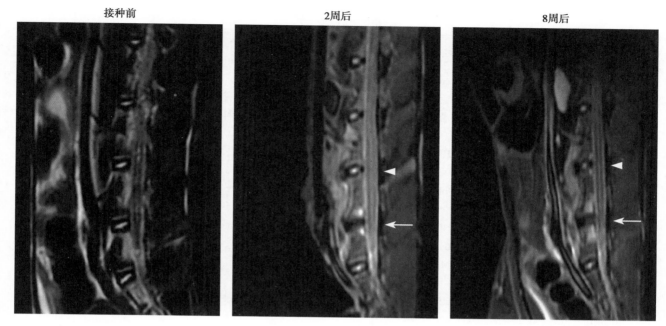

图 5-26　兔椎间盘接种痤疮丙酸杆菌(*P. acnes*)前及接种 2 周后及 8 周后的椎间盘退变和 Modic 改变的影像学表现
三角所指为对照节段;箭头所指为痤疮丙酸杆菌接种节段。

完整的椎间盘退变细菌病因学的理论体系。

三、妊娠

妊娠是诱发腰椎间盘突出症的因素之一。有学者调查了 49 760 例分娩后妇女,发现其发病率为 1/10 000,且发生于多次妊娠妇女。青岛大学医学院曾调查了 500 例产妇,仅 1 例为腰椎间盘突出症,可见其发生较为罕见,较为多见者为妊娠腰背痛。对 200 余名分娩后 24~36 小时的产妇进行调查,发现 56% 的产妇有腰背痛,且其剖宫产率较高。在上文提到的青岛大学医学院的调查中,发现腰背痛的发生率为 38.8% ,但与产妇的年龄、体重、分娩次数及所产婴儿体重无关。腰背痛多发生在妊娠的 5~7 个月。Haley 等人报道腰背痛患者中有下肢放射痛者占 45.50% ,而青岛大学医学院组为 28.35% 。

妊娠期间椎间盘突出症或腰背痛的原因是:①妊娠期间子宫增大,腰椎代偿性前凸增加了腰椎间盘的应力,因而 50%~70% 的孕妇可有腰背痛;②妊娠期间黄体及胎盘的内分泌变化,使得整个腰椎和骨盆韧带系统处于松弛状态,腰背部负荷增加,骶髂关节不稳;③后纵韧带在原先退变的基础上进一步使椎间盘膨出,产生坐骨神经痛症状,而分娩后症状可缓解。有研究者调查得出结论:多次妊娠者腰椎间盘突出发病率高。但调查芬兰的妇女,其多次妊娠与椎间盘突出的发病率之间并无联系,因此也有学者认为,即使是经产妇,妊娠也并不是腰椎间盘突出的危险因素。

四、肥胖

肥胖是一个普遍的公共健康问题,并与多种疾病相关。近年来多项流行病学研究的结果提示,肥胖与肌肉骨骼疾病有关。肥胖通过从多余的脂肪组织释放炎症介质,促进慢性、低度炎症的发展,同时肥胖可能通过干扰椎间盘的营养状况从而减缓椎间盘损伤的愈合。Shiri 等统计了 73 982 例腰骶神经根痛和坐骨神经痛患者,发现超重和肥胖亦为腰椎间盘突出症发病的危险因素,且可使手术危险性增加。德国多中心调查 564 例腰椎间盘突出症、351 例腰椎间盘狭窄、901 例对照组,得出结论为腰椎间盘突出症和腰椎间盘狭窄与超重有关。

（ 刘勇　西永明　相宏飞　曹鹏　林亚洲　龙厚清　赛佳明　邱裕金 ）

参 考 文 献

[1] TSCHOEKE S K,HELLMUTH M,HOSTMANN A,et al. Apoptosis of human intervertebral discs after trauma compares to degenerated discs involving both receptor-mediated and mitochondrial-dependent pathways[J]. J Orthop Res,2010,26(7):999-1006.

[2] 西永明,胡有谷,吕振华,等.腰椎间盘内Ⅸ型胶原基因表达的观察[J].中华外科杂志,2002,40(9):664.

[3] 西永明,胡有谷,吕振华,等.腰椎间盘内Ⅹ型胶原基因表达的观察[J].中华外科杂志,2004,42(6):337-378.

[4] 刘万军,胡有谷,郑洪军.腰椎间盘中Ⅴ型和Ⅺ型胶原的定位及分布研究[J].中华外科杂志,2001,39(2):169.

[5] FUTOSHI M,KAZUHIRO C,YUICHIRO H A,et al. A functional polymorphism in COL11A1,which encodes the alpha 1 chain of type Ⅺ collagen,is associated with susceptibility to lumbar disc herniation[J]. Am J Hum Genet,2007,81(6):1271-1277.

[6] WU J J,WEIS M A,KIM L S,et al. Differences in chain usage and cross-linking specificities of cartilage type Ⅴ/Ⅺ collagen isoforms with age and tissue[J]. J Biol Chem,2009,284(9):5539-5545.

[7] LE MAITRE C L,FREEMONT A J,HOYLAND J A. Human disc degeneration is associated with increased MMP 7 expression [J]. Biotech Histochem,2006,81(4/6):125-131.

[8] PATEL A A,SPIKER W R,DAUBS M,et al. Evidence for an inherited predisposition to lumbar disc disease[J]. J Bone Joint Surg Am,2011,93(3):225-229.

[9] TILKERIDIS C,BEI T,GARANTZIOTIS S,et al. Association of a COL1A1 polymorphism with lumbar disc disease in young military recruits[J]. J Med Genet,2005,42(7):e44.

[10] JIM J J T,NOPONEN-HIETALA N,CHEUNG K M C,et al. The TRP2 allele of COL9A2 is an age-dependent risk factor for the development and severity of intervertebral disc degeneration[J]. Spine,2005,30(24):2735-2742.

[11] SEKI S,KAWAGUCHI Y,MORI M,et al. Association study of COL9A2 with lumbar disc disease in the Japanese population[J]. J Hum Genet,2006,51(12):1063-1067.

[12] SOLOVIEVA S,LOHINIVA J,LEINO-ARJAS P,et al. Intervertebral disc degeneration in relation to the COL9A3 and the IL-1ss gene polymorphisms.[J]. Eur Spine J,2006,15(5):613.

[13] ROUGHLEY P,MARTENS D,RANTAKOKKO J,et al. The involvement of aggrecan polymorphism in degeneration of human intervertebral disc and articular cartilage[J]. Eur Cell Mater,2006,11(1):1-7.

[14] RODRIGUEZ E,ROLAND S K,PLAAS A,et al. The glycosaminoglycan attachment regions of human aggrecan[J]. J Biol Chem,2006,281(27):18444-18450.

[15] CHEUNG K M C,CHAN D,KARPPINEN J,et al. Association of the Taq Ⅰ allele in vitamin D receptor with degenerative disc disease and disc bulge in a Chinese population[J]. Spine,2006,31(10):1143-1148.

[16] VIRTANEN I M,KARPPINEN J,TAIMELA S,et al. Occupational and genetic risk factors associated with intervertebral disc disease[J]. Spine,2007,32(10):1129-1134.

[17] NOPONEN-HIETALA N,VIRTANEN I,KARTTUNEN R,et al. Genetic variations in IL6 associate with intervertebral disc disease characterized by sciatica[J]. Pain,2005,114(1/2):186-194.

[18] 李金光,杨惠林,牛国旗,等.腰骶移行椎与腰椎间盘突出症的关系探讨[J].中华外科杂志,2006,44(8):556-558.

[19] ZHANG B,WANG L,WANG H,et al. Lumbosacral transitional vertebra:possible role in the pathogenesis of adolescent lumbar disc herniation[J]. World Neurosurg,2017,107:983-989.

[20] WANG H,ZHANG Z,ZHOU Y. Irregular alteration of facet orientation in lumbar segments:possible role in pathology of lumbar disc herniation in adolescents[J]. World Neurosurg,2016,86:321-327.

[21] WANG H,ZHOU Y. Facet tropism:possible role in the pathology of lumbar disc herniation in adolescents[J]. J Neurosurg Pediatr,2016,18(1):111-115.

[22] CHADHA M,SHARMA G,ARORA S S,et al. Association of facet tropism with lumbar disc herniation[J]. Eur Spine J,2013,22(5):1045-1052.

[23] BENLIDAYI I C,BASARAN S,SEYDAOGLU G. Lumbosacral morphology in lumbar disc herniation:a chicken and egg issue [J]. Acta Orthop Traumatol Turc,2016,50(3):346-350.

[24] 李松,孙旭,陈曦,等.高位腰椎间盘突出症患者脊柱-骨盆矢状面形态的影像学分析[J].中国脊柱脊髓杂志,2017,27(6):532-538.

[25] AHSAN M K,MATIN T,ALI M I,et al. Relationship between physical work load and lumbar disc herniation[J]. Mymensingh

Med J,2013,22(3):533-540.

[26] SEIDLER A,BERGMANN A,JAGER M,et al. Cumulative occupational lumbar load and lumbar disc disease-results of a German multi-center case-control study(EPILIFT)[J]. BMC Musculoskelet Disord,2009,10:48.

[27] AUERBACH J D,WEIDNER Z D,MILBY A H,et al. Musculoskeletal disorders among spine surgeons:results of a survey of the Scoliosis Research Society membership[J]. Spine,2011,36(26):1715-1721.

[28] ZHANG Y,SUN Z,ZHANG Z,et al. Risk factors for lumbar intervertebral disc herniation in Chinese population:a case-control study[J]. Spine,2009,34(25):918-922.

[29] NEMOTO Y,MATSUZAKI H,TOKUHASI Y,et al. Histological changes in intervertebral discs after smoking and cessation:experimental study using a rat passive smoking model[J]. J Orthop Sci,2006,11(2):191-197.

[30] UEI H,MATSUZAKI H,ODA H,et al. Gene expression changes in an early stage of intervertebral disc degeneration induced by passive cigarette smoking[J]. Spine,2006,31(5):510-514.

[31] OGAWA T,MATSUZAKI H,UEI H,et al. Alteration of gene expression in intervertebral disc degeneration of passive cigarette-smoking rats:separate quantitation in separated nucleus pulposus and annulus fibrosus[J]. Pathobiology,2005,72(3):146-151.

[32] 李左安,邵增务,熊小芊,等. 被动吸烟大鼠椎间盘中白介素-1β 和白介素-1 受体 Ⅰ 的表达及意义[J]. 中国脊柱脊髓杂志,2008,18(7):534-537.

[33] 孙浩林,李淳德,王诗军 2 型糖尿病对腰椎间盘突出症影响的回顾性分析[J]. 北京大学学报(医学版),2011,43(5):696-698.

[34] 石泽锋,陈仲强,刘宁,等. 胸腰段椎间盘突出症与休门病[J]. 中华骨科杂志,2011,31(5):436-441.

[35] COSTELLO E K,STAGAMAN K,DETHLEFSEN L,et al. The application of ecological theory toward an understanding of the human microbiome[J]. Science,2012,336(6086):1255-1262.

[36] ALBERT H B,LAMBERT P,ROLLASON J,et al. Does nuclear tissue infected with bacteria following disc herniations lead to Modic changes in the adjacent vertebrae? [J]. Eur Spine J,2013,22(4):690-696.

[37] ALPANTAKI K,KATONIS P,HADJIPAVLOU A G,et al. Herpes virus infection can cause intervertebral disc degeneration:a causal relationship? [J]. J Bone Joint Surg Br,2011,93(9):1253-1258.

[38] AGARWAL V,GOLISH S R,ALAMIN T F. Bacteriologic culture of excised intervertebral disc from immunocompetent patients undergoing single level primary lumbar microdiscectomy[J]. J Spinal Disord Tech,2011,24(6):397-400.

[39] ARNDT J,CHARLES Y P,KOEBEL C,et al. Bacteriology of degenerated lumbar intervertebral disks[J]. J Spinal Disord Tech,2012,25(7):E211-E216.

[40] ROLLASON J,MCDOWELL A,ALBERT H B,et al. Genotypic and antimicrobial characterisation of propionibacterium acnes isolates from surgically excised lumbar disc herniations[J]. Biomed Res Int,2013,2013(3):530382.

[41] MCDOWELL A,PERRY A L,LAMBERT P A,et al. A new phylogenetic group of Propionibacterium acnes[J]. J Med Microbiol,2008,57(2):218-224.

[42] CAPOOR M N,RUZICKA F,SCHMITZ J E,et al. Propionibacterium acnes biofilm is present in intervertebral discs of patients undergoing microdiscectomy[J]. Plos One,2017,12(4):e0174518.

[43] RAJASEKARAN S,TANGAVEL C,AIYER S N,et al. ISSLS PRIZE IN CLINICAL SCIENCE 2017:Is infection the possible initiator of disc disease? An insight from proteomic analysis[J]. Eur Spine J,2017,26(5):1384-1400.

[44] ZHOU Z,CHEN Z,ZHENG Y,et al. Relationship between annular tear and presence of Propionibacterium acnes in lumbar intervertebral disc[J]. Eur Spine J,2015,24(11):2496-2502.

[45] YUAN Y,CHEN Y,ZHOU Z,et al. Association between chronic inflammation and latent infection of Propionibacterium acnes in non-pyogenic degenerated intervertebral discs:a pilot study[J]. Eur Spine J,2018,27(10):2506-2517.

[46] AGHAZADEH J,SALEHPOUR F,ZIAEII E,et al. Modic changes in the adjacent vertebrae due to disc material infection with Propionibacterium acnes in patients with lumbar disc herniation[J]. Eur Spine J,2017,26(12):3129-3134.

[47] ALBERT H B,SORENSEN J S,CHRISTENSEN B S,et al. Antibiotic treatment in patients with chronic low back pain and vertebral bone edema(Modic type 1 changes):a double-blind randomized clinical controlled trial of efficacy[J]. Eur Spine J,2013,22(4):697-707.

[48] ZAMORA T,PALMA J,ANDIA M,et al. Effect of Propionibacterium acnes(PA)injection on intervertebral disc degeneration in a rat model:Does it mimic modic changes? [J]. Orthop Traumatol Surg Res,2017,103(5):795-799.

[49] ZHE C,YUEHUAN Z,YE Y,et al. Modic changes and disc degeneration caused by inoculation of propionibacterium acnes inside

intervertebral discs of rabbits：a pilot study[J]. Biomed Res Int,2016,2016：9612437.

[50] LIN Y,JIAO Y,YUAN Y,et al. Propionibacterium acnes induces intervertebral disc degeneration by promoting nucleus pulposus cell apoptosis via the TLR2/JNK/mitochondrial-mediated pathway[J]. Emerg Microbes Infect,2018,7(1)：1.

[51] LIN Y,TANG G,JIAO Y,et al. Propionibacterium acnes induces intervertebral disc degeneration by promoting iNOS/NO and COX-2/PGE2 activation via the ROS-dependent NF-κB pathway[J]. Oxid Med Cell Longev,2018,2018：3692752.

[52] YE Y,ZEZHU Z,YUCHENG J,et al. Histological identification of propionibacterium acnes in nonpyogenic degenerated intervertebral discs[J]. Biomed Res Int,2017,2017：6192935.

[53] RAHMAN S,TEA L,JARO K,et al. Obesity as a risk factor for sciatica：a meta-analysis[J]. Am J Epidemiol,2014,179(8)：929-937.

[54] SCHUMANN B,BOLM-AUDORFF U,BERGMANN A,et al. Lifestyle factors and lumbar disc disease：results of a German multi-center case-control study(EPILIFT)[J]. Arthritis Res Ther,2010,12(5)：R193.

第六章

腰椎间盘突出症的病理学

腰椎间盘突出症是腰腿痛最常见的病因之一,发生在腰椎间盘退变的基础上。然而,目前在腰椎间盘突出症的病理研究中,多数材料来自尸体或由手术提供,前者明显少于后者,因而观察结果往往受到一定的限制。虽然早在 40 余年前就已阐述了腰椎间盘病变的病理过程,但有些问题仍不清楚。而材料和观察结果的范围限制,则可能是妨碍腰椎间盘突出症的病理及病理生理深入研究的问题之一。

随着科学技术的发展,CT、MRI 已成为研究腰椎间盘退变和腰椎间盘突出的病理机制的有效方法。人们从中对腰椎间盘突出症的病理学改变又有了进一步的认识,且可能有机会对人类椎间盘的老化及退变过程进行动态观察。

第一节　腰椎间盘的生理退变

生理退变是与年龄有关的生物学改变,即老化过程,其与病理过程并非相同,因其机制是不同的,所以病理学这一名词将有关的疾病过程从正常的生理学改变中分离出来。但是所谓的生理退变,或所谓的老化过程并无具体定义。为此,Confot 提出了一个解释:"衰老是一个退变过程,即我们所测定的结果是生存力降低、组织的脆性增加。"然而生理退变与病理过程并无一个明确的界限。

椎间盘组织承受人体躯干及上肢的重量,在日常生活及劳动中,劳损较其他组织为重,因其仅有少量血液供应,营养极为有限,从而极易退变。有学者报道,在接近 20 岁的椎间盘中已有退行性变,20~30 岁的椎间盘有的已有明显的退变,纤维环出现裂隙。有报道对 100 例腰椎标本进行相关病理学研究,所有的中年标本的椎间盘均有退变,在 30 岁的腰椎中也有很多存在退变。在出生时,纤维环含水约 80%,髓核含水约 90%;在 18 岁时,则下降 10%;在 35 岁时,则分别降至 65% 和 78%。椎间盘发育在最初形成时几乎全部为髓核占据,其外周仅有薄层纤维环包围,随着年龄的增长,髓核脱水而逐渐缩小至中心部,周围纤维环亦增厚。椎间盘髓核的主要部分由蛋白聚糖黏液样基质及纵横交错的胶原纤维网和软骨细胞构成。蛋白聚糖的吸水性,使髓核具有弹力和膨胀的性能。在新生儿,其椎间盘内蛋白聚糖的含量较成人髓核及纤维环中高,较退变者则更高,髓核中的变化较纤维环中的改变更明显,从而使成人髓核的弹性下降。由于髓核的蛋白聚糖下降,胶原纤维增加,髓核与纤维环中出现不同宽度的过渡区,使髓核不能将压力转化为纤维环的切线应力,纤维环受力不均,成为纤维环破裂的组织学基础,尤其是在 30~40 岁以后。

有人通过 MRI 观察 246 例腰腿痛患者,发现椎间盘退变随年龄增加而增加。50 岁时,20% 的 $L_{4/5}$ 及 L_5S_1 椎间盘的脱水及退变明显,而其上两个间隙(即 $L_{2/3}$ 与 $L_{3/4}$)发生退变的比例不到 5%。虽然有些青少年椎间盘突出并不伴有退变,但退变与突出是相关的。有研究报道,32 例年龄为 20 岁有腰背痛的新兵,1987 年行 MR 检查发现 22 例(69%)有 1 个或多个腰椎间盘退变。2003 年,时隔 16 年随访,复查 MR 发现 32 例有腰椎间盘退变,每例的退变椎间盘数量由平均 1.1 个增加到 3.0 个。1987 年检查中显示有腰椎间盘退变者中,76% 在时隔 16 年后出现腰椎间盘突出,而 1987 年显示腰椎间盘髓核含水量良好者,仅 29% 发生腰椎间盘突出。32 例随访 16 年,有 3 例接受手术治疗。

一、纤维环的退变

椎间盘纤维环各层呈 45°倾斜角与椎体骺环附着,两层间以 90°角交叉。深、浅层间互相交织,增强了纤维环的韧性及弹性。随着年龄的增加，纤维环磨损部分产生网状变性和玻璃样变性，失去原来的清楚层次及韧性，产生不同的裂隙。Osti 等研究了 27 具尸体脊柱标本的 135 个椎间盘，年龄在 17～50 岁（平均年龄 31.5 岁），而且无脊柱创伤史及骨与代谢性疾病病史。作者将纤维环裂隙分为边缘性、环形及放射状，发现：边缘性裂隙常见于纤维环的前方（除 L_5S_1 间隙外），其多为创伤所致，与髓核退变无关；环形裂隙在上 4 个腰椎间盘，在纤维环的前方与后方的分布几乎相等，但在 L_5S_1 则有 18 个椎间盘位于纤维环的后侧，7 个位于纤维环的前方；放射状裂隙几乎均在纤维环后方，似乎仅见于后侧纤维环。显微镜下观察在 $L_{1/2}$ 有 8 个椎间盘髓核有退变，而在 L_5S_1 则有 18 个髓核发生退变。由此可见，放射性裂隙与椎间盘髓核退变密切相关。有学者认为，纤维环的明显退变，经常表现为纤维层间的环形裂隙。这种裂隙常出现在纤维环的后方或侧方，这是由反复微小的创伤所造成的。随着裂隙增大，可形成一个或多个放射状裂隙，涉及纤维环的不同深度。此薄弱区成为髓核突出最合适的途径。前方的裂隙多见于纤维环与椎骨交界处，且多为边缘性裂隙。其中可有血管进入，原因是创伤所致，与退变无关。放射状裂隙的形成是由于椎间盘内压升高及内层纤维环的薄弱所致。纤维环的病变可在纤维环的外层出现，随之向内层延伸至髓核。有人认为，老化的髓核与退变的椎间盘可通过裂隙的延伸而形成孤立的放射状裂隙，导致包括外周纤维环边缘的病变。相对年轻的椎间盘所发生的分离性边缘退变，几乎都是椎间盘高内压和纤维环过度的高张力而导致的纤维环外周的机械性损伤。

另有学者对纤维环损伤进行了形态学分类。

1. Ⅰ型——边缘性裂隙（即纤维环撕裂）　在纤维环的外层，平行于相邻 1 个或 2 个软骨终板的分离性损伤。损伤在纤维环于椎体的边缘附着部，而且常有肉芽组织长入，并可达到纤维环中层，相邻椎体骨缘可出现杯状缺损（cup shape defect）。肉芽或纤维组织长入取代骨髓，其下骨小梁硬化，骨赘形成。在 30 岁以下人群罕见腰椎间盘边缘病变修复，却常在 50 岁以后的腰椎中见到，因此推论边缘性裂隙是由于创伤所致，可能是重复载荷（cyclic loading）衰减的结果，或是退变侵及纤维环边缘附着处的结果。

2. Ⅱ型——环形裂隙　常见于纤维环侧方，可向前或向后延伸，尤其在外层纤维环退变时。这些退变与血管长入有关，但如同边缘性裂隙一样，无组织学证据表明有修复发生，此型常伴有边缘性损伤。

3. Ⅲ型——放射状裂隙　这是进一步退变的结果。髓核突出处的裂隙常在纤维环外层平行或垂直于软骨终板，尤其多在纤维环的后方或后外侧，有时大的裂隙可延伸至前方。放射状裂隙与髓核脱出有关，其可成为髓核与软骨终板物质向外突出的通道，导致椎间盘突出。后侧纤维环外层放射状裂隙的边缘常有血管长入即血管化，亦无组织学的修复迹象。

有学者研究 21～83 岁人群腰椎间盘纤维环退变的过程。发现 40 岁以下纤维环的环形层主要由单向胶原纤维构成，呈翼状排列，有强烈的嗜银性。40 岁开始至 80 岁，层状纤维环进行性退变。纤维环的完整性被破坏，表现为磨损、断裂及胶原纤维消失，形成的空隙内充满了过碘酸希夫反应染色阳性（periodic acid Schiff reaction，PAS）物质。另外，在退变的椎间盘的纤维环上，可有软骨物质持续沉淀，此现象未见于年轻的个体中。有学者通过 3 具尸体标本及 40 例腰椎间盘突出症患者和 10 例健康人的 MR 检查，观察纤维环的裂隙发生率及分布，并对 30 岁以上的对照组与症状组进行比较，见症状组均有纤维环内裂隙，且呈渐进性进展的趋势。

二、软骨终板的退变

软骨终板在成人约为 1mm 厚，其与骺环连接的边缘部约为 10mm 宽。软骨终板亦随着年龄的增长而变薄、钙化，逐渐不完整，并产生软骨囊性变及软骨细胞坏死。中年以后，在软骨终板经常可以发现裂隙。软骨终板无神经供应，故软骨终板不能再生修复。在大部分病例，这些裂隙开始于软骨终板中央和软骨终板与椎体骨终板之间，或软骨终板与髓核间。在解剖尸体时发现，早期老化中常见软骨终板退变、脱水与慢性损伤。软骨终板薄弱处并存纤维环后部的小裂隙。成为髓核突出的通道。由于软骨下出血、纤维环退变、椎体边缘骨赘增生而形成椎骨的继发性改变。有人研究了 21 例无其他老化疾病的尸体腰椎标本，采用组织学及放射学的综合方法观察软骨终板，发现软骨终板有不同程度的退变，并可被软骨下骨松质所代替。在 X 线片上可见软骨下硬化突向椎体致使椎间隙狭窄。此现象与髓核突出程度有关而与骨赘和椎体压缩无关。

有学者复习了 474 例患者的 MRI 及组织学检查结果,发现:所有节段均与腰椎间盘退变明显相关;组织学证实软骨终板出现裂隙及血管、纤维结缔组织形成;其中 2 例 MRI 的信号改变,反映椎体骨髓的改变,被证实由黄骨髓取代了软骨终板;腰椎间盘突出症突出节段的相邻椎间盘及软骨终板亦发生退变,其与年龄及突出椎间盘退变程度关系密切,且相邻上位椎间盘较下位椎间盘退变更明显。

三、髓核的退变

在生理退变的过程中,椎间盘的细胞排列有规律地减少,髓核大小发生了很大的变化。在减少的细胞中,功能性细胞的数量减少更为明显,且每个细胞的功能性活力亦降低。随着时间的推移,不同组织的再生力明显降低。电镜下观察到青少年正常髓核中活细胞稀少,而退变坏死的细胞较多,髓核中坏死细胞的比例从胎儿的 2% 逐渐增加到中老年的 50% 以上,退变细胞的数量随着年龄的增长而逐渐增加,这些细胞的外形不规整,类似于骨关节炎软骨深层的退变细胞。中年之后,在椎间盘组织中常可发现组织碎片与裂隙。在多数病例中,裂隙开始出现于椎间盘与软骨终板之间,往往平行于软骨终板;当裂隙增大时,则可使椎间盘中央部分与周围纤维环进一步分离;当上下裂隙在周围会合时,椎间盘的中央部分可以完全游离,形成游离体。在纤维环有裂隙时,髓核即可通过其裂隙突出。在纤维环损伤导致的椎间盘早期退变中,髓核可保持相对正常的水分。由于退变而形成的椎间盘内压升高,可对外层纤维环形成张力,致使椎间盘髓核碎片附着于内层纤维环或软骨终板,或通过纤维环放射状裂隙突出。

Karamouzian 等报道 90 例腰椎间盘突出症,手术所取之髓核与 60 例正常尸体髓核标本镜下观察比较。髓核钙化用 Von Kossa 染色,新生血管形成用苏木精-伊红(HE)染色,结果示腰椎间盘突出症组和正常尸体标本组钙化率分别为 54.4% 和 6.7%,其中 Modic Ⅲ 型、Ⅱ 型和 Ⅰ 型分别为 95.0%、57.4% 和 13.0%。腰椎间盘突出症组和正常尸体标本组新生血管形成率分别为 59.2% 和 19.5%($P<0.001$)。腰椎间盘突出症髓核高钙化率和新生血管形成机制尚待深入研究。

第二节　突出椎间盘的病理学改变

一、突出椎间盘组织的形态学改变

纤维环及髓核组织含水 70%~80%,这些组织突出后逐渐失去水分同时因缺乏营养而皱缩。皱缩后的椎间盘组织可仅为原体积的 1/4。突出组织可被肉芽组织吞噬,突出组织的萎缩变小,可减轻或缓解神经根及硬脊膜的压迫刺激,从而达到临床治愈。

在突出组织的表面,有血管包绕侵入,产生炎症反应,最终导致突出组织的纤维化及钙化。纤维化及钙化可延及纤维环甚至椎间盘内部,可使突出物缩小。X 线衍射电子显微镜发现这种病理性钙质沉积,其主要成分为羟基磷灰石(图 6-1)。

儿童椎间盘钙化表现为不同的病理过程,可分三种类型:消退型、休眠型和静止型。消退型椎间盘钙化的消退与髓核突出的钙化沉积有关,更常见的是侵犯颈椎间盘,胸椎和腰椎区域少见。休眠型可在脊柱 X 线片中被发现,可能有严重的症状,但继之钙质沉积症状可消失。静止型的椎间盘钙化偶然发现存在于椎间盘间隙钙化,与体征和症状无关。

由于在成人期髓核仅占椎间盘的一小部分,即使一次突出的髓核超过 1/2,也仅能使椎间隙缩窄 1/8,这在 X 线片上不易被看出,因此在髓核急性突出时,椎间隙不一定出现狭窄,而是在突出以后纤维环继续变性使椎间盘组织变扁,有的甚至可仅为原椎间盘高度的 1/4。此时因纤维环松弛,常伴有椎体边缘增生,以增加腰椎的稳定性。

椎间隙狭窄可有以下三种情况。

1. 腰骶移行椎 L_5 椎体异化,在异化的 L_5 椎体及骶椎间残余的椎间盘经常被发现无髓核组织,也不可能出现退行性改变。此时,腰骶移行椎的椎间隙狭窄。移行椎的横突一侧不完全骶化而另一侧正常,或两侧完全骶化,可存有残余的椎间盘,表现为椎间隙狭窄。在这种情况下,其头端的椎间盘可发生退变,而尾

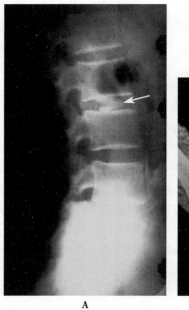
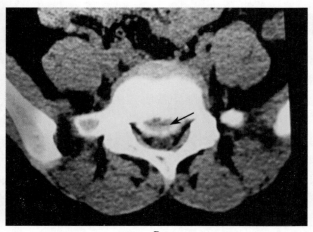

图 6-1　椎间盘髓核和纤维环钙化
A. 椎间盘髓核钙化（白色箭头）；B. 椎间盘纤维环钙化（黑色箭头）。

端的椎间盘退变则很少。

2. 因纤维环破裂及髓核组织突出到椎体内或通过纤维环的裂隙侵入椎管时，可示椎间隙狭窄。

3. 椎间隙狭窄可因椎间盘脱水与纤维化所致，而与纤维环的破裂或经软骨终板突出无关。

二、Schmorl 结节和髓核经骨突出

（一）Schmorl 结节

Schmorl 结节是指髓核向上或向下通过软骨终板垂直突入椎体内。Schmorl 在尸体解剖中发现 38% 的人有此结节，多发生在胸、腰椎，其中男性 39.9%，女性 34.3%。其中，在 18~59 岁年龄组，男性比女性多 1 倍；在 60 岁以上组则女性比男性多 1 倍。在 368 例尸体解剖中发现有 15% 的髓核同时向椎体及椎管内突出。近来的解剖学研究发现，多数 Schmorl 结节发生在年轻人，中年以上的比例相对较小。这就提示，突出的髓核组织更易在髓核还是半液态的情况下向骨内突出，至少在某些情况下，在突出的区域早已有椎间盘的退变。也有人报道在尸体标本中发现 76% 有 Schmorl 结节，且多存在于老年人，而在中青年的发病率较低。

与尸体解剖的发生率相比，X 线片的 Schmorl 结节发生率仅为 13.5%。这是因为突出必须够大且突出的周围骨质密度必须增加才能在 X 线片上被显示，许多小的突出在 X 线片上难以被发现，但在 MRI 上能清晰见到（图 6-2）。

Schmorl 结节发生于软骨终板有缺损而髓核弹性尚好的情况下。正常软骨终板有许多微渗透孔而无裂隙，软骨终板下的骨松质也无空隙。促成产生裂隙的先天性因素为软骨终板在髓核处先天构造薄弱，以及胚胎期经软骨终板进入髓核的血管通道所形成的瘢痕。但一般文献认为，Schmorl 结节与软骨终板的后天性损伤有关。软骨终板可因经常损伤而变弱，日常活动时的椎间盘内压即可使已有损伤或变性的软骨终板破裂。一次突然

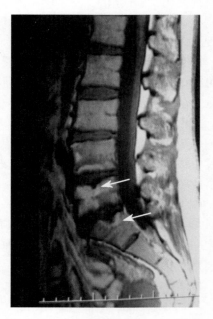

图 6-2　MRI 示 Schmorl 结节（箭头所示）

的损伤也可使原来正常的软骨终板破裂,髓核突出到软骨终板下,导致骨松质骨折,此偶见于急性损伤的病例。

多数的 Schmorl 结节直径在 5mm 以下,呈蘑菇样,居椎体中央偏后处。髓核突入椎体后,可发生下列变化。

1. 椎体局部骨小梁骨折坏死,形成空腔以容纳突出的髓核,围绕髓核有炎症反应,以吸收坏死组织。

2. 突出的髓核可逐渐或迅速增大,直到突出的压力与周围的对抗压力平衡。

3. 突出的髓核脱水,髓核周围被髓核化生的软骨或骨细胞包绕,周围骨小梁密度增加,限制其突出程度再扩大。

4. 血管围绕突出的髓核再生,并通过软骨终板裂隙进入椎间盘,导致髓核的纤维化、钙化及骨化。此时在 X 线片上可清楚地看到此结节。

（二）髓核经骨突出

在腰椎侧位 X 线片上所见到的椎体前缘游离骨块曾被认为是椎体继发骨骺的遗迹,称为永恒性骨骺,但 Schmorl 根据详细的尸体病理检查证明骨块与椎体间有椎间盘组织,因此其认为是退变的髓核侵入骨骺和椎体间致使骨骺游离,也就是说这椎间盘突出的一种形式。将对比剂注入椎间盘内行椎间盘造影,证实椎间盘经骨突出,通过椎间盘造影,也发现对比剂可自髓核经骨和椎体间隙到达椎体前纵韧带下方。在对 102 例体操运动员的一项研究中发现 32% 有此征象,较一般报道的最高发生率（5%）明显增高,且年龄都在 20 岁以前,较一般人的发病年龄（20~29 岁）为小。曲绵域认为,腰背伸动作锻炼是促成此病产生的原因,而非前屈所致。发生部位在腰椎的前上缘,多为 1 个椎体,但也可同时侵及数个椎体。X 线表现有三种形式:①骨化核吸收破裂型,椎体边缘的环状骨骺被吸收或仅有小的残迹;②吸收后增殖型,残余骨骺处椎体缘增生;③唇型,椎体楔状变,局部唇样增生,多数具有腰痛症状（图 6-3）。

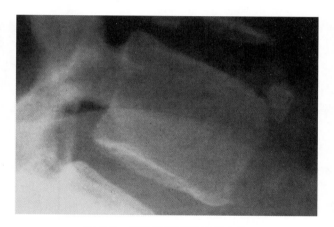

图 6-3　椎体前缘髓核经骨突出

三、椎间盘突出的病理分期、分型与临床分型

（一）病理分期

Ⅰ期:纤维环放射状裂隙是髓核突出的必备条件。当椎间盘退变时,由于腰椎屈曲或扭转的应力作用,纤维环可缓慢或突发部分断裂,出现纤维环放射状裂隙。

Ⅱ期:髓核突入纤维环裂隙,并可增加纤维环裂隙的长度和宽度。此在髓核含水量较高或轻度纤维化时易于发生。

Ⅲ期:髓核突破纤维环放射状裂隙,但未突破外层纤维环,成为包容性椎间盘突出。部分髓核组织由起始的放射状裂隙呈迂回方式扩展进入纤维环环状裂隙中,并且在远离原始纤维环放射状裂隙处产生新的纤维环放射状裂隙。这时髓核组织位于部分纤维环之间。

Ⅳ期:纤维环外层破裂,髓核突出位于后纵韧带前侧,在无后纵韧带部分,髓核突入椎管内。

Ⅴ期:髓核穿破后纵韧带,与坏死的纤维环组织一并进入椎管。此种突然的大块椎间盘组织突出,有时会游离于椎管内,离原病变椎间隙较远。

上述为椎间盘突出的分期。对于椎间盘退变较轻的病例一般为缓慢经过Ⅰ~Ⅴ期;而对于椎间盘退变较重的病例,则可由Ⅱ期或Ⅲ期在应力下快速进入Ⅳ期或Ⅴ期。

（二）病理分型

1. 病理分型　早在 20 世纪 40 年代,研究者就将腰椎间盘突出分为固定型和活动型,后将之分为反复性突出、固定性突出、嵌顿性突出和游离性突出四型。McNab 提出将椎间盘突出分为五型：①周围性纤维环突出，即在椎体骺环以外环状纤维环突出，不引起严重的神经根压迫；②局限性纤维环突出；③椎间盘突出，移位的髓核局限于很少几层的纤维环内，切开纤维环后可自行突出；④椎间盘脱出，移位的髓核穿过纤维环而位于后纵韧带之下；⑤椎间盘游离。

国内学者根据术中直观其突出物将其分为：①完整型，纤维环外层完整，突出呈球状；②骨膜下破裂型，纤维环仍可完整，突出物呈长椭圆形球状，高低不平，可向上或向下到相邻椎体后面；③椎管内破裂型，纤维环已破裂，突出物位于后纵韧带之下或游离到椎管中。

也有研究者依据 128 例手术将突出的椎间盘分为：①成熟型，纤维环完全破裂，连同髓核一并膨出，占59%；②幼弱型，纤维环部分破裂，局部软弱向外膨出，占 22%；③中间型，纤维环较幼弱型破裂多，但尚未达到完全破裂，占 19%。

2. 腰椎间盘突出的方式、形态及水平

（1）突出的方式与物质：有人认为，纤维环内层破裂而外层完整，髓核组织通过纤维环裂隙将外层顶起而膨出，突出物质除髓核外，尚有纤维环及软骨终板。术中可见突出椎间盘多数是纤维环部分完整的局限性半球形隆起，或纤维环已破裂，纤维环及髓核组织突出聚集于后纵韧带之下。在年轻人，则多连同部分软骨终板，更有甚者可带部分椎体向后移位。少数髓核组织在后纵韧带下向上或向下延续一段距离，也有的成为游离块在硬脊膜外隙或椎间孔处，还有的甚至突入硬脊膜腔内呈软骨肿瘤样。

有人统计椎间盘后突方式有：①纤维环松弛变性向后膨出，其表层纤维环仍完整者占 43.2%；②纤维环已破裂，突出的髓核表面覆以完整的后纵韧带者占 25.3%；③髓核游离于椎管内者占 26.6%；④椎间盘萎缩或瘢痕化，与附近硬脊膜及神经根粘连者占 2.8%；⑤髓核变性，张力低于正常者占 2.1%。

通过髓核造影将腰椎间盘突出的方式分为下列几种形式：①椎间盘膨出；②纤维环少数纤维断裂形成裂隙；③小口径突出；④大口径突出；⑤髓核脱出；⑥全盘变性。但并非每例腰椎间盘突出都经过此方式，有的通过其中的一种或几种形式表现。

（2）突出物的大小及突出方向：突出的椎间盘髓核组织可位于椎管内或硬脊膜内、椎间孔等处，压迫神经根与马尾神经。突出物直径小者仅 5~6mm，如黄豆样隆起，直径大者可达 1cm，如指腹样突入椎管。有人报道突出物最大重量可达 5g，在青岛大学附属医院的临床工作中发现的最大突出物重约 15g。由于突出物的大小与症状间的关系不完全一致，但症状的产生与椎管的大小及形状有关，特别是在三叶形椎管侧隐窝较狭窄时，小的突出即可产生明显的症状，因此有人将椎间盘突出的大小按其与椎管局部前后径的比例分为三度。轻度，突出物不超过局部椎管前后径的 1/3；中度，突出物约占局部椎管前后径的 1/2；重度，突出物超过椎管前后径的 1/2。

腰椎间盘可以向各方突出，可通过纤维环、软骨终板，甚至椎体骨本身，但由于前纵韧带坚强，前方及两侧纤维环均厚，因此不易从这些部位突出，最常见的突出方向及部位是垂直向椎体内突出（Schmorl 结节），其次是向后外侧及后方突出。真正的后中央型突出是极少见的，即使临床认为是后中央型的突出，其突破口也往往在中线偏左或偏右，只是在突出后突出物占据椎管偏中央位置，这是因为后纵韧带在此加强了中央部分的纤维环。由于后纵韧带扩张部对后方纤维环两侧中间部分的加强，后外侧型的突出部位往往在椎间盘偏上或偏下缘，而不在椎间隙的中央。纤维环后部中线两侧的退变，使髓核组织的碎片或碎块在不同时间内向两侧突出，这种病变的患者可出现双下肢痛，或先一侧痛而后对侧也痛。另一种病变为单侧病变由小逐渐变大并移至后纵韧带中央部分下，最终在偏中线侧出现。后外侧方突出容易压迫刺激神经根引起坐骨神经痛，向后偏中央突出的突出物往往较大，易压迫马尾神经引起马尾综合征。故临床上的腰椎间盘突出症，以这两种最为多见。髓核还可沿椎体软骨终板和椎体骨之间的血管通道突出。造成侧位 X 线片上显示椎体边缘的游离骨块，称为经骨突出。吴祖尧通过椎间盘造影，发现对比剂可自髓核中央经骨块和椎体间裂隙到达椎体前纵韧带下方，成为腰椎间盘突出的另一种方式。

（3）腰椎间盘突出水平：任何一个椎间盘都可能因退变劳损而产生突出。但由于最下面两个腰椎间盘的劳损重、退变重，故临床上最下面两个腰椎间盘突出占腰椎间盘突出症的 90% 以上。通过较大宗病例统计发现，椎间盘突出的发生率在国内外存有不同（表 6-1）。

表 6-1　腰椎间盘突出水平

作者	例数/例	发生腰椎间盘突出椎间隙水平的百分比/%		
		L_5S_1	$L_{4/5}$	$L_{1 \sim 3}$
O'connel	500	49.60%	39.60%	1.60%
Armstrong	1 000	46.80%	40.40%	2.10%
周人厚	763	36.60%	54.90%	1.30%
青岛大学医学院	224	39.70%	59.00%	3.50%

由表可见，国外 L_5S_1 椎间盘突出发病率最高，而国内则为 $L_{4/5}$ 椎间盘突出发病率最高。其他报道亦有类似的情况，此种差别的机制是否与国人 L_5 较低位有关，尚待进一步研究。

应当指出的是，腰椎间盘突出的病理过程，可同时发生在腰椎的多个节段或全部节段。在不同的节段，其进展的速度可能不同。两个以上节段的突出并不常见，仅占所有腰椎间盘突出症的 0.1%～12.0%，而且不一定发生在相邻或同侧的节段，可能仅一处病变出现症状。因有其病理基础的存在，病情可进一步发展，出现多个节段的症状与体征。

（三）临床分型与病理分型的关系

1. 国外亦有学者将腰椎间盘突出症按照病理分型分为三型：凸起型（protruded）、破裂型（extruded）和游离型（sequestered）。此分类接近于临床手术所见，能表示其破裂程度，便于临床应用。

2. 根据突出部位也可将腰椎间盘突出症分为三型，即后外侧方突出、椎间孔内突出及中央型突出，并提出了有关各型的病理改变。

（1）后外侧方突出：纤维环的后方最薄弱的部位在椎间盘中线两侧，此处不仅纤维环本身薄弱，同时还缺乏后纵韧带强力的中部纤维的加强，因此为腰椎间盘突出最常见的部位。此时，突出物表现为较硬且平滑的隆起。据突出髓核组织的大小及椎间盘内压的程度，可在后纵韧带下，并使后纵韧带与椎体分离。当突出物增大时，后纵韧带与椎体进一步分离，从而突出髓核组织可移向任何一个方向，一般是在中间或侧方，与神经根的方向一致，平行或突向椎间孔内，髓核可完全游离或仍可与髓核内纤维组织相连，此类型为最常见的一种。髓核组织突出后均可在硬脊膜外至椎间孔之间的任何一点与神经根相接触。多数情况下，髓核组织直接突出在神经根的内、外两侧，使神经根受到牵张。大的突出物，不但可致神经根紧张，还可压迫神经根，将其顶至骨性结构或增生的黄韧带上。当椎管狭窄（发育性或获得性）时，神经根受压的机会明显增多。一些作者认为，黄韧带轻度肥厚一般不会造成压迫，但 De Palma 及 Rothman 认为，此乃较为常见的压迫因素。试验发现，腰椎管在前屈时，黄韧带紧张，椎管容积增大。而在过伸时，黄韧带褶皱，椎管容积变小，且可嵌压神经根。在腰骶角增大时，尤其是接近水平面时，L_5 椎板可嵌压硬脊膜囊，形成环状压迫，而这时神经根以受压为主，但不紧张，因此其主诉是感觉运动障碍而非疼痛。

（2）椎间孔内突出：椎间盘可向后经后方纤维环及后纵韧带突入椎管，或进入椎间孔内，亦可经过后纵韧带腹侧至椎间孔内，在椎间孔内突出物可压迫神经根。直腿抬高试验或仰卧挺腹试验等均可产生严重的下肢放射状疼痛。有人观察了 20 例脊柱标本的腰椎间孔，发现在腰椎间盘异常时，椭圆形的椎间孔可有明显的改变，椎间孔变形可以压迫神经根而产生症状与体征。

（3）中央型突出：真正的中央型椎间盘突出，是髓核组织通过纤维环后部中间突出，到达后纵韧带下。后纵韧带中部纤维的增厚，加强了后方纤维环，因此此部位的纤维环完全破裂者罕见。后纵韧带在脊柱极度屈曲受力时，可以破裂而使髓核组织通过进入椎管。

3. 周秉文结合病理观察与临床实践，根据 Spengler 及宋献文的分类方法并加以修改，提出了凸起型、破裂型、游离型三型分法，以便于病理与临床概念的统一。

（1）凸起型：纤维环内层破裂，外层因为髓核压力而凸起，常呈半球形孤立凸起于椎间盘的后外侧，居神经根外前方或内下方。

（2）破裂型：纤维环全层破裂，或几乎全层破裂。已纤维化的髓核或破碎的纤维环，甚至部分软骨终板向后移入椎管。突出物表面高低不平,仅有薄膜覆盖。突出范围一般较凸起型广泛,与神经根可有粘连。可同时压迫两条神经根或产生马尾神经症状。

（3）游离型:突出物已离开椎间盘的突出空洞移到椎管中,甚至破入硬脊膜囊内,压迫硬脊膜或刺激神经根。

以上分型如详细划分还可以继续分为几个亚型,如凸起型可分为双侧型或横贯型等。

4. 目前统一的椎间盘突出的病理分型为:①椎间盘膨出,整个椎间盘纤维环均匀性向外凸起;②椎间盘局限性突出,椎间盘纤维环的内层断裂,髓核组织部分突出;③椎间盘突出,椎间盘纤维环大部分断裂,仅外层纤维环尚完整,将髓核局限于椎间盘内;④椎间盘脱出,椎间盘纤维环全部断裂,髓核组织突出于椎间盘外,为后纵韧带所约束;⑤游离型椎间盘脱出,髓核组织突破纤维环和后纵韧带,游离于椎管内(图6-4)。

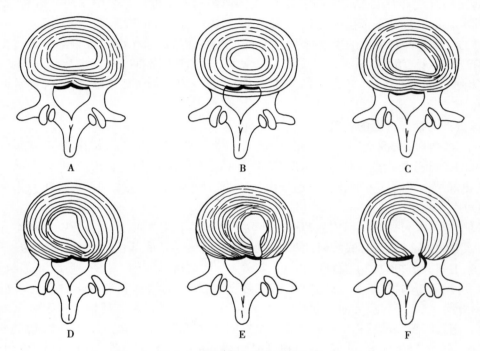

图 6-4　椎间盘突出的病理分型
A. 正常椎间盘;B. 椎间盘膨出,整个椎间盘纤维结构均匀向外凸起;C. 椎间盘局限性突出,椎间盘纤维环的内层撕裂,髓核组织部分突出;D. 椎间盘突出,椎间盘纤维环大部分撕裂,仅有外层纤维环尚完整,将髓核局限于椎间盘内;E. 椎间盘脱出,椎间盘纤维环全部撕裂,髓核组织突出于椎间盘外,为后纵韧带所约束;F. 游离型椎间盘脱出,髓核组织突破纤维环和后纵韧带,游离于椎管内。

5. 目前,腰椎间盘突出症的临床分型依据椎间盘突出的部位分为:①中央型;②旁中央型;③椎间孔型;④椎间孔外型;⑤游离型(图6-5)。

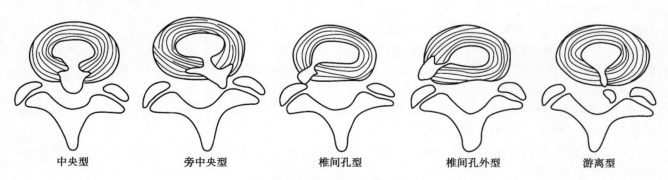

中央型　　　　旁中央型　　　　椎间孔型　　　　椎间孔外型　　　　游离型

图 6-5　腰椎间盘突出症临床分型

四、腰椎间盘突出症的神经病理学

（一）腰椎间盘突出与神经根的关系

临床上接近 90% 的腰椎间盘突出位于椎间盘的后外侧方,其主要的病理变化是压迫和刺激了位于其后方的椎管或神经根管内的神经根,产生相应的神经根性痛及功能障碍。

1. **腰神经根的发出水平与椎间盘及突出椎间盘的关系**　腰神经根自硬脊膜发出后斜向外下绕椎弓根下出各自的椎间孔。骶神经根发出点位于 L_5 椎弓根下缘与 L_5S_1 椎间盘上缘之间,其外侧有 L_5 神经根走行,发出后斜向外下,越过 L_5 椎间盘及 S_1 椎体后上缘入 S_1 椎间孔。L_5 神经根发自 $L_{4/5}$ 椎间盘及其上下缘水平,斜向外下方出椎间孔。L_4 及以上神经根则皆发自相应椎间盘之下、椎弓根内侧,并沿椎弓根的内下方出椎间孔。因此各神经根只有 S_1 及 L_5 神经根在椎管内,与椎间盘的后外部相邻。

通过选择性神经根造影效果较好的 200 张造影片观察神经根自硬脊膜囊发出的位置。将神经根的硬脊膜囊发出位置分为:① I 位,椎间盘上部;② II 位,椎间盘部;③ III 位,椎间盘下部。经观察,$L_{1~3}$ 神经根全部从 III 位发出,L_4 神经根绝大多数发自 III 位,L_5 和 S_1 神经根发出位置差异较大。双侧神经根发出位置基本对称(表 6-2)。

表 6-2　200 张腰神经根出硬脊膜囊位置的椎管造影观察

发出位置	$L_{1~3}$		L_4		L_5		S_1	
	左	右	左	右	左	右	左	右
I 位					16.5%	16.0%	72.9%	72.2%
II 位			15.9%	14.6%	38.0%	36.5%	16.5%	15.5%
III 位	100%	100%	84.1%	85.4%	45.5%	47.5%	10.6%	12.3%

2. **腰骶神经根移动幅度与突出椎间盘高度的关系**　腰骶神经根移动的幅度因性别和年龄的不同而有差异。神经根的活动度可影响到神经根在受到压迫时能够"躲避"的范围,从而影响到神经根的受压程度。有学者通过直腿抬高幅度的不同来动态观察腰骶神经根的移动幅度,详情见表 6-3。椎管宽度、神经根与后纵韧带间的 Hoffmann 韧带,以及将神经根固定于椎体后外侧的椎间孔横韧带等,都将会影响到神经根的活动度。这些韧带有很大的个体差异,有些人发育得很好,而有些人则基本缺如。另一方面,突出椎间盘的高度也将影响到神经根性痛的严重程度,当椎间隙变得窄小时,可以减少神经根的张力,从而减轻突出椎间盘对神经根的压迫程度。

表 6-3　直腿抬高不同幅度时神经根滑移幅度及神经根外移与硬脊膜夹角增加度数

研究人群	神经根滑移幅度/mm			神经根外移与硬脊膜夹角		
	30°	60°	>60°	30°	60°	>60°
男性	0	3.2	4	0°	30°	35°
女性	0	3.1	4	0°	30°	40°
30~50 岁组	0	3.5	4.2	0°	35°	45°
50~70 岁组	3.0	3.0	3.5	0°	25°	30°

3. **突出椎间盘压迫神经根的部位及方式**　基于上述神经根与椎间盘的毗邻关系,突出的椎间盘可压迫神经根的起始段,或神经根自硬脊膜囊的发出处,或即将离开硬脊膜囊进入单独神经根鞘的马尾神经。当 $L_{4/5}$ 椎间盘突出时,多侵及 L_5 神经根的发出处。当 L_5S_1 椎间盘突出时,则可压迫 S_1 神经根的起始段,或 S_1 神经根的硬脊膜内部分。$L_{3/4}$ 及高位腰椎间盘突出时,则只能压迫下一条神经根的硬脊膜内部分。由于突出椎间盘向上潜行压迫从同一椎间孔发出的神经根的机会极少,因此 $L_{1/2}$、$L_{2/3}$、$L_{3/4}$ 椎间盘突出常影响从下一个椎间孔发出的神经根,甚至压迫从更下一个椎间孔发出的马尾神经。由于硬脊膜囊内的马尾神经在脑

脊液中,神经周围拥有一定的活动空间,相对不容易受到压迫,但当椎管面积减少到正常的 45% 时,马尾神经根将受压。

4. **突出椎间盘与神经根的相对位置** 当侧隐窝较小而突出部分较大,占满侧隐窝时,较难区分突出物与神经根的相对位置。髓核突出常为半球形隆起,区别其顶点与神经根的相对位置很有意义。青岛大学附属医院 100 例单节段后外侧腰椎间盘突出症,突出物最高点居神经根外前方或外上方者有 46 例,居神经根前方不易分清内外者 43 例,居神经根内下方亦即神经根与硬脊膜间者仅 11 例。国外报道髓核突出位于神经根内下方者,多发生于 L_5S_1 椎间盘突出病例,且常影响 S_1、S_2 两条神经根,这是因为 S_1 神经根发出点高于椎间盘平面。搞清上述相对关系,不仅对解释临床体征有用,对术中辨认突出物及保护神经根也有实用意义。当然,突出物与神经根的相对位置与髓核突出的病理类型和突出的大小相关。

基于神经根的发出点和行径与椎间盘的毗邻关系,$L_{3/4}$ 及以上的腰椎间盘突出都是通过硬脊膜压迫将要发出的下一条神经根及马尾神经;$L_{4/5}$ 椎间盘突出的后外侧方型可压迫 L_5 神经根;L_5S_1 椎间盘突出则可压迫 S_1 神经根(图 6-6),如为旁中央型或中央型,则可影响再下一条或更多的马尾神经,因而常见多根神经功能障碍。当 L_5 神经根受累时,表现为小腿前外侧及足背痛觉减退,以及趾背伸力弱;当 S_1 神经根受压时,则表现为足背外侧及小腿后外侧痛觉减退,跖屈力降低,跟腱反射减弱或消失;如涉及更多的骶神经,则会产生鞍区麻木、阳痿及直肠、膀胱括约肌功能障碍等症状。

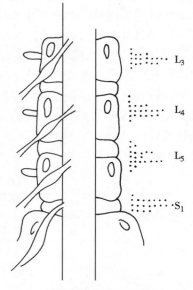

图 6-6 神经根离开硬脊膜囊的水平

(二) 腰椎间盘突出压迫神经根的机制

少数腰椎间盘突出直接突入椎体和经骨突出到前纵韧带下,主要突出类型向后外侧及后方突入椎管,侵及后纵韧带、前侧硬脊膜、神经根及马尾神经,产生一系列腰腿痛症状及相应体征。有以下两种学说。

1. **牵张性机制(tension mechanism)** 椎间盘突出顶在神经根上,其机制为神经根的牵张,故称之为神经根受压的牵张性机制。

马尾神经的神经根,在硬脊膜内为游离的,可在中央管硬脊膜囊内移动。神经根袖为硬脊膜的延伸,远端附着于椎间孔缘的近端。椎管内神经根外膜通过 Hoffmann 韧带附着于神经管内,这些韧带为丝状带,或系膜样,将神经根外膜固定于后纵韧带及椎体后缘的骨膜上,这些丝状带的黏固性可根据个体差异有所不同。这些韧带可减少硬脊膜移位及椎管内神经根的移位,限制神经根各个方向的移动。由此可见,神经根外膜是相对固定于神经管内的,尤其是在腰骶丛的神经根管内。当椎间盘突出时,压迫椎管内的神经根,而由于神经根外膜的相对固定,因而突出的椎间盘将神经根顶起,神经根在突出的椎间盘上受到牵张,即使神经根未被挤压至神经根管后壁,也可产生对神经根的压力。同时其还可使硬脊膜囊在神经孔边缘的附着处产生牵张,此牵张力可被传至各个方向,增加了神经根上牵张力,造成神经根压力增高,加重了坐骨神经痛。位于硬脊膜囊内马尾神经的神经束不会在突出的椎间盘周围或在其上产生牵张,突出椎间盘也不会对其产生直接压迫。这是因为马尾神经松散地位于硬脊膜内,容易移位。

2. **压迫性机制(compression mechanism)** 椎间盘突出时,神经根受压的第二个机制是突出的椎间盘直接将神经根挤压至神经根管后壁,称之为压迫性机制。

马尾神经在中央管的硬脊膜囊内,可避开来自椎间盘突出所致椎管内的压力,除非突出椎间盘很大或椎管很小,将神经根压向椎管及神经根管后壁。在先天性或退变性因素的作用下,可出现明显的中央椎管和侧隐窝狭窄,尤其当神经根管内矢状径减小时,突出的椎间盘可将神经根压迫至神经根管的后壁,而无任何神经根的牵张,此为单纯的压迫性机制。

在神经根受牵张性机制与压迫性机制之间,以何种为主,则主要依靠其局部的解剖学因素和椎间盘突出的大小,当然也可两种机制并存。

在临床上,因椎间盘突出所致神经根受压引起的坐骨神经痛可自发缓解,但这种疼痛的缓解更易发生在年轻人,而非老年人。任何可以减少神经根在突出椎间盘上的牵张力的方法都可致神经根压力降低,从而使得坐骨神经痛缓解,如化学髓核溶解术、经皮穿刺椎间盘切除术等。在突出椎间盘的大小未有任何改变的情况下,由于椎间隙狭窄,神经根的行程缩短,减少了神经根的牵张力,即可减轻坐骨神经痛。而任何增加其牵张力的情况,如直腿抬高试验等,均可造成神经根的压力增大,使得疼痛加重。在老年人,多因合并明显的神经根管狭窄,其神经根被压迫至神经根管后壁,而非由于神经根牵张引起坐骨神经痛,因此很少能缓解症状,神经根压力的自发缓解率也明显低于年轻人。

（三）受压神经根的病理改变

在椎间盘突出压迫神经根时,可导致神经根变形,这种压迫不同于腕管综合征的压迫,其为周围组织的环形压迫,而椎间盘突出所致的神经根压迫,其变形的特征可分为两类:①接触区域的局部压迫;②接触区域的神经根牵张性局部压迫,常为机械性压迫,当神经根被压迫变形时,所有神经纤维、相邻组织及神经内血管等均受压变形。在局部压迫的情况下,神经纤维可分为中心压迫区域和边缘压迫区域,又称边缘效应(the edge effect)。在边缘处,由于其机械性压迫变形最大,神经纤维及神经内微血管的损伤最明显。

神经根组织的机械性压迫变形可产生一系列的神经内组织反应。通过尸检对受压神经根的组织学改变进行研究,发现改变包括神经根内结缔组织支架变得纤细、神经根有脱髓鞘现象、神经纤维退变和再生,以及背根神经节细胞萎缩等。组织的水肿和炎症改变导致神经间质和神经周围的纤维化,以致营养神经根的脑脊液循环障碍。慢性神经根压迫,可引起神经根内和周围的水肿、神经根内和背根神经节中神经肽的改变,以及脊髓的 *c-fos* 基因表达,这些变化可产生神经损伤及疼痛。以往的神经病理学研究表明,神经根较周围神经对压迫更为敏感。腰骶脊神经根很长,因其血管仅来源于很远的末梢供应,而没有像周围神经那样有多组伴随血管供应,因此特别容易受到损伤。通过血管注射对比剂,观察到神经根从两个来源获得血液供应。神经根动脉存在许多弯曲的螺旋状结构,当脊柱运动时此血管长度可相应地伸缩,可适应由于脊柱运动而引起的血管被牵拉和松弛所造成的压力。一个非常重要的发现是,在神经根的全长存在大量的动脉及静脉吻合血管襻,这些血管的交错连接可使神经根的压力在上升和下降时,进行血液压力的调整,维持其相对平衡。

对神经根营养的重要性进行研究,证实大约50%的神经根营养是从周围的脑脊液中获得的,而神经根鞘菲薄的膜状结构是获得营养、发挥渗透作用所必不可少的组织。

神经根的慢性受压引起受压节段的代谢障碍,强调疼痛与神经根缺血有关。因此,有神经性跛行的患者由于摄氧的减少而引起症状加重。但是,尽管有很严重的慢性压迫,神经根的动脉仍表现为良好的代偿。进一步的研究发现,脊神经根的静脉循环很易受损,因为根静脉不与动脉伴行,数量较少。根静脉血管壁薄,易受压,尤其当神经根慢性受压时,静脉可能完全中断血流,代谢也降低。在体外试验中,研究分析不同压力水平对神经根血流情况的影响、神经根组织溶质传导、脉冲传导及结构特点。研究发现,神经根上轻度的压力改变(5~10mmHg),可产生神经根内微循环静脉充血的病理改变。造成压迫神经根节段完全缺血时的压力为130mmHg。根据神经根组织的 ^3H 介质(甲基葡萄糖标记)的分析结果可见,在逐渐压迫时,神经根内溶质的流动速度降低约45%,出现神经根水肿。在压力为10mmHg时,在荧光显微镜下用Evans蓝标记观察到白蛋白外渗。在压力上升至50mmHg后,仅2分钟即可发现如此变化,但如果神经根压力上升较为缓慢,神经内水肿不严重,可加压至50mmHg,持续2小时,对运动及感觉神经根传导无明显影响。在压力为100mmHg、持续2小时的状态下,可使感觉神经根脉冲传导障碍,所记录的神经活动潜在电位振幅减低75%,这较运动神经根更为明显(45%)。在解除压迫后,运动神经根脉冲传导的恢复较感觉神经要快,且更完全。马尾神经的局部压迫可导致神经功能障碍,其中感觉神经障碍较运动神经障碍更为明显。神经根组织的营养供应在马尾神经处减少,从而认为是减少了神经根的溶质传导及减少了神经内血流。较低的压力(10~20mmHg)有时可影响神经根的血流,在这个水平或更大的压力水平上长期压迫神经根,导致神经纤维的营养供应进一步减少,可使神经根组织内废物产生聚集,这些因素均可造成不同类型与程度的神经根功能改变,其中包括疼痛。急性动物实验的结果显示,隔着硬脊膜囊对神经根施加50mmHg的压力时,首先出现神经根内水肿,此时可不出现其他组织学改变;当压力增加到100mmHg时,神经外膜下水肿继续增加并加重了对神经纤维的压迫;当压力增加到 200mmHg 时,可出现神经根内血管外渗出,轴突肿胀,轴浆流动被完全阻断。

　　腰椎间盘突出导致神经根压迫而引起背部及坐骨神经痛,其病理生理学基础至今尚未完全明了,有研究表明与伤害感受器及伤害感受器的激活有关。伤害感受器是接受疼痛刺激传导的游离神经末梢,在关节突、关节突关节囊、棘上韧带、棘间韧带、后纵韧带和纤维环外层均发现有伤害感受器。在退变椎间盘的内层纤维亦发现神经末梢。神经末梢伤害感受器的功能尚未清楚,但已发现含有神经肽,如 P 物质、降钙素相关肽,其可传递疼痛刺激。疼痛的产生源自受到伤害的组织释放各种化学物质,这些化学物质作用于伤害感受器从而产生疼痛。在神经根及背根神经节的神经鞘神经有伤害感受器的神经末梢。此外,在肌肉组织,游离神经末梢存在于肌纤维间的结缔组织内和血管壁内。在肌肉组织内的神经纤维中,约有 40% 的 A-δ(Ⅲ型)和 C(Ⅳ型)纤维,与伤害感受器纤维的功能相似。Ⅲ型和Ⅳ型纤维对力学刺激较敏感。伤害感受器受刺激可导致椎旁肌持续痉挛,引起腰背痛。

　　由化学或物理因素导致组织损伤后,损伤组织释放化学物质激活伤害感受器。这些激活伤害感受器的物质包括非神经源性和神经源性介质。前者由乳突状细胞释放蛋白溶解酶而激活,这些物质包括缓激肽、血清素、组胺、前列腺素、IL-1、IL-6、TNF-α、IgG 和 IgM,它们之间相互有协同作用。神经源性介质包括神经肽(如 P 物质)、降钙素相关肽、血管活性肠肽(vasoactive intestinal peptide,VIP)、生长抑素、胆囊收缩素样物质,作为化学或物理刺激使伤害感受器释放这些物质。P 物质由乳突状细胞释出,使血浆渗出、组织水肿和组胺释放。

　　神经根和神经末梢可因椎间盘突出、椎管狭窄等引发物理和化学刺激,使脊柱功能单位产生疼痛。退变的椎间盘可诱发细胞因子、前列腺素、一氧化氮和磷脂酶 A_2 的释放,刺激脊柱功能单位的神经末梢。

　　涉及疼痛传导的神经纤维包括 A-δ(Ⅲ型)和 C(Ⅳ型)神经纤维。这两种小纤维的传导速度极低,C 纤维没有髓鞘,传导速度约为 0.2m/s,A-δ 纤维约为 120m/s。A-δ 纤维为刺痛感,C 纤维为灼痛和深部痛。深部痛较灼痛和刺痛轻。

　　A-δ 纤维和 C 纤维将伤害刺激引发的疼痛信号传达到背根神经节产生传入冲动。背根神经节神经元的细胞体能产生各种肽。背根神经节和少部分在脊髓产生的 P 物质,可强化疼痛信号向脊髓后角的传导。在伤害刺激的调节下,背根神经节 P 物质含量增加,同时神经节细胞中丰富的降钙素相关肽,通过增加 P 物质的释放和抑制 P 物质的降解亦能促进伤害刺激的传导。血管活性肠肽虽具有中枢镇痛功能,但 VIP 能刺激糖原形成从而影响神经损伤后轴索再生的过程。动物实验中显示震动背根神经节可使 VIP 增加。背根神经节亦分泌生长抑素、神经激肽 A(neurokin A)、胆囊收缩素、强啡肽等其他神经肽,均能增加伤害感受器对伤害刺激的敏感性。

　　由于椎间盘组织缺乏血管,属于胚胎遗留的髓核组织,与血液循环相对隔绝,当椎间盘突出时,髓核组织有可能引发自身免疫反应;再加上突出的椎间盘组织直接对神经根的机械性压迫,所有这些都可使激活伤害感受器的非神经源性和神经源性物质释放,从而导致神经根性痛。

　　经常出现的一种情况是椎间盘组织已有退变发生,纤维环出现裂隙甚至有少许不明显的膨出,但尚未出现纤维环的破裂、髓核组织的突出,此时已有一些炎性介质的渗出,连续作用于分布在相应脊柱节段的纤维环后侧、硬脊膜外隙及关节突关节囊和韧带等处的伤害感受器,使之变得十分敏感,从而在脊柱运动等引起神经根张力在正常范围内变化的情况下,出现明显的下腰背部及下肢的疼痛。相反,当椎间盘纤维环已有明显的突出征象,此时若椎管容积正常,神经根有“躲避”压迫的空间,此时可没有根性痛发生。

　　在正常情况下,周围神经的急性压迫不能导致疼痛,而仅仅表现为麻木、麻痹、肌力降低及相关症状与体征。有关研究发现,在腕管综合征中,位于腕管内的正中神经受压导致其缺血,而非因受压神经节段的神经纤维机械性变形产生麻木。正常脊神经根的机械性变形可导致相同的感觉与运动障碍,而非疼痛。有关人脊神经根受压的实验,在椎板减压后,于神经根周围放置气囊,术后予以膨胀,正常人表现为神经根机械性变形后的麻木与麻痹,但在腰椎间盘突出症患者神经根被压迫时,即使是极小的机械性压迫变形也可产生坐骨神经痛。在硬脊膜外阻滞麻醉下行椎板切除术、椎间盘切除术时,神经根对机械性多脉冲刺激仍非常敏感。在术中发现,虽然腰椎的其他组织均已被麻醉,但当刺激神经根时仍可引起放射性下肢疼痛。因此,神经根的机械性变形仍是造成坐骨神经痛的原因之一。

神经根的功能改变可表现为两种不同的形式:①神经功能的降低,可有感觉障碍及肌力降低、反射减弱等;②神经根组织过敏,即神经根组织容易被进一步的一般性的机械性脉冲刺激所激动,从而神经根可产生异位脉冲,这可能与疼痛有关。

这两种功能性改变可同时发生。经电生理仪器测定证实,损伤的神经根处可见有神经纤维冲动传导的障碍和/或在神经根的损伤部位神经传导速度减慢,在神经根损伤部位仍可继续对机械性刺激产生高度敏感性。临床上,神经功能的减低可通过肌电图对异常的或损伤的感觉神经纤维进行分析,然而这些神经生理观察的现象与患者的神经根疼痛之间无必然的联系。神经生理现象仅提供有关神经根受累的情况及一定的量化资料,而尚无实验性资料证明椎间盘突出压迫所致的神经根损伤的神经传导障碍与其过敏相关。

引起疼痛的其他因素还有以下几条。

侵及纤维环表层及后纵韧带:后纵韧带及纤维环表层受窦椎神经(sinuverterbral nerve)的返支供应。窦椎神经分布于纤维环后外侧、后纵韧带和硬脊膜的前方。对于窦椎神经的起源还存在争议,目前比较一致的观点认为,窦椎神经几乎全部来自灰交通支。每一脊柱节段有2~6条窦椎神经,在椎间盘的上方、后纵韧带表面形成神经丛,窦椎神经含有本体感受器、血管运动纤维及伤害感受器等。当突出物刺激这些结构时,可出现腰骶部及臀部疼痛。当突出物偏后中央时主要表现为腰部疼痛;突出物居中间者,常表现为腰部、臀部疼痛;突出物居后外侧者因常同时侵及神经根,故表现为腰腿疼痛及腿部疼痛,这是临床上最常见的病理类型。

侵及硬脊膜囊及马尾神经:腹侧硬脊膜囊与后纵韧带间空隙较少,故后中央型突出常同时侵及硬脊膜囊及其内的马尾神经。硬脊膜囊前壁同样受窦椎神经前支支配,因而可引起反应性腰部疼痛,如突出较大侵及马尾神经时,则会产生相应区域的感觉障碍及运动功能丧失。

侵及硬脊膜外静脉丛及脂肪:突出的椎间盘组织可压迫椎管内静脉丛使静脉淤滞,回流受阻。硬脊膜外脂肪因受压而减少或消失,或因缺血、缺氧及渗出液刺激而产生炎症反应,有时可见神经根周围水肿或粘连,以至于认为无菌性炎症是腰椎间盘突出症产生疼痛的主要原因。Macnab曾于术时在正常神经根和受髓核压迫的神经根下埋以导管,术后充气,发现原本就有炎症充血的神经根会产生疼痛,而正常的神经根只产生感觉异常。

早有作者指出,椎间盘组织是一些能够导致炎症反应的物质的来源地。将髓核组织置于猪的皮下时,能够引发白细胞聚集、增加血管通透性等明显的炎症反应。将髓核组织置于硬脊膜外隙,在没有任何压力作用于硬脊膜囊的情况下,即可引发明显的炎症反应,并降低了神经传导的波幅。暴露在髓核组织的神经根,即便没有受到压迫,也会出现某些超微结构的改变,如磷脂鞘中磷脂-蛋白排列的某些改变、细胞内水肿等。这些改变虽不能完全解释神经根生理功能的改变,但可能的情况是髓核组织中的蛋白聚糖影响了神经纤维膜电位的变化(图6-7)。

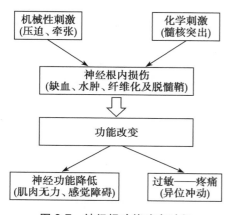

图 6-7　神经根功能改变过程

(四) 腰椎间盘突出症神经症状机制

有关腰椎间盘突出症腰腿痛产生的机制,邓相华和吴祖尧(1979)综述了有关文献,主要有三种学说。

1. 机械受压学说　自从1934年Mixter和Barr首次做腰椎间盘突出症手术以来,很多学者认为机械压迫神经根是引起腰背痛和坐骨神经痛的主要原因,亦有人认为是受累神经被过度牵伸所致,而单纯的神经压迫实属罕见。牵伸的神经常呈紧张状态,若不及时消除,将发生神经炎症和水肿,导致神经内张力增高,神经功能障碍逐渐加剧。

脊神经有丰富的神经外膜,包绕在神经束外,神经外膜由弹性胶原结构和脂肪组织组成,因而具有弹性缓冲作用,使神经不易受到机械性损伤。在神经外膜的里层,尚有一层神经束膜,此膜有化学屏障功能,能防御外来的化学刺激,从而使神经免受化学性损伤。但神经根的神经外膜组织极不发达,故无弹性缓冲作用和化学屏障功能,容易招致机械性和化学性损伤,因此在椎间盘突出中神经根损伤极为常见。相对而言,位于硬脊膜囊外的神经根部分,由于缺乏硬脊膜囊的保护,其周围的活动空间又受到限制,更容易受到伤害。当神经受到约 50mmHg 的压力(这大于硬脊膜囊的所谓临界点面积压),在此范围受压 3 个月,松解术后仍有神经根受损症状,运动和感觉将造成障碍。在相同压力下快速压迫(0.05~0.10 秒)较缓慢压迫(20 秒)将导致明显的组织学改变和功能障碍,引起神经根的水肿变形、营养输送障碍和脉冲电流传导的改变,此种改变与神经根组织的黏弹性有关。当神经受压为 5~10mmHg 时,可造成神经内微循环的改变,两个节段受压较单个节段更为明显。当椎间盘突出压迫到相应神经根时,由于突出椎间盘施加的压力的不均衡性,导致神经根直接受压的部位神经纤维、微血管和结缔组织出现相应的损伤。同时压力在神经根内向邻近的上下方向传导,引起神经根相邻部位张力的增加,血液循环受到影响,可进一步加重直接受压部位的损伤。

2. **化学性神经根炎学说** 神经根机械受压引起的疼痛虽然起重要作用,但并不能完全解释椎间盘源性疼痛。Murphy 等提出,正常神经受压时并无疼痛发生,只有炎性神经受压时才引起疼痛。手术证实,椎间盘突出附近的神经根常有充血、水肿及炎症变化。这种炎性神经对疼痛异常敏感,术中稍一触及神经,即可引起患者的严重疼痛。

神经根炎的发生机制主要是椎间盘变性,纤维环薄弱破裂后,髓核组织从破口突出,沿椎间盘和神经根之间的通道扩散;髓核的蛋白聚糖对神经根有强烈的化学刺激性,同时大量组胺释放,且神经根无神经束膜化学屏障,因而产生化学性神经根炎。炎症时,多种化学介质能诱使血管对蛋白质的通透性增高,组胺大量释出。在神经外膜和内膜处,以及神经束膜处有大量载有组胺的肥大细胞出现,易致神经根和窦椎神经中渗入大量炎性白蛋白。此改变增加了神经内压力,引起局部缺血和电解质紊乱,因而刺激神经根和窦椎神经,引起此神经支配区的疼痛。同时,此局部变化还可破坏正常神经的生理传导,形成人工突触(artificial synapse),使功能活跃的其他脊神经与痛觉传入纤维发生短路,从而引起急性腰椎间盘综合征。Saal 认为结构异常并不能成为引起神经成分的机械性障碍的唯一解释,因此其对腰椎间盘突出症所引起的神经根痛患者进行手术切除椎间盘,对切除的椎间盘标本进行炎症物质——磷脂酶 A_2 的研究,发现其活性较已知的其他任何组织的活性大 2 万~10 万倍,由于此酶与细胞释放花生四烯酸有关,因此其对前列腺素与白细胞三烯有限制其生成速度的作用,从而提供了有关腰椎间盘突出部位炎症的生物化学证据。

3. **自身免疫学说** 通过大量的动物实验和临床研究,提出了椎间盘自身免疫病的设想。椎间盘髓核组织是体内最大的、无血管、封闭结构组织,与周围循环毫无接触,其营养主要来自软骨终板的弥散作用。故人体髓核组织被排除在机体免疫机制之外。当椎间盘损伤或病损后,髓核突破纤维环或后纵韧带的包围。在修复过程中,新生血管长入髓核组织,髓核与机体免疫机制发生密切接触,髓核基质里的蛋白聚糖成为抗原,机体在这种持续的抗原刺激后产生免疫反应。由于免疫反应,一个节段的椎间盘突出还可引起其他节段的椎间盘变性和疼痛。Gertzbein 等用淋巴细胞转化试验或白细胞游动抑制试验的方法,测知椎间盘突出后细胞免疫反应的存在。青岛大学医学院对此进行了有关研究,证实了机体中确实存在自身免疫现象。通过对腰椎间盘手术的患者进行有关免疫学的研究,发现腰椎间盘突出症存在着体液免疫反应的异常,其中 IgG、IgM 可能是椎间盘组织的抗体,与椎间盘退变有关,而 IgA、IgD、IgE 则与椎间盘退变无关。补体系统可能参与抗椎间盘组织的自身免疫反应,对慢性腰腿痛患者,在排除了其他自身免疫性疾病及肝、肾、造血系统等疾病时,可试用 IgG、IgM 等免疫蛋白的检测协助诊断,尤其是破裂型或游离型腰椎间盘突出症的患者。试验还发现,腰椎间盘突出症还存在细胞免疫反应的异常。田伟等收集 59 例单节段腰椎间盘突出症患者的椎间盘标本,脱出组 IgM 阳性率(94.7%)高于突出组(60.0%),脱出组 IgG 阳性率(94.7%)高于突出组(47.5%)。腰椎间盘突出症 IgG 阳性和 IgM 阳性患者的视觉模拟评分(visual analogue scale,VAS)高于腰椎间盘突出症 IgG 阴性和 IgM 阴性患者,提示 IgM、IgG 介导的炎症在腰椎间盘突出症患者疼痛症状和发展中起重要作用。

临床研究 49 例腰椎间盘突出症,对照组 20 例,用流式细胞仪观察外周血 T 淋巴细胞的变化。在破裂型椎间盘突出症患者,$CD3^+$、$CD4^+$ 百分率和 $CD4^+/CD8^+$ 明显升高;直腿抬高试验阳性者 $CD4^+$ 百分率和 $CD4^+/CD8^+$ 明显升高,$CD8^+$ 百分率明显降低,说明 T 淋巴细胞介导的免疫反应对于腰椎间盘突出症出现的症状和体征起到重要作用。

五、腰椎间盘突出的继发病理改变

（一）椎体

腰椎间盘退变时椎体趋向扁平化，其扁平化程度与椎间盘退变的严重程度有关。生物力学研究表明，当椎间盘正常时，椎间盘传递的应力主要作用于终板的中央；而椎间盘退变时，由于髓核流体静力学性质逐步消失，压力由终板中央向外周转移，致使外周终板上应力集中。这种应力的重新分布，导致了椎体结构发生重建而改变。

（二）关节突关节

关于腰椎间盘突出与关节突关节退变的先后，众说纷纭。多数认为退变开始于关节突关节。通过 CT 观察关节突关节及通过 MRI 观察椎间盘髓核，进行统计后认为多数退变开始于一侧的关节突关节，然后逐渐发展至其他的关节，即三关节复合体的所有关节。后有学者做出了兔的后关节不稳的生物学模型，并注意到在此病变的基础上，椎间盘可发生明显的退变。

应重视三关节复合体，所谓三关节复合体是由每一节段的椎间盘与两个关节突关节构成的，其从功能上是三位一体的，任何一个关节突关节或椎间盘退变均可影响其他的关节，逐渐导致其他两者的改变，尤其是 $L_{4/5}$ 与 L_5S_1 运动节段。经病理、实验及临床研究，表明过多的牵张力集中于脊柱的后部结构，并在过伸时增加，可造成这一区域的微小骨折，引发腰背痛。腰椎间盘突出及退变椎间隙变窄，使椎间关节所受应力改变：一方面，椎间盘纤维环松弛，椎体间有较大的滑移度，致上位椎骨的下关节突对下位椎体的上关节突压力及摩擦力增加；另一方面，因椎体下沉，相邻两关节突关节的重叠加大，侧位 X 线片可见下位椎体的上关节突上升超过了上位椎体下缘向后的延长线，致椎间孔狭小或神经根管狭窄，压迫神经根产生颇似椎间盘突出的临床征象。当此种病变发生在 L_5S_1 椎间盘时，因关节突呈额状排列向后倾斜，可使上位椎体沿关节斜面后滑，产生退变性椎体后滑脱。在化学髓核溶解术后，椎间盘间隙狭窄，造成长期的椎间盘高度降低，并刺激相邻关节突关节发生骨关节炎。

当关节突关节骨软骨面严重损伤退变时，亦产生关节缘的增生，大的骨赘可与下一椎体的椎板形成假关节，干扰椎骨间的活动，上关节突增生还可使椎间孔进一步狭窄，增加神经根受压机会。

有学者用 CT 和 MRI 研究了有关关节突关节面对称性及角度与椎间盘退变的关系。对 46 例 50 岁以下个体，用 MRI 诊断是否存在椎间盘退变，用 CT 测量关节突的角度及对称性。当 $L_{3/4}$、$L_{4/5}$、L_5S_1 双侧关节突呈现不对称时，其椎间盘退变的发生率明显升高。而关节突关节的角度从 $L_{3/4}$ 到 S_1 逐渐增大，但与椎间盘退变无关。在 CT 检查时可见退变的关节突之间已出现椎间盘严重退变中所见的真空现象（图 6-8）。对尸体腰椎标本进行解剖研究，见进展性的关节突关节退变导致明显的腰椎不稳，类似改变可导致椎间盘突出，进一步发展可以产生一侧侧隐窝内神经根受压。

关节突关节发生的改变同一般骨关节炎基本相同，最早的改变是滑膜炎，主要发生在关节软骨面之间，关节软骨逐渐发生轻度的退变，并进一步加重。有时关节软骨间相互发生粘连，再进展时关节囊变得松弛，导致关节突关节半脱位。持续的退变，可造成关节突周围骨赘形成，最终结果是关节软骨完全脱落，并且关节突周围明显的纤维化，有时可使节段再次稳定，减少了腰椎不稳运动。有关关节突关节退变与椎间盘突出的关系见图 6-9。

（三）黄韧带

黄韧带的主要改变是松弛、肥厚、钙化与骨化，黄韧带分为椎板间部和关节囊部，正常厚 2 ~ 4mm。慢性劳损可使黄韧带肥厚增大至 1cm 以上。椎间盘突出的患者腰椎多数生理前凸变平或后凸，黄韧带经常处于紧张

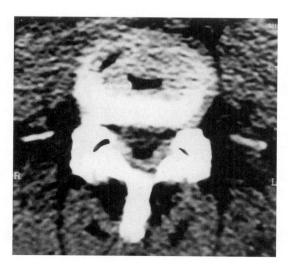

图 6-8　CT 横截面示椎间盘及双侧关节突关节均出现真空现象

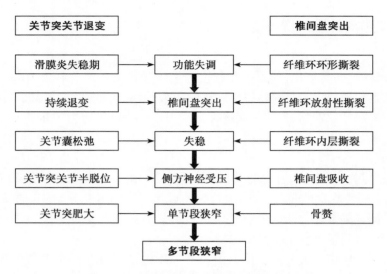

图 6-9　关节突关节退变与椎间盘突出的关系

状态,因紧张劳损而增厚。椎板间部增厚的黄韧带可向椎管突入。压迫硬脊膜产生椎管狭窄,而关节囊部肥厚的黄韧带,可直接压迫神经根,产生类似椎间盘突出的征象。胡有谷等测量下腰椎管的 CT 片,发现在退变组黄韧带明显较正常组为厚,成为退变性腰椎管狭窄的一个重要因素。部分病例可见黄韧带钙化或骨化(图 6-10)。

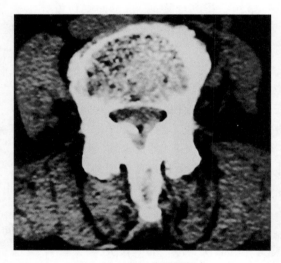

图 6-10　右侧黄韧带骨化

（四）后纵韧带

后纵韧带在椎体后且较松弛,与椎间盘的纤维环及椎体的骺环附着紧密,与外层椎间盘纤维环不能区分。韧带的中央部较厚而向两侧的延展部韧带宽而薄,故椎间盘突出向外后方突出者较多。椎间盘退变有时可见后纵韧带钙化(图 6-11)。

（五）退行性腰椎管狭窄

从广义上讲,椎间盘突出是退行性椎管狭窄症的病因之一。椎间盘突入椎管内造成椎管容积减少,但由于椎间盘突出症已有其特定的病理和临床表现,故应与椎管狭窄症区别。反之在发育性狭小的椎管,特别是三叶形椎管侧隐窝狭小时,即使椎间盘轻度膨出或微小地突出,也可造成硬脊膜及神经根受压,产生椎间盘突出症状。因而,狭小椎管又可促成椎间盘突出症的发生,两者互为因果。但腰椎间盘突出或退变所产生的椎间隙变窄,纤维环松弛后突,黄韧带肥厚或前突,以及椎体后缘和关节突关节增生及后纵韧带骨化,都可以减少椎管的容积,使原来较小的椎管产生狭窄,应属继发性椎管狭窄症的范畴(图 6-12)。

有人观察了 49 例有神经性跛行患者,发现其中 46 例患者有腰椎管狭窄,而且多为中央管狭窄或中央管与侧隐窝神经根管狭窄。作者在进行了有关椎管造影及 CT 检查后,发现不仅仅是一个节段的中央管狭窄,而是多节段狭窄,从而纠正了神经性跛行单纯因侧隐窝狭窄而导致的观点。在中央管狭窄中椎间盘突出或突出后引起的继发改变则占据了相当的比重。

胡有谷在测量了 79 例正常与退变患者的 CT 片后发现,在一般情况下,椎管最狭窄的部位不在椎体中部,而在椎间盘平面,在此平面,由于退变的椎间盘膨出或突出,其后又有肥厚的黄韧带的嵌压,椎管变得十分狭窄,压迫硬脊膜囊及神经根,产生相关症状。因此,在椎管测量时应选择椎弓下切迹平面、椎间盘中央平面及椎弓上切迹平面(图 6-13)。

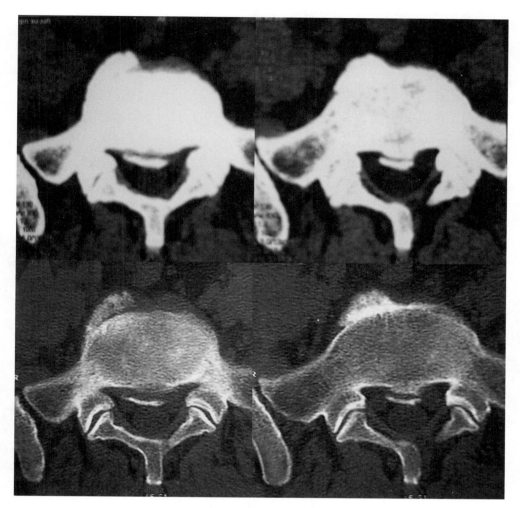

图 6-11 后纵韧带钙化

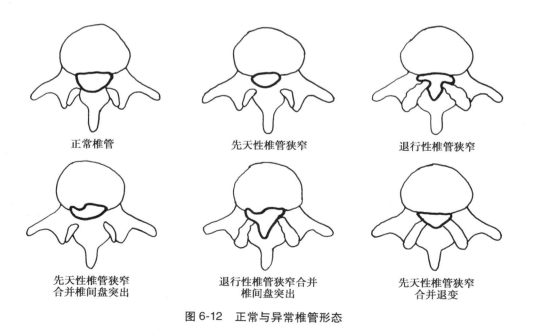

正常椎管

先天性椎管狭窄

退行性椎管狭窄

先天性椎管狭窄
合并椎间盘突出

退行性椎管狭窄合并
椎间盘突出

先天性椎管狭窄
合并退变

图 6-12 正常与异常椎管形态

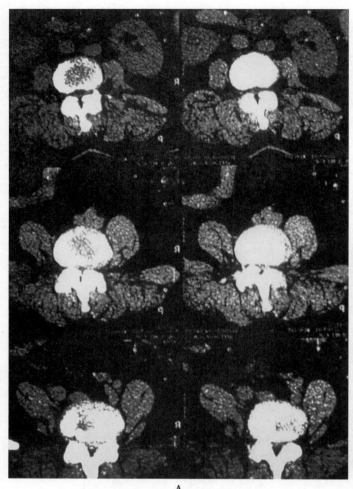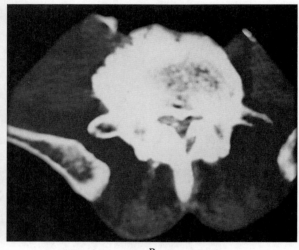

图 6-13 退行性腰椎管狭窄
A. 多节段退行性腰椎管狭窄；B. 单节段退行性腰椎管狭窄。

（六）退行性腰椎滑脱

腰椎间盘突出可造成退行性腰椎滑脱。有人认为，椎间盘退变、突出在退行性腰椎滑脱中起相当重要的作用，纤维环撕裂的部位及方向和椎间盘受力方向是其重要的发病原因之一。椎间盘退变可导致腰椎不稳和关节突关节骨关节炎，而此两项又正是退行性腰椎滑脱的主要致病原因。在正常情况下，脊柱进行屈伸活动时，上位椎体在相邻下位椎体上可产生一定程度的前后滑移，作用在椎间盘滑移的前向剪力，多被关节突关节的前、后方向应力所抗拒，这是由于关节突关节的弹性模量远大于椎间盘的弹性模量，这样就防止了过度活动造成的椎间盘损伤。但是，当人体生理成熟后，随着年龄的增加，关节突关节、韧带开始退变，髓核水分逐渐吸收，纤维环松弛，失去原有的弹性，椎间隙变窄，椎间盘的缓冲作用消失，下腰椎旋转轴由髓核移至关节突关节，并且在站立位时腰椎滑移的前向剪力增大，椎间活动增加，椎体间遂产生不稳现象。关节突关节过度活动和所受载荷增加，特别是作用于关节突关节面上的前屈和旋转应力。使得关节面退变加重。关节突关节软骨面破坏，软骨下骨松质暴露，并造成骨小梁顺应力排列。在应力作用点上，骨质吸收，其边缘则有明显的新生骨形成，继而发生滑脱。退行性腰椎滑脱早期有不稳存在，但关节突关节呈明显骨关节炎改变并异位塑形，可相对稳定于滑脱位，使退行性腰椎滑脱不再加重。在 X 线片上表现为骨赘形成，椎间隙变窄，韧带骨化和关节软骨硬化等（图 6-14）。

（七）骨赘形成

腰椎椎体的骨赘常发生在椎体的前方及侧方，较少向后方延伸，而且与椎间盘的退变有关。在后纵韧带与椎体间的连接处和纤维环与椎体的连接处的骨赘为病理刺激性新骨形成所致。这种刺激是可能由于椎体间

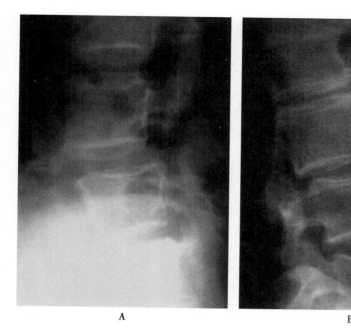

图 6-14 退行性腰椎滑脱
A.上一椎体(L_4 椎体)向前滑脱；B.上一椎体(L_3 椎体)向后滑脱。

过度运动或作用于纤维环及韧带的异常的应力分布所产生，这种应力分布的异常为椎间盘退变的结果。

后缘骨赘较前方与侧方椎体骨赘发生率明显少，其原因为后纵韧带与椎骨间缺乏强力附着。在椎间孔的骨赘可压迫神经根而导致放射痛。骨赘形成常发生在椎间盘间隙变窄和关节突关节骨关节炎进展时。在髓核突出后，或髓核退变萎缩、椎间隙变窄时，纤维环在周缘膨出，也可产生骨赘。骨赘多发生于退变椎间盘的相邻骨缘，以 L_4 前上缘的发生率最高，其次为 L_3 及 L_5。骨赘在离椎体前方边缘 1mm 处向外平伸者，特称牵引性骨赘，系椎间不稳、纤维环外层受牵拉所致。另一种骨赘自椎体前方边缘弧形向外生长者，称爪形骨赘（图 6-15）。

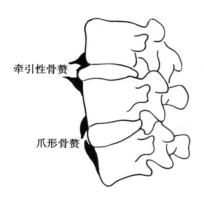

图 6-15 牵引性骨赘与爪形骨赘

有人认为，骨赘的形成是由于纤维环边缘被突出的髓核所撕裂，将前纵韧带或骨膜顶起，其下骨化形成骨赘。病理学家们在骨赘切片中发现相邻骨赘间包的是向前突出的纤维环组织，认为骨赘的形成首先是椎间盘萎缩，椎体向前位移，在前纵韧带及两侧将骨膜顶起，形成骨膜下新生骨。骨赘初为粗的骨小梁，继之变为骨松质并有骨髓填充，与椎体骨缘相连，此时在 X 线片上即可看出。椎体与纤维环附着处出现部分撕裂。以后可出现软骨终板的骨化。

Nathan 将骨赘分为四度：Ⅰ度，骨边缘为孤立的增生点，密度增高，略有凸起；Ⅱ度，骨赘较大，有水平突出（图 6-16）；Ⅲ度，骨赘呈鸟嘴样，末端呈弧形（图 6-17）；Ⅳ度，相邻椎体骨赘融合形成骨桥（图 6-18）。

骨赘的产生是增强腰椎稳定性和对抗压力的反应。椎间盘突出后纤维环松弛，椎间盘抗应力及稳定性皆减弱，因而有骨赘增生。即使无椎间盘突出，只要椎间盘退变，亦可产生骨赘。曾有报道在 3 000 例就业人员中，有 406 例（13.5%）有骨赘。有人对比有腰痛和无腰痛的人群的腰椎 X 线片，发现骨赘发生率都在 50% 左右。有研究表明，50 岁以上多数人 X 线片可发现至少一个椎体边缘骨赘，70 岁以上的人几乎都有骨赘。骨赘常发生在椎体的下缘，椎间盘的上缘，且前缘较后缘多，在可见骨赘处可示椎间隙变窄（图 6-19）。

（八）椎间隙变窄及椎体边缘硬化

因为髓核含水量的减少，在成人可出现局限性的进行性椎间盘高度变窄。椎间隙变窄与椎间盘纤维环裂隙有关。放射科医师将椎间隙狭窄命名为椎间盘吸收征，但这不属于病理学名词。椎间隙狭窄的重要性

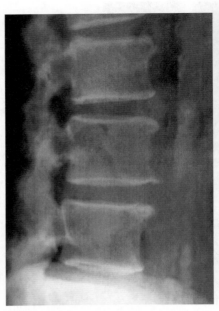

图 6-16　Ⅱ度骨赘（牵引性骨赘）

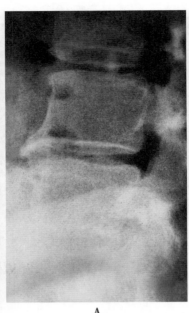

A

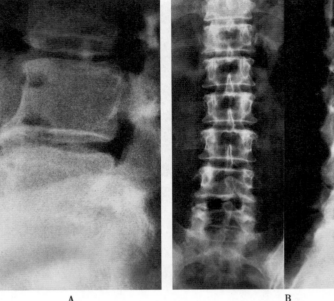

B

图 6-17　Ⅲ度骨赘（爪形骨赘）
A. 单节段爪形骨赘；B. 多节段爪形骨赘。

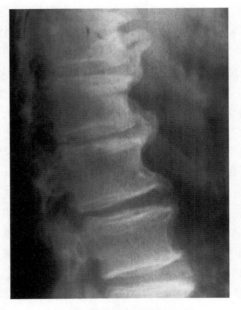

图 6-18　Ⅳ度骨赘（骨桥）

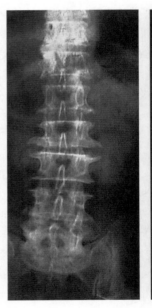

图 6-19　$L_{2/3}$ 椎间隙变窄

在于其可造成关节突关节的半脱位、关节突过度移位，影响神经根管和椎间孔，引起侧隐窝及椎间孔狭窄、椎体终板硬化。椎体终板硬化在影像学 MRI 上表现为 Modic 改变。

　　一般人群有 Modic 改变者占 6%，在腰背痛人群有 Modic 改变者占 35%～40%。有报道 7%～53% 的患者椎间盘组织中证实有低毒厌氧菌，主要为痤疮丙酸杆菌。与椎间盘相邻椎体的局部炎症，由于细胞因子和丙酸的产生使椎体发生继发性变化。Albert 等报道 61 例腰椎间盘突出症，其中 28 例（46%）细菌培养阳性，厌氧菌培养阳性者占 26 例（43%），双重细菌培养阳性者 4 例（7%）。椎间盘组织有厌氧菌者，有 Modic 改变的占 80%。

　　当椎间盘纤维环及髓核退变时，相邻椎体边缘，即软骨终板或椎体骨终板可增生硬化（图 6-20）。此外，突出髓核在后纵韧带下受到硬脊膜跳动的长期冲击，可慢慢侵蚀椎体后缘，使局部骨质缺损以容纳突出的髓核

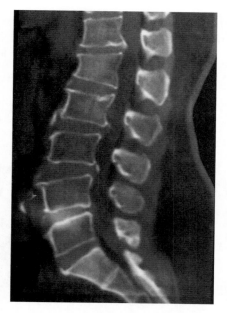

图 6-20　软骨终板或椎体骨终板增生硬化

组织。此种髓核向骨内侵蚀退缩的作用,亦可使临床症状减轻。

(九) 腰椎不稳

腰椎不稳是腰椎退变过程中的一个阶段。脊柱的三关节复合体中的椎间盘或关节突关节退变,均可导致相互间的影响。腰椎椎间盘退变,引起椎间隙狭窄。前、后纵韧带松弛,影响了关节突关节负荷承受的应力。在脊柱前屈、后伸和旋转运动时,椎间关节和上下关节突承受了更大的应力,特别是在旋转运动时。这种应力在两侧关节突的分布并不相等,常使一侧的后关节突关节承受更大的应力,从而导致其关节囊发生改变。早期椎间关节改变为关节囊的滑膜炎,继之关节软骨磨损、破坏,逐渐纤维化,最终使关节软骨变薄,以致缺失,关节囊松弛、牵张,导致上下关节突半脱位,产生腰椎不稳。随着不稳的存在,对侧关节突也相继发生了相似的改变。在脊柱运动时,关节对合发生移位,加之椎间盘退变明显,更加重了脊柱的不稳。为了维持脊柱的稳定性,椎体出现牵张性骨赘及关节突关节的增生、肥大,以及后者最终出现的纤维性强直或骨性强直,从而使腰椎达到相对稳定。

(十) 肌肉萎缩

腰背痛椎旁肌肉萎缩的发生率为 20% ~ 60%。研究发现,椎旁肌肉在机体老化的过程中会出现不同程度的萎缩,在影像学上主要表现为肌肉横截面积的减小,肌肉量的减少。与健康人相比,患有腰椎退行性疾病的人腰部 MRI 中能够观察到更明显的脂肪浸润。许多研究表明,维持脊柱稳定的被动系统——椎间盘和关节突关节,在腰椎退行性病变的发生发展过程中起到重要作用。腰椎退变能够导致腰椎不稳,当三关节复合体退变程度较轻时,尚有椎旁肌维持腰椎稳定,若腰椎不稳继续进展,椎旁肌在长期超负荷运作的情况下会出现肌细胞能量代谢障碍,进而出现肌肉萎缩、脂肪浸润等退行性表现。在腰椎椎旁肌中,多裂肌对于维持腰椎的动态稳定最为重要,多裂肌的形态具有纤维短小和横截面较大等特征,该特征使其在相对窄小的空间内产生较大的作用力,以维持脊柱后方的稳定。腰椎间盘突出症受累神经根支配的肌肉可出现肌肉萎缩,临床观察受累肌肉主要为多裂肌。MRI 显示椎旁多裂肌萎缩和脂肪浸润最为常见(图 6-21)。

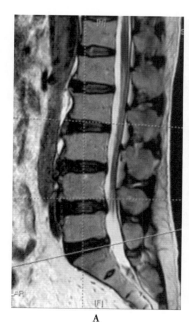
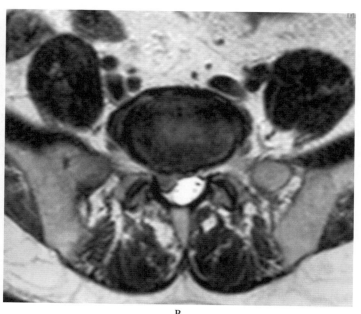

A　　　　　　　　　　　　　　　　B

图 6-21　L_5S_1 腰椎间盘突出症患者多裂肌改变

A. L_5S_1 腰椎间盘向右后外侧方突出;B. MRI T_2 水平面示多裂肌左侧正常,右侧萎缩和脂肪浸润。

多裂肌起自腰、骶椎棘突,终止于骶骨。多裂肌长肌束由同节段脊神经椎间孔发出的背侧神经支支配,多裂肌短肌束起自横突至乳突,由相邻神经支重叠支配。因此,$L_{1/2}$间隙的L_1神经根支配L_1多裂肌长肌束和L_2多裂肌短肌束;$L_{2/3}$间隙的L_2神经根支配L_2多裂肌长肌束和L_3多裂肌短肌束;$L_{3/4}$间隙的L_3神经根支配L_3多裂肌长肌束和L_4多裂肌短肌束;$L_{4/5}$间隙的L_4神经根支配L_4多裂肌长肌束和L_5多裂肌短肌束;L_5S_1间隙的L_5神经根支配L_5多裂肌长肌束和S_1多裂肌短肌束。

当不同部位腰椎间盘突出症压迫相对应的神经根时,即可出现相对应的多裂肌萎缩或脂肪浸润(图6-22~图6-25)。

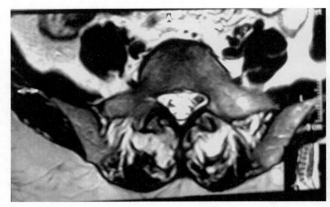

图 6-22 多裂肌脂肪浸润

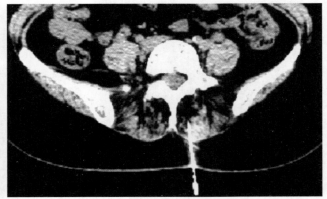

图 6-23 CT 引导下穿刺多裂肌

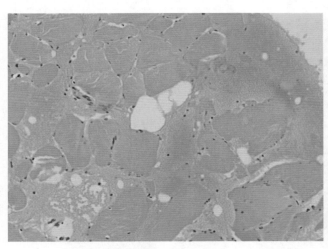

图 6-24 浅层多裂肌脂肪浸润组织学(HE 染色,×100)

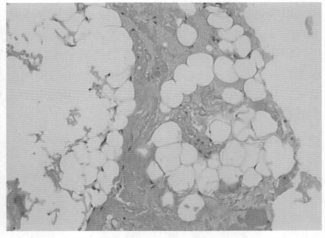

图 6-25 深层多裂肌脂肪浸润组织学(HE 染色,×100)

Battie 等报道 43 例腰椎间盘突出症后外侧型突出,通过 MRI 观察多裂肌功能性肌肉横截面积与总肌肉横截面积之比,发现椎间盘突出侧下平面有多裂肌形态脂肪化,多出现在症状 6 周时,表现为多裂肌脂肪浸润。

Franke 等行腰椎间盘突出症手术 20 例,术中取腰椎间盘突出节段神经支配的多裂肌行组织病理学检查,结果为:12 例神经源性组织病变和 8 例非特异性肌肉病变,前者神经根性症状持续时间平均为(10.75±7.9)个月,后者为(4.37±3.9)个月。说明腰椎间盘突出症长期症状可导致神经源性组织病变。Malas 等报道 1 例 L_5S_1 腰椎间盘突出症,MRI 示 L_5S_1 旁中央椎间盘突出、下行 S_1 神经根受压,骨盆区域示梨状肌萎缩。

对于多裂肌萎缩和脂肪浸润的病因,目前尚不明确。认为多裂肌由脊神经后根的内侧支单一支配,神经根受压可能是导致多裂肌萎缩的重要原因。研究发现神经根损伤后,多裂肌因失去神经支配导致退变加速,并被脂肪和结缔组织替代。神经根受到压迫后,神经的持续卡压会导致神经水肿,持续的炎性刺激和机械性压迫产生疼痛刺激,刺激传入中枢神经系统后又会反射性地抑制多裂肌活动,长时间的收缩抑制则会加重多裂肌退变,后者又会进一步使腰椎不稳,从而陷入恶性循环。另外,炎症因子和免疫反应在多裂肌退变过程中发挥着重要作用。在解剖位置上,多裂肌位于脊柱的最内侧,是附着面积最大的椎旁肌。当椎间盘、关节突关节、韧带等发生退变时,产生的炎症因子及免疫反应首先影响到多裂肌。多裂肌的萎缩与脂肪浸润发生发展过程中涉及病理学、免疫学、生物力学、神经学等一系列学科层面的变化,其深层生物学机制有待进一步研究。

六、突出椎间盘的重吸收

腰椎间盘突症的症状经保守治疗有缓解的趋势,其机制与突出椎间盘的重吸收有关。

(一)腰椎间盘突出症影像学变化

随着 CT 和 MRI 的迅速发展,多处报道椎间盘突出在影像学检查中显示可自行减小甚至消失。Teplick 首先报道了 11 例在 CT 检查随访的腰椎间盘突出症患者,在临床症状改善时,有突出椎间盘确实消退和消失的形态学改变。

1990 年,Saal 报道了 11 例采取非手术治疗的腰椎间盘突出症病例,所有病例都获得了临床症状的缓解,其中 93% 的病例复查腰椎 MR 观察到明显的突出间盘缩小,前、后两次 MR 检查间隔时间平均为 25 个月。椎间盘完全吸收多见于突出大的椎间盘。实际临床症状的改善并不需要那么长的时间。Bozzao 报道一组不同部位和突出大小的腰椎间盘突出症的 MR 观察结果,从诊断至 11 个月随访时,发现 48% 的患者有 70% 以上的椎间盘缩小,15% 的患者有 30%~70% 的椎间盘缩小,余下的无变化的患者占 29%、突出增大者 8%。突出缩小与椎间盘突出的部位无明显相关性。较大和中等大小的椎间盘突出,椎间盘的吸收率高于 70%。经 MRI 追踪观察发现,椎间盘突出自行吸收或缩小的过程大多为 2~12 个月。

Delauche Cavallier 报道 21 例腰椎间盘突出症经保守治疗治愈。行 CT 检查,平均间隔时间为 6 个月,10 例椎间盘突出有明显的减小甚至消失,4 例中等程度减小,7 例临床症状消失但 CT 改变如前。

1995 年,Komori 对 77 例腰椎间盘突出症患者做回顾性研究。对所有患者进行两次 MR 检查,间隔时间平均为 150 天。62 例优、良效果的患者中 10 例椎间盘突出消失,25 例示明显减小,14 例示轻度减小,13 例无改变。游离型椎间盘突出减小甚明显,小的突出稍有缩小或无改变。Bush 从对 111 例腰椎间盘突出症患者的随访中发现了 71 例重吸收,且大多伴随着临床症状的缓解,只有 23 例最终需要手术。Masui 等对 25 例椎间盘突出患者进行了 7 年的随访,发现了 20 例患者有突出物的重吸收现象,但突出物的吸收率、JOA 评分 (Japanese orthopaedic association scores)改善率与椎间盘的退变等级无明显的相关关系。1996 年,Saal 再次发表文章回顾分析了腰椎间盘突出症经非手术治疗后重吸收的相关文献,并讨论了腰椎间盘突出症各种类型和部位、解剖因素、突出物组织类型、突出物组织化学因素、临床特征和患者相关因素对椎间盘突出自然史可能产生的影响。

(二)椎间盘重吸收的机制

1. 突出椎间盘组织脱水与血肿吸收　椎间盘髓核组织中水分含量高,一般超过 80%,髓核脱离椎间盘后,其中的蛋白聚糖具有亲水特性,髓核吸水增加,体积增大,而后蛋白聚糖链自溶,亲水特性下降,髓核脱水,体积减小,表现为重吸收现象。包容性椎间盘突出和在后纵韧带前方椎间盘突出的减小,其机制主要为髓核脱水。椎间盘突出时易引起局部血管丛的破裂进而导致其出现血肿,此时表现为 MRI T_2 高信号,而在血肿慢慢被机体所吸收时则表现出低信号。

2. 突出组织血管化　椎间盘突出后导致组织进入到硬脊膜外隙中,位于后韧带和椎体后缘的丰富血管网起很大作用,此时新生的血管会长入其椎间盘边缘,称之为突出组织血管化。李晶等进行动物实验后认为,椎间盘组织吸收现象的机制为突出组织血管化形成和侵入的巨噬细胞的吞噬消化作用。突出的椎间盘组织与血管丰富的组织接触后有吸收缩小的可能,使突出的椎间盘趋向于缩小或消失。肉芽组织的丰富血运在 MR Gd 增强影像中显示为高信号。单核吞噬细胞系统(mononuclearphagocytesystem, MPS)的单核细胞是通过新生血管而侵入的。Autio 等指出,在游离型和破裂型腰椎间盘突出症中,因为其髓核组织暴露于硬脊膜外血管丛,此时易引起巨噬细胞发生免疫反应及产生吞噬作用。

3. 炎症细胞的吞噬作用　免疫细胞化学检查亦证实肉芽组织中有丰富的炎症细胞,用特殊单克隆抗体证实巨噬细胞为主要的炎症细胞,说明这些细胞成分和血管成分能吞噬和破坏椎间盘组织。观察显示突出椎间盘的缩小过程与髓核组织作为异物接触血运后发生免疫反应有关。椎间盘突出后的自然吸收与炎症反应引起的吞噬、免疫反应引起的溶解及脱水、变性有关。在游离型、后纵韧带后型,突出物穿破后纵韧带入硬脊膜外隙,成为机体的抗原,并引起周边毛细血管长入,随之的免疫炎症反应使髓核自行溶解。在正常猪椎间盘组织中通常为一些免疫复合物和无炎症细胞。椎间盘突出 4 周内,绝大部分椎间盘都会出现巨噬细胞浸润现象,小部分还有免疫复合物的表达。突出超过 12 周时,绝大多数椎间盘组织会出现免疫复合物和巨噬细胞的表达现象,借此促进椎间盘的重吸收。此外,Alkhatib 等在椎间盘退变研究中发现 Toll 样受体(Toll-like receptors,TLRs)信号调节通路可能是启动识别"碎片分子"产生炎症-免疫反应的新模式。TLRs 信号调节通路在椎间盘退变炎症环境中可能发挥重要的调节作用。

游离型椎间盘中有 75% 存在着炎症细胞浸润,其中由 CD68 抗体引导的巨噬细胞反应、泛素羧基端酯酶 L1(UCHL1)抗体引导的 T 细胞反应均呈阳性改变,而 L-26 抗体引导的 B 细胞反应呈阴性改变。Doita 观察到细胞浸润沿着突出椎间盘组织的边缘表达细胞黏附分子,其调节免疫细胞的移动和激活。

4. 突出椎间盘组织诱发的免疫级联反应 椎间盘突出后导致髓核细胞暴露,引起免疫级联反应。早期通过介导炎症反应来清除坏死细胞和组织碎片,修复损伤区域以达到维持免疫豁免特征的目的。早期免疫介导的炎症反应,导致突出物部分重吸收,而晚期免疫级联经过逐级放大,吸引各种特异和非特异的免疫细胞到达损伤区域,协同免疫细胞分泌的细胞因子,加重损伤程度,阻碍修复过程并产生损害效应——疼痛症状,所以对于髓核细胞所引发的免疫级联反应,不是单一的正面或反面作用。

5. 细胞因子和组织降解酶的作用 椎间盘吸收过程的病理生理学极为复杂并受细胞因子网络的自动调节。降解椎间盘组织的直接相关机制与某些细胞因子有关。目前证明,在椎间盘突出部位炎性细胞因子如 IL-1、IL-6、TNF-α 和粒细胞-巨噬细胞集落刺激因子(granulocyte-macrophage colony stimulating factor,GM-CSF)均为椎间盘突出型和游离型中的巨噬细胞所产生,而在凸起型中为软骨细胞所分泌。细胞因子中 IL-1 和 TNF-α 可激活巨噬细胞产生蛋白溶解酶。单核细胞产生的 IL-1 为产生细胞因子这种活动的主要启动子,其转而又刺激蛋白溶解酶的产生,其他细胞因子亦可能介入。肉芽组织中的单核细胞产生的巨噬细胞炎症蛋白-1α 和单核细胞趋化蛋白-1 亦可影响此过程。这两种因子属于趋化因子-β 家族,可进一步激活巨噬细胞进入退变椎间盘组织。此外,碱性成纤维细胞生长因子(basic fibroblast growth factor,bFGF)可促进血管再生,此因子在肉芽组织的上皮细胞和软骨细胞中表达。椎间盘突出部位 IL-1 和 TNF-α 的产生可增加组织中前列腺素 E_2 的产生,后者可直接刺激神经根产生坐骨神经痛,TNF-α 还可损伤神经。

目前也证实突出退变的椎间盘细胞可产生基质金属蛋白酶(matrix metalloprote,MMPs)、一氧化氮和前列腺素 E_2。如果细胞受到 IL-1 的刺激,这些细胞因子的产生可增加。在椎间盘突出组织的炎症细胞及软骨细胞可增加 MMP-1 和 MMP-3 的产生。MMP-1 与胶原酶的产生有关,MMP-3 与抗人溶基质蛋白酶(stromely-sin)有关,两者对软骨的蛋白聚糖有高度特异性,具有降解软骨基质的作用。作为蛋白水解酶的 MMP-3,常见于椎间盘突出游离型和破裂型中,因组织金属蛋白酶抑制物(tissue inhibitor of metalloproteinase,TIMP)的减少而促使椎间盘的自然吸收。Haro 等通过对不同椎间盘组织进行番红 O(safranin-O)染色和蛋白质印迹法(Western blotting)检验证明 MMP-7 在乳酸脱氢酶(LDH)重吸收的起始过程中发挥着关键作用。Tsarou-has 等在突出的腰椎间盘中发现 MMP-3、MMP-8、MMP-9 等和 ADAMTS-4 在 mRNA 表达时高度相似,认为突出椎间盘组织发生重吸收是在多种组织降解酶共同作用下完成的。

6. 细胞凋亡 凋亡相关因子 Fas 为一种跨膜蛋白,与配体发生结合之后可以启动相关的凋亡信号进而引起细胞发生凋亡。实验结果发现,腰椎间盘破裂型或游离型发生凋亡的情况明显要比正常组和非破裂组要高,该结果提示一些凋亡因子能够引起患者的椎间盘发生细胞凋亡和椎间盘突出的重吸收。

(三) 影响突出椎间盘重吸收的因素

1. 后纵韧带破裂 突出椎间盘得到丰富的血运,突出物才具备发生重吸收的条件。有学者将 36 例腰椎间盘突出症患者分成韧带下型、韧带后型和游离型三组,通过 3~27 个月的随访发现:韧带下型的 18 例中有 10 例发生重吸收;韧带后型的 14 例中有 11 例发生重吸收;游离型的 4 例全部发生重吸收,且三个组别的平均吸收率分别为韧带下型 17%,韧带后型 48%,游离型 82%。

2. **突出椎间盘移位范围**　研究者报道 77 例腰椎间盘突出症,突出椎间盘上下移位越大,重吸收的概率越高。根据移位的距离将突出椎间盘分为三型,移位最近的 I 型最难发生重吸收(6/26),II 型其次(8/12),而潜行移位最远的 III 型最容易发生重吸收(14/15)。Iwabuchi 等随访了 34 例腰椎间盘突出症,经复查 MR 发现共有 21 例发生重吸收,其中伴椎间盘位移的有 18 例,占比超 85%。

3. **椎间盘突出类型**　研究者对一组 75 例腰椎间盘突出症(87 个椎间盘)进行临床观察,最终 72 例完成随访,其中有 25 例发生重吸收且均为破裂型,40 例无变化,7 例增大;30 例椎间盘突出在增强 MRI 中显示对比度增强,其中 25 例随访时有重吸收现象。Erly 等对 44 个突出的椎间盘进行随访,发现其中 25 个椎间盘缩小,并且得出结论:大的突出和破裂型突出更容易出现重吸收现象。2015 年,Chun 等在 *Clinical Rehabilitation* 报道,他们经过对腰椎间盘突出症的系统回顾分析发现,绝大多数的 MRI 表现在 1 年之内的变化如下:①突出物缩小,其缩小率,在游离型突出高达 96%,在破裂型脱(挤)出达 70%,在未破裂型突出达 41%,在膨出型则仅为 13%;②突出物消失,发生率为游离型突出 43%,未游离型突出仅为 15%。此外,高度退变的椎间盘突出也容易自行吸收或显著缩小。突出椎间盘的主要成分如含有软骨终板或纤维环,一般难以自然吸收。

4. **MRI 征象**　亦有学者报道 30 例椎间盘突出症在增强 MRI 中显示对比度增强,其中 25 例随访时有重吸收现象。Autio 等对腰椎间盘突出症患者进行增强 MR 随访,有 2 个月随访资料的 73 例患者中共有 68 例发生重吸收现象;有 12 个月随访影像的 55 例患者中有 51 例发现明显的重吸收。突出物周围的环形增强信号预示着炎症反应和新生血管生成,有利于突出物的吸收。

椎间盘突出后 MRI 的形态学改变通常在发病 6 个月后,伴随在相应的临床症状改善之后(图 6-26~图 6-28)。

(四) 对腰椎间盘突出后重吸收的预测

依据影响突出椎间盘重吸收的因素及 MRI 表现,可对腰椎间盘突出后重吸收进行预测。

1. **后纵韧带破裂情况**　破裂型突出的特点:①T_1WI、T_2WI 及抑脂像均显示突出物较大,超过椎体后缘 5mm 以上;②突出物穿越后纵韧带,表现为 T_2WI 椎体后方的黑线(black line)中断;③突出髓核边缘毛糙不齐;④突出物信号可与母盘不相连,即为游离型突出;⑤突出物离开原椎间隙下移或上移,呈游离状,为圆形或卵圆形孤立团块;⑥在水平面上,突出物面积占椎管面积较大,一般超过 30%(图 6-29)。

有人对不同的椎间盘突出类型进行 MRI 随访观察,将 36 例保守治疗的患者分为韧带下型、经韧带型和游离型,发现其体积缩小的比例分别为 56%、79% 和 100%,每种类型的平均缩小比例分别为 17%、48%、82%。通过多重线性回归分析得出:突出物是否突破后纵韧带是影响椎间盘突出组织重吸收的唯一因素。

一些学者曾经对 38 例腰椎间盘突出症患者进行重吸收现象的研究,其中 15 例发生重吸收现象,且游离型比突出型更容易吸收。

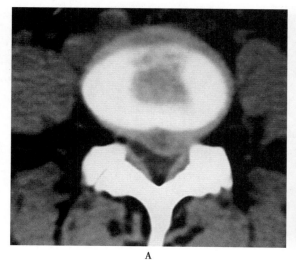 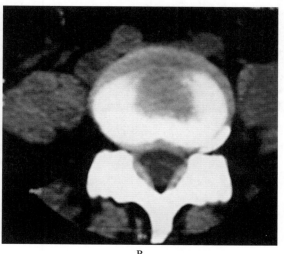

A　　　　　　　　　　　　　　　　　　　　B

图 6-26　$L_{4/5}$ 椎间盘突出非手术治疗后重吸收病例

A. $L_{4/5}$ 椎间盘突出;B. $L_{4/5}$ 椎间盘突出未行手术治疗,1 年 2 个月后复查见椎间盘突出消失。

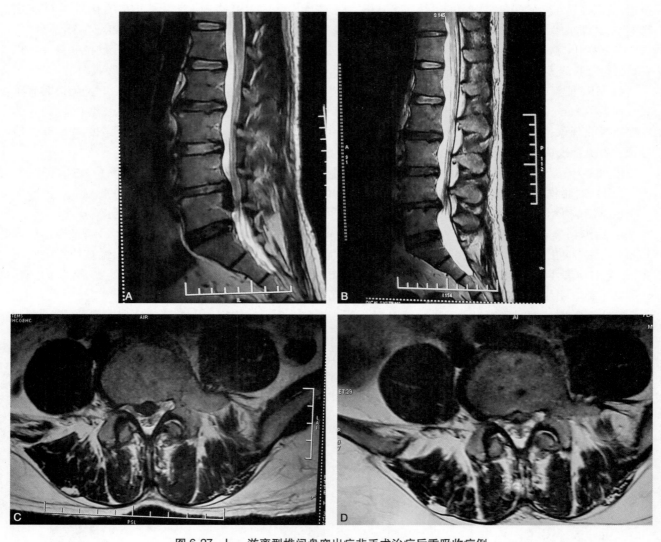

图 6-27　L$_{4/5}$ 游离型椎间盘突出症非手术治疗后重吸收病例

A、B. 矢状面 MRI 显示 L$_{4/5}$ 游离型椎间盘突出症；C、D. 5 个月后症状缓解，水平面 MRI 显示游离椎间盘突出明显缩小。

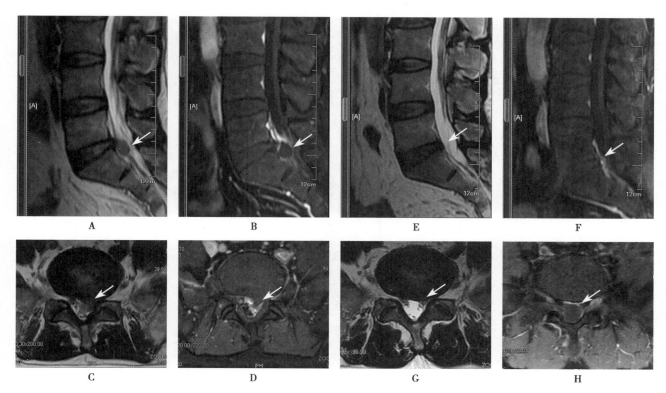

图 6-28 L₅S₁ 椎间盘突出非手术治疗重吸收病例

病程 1 周,MR 平扫 T₂WI 及 MR 增强矢状面图像(A、B)及水平面图像(C、D)显示突出率>50%;E～H. 保守治疗 12 周复查后 MR 平扫和增强图像示牛眼征基本消失,突出率 3.7%,吸收率 95.8%。箭头所示为突出物变化。

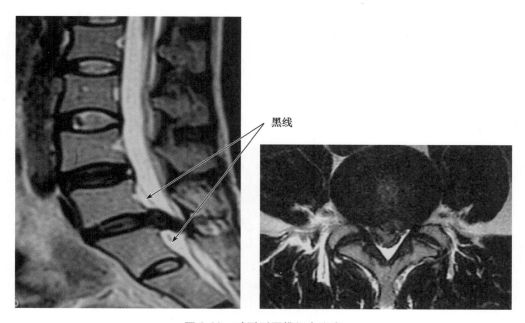

黑线

图 6-29 破裂型腰椎间盘突出
箭头所指为椎体后方的黑线。

另有人对 111 例腰椎间盘突出症患者进行 1 年临床随访,发现游离型突出有 76% 出现重吸收现象,而凸起型突出仅有 26% 吸收。

2. 突出物的大小测量 通过测定突出物体积的方法来计算突出率与吸收率。取矢状面 T₂WI,上位椎体后下缘(a)及下位椎体后上缘(b)连线作为内边界,将突出物描计出来并计算其面积 S(图 6-30)。突出物体积 V=(层间距+层厚)×∑ 每一层突出物面积。吸收率(resorption rate,RR)=$[(V_{治疗前}-V_{治疗后})/V_{治疗前}]×100\%$。

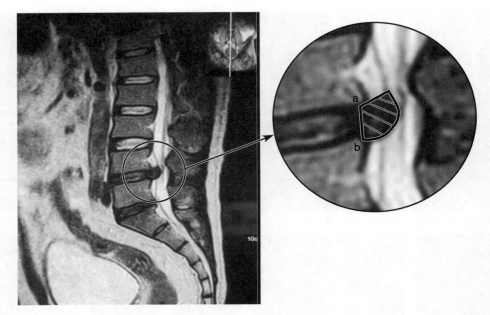

图 6-30　突出物面积测量方法
a-上位椎体后下缘；b-下位椎体后上缘。

　　有研究指出：突出物越大，含水量越高，重吸收概率越大。

　　此外，人的突出椎间盘组织中，突出程度越高，MMP-3 的阳性率越高，组织降解发生率越高。髓核比纤维环更容易发生重吸收，突出组织越大，髓核成分也越多，越容易出现重吸收。通过我们对临床中发生明显重吸收的病例观察发现，突出率>50% 者更容易发生重吸收现象。

　　3. 突出物所处的位置　日本学者小森博达（Komori）根据 MRI 影像中突出物的移位程度，将腰椎间盘突出分为三型。Ⅰ型和Ⅱ型的区别在于后纵韧带是否破裂；Ⅱ型和Ⅲ型的区别在于突出物否有上下潜行位移，这种潜行位移程度越大就越有可能吸收。Ⅰ型相当于凸起型，突出物不超过椎体上缘；Ⅱ型相当于破裂型，突出物上下游离距离不超过椎体高度的 1/2；Ⅲ型更趋近于游离型，突出物超过椎体高度的 1/2。临床观察发现，53 例患者中，Komori Ⅰ型突出的 26 例中有 6 例出现重吸收，Ⅱ型突出的 12 例中有 8 例出现重吸收，Ⅲ型突出的 15 例中有 14 例出现重吸收（图 6-31）。

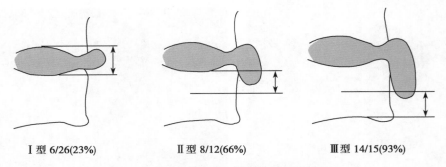

Ⅰ型 6/26(23%)　　　　Ⅱ型 8/12(66%)　　　　Ⅲ型 14/15(93%)

图 6-31　Komori 分型与椎间盘重吸收的关系

　　4. 突出物的信号强度　日本医师 Iwabuchi 等为了研究突出物的信号强度对重吸收的预测价值，根据 MR 平扫中突出物的不同信号特点，将 T_1WI 中的突出髓核与相同节段椎间盘内髓核信号强度做比较，将 T_2WI 中的突出髓核与相同节段椎间盘内纤维环信号强度做比较，根据比较结果分为五型（图 6-32），发现共 21 例重吸收病例中有 19 例是 1 型、2 例是 5 型，而在 2、3、4 型中都没有重吸收者，从而推测 1 型和 5 型容易发生重吸收。在容易吸收的 1 型突出中，突出物成分大部分是髓核，含水量高，且变性程度小，故更容易发生血管长入及组织脱水，实现突出物的重吸收。

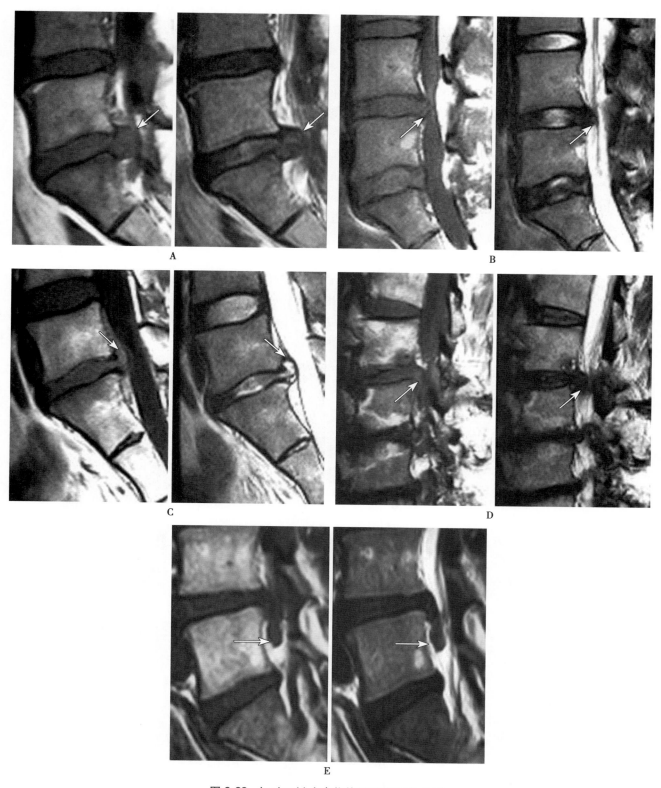

图 6-32　Iwabuchi 突出物信号强度 MRI 分型

A. 1 型，T_1 等信号、T_2 高信号；B. 2 型，T_1 等信号、T_2 等信号；C. 3 型、T_1 高信号，T_2 高信号；D. 4 型，T_1 高信号、T_2 等信号；E. 5 型，T_1 低信号、T_2 等信号。箭头所指为突出物。

　　有学者对 MRI 中髓核的相对信号强度(relative signal intensity,RSI)进行分析,发现当 RSI>0.72 时,髓核为轻度退变或无明显退变,重吸收程度较轻;当 RSI<0.30 时,提示突出组织中髓核含量较少,多为终板或纤维环成分,难以发生重吸收;只有当 RSI 介于 0.30~0.72 时,髓核为中重度退变,炎症反应较活跃,其重吸收程度最为显著。而一些学者通过对 30 例患者长达 30 个月的 4 次 MRI 随访表明,高度变性的椎间盘更容易发生重吸收现象。

　　5. 增强 MRI 突出物的边缘强化(牛眼征)　游离椎间盘至硬脊膜外隙可引起自身免疫反应导致炎症反应的发生,周围形成肉芽组织,表现为环形强化,中心游离椎间盘无强化,称为"牛眼征"。有人利用二乙三胺五醋酸钆(Gd-DTPA)对比增强 MRI 来预测破裂型突出的重吸收,发现 MRI 水平面上均可见突出物周围信号环形增强,而且边缘增强的厚度越大,信号增强程度越高,即突出物周围血管化及炎症反应程度越高,越容易发生重吸收现象,因此认为这是一种较好的预测重吸收的方法。

　　临床观察与 MRI 随访中发现在矢状面、冠状面、轴状位均可观察到突出物周围的环形增强信号(牛眼征)。手术取出的髓核中,也可见新生血管长入。病理组织报告提示椎管内增生的胶原纤维透明变性并含有部分脂肪组织,且可见新生血管长入(图 6-33)。

　　增强 MRI 中的牛眼征是新生血管长入的最好的影像学表达。也有人认为牛眼征预示着突出物的重吸收。发现若增强 MRI 中出现牛眼征阳性,坚持非手术治疗多能在 2~12 个月内发生重吸收。

　　俞鹏飞等对 147 例破裂型腰椎间盘突出症患者的性别、年龄、病程、突出率、Komori 分型、MSU 分型、Iwabuchi 分型、Pfirrmann 分级、相邻椎体 Modic 改变、椎管形态及马尾沉降征共 11 项指标与突出物重吸收的关系进行回顾性多因素 logistic 回归分析,结果发现病程<1 年、MSU 分型 3 型、Iwabuchi 分型 1 型或 5 型、马尾

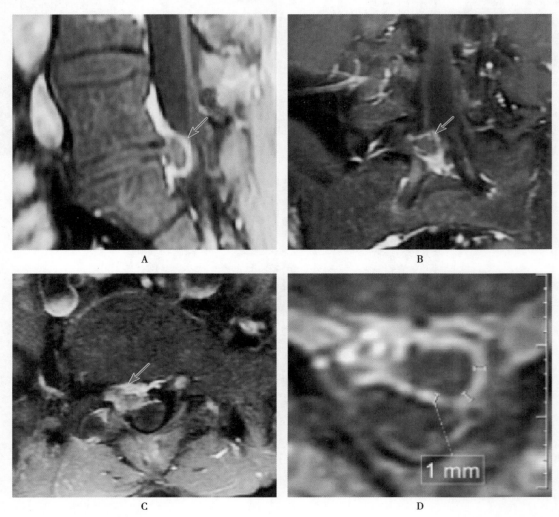

A　　　　　　　　　　　　B

C　　　　　　　　　　　　D

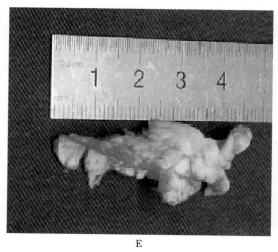 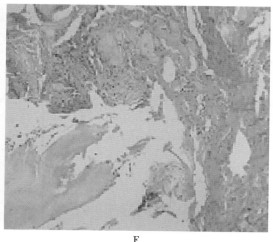

E   F

图 6-33 牛眼征的影像学、肉眼及镜下所见

MR 增强扫描的矢状面(A)、冠状面(B)及水平面(C)图像、牛眼征(D)、术中切除的突出髓核组织(E)及其 HE 染色所见(×100)(F)。红色箭头所示为突出物边缘强化。

沉降征 SchizasA 型或 B 型的患者最容易发生重吸收,可以作为突出物转归预测的关键参考因素。

(陈伯华　姜宏　胡有谷　俞鹏飞　李书忠　王天瑞　相宏飞)

参 考 文 献

[1] 黑龙,赵建国,马莉琼,等. 腰椎间盘突出症患者突出椎间盘及相邻椎间盘退变程度的 MRI 分析[J]. 中国脊柱脊髓杂志, 2016,26(9):807-812.

[2] KARAMOUZIAN S,ESKANDARY H,FARAMARZEE M,et al. Frequency of lumbar intervertebral disc calcification and angiogenesis,and their correlation with clinical,surgical,and magnetic resonance imaging findings[J]. Spine,2010,35(8):881-886.

[3] MA X L,TIAN P,WANG T,et al. A study of the relationship between type of lumbar disc herniation,straight leg raising test and peripheral T lymphocytes[J]. Orthop Surg,2010,2(1):52-57.

[4] ALBERT H B,LAMBERT P,ROLLASON J,et al. Does nuclear tissue infected with bacteria following disc herniations lead to Modic changes in the adjacent vertebrae? [J]. Eur Spine J,2013,13(10):1415.

[5] BATTIÉ M C,NIEMELAINEN R,GIBBONS L E,et al. Is level-and side-specific multifidus asymmetry a marker for lumbar disc pathology? [J]. Spine J,2012,12(10):932-939.

[6] FRANKE J,HESSE T,TOURNIER C,et al. Morphological changes of the multifidus muscle in patients with symptomatic lumbar disc herniation[J]. J Neurosurg Spine,2009,11(6):710-714.

[7] MALAS F U,OZÇAKAR L,KERIMOÕLU U,et al. A germane link between piriformis muscle atrophy and lumbar disc herniation [J]. Eur J Phys Rehabil Med,2009,45(1):69-71.

[8] MASUI T,YUKAWA Y,NAKAMURA S,et al. Natural history of patients with lumbar disc herniation observed by magnetic resonance imaging for minimum 7 years[J]. J Spinal Disord Tech,2005,18(2):121-126.

[9] 姜宏,施杞,郑清波. 腰椎间盘突出后的自然吸收及其临床意义[J]. 中华骨科杂志,1998,18(12):755-757.

[10] AuTIO R A,KARPPINEN J,NIINIMÄKI J,et al. Determinants of spontaneous resorption of intervertebral disc herniations[J]. Spine,2006,31(11):1247-1252.

[11] ALKHATIB B,ROSENZWEIG D H,KROCK E,et al. Acute mechanical injury of the human intervertebral disc:link to degeneration and pain[J]. Eur Cell Mater,2014,28(98):110-111.

[12] WEINSTEIN J N,LURIE J D,TOSTESON T D,et al. Surgical vs nonoperative treatment for lumbar disk herniation:the Spine Patient Outcomes Research Trial(SPORT)observational cohort[J]. JAMA,2006,296(20):2451-2459.

[13] MROZ T E,LUBELSKI D,WILLIAMS S K,et al. Differences in the surgical treatment of recurrent lumbar disc herniation among spine surgeons in the United States[J]. Spine J,2014,14(10):2334-2343.

［14］ BRUNO B,FABIOLA M. Failed back surgery syndrome：review and new hypotheses［J］. J Pain Res,2016,9：17-22.

［15］ SUN Z,ZHANG M,ZHAO X,et al. Immune cascades in human intervertebral disc：the pros and cons［J］. Int J Clin Exp Pathol,2013,6(6)：1009-1014.

［16］ HARO H. Translational research of herniated discs：current status of diagnosis and treatment［J］. J Orthop Sci,2014,19(4)：515-520.

［17］ TSAROUHAS A,SOUFLA G,KATONIS P,et al. Transcript levels of major MMPs and ADAMTS-4 in relation to the clinicopathological profile of patients with lumbar disc herniation［J］. Eur Spine J,2011,20(5)：781-790.

［18］ WANG Z,WANG G,ZHU X,et al. Interleukin-2 is upregulated in patients with a prolapsed lumbar intervertebral disc and modulates cell proliferation,apoptosis and extracellular matrix metabolism of human nucleus pulposus cells［J］. Exp Ther Med,2015,10(6)：2437-2443.

［19］ IWABUCHI M,MURAKAMI K,ARA F,et al. The predictive factors for the resorption of a lumbar disc herniation on plain MRI［J］. Fukushima J Med Sci,2010,56(2)：91-97.

［20］ ERLY W K,MUNOZ D,BEATON R. Can MRI signal characteristics of lumbar disk herniations predict disk regression？［J］. J Comput Assist Tomogr,2006,30(3)：486-489.

［21］ CHIU C C,CHUANG T Y,CHANG K H,et al. The probability of spontaneous regression of lumbar herniated disc：a systematic review［J］. Clin Rehabil,2015,29(2)：184-195.

［22］ YU P F,JIANG F D,LIU J T,et al. Outcomes of conservative treatment for ruptured lumbar disc herniation［J］. Acta Orthop Belg,2013,79(6)：726-730.

［23］ YU P F,JIANG H,LIU J T,et al. Traditional Chinese medicine treatment for ruptured lumbar disc herniation：clinical observations in 102 cases［J］. Orthop Surg,2015,6(3)：229-235.

［24］ 俞鹏飞,刘锦涛,马智佳,等. 破裂型腰椎间盘突出症转归预测因素的 Logistic 回归分析［J］. 中国骨伤,2018,31(6)：522-527.

腰椎间盘突出症的症状

腰椎间盘突出症的主要症状为腰腿痛。据统计有 1/2~2/3 的患者表现为先腰背痛后腿痛，1/10~1/3 的患者表现为腰背痛和腿痛同时发生，另外 1/6~1/4 的患者先腿痛后腰背痛。但是此症的腰腿痛有其一定的特点，有别于其他疾病引起的腰腿痛。

在腰椎间盘突出症患者中，有一半以上的患者曾有不同程度的腰部慢性损伤史，如汽车驾驶员、从事重体力劳动，经常做弯腰工作，也有的患者在过去曾经抬重物或有腰部扭伤史、冷天时在水中作业等经历，由于腹压增高和脊柱两旁肌肉收缩，可诱发椎间盘突出症。这表明腰部慢性损伤会促进椎间盘退变，可诱发腰椎间盘突出。由高处坠落、腰部严重外伤虽然能引起腰椎骨折或脱位，却很少引起腰椎间盘突出，但生活中常见的咳嗽、打喷嚏、便秘，却有可能在之前腰椎间盘退变的基础上发生椎间盘突出，在临床上亦有一部分患者否认或不能回忆起既往有外伤史。

一、腰背痛

椎间盘突出症的患者，绝大部分都有腰背痛，有些仅有腰背痛。腰背痛既可出现在腿痛之前，也可在腿痛出现的同时或之后。一部分患者的腰痛为不明原因突然发生，一部分患者在某次较明确的腰部外伤后出现。腰背痛和外伤之间可有间隔时间，短者数天，长者间隔数月乃至年余。患者腰背痛范围较广泛，主要在下腰背部或腰骶部，可向一侧或两侧放射至臀部。发生腰背痛的原因主要是椎间盘突出时，刺激了外层纤维环及后纵韧带中的椎窦神经纤维。如果椎间盘突出较大，刺激硬脊膜，则产生硬脊膜痛。由于韧带、肌腱、骨膜和关节周围的组织均属于中胚层结构组织，对疼痛极为敏感，但这类疼痛感觉部位较深，定位不准确，一般为钝痛、刺痛或放射痛。这种放射痛的区域是按照胚胎时生骨节区域分布的。这时的腰背痛症状，由于椎间盘在后中央突出或旁中央突出较小，未严重压迫神经根。

临床所见的腰背痛可分为三型。

1. 慢性持续性腰背痛 腰背痛起病缓慢或开始有急性腰背痛病史，而以后逐渐转成慢性持续性的腰背痛。患者在日常生活中可因活动或劳累后引起腰背痛加重。腰背部呈广泛的钝痛，或者是取一种姿势时腰背痛加重，但休息或卧床后疼痛可减轻。腰背痛症状很少完全影响工作，这种疼痛在中年人较重，而青少年和年轻人较轻。

2. 反复发作性腰背痛 腰背痛反复发作的出现，提示椎间盘退变或合并椎间关节的不稳定或关节突关节的退变。腰背痛急性发病后症状缓解，但间隔不同时间又复发，其疼痛程度亦有变化。而在间隙期则无腰痛。某些学者对一组工人进行了调查，发现患者中有 85% 腰痛发作的间歇期为 3 个月到 3 年，每次发作持续 3 天到 3 周。椎间盘源性的腰背痛最典型的表现为在一次扭伤后，咳嗽、躯干突然活动后发病，患者有姿势性脊柱侧凸，在坐位或弯腰时疼痛。患者可感觉痉挛痛、钝痛和沉重感等。即使在高位腰椎间盘突出时疼痛亦仅在下腰区，疼痛仅限于骶区者少见。腰背痛在一日间亦有变化，晨起时由于夜间睡眠不活动则疼痛减轻，而白天活动时疼痛加重，可出现姿势性脊柱侧凸。

3. 急性腰背痛 人的一生中很少从未发生过腰背痛。急性腰背痛的发作往往并不是由于做重体力劳动扭伤引起的，而是做一些轻微的动作而诱发，例如弯腰去捡地上的东西或弯腰洗脸后直腰，腰背痛突发。患者常认为自己是"闪了腰"或"扭了腰"。轻者还能勉强小心翼翼地行走，重者腰背痛甚为严重，腰背部肌肉痉挛,可出现姿势性脊柱侧凸,因腰背痛而腰部各种活动均受到限制,严重影响工作和生活或卧床不起。这种急性腰背痛在发病最初几天为重,以后可逐渐减轻。这种急性腰背痛发作一般持续时间较长,经过卧床休息或服止痛药物治疗 3~4 周始能缓解。

这三类疼痛以前两者为多,后者较少。

二、坐骨神经痛

由于 95% 的椎间盘突出症发生于 $L_{4/5}$ 及 L_5S_1 椎间隙,故腰椎间盘突出症患者多有坐骨神经痛。由腰椎间盘突出症引起的坐骨神经痛约占所有坐骨神经痛患者的 90%。坐骨神经痛来自拉丁名词 ischialgia,就字义来说为坐骨的疼痛。但随着引用此词,其字义变为坐骨神经炎(sciatic neuritis),也就是沿着坐骨神经及其分支走行处的疼痛,与其相似的意义为放射痛。

坐骨神经痛可发生于腰背痛后、腰背痛时一并出现或先于腰背痛。青岛大学附属医院统计坐骨神经痛发生在腰背痛后者为 52.15%,一并出现者为 27.27%,先于腰背痛出现者为 19.13%。一组 21 524 例接受腰椎间盘突出症手术的患者,左侧有坐骨神经痛症状者为 51%,右侧有症状者为 42%,双侧有坐骨神经痛症状者为 4%。

坐骨神经痛多为逐渐发生,开始为钝痛并逐渐加重,疼痛多呈放射性痛,由臀部、大腿后外侧、小腿外侧至跟部或足背。在少数病例可出现由下往上的放射痛,先由足至小腿外侧、大腿后外侧再至臀部。除中央型腰椎间盘突出症常引起双侧坐骨神经痛外,腰椎间盘突出症的坐骨神经痛多为单侧性。坐骨神经痛可在以某种姿势活动或腹压增加时,由于脑脊液压力升高使神经根袖扩张,刺激受压之神经根,使腿痛加重或突发放射痛,如咳嗽、打喷嚏、大小便引起腹压增加时。患者为了减轻疼痛采取腰部前屈和屈髋位,以达到松弛坐骨神经紧张度的目的,因此患者行走时愿取前倾位,休息卧床时愿取弯腰侧卧、屈髋、屈膝的"三屈位"。同样的机制,患者可诉在骑自行车时疼痛较行走时轻,因为在骑自行车时,正是取腰前倾、屈髋和屈膝位,所以可以使坐骨神经根松弛,疼痛减轻。严重坐骨神经痛的患者则取胸膝卧位的姿势睡觉。

坐骨神经痛属于皮节源性疼痛(dermatogenous pain)。此种疼痛可分快痛和慢痛两型。快痛在一定的皮区产生锐痛或撕裂痛,被刺激后即刻引起疼痛,当刺激停止后,疼痛立即消失。慢痛的部位较广泛,部位不甚明确,刺激反应慢,疼痛消失也不完全。因而患者既有持续性痛,又有突发性疼痛加重。因腰椎间盘突出症的腰骶神经根受累为主要矛盾,故患者主要表现为坐骨神经痛重于腰背痛。有学者报道,急性发作的坐骨神经痛患者在 2 个月后有一半以上症状缓解。

关于坐骨神经痛与腰背痛的发病关系,青岛大学附属医院统计了 209 例腰椎间盘突出症手术,先腰痛后坐骨神经痛者 109 例(52.15%),两者同时出现者 57 例(27.27%),先坐骨神经痛后腰痛者 40 例(19.13%)。

田伟等收集 59 例单节段腰椎间盘突出症患者的椎间盘标本,发现椎间盘标本中 IgG 阳性和 IgM 阳性者直腿抬高试验的阳性率高于阴性者,提示 IgM、IgG 介导的炎症在腰椎间盘突出症患者疼痛症状和发展中起重要作用。

三、下腹部痛或腹股沟区痛或大腿前侧痛

在高位腰椎间盘突出症时,突出的椎间盘可压迫腰丛的 $L_{1~3}$ 神经根出现相应神经根支配的腹股沟区痛或大腿内侧疼痛。

另有部分低位腰椎间盘突出,也可出现腹股沟区痛或下腹部痛。1966 年,Paillas 和 Lous 报道了一组 300 例手术的患者,其中 111 例(37%)有腹股沟区痛。$L_{4/5}$ 和 L_5S_1 椎间盘突出症出现腹股沟区痛,发生率两者相等。一般认为,$L_{4/5}$ 椎间盘突出多引起腹股沟区外侧痛,而 L_5S_1 椎间盘突出多引起腹股沟区内侧和会阴区痛。Fernstrom 总结了 270 例行椎间盘造影的患者的症状,其中 51 例出现下腹部痛、腹股沟区痛或会阴痛,并认为这种疼痛多为牵涉痛,而非根性受压症状。Luschka 及 Rudniger 指出椎窦神经由 2/3 交感神经及 1/3 躯体神经组成,这种疼痛是由于刺激了交感神经纤维所致。

另有学者认为当 $L_{4/5}$ 和 L_5S_1 腰椎间盘突出时,压迫腰骶丛出现坐骨神经痛,若此腰骶神经根与上位腰

神经根有交通支或神经变异时,可出现下腹部痛或腹股沟区痛。

感觉异常性大腿痛,是以大腿外侧面感觉异常、疼痛和麻木为特点的疾病。该区由股外侧皮神经所支配,上述症状系神经通过髂前上棘和腹股沟韧带之间时被压迫而产生。高位腰椎间盘膨出在弯腰和身体旋转时,短暂的 L_2 和 L_3 神经根受压可出现感觉异常性大腿痛。

四、臀部痛

腰椎间盘突出症的患者如果以臀部疼痛为主要症状,无明显腰痛及典型的下肢放射痛,则属于不典型的腰椎间盘突出症。

支配臀部肌肉、皮肤的神经纤维来自 L_4、L_5 及 $S_{1\sim3}$ 的神经根后支,因此部分 $L_{4/5}$ 椎间盘突出和 L_5S_1 椎间盘突出刺激神经根后支可引起臀部症状。突出的类型为中央型或旁中央型。引起臀部痛的突出椎间盘节段以 L_5S_1 最多(77.8%),其次为 $L_{4/5}$ (22.2%)。

临床上主诉单侧臀部痛,臀部痛的性质为酸痛不适、胀痛。疼痛于久立、行走及劳累后加重,休息后可缓解。患者常发生较顽固的臀部痛、静息痛,咳嗽、打喷嚏等腹压增大时臀部痛加重。患者出现轻度臀肌萎缩,直腿抬高试验出现患侧臀部痛,下肢感觉及肌力正常。Fang 等认为腰椎间盘突出症有臀部痛症状者大部分为 $L_{4/5}$ 椎间盘突出症。168 例有臀部痛症状者中 $L_{4/5}$ 椎间盘突出者 159 例,L_5S_1 椎间盘突出者 9 例,无 $L_{3/4}$ 椎间盘突出者;无臀部痛症状者中 $L_{4/5}$ 椎间盘突出者 43 例,L_5S_1 椎间盘突出者 48 例。

五、间歇性跛行

当患者行走时,如随行走距离的增多出现腰背痛或不适,同时感患肢疼痛、麻木加重,取蹲位或卧床后症状逐渐消失,始能再次行走,行走距离从数十米至数百米不等,称为间歇性跛行。此表现多见于腰椎管狭窄合并椎间盘突出患者,并且多出现于多节段病变者。这是由于腰椎间盘突出压迫神经根,可造成神经根的充血、水肿、炎症反应和缺血,当行走时,椎管内受阻的椎静脉丛逐渐充血,加重了神经根的充血程度,影响血液循环和血氧含量,引起缺氧,出现疼痛加重、麻木和肢体乏力症状。

六、麻木

有部分腰椎间盘突出症患者,不出现下肢疼痛而是出现肢体麻木感。此多为椎间盘组织压迫刺激了本体感觉和触觉纤维而引起麻木。麻木感觉区域仍按神经根受累区域分布,麻木与神经根受压的严重程度无密切关系,但肌力下降者麻木较重。大腿外侧为常见麻木区域,此区域正常为 $L_{1\sim3}$ 神经支配,但亦属于 L_4 和 L_5 皮节的支配区域。当穿衣裤接触皮肤时可有烧灼感,长时间站立可加重麻木。大腿外侧感觉障碍的原因多为椎间盘纤维环膨出或关节突关节退变造成神经根的感觉纤维受损或支配纤维环,或关节突关节的窦椎神经分支呈逆向传导冲动引起,而并非由于椎间盘突出造成。

七、肌肉痉挛

腰椎间盘突出症患者中,椎间盘突出压迫或刺激神经根可出现肌肉痉挛。肌肉痉挛多发生于神经根长期受压后,其原因可能为神经外膜或神经束间纤维化,使神经根的感觉纤维应激阈值升高。肌肉痉挛程度与椎间盘突出的类型、部位和大小无关。S_1 神经根受压的发生率最高,其次为 L_5 神经根。最常发生肌肉痉挛的肌肉为小腿三头肌、腘绳肌和跗肌。肌肉痉挛通常发生在夜间,持续数秒至数分钟。肌肉痉挛一般发生在白天肌肉收缩之后,发生频率不定,可一日数次,亦可间隔数周后发生。

在腰椎间盘突出时,神经根机械性受压或化学性刺激可发生肌肉纤颤。用叩诊锤反复叩击,有些患者小腿肌肉可出现肌肉纤颤,但自发性肌肉纤颤的情况较为少见。肌肉纤颤为脊髓前角退行性疾病的典型体征,亦是运动神经元的某一部分应激性异常升高的表现。

八、肌肉瘫痪

腰椎间盘突出压迫神经根严重时,可出现神经麻痹、肌肉瘫痪。有此表现的以 $L_{4/5}$ 椎间盘突出症较为多见,为由于 L_5 神经麻痹所致的胫前肌、腓骨长、短肌、伸踇长肌和伸趾长肌瘫痪,表现为足下垂。腰椎间盘突出症临床表现为足下垂时,其肌力均在 3 级以下。L_5S_1 椎间盘突出症引起的 S_1 神经麻痹所致小腿三头肌瘫痪罕见,但肌力减弱仍然常见。Hakelius 和 Hindmarsh 统计 1 986 例腰椎间盘突出症患者的临床表现,其中伸踇长肌瘫痪 76 例,胫前肌瘫痪 70 例,小腿三头肌瘫痪仅 1 例,股四头肌瘫痪 11 例。

九、双侧下肢症状

腰椎间盘突出症通常表现为一侧下肢症状,在少数患者可出现双侧下肢症状。出现双侧下肢症状者分为如下几种情况。

1. 双侧下肢同时出现症状,严重程度可两侧一样,但多为一侧重、一侧轻,此为同节段中央型椎间盘突出较大造成。有时因巨大椎间盘突出压迫马尾神经,出现马尾综合征。

2. 双侧下肢不同节段的症状,表现为疼痛部位不同和疼痛严重程度不同,此为不同节段不同侧别的椎间盘突出造成。

3. 先为一侧症状,后出现相似对侧症状,此为同节段椎间盘突出先压迫一侧,后椎间盘突出又移位压迫另一侧出现症状。

十、对侧下肢症状

腰椎间盘突出症可出现影像学检查(MRI 或 CT)所示突出对侧的坐骨神经痛或下肢其他症状,可为对侧硬脊膜外脂肪压迫所致。Akdeniz 等报道 5 例腰椎间盘突出症,表现为椎间盘突出对侧出现症状和体征,可经突出侧一侧入路解决两侧问题。

十一、马尾综合征

1934 年,Mixter 和 Barr 首先报道腰椎间盘突出症可出现马尾综合征,其发生率为 1∶100 000～1∶33 000,约占腰椎间盘突出症手术病例的 2%。

马尾综合征通常是在中央型腰椎间盘突出症突然巨大突出时发生,常压迫突出平面以下的马尾神经。马尾神经包括 L_3 到 S_1 的神经根,其支配盆腔内脏和会阴部的传出和/或传入神经纤维。当马尾神经损伤或出现病变时,可以出现圆锥综合征。临床上鉴别马尾神经损害与圆锥损害存在相当困难。马尾神经损害不仅影响骶髓节段,而且也会影响到大量腰骶神经纤维。一般来说,运动和感觉功能障碍的部位将会更广泛。早期表现为双侧严重的坐骨神经痛,会阴部麻木,排便、排尿无力,有时坐骨神经痛可交替出现,时左时右。后期表现为坐骨神经痛消失,双下肢后外侧、会阴部痛觉消失;大小便功能障碍,多表现为急性尿潴留,女性患者可有假性尿失禁和肛门括约肌肌力降低,排便不能控制,男性患者可出现阳痿;双下肢不全瘫痪,表现能伸趾或足下垂。Tandon 和 SanKaran 报道,腰椎间盘突出发生马尾综合征的三种类型:①既往无腰骶神经根痛症状,突然发病;②腰骶神经根痛反复发作,在最后一次发作时突然出现马尾综合征;③马尾综合征缓慢逐渐发生。

有学者报道,腰椎间盘突出症合并马尾综合征,其中 2/3 的病例在发病后数天至数周内出现。青岛大学附属医院及国内所遇病例多为重力推拿按摩后发生椎间盘巨大突出,进而出现马尾综合征。

中央型腰椎间盘突出症合并马尾综合征患者,因膀胱括约肌和肛门括约肌无力,表现为明显的膀胱、直肠功能障碍。此时测定直肠压力、膀胱压力和尿流量,表现为压力较低,残余尿量较多。研究者对 67 例男性腰椎间盘突出症患者的尿动力学检查进行回顾性分析,认为尿动力学检查可为判断慢性马尾神经损伤的程度提供依据,逼尿肌无反射及膀胱感觉减退表示马尾神经损伤严重。膀胱最大容量增加是膀胱感觉下降的继发性改变,由于膀胱感觉减退后排尿次数减少,逼尿肌易受到长时间的被动牵张,从而造成膀胱最大容量增加。最大尿流率与残余尿量也有助于马尾神经损伤的早期诊断。

马尾综合征除膀胱、直肠括约肌功能障碍外,亦常发生单侧足下垂。Kumar 报道 1 例男性 45 岁体力劳动者,腰背痛 1 个月,急性加重 1 天,2 小时内发生双足下垂和尿潴留。MRI 示 $L_{4/5}$ 中央型巨大椎间盘突出。急症手术,术后神经功能渐进性恢复。

腰椎间盘突出症合并马尾综合征可有男性性功能障碍表现,具体表现为早泄、勃起功能障碍、慢性盆腔疼痛、阴茎异常勃起和遗精。亦有学者报道50例腰椎间盘突出症,其中勃起功能障碍者占22%,经手术或物理治疗可改善。

十二、脊髓圆锥综合征

当高位腰椎间盘突出症时,骶部脊髓$S_{3\sim5}$节段受损出现脊髓圆锥综合征,表现为躯体症状,出现会阴及肛门周围的皮肤感觉缺失。若S_2受累,大腿后部将出现麻木,即表现为所谓的马鞍区麻木。在脊髓圆锥综合征的患者中,骨盆出口处的肌肉瘫痪,包括肛门外括约肌和Vesicle括约肌及坐骨海绵体、球状海绵体肌,通过刺痛阴茎龟头而诱发球海绵体反射时,其表现为后尿道收缩或肛门外括约肌收缩均缺失。由于节前副交感神经损害,引起包括膀胱平滑肌的松弛性瘫痪,表现为无膀胱充盈感和痛觉,以及不能膀胱自动排空的征象。由于横纹肌系统对外肛门括约肌控制的相应丧失,在腹压增大时大便失禁或不能自主排便,勃起和射精能力完全丧失。

十三、外周圆锥综合征

脊髓的$L_4\sim S_2$节段被称为外周圆锥。在外周圆锥综合征的患者中,感觉丧失发生在$L_4\sim S_2$神经根所支配的区域。臀肌,伸、屈膝关节、踝关节和足趾,以及足的内在肌肌力减弱。步态异常也很常见。可表现为踝反射和跖反射均缺如,而膝反射则存在或相对较明显。膀胱和直肠功能的随意控制减弱。阴茎的勃起和射精功能几乎都有不同程度的受损,但阴茎的异常勃起也经常发生。

十四、颈腰综合征

脊柱退行性变可发生于颈、胸和腰椎的多个节段。颈椎间盘退变可致颈神经或颈脊髓受累而出现症状,同时又因腰椎间盘退变致腰骶神经受累而出现症状,称为颈腰综合征。研究者对200例行颈椎间盘手术的病例进行调查,以确定并存腰椎间盘病变或腰椎异常的发病率,其中女性60%、男性40%,年龄25~73岁,平均随访14年。通过腰椎X线片和脊髓造影,发现腰椎间盘膨出78例,神经根袖显影不良100例,神经根袖轻度缺陷78例,腰椎管狭窄8例,腰椎滑脱7例,$L_{4/5}$椎间盘退变11例,L_5S_1退变90例,多节段退变8例。其中31%的病例已有腰椎间盘手术史,表明颈椎病并发腰椎间盘异常的发生率较高。通过两项体液及细胞免疫反应研究,证明髓核具有抗原性,血清中存在高免疫球蛋白,表明自体免疫反应是颈、腰椎间盘病变并存的基础。

出现颈腰综合征时,患者叙述颈部的表现为与受累神经一致的神经干性痛或神经丛性痛,同时有感觉障碍、感觉减弱和感觉过敏等。由于$C_{4/5}$、$C_{5/6}$和$C_{6/7}$发病率最高,患者表现为颈肩痛、前臂桡侧痛、手的桡侧三指痛。当脊神经根被膜的窦椎神经末梢受到刺激时,出现颈项痛。检查时神经支配区的肌力减退,肌肉萎缩,以大小鱼际和骨间肌较为明显;上肢腱反射减弱或消失;压颈试验出现阳性,表现为诱发根性痛。

当压迫脊髓时患者出现上肢或下肢麻木无力、僵硬、双足踩棉花感,足尖不能离地,触觉障碍,束胸感,双手精细动作笨拙,夹东西、写字颤抖,手持物经常掉落。在后期出现尿频或排尿、排便困难等大小便功能障碍。检查时有感觉障碍平面,肌力减退,四肢腱反射活跃或亢进,而腹壁反射、提睾反射和肛门反射减弱或消失。霍夫曼征、髌阵挛及巴宾斯基征等阳性。

当出现颈、腰椎间盘一并退变同时引起症状时,需仔细询问病史和仔细查体,做颈椎和腰椎的影像学检查和电生理检查。结合病史和查体,以及影像学和电生理检查结果,判断分析当前患者的症状是以颈椎病症状为主,还是以腰椎间盘突出症症状为主,或两者并重。一些学者报道颈、腰段并发多节段椎间盘的突出和膨出,常发生于老年人。由于颈段和腰段受压症状可互相干扰,该病常造成漏诊和误诊。颈、腰症状并重者,应首先做颈椎手术;颈、腰症状一轻一重者,则选择症状较重的节段行手术治疗。此类患者的手术效果较一般单发的颈椎病或腰椎间盘突出症患者要差(图7-1)。

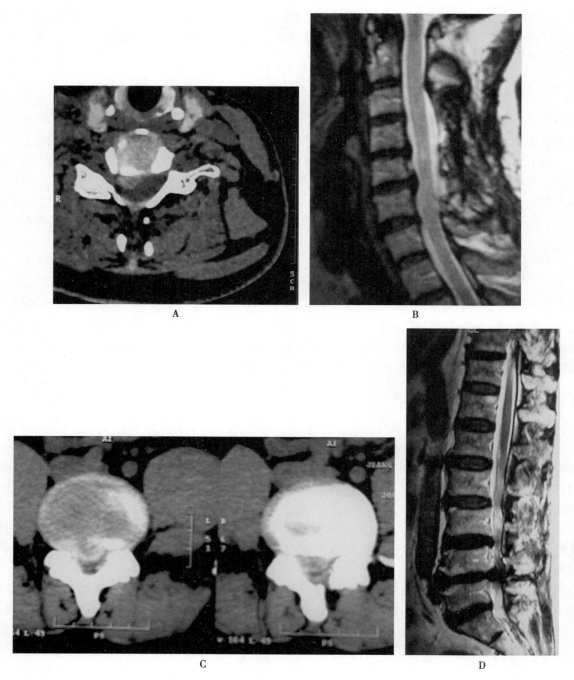

图 7-1　颈腰综合征

颈椎 CT(A)和 MRI(B)示 $C_{5/6}$ 椎间盘突出,腰椎 CT(C)和 MRI(D)示 $L_{4/5}$ 椎间盘突出。

十五、患肢发凉

患肢发凉又称为冷性坐骨神经痛(cold sciatica),几乎所有患者都有自感患肢发凉。对一组患者进行患肢热象图成像皮温测定和体积描记,除 1 例外,其他全部出现患肢的基础皮温低,并且 S_1 神经受累的皮温较 L_5 受累者更低。手术后皮温恢复正常。另外,用振荡图(oscillogram)和血液流速图(rheogram)进行检查,发现椎间盘病变时交感神经亦可受累。有的腰椎间盘突出症患者,患肢温度变低以足趾的远端为著,但检查时足背动脉仍正常,此系腰椎间盘突出时,刺激了椎旁的交感神经纤维,反射性引起下肢血管壁的收缩而致,同时亦与神经根受压的严重程度有关(图 7-2)。

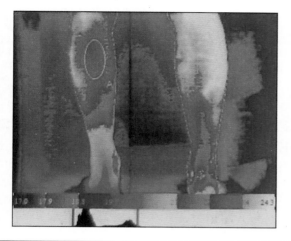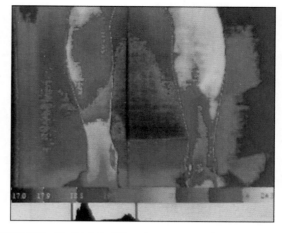

区域	最高温	最低温	平均温度	△T(A-A)	△T(A-B)	△T(B-B)	最高温	最低温	平均温度
A	24.6	23.7	24.1	–	–0.9	–	26.0	24.4	25.0

图 7-2　热象图成像皮温测定

可见左侧（患侧）小腿平均温度为 24.1℃，右侧小腿平均温度为 25.0℃。

十六、尾部痛

有研究者报道，腰椎间盘突出症的临床症状可表现为尾部痛，其主要原因为腰椎间盘突出症的游离椎间盘组织移入骶管，压迫骶管内骶神经，也可因为腰椎或腰骶神经丛的解剖变异，突出椎间盘刺激骶神经所致。

十七、阴囊痛

腰椎间盘突出压迫椎管内骶神经根，偶可出现阴囊痛。有研究者报道 2 例主要症状为一侧阴囊痛的腰椎间盘突出症患者，经 CT 和 MR 检查发现他们分别为 $L_{4/5}$ 和 L_5S_1 腰椎间盘突出，经椎间盘切除术后症状消失。由于阴囊前神经由生殖股神经的生殖支和髂腹股沟神经的上支支配，该神经由 L_1 和 L_2 神经发出；阴囊后神经由阴部神经的会阴支发出的阴囊后支和股后皮神经会阴支共同支配，该神经由 S_2 和 S_3 神经发出，因而腰椎间盘突出压迫骶神经根，可出现罕见的阴囊痛（图 7-3）。

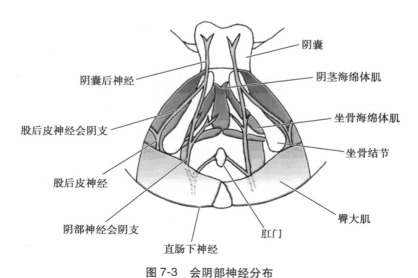

图 7-3　会阴部神经分布

十八、根性幻肢痛

截肢者常见幻肢痛,但出现根性幻肢痛罕见,至今文献报道的仅 14 例。最常见的原因为腰椎间盘突出症,因而截肢者出现根性幻肢痛,应通过影像学检查排除腰椎间盘突出症。

十九、小腿水肿

腰椎间盘突出症腰骶神经根严重受压时,可出现足和踝部的水肿。曾有人报道 2 例出现患侧小腿水肿的腰椎间盘突出症病例。作者认为发病机制不明,可能是神经根在受到机械性及局部无菌性炎症的化学性刺激时粘连水肿,影响交感神经的传导功能,窦椎神经也可能发生异常短路,而使下肢相应的血管神经功能障碍造成。

二十、小腿增粗

Walcott 等报道 1 例 L_5S_1 腰椎间盘突出症患侧小腿周径 58cm,较对侧粗 2 倍。该病例术后下肢症状及感觉障碍完全缓解,术后 4 个月和术后 2 年测量患侧小腿周径,减少分别为 5cm 和至 8cm。患侧术前小腿肌肉组织学检查示 Ⅰ 型和 Ⅱ 型肌纤维严重萎缩,并有部分肌纤维呈代偿性肥大,肌纤维分裂,此为神经根性病变所致神经性肌肥大(neurogenic muscle hypertrophy)。

二十一、症状与神经损伤严重度的分级

腰椎间盘突出症临床症状与体征的表现,均与椎间盘压迫神经根的严重程度有关。Postacchini 将神经受压分为四级。

Ⅰ 级:神经根支配的反射减弱,但仍存在。神经根支配的小肌肉和中等大小肌肉或大肌肉(如伸长肌、胫前肌、小腿三头肌等),表现为小肌肉轻度无力,而大肌肉肌力正常。在皮节分布感觉区的远端有较小范围的感觉丧失。根性痛程度不重。

Ⅱ 级:神经根支配的反射消失。小肌肉的肌力中度降低,而中等大小或大肌肉肌力减弱或正常。麻木区较 Ⅰ 级神经受压严重,但感觉障碍仍在一个狭小范围内。根性痛程度一般。

Ⅲ 级:较大的肌肉呈中等或明显的肌力减弱,所累及的皮节分布感觉区有较大范围的障碍。患者诉说冷感。在皮节分布感觉区的远端皮温轻度降低。

Ⅳ 级:严重的神经根功能障碍或神经根麻痹、瘫痪。神经根支配的肌肉肌力完全消失。皮节分布感觉区大范围的明显麻木或丧失。皮温降低。当 L_5 或 S_1 神经根受累时,足踝部可出现水肿。根性痛轻微或无疼痛。

(陈伯华 胡有谷)

参 考 文 献

[1] DHARMASAROJA P,DHARMASAROJA P. Meralgia paresthetica-like syndrome may be caused by transient lumbar nerve root injury without definite compression:a case report[J]. J Med Assoc Thai,2010,93 Suppl 7:S307-S110.

[2] 孙守忠,刘薇. 腰椎侧旋复位治疗臀痛为主的腰椎间盘突出症[J]. 广东医学,2012,33(20):3061.

[3] 周斌,姚防,朱玮. 臀痛型腰椎间盘突出症(18 例报告)[J]. 骨与关节损伤杂志,2004,19(8):551.

[4] FANG G,ZHOU J,LIU Y,et al. Which level is responsible for gluteal pain in lumbar disc hernia? [J]. BMC Musculoskeletal Disorders,2016,17(1):356.

[5] JALIL M F A,LAM M F,WANG Y Y. Is that lumbar disc symptomatic? Herniated lumbar disc associated with contralateral radiculopathy[J]. BMJ Case Reports,2014,2014:bcr2013202726.

[6] YANG J S,ZHANG D J,HAO D J. Lumbar disc herniation with contralateral radiculopathy:do we neglect the epidural fat? [J]. Pain Physician,2015,18(2):E253-E256.

[7] AKDENIZ T,KANER T,TUTKAN I,et al. Unilateral surgical approach for lumbar disc herniation with contralateral symptoms

［J］. J Neurosurg Spine,2012,17(2):124-127.

［8］ KUMAR R,KALRA S K,VAID V K,et al. Bilateral acute foot drop following lumbar disc herniation--a case report［J］. J Indian Med Assoc,2011,109(11):834-835.

［9］ 金保方. 腰椎间盘突出症与男科疾病［J］. 中国男科学杂志,2015,29(10):867.

［10］ YAZICI C M,SARIFAKIOGLU B,GUZELANT A,et al. An unresolved discussion:presence of premature ejaculation and erectile dysfunction in lumbar disc hernia［J］. Int Urol Nephrol,2013,45(3):659-667.

［11］ CROCI D,FANDINO J,MARBACHER S. Phantom radiculopathy. A case report and review of the literature［J］. World Neurosurgery,2016,90:699. e19-699. e23.

［12］ WALCOTT B P,NAHED B V,REDJAL N,et al. Pathological mechanism of lumbar disc herniation resulting in neurogenic muscle hypertrophy［J］. J Clin Neurosic,2011,18(12):1682-1684.

第八章

腰椎间盘突出症的物理检查

椎间盘突出症的诊断主要依靠详细的病史和细致的体格检查。在检查中要有整体观念,必须进行全面的体格检查。腰椎间盘突出症的检查包括一般体征和特殊体征的检查。

一、一般体征

1. **步态**　症状较轻的腰椎间盘突出症患者,在步态上可以和正常人没有明显区别;症状较明显者则行走时姿态拘谨;而症状较重者行走时喜欢取身体前倾而臀部凸向一侧的姿态跛行。

2. **脊柱外形**　正常脊柱的外形从后面观察是直的,从侧面观察则有四个弯曲。颈椎和腰椎为生理性前凸,而胸椎和骶椎则呈生理性后凸。在某些疾病,脊柱矢状面生理性弯曲可加大或变小或反常,或呈弧形凸、成角后凸,在脊柱冠状面呈现不同范围的侧凸。

患腰椎间盘突出症时,由于椎间盘组织突出压迫刺激神经根而引起疼痛。为了使突出组织向后凸的张力减小,以减轻对神经根的刺激,椎间隙的后方增宽,骨盆向后旋转松弛坐骨神经,出现腰椎生理性前凸变浅。在症状严重的患者,则腰生理性前凸可完全消失甚至反常后凸,以尽量加宽椎间隙后侧,使后纵韧带紧张度增加,促使突出的髓核部分还纳。同时,椎管后侧的黄韧带相应紧张,亦加宽了椎管容积。

除了腰椎生理性前凸发生改变外,还可出现腰椎侧凸(图 8-1)。在腰椎侧凸的情况下,也可以使疼痛减

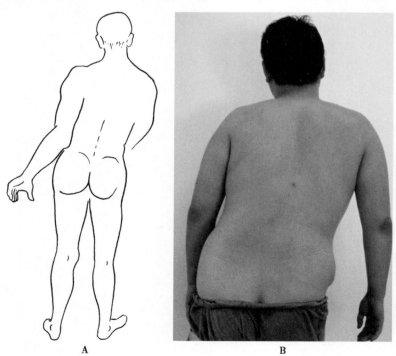

图 8-1　腰椎侧凸
A.腰椎侧凸示意;B.患者 $L_{4/5}$ 椎间盘向左侧突出,同时腰椎向左侧侧凸。

轻。腰椎侧凸的方向可以为凸向患侧,也可以为凸向健侧,此与腰椎间盘突出组织与神经根的相邻关系有关。腰椎间盘突出组织在神经根的内侧称为腋部,腰椎凸向健侧,以减轻神经根所受到的腰椎间盘突出组织的压力,使神经根松弛。此外,背根神经受到强烈刺激,患侧腰段竖脊肌痉挛也是出现向健侧侧凸的原因。腰椎间盘突出组织在神经根的外侧,称为肩部,腰椎凸向患侧,而达到减轻神经根受压的程度(图8-2)。但此规律多适用于 $L_{4/5}$ 椎间盘突出,而对于 L_5S_1 椎间盘突出,仅少数病例符合此规律。部分患者脊柱侧凸的方向出现交替性改变,开始腰椎凸向一侧,而过了一个阶段又变成凸向另一侧,这常常是突出物恰在神经根的正前方造成的,当腰部活动时,神经根可移向腰椎间盘突出组织的内侧或又复移向外侧,致使出现腰椎侧凸的交替性变化。在临床上, $L_{4/5}$ 椎间盘突出症常出现程度不同的腰椎侧凸。而 L_5S_1 椎间盘突出症则多无明显的腰椎侧凸,这是由于髂腰韧带使 L_5 的横突与髂嵴、髂骨翼及骶骨相连,这样 L_5 就难以有较大的侧弯活动度。

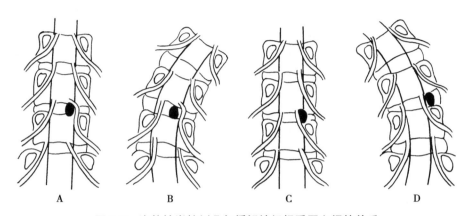

图 8-2　姿势性脊柱侧凸与缓解神经根受压之间的关系
椎间盘突出在神经根内侧时(A),神经根所受压力可因脊柱侧凸凸向健侧而缓解(B);椎间盘突出在神经根外侧时(C),神经根所受压力可因脊柱侧凸凸向患侧而缓解(D)。

3. **压痛点**　腰椎间盘突出症的压痛点多在病变间隙的棘突旁2cm。如病变发生在 $L_{4/5}$ 间隙,则在 $L_{4/5}$ 棘突间的棘突旁有深压痛。此压痛向同侧臀部及下肢沿坐骨神经分布区放射,放射远、近程度不一。这是因为在做深压时刺激支配背部肌肉的背根神经纤维,使原来敏感性已增高的神经根产生感应痛。这种棘突旁放射性压痛点,在 $L_{4/5}$ 椎间盘突出症时常很明显,但在 L_5S_1 椎间盘突出症多不明显。腰椎间盘突出症患者可仅有腰部压痛而无放射痛,甚至有时局部压痛也不太明显。亦有压痛部位在髂后上棘和邻近于髂嵴部位者,由于刺激了受累的背根神经纤维而引起疼痛。此外,在臀部和下肢亦可有浅表压痛点,按压压痛点会刺激 L_5 或 S_1 神经根,疼痛沿坐骨神经走行放射或在其浅表压痛点处深压,可引起疼痛或加重原有的疼痛,此浅表压痛点称之为 Valleix 压痛点。在 L_5 神经根受累时,压痛点在臀部中央、大腿后部中段、腓骨小头和外踝前下方。 S_1 神经根受累时,压痛点在臀部、大腿后部中段、小腿后部中段及跟腱区域。以上压痛点中以臀部、大腿和小腿处的压痛点最为明显,在做神经根张力试验如直腿抬高试验时,检查 Valleix 压痛点后疼痛更为明显。

4. **腰部活动度**　在正常情况下,腰部的活动度前屈可达90°,后伸及向左、向右皆可达30°,老年人或很少参加体育运动的人,腰部的活动度减小,体操运动员、舞蹈演员或杂技演员,其腰部活动度可大大超过上述活动范围。

在腰椎间盘突出症时,各方向的活动度都会不同程度地受到影响。在腰椎凸向右侧的侧弯时,脊柱向左侧弯曲的活动度可不受限,而向右侧弯曲时必定明显受限,反之亦然。腰椎的前屈及后伸活动也会受限。常见为腰椎后伸受限时,坐骨神经痛兼或腰背痛更明显,这对诊断腰椎间盘突出症有较大的参考价值。这是因为在腰椎后伸时,腰椎椎间隙后方变窄而使突出物更为后凸,加重了对神经根的刺激。而相反的,脊柱前屈则可使椎间隙后方加宽,并使后纵韧带紧张,促使突出的髓核前移,减轻了其对神经根的压力。腰椎前屈的同时腰椎变直,骨盆向后旋转,可松弛坐骨神经。而绝大部分由于其他病因引起的腰腿痛患者,在腰椎前屈时活动明显受限并且疼痛加重,而在腰椎后伸时影响较小,疼痛也较轻微,以此可相互鉴别。

5. **下肢肌肉萎缩**　下肢肌肉萎缩有两方面因素:一是由于坐骨神经痛使患者在行走或站立时,就很自然地多以健肢来负重,患肢肌肉逐渐发生失用性萎缩。二是由于神经根受损所致,神经系统上运动神经元损害的特点之一为无肌肉萎缩,而下运动神经元损害则皆伴有明显的肌肉萎缩。在腰椎间盘突出症中是属于下运动神经元的腰骶神经根受到损害,故由此神经根所支配的肌肉,如胫前肌、伸蹋长肌、伸趾长肌、腓肠肌等,皆可有不同程度的肌萎缩。但股四头肌萎缩较少见,由于该肌常有多根神经支配,一旦发现股四头肌萎缩,则表明 L_4 神经根受损或有两根以上的神经受损。

6. **肌力改变**　在常见的腰椎间盘突出症,表现为 $L_{3\sim5}$ 神经根和 S_1 神经根受累。检查时应注意相应神经支配的肌肉的肌力改变(表 8-1)。

表 8-1　L_5 和 S_1 神经支配的肌肉

肌肉	支配神经	肌肉	支配神经
股内收肌	L_3 神经根		S_1 神经根(占 20%)
股四头肌	L_4 神经根	腓肠肌外侧头	L_5 神经根(占 75%)
臀中肌	L_5 神经根		S_1 神经根(占 25%)
胫前肌	L_5 神经根	臀大肌	S_1 神经根
伸蹋长肌	L_5 神经根	腓肠肌内侧头	S_1 神经根
腓骨长肌	L_5 神经根	比目鱼肌	S_1 神经根
伸趾长肌	L_5 神经根	外展蹋短肌	S_1 神经根
伸趾短肌	L_5 神经根(占 80%)		

徒手肌力评定(manual muscle test,MMT)分为六级:Ⅴ级,正常(神经根支配概率为 100%);Ⅳ级,良(神经根支配概率为 75%);Ⅲ级,可(神经根支配概率为 50%);Ⅱ级,劣(神经根支配概率为 25%);Ⅰ级,略有(神经根支配概率为 10%);0 级,无(神经根支配概率为 0)。

$L_{4/5}$ 椎间盘突出时,胫前肌和伸蹋长肌明显减弱。少部分较严重的患者,其蹋趾或踝关节完全失去了主动背伸的能力。L_5S_1 椎间盘突出时,踝关节跖屈力量减弱或不能提踵。

7. **感觉减退**　腰椎间盘突出症的感觉可以是主观的麻木,也可以是客观的麻木。二者均有参考价值。主观麻木为患者感小腿外侧麻木,然而用针刺检查小腿外侧皮肤的痛觉时,其痛觉和其他部位的皮肤完全一样并无减退或消失。这是因为皮肤痛觉由几根神经重叠支配,单一的神经根损害并不能确定痛觉减退区。当检查发现受累神经支配区确有痛觉迟钝时,则为客观麻木。检查感觉时,若腰骶神经的分布区感觉减退范围超出腰椎间盘突出受累神经的支配区,这可能是由于局部无菌性炎症扩散或交感神经受到刺激所致。中央型腰椎间盘突出症时,麻木感觉区较广泛。检查感觉时,参照下肢神经感觉分布图(图 8-3)。

8. **反射改变**　深反射减弱或消失与神经功能障碍的严重程度密切相关。$L_{3/4}$ 椎间盘突出症患者由于其 L_4 神经根受累,膝反射减弱或消失。L_5S_1 椎间盘突出症患者由于其 S_1 神经损害,跟腱反射减弱或消失。对一组 1 074 名无症状正常人进行跟腱反射观察,30 岁以下均正常,30~40 岁仅有少数异常,随着年龄的增大,跟腱反射不能引出者增加,90~100 岁者 80% 跟腱反射消失。故临床上中青年出现跟腱反射的改变时,对诊断有重要的参考价值。

检查膝反射和跟腱反射时,叩诊锤以不同强度叩击髌腱和跟腱,所出现的反射强度亦不同。当检查发现膝反射或跟腱反射减弱时,除应重复检查外,还应采取不同姿势做膝反射和跟腱反射检查。如膝反射检查由通常的卧位改为坐位检查,膝反射在坐位时较卧位时更为敏感(图 8-4)。跟腱反射检查由通常的仰卧位改为俯卧位,屈膝 90° 叩击跟腱做跟腱反射检查(图 8-5),或取跪位,即患者双膝跪于检查床上,双足露出于检查床缘,叩击跟腱做跟腱反射检查(图 8-6)。上述三种跟腱反射检查方法以跪位检查最为敏感,俯卧屈膝 90° 位叩击跟腱检查次之。当检查跟腱反射减弱或消失时,应用上述三种方法检查核对,若跪位检查跟腱反射出现减弱或消失始做定论。

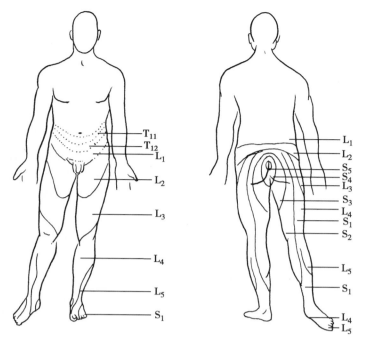

图 8-3　下肢神经感觉分布示意

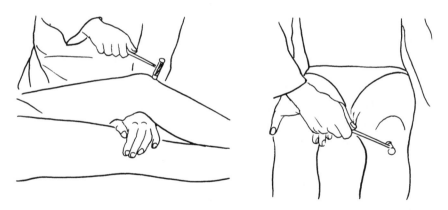

图 8-4　卧位和坐位膝反射检查

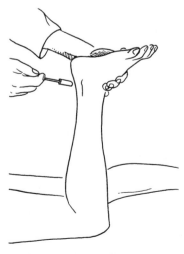

图 8-5　俯卧位跟腱反射检查

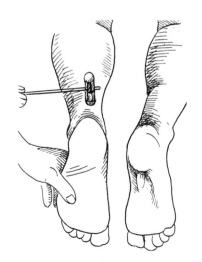

图 8-6　跪位跟腱反射检查

二、特殊检查法

腰椎间盘突出症的各种特殊检查法,多是用各种不同的方法激发腰椎间盘突出处受累神经根,而引起根性神经痛或加重疼痛的方法。

1. 直腿抬高试验　正常人在仰卧位,下肢于膝关节伸直位时,被动抬高下肢的活动度为60°~120°。当抬到最大限度时仅有腘部不适感。

直腿抬高试验检查时,应先试验健侧,注意其最大的活动范围以便与患侧做对比。检查时患者仰卧,检查者一手握住一侧肢体踝部,另一手置于其大腿前方,使膝关节保持于伸直位时抬高肢体到一定角度,当患者感到疼痛或抬高有阻力时为直腿抬高试验阳性,并记录其抬高角度。直腿抬高试验检查时,引发大腿后侧、小腿后外侧、踝部或足背直达足趾的放射痛,皆为较典型的直腿抬高试验阳性。如仅有大腿后方的放射痛则只能算作阴性或可疑。如果直腿抬高仅引起腰痛或仅腘部疼痛不适,皆不能判定为直腿抬高试验阳性。

直腿抬高试验的机制:1884年,de Beurmann提到在尸体上做直腿抬高试验时,可看到坐骨神经有被牵扯的现象。1965年,Goddard和Reid在椎板切除术中,观察到在直腿抬高的情况下,L_4神经根移动1.5mm,L_5神经根移动3.0mm,而S_1神经根移动4.0mm。直腿抬高试验只能牵扯L_4~S_3神经根;故高位腰椎间盘突出症如果只压迫$L_{2/3}$神经根,则直腿抬高试验不受影响。$L_{4/5}$和L_5S_1腰椎间盘突出时,突出的椎间盘组织压迫神经根后限制了神经根的正常活动度,当直腿抬高超过了原已减小的移动度时,刺激硬脊膜囊的伤害感受器或神经根,使根性痛加重,当神经根炎症严重时,更易导致疼痛。椎间盘突出越大,则直腿抬高试验的抬高角度就越小。$L_{4/5}$和L_5S_1腰椎间盘突出症的患者,绝大多数都会出现直腿抬高试验阳性。故而这一检查方法对诊断$L_{4/5}$和L_5S_1腰椎间盘突出症是一个重要依据,而高位腰椎间盘突出症不会出现直腿抬高试验阳性。Kobayashi等观察直腿抬高试验对腰椎间盘突出症受累神经根血流的影响。在12例腰椎间盘突出症患者术中做直腿抬高试验,发现突出的腰椎间盘所压迫的神经根移动仅几毫米,当直腿抬高试验诱发坐骨神经痛持续1分钟时,神经根血流量与直腿抬高试验前相比,L_5神经根血流量下降40%~98%(平均为70.6%±20.5%),S_1神经根血流量下降41%~96%(平均为72.0%±22.9%)。神经根血流量的下降导致神经根的缺血、缺氧和水肿,从而发生坐骨神经痛。直腿抬高试验阳性以抬高的角度记录阳性程度,60°~70°为"+",30°~59°为"++",小于30°为"+++"。

宋沛松等对505例腰椎间盘突出症患者直腿抬高试验的影响因素进行了逐步回归分析,发现其相关因素为:急性或慢性病程、椎间盘突出率、侧隐窝狭窄程度、椎间盘突出位置及间歇性跛行距离。直腿抬高试验度数与椎间盘突出率呈负相关,突出率越小,直腿抬高试验度数越大;与椎间盘突出的位置也有相关性,中央型腰椎间盘突出症患者的直腿抬高试验度数高而侧旁型直腿抬高试验度数低;与病程长短呈正相关,即病程越短、起病越急,直腿抬高试验度数越低;与有无侧隐窝狭窄呈负相关,即侧隐窝狭窄者直腿抬高试验度数低,其在影响直腿抬高试验的因素中占第二重要的位置;与间歇性跛行距离呈正相关,此为最重要的相关因素,即间歇性跛行越短,直腿抬高试验度数越低。椎间盘突出时直腿抬高试验阳性敏感性为80%~99%,一般青年患者较老年患者更为敏感。直腿抬高试验在腰椎间盘突出症患者多为阳性。但对于一些舞蹈演员、戏剧杂技演员或运动员,由于长期锻炼使关节韧带甚为松弛,直腿抬高到90°时,仍可不受限且不会诱发坐骨神经痛。

2. 拉塞格征　关于拉塞格(Lasègue)征,有的认为就是直腿抬高试验,有的认为不是,众说纷纭,殊不一致。南斯拉夫医师Lazarevic在1880年及法国医师Forst在1881年分别独自介绍用直腿抬高试验检查坐骨神经痛患者。Lasègue在1864年发表的《坐骨神经痛观察》一文中并未提到直腿抬高试验,在Forst介绍此试验后,其老师Lasègue对于直腿抬高试验这一体征予以引用,故直腿抬高试验不同于拉塞格征。

拉塞格征检查时,嘱患者仰卧、屈髋及屈膝,当屈髋位伸膝时引起患肢疼痛或肌肉痉挛者,为拉塞格征阳性。此后Armstrong、DePalma及Rothman更明确地指出,在屈髋、屈膝均90°的情况下,伸直膝关节出现患肢疼痛或肌肉痉挛症状者为拉塞格征阳性。在正常情况下,膝关节被动伸直到180°,除了后侧小腿肌肉有点紧张感外并无疼痛。拉塞格征阳性的机制是由于突出的椎间盘组织压迫神经根后,由屈髋、屈膝位改变为屈髋、伸膝位时,增加了神经根的张力,刺激了原已敏感性增高的神经根而诱发坐骨神经痛。

3. **健肢抬高试验**　健肢抬高试验又称为 Fajersztajn 征、Radzikowski 征、Bechterew 征。该试验首先由 Fajersztajn 介绍。患者仰卧,当健肢直腿抬高时,患肢出现坐骨神经痛者为健肢抬高试验阳性。此试验很少如直腿抬高试验那样引起典型的坐骨神经痛,多表现为臀部痛和/或大腿后侧痛。此试验的机制是由于健肢直腿抬高时,健侧的神经根袖牵拉硬脊膜囊向远端移动,从而使患侧的神经根亦向下移动。当患侧的椎间盘组织突出在神经根的腋部时,神经根向下移动受到限制则致疼痛。当突出的椎间盘组织在神经根的肩部时,此试验为阴性(图 8-7)。健肢抬高试验阳性率仅为 25% ~44%,但特异性达 90%。

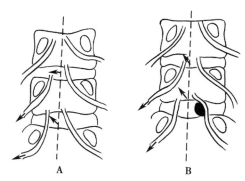

图 8-7　健肢直腿抬高试验对患肢的影响
A. 正常情况下左侧直腿抬高试验时右侧神经根移向中线;B. 右侧椎间盘突出于神经根腋部时,左侧直腿抬高试验会增加右侧神经根的张力。

4. **直腿抬高加强试验**　直腿抬高加强试验又称为 Bragard 征。患者仰卧,将患肢处于膝关节伸直位,渐渐抬高下肢到一定程度时,即出现坐骨神经分布区的放射痛。然后将患肢直腿抬高程度予以少许降低,使患肢放射痛消失。此时将患肢的踝关节突然背屈,又引起坐骨神经分布区的放射痛,即为直腿抬高加强试验阳性。其机制为踝关节背屈时,使坐骨神经更为紧张而引起疼痛。此试验可帮助鉴别下肢直腿抬高试验是由于神经因素还是肌肉因素所引起。因为髂胫束、腘绳肌等肌肉因素引起的下肢抬高受限,行直腿抬高加强试验检查表现为阴性(图 8-8)。

5. **仰卧挺腹试验**　患者仰卧,做抬臀挺腹动作,使臀部和腰背部离开床面,出现患肢放射痛,即为仰卧挺腹试验阳性(图 8-9)。如做上述动作患肢无放射痛时,则可做一些附加动作来加强对神经根的刺激。例如在仰卧挺腹的姿势下做咳嗽动作,或医师同时用手压迫患者的腹部或颈部两侧,如诱发患肢放射痛,则皆为阳性。

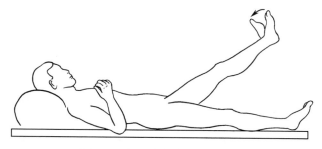

图 8-8　直腿抬高加强试验示意

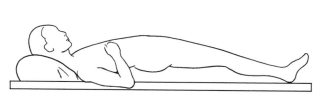

图 8-9　仰卧挺腹试验

6. **Lindner 征**　Lindner 征又称为屈颈试验。患者取坐位或半坐位,双下肢伸直,此时坐骨神经已处于一定的紧张状态。然后向前屈颈而引起患侧下肢放射痛即为屈颈试验阳性。其机制为屈颈时硬脊膜囊受到被动牵扯而刺激了神经根(图 8-10)。

7. **腘神经压迫试验**　患者仰卧,将患侧髋关节及膝关节皆屈曲到 90°,然后逐渐伸直膝关节直到出现坐骨神经痛为止。此时将膝关节稍屈曲,坐骨神经痛则消失,以手指压迫股二头肌腱内侧的腘神经,如出现由腰至下肢的放射痛即为腘神经压迫试验阳性。此试验在腰椎间盘突出症为阳性,而在其他由于肌肉因素所引起的腰腿痛则为阴性。

8. **端坐伸膝试验**　患者取坐位,头及脊柱保持平直,两小腿自然下垂。嘱患者将患肢小腿逐渐伸直或检查者用手扪压患肢腘窝再将小腿渐渐伸直,出现坐骨神经痛则为端坐伸膝试验阳性。

9. **股神经牵拉试验**　患者俯卧,患侧膝关节伸直 180°,检查者将患肢小腿上提,使髋关节处于过伸位,出现大腿前方痛即为阳性

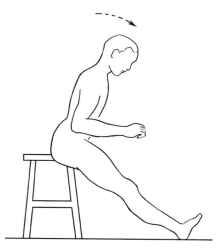

图 8-10　屈颈试验

（图 8-11）。另一种检查方法为患者俯卧屈膝，正常人屈膝可达 120°，仅感股四头肌处不适。当 L_3 和 L_4 神经根受压时，屈膝 90° 即感大腿前侧疼痛，再略增加屈膝范围或同时伸髋，则可引起明显疼痛（图 8-12）。在 $L_{2/3}$ 和 $L_{3/4}$ 椎间盘突出症时，股神经牵拉试验为阳性。其机制为做上述动作时，使股神经紧张性增高，从而刺激了被突出的椎间盘所压迫的神经根。临床上较多见的 $L_{4/5}$、L_5S_1 椎间盘突出症，此试验为阴性。

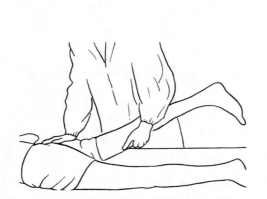
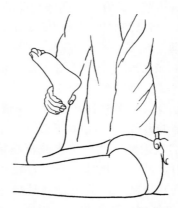
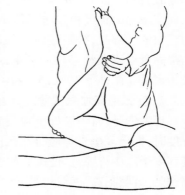

图 8-11　股神经牵拉试验方法 1　　　　　　图 8-12　股神经牵拉试验方法 2

有学者将股神经牵拉试验用于诊断下腰椎的腰椎间盘突出症，其报道腰椎间盘突出症中 $L_{4/5}$ 椎间盘突出患者直腿抬高试验均为阳性，股神经牵拉试验阳性者为 49 例、阴性者 23 例，术后股神经牵拉试验均转为阴性；L_5S_1 椎间盘突出者 35 例，直腿抬高试验均为阳性，股神经牵拉试验阳性者 2 例、阴性者 33 例；$L_{3/4}$ 椎间盘突出者 6 例，直腿抬高试验和股神经牵拉试验均阳性。

10. **坐骨神经牵拉试验**　患者取坐位，颈部屈曲。当髋关节处于屈曲 90° 时，伸患侧膝关节引起下肢放射痛为坐骨神经牵拉试验阳性。其原理同屈颈试验（Lindner 征）。

11. **Naffziger 征**　患者取站位或坐位或卧位，压迫颈静脉时引起患肢疼痛，有时麻木感较疼痛为著，出现上述征象则为 Naffziger 征阳性。患者疼痛或麻木感可由上往下发展，也可由下往上出现。站位、坐位和卧位的不同体位试验时，此征的感觉可不同，以站位症状为著。此征的阳性率为 72%，L_5S_1 椎间盘突出症阴性率高，但此征阴性不能排除腰椎间盘突出症。

12. **下腹部压痛**　1924 年 Key 首先注意到压下腹部时可引起背痛。O'Brein 认为腰背痛患者应常规做下腹部压痛检查。正常腰骶角前凸处位于脐下 2cm，一般均能扪及，正常时无压痛，当腰椎间盘突出症合并腰椎不稳时，可引起腹部牵涉痛或下肢放射痛。

13. **俯卧屈膝激发试验**　俯卧屈膝激发试验（prone knee flexion provocative testing）时，患者俯卧于检查台上。双膝屈曲碰到臀部，使腰椎产生过伸。保持此姿势 45～65 秒，然后使膝保持在屈曲 90°，试验膝、踝反射及小腿的肌力。俯卧屈膝激发试验阳性的表现为反射抑制兼或引起伸蹋长肌、胫前肌或腓肠肌无力。

14. **Hoover 征**　患者仰卧，当抬高患肢时，对侧肢体的肌肉出现收缩为 Hoover 征阳性。Zalejski 报道 24 例腰椎间盘病变患者，其中 22 例 Hoover 征呈阳性。

15. **压痛屈膝反射**　患者俯卧，用手指直接按压背部压痛点时，反射性出现屈膝 90°。此征象为伸髋肌反射性痉挛的表现。

16. **臀部轮廓变形**　L_5S_1 椎间盘突出症时，S_1 神经发出的臀下神经受损引发臀大肌萎缩。在少数情况下，$L_{4/5}$ 椎间盘突出症，L_5 神经受累导致臀中肌萎缩。检查时，患者俯卧，患侧臀部肌萎缩变形，令患者收缩臀肌，患侧肌张力下降。Kalznelson 报道对 52 例腰椎间盘突出症手术患者进行体格检查，发现直腿抬高试验阳性者占 75%，臀部轮廓变形者占 50%。此 52 例中有 7 例臀部轮廓变形为唯一体征。

17. **弓弦试验**　患者在直腿抬高的极限时，使膝关节略屈，将腿置于检查者的肩上。检查者用拇指突压腘窝，引发向上放射的臀部痛或向下放射的小腿痛，为弓弦试验阳性（图 8-13）。另一种方法为检查直腿抬

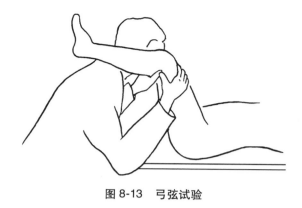

图 8-13　弓弦试验

高试验阳性后,将患者下肢屈髋屈膝置于检查者肩部,患者放射痛消失。此时检查者用拇指压迫腘窝神经处,患者放射痛又复出现,为弓弦试验阳性。放射痛多为大腿痛,偶有臀部痛和小腿痛。若仅感腘窝痛则为阴性。

18. **双侧直腿抬高试验**　O'Connell 首先介绍了双下肢同时直腿抬高试验。双下肢直腿抬高时,导致疼痛的直腿抬高角度高于单侧直腿抬高的角度。双下肢直腿抬高在即将出现疼痛之前,将无症状侧的下肢予以放下,患者出现症状侧肢体放射痛为双侧直腿抬高试验阳性。其机制为健侧肢体放下时,硬脊膜囊由原来的向远端移动变为向近端运动,使症状侧的神经根突然受到牵扯导致疼痛。

19. **Fajersztajn 征**　患者仰卧,屈髋约 70°,伸膝时感坐骨神经痛为屈髋伸膝试验(Fajersztajn 征)阳性。屈髋伸膝试验仅适用于对直腿抬高试验存疑时采用。

20. **Oppenheim 征**　患者取坐位,双手扶于床沿,双膝垂下,使患侧伸膝,当出现放射痛时为 Oppenheim 征阳性。其机制为当坐位伸膝时,神经根张力较坐位增大。伸膝角度越大,患者放射痛越重。然后嘱患者后仰,双手离床沿,减低神经根张力,此时放射痛减轻。此试验不太敏感,适用于患者不能取仰卧位检查的情况。

21. **Postacchini 征**　患者俯卧,使患侧弯膝 90°,当进一步屈膝时出现臀部痛和/或大腿后侧痛则为俯卧位屈膝试验(Postacchini 征)阳性。俯卧位屈膝试验很少会引起腿部远端疼痛。此疼痛与股神经牵扯试验导致大腿前侧的疼痛不同。此试验方法仅能使腰丛受到影响,当腰丛和骶丛之间有交通支或腰骶神经根变异时,牵拉腰丛可出现骶丛症状。在 $L_{4/5}$ 和 L_5S_1 椎间盘突出时,俯卧位屈膝试验阳性率为 15%。俯卧位屈膝试验阳性者多为大的腰椎间盘突出使神经根严重受压,因此试验可靠性较高。

22. **Kernig 征**　患者仰卧,双下肢伸直,如屈颈时可引起腰痛和患侧下肢坐骨神经痛则为克尼格征(Kernig 征)阳性。如在进行直腿抬高试验的同时嘱患者屈颈,出现坐骨神经痛加重亦为 Kernig 试验阳性。屈颈加重症状与硬脊膜囊被动被牵拉,从而进一步增加神经根张力有关。

23. **Milgram 征**　患者平卧,双下肢伸直并同时抬起下肢离床 5cm,保持时间至少 30 秒。当患者出现腰、骶神经根痛,又难以坚持此体位时即为 Milgram 征阳性。

此试验阳性的机制为检查时脑脊液压力增加,使神经根袖扩张和神经根受到牵扯,进一步加重神经根压迫,出现腰、骶神经根放射痛(图 8-14)。

24. **Sicard 征**　患者平卧,双下肢伸直,检查者用手对抗患者患侧足的用力跖屈,当出现坐骨神经痛或原症状加重时为 Sicard 征阳性。

25. **Roch 征**　患者平卧,双下肢伸直,检查者用手对抗患者患侧足部用力背伸,当出现坐骨神经痛或原症状加重时为 Roch 征阳性。

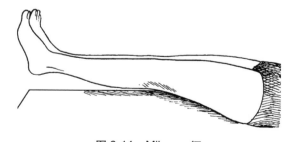

图 8-14　Milgram 征

26. **单腿由坐站立试验**　L_3 和 L_4 神经根支配股四头肌,因而 $L_{2/3}$ 或 $L_{3/4}$ 椎间盘突出症可表现为股四头肌力减弱。Rainville 等比较了四种股四头肌力检查方法:①单腿由坐站立试验;②爬楼梯试验;③屈膝手法肌力试验;④伸膝手法肌力试验。在 33 例 L_3 和 L_4 神经根病变者中进行以上四种股四头肌肌力检查方法,不能完成单腿由坐站立者比例最高。19 例 L_5 和 S_1 神经根病变者,均能完成单腿由坐站立。

27. **站立模特架姿势征**　Westbrook 等介绍了腰椎间盘突出症的站立体征:患者取站立位,嘱患者取放松姿势抵消痉挛。患者为了消除患肢疼痛,患肢屈髋、屈膝和骨盆向患侧倾斜,为站立模特架姿势征(Mannequin sign)阳性(图 8-15)。

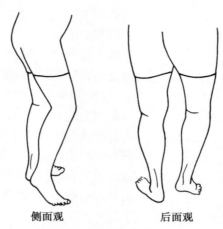

側面观　　　　后面观

图 8-15　站立模特架姿势征示意
可见患侧（右侧）髋关节、膝关节屈曲，下肢外
旋，脚跟离地。

（陈伯华　胡有谷　王岩）

参 考 文 献

［1］ KOBAYASHI S,SHIZU N,SUZUKI Y,et al. Changes in nerve root motion and intraradicular blood flow during an intraoperative straight-leg-raising test［J］. Spine,2003,28(13):1427.

［2］ 宋沛松,孔抗美,齐伟力,等.直腿抬高试验影响因素的逐步回归分析［J］.中华骨科杂志,2003,23(9):527-530.

［3］ 胡有谷,陈伯华. Lasègue 征的再认识［J］.中华骨科杂志,2010,30(3):313-313.

［4］ 夏志敏,周辉. Lasègue 征的再认识［J］.中华骨科杂志,2010,30(3):310-311.

［5］ RAINVILLE J,JOUVE C,FINNO M,et al. Comparison of four tests of quadriceps strength in L_3 or L_4 radiculopathies［J］. Spine, 2003,28(21):2466-2471.

［6］ WESTBROOK A,TAMBE A,SUBRAMANIAN K,et al. The mannequin sign［J］. Spine,2005,30(5):E115-E117.

第九章

腰椎间盘突出症的 X 线检查

腰椎间盘突出症的诊断依靠详细询问病史,仔细检查体征和影像学检查,其中 X 线检查在诊断腰椎间盘突出症时,仍不失为重要的参考依据。

腰椎的 X 线检查,在诊断腰椎间盘突出症时,是不可缺少的步骤。这除了作为诊断此症的参考外,同时也可排除腰椎化脓性炎症、结核、原发肿瘤和转移癌等。这些非腰椎间盘病变的疾病,在常规腰椎 X 线摄片中,发现可高达 3% 以上。

临床医师要求患者接受 X 线检查,应该将病史和体检的结果,在摄片申请单上填写清楚。更应写明摄片要求。放射科医师做出 X 线诊断,离不开临床医师的意见。如临床医师疑为腰椎不稳,则需取腰椎屈、伸位的功能性摄片检查才能发现。另外,临床医师也只有实属必要时才申请摄片。仅一次腰椎侧位摄片,患者所接受的放射量就可达 2γ,此放射量约为拍摄胸部 X 线片患者所接受放射量的 15 倍。

第一节 X 线摄影的基本原理及概念

一、X 线成像原理

X 线具有穿透性。在透过不同密度和厚度的人体组织时,其被吸收的程度(衰减系数)不同。医学 X 线摄影时,X 线束穿透人体,衰减后成像于胶片或其他探测装置,形成三维人体的二维投影。X 线图像显示了 X 线穿透不同密度和厚度组织结构后的投影总和,是穿透路径上各结构影像相互叠加形成的图像。

近年来,数字影像技术飞速发展,计算机 X 线摄影(computed radiography,CR)和数字 X 线摄影(digital radiograph,DR)系统日臻完善。数字化 X 线图像质量较 X 线胶片显著提高。影像层次丰富,密度分辨率高,图像中可分辨的密度差低于 1%。CR 空间分辨率达到 $25\sim100\mu m$,等同或超过传统胶片的分辨率。图像后处理功能进一步增强了图像的分辨、显示能力,可更好地满足临床需求。此外,CR 和 DR 的投照 X 线剂量明显降低。患者受照射剂量可降至传统摄片的 $1/20\sim1/2$。

二、X 线成像相关概念

1. **影像密度** X 线影像密度与物质密度不同,是指 X 线图像中影像的黑白。

影像密度的高低与被摄组织的密度和厚度有关。组织的密度高、比重大、厚度大,吸收的 X 线量多,影像密度高(白影);反之,组织的密度低、比重小、厚度小,吸收的 X 线量少,影像密度低(黑影)。组织密度是决定 X 线影像密度的主要因素。诊断描述中通常以影像密度的高、低,以及增高、减低表达图像中的白、黑和灰阶变化。

2. **放大和歪曲** 由于 X 线束是从 X 线管向人体做锥形投射,故 X 线影像较被摄组织结构有一定程度的放大。

放大率的计算公式为:

$$M(放大率) = D/d_{FO} = D/(D-d_{OF})$$

D：焦-片距，为 X 线管焦点到胶片的距离；d_{FO}：焦-物距，为 X 线管焦点到被摄物的距离；d_{OF}：物-片距，为被摄物到胶片的距离。X 线测量时需考虑放大引起的误差。

X 线图像在放大的同时常伴有不同程度的歪曲失真。垂直投射时，中心射线部位的影像有放大，但无歪曲失真；边缘射线部位，由于倾斜投射，图像既有放大，又有歪曲。

第二节　腰椎 X 线片正常表现

腰椎 X 线检查常规拍摄正、侧位片，需明确椎弓根部情况时加照斜位片。由于 X 线特性的局限，平片中仅椎骨结构显示清晰，椎间盘、软骨、韧带等结构则难以辨别。

一、椎体

腰椎序列整齐，在正位 X 线片中呈垂直排列，在侧位 X 线片中构成前突的弧形腰曲，形态自然。椎体呈横位长方形，由上向下逐个加宽。其上、下缘致密，有时可见双影，系前后缘（正位）或左右缘（侧位）分别显影所致。椎体侧缘清晰，中段内凹，上、下角向外突出（图 9-1）。在侧位 X 线片上，后缘皮质线可因有血管通过而中断（图 9-2）。

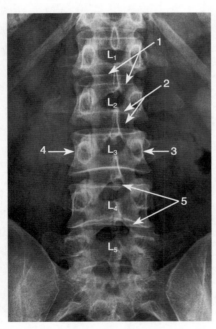

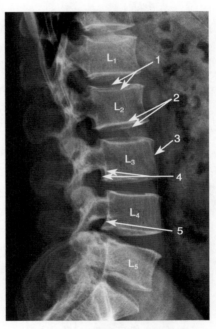

图 9-1　腰椎正位 X 线片所示椎体
1-L_2 椎体上缘双影（前后缘）；2-L_2 椎体下缘双影（前后缘）；3-L_3 椎体左侧缘；4-L_3 椎体右侧缘；5-L_4 椎体上、下缘。

图 9-2　腰椎侧位 X 线片所示椎体
1-L_2 椎体上缘双影（左右缘）；2-L_2 椎体下缘双影（左右缘）；3-L_3 椎体前缘；4-L_3 椎体后缘双影（左右缘）；5-L_4 椎体后缘。

二、椎弓根与椎板

在正位 X 线片中，椎体影内左右椭圆形影为椎弓根断面，其内缘之间为椎管。在两侧椎弓根与棘突间可见宽而斜行的椎板致密影（图 9-3）。在侧位 X 线片中，由椎体向后延伸的椎弓根形态清晰，相邻的上下切迹构成椎间孔。椎弓根后端向后下延伸为椎板（图 9-4）。斜位 X 线片显示椎体中部致密圆圈影为近片侧椎弓根断面，其向后延伸的宽致密带为近片侧椎板影，再向后为远片侧椎板影。两侧椎板间以上缘的凹沟为界（图 9-5）。

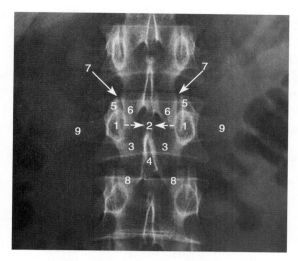

图 9-3　腰椎正位 X 线片所示椎弓根、椎板与关节突
1-椎弓根断面；2-椎管；3-椎板；4-棘突；5-上关节突；6-上位椎的下关节突；7-椎间关节间隙；8-下关节突；9-横突。

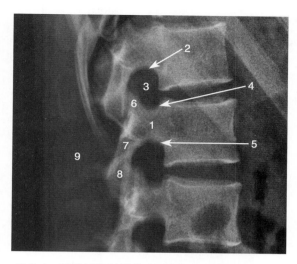

图 9-4　腰椎侧位 X 线片所示椎弓根、椎板与关节突
1-椎弓根；2-上位椎的下切迹；3-椎间孔；4-上切迹；5-下切迹；6-上关节突；7-椎板；8-下关节突；9-棘突。

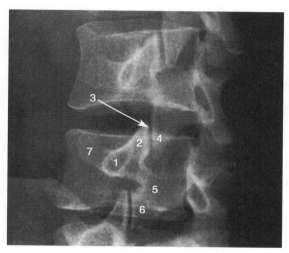

图 9-5　腰椎斜位 X 线片所示椎弓根、椎板与关节突
1-椎弓根断面；2-上关节突；3-椎间关节间隙；4-上位椎的下关节突；5-椎板；6-下关节突；7-横突。

三、关节突与椎间关节间隙

在正位 X 线片中，椎板上缘向外上延至椎弓根上方，形成圆形上关节突；椎板下缘在棘突两旁向下突出成为下关节突。在侧位 X 线片中，椎弓根后端向后上突出形成上关节突。椎板下端与下位椎的上关节突的重叠部分为下关节突。斜位 X 线片显示近片侧椎弓根断面影上方一致密骨影，为近片侧上关节突。近片侧椎板向下突出的部分为同侧下关节突。远片侧椎板影向上伸出一圆形突起为远片侧上关节突，向后下伸出一圆形突起为远片侧下关节突，相邻关节突之间重叠成关节。

下关节突与下位椎的上关节突对应成椎间关节。在正位 X 线片中可见椎间关节间隙，此间隙为关节后部间隙（见图 9-3）。在侧位 X 线片中，在椎间关节重叠部分的前方，有时可见关节间隙（见图 9-4）。斜位 X 线片可清晰显示近片侧椎间关节间隙（见图 9-5）。

四、横突和棘突

在腰椎正位 X 线片中，横突由椎体侧缘向外突出，形态完整（图 9-6）。在侧位 X 线片上，因与椎弓根后端重叠,常显影不清。在斜位 X 线片中可见近片侧横突影,表现为自近片侧椎弓根断面影向前伸出的模糊可见的条状骨突影(见图 9-5)。

　　棘突在腰椎正位 X 线片中呈水滴状断面影(见图 9-6)。上位棘突下倾,断面投影下端可与下位椎体上缘重叠;下位腰椎棘突较平直,投影多在同节段椎体范围内。侧位 X 线片示棘突呈长方形,显影较淡。在斜位片 X 线中,棘突常因体位斜度过大,与其他结构重叠而不显影(图 9-7)。

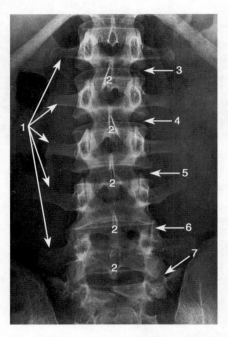

图 9-6　腰椎正位 X 线片所示横突、棘突与椎间隙
1-右侧横突;2-棘突;3-$L_{1/2}$ 椎间隙;4-$L_{2/3}$ 椎间隙;5-$L_{3/4}$ 椎间隙;6-$L_{4/5}$ 椎间隙;7-L_5S_1 椎间隙。

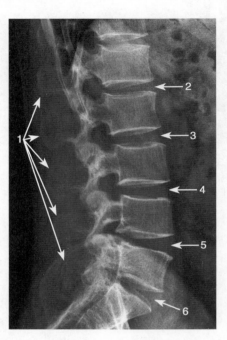

图 9-7　腰椎侧位 X 线片所示棘突与椎间隙
1-棘突;2-$L_{1/2}$ 椎间隙;3-$L_{2/3}$ 椎间隙;4-$L_{3/4}$ 椎间隙;5-$L_{4/5}$ 椎间隙;6-L_5S_1 椎间隙。

五、椎间隙

　　腰部椎间隙由上至下逐渐加宽。在正位 X 线片中,L_5 与 S_1 上缘之间的腰骶间隙因体位关系显影较窄或完全不显影(见图 9-6)。侧位 X 线片显示腰椎椎间隙效果最佳。$L_{1/2}$ ~ $L_{4/5}$ 椎间隙前部比后部稍宽。L_5S_1 椎间隙后部较前部明显变窄,呈楔形,其宽度常小于上位腰椎椎间隙(见图 9-7)。

　　由于形态的特点和力的传导作用,腰骶间隙易出现脱位。常可沿骶椎上缘做一直线,再过骶椎前上角做一与此线相交的垂直线,如 L_5 前下角在此垂直线后方 0 ~ 10mm 为正常位置,如已超过垂直线前方,则说明 L_5 向前滑脱(Garland 法)(图 9-8)。

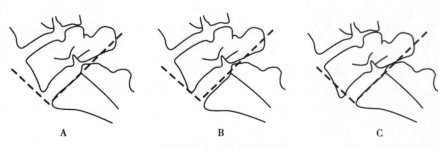

图 9-8　腰椎滑脱的测量
A、B. 正常情况;C. 腰椎滑脱。

六、猎狗样投影

在腰椎斜位X线片中,除椎体外的其余腰椎结构投影形似一只猎狗,狗眼为近片侧椎弓根断面影;上方狗耳为近片侧上关节突;前方狗嘴为近片侧横突;狗颈为远片侧的椎弓峡部;狗体为两侧椎板;前腿为近片侧下关节突;后腿为远片侧的下关节突;向上翘起的狗尾是远片侧上关节突(向后延伸的狗尾或为棘突影)(图9-9)。

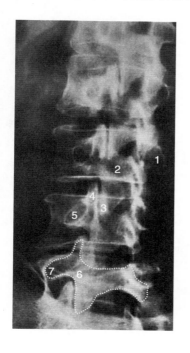

图9-9　腰椎斜位X线片[猎狗样(虚线)投影]
1-横突;2-椎板(狗体);3-下关节突(前腿);4-上关节突(狗耳);5-椎弓根(狗眼);6-椎弓峡部(狗颈);7-横突(狗嘴)。

第三节　腰椎间盘突出症的X线表现

腰椎间盘突出症的患者,在腰椎X线片中可显示完全正常,但也有一部分患者可分别在正位、侧位及斜位X线片中显示以下征象。

一、腰椎正位X线片

在腰椎间盘突出时,在正位X线片中腰椎可呈侧凸。侧凸多见于$L_{4/5}$椎间盘突出病例,而另一腰椎间盘突出症的好发部位L_5S_1则很少发生或没有侧凸。侧凸可凸向患侧,也可凸向健侧,这需视突出的髓核与神经根的关系。髓核位于神经根内侧,则腰椎侧凸凸向健侧;髓核位于神经根外侧,则腰椎侧凸凸向患侧。此规律从青岛大学附属医院观察多适用于$L_{4/5}$椎间盘突出,而L_5S_1椎间盘突出合并有脊柱侧凸时,仅有2/3病例符合此规律。观察椎间隙也示左右不等宽,侧凸凸侧的椎间隙增宽。但是这种左右间隙的改变或上下椎间隙不等宽的改变,并无诊断椎间盘突出症的意义,实际上仅反映了腰椎保护性姿态(图9-10、图9-11)。

关于腰椎正位X线片中腰椎棘突偏斜对于诊断腰椎间盘突出症的意义,存在着不同的认识。有人认为腰椎棘突偏斜,不仅是腰椎间盘突出症的一个体征,而且也将其作为八大类型分型的依据。贵阳医学院(现为贵州医科大学)中西医结合腰痛防治小组探讨了腰椎棘突偏斜与腰痛的关系,将505例成年人分成两组,有腰痛者403例,无腰痛者102例。结果两组棘突偏斜的发生率基本一致,该小组又测量了单个L_4及L_5椎骨115个,其中棘突偏斜者占80个。青岛大学医学院观察了100个L_5椎骨标本,发现棘突居中者仅占38%;对30副腰椎复原骨标本进行观察,棘突呈直线排列的为23.3%,余者棘突则呈侧移位、成角、弯曲等。对427例一般腰背痛患者的腰椎X线片和100例临床诊断为腰椎间盘突出症患者的腰椎X线片进行比较,发现前者棘突偏斜的出现率为30.0%,后者为31.3%,两者无明显差别。从以上解剖的检查结果,可认为棘突偏斜不能作为腰椎间盘突出症的依据。

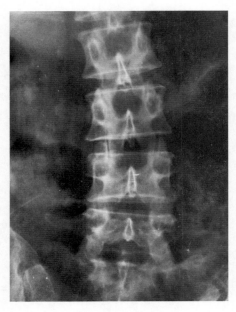

图 9-10　腰椎侧凸

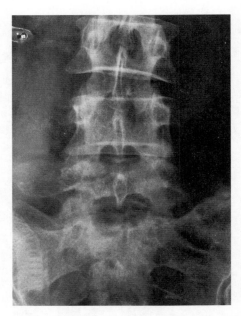

图 9-11　腰椎正位 X 线片所示 $L_{4/5}$ 间隙减小

二、腰椎侧位 X 线片

腰椎侧位 X 线片对诊断腰椎间盘突出症的价值较大。正常腰椎前凸是由无病损的、完整的椎间盘维持。在侧位 X 线片中，腰椎间盘呈前宽后窄的楔形，这样可以保持腰椎的生理前凸弧度。正常的腰椎间隙宽度，除 L_5S_1 间隙以外，均是下一间隙较上一间隙为宽。即 $L_{4/5}$ 间隙较 $L_{3/4}$ 间隙为宽、$L_{3/4}$ 间隙较 $L_{2/3}$ 间隙为宽……依此类推。在腰椎间盘突出症，可表现为除 L_5S_1 间隙以外，下一间隙较上一间隙窄（图 9-12）。

当腰椎间盘突出时，腰椎生理前凸减小或消失，严重者甚至反常后凸，这是由于为了减轻神经根受压所致的疼痛而形成的继发性畸形。椎间隙表现为前窄后宽，这常是腰椎间盘纤维环不完全破裂、髓核突出的结果（图 9-13、图 9-14）。当椎间隙减小或明显狭窄时，则是纤维环破裂、髓核突出的结果（图 9-15）。1969年，Epstein 报道 300 例腰椎间盘突出症手术患者的 X 线片结果：$L_{4/5}$ 椎间盘突出，椎间隙正常者占 59%，明

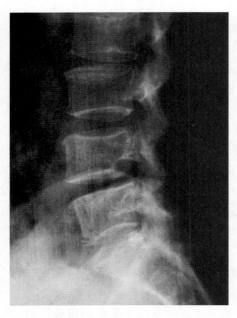

图 9-12　腰椎侧位 X 线片所示 $L_{4/5}$ 间隙减小

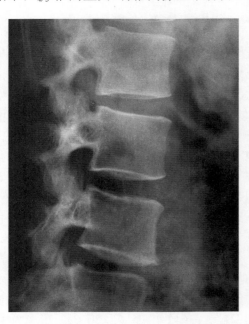

图 9-13　腰椎侧位 X 线片所示 $L_{4/5}$ 间隙前窄后宽

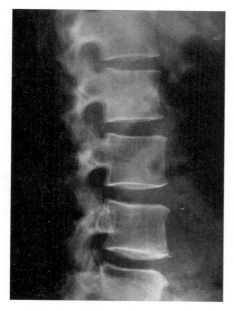

图 9-14　经手法整复后，腰椎侧位 X 线片示图 9-13 中病例的 L$_{4/5}$ 间隙恢复正常

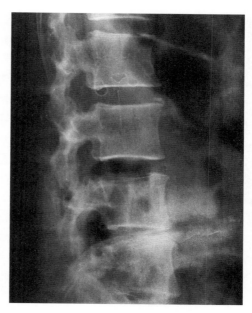

图 9-15　腰椎侧位 X 线片所示 L$_{4/5}$ 椎间隙明显变窄

显狭窄者占 25%；L$_5$S$_1$ 椎间盘突出，椎间隙正常者占 64%，明显狭窄者占 16%。

腰椎间隙改变，椎间隙变小或明显狭窄，也可为正常的生理退变表现，虽然在 X 线片上有变化，却无腰椎间盘突出症的临床征象。Gresham 和 Miller 在不加选择、不同年龄组的尸体上做椎间盘造影，发现 14~34 岁年龄组的椎间盘 90% 属正常，随着年龄增长，退变率增加，至 60 岁时仅 5% 属正常。

椎间盘退变开始阶段，相邻椎体间出现异常运动，使椎间盘纤维环的外层纤维受到牵引出现劳损，在椎体前缘形成骨刺，称为牵引性骨刺。由于外层纤维环附着在骺环以外 1mm 处，所以骨刺呈水平方向突起。牵引性骨刺的出现在临床上意味着存在椎体不稳定因素。这种牵引性骨刺，有别于临床常见的爪形骨刺（图 9-16）。爪形骨刺从椎体边缘延伸到椎间盘和前纵韧带的部分，形态上呈爪形或鸟嘴形，并且两相邻的爪形骨刺相连，构成椎体之间的骨桥，这些骨刺、骨桥是因椎体边缘骨膜剥脱、骨膜下新骨形成所致（图 9-17）。

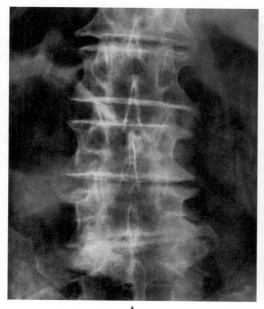 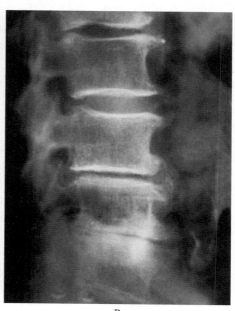

A　　　　　　　　　　　　　　　　B

图 9-16　牵引性骨刺及关节突骨关节炎
A. 正位 X 线片；B. 侧位 X 线片。

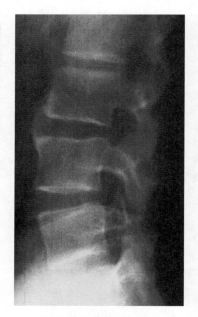

图 9-17　爪形骨刺连接

腰椎间盘突出在临床上亦可造成腰椎不稳。腰椎屈伸位动态 X 线检查,当椎间隙屈伸位成角超过 15°或位移超过 3mm,即诊断腰椎不稳(图 9-18)。

腰椎间盘突出,使腰椎关节突关节半脱位,引起腰椎退行性滑脱或称为腰椎假性滑脱,临床上最常见的发生部位在 L_4 和 L_5 椎体间。这种椎体移位滑脱与临床常见的椎弓崩裂后的滑脱方向相反,也即下一椎体向前移位超过上一椎体,故又称反滑脱(图 9-19)。退行性滑脱亦可表现为上一椎体向前移位,这种移位在早期,能在功能性腰椎摄片时发现——前屈位时 L_5 椎体滑向前方;后期在直立位时,L_5 椎体即表现为有前方滑脱(图 9-20)。由于关节突关节的关节囊相应发生松弛,关节突关节半脱位,腰椎运动时过度负荷,关节面磨损,最后可导致严重的关节突关节骨关节炎,在 X 线片上表现为关节突肥大,骨质密度增加、硬化。

1942 年,Knuttson 在侧位 X 线片中发现椎间盘内的真空现象(vaccuum phenomenon),表现为在椎间隙内出现透亮的气体裂隙,并伴有明显的椎间隙狭窄,以 L_5S_1 椎间隙较为常见(图 9-21),其原因不详。有猜测可能的原因为,在脊柱和退变的椎间盘负荷下引起椎间盘出现裂隙状破口,当脊柱在牵引或其他情况下突然减压时,椎间盘的裂隙状破口内形成低压,改变了溶解于组织液中的气态的氧、二氧化碳和氮的浓度,使气体溢出,造成在 X 线片椎间隙部位出现线状透亮区域。Resnik 认为,气体出现的部位,表示椎间盘内裂隙形成的部位及范围。随纤维环由内向外破裂,椎间盘内气体可由中心部位延至周围部位,若继续发展可一直延及软骨终板,在 X 线片中表现为在椎体前缘有短而呈线形的透光气体聚集现象,但较髓核内气体聚集少。有人认为这是血液内气体弥散到"真空"的椎间盘内,也有人认为是椎间盘内部分"真空"使周围的液体蒸发而形成气体造成。当腰椎过伸位时,由于增加了椎间隙宽度,这种椎间盘内的透亮区域则更为明显。出现真空现象时并无髓核突入椎体内的征象。有学者观察了 2 419 份腰骶椎 X 线片,发现椎间盘内有气体的占 2.026%,大多在 L_5S_1 间隙的中央部分,$L_{4/5}$、L_5S_1 椎间隙占 71.2%,此与腰椎间盘突出症的好发部位一致。如果椎间隙不对称地狭窄,则气体集

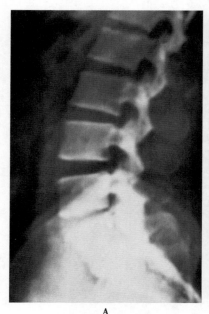

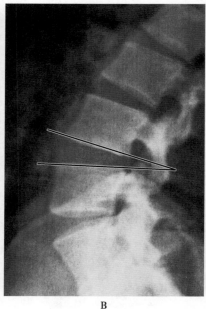

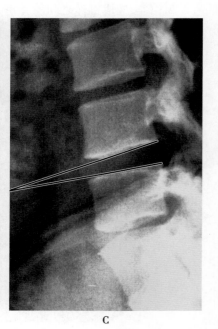

A　　　　　　　　　　　B　　　　　　　　　　　C

图 9-18　腰椎间盘突出致腰椎不稳
A. $L_{4/5}$ 不稳中立位;B. 腰椎不稳过伸位;C. 腰椎不稳过屈位。

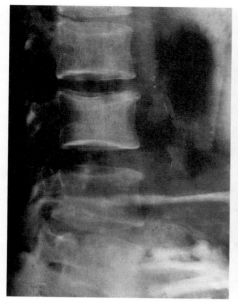

图 9-19　侧位 X 线片示 L$_{4/5}$ 椎体退行性滑脱，L$_4$ 椎体向后移位

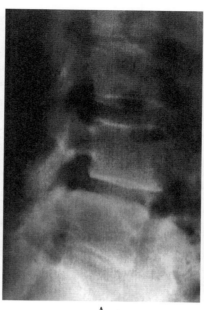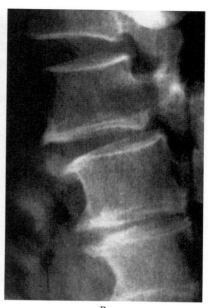

图 9-20　腰椎间盘突出引起的腰椎退行性滑脱

A. L$_{4/5}$ 退行性滑脱，L$_4$ 椎体向前移位；B. L$_{3/4}$ 退行性滑脱，L$_3$ 椎体向后移位。

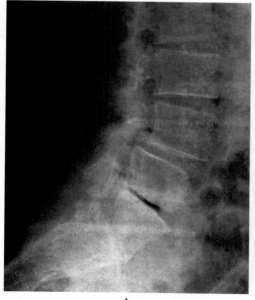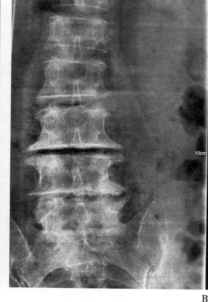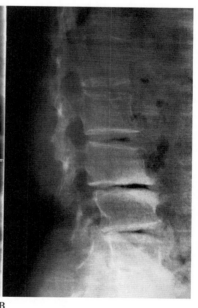

图 9-21　椎间盘内的真空现象

A. L$_5$S$_1$ 椎间盘内的真空现象；B. L$_{2/3}$、L$_{3/4}$、L$_{4/5}$ 椎间盘内的真空现象。

中在狭窄的一侧。这种真空现象有时也可出现在多个椎间隙。气体的形态不规则，轮廓模糊不清。这种气体影像需与腹腔内的空腔脏器气体相区别。

如果腰椎间盘突出症的病理改变是软骨终板破裂，髓核可经此裂隙突入椎体内，造成椎体内出现半圆形缺损阴影，称为 Schmorl 结节（图 9-22）。Schmorl 结节可出现在 1 个或多个椎间隙。如果髓核突出，经软骨终板边缘突入椎体，则 X 线片可见椎体邻近椎间隙处前上缘或前下缘有一游离小骨块。有的学者认为，此为椎体第二骨化核未愈合（图 9-23）。无论是 Schmorl 结节还是经椎体前缘髓核突出，由于并不压迫神经根，因此不会出现典型的坐骨神经痛症状，故不能做出腰椎间盘突出症的临床诊断。

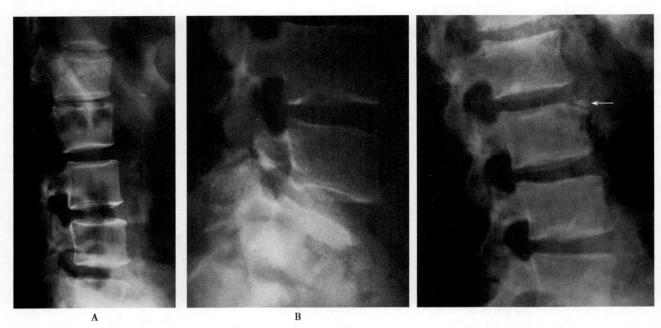

A　　　　　　　　　　　　B

图 9-22　Schmorl 结节　　　　　　　　图 9-23　髓核经 L₃ 椎体前缘突出

A. L₃ 椎体上缘 Schmorl 结节；B. L₄ 椎体下缘 Schmorl 结节。

在侧位 X 线片中有时可见椎间盘钙化现象，至今已有 100 余例被文献报道，多发生于儿童，以颈椎最多。在腰椎间盘病变或突出时，可出现髓核钙化（图 9-24），也可出现前后侧纤维环钙化（图 9-25、图 9-26）。髓核钙化可表现为腰部活动僵硬的症状。纤维环钙化则必定减小椎管容积，出现神经根受压的征象。

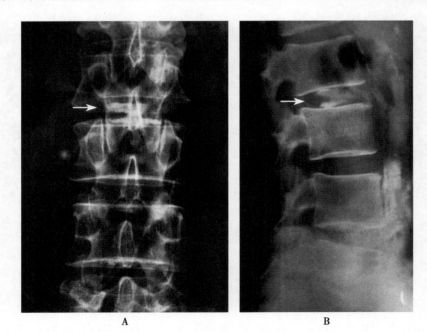

A　　　　　　　　　　　　B

图 9-24　L₂/₃ 椎间盘髓核钙化（箭头所指）
A. 正位 X 线片；B. 侧位 X 线片。

三、腰椎斜位 X 线片

腰椎间盘突出时，斜位 X 线片并无特异性参考价值，但是对于排除可引起类似症状的腰椎椎弓根处的病变是有意义的。如腰椎椎弓峡部不连、椎弓根部肿瘤等，同时也可明确左、右侧腰椎椎弓根部的情况。

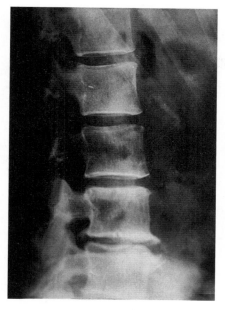

图 9-25　$L_{4/5}$ 椎间隙纤维环钙化

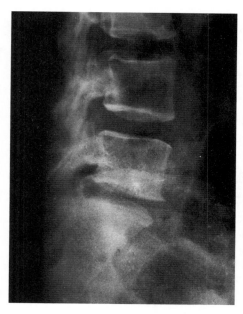

图 9-26　L_5S_1 椎间隙纤维环钙化

第四节　腰椎管的 X 线测定

近年来认为腰椎间盘突出症的发病率与腰椎管径和形态有一定的关系。青岛大学附属医院对 107 例腰椎间盘突出症手术组进行测定,发现狭小椎管占 29%,L_5 椎管三叶形者占 30.8%。Porter 测定了 73 例腰椎间盘突出症,其中 55% 病椎椎管斜径和矢状径值小于无症状的对照组,并且认为 L_5 椎管三叶形形态发病率高。因此,在诊断腰椎间盘突出症并决定治疗方案时,测定腰椎管的管径和形态有其临床意义。

关于腰椎管的测定,目前实际上是对某一腰椎的椎管进行测定。腰椎管正如前述是包括骨性管壁和椎管间及椎管内的韧带组织所共同连续的部分。在国内多从 X 线片中测定骨性腰椎管界,而软组织所占的腰椎管界,只能从 CT 测定。故腰椎管的测定,也是腰椎管某一平面的测定,在正常情况下可反映局部椎管状况,仍有其应用价值。

一、腰椎管横径测量

测量方式有两种:一种是测量关节突间距;另一种是测量椎弓根间距。这两种测量方法选取的骨性标志较为明确,但得出的结果不是椎管的最大横径。椎弓根间距取两侧椎弓根内缘的最小距离,自 1934 年 Eisberg 等首先测量了椎弓根间距,并以此作为椎管横径以来,许多学者相继进行了椎管测定的工作。

青岛大学附属医院采取腰椎正位进行 X 线投照,球管至台面距离 34in(86.36cm),台面至胶片距离 2in(5.08cm),放大率为 1.138,与 Eisenstein 测算的正位放大率 1.14 极接近。该院对 100 例正常人的腰椎管横径进行 X 线测量结果见表 9-1。

表 9-1　腰椎管横径测量

腰椎节段	正常值范围/mm	均值±标准差/mm	腰椎节段	正常值范围/mm	均值±标准差/mm
L_1	20.90~28.36	24.630±1.904	L_4	23.10~31.83	27.460±2.227
L_2	21.48~29.04	25.260±1.927	L_5	25.25~36.63	30.940±2.903
L_3	22.46~30.04	26.250±1.934			

注:腰椎管 X 线测量横径的下界值为 20mm,当椎管横径<20mm 时即为狭窄椎管。

二、腰椎管矢状径测量

对于腰椎管矢状径的测量,目前应用的有下列几种方法。

1. **Eisenstein(1977)、三河(1976)测定方法**　$L_{1~4}$ 以上、下关节突尖的连线,在 L_5 以透明界前缘作为椎管后界的测定标志。椎体后缘中点至椎体后界的距离为椎管矢状径。该法测量点明确,但 L_4 测量值比实际值偏小,L_5 测量值比实际值偏大。

2. **上海市伤骨科研究所(1977)测定方法**　以椎体后缘与棘突基底间的距离作为椎管矢状径。该法后界测量点接近于实际骨性椎管后界,但是具体测定时棘突基底在侧位 X 线片上难以定位。

3. **于英溥、吴恩惠(1981)测定方法**　以椎体后缘连线与椎板联合皮质线最突出点连线之间的最小距离作为椎管矢状径。该法标志清楚,方法简便易行,但腰椎椎板联合皮质线常因与下关节突重叠而显示不清,且从测量结果来看,测量值在上腰椎偏小,在下腰椎偏大。

4. **青岛大学附属医院测定方法或称 Eisenstein 修正法**　在侧位 X 线片中椎管前界定为椎体后缘,后界定为在 $L_{1~3}$ 节段为上、下关节突尖的连线,在 L_4 节段为此连线向后 1mm,在 L_5 节段为棘突透明界的前缘向前 1mm。由椎体后缘中点到椎管后界间的矢状距离为椎管矢状径(图 9-27)。用此法测定 100 例正常人椎管矢状径,均值(摒除侧位放大率 1.846)与 100 副骨标本所测均值从趋势到数值基本是一致的($P>0.20$)。该法与 Eisenstein 所提出的椎管矢状径测量法相似,仅 L_4、L_5 做了修正,修正后的 L_4、L_5 椎管矢状径测量值更接近于实际值。

青岛大学附属医院对腰椎进行侧位 X 线投照,根据个体 L_3 棘突至台面的距离,调整球管至台面的距离,使球片距、球物距为 1.246,即侧位放大率固定为 1.246,与 Eisenstein 测算的侧位放大率 1.23 近似。该院 100 例正常人的腰椎管矢状径 X 线测量结果见表 9-2。

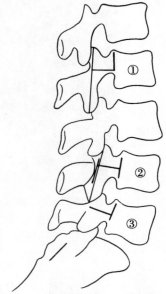

图 9-27　腰椎管矢状径测量
①-L_2 椎管矢状径;②-L_4 椎管矢状径;③-L_5 椎管矢状径。

表 9-2　腰椎管矢状径测量

腰椎节段	正常值范围/mm	均值±标准差/mm	腰椎节段	正常值范围/mm	均值±标准差/mm
L_1	16.9~24.2	20.530±1.459	L_4	15.2~22.0	19.050±2.061
L_2	15.9~23.5	19.610±1.382	L_5	15.3~25.1	20.580±2.328
L_3	14.8~22.2	18.780±1.882			

注:腰椎管 X 线测量矢状径下界为 15mm,当椎管矢状径小于 15mm 时即为椎管狭窄。

三、下腰椎(L_4、L_5)椎管形状测定

根据骨标本下腰椎管后界(棘突基底)、侧界(椎弓根内缘)与椎体后缘所构成的三角形的底(IP=椎管横径)、高(AP=椎管矢状径)与腰间径(IF=椎体上缘平面,两侧上关节突内缘间距离)、腰高(SVN=上切迹前后径)之间的比例关系,经数字推算,建立了 X 线片下腰椎形状推测法,用以测定三叶形椎管。各径线的测量方法见图 9-28,其中 IP、AP 的测量如前所述。

1. 当 SVN≥6.3mm 或 IP:IF≤1.1 时,椎管形状为三角形。

2. 当 SVN<6.3mm 且 IP:IF>1.1 时,进行形状指数 K 的计算:

$$K = \frac{(AP-SVN)\times IP}{(AP-1/2SVN)\times IF}$$

当 K>1.1 时,椎管形状为三叶形;当 K≤1.1 时,椎管形状为三角形。

青岛大学附属医院对 100 例正常人的下腰椎管形状进行 X 线测定的结果为:有 7 例 8 个腰椎(L_4 1 个,L_5 7 个)为三叶形椎管,占 7%。据推算三叶形椎管在人群中的出现率为 5%~12%。

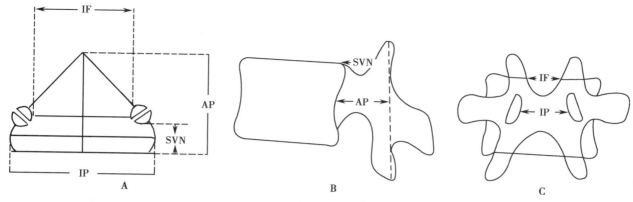

图 9-28　腰椎管各径线测定

A. 骨标本下腰椎管后界（棘突基底）、侧界（椎弓根内缘）所构成的椎管三角，底（IP）、高（AP）与腰间径（IF）和腰高（SVN）间存在比例关系，即 IP＝AP－1/2SVN，IF＝AP－SVN；B. 侧位 X 线片测量 SVN（椎弓根上切迹前后径）及 AP（椎管矢状径）；C. 正位 X 线片测量 IF（椎体上缘水平两侧上关节突内缘间距）及 IP（椎管横径）。

四、其他方法的椎管测定

Jones 和 Thompson 用椎管横径（A）、矢状径（B）的乘值与椎体横径（C）、矢状径（D）乘积的比值（AB∶CD）来做 X 线片腰椎管大小的测定。认为此值大于 1∶45 即为椎管狭窄。国内对此方法虽有异议，但仍有沿用的。青岛大学附属医院对 $L_2 \sim L_5$ 400 个椎骨进行核测，假阳性率高达 93%，对 99 例正常椎管的 X 线片测量中，也有 13 例该比值在 1∶45 以上。Eisenstein 对 443 副骨标本测量后，也认为此指数并非狭窄椎管的指征。

第五节　常见腰骶椎发育异常

一、后侧椎弓未愈

腰、骶椎后侧椎弓未愈在 X 线检查中常见，骶椎后侧椎弓未愈称为骶裂（图 9-29、图 9-30）。

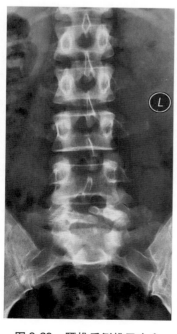

图 9-29　腰椎后侧椎弓未愈

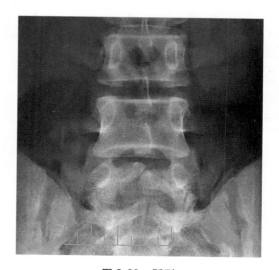

图 9-30　骶裂

二、腰骶移行椎

腰骶移行椎为常见的腰椎畸形,Castellvi 等将腰椎骶化分为四种类型:Ⅰ型为大的三角形横突,宽度至少 19mm,单侧者为ⅠA 型(图 9-31A),双侧者为ⅠB 型(图 9-31B);Ⅱ型为大的横突与骶骨形成假关节,单侧为ⅡA 型(图 9-32A),双侧为ⅡB 型(图 9-32B);Ⅲ型为横突与骶骨骨性融合,单侧为ⅢA 型(图 9-33A),双侧为ⅢB 型(图 9-33B);Ⅳ型为混合型,一侧横突与骶骨形成假关节,另一侧为骨性融合(图 9-34)。

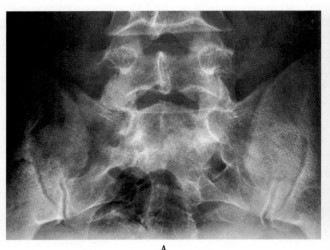
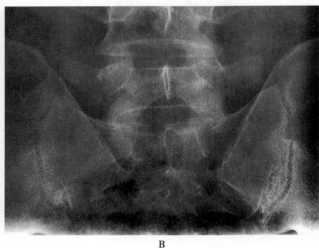

A　　　　　　　　　　　　　　　　　　　B

图 9-31　腰骶移行椎(Ⅰ型)
A. ⅠA 型;B. ⅠB 型。

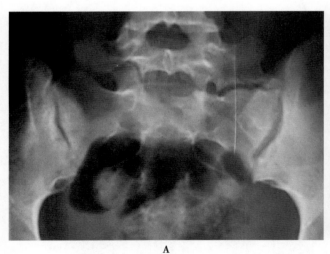
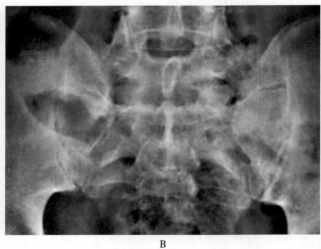

A　　　　　　　　　　　　　　　　　　　B

图 9-32　腰骶移行椎(Ⅱ型)
A. ⅡA 型;B. ⅡB 型。

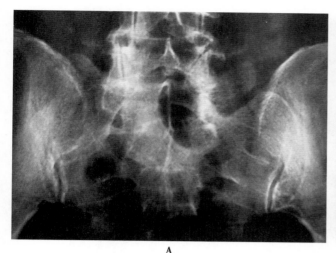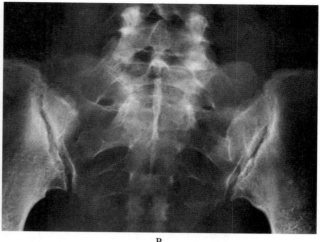

图 9-33　腰骶移行椎(Ⅲ型)
A. ⅢA 型;B. ⅢB 型。

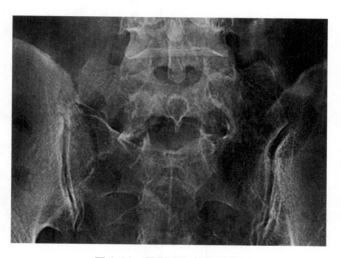

图 9-34　腰骶移行椎(Ⅳ型)

三、先天性畸形

　　腰骶部先天性畸形也可分为姿态性畸形和发育性畸形,以脊柱侧凸畸形(图 9-35)和水平骶椎(图 9-36)在 X 线检查中最为多见。在审阅该类 X 线片时不仅应注意脊柱各部分结构的解剖学形态,还要熟悉不同畸形所涉及的脊柱 X 线参数的评估,对于脊柱侧凸畸形应准确测量的脊柱参数如:弯曲度、椎体旋转度、骨骺发育成熟度(这里指 Risser 分度,具体测量方法:在骨盆的正位 X 线片上,将髂前上棘到髂后上棘的总长度分为四段,从前向后测量,前 1/4 有骨骺出现的为Ⅰ度;前 1/2 有骨骺出现的为Ⅱ度,前 3/4 有骨骺出现的为Ⅲ度,4/4 有骨骺出现的为Ⅳ度,骨骺完全闭合者为Ⅴ度,依此判定骨骼发育成熟度)等;对于水平骶椎畸形应尽量测量骨盆参数如:骶骨倾斜角、骨盆倾斜角、骨盆入射角等。

四、椎弓峡部裂

　　椎弓峡部裂是指椎弓峡部发育结构性缺损的现象,是引起脊椎滑脱的潜在因素和先天致病基础。这种潜在因素多发生在腰、骶椎之间,骶骨面和关节突发育不良,引起腰椎前、中柱结构向前严重滑脱(图 9-37),常伴有马尾症状。腰椎椎弓峡部裂多见于年轻人,发病率在 3%~6%。虽然研究报道称其往往与患者以前的创伤有关,而且在运动员人群中发病率高于普通人群,但具体病因至今不明。X 线检查易于发现该类畸形,需结合临床症状综合判定。

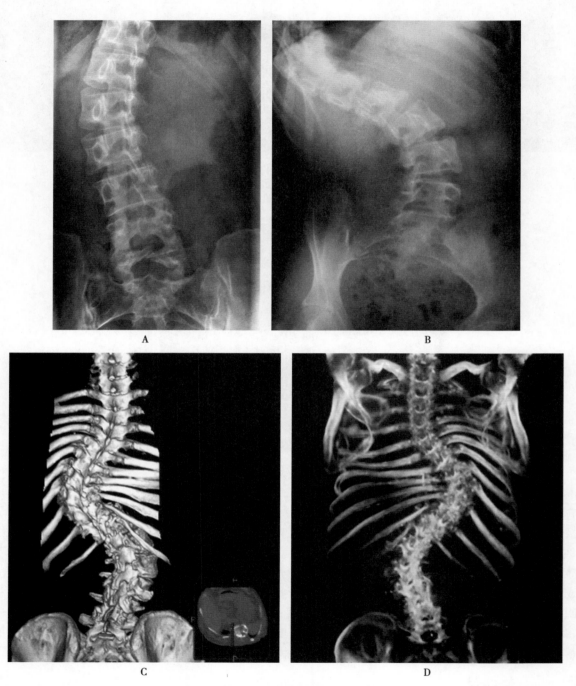

图 9-35　脊柱侧凸畸形
A、B. 正位 X 线片；C、D. 3D 重建图像。

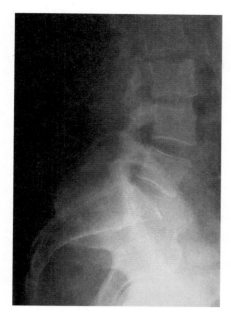

图 9-36　水平骶椎

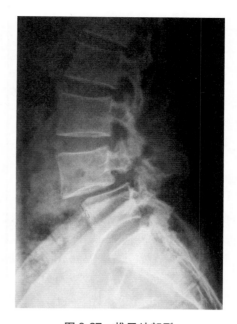

图 9-37　椎弓峡部裂

（王子轩　吴晓淋　胡有谷）

参 考 文 献

［1］RESNICK D,NIWAYAMA G,GUERRA J Jr,et al. Spinal vacuum phenomena:anatomical study and review［J］. Radiology,1981, 139（2）:341-348.

［2］LEHNER M,RICHTER G. Idiopathic calcification of the intervertebral disc and prevertebral ligament［J］. J Pediatr Surg,1973,8 （6）:979-979.

［3］STEWART P E,SILBIGER M L,WOLFSON S L. Intervertebral disc calcification in childhood［J］. Clin Pediatr,1974,13（4）: 363-366.

［4］PORTER R W,HIBBERT C S,WICKS M. The spinal canal in symptomatic lumbar disc lesions［J］. J Bone Joint Surg Br,1978, 60-B（4）:485-487.

［5］EISENSTEIN S. The morphometry and pathological anatomy of the lumbar spine in South African negroes and caucasoids with specific reference to spinal stenosis［J］. J Bone Joint Surg Br,1977,59（2）:173-180.

［6］三河,義弘. 腰部脊溅管狭窄の病態--とくに馬尾神経の所見について（腰部脊柱管狭窄の諸問題）［J］. 臨床整形外科, 1976,11:701-707.

［7］上海市伤科研究所,上海第二医学院附属瑞金医院伤骨科. 对腰椎管狭窄症的一些认识［J］. 中华医学杂志,1977,57（5）: 285-286.

［8］于荣溥,吴恩惠. 椎管 X 线测量［J］. 天津医药,1981,9（4）:208.

［9］刘淼,臧家欣,张一鸣,等. 腰椎管大小和下腰椎管形状的测量［J］. 中华骨科杂志,1983,3（2）:65-68.

［10］CASTELLVI A E,GOLDSTEIN L A,CHAN D P K. Lumbosacral transitional vertebrae and their relationship with lumbar extradural defects［J］. Spine,1984,9（5）:493-495.

第十章

腰椎间盘突出症的 CT 检查

计算机体层成像（computed tomography，CT）是 1969 年由 Hounsfield 首先设计成功的。1972 年由 EMI 公司推出世界第一台 CT。经 Ambrose 应用于临床并取得满意的效果，于 1972 年首次在英国放射学学术会议上报道，并在 1973 年在 *British Journal of Radiology*（《英国放射学杂志》）上发表。1974 年，Ladleg 将其设计成全身 CT 装置。Hounsfield 因其成功设计 CT，在 1979 年获得诺贝尔医学奖。CT 检查由于其方便、迅速、安全、无痛苦、图像清晰、密度分辨力高和解剖关系清楚等优点，得到广泛的临床应用，为骨科提供了重要的影像学检查手段。

第一节　CT 成像的基本原理及概念

一、CT 原理

CT 成像由 X 线发生、X 线检测、电子计算机和操作控制四部分组成。CT 检查是对人体某些器官的薄层（1~10mm）扫描，这种图像不是 X 线直接照出来的，而是通过由检测器接收的信号，经模拟/数字转换器（analog/digital converter，A/D 转换器）转换成为计算机所需要的数字，这些数字先由计算机处理并行空间编码，得出该层面的数字矩阵（digital matrix），然后再经数字/模拟转换器（digital/analog converter，D/A 转换器），将数字矩阵中的每一个数字，转换为模拟灰度的小立方体即像素（pixel），这些像素被输送到监视器屏幕上，即可显示出重建后的 CT 图像。

目前 CT 机已发展到第 5 代。第 1、2 代 CT 的 X 线球管为固定阳极，现已淘汰。第 3 代 CT 的 X 线球管为旋转阳极，检测器数百个，只做旋转扫描，扫描时间为 1~5 秒，适用于全身各个部位。目前我国使用的 CT 多为第 4 代，又称螺旋 CT（helical CT 或 spiral CT），其检测器多达 1 000~4 000 个，固定安装在扫描机架的四周，形成一检测器环或检测器矩阵，球管位于环内或环外。扫描时仅 X 线球管围绕患者旋转，扫描时间为 1~5 秒。在球管旋转的同时，检查台面不断前进，即形成螺旋 CT。1998 年后，多排螺旋 CT（multi-detector CT，MDCT）技术迅速崛起。该技术采用多排检测器同步扫描，球管旋转 1 周可获取多层横断图像。目前，MDCT 已由最初的 4 排发展到 64 排、128 排，扫描时间缩短至 0.3 秒左右，Z 轴分辨率可达 0.33mm，较好地实现了各向同性。新型的双源 CT（dual source CT，DSCT）更具有同步双能扫描的功能，可获得形态学以外的更多特殊细节，为 CT 直接减影、组织鉴别等深入研究奠定了基础。第 5 代 CT 是电子束 CT（electron beam CT，EBCT），或为第 4 代 CT 的改型，它没有球管和检测器转动，扫描速度是一般 CT 的数倍至数十倍，最快的扫描速度为 0.05 秒/层。

近年来，同机融合显像设备（PET/CT 和 SPECT/CT 等）逐步进入临床。此类检查既可获取高分辨率图像，又可突出组织功能代谢的特征。

二、CT 成像的概念

（一）窗宽与窗位

CT 图像上密度的高低，是以 CT 值来表示的。CT 值是从人体不同组织、器官吸收 X 线后的衰减系数，

即 μ 值换算而来,作为表达组织密度的统一单位。CT 值的单位为 HU(Hounsfield unit)。

CT 值的计算公式:

$$CT 值 = \frac{\mu_m - \mu_w}{\mu_w} \times 1\,000$$

μ_m 为被测物质的衰减系数,μ_w 为水的衰减系数。CT 值虽然可反映衰减系数,但并非绝对值,而是将水的 CT 值设为零的相对值。低于水的密度 CT 值为负值,高于水的密度 CT 值为正值。人体组织的 CT 值范围可达 2 000 个分度,其中骨的密度最高,CT 值可达 +1 000HU;含空气的器官密度最低,CT 值为 -1 000HU。CT 值不是绝对不变的,可随管电压的变化而改变,不同机器所测的也可略有差异。

人体组织的 CT 值范围为 2 000 个分度,在阴极射线管上用 2 000 个不同灰阶来显示 2 000 个分度,但人眼仅能分辨 16 个灰阶,用这 16 个灰阶把 2 000 个 CT 值全部反映出来,则所能分辨的 CT 值为 2 000/16 即 125HU。如果两种组织的 CT 值差别小于 125HU,人眼即不能分辨。为了提高组织结构细节的显示,CT 值差别小于 125HU 的组织能够显示出来,就必须改变窗宽、窗位。

窗宽是指包括 16 个灰阶的 CT 值范围,如窗宽用 100HU 时,则可分辨的 CT 值范围为 100/16,即 6.25HU,两种组织 CT 值差别在 6.25HU 以上,亦可分辨。

窗位是指所检查组织的 CT 值,并将其设为中心位置,也就是窗宽所表示 CT 值范围的中点。如脑组织,CT 值为 +35HU,检查时窗位可调至 +35HU。脂肪组织 CT 值为 -50HU,检查时窗位可调至 -50HU。窗宽和窗位是通过计算机按照需要自动调节的。提高窗位,阴极射线管上所显示的图像变黑,降低窗位图像则变白。加大窗宽,阴极射线管上所显示的图像层次增加,但组织对比减少,细节显示较差。

脊柱本身结构复杂,检查时以脊髓代表软组织,以椎体代表骨组织。所以观察椎管内病变,设窗宽为 350~500HU、窗位为 40~50HU,称为软组织窗;观察骨结构时,设窗宽为 1 500~2 000HU、窗位 240~350HU,称为骨窗。

(二)CT 的分辨率

CT 的分辨率是判断 CT 性能和图像质量的重要参数。可分为两种。

1. **空间分辨率(spatial resolution)** 是指能鉴别某一结构大小的能力,即物体的空间几何尺寸的最小极限。其数值越小越好(如 0.50mm 要比 0.75mm 好),但它受像素大小、X 线球管性能及运算方式等因素的影响。

2. **密度分辨率(density resolution)** 表示能够区分两种物质密度差别的程度。CT 对两种物质的密度差等于 0.5% 时可以分辨,而普通 X 线只能在两种物质的密度差达到 5% 以上时才能区分。

空间分辨率和密度分辨率是相互制约的。数字矩阵越大、像素越小,空间分辨率越高,图像越清晰,但此时单位容积所获得的光子量按比例减小,必然使密度分辨率下降。如果此时需要提高密度分辨率则必须加大 X 线的能量,势必加大受检查者接收的 X 线量。

第二节 腰椎 CT 的检查方法和扫描技术

一、CT 普通扫描

无任何外加因素进行多层面水平面的连续扫描称普通扫描或称平扫。做腰椎普通扫描时,患者取仰卧位,同时为减少因腰椎正常的生理前凸所造成的伪影,采用双膝屈曲位和垫高双腿。先拍摄正位或侧位像定位(一般采用侧位像定位法),以便确定扫描部位及主机架的最佳倾角。根据临床表现和病理情况的不同,腰椎常用的扫描方法有三种。

1. **连续扫描** 取 5mm 层厚、5mm 层距,主机架呈垂直位置,扫描观察区。该方法主要用于检查要检查部位的骨及软组织结构,特别对骨结构异常如椎管狭窄、小关节病变、椎弓崩裂、肿瘤、炎症、结核等效果较好。

2. **重叠扫描** 取 5mm 层厚、3mm 层距。主机架平面与椎间盘平面平行。每个椎间盘扫 3~5 层,其中上下两层位于椎间隙上下骨质内。一般扫 $L_{3/4}$、$L_{4/5}$ 和 L_5S_1 椎间隙,根据需要可加扫 $L_{1/2}$ 和 $L_{2/3}$ 椎间隙。此为椎间盘病变的常规检查方法,可观察椎间盘、小关节、黄韧带、神经根、侧隐窝等结构。

3. **薄层扫描** 取 2mm 层厚、2mm 层距。主机架平面与椎间盘平面平行。当椎间隙变窄或需精确扫描时采用此法。

二、CT 增强扫描

静脉注射对比剂后,进行扫描的方法称为增强扫描或称为强化扫描。血供丰富的组织注射对比剂前后区别明显,椎间盘组织无明显变化。脊髓与脊柱病变的增强扫描效果不如颅脑系统显著。

三、CT 三维重建

CT 只能对腰椎进行水平面扫描,其图像也仅是前后左右的二维图像。运用图像后处理软件对扫描的容积数据进行重组,可显示人体组织结构的三维形态。数据采集采用薄层扫描,范围从上一椎体椎弓根下缘到下一椎体椎弓根上缘,必要时增加扫描层面。扫描线尽量与椎间隙平行。扫描后采用脊柱三维重建软件进行处理显像。常用技术包括多平面重建(multiplanar reconstruction,MPR)、曲面重建(curved planar reconstruction,CPR)、表面阴影显示(surface shaded display,SSD)、容积再现(volume rendering,VR)和最大密度投影(maximum intensity projection,MIP)等。其中,以腰椎水平面、矢状面和冠状面 MPR 图像最具参考价值。SSD、VR、MIP 等主要用于显示与周围自然密度或强化后密度差异较大的组织,如骨、含气器官等。

四、CT 脊髓造影

CT 脊髓造影(computed tomography myelography,CTM)是指在蛛网膜下腔内注入含碘的水溶性对比剂后,再行脊柱 CT 扫描的方法,常用的对比剂有碘海醇(iohexol,omnipaque)、依索显(isovist)等,多用于脊髓病变或椎管内病变。对比剂的浓度一般为 200~300mg/ml,剂量为 10~15ml。让患者平卧 4~6 小时,使对比剂在椎管内很好地弥散。CTM 的优点在于:对比剂可均匀地填满蛛网膜下腔,清晰勾画出脊髓、脊神经及终丝的形态,以便测量脊髓的大小、蛛网膜下腔的宽窄等。注入对比剂后,不可立即进行 CT 扫描,此时对比剂一方面浓度太高,神经根等组织不易显示,另一方面弥散不均,可能出现伪像,影响诊断。

五、CT 椎间盘造影

CT 椎间盘造影(computed tomography discography,CTD)是在椎间盘内注入对比剂后,再进行 CT 扫描的方法,用于诊断椎间盘病变。一般采用非离子性含碘对比剂,每个椎间盘注入 1.5~3.0ml 对比剂,1~3 小时后进行扫描。目前,随着 MRI 技术的发展,其对一般椎间盘突出的诊断价值已经降低,但它对椎间孔和孔外型椎间盘突出及椎间盘源性下腰痛有极其重要的诊断价值。

第三节 腰椎 CT 正常表现

CT 通过多平面成像的方式对腰骶椎进行检查。CT 能清晰确定脊柱骨性成分的细节,能精确测量椎管大小、显示椎骨的病变和脊髓神经根的形态。

一、椎骨

可显示椎体、椎弓、椎板、棘突、横突、上下关节突等。椎体由周缘很薄的骨皮质及其内部呈蜂窝状的骨松质组成。在水平面,椎体呈卵圆形或肾形,其后缘略平直或凹陷。在椎弓层面,椎管呈环状骨性结构,而在椎板层面,椎骨呈不完整的环状结构(图 10-1)。在 CT 水平面,骶骨上部较宽,向下逐渐变小,骶骨的两侧耳状关节面与髂骨构成关节,在 CT 图像上可清楚显示骶髂关节间隙(图 10-2)。

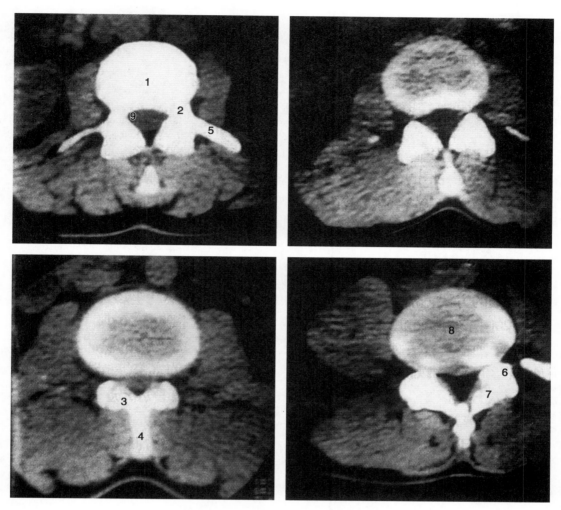

图 10-1 CT 对脊柱骨性成分的显示
1-椎体;2-椎弓;3-椎板;4-棘突;5-横突;6-上关节突;7-下关节突;8-椎间盘;9-侧隐窝。

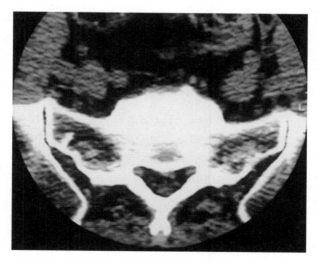

图 10-2 骶髂关节由骶骨两侧的耳状关节面与髂骨构成

二、椎间盘

椎间盘由纤维环、髓核及其上下软骨终板组成。通常椎间盘的周缘 CT 值比中央高。$L_{1/2} \sim L_{4/5}$ 椎间盘的高度在 8~13mm，L_5S_1 椎间盘高度小于 10mm。CT 检查时，应先拍摄腰椎和椎间盘的定位片，层高为 3mm 以下方可清晰显示椎间盘形态。$L_{1/2} \sim L_{4/5}$ 椎间盘形态大致相似，呈肾形，CT 值为 50~110HU。年轻人椎间盘后缘略凹，凹陷部分与后纵韧带的走行一致，随着年龄的增长，后缘可变平直，与椎间盘的退变有关。L_5S_1 椎间盘在 CT 图像上与其他椎间盘的表现不同，后缘较平直或轻度膨出（图 10-3）。

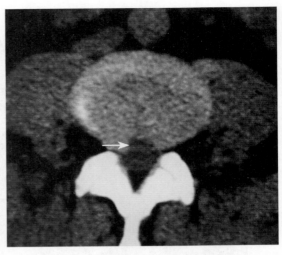

图 10-3　椎间盘正常呈肾形，随年龄增长后缘可变平直（箭头所指）

三、关节突关节及韧带

由上、下关节突构成的关节突关节，在 CT 图像中可显示出关节突间隙，正常情况下此间隙为 2~4mm（图 10-4）。当退变时可见关节突关节增生内聚，是造成椎管狭窄的因素（图 10-5）。关节囊钙化亦可造成神经根管狭窄（图 10-6）。

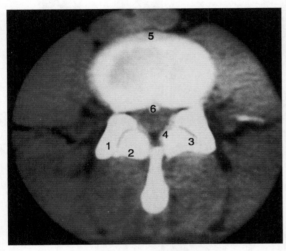

图 10-4　关节突关节

1-上关节突；2-下关节突；3-关节间隙清晰可见；4-黄韧带位于椎板前部；5-前纵韧带；6-后纵韧带在 CT 上与椎间盘难以区分。

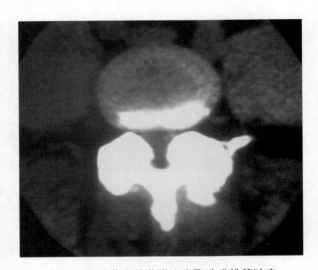

图 10-5　关节突关节增生内聚造成椎管狭窄

前纵韧带覆盖在椎体和椎间盘的前缘和侧缘，后纵韧带覆盖在椎体及椎间盘的后缘，在 CT 图像中一般很难与椎体及椎间盘相区分，只有发生钙化时，可清楚地显示为高密度影像。

黄韧带为一弹性韧带，位于椎板间隙的前部，在 CT 图像中的密度介于硬脊膜囊和椎间盘，与肌肉的 CT 值相似。腰段黄韧带的厚度为 3~5mm，较颈段和胸段的黄韧带厚。

位于棘突间的棘间韧带由于其邻近脂肪组织的衬托，在适当的层面可以显示其较高的纤维组织密度。

四、正常腰椎管及其内容物的 CT 表现

腰椎椎骨的椎孔相连形成椎管，不同节段椎管的形态不一。在 $L_{1/2}$ 椎管多呈卵圆形，$L_{3/4}$ 约为三角形，L_5S_1 多呈三叶形，腰椎管前后径平均为 17mm，横径平均为 24mm。$L_{4/5}$ 和 L_5S_1 侧椎管为侧隐窝，CT 图像可

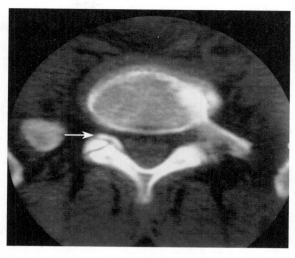

图 10-6　右侧关节突关节关节囊钙化（箭头）造成神经根管狭窄

清楚显示。在骨性椎管和硬脊膜之间为硬脊膜外隙，硬脊膜与蛛网膜之间的潜在间隙为硬脊膜下隙，蛛网膜内侧为蛛网膜下腔。硬脊膜外隙含有神经、血管、脂肪和结缔组织。椎内静脉丛分布于椎管和硬脊膜之间。在 CT 平扫时这些椎内静脉丛不易与周围组织相区别，但在 CT 增强扫描时，可使硬脊膜外隙的影像被明显增强。在硬脊膜囊的前方和前外侧可见较明显的脂肪，尤其是在侧隐窝处，其硬脊膜外脂肪可厚达 3～4mm。由于在神经孔附近有较多的脂肪组织，在低密度的脂肪组织的衬托下，常使神经根及其根鞘在这些部位得以显示。在神经根发出部位可见增大的背根神经节（图 10-7、图 10-8）。

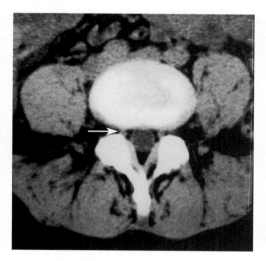

图 10-7　神经根（箭头）在低密度脂肪的衬托下得以显示

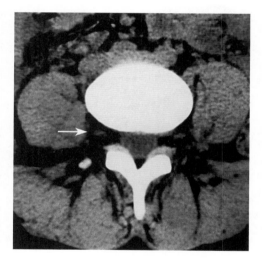

图 10-8　背根神经节（箭头）

五、正常腰椎 CT 三维重建表现

腰椎 CT 三维重建的正常表现为：上下椎体排列有序，椎间隙无狭窄，椎管连续，椎管内无突入其中的软组织影（图 10-9、图 10-10）。

六、正常腰椎 CT 脊髓造影表现

CT 脊髓造影（CTM）可以清楚地显示出脊髓、神经根和终丝等的形态，脊髓的前中央沟等也可以在 CTM 中显示，并可以对脊髓和蛛网膜下腔进行准确地测量。在 L_1 椎体高度可显示腰膨大，在 L_2 椎体高度以下脊髓逐渐变细成为脊髓圆锥，再向下则成为终丝。在 CTM 中可清楚地显示低密度的脊髓圆锥和终丝位于椎管

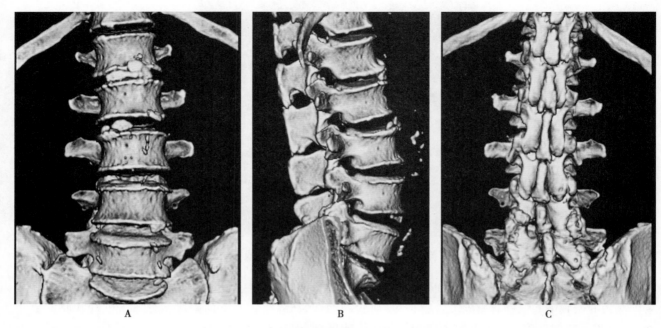

图 10-9　正常腰椎 CT 三维重建表现

A.正面观可见椎体、横突、椎间隙等结构；B.侧面观可见椎体、椎间孔、关节突、棘突、椎间隙等；C.背面观可见棘突、关节突、横突等。

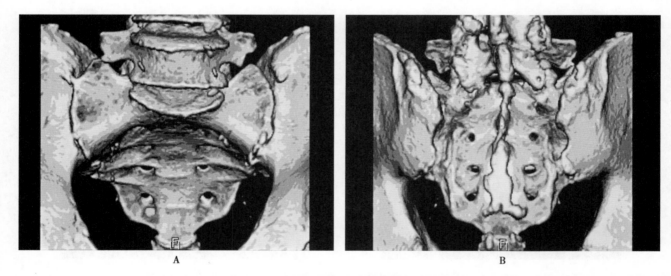

图 10-10　正常腰骶部 CT 三维重建表现

A.正面观可见骶髂关节、骶孔等；B.背面观可见骶髂关节、骶正中棘、骶孔等。

中央，马尾神经根呈小点状围绕在其周围，常呈 V 字形或 W 形排列。各神经根的排列和分布比较均匀。在 CTM 的神经根穿出平面，可清楚地显示脊髓神经的前根和后根，呈现条状低密度影，并可见在近椎间孔处相连合成为脊神经（图 10-11）。

七、CT 椎间盘造影正常表现

详情见第十二章。

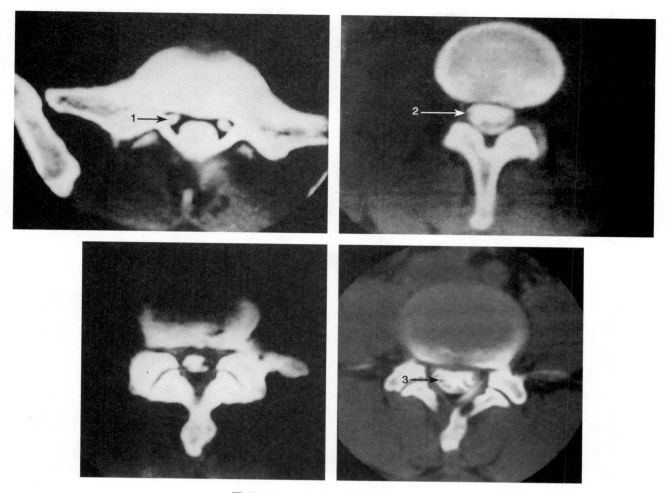

图 10-11　正常腰椎 CT 脊髓造影表现
1-神经根;2-硬脊膜囊;3-硬脊膜囊内马尾神经分布。

第四节　腰椎间盘突出症 CT 表现

　　腰椎间盘突出症可表现为椎间盘突出本身形态的变化,以及椎管内组织结构形态的变化,此外,椎体后缘骺环离断和腰椎间盘突出继发的结构形态变化也是 CT 诊断的重要组成部分。

一、椎间盘突出本身形态的变化

　　1. **椎间盘后缘变形**　正常情况下,椎间盘后缘与骨性关节面板的边缘平行,在髓核突出时,椎间盘后缘有一局部突出,根据局部改变的性质可区分是椎间盘破裂还是弥漫性膨出,后者为退行性变的一种早期征象(图 10-12)。

　　2. **椎间盘突出形态**　突出的椎间盘的 CT 表现为硬脊膜外隙中的软组织密度影。其中,突出的髓核密度高于硬脊膜囊和硬脊膜外脂肪的密度,硬脊膜外隙中的软组织密度影的大小和位置代表突出的椎间盘组织的大小和位置。当突出组织较小,而后纵韧带完整时,其突出组织密度影与椎间盘影相连续,此在显示椎间盘本身的层面才可见到。当突出组织较大时,在椎间盘平面以外的层面也可见到突出组织密度影。当突出组织已破裂到后纵韧带外面,且与椎间盘失去连续性呈游离状态时,也可出现类似的情况。根据椎间盘破裂的部位,突出组织密度影可能位于中线或后外侧缘,若破裂完全发生在椎间盘外侧缘,突出组织密度影则位于椎间孔内及其外(图 10-13、图 10-14)。

　　3. **突出髓核钙化**　髓核长期突出时,突出物的软组织密度影内有衰减值增高的区域(图 10-15)。

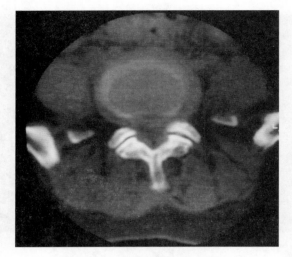

图 10-12　腰椎间盘弥漫性膨出

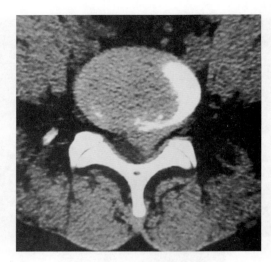

图 10-13　旁中央型椎间盘突出

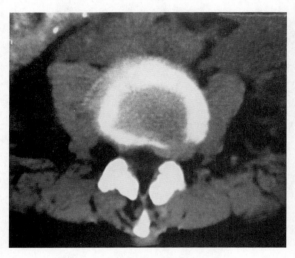

图 10-14　极外侧椎间盘突出,突出组织位于椎间孔内及其外

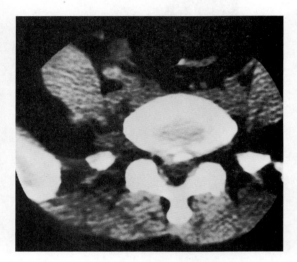

图 10-15　突出髓核钙化

4. **许莫结节**(Schmorl nodule)　许莫结节为突入椎体的髓核,在 CT 上表现为椎体中出现围以骨硬化带的低密度灶,可偏左或偏右,形状为类圆形或不规则形。许莫结节以单发多见,亦可为 2 个,3~5 个者少见(图 10-16)。

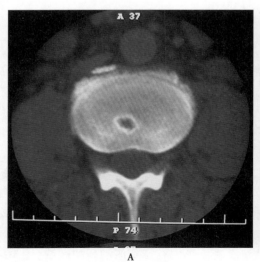

A

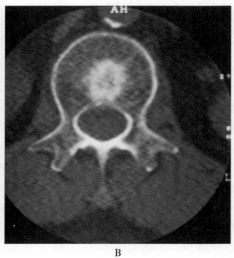

B

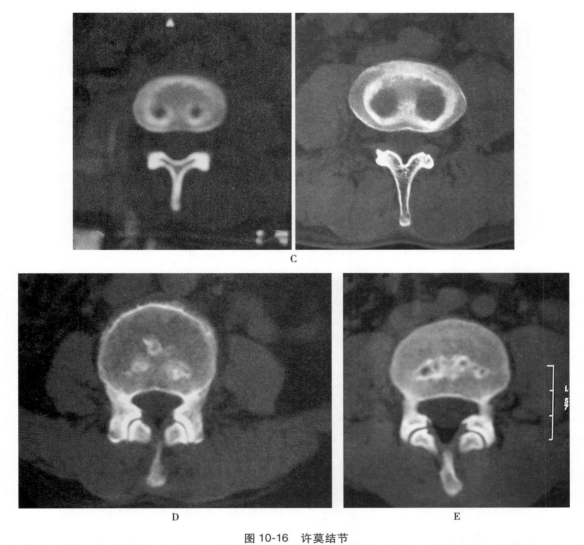

图 10-16　许莫结节

A. 椎体内可见单个类圆形影；B. 椎体内可见单个大型类圆形影；C. 椎体内可见 2 个类圆形影 D. 椎体内可见 3 个
类圆形影；E. 椎体中可见 4 个类圆形结节。

5. 骨性椎管内的真空现象　髓核本身的脱水和变性，使髓核内积气，称为真空现象。椎间盘内气体的
存在为一种变性征象，并不意味着突出，26% ~ 50% 的成年人在行脊柱 CT 检查时发现有真空现象。只有当
气体位于椎间盘后缘以外时，方可诊断为突出（图 10-17、图 10-18）。

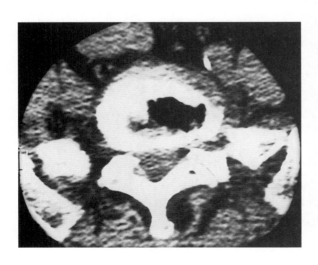

图 10-17　髓核内积气产生真空现象

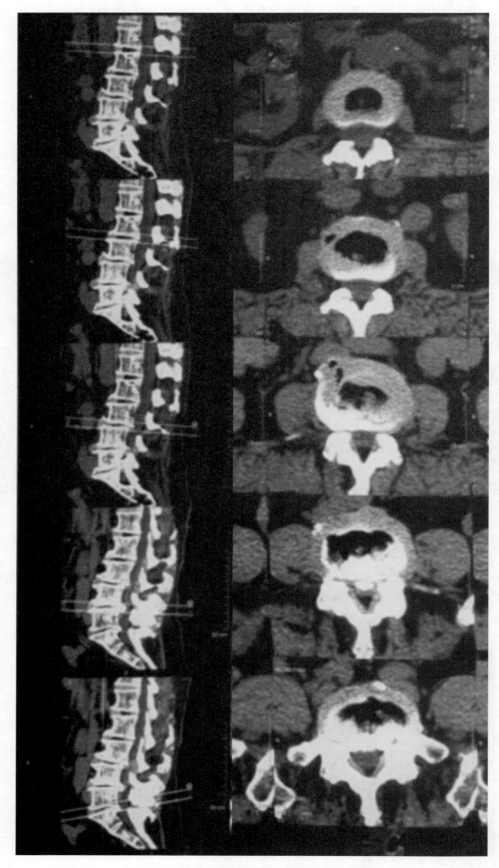

图 10-18　腰椎 $L_1 \sim L_5$ 椎间盘内均出现真空现象

6. **椎间盘突出症矢状面 CT 三维重建**　突出的椎间盘表现为突入椎管的软组织密度影,该阴影纵径长度超过椎间隙高度,椎间盘并不以原高度水平后突,而是分为三种情况。

（1）突入椎管后既向上又向下移位并超出椎间盘高度,但超出不多,突出部分与椎间盘仍紧密相连,向上、向下移动的程度较轻,说明椎间盘仍被包绕在纤维环内。

（2）椎间盘单纯向上或向下移位。突出物上下径较大,前后径较小,此时纤维环多破裂。

（3）突出物与原椎间盘已分离,呈游离状态,说明髓核已游离于椎管内。

7. **CT 椎间盘突出造影**　见第十二章。

二、腰椎间盘突出对椎管内组织结构形态的影响

1. **硬脊膜外脂肪移位**　腰椎间盘突出症的好发部位——下腰椎区域是硬脊膜囊变小的 $L_{4/5}$ 和 L_5S_1 平面,通常有丰富的硬脊膜外脂肪。正常硬脊膜外透亮区的形态和大小对称,但当椎间盘纤维环破裂时,呈软组织密度影表现的突出髓核,替代了低密度的硬脊膜外脂肪,因此在椎间盘破裂的平面上,两侧相比透亮区域不对称(图 10-19)。

2. **硬脊膜囊变形**　硬脊膜囊及其内容物的密度低于椎间盘,在上腰段,整个骨性椎管全部由硬脊膜囊占据。硬脊膜囊缘和椎间盘边缘之间由于密度差的关系,分界清楚。界面形态与椎管和椎间盘后缘一致:在上腰段通常呈弧形,L_4 平面呈平直,在 L_5S_1 平面略凸。当椎间盘突出时,依据突出椎间盘组织的大小,发生不同程度和不同形态的硬脊膜囊变形。

3. **神经根的压迫和移位**　正常情况下的神经根在硬脊膜外脂肪的衬托下表现为软组织密度影,位于椎管内。在椎弓根下方的平面上,位于椎间孔内。当椎间盘组织侧突出时,神经根影可向后移位或被突出的椎间盘组织覆盖(图 10-20)。

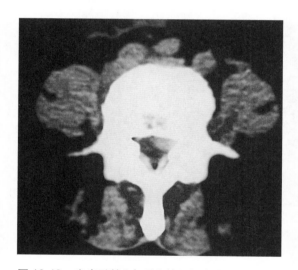

图 10-19　突出髓核(表现为软组织密度影)替代了低密度的硬脊膜外脂肪

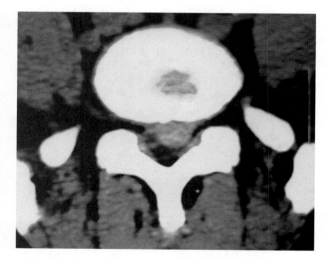

图 10-20　左侧神经根位于正常位置,右侧神经根向后方移位被突出的椎间盘组织覆盖

4. **腰椎间盘突出的 CTM 征象**　由于对比剂可以清晰地显示出蛛网膜下腔间隙,为此在椎间盘突出时,蛛网膜下腔内可出现由突出的椎间盘形成的不规则充盈缺损。按其突出的类型,可有四种表现。

（1）骨性椎管前方正中或者前外侧方出现充盈缺损影,被对比剂增强的硬脊膜囊变扁或呈逗点状,并可偏向一侧。神经根受压移位或不显影(图 10-21)。

（2）出现较大的突出时,整个硬脊膜囊被突出物所占据。硬脊膜囊前间隙中的脂肪组织影消失。通过突出物影可准确地测量出突出的椎间盘的形态和大小。

（3）神经根水肿增粗,神经根受压时神经根袖不显影。

（4）突出的椎间盘可有游离或钙化。

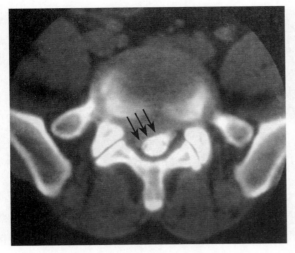

图 10-21　腰椎间盘突出的 CT 脊髓造影表现
椎管硬脊膜囊被右前方突出的椎间盘组织压迫变形（箭头）。

三、腰椎椎体后缘骺环离断

1973 年，国外学者首先报道了 3 例青少年腰椎椎体后缘骺环突入椎管压迫神经根的病例，认为系创伤致椎体环状骨骺撕脱骨折或脱位。陈仲强等分析了 13 例患者，认为成人中所见椎体后缘离断的征象很可能是青少年时期椎体后缘环状骨骺变异或陈旧性损伤及其继发改变的结果。发生机制可能为青少年时期椎体后缘环状骨骺异常或损伤引起骨骺断裂，髓核组织经裂隙侵入骨骺与椎体间，将骨骺并纤维环一同挤入椎管内。随着生长发育，病损骨骺骨化。突入椎管的骨片造成椎管狭窄，压迫硬脊膜囊和神经根引起症状。

腰椎椎体后缘骺环离断多见于青年，常发生于 L_4、L_5 和 S_1 椎体后缘，其中以 L_4 后下缘最多见。X 线检查仅可发现不到 50% 的椎体后缘离断骨块。CT 显示较明确，表现为椎体后 1/3~1/2 局限性的类圆形或分叶状骨缺损，与同层面椎间盘等密度，边缘常有厚薄不一的硬化带。缺损区后方的骨块或骨片部分或全部分离并突入椎管，可致椎管狭窄、硬脊膜囊受压（图 10-22）。骺环离断通常合并椎间盘突出或膨出。CT 矢状面三维重建图像可准确显示骨片后翘及椎管内组织受压情况。

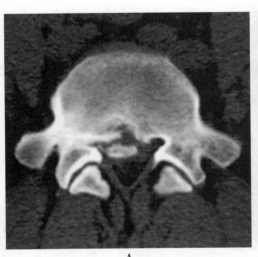

A

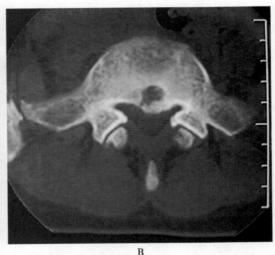

B

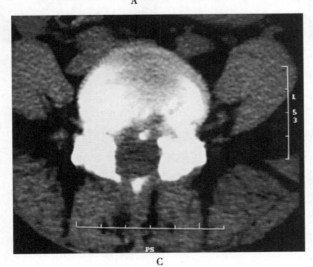

C

图 10-22　腰椎椎体后缘骺环离断
A. 缺损区后方的骨块全部分离突入椎管；B. 缺损区后方的骨块部分分离突入椎管；C. 突入椎管骨结构致椎管狭窄、硬脊膜囊受压。

四、腰椎间盘突出继发的形态变化

1. **关节突关节退变** 腰椎间盘突出一般合并不同程度的关节突关节退变。早期,关节面增生、硬化,关节间隙变窄。随着退变进展,关节边缘骨赘形成,关节囊钙化,关节面下囊变,关节腔内可出现真空现象,关节突关节可发生半脱位或脱位。相邻侧隐窝、椎间孔或椎管变形、狭窄,进而引起症状(图 10-23 ~ 图 10-26)。

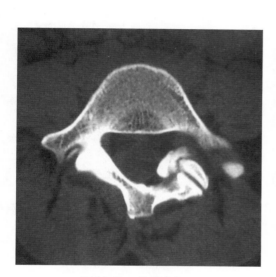

图 10-23 关节囊钙化

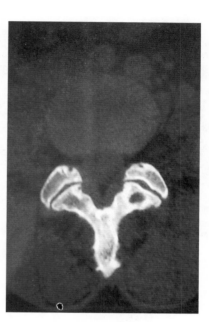

图 10-24 关节面下囊变

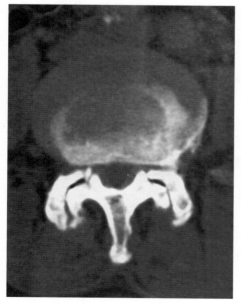

图 10-25 关节突关节退变
关节边缘骨赘形成,关节囊钙化,关节腔内可见真空现象,相邻侧隐窝变形、狭窄。

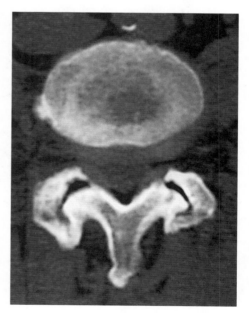

图 10-26 关节突关节增生、硬化并出现关节腔内真空现象

2. **椎体滑脱** 腰椎间盘系承担腰椎前向剪力的主要结构。椎间盘退变和突出是造成退变性椎体滑脱的重要因素。单纯退变性腰椎滑脱一般较轻。在 CT 水平面图像上可见双终板征。CT 矢状面三维重建显

示更为直观（图 10-27）。

3. 椎管内气体、$L_{4/5}$ 椎间盘吸收后形成真空现象、椎体的相对位移是椎体滑脱的典型 CT 表现（图 10-28、图 10-29）。

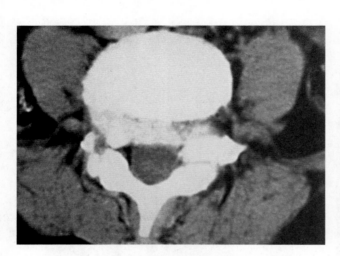

图 10-27　腰椎滑脱病例 CT 可见双终板征

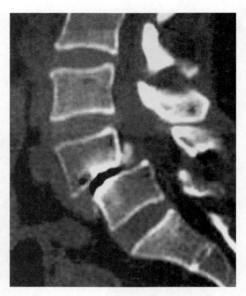

图 10-28　L_4 椎体向前移位，$L_{4/5}$ 椎间盘真空现象

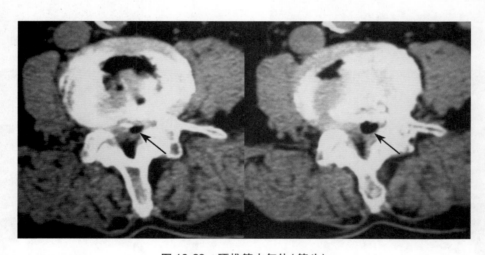

图 10-29　腰椎管内气体（箭头）

4. 后纵韧带骨化通常附着于椎管前方，呈现为接近骨质的高密度影表现，纤维环钙化合并后纵韧带骨化的高密度影也出现在纤维环后方并与椎管内的病灶相延续（图 10-30、图 10-31）。

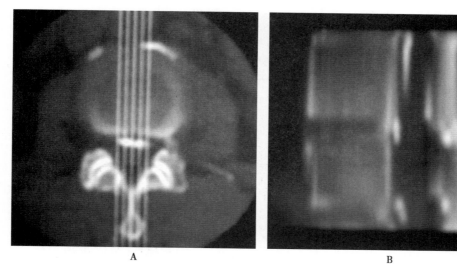

图 10-30　CT 三维成像示腰椎后纵韧带骨化，为椎管内孤立病灶
A. 水平面 CT 三维重建示后纵韧带骨化；B. 矢状面 CT 三维重建示后纵韧带骨化灶。

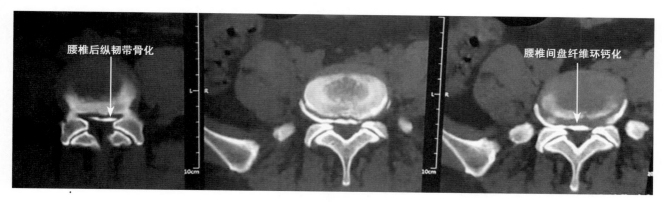

腰椎后纵韧带骨化

腰椎间盘纤维环钙化

图 10-31　椎间盘纤维环钙化合并后纵韧带骨化，与纤维环后方位置相延续的病灶

第五节　腰椎间盘突出症的区域定位

当前影像诊断学的发展，使得我们对于突出的腰椎间盘的病理、形态、部位、大小和毗邻关系较前有了更确切的了解，为在治疗前建立椎间盘突出的三维立体概念创造了条件。在此基础上，提出腰椎间盘突出的区域定位，以便做出更精确的诊断，为病情严重程度的评估、治疗的选择及疗效的评定建立了客观的标准。

一、区域定位的概念

（一）腰椎运动节段

腰椎间盘突出症涉及腰椎运动节段。Junghanns 将由椎间盘及其上、下椎骨构成的单元命名为脊柱运动节段。在腰椎则为腰椎运动节段。此腰椎节段的椎管内有神经根、硬脊膜囊、马尾神经，与其毗邻的结构为关节突、黄韧带、后纵韧带、椎体后缘及椎间盘。单一椎间盘突出涉及一个腰椎运动节段，多发椎间盘突出则涉及多个腰椎运动节段。

（二）区域定位的划分

依据腰椎间盘突出症的病理和程度，突出的椎间盘组织可在腰椎运动节段椎管内的任何部位。用三维立体空间来描述，即突出椎间盘组织在矢状面、水平面和冠状面均有相应的位置（图 10-32）。

1. **矢状面**　分为三个层面。

（1）椎间盘层面称为Ⅰ层面。

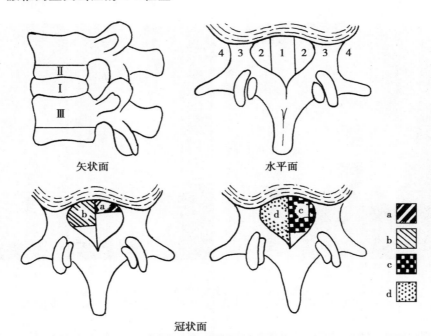

图 10-32　腰椎间盘突出区域定位

矢状面分为Ⅰ、Ⅱ、Ⅲ三个层面；水平面分为 1、2、3、4 四个区；冠状面分为 a、b、c、d 四个域。

（2）椎间盘上层面为上一椎体的椎弓根下切迹椎体平面至椎间盘上界，此层高约为椎体高度的 1/3，称为Ⅱ层面。

（3）椎间盘下层面为椎间盘下界至下一椎体的椎弓根下切迹椎体平面，此层高约为椎体高度的 2/3，称为Ⅲ层面。

2. **水平面**　以椎体后缘为界分为 1~4 区。1、2 区为两侧椎弓根内界，即椎管前界，将此分为三等份，中 1/3 即为 1 区，左、右 1/3 为左、右侧 2 区。1 区称为中央区；2 区称为旁中央区；3 区称为外侧区，为椎弓根内、外界之间，即在椎间孔界之间；4 区称为极外侧区，为椎弓根外侧以外。旁中央区、外侧区和极外侧区尚有左、右侧之分。

3. **冠状面**　从椎体后缘中线至棘突椎板前缘骨界为骨性椎管矢径，将此矢径分为四等份，分别命名为 a 域、b 域、c 域和 d 域。

Ⅰ层面和Ⅱ层面均有相同的区和域。Ⅲ层面即椎间盘下层面，该处的外侧区即 3 区被椎弓根所占，为无实际区域的空间区。各层面、各区及各域的椎间盘突出影像学表现见图 10-33~图 10-37。

二、CT 确定区域定位

从 MRI 观察椎间盘突出的三维立体影像已不困难。CT 若无特殊三维重建图像软件则难以观察到腰椎运动节段的矢状面影像，但能从水平面图像来确定矢状面椎间盘上、下层面和椎间盘层面的椎间盘突出。这三个层面因为不同组织的 CT 值可显示出不同的图像。

（一）L$_{3/4}$ 和 L$_{4/5}$ 运动节段

1. **椎间盘层面（Ⅰ层面）**　可见椎间盘组织，在椎间孔内可见硬脊膜囊，但不见游离神经根影（图 10-38A）。

2. **椎间盘上层面（Ⅱ层面）**　可见椎体，在椎间孔内能见神经根影（图 10-38B）。

3. **椎间盘下层面（Ⅲ层面）**　可见椎体与椎弓相连，部分椎间孔内可见神经根影（图 10-38C）。

（二）L$_5$S$_1$ 运动节段

1. **椎间盘层面（Ⅰ层面）**　可见椎间盘组织，在椎间孔内可见或不可见神经根影（图 10-39A）。

2. **椎间盘上层面（Ⅱ层面）**　可见椎体，在椎间孔内可见神经根影（图 10-39B）。

3. **椎间盘下层面（Ⅲ层面）**　可见骶骨椎体和椎弓，在椎间孔内可见神经根影（图 10-39C）。

依据上述不同层面 CT 所见，即可了解突出椎间盘组织在椎管矢状面上所占据的位置，同时也从层面中确定突出椎间盘所占的区和域。

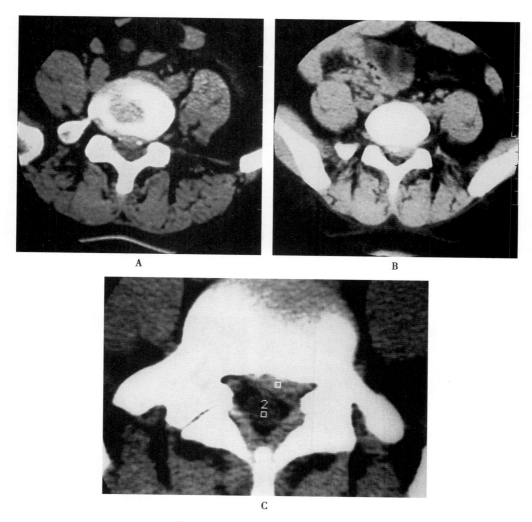

图 10-33　各层面椎间盘突出表现
A. Ⅰ 层面椎间盘突出；B. Ⅱ 层面椎间盘突出；C. Ⅲ 层面椎间盘突出。

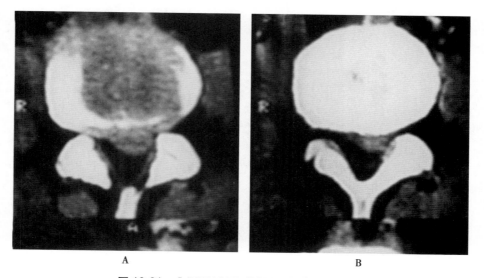

图 10-34　Ⅰ 层面（A）和 Ⅱ 层面（B）椎间盘突出

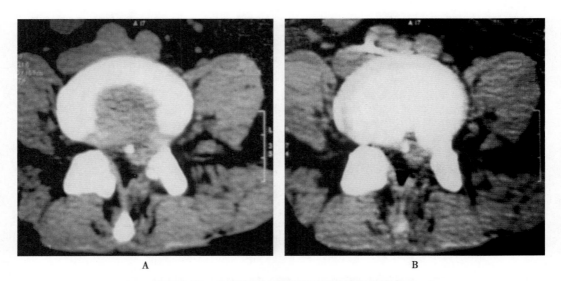

图 10-35　Ⅰ层面(A)和Ⅲ层面(B)椎间盘突出

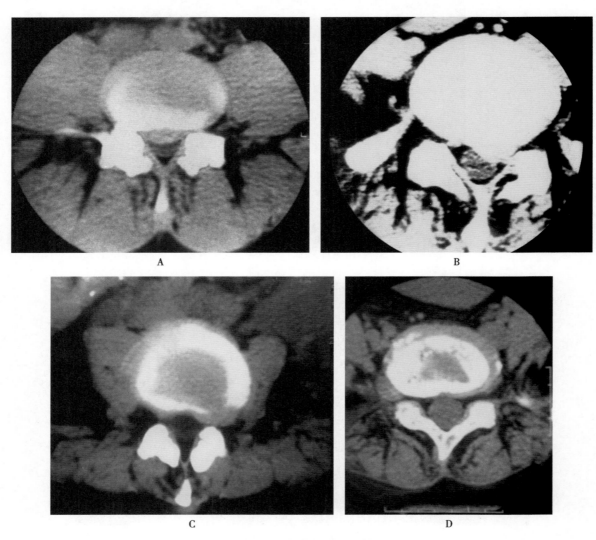

图 10-36　各区椎间盘突出表现

A. 1 区椎间盘突出；B. 2 区椎间盘突出；C. 3 区椎间盘突出；D. 4 区椎间盘突出。

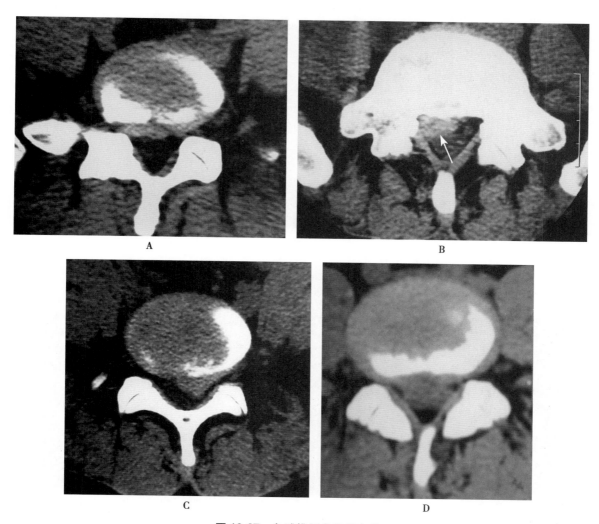

图 10-37　各域椎间盘突出表现
A. a 域椎间盘突出；B. b 域椎间盘突出（箭头）；C. c 域椎间盘突出；D. d 域椎间盘突出。

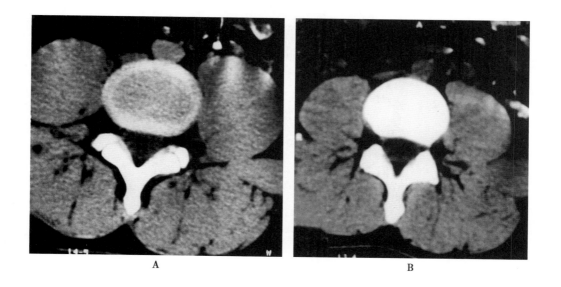

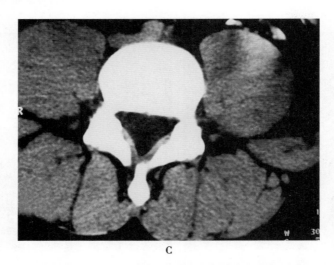

C

图 10-38 L₃/₄、L₄/₅ 运动节段椎间盘各层面所见

A. Ⅰ层面可见椎间盘组织,在椎管内可见硬脊膜囊,但不见游离神经根影;B.Ⅱ层面可见椎体,椎间孔内可见神经根影;C.Ⅲ层面可见椎体与椎弓相连,部分椎间孔内可见神经根影。

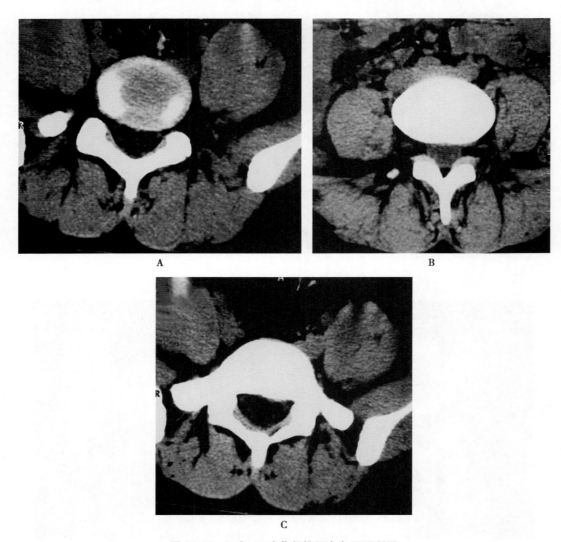

图 10-39 L₅S₁ 运动节段椎间盘各层面所见

A. Ⅰ层面可见椎间盘组织,在椎间孔内可见神经根影;B. Ⅱ层面可见椎体,在椎间孔内可见神经根影;C.Ⅲ层面可见骶骨椎体和椎弓,在椎间孔内可见神经根影。

第六节　CT 常见腰椎畸形

一、椎弓峡部崩裂

椎弓峡部位于上下关节突之间,故又称关节突间部,此部位断裂称为椎弓峡部崩裂,多为先天性发育异常所致,多为双侧。外伤所致椎弓峡部崩裂,多为单侧。单个椎骨椎弓峡部崩裂常见,多个椎骨椎弓峡部崩裂少见(图 10-40~图 10-42)。

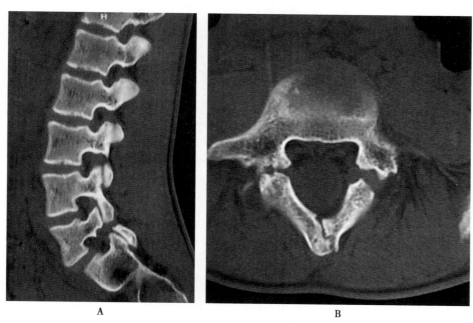

图 10-40　L₅ 双侧椎弓峡部崩裂
A.矢状面 CT;B.水平面 CT。

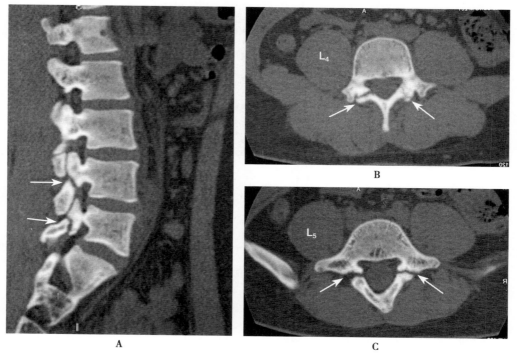

图 10-41　L₄ 及 L₅ 椎弓峡部崩裂(箭头)
A.矢状面 CT;B.水平面 CT 显示 L₄ 双侧椎弓峡部崩裂;C.水平面 CT 显示 L₅ 双侧椎弓峡部崩裂。

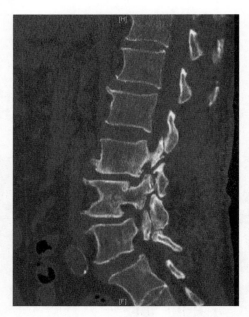

图 10-42　L_{3-5} 椎弓峡部崩裂

二、腰椎滑脱

腰椎滑脱是指两个椎体之间向前或向后相对位移,在腰椎水平面 CT 扫描时呈现椎体和椎间盘的不同信号,又称为"汉堡征"(图 10-43)。

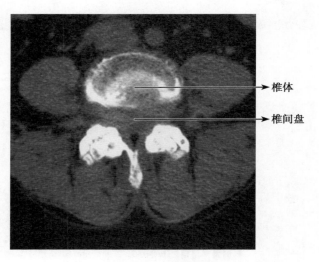

图 10-43　腰椎滑脱

（王子轩　胡有谷　吴晓淋）

参 考 文 献

[1] 李果珍.临床 CT 诊断学[M].北京:中国科学技术出版社,2010:671-672.

[2] TEPLICK J G,HASKIN M E. CT and lumbar disc herniation[J]. Radiol Clin North Am,1983,21(2):259-288.

[3] TALLROTH K. Plain CT of the degenerative lumbar spine[J]. Eur J Radiol,1998,27(3):206-213.

[4] HJARBK J,KRISTENSEN P W,HAUGE P. Spinal gas collection demonstrated at CT[J]. Acta Radiol,1992,33(2):93-96.

[5] 孔庆奎,唐秀贞,崔群生,等.腰椎间盘突出矢状面重建的 CT 表现[J].中国脊柱脊髓杂志,2000,10(1):8-10.

[6] 陈仲强,党耕町.腰椎椎体后缘离断症[J].中华骨科杂志,1996,16(12):750-752.

[7] 胡有谷,吕成昱,陈伯华.腰椎间盘突出症的区域定位[J].中华骨科杂志,1998,18(1):14-16.

第十一章

腰椎间盘突出症的 MR 检查

磁共振成像(magnetic resonance imaging,MRI)的物理学基础是磁共振现象。1946 年,美国哈佛大学的 Purcell 和斯坦福大学的 Bloch 各自独立地发现了磁共振现象,他们也因此获得 1952 年诺贝尔物理奖。1973 年,Lauterbur 等人首先报道利用磁共振原理成像技术。1980 年,商品 MRI 机出售,开始应用于临床。由于 MRI 所具有的突出优点,迅速地在世界各地开展起来。目前,国内各大医院已基本配备 MRI 机。

第一节　MRI 的基本原理及检查技术

一、MRI 的基本原理

原子核中含有单数质子或中子,或二者均为单数时,该原子核带有静电,如 ^1H、^{13}C、^{31}P、^{19}F、^{23}Na 等。带电的原子核自旋运动产生电流,在其周围产生一微磁场和磁矩。此原子核就是一个微磁体。氢原子核只有一个质子,无中子,是一个微磁体。由于 ^1H 在人体组织中的浓度很高(人体体重的 75% 为水分,每毫升组织平均有 1 023 个氢质子),而且 ^1H 是磁化最高的原子核。因此,通常 MRI 研究和使用最多的是 ^1H。

人体内虽然存在大量的带磁性自旋质子。在无外加磁场时,这些质子以任意方向自旋,人体的宏观磁矩等于零。当有一个外加磁场(B_0)时,磁性自旋质子的自旋轴方向发生变化,会呈顺或逆 B_0 磁力线排列,其中与 B_0 方向相同略多,处于低能态,与 B_0 方向相反者则处于高能态,这个过程称磁化(magnetization)。磁化的强度是一个可以测量的矢量,磁化的方向与机体的纵轴(Z 轴)方向一致。在 B_0 的作用下,^1H 同时进行两种运动,即自旋运动和绕 B_0 磁场轴运动,这种综合运动称为进动(precession)。进动频率取决于 B_0 和特定原子的性质。

若按一定的方向和序列,用一个与质子进动的频率相同的射频脉冲(radio frequency pulse,简称射频,即 RF)激发欲检查的原子核,可引起原子核的共振。原子核可吸收 RF 的能量由低能态跃至高能态。当 RF 停止后,处于高能态的自旋质子将吸收的能量以电磁波(磁共振信号)的形式释放出来,恢复到原来的低能态(平衡状态),这种现象即为磁共振现象。高能态的自旋质子释放电磁波(磁共振信号),恢复到激发前的平衡状态的过程称为弛豫(relaxation)。弛豫所需的时间称为弛豫时间(relaxation time),它可分为纵向弛豫时间(T_1)和横向弛豫时间(T_2)。T_1 又称自旋-晶格弛豫时间,即 90°脉冲后,达到原纵向矢量 63% 的时间,也就是质子群通过释放已吸收的能量,恢复到原来高、低能态平衡的过程。T_2 又称自旋-自旋弛豫时间,即 90°脉冲后,原横向磁化矢量值衰减到 37% 的时间。T_2 衰减为共振质子之间的相互磁化作用所引起,它与 T_1 不同,不涉及能量的传递,而只是相位的变化。

不同组织之间,以及同一组织的不同生理和病理状态下,氢原子含量和状态均有区别和变化。其中 ^1H 的弛豫时间受周围化学环境或磁环境的影响,周围化学环境改变氢原子核的行为,进而改变组织所发出的射频波。换言之,氢原子的 T_1、T_2 可反映周围的化学环境或磁环境。因此弛豫时间的变化是 MRI 的重要参数。由于人体不同组织的成分不同,各种组织的含水量有一定差别。在 MRI 中,质子密度(单位体积内氢原子核的数量)虽是一种成像参数,但不如另外两种成像参数——T_1 和 T_2 更为重要。因此 T_1 和 T_2(氢原子核的行为)提供了更为重要的周围"磁气象"的信息。

MRI 就是将 T_1、T_2 和质子密度等参数经计算机处理,进行图像重建,显示组织器官和病变的图像。

二、MRI 的参数

(一) 基本成像参数

1. **质子密度**(proton density,PD)　组织中含氢原子核越多,信号强度越大,则被磁化的氢原子数越多,散发的能量越大,磁共振信号越强。

2. **弛豫时间**

(1) T_1:T_1 越长,纵向磁化矢量恢复得越慢,散发的能量越小,产生的磁共振信号越弱;T_1 越短,纵向磁化矢量恢复得越快,散发的能量越大,产生的磁共振信号越强。T_1 是以秒计算的。

(2) T_2:T_2 越长,横向磁化矢量衰减得越慢,散发的能量越强;T_2 越短,横向磁化矢量衰减得越快,散发的能量越小,磁共振信号越弱。T_2 是以毫秒计算的。

3. **流空效应**　指流动的物质(如血液)中尽管含氢原子核数目较多,但由于处于流动状态,其流速越快对磁共振信号产生的影响越明显,导致信号的减弱或增强,这种现象又称流空现象。包括飞逝时间效应、流动相关增强、进入现象和相位效应。

(二) 新的对比参数

随着 MRI 技术的飞速发展,一些新的 MRI 方法不断出现,包括磁化传递(magnetization transfer,MT)、弥散加权成像(diffusion weighted imaging,DWI)、灌注成像(perfusion imaging)和化学位移(chemical shift)。

三、MRI 序列

MRI 主要依赖于上述 MRI 参数。应用不同的磁共振射频脉冲程序,可以获得反映这些因素的不同侧重点的图像。常用的脉冲序列有:

(一) 自由感应衰减

自由感应衰减(free induction decay,FID)即单个 90° RF 激发,这个程序获得的信号是 MRI 的基本信号,但由于信号很弱难以用于成像,临床上很少直接用 FID 成像。

(二) 自旋回波序列

继 90° RF 之后,可以有一个或多个 180° RF。如果继 90° RF 之后,有两个以上的 180° RF,即多次自旋回波(multiple spin echo,MSE)。这是用于成像时最经典的脉冲程序,产生的图像信噪比(signal to noise ratio,SNR)和分辨率均较高,被视为金标准。但扫描时间长、射频吸收量大是其缺点。

MRI 的信号很弱,为了提高 MRI 的信噪比,要求重复使用同一种脉冲程序,以获得比较高的信噪比信号,重复激发的间隔时间即所谓的重复时间(repetition time,TR)。90° RF 之后到采集回波信号之间的时间称为回波时间(echo time,TE)。通过改变 TR 和 TE 值,可以获得不同对比的图像。

1. **T_1 加权图像**　T_2 对回波信号强度的影响可以忽略,这时回波信号反映的是组织不同 T_1 信号强度的差别,采用短 TR 和短 TE 这两个扫描参数可以获得。

2. **T_2 加权图像**　组织不同 T_2 的信号强度的差别明显,即为 T_2 加权图像(T_2 weighted imaging,T_2WI)。采用长 TR 和长 TE 这两个扫描参数可以获得。

3. **质子加权像**　如选用比受检组织 T_1 显著长的 TR,那么质子群磁化在下一个周期的 90° RF 到来时已全部得到恢复,这时回波信号幅度与组织 T_1 无关,而与组织密度和 T_2 有关。如再选用比受检组织 T_2 明显短的 TE,则回波信号幅度与质子密度有关,这种图像称质子密度加权像,可反映组织氢质子浓度差异。

(三) 反转恢复序列

在标准的自旋回波序列之前加一个 180° 的 RF,这个 180° 的 RF 被称为反转脉冲。短反转时间反转恢复序列(short TI inversion recovery sequence,STIR sequence)主要是利用很短的 T_1 来抑制脂肪(脂肪的 T_1 比水的短)。液体抑制反转恢复序列(fluid attenuated inversion recovery sequence,FLAIR sequence)是特殊的反转

恢复(inversion recovery,IR)序列,用于抑制脑脊液,避免病灶信号被脑脊液高信号掩盖。

（四）梯度回波序列

梯度回波(gradient echo,GRE)序列采用小角度激发技术,成像速度较快,信噪比和分辨率较高,自 20 世纪 90 年代以来,应用较广,发展很快,各厂家的 GRE 种类很多。

（五）快速自旋回波序列

快速自旋回波(fast spin echo,FSE)序列是为既有常规自旋回波(spin echo,SE)序列的对比度,又能明显缩短成像时间而发明的。它的图像与 SE 相似,成像速度明显加快,但脂肪信号较 SE 更高。它的另外一个缺点是使被检体内的射频吸收量增大。

（六）回波平面成像序列

平面回波成像(echo planar imaging,EPI)序列是当今最快的 MRI 成像技术,但其信噪比和分辨率较低,直到 1993 年才应用于临床。

GE、FSE 和 EPI 构成了 MRI 快速成像的三大体系。此外,还有半傅里叶单次激发快速自旋回波(half fourier acquisition of single shot fast spin,HASTE)序列、钥孔成像、螺旋扫描及辐射扫描等成像技术。

四、MRI 机的基本结构

MRI 机的结构大体上可分为磁体、射频发射及接受线圈、梯度磁场线圈、图像处理和显示系统等。

磁体分为永久磁体、阻抗磁体及超导磁体三种。

射频线圈(射频发射及接受线圈)包括头部线圈、体部线圈、表面线圈及肢体线圈四种。表面线圈又分为眼、颞、颌关节、脊柱、肩关节、膝关节、踝关节等部位的线圈。

梯度磁场线圈是由 X、Y、Z 三组组成正交方向的梯度线圈,能在主磁场中施加一个呈线性变化的梯度磁场,目前梯度磁场的强度可达 27Mt/m,甚至更高水平。

数据采集、处理及显示由射频线圈接收的 MRI 信号经放大,再由转换器转换为数字信号,经计算机处理重建出图像。

五、MRI 对比剂的使用

为了提高 MRI 对软组织的分辨率,使一些较小的病灶得以显示,使一些疑难病变给予定性,方法之一就是改变病变组织的 MRI 特征性参数,即改变含对比剂组织的 T_1WI 和 T_2WI。实验证明,有些小分子(NO、O_2)、过渡金属(Fe^{3+}、Mn^{2+})及稀土元素(Gd^{3+})具有多个不成对的电子,这些质子接近共振的氢原子时,能有效地改变氢质子所处的磁场,造成 T_1WI 和 T_2WI 明显缩短,这些物质称顺磁性物质(paramagnetic substance)。用于做 MR 检查的顺磁性物质称顺磁性对比剂(paramagnetic contrast medium,PCM),目前最常用的对比剂为钆(Gd)类小分子对比剂,包括 Gd-DTPA、Gd-DOTA、Gd-HP-DO₃A 和 Gd-DTPA-BMA 四种。其中 Gd-DTPA(gadolinium-DTPA)最为常用。Gd 对病变的强化机制有以下三种情况。

1. 利用组织血流灌注水平的差异,使两种组织中的对比剂含量有差别。无血管的组织与不存在血脑屏障区域的含血管组织相比,在注射对比剂后,其信号不增强,因此,注射 Gd 类小分子对比剂可用来鉴别无血管的椎间盘物质和手术后的纤维瘢痕组织。

2. 由于血管屏障被破坏或血管的通透性变大,大量的对比剂从血管外漏出进入血管外间隙,造成强化。

3. Gd 类小分子对比剂仅分布于细胞外间隙,正常情况下不进入细胞内。病变区细胞外间隙较正常细胞外间隙疏松、扩大,或细胞外水肿使细胞外间隙加宽,允许有更多的 Gd 类小分子对比剂分布其中造成强化。

六、MRI 的优缺点

（一）优点

1. 有多个成像参数,能提供丰富的诊断信息。

2. 无电离辐射,安全可靠。

3. 比 CT 具有更高的软组织分辨率。

4. 切面有矢状面、水平面、冠状面及任意方向的斜切位。

（二）缺点

1. 检查费用较高。

2. 扫描时间相对较长。

3. 对骨及钙化组织不如 CT 敏感。

4. 体内有金属等异物不能行 MR 检查。

第二节　腰椎 MR 检查方法和扫描技术及成像技术参数

患者取仰卧位,双腿平放或置于斜坡上,以患者感舒适为宜。

一、一般检查技术

（一）腰椎脊柱成像

腰椎脊柱成像常采用全脊柱相阵控线圈,常规成像方向有矢状面和水平面成像,在椎体和椎管内病变鉴别诊断时有时可增加冠状面成像。选择脊柱清楚的图像拟定矢状面扫描,然后在病变处定位,做横轴方位扫描。应将髂骨嵴上 2cm 处对准表面线圈的中心,如拍摄重点在下腰段或骶段时,中心可适当下移。

（二）脊髓扫描

在脊髓扫描时,应以矢状及横轴方位为基本扫描方位。一般选用矢状面 SE 序列 T_1 加权扫描,以梯度回波做准 T_2 加扫描,腰段可选用 FLASH 准 N(H)加权像。腰骶段可选用 SE T_1 加权扫描。

（三）成像技术参数

1. **常规使用的扫描参数**　T_1 加权 TR 500/TE 20,4 次收集信号。N(H)和 T_2 加权 TR 2 000/TE 15~90ms,2 次收集信号。

2. **梯度回波扫描参数**　准 T_1 加权 TR 250/TE 10/FL 90°,4 次收集信号。准 T_2 加权 TR_400/TE_18~20ms/FL 15°~20°,2 次收集信号。FLASH 准 N(H)加权 TR 400/TE 10/FL 20°,2 次收集信号。梯度回波序列与梯度运动相位重聚(gradient motion rephasing,GMR)技术可同时使用。

3. **矢状方位**　层厚 4mm,无间隔,9 个层面,矩阵 256×256。

4. **横轴方位**　层厚 5~8mm,层面间隔 0~7mm,9 个层面,矩阵 256×256。

二、增强扫描

需做矢状、冠状及横轴三个方位 SE 序列 T_1 加权扫描。延迟扫描应在注射对比剂 40 分钟以后进行。

三、磁共振水成像

采用长 TR(TR>3 000ms)加特长 TE(TE>150ms)产生重 T_2 加权效果。利用化学饱和法抑制脂肪,降低周围组织信号,从而突出水信号,使含水(脑脊液等)器官显影,起到造影效果。再通过最大密度投影(maximal intensity projection,MIP)技术重建,获得含水管腔的 2D、3D 图像。

四、弥散加权成像

1. **弥散加权成像方法**　通过在 T_2WI 180°脉冲序列前后施加两个对称的弥散敏感梯度回波,观察组织细胞内外水分子跨膜移动,即水分子扩散运动改变产生的信号变化,从而反映水分子在细胞间的随机微小运动的影像学方法。弥散加权成像(diffusion weighted imaging,DWI)能早期反映椎间盘纤维环和髓核的含水量改变,敏感性高。

2. **表观弥散系数(apparent diffusion coefficient,ADC)**　代表了组织液的弥散特性。不同组织有相应的 ADC 值,但可受灌注等诸多因素影响。ADC 图像上直接测量的信号强度即为 ADC 值。

3. **弥散敏感系数(b 值)**　一般认为 b 值越大,对水分子扩散运动越敏感,得出的 ADC 值越接近真正的弥散值,受灌注影响越小,但图像信噪比降低。

五、弥散张量成像

1. **弥散张量成像技术**　通过在多个方向上施加弥散敏感梯度,测量各体素水分子扩散的程度和方向(各向异性),以评价组织结构的走向及完整性。弥散张量成像(diffusion tensor imaging,DTI)可显示椎间盘纤维环的纤维走行、纤维环形态并评价其完整性。

2. **各向异性分数(fractional anisotropy,FA)**　范围为 0~1,0 代表最大各向同性的扩散,1 代表假设状况下最大各向异性的扩散。

3. **纤维束示踪成像技术**　基于 DTI 的一种可视化成像技术。利用水分子扩散的各向异性追踪纤维走行,将走行方向各异的纤维束以三维形式重组以观察纤维束的连通性和完整性。

第三节　正常腰椎 MRI 表现

一、骨性脊柱

脊柱在 MRI 图像上可做水平面、矢状面及冠状面成像。椎体大部分为骨松质组成,其内有活动的骨髓基质、骨髓中水和脂肪质子及部分缓慢流动的血液,故 MRI 的信号强度与骨髓内脂肪含量的多少有关。椎体的附件包括椎弓、椎板、棘突、横突和上下关节突等。椎体边缘及附件的骨皮质在 T_1WI 和 T_2WI 中呈低信号,中央骨松质与正常椎间盘及脑脊液的信号相比,在 T_1WI 中为较高信号,在 T_2WI 中呈中等或略低信号。在脂肪抑制技术成像中呈低信号。在增强 MRI 中信号强度无变化。在矢状面图像上,椎体的前缘及后缘可见条状前纵韧带及后纵韧带,在 T_1WI、T_2WI 和部分翻转梯度回波图像中呈低信号。

腰椎呈前凸曲度,椎体呈肾形,横径大于前后径,前缘凸、侧缘平、后缘凹,在 T_1WI 中为中等强度信号。椎弓根为椎体上方向后突的骨柱,构成椎间孔的上、下缘,在 T_1WI 中表现为中等强度信号。每个腰椎小关节面被透明软骨覆盖,厚 2~4mm。

腰椎管由前面的椎体、侧面的椎弓、后面的椎板和棘突组成。在上腰椎段椎管水平面为圆形或卵圆形,在中段或下段腰椎管水平面呈三角形,横径等于或大于前后径。腰椎管的侧隐窝为椎间孔内口,它位于椎弓根的内侧和上关节突的前方,椎体的后外侧和相近的椎间盘构成侧隐窝的前壁。椎间孔的界限是:上、下方为椎弓根,外侧为椎体的后外方,前内侧为椎间盘,后外侧为上关节突。

在 SE 序列水平面及矢状面 T_1WI 上,神经根表现为贴近椎弓根的硬脊膜外脂肪围绕的低信号。

二、椎间盘

腰椎的椎间盘呈肾形,由软骨终板、纤维环及髓核组成。软骨终板覆盖椎体的上下面,在椎体与髓核之间。在 SE 序列 T_1WI 中,椎间盘中心部分比周围部分信号强度略低,外周部分纤维环与前后纵韧带会合处的信号更低。在 T_2WI 中的信号强度恰好相反。纤维环和后纵韧带的信号相近,往往难以区分。髓核呈高信号。

髓核的水分含量随年龄的增长而减少,在 T_2WI 中信号强度逐渐减弱。在 30 岁以上的人群中,90%

在 T_2WI 中可见椎间盘中央一水平走向低信号影,与椎间盘影像组合成夹心饼干样征象,属正常生理性退变。

三、椎管内结构

1. 硬脊膜外隙　硬脊膜外隙系骨性椎管与硬脊膜之间的空隙,其内主要含脊神经、动脉、静脉、脂肪及少量结缔组织。腰椎的硬脊膜外隙填充以相当厚的硬脊膜外脂肪、韧带、神经和血管。硬脊膜外脂肪在 T_1WI 及 T_2WI 中呈高信号强度。硬脊膜为致密纤维组织,在神经根平面外突,其内含有蛛网膜,共同构成神经根鞘。蛛网膜位于硬脊膜内面,二者之间有潜在的硬脊膜下隙。在 MRI 上,硬脊膜难与蛛网膜区分开,二者统称为鞘膜。

2. 蛛网膜下腔　脊髓表面包绕软脊膜,软脊膜与蛛网膜之间为蛛网膜下腔。在 MRI 图像中见到的鞘膜囊内的脑脊液实际位于蛛网膜下腔,脑脊液在 T_1WI 中为低信号强度,在 T_2WI 中的信号强度高于脊髓。由于蛛网膜下腔在 L_2 以下比较宽,由脑脊液填充,在 T_1WI 中呈低信号强度,在 T_2WI 中呈高信号强度,明显高于脊髓,因而脊髓结构可清晰显示。

3. 脊髓马尾　脊髓位于蛛网膜下腔的中央,其末端为圆锥,圆锥的末端可在矢状面图像中被清楚显示,止于 $L_{1/2}$ 平面。在 T_1WI 中呈中等信号强度,在 T_2WI 中信号强度比椎间盘和脑脊液低,为此二者易区分。脊髓的灰质与白质的 MRI 信号亦有不同,在水平面 T_2WI 中,中央灰质呈 H 形高信号,而周围白质信号较低。脊髓圆锥向下移行为纤维性终丝。终丝的信号强度类似或低于脊髓信号。约 5% 的正常人终丝内含有不同量的脂肪,信号明显地高。在圆锥平面向下走行的腰骶神经根称作马尾。马尾神经由上至下逐渐变少,旁正中矢状面显示神经根呈扇形从后上向前下方向延伸。

4. 神经根周围及韧带组织　神经根的信号强度较低,但在脂肪组织的衬托下仍然十分清楚。静脉及静脉丛仍为低信号强度。大部分韧带为胶原纤维组织,在 T_1WI、T_2WI 中及部分翻转梯度回波图像上为低信号强度,黄韧带内含大量弹力纤维,故在 T_1WI、T_2WI 中为中等信号强度。

正常腰椎矢状面、水平面、冠状面 MRI 表现见图 11-1～图 11-14。

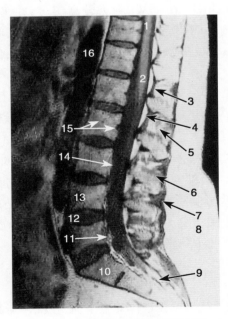

图 11-1　腰椎中矢状面 SE T_1WI

1-脊髓;2-圆锥;3-黄韧带;4-硬脊膜外脂肪;5-棘间韧带;6-棘突;7-棘上韧带;8-皮下脂肪;9-马尾/终丝;10-S_1 椎体;11-硬脊膜外前静脉丛;12-椎间盘;13-L_4 椎体;14-蛛网膜下腔;15-椎基静脉丛;16-腹主动脉。

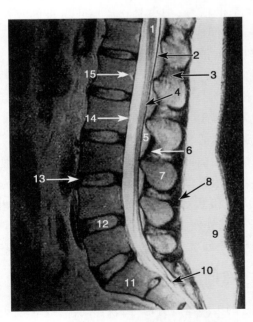

图 11-2　腰椎中矢状面 SE T_2WI

1-圆锥;2-硬脊膜后缘;3-棘间韧带;4-马尾;5-硬脊膜外脂肪;6-黄韧带;7-L_3 棘突;8-棘上韧带;9-皮下脂肪;10-终丝;11-S_1 椎体;12-$L_{4/5}$ 椎间盘髓核;13-$L_{3/4}$ 椎间盘纤维环;14-蛛网膜下腔;15-椎基静脉。

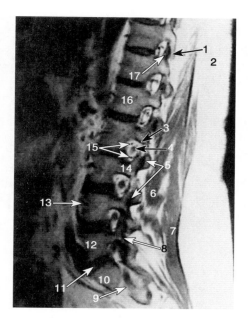

图 11-3　矢状面旁 SE T₁WI 显示腰椎神经孔

1-下关节突;2-皮下脂肪;3-椎间孔上静脉;4-背根神经节;5-关节突关节;6-多裂肌;7-竖棘肌群;8-关节突关节;9-位于第 1 骶神经孔内的 S₁ 神经根;10-S₁ 椎体;11-L₅S₁ 椎间盘;12-L₅ 椎体;13-腰静脉;14-椎弓根;15-椎间孔上下静脉;16-椎体;17-上关节突。

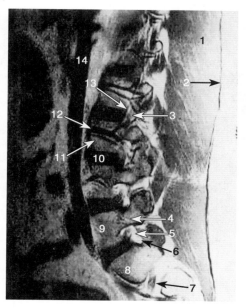

图 11-4　矢状面旁 SE T₁WI 显示椎旁静脉

1-竖棘肌群;2-胸腰筋膜,后层;3-L₂ 背根神经节;4-L₅ 椎弓根;5-L₅ 背根神经节;6-椎间孔脂肪;7-位于第 1 骶神经孔内的 S₁ 神经根;8-S₁ 椎体;9-L₅ 椎体;10-L₃/₄ 椎间盘;11-L₃ 腰动脉;12-L₃ 腰静脉;13-纵静脉;14-下腔静脉。

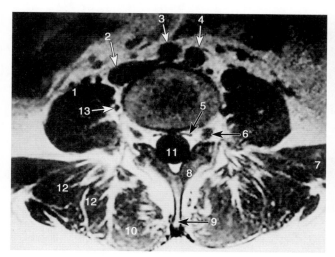

图 11-5　水平面 SE T₁WI 显示 L₄/₅ 上神经孔水平

1-腰大肌;2-下腔静脉;3-右侧髂总静脉;4-左侧髂总静脉;5-硬脊膜外前纵静脉;6-L₄ 背根神经节;7-腰方肌;8-L₄ 椎板;9-L₄ 棘突;10-多裂肌;11-蛛网膜下腔;12-竖棘肌群;13-椎旁纵静脉。

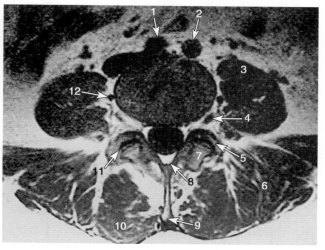

图 11-6　水平面 SE T₁WI 显示 L₄/₅ 下神经孔水平

1-右侧髂总静脉;2-左侧髂总静脉;3-腰大肌;4-L₄ 神经根,腹支;5-L₅ 上关节突;6-竖棘肌群;7-L₄ 下关节突;8-黄韧带;9-L₄ 棘突;10-多裂肌;11-L₄/₅ 关节突关节;12-椎旁纵静脉。

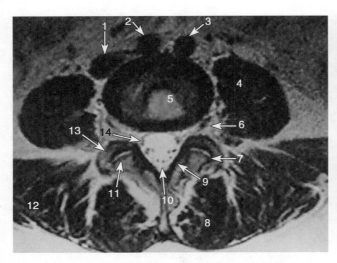
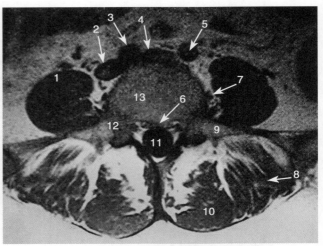

图 11-7 水平面 SE T₂WI 显示 L₄/₅ 椎间盘

1-下腔静脉;2-右侧髂总静脉;3-左侧髂总静脉;4-腰大肌;5-L₄/₅椎间盘;6-L₄神经根;7-L₄/₅关节突关节间隙;8-多裂肌;9-黄韧带;10-硬脊膜鞘内马尾神经;11-L₄下关节突;12-竖棘肌群;13-L₅上关节突;14-硬脊膜鞘内L₅神经根。

图 11-8 水平面 SE T₁WI 显示 L₅ 椎体水平

1-腰大肌;2-右侧髂总静脉;3-右侧髂总动脉;4-左侧髂总静脉;5-左侧髂总动脉;6-硬脊膜外前纵静脉丛;7-椎旁纵静脉;8-竖棘肌群;9-L₅横突;10-多裂肌;11-蛛网膜下腔;12-L₅椎弓根;13-L₅椎体。

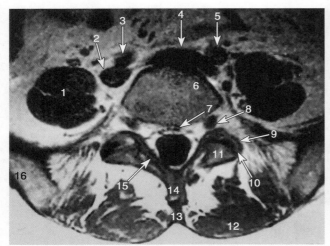
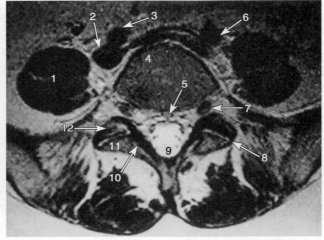

图 11-9 水平面 SE T₁WI 显示 L₅S₁ 上神经孔水平

1-腰大肌;2-右侧髂总静脉;3-右侧髂总动脉;4-左侧髂总静脉;5-左侧髂总动脉;6-L₅椎体;7-硬脊膜外前纵静脉丛;8-L₅背根神经节;9-S₁上关节突;10-L₅S₁关节突关节;11-L₅下关节突;12. 多裂肌;13. 棘上韧带;14-L₅棘突;15-黄韧带;16-髂骨。

图 11-10 水平面 SE T₂WI 显示 L₅S₁ 上神经孔水平

1-腰大肌;2-右侧髂总静脉;3-右侧髂总动脉;4-L₅椎体;5-硬脊膜外前纵静脉丛;6-左侧髂总动脉;7-L₅背根神经节;8-L₅S₁关节突关节;9-含有神经根的蛛网膜下腔;10-黄韧带;11-L₅下关节突;12-S₁上关节突。

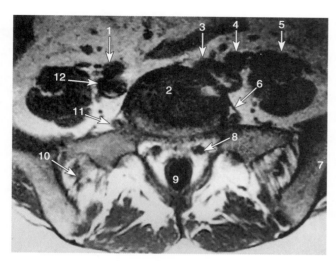

图 11-11　水平面 SE T₁WI 显示 L₅S₁ 椎间盘水平

1-右侧髂总动脉;2-L₅S₁ 椎间盘;3-左侧髂总静脉;4-左侧髂总动脉;5-腰大肌;6-髂腰韧带;7-髂骨;8-S₁ 神经根/鞘;9-蛛网膜下腔;10-骶髂韧带;11-L₅ 神经根,腹支;12-右侧髂总静脉。

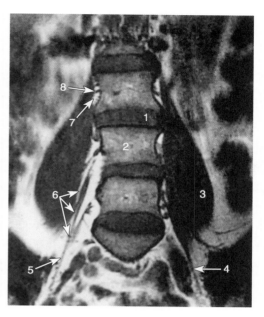

图 11-12　冠状面 SE T₁WI 重建显示腰神经丛放大观

1-椎间盘;2-椎体;3-腰大肌;4-左侧腰骶神经干;5-右侧腰骶神经干;6-腰神经丛;7-腰动脉;8-腰静脉。

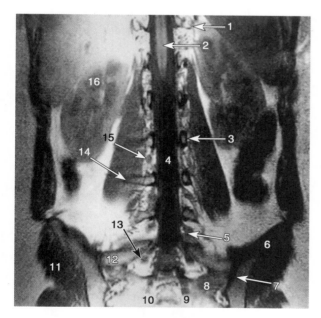

图 11-13　冠状面 SE T₁WI 重建显示椎管层面

1-T₁₁ 肋骨头;2-脊髓圆锥;3-L₂ 椎弓根;4-蛛网膜下腔;5-L₄ 背根神经节;6-髂棘;7-骶髂关节;8-骶骨翼;9-左 S₁ 神经根;10-右 S₁ 神经根;11-臀肌;12-L₅ 椎体节段骶化;13-L₅ 背根神经节;14-L₃ 横突;15-L₂ 背根神经节;16-右肾。

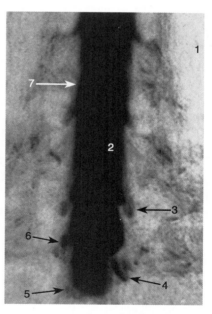

图 11-14　MRI 脊髓造影前后观

1-腰大肌;2-蛛网膜下腔;3-L₅ 神经根及根袖;4-S₁ 神经根及根袖;5-S₂ 神经根;6-S₁ 神经根鞘;7-鞘膜囊边缘。

第四节 腰椎间盘突出 MRI 表现

一、椎间盘退变

1. **椎间盘退变的一般表现** 20 岁以下的正常人椎间盘内髓核的含水量为 85%~90%。随着年龄的增长椎间盘发生退变,含水量减少,至老年降为 70%,此时纤维环的含水量也相应从以前的 78% 降为 70%。椎间盘突出的主要病理改变为髓核与纤维环的退变,当髓核的含水量逐渐减少,髓核组织逐渐干瘪、被纤维组织所替代时,其弹性降低,纤维环有玻璃样变,韧性降低,使各个椎间盘变扁、变宽。椎间盘的退变主要表现在 T_2WI 中,椎间盘中央髓核的信号由高变低,高信号髓核与低信号纤维环的分界消失(图 11-15、图 11-16)。矢状面可见椎间隙明显狭窄(图 11-17)。变性的椎间盘可出现真空现象或钙化。在 T_1WI、T_2WI 中均表现为低信号。腰椎可显示 Schmorl 结节(图 11-18、图 11-19)。

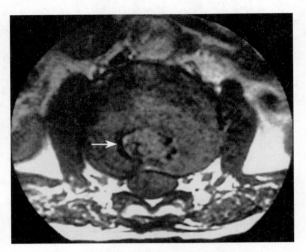

图 11-15 椎间盘髓核中央坏死(箭头)

2. **髓核信号变化的评价** 退变的椎间盘在水平面 T_2WI 中主要表现为髓核形态的改变。正常 $L_{2/3}$ 的椎间盘髓核呈肾形,在 $L_{4/5}$ 呈椭圆形(图 11-20)。髓核的矢状径和横径比约为 60%。退变髓核的正常形态消失:轻度为髓核变形,呈分叶状或边缘模糊并向周围扩大(图 11-21);重度表现为髓核不规则、缩小或无法分辨(图 11-22)。

T_2WI 中髓核信号的改变是评价椎间盘退变的重要依据。正常时在矢状面见椎间盘中央(赤道部)呈现略低于周围髓核的线样信号。临床工作中通常以脑脊液信号为对照标准,将对髓核的描述分为:正常,即略低于脑脊液信号,但明显高于脊髓和神经信号;接近于脊髓和神经信号;接近于正常椎体信号和完全退变,

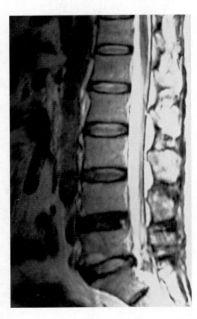

图 11-16 在椎间盘退变 T_2WI 中,$L_{4/5}$ 椎间盘中央髓核信号由高变低

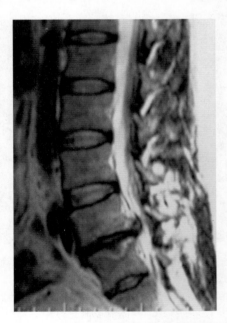

图 11-17 $L_{4/5}$ 椎间盘退变严重,椎间隙明显狭窄

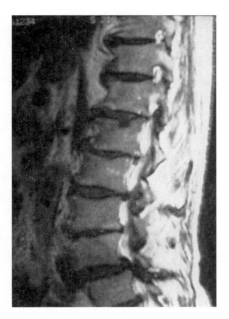

图 11-18 腰椎多节段退变合并 L₁ Schmorl 结节

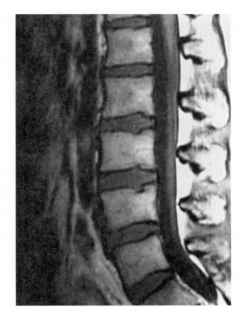

图 11-19 L₂~₄ Schmorl 结节

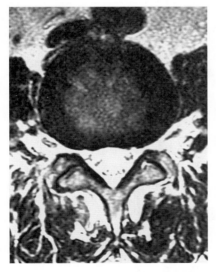

图 11-20 椎间盘的高信号区（即髓核）呈椭圆形或肾形

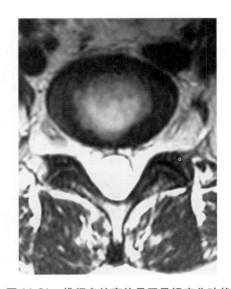

图 11-21 椎间盘的高信号区呈轻度分叶状

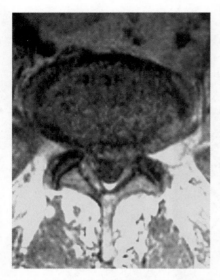

图 11-22 整个椎间盘均呈低信号，不能分辨出髓核应有的高信号区

即均匀低信号（黑色椎间盘）。根据 T_2WI 中退变椎间盘髓核信号的高低将其分为正常的高信号（Ⅰ型），退变早期的中等高信号（Ⅱ型）和严重退变时的低信号（Ⅲ型）三种类型。一些学者采用半定量的数字评估方法，首先将椎间盘分为前、中、后三部分并分别给予主观评价，然后将评价结果量化分级：Ⅰ级为高信号，椎间盘无退变表现；Ⅱ级为信号略降低，显示为轻度退变；Ⅲ级呈中等程度的信号降低，显示为中等程度的退变；Ⅳ级为信号缺失，表示严重退变。

Luoma 利用髓核平均信号强度与脑脊液信号强度之比作为相对信号强度（relative signal intensity，RSI），对椎间盘的信号进行量化分级。并据此对退变椎间盘进行分析、比较和评价。

$$RSI = \frac{(SI_a \times N_a + SI_b \times N_b)/(N_a + N_b)}{SI_{csf}}$$

其中 SI_a、SI_b 为髓核赤道部低信号区上、下区域的平均信号强度，N_a、N_b 为髓核赤道部低信号区上、下区域的面积，SI_{csf} 为相邻脑脊液的平均信号强度。

3. 椎间盘退变的 MRI 分级　采用 Pfirrmann 分级（改良的 Pearce 分级）。Pfirrmann 根据 MRI T_2WI 中髓核结构、边界、信号强度和椎间盘高度等综合评价，将其分为五级。其中Ⅰ、Ⅱ级为正常椎间盘，Ⅲ、Ⅳ、Ⅴ级为退变椎间盘（表 11-1、图 11-23）。

表 11-1　椎间盘退变的 MRI 分级

分级	结构特点	髓核与纤维环边界	信号强度	椎间盘高度
Ⅰ	均质，亮白	清	高或等于脑脊液	正常
Ⅱ	非均质，有或无水平带	清	高或等于脑脊液	正常
Ⅲ	非均质，灰	不清	中等	正常至轻度降低
Ⅳ	非均质，灰或黑	消失	中等或低信号	正常至中度降低
Ⅴ	非均质，黑	消失	低信号	间隙塌陷

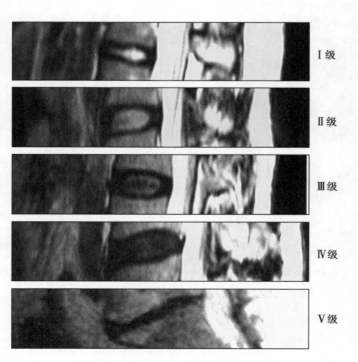

图 11-23　Pfirrmann 分级 T_2WI 表现

二、椎体的退变 Modic 改变

椎体随年龄的增长而发生退变,高度逐渐降低,宽度增大。

1987 年,de Roos 首次发现并报道了脊柱 MRI 中椎体终板及终板下信号的改变。1988 年,Modic 系统描述了信号改变的分型及组织学变化,并称之为 Modic 退变。Modic 改变分为三型。

Ⅰ型(纤维组织增加型):T_1WI 低信号,T_2WI 高信号(图 11-24)。病理学为组织水肿表现,可见终板裂隙,终板和终板下肉芽组织长入及骨髓纤维血管化,椎体 T_1、T_2 延长,注射 Gd-DTPA 后局部多有轻中度强化。

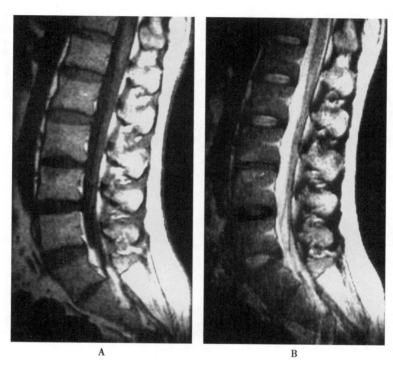

图 11-24　Modic Ⅰ型 MRI 表现
A. T_1WI 示 $L_{3/4}$ 椎体低信号;B. T_2WI 示 $L_{3/4}$ 椎体高信号。

Ⅱ型(骨髓组织脂肪增加型):T_1WI 高信号,T_2WI 正常或轻度升高信号(图 11-25)。病理学表现为终板及终板下骨髓脂肪变性(黄骨髓替代红骨髓)或骨髓缺血坏死,致椎体 T_1 显著缩短,T_2 也缩短。

Ⅲ型(骨硬化型):T_1WI 和 T_2WI 均为低信号(图 11-26)。病理学表现为骨髓脂肪沉积被硬化骨所替代,使椎体 T_1 延长,T_2 缩短。

X 线片可以显示Ⅲ型的骨质硬化改变,但不足以显示Ⅰ型和Ⅱ型的骨质改变。

Modic 改变的形成可能与以下几个因素有关:①椎间盘退变,终板承受的轴向载荷及应力增加影响局部骨髓的微环境,致骨髓发生组织学改变;②反复的力学负荷使终板及终板下骨显微骨折;③椎间盘重复性创伤使髓核内部产生肿瘤坏死因子、白细胞介素等炎性物质,炎性物质通过终板扩散引起局部炎症;④低毒力感染等。

Modic 报道了 474 例腰痛患者的腰椎 MRI,并将椎体终板及终板下的信号改变分为两型,其中 Modic Ⅰ型 20 例(4%)20 个椎间盘,Ⅱ型 77 例(16%)117 个椎间盘。Chung 对 59 例无症状人群(590 个终板及终板下骨质)进行前瞻性研究,发现 Modic Ⅰ型改变 11 个(1.9%),Ⅱ型改变 38 个(6.4%)。国内赵凤东等报道 1 223 例腰腿痛患者的 6 115 个腰椎间盘中,257 例(21.0%)320 个椎间盘(5.2%)邻近终板发生 Modic 改变,其中Ⅰ型 48 例(3.9%)51 个椎间盘(0.8%),Ⅱ型 206 例(16.8%)266 个椎间盘(4.3%),Ⅲ型 3 例(0.2%)3 个椎间盘(0.05%)。$L_{4/5}$ 和 L_5S_1 节段的 Modic 改变最常见。随访研究发现,Modic 各类型之间可

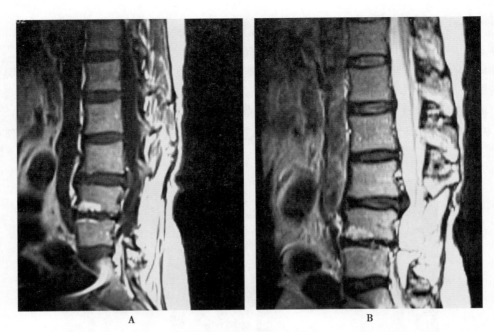

图 11-25　Modic Ⅱ型 MRI 表现
A. T₁WI 示 L₅ 椎体下缘高信号；B. T₂WI 示 L₅ 椎体下缘正常信号。

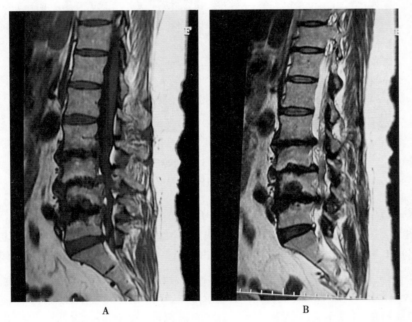

图 11-26　Modic Ⅲ型（骨硬化型）MRI 表现
A. T₁WI 示 L₄ 椎体下缘为低信号；B. T₂WI 示 L₄ 椎体下缘为低信号。

相互转换。其中Ⅰ型代表一个动态过程，可能与腰椎不稳或腰痛有关，症状易加重或转化为Ⅱ型，Ⅱ型和Ⅲ型相对稳定。

三、纤维环破裂征象

放射状的纤维环裂隙代表邻近的纤维层破裂，裂隙方向可垂直或斜向纤维层。完全的放射状的纤维环裂隙从髓核破向椎间盘的纤维环浅层，而不完全的放射状的纤维环裂隙裂至内层或外层纤维环之间，剩下一些完整的纤维环外层。由于这些裂隙中的水分较正常纤维环高，在 T₂WI 中，可发现有局限性高信号区

(high intensity zone,HIZ)周围被低信号的纤维环纤维包绕。另外,由于裂隙中可含有新生的血管组织,如果静脉注射 Gd-DTPA 对比剂,它们可被增强。除了放射状的纤维环裂隙,亦有中心和外周的水平状裂隙。通过病理学检查,在髓核正常的椎间盘中亦可存在纤维环内层和外层水平状裂隙,被认为是由创伤所引起,与急性腰背痛有关。有学者通过对尸体行 MRI 和病理检查,认为只有放射状和横行的纤维环裂隙才能在 MRI 中发现。研究发现,所有含有放射状纤维环裂隙的椎间盘在病理学上均显示退变。

通过行 CTD 检查,在 36 具尸体中发现有 15 例放射状纤维环裂隙。这 15 例的 MRI T_2WI 中有 10 例显示在纤维环中有高信号区,13 例 MRI 显示髓核信号减弱。Ross 对 30 例未手术的考虑为椎间盘破裂或突出的患者行 MR 检查。纤维环破裂被定义为在 T_2WI 或增强后的 T_1WI 中,在外层纤维环中的线状或球状局灶性增强信号。在增强后的 T_1WI 中发现 12 例,12 例中只在标准 T_2WI 中发现 4 例。另外,在 1 例活检中发现纤维环撕裂处有新生血管组织。Modic 证实 25 例腰及神经根痛的患者中有 15 例纤维环破裂,其中 11 例增强,4 例未增强。所有椎间盘在 T_2WI 均显示有退变。但 Ito 对 39 例患者行 MRI 和 CTD 检查后发现,腰椎间盘后纤维环破裂能产生疼痛,但用这些征象来预言椎间盘源性腰痛的作用有限。Schmidt 在对尸体行病理和 MR 检查后得出结论:T_2WI 中 HIZ 意味着纤维环放射状破裂,而且 HIZ 的出现表明腰椎运动节段的稳定性降低。

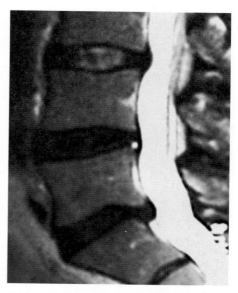

图 11-27　$L_{4/5}$ 退变纤维环破裂时,T_2WI 破裂纤维环中可出现局限性高信号区(HIZ)

目前总的来说,大多数作者认为 T_2WI 中纤维环中高信号区和 Gd-DTPA 增强是确定纤维环放射状裂隙的征象。纤维环破裂是引起椎间盘源性腰痛的重要诊断依据(图 11-27)。

四、纤维环局限性高信号区

1. **历史特征**　1992 年,Aprill 和 Bogduk 最早使用高信号区(HIZ)一词来描述 MRI 矢状面 T_2WI 中位于纤维环后方的局限性高信号区,这一区域被四周低信号包绕,与髓核明显分开。

2. **病理**　彭宝淦等通过组织病理学研究证实 HIZ 是存在于纤维环裂隙中的含水量较高的肉芽组织。Ross 注射 Gd-DTPA 后发现强化亦间接证实了 HIZ 的病理特征。

3. **发生率**　有关 HIZ 发生率报道结果不一。

(1) 随机选择 HIZ 的发生率:青岛大学医学院报道 MR 检查 1 000 例 5 000 个腰椎间盘,其中发现 HIZ 317 例(31.7%),共 378 个椎间盘。

(2) 腰痛组和无腰痛组 HIZdv 发生率:有学者报道 500 例腰痛患者腰椎的 MRI 观察,发现 HIZ 143 例,发生率为 28.6%。另有学者报道 115 例腰痛者的 184 个椎间盘,其中 HIZ 的发生率 47%,63 例无腰痛组的 78 个椎间盘发生率为 31%。Rankine 报道 156 例腰腿痛患者中 HIZ 71 例,发生率为 45.5%。Peng 报道 52 例腰痛患者的 142 个椎间盘中 HIZ 17 例(32.7%)17 个椎间盘(12.0%)。Jensen 报道 98 例无症状者中 HIZ 的发生率为 14%。青岛大学医学院报道 269 例腰痛组中 HIZ 的发生率为 42.75%,303 例无腰痛组中 HIZ 的发生率为 28.05%。

(3) HIZ 中腰痛和无腰痛病例数统计:青岛大学医学院报道 200 例,腰痛者 115 例(57.5%),无下腰痛者 85 例(42.5%)。上述结果显示,HIZ 患者可出现腰痛亦可无腰痛。

HIZ 的发生与年龄、体重和腰痛症状等多因素相关。临床可见于腰椎各运动节段,最常发生于下腰椎。可单节段发生,亦可同时发生于多个节段及位于左侧、右侧或中央(图 11-28~图 11-33)。

4. **HIZ 与椎间盘造影**　椎间盘造影是显示椎间盘破裂的有效方法,疼痛诱发试验对诊断椎间盘源性腰痛具有较高的敏感度和特异度。

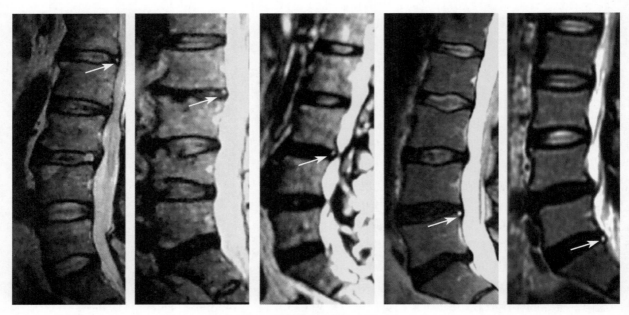

图 11-28　腰椎间盘后缘高信号区（箭头）

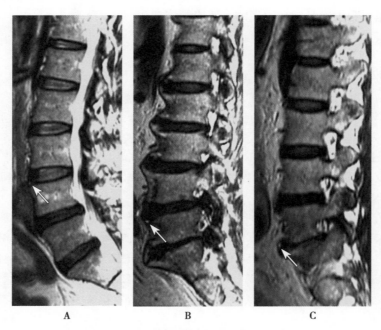

A　　　　　　　　B　　　　　　　　C

图 11-29　腰椎间盘前缘高信号区

A. L$_{3/4}$ 前缘高信号区（箭头）；B. L$_{4/5}$ 前缘高信号区（箭头）；C. L$_5$S$_1$ 前缘高信号区（箭头）。

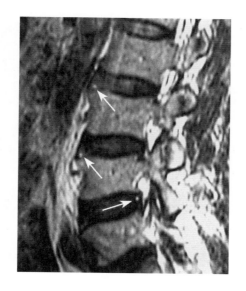

图 11-30 L$_{2/3}$、L$_{3/4}$ 前缘,L$_{4/5}$ 后缘高信号区(箭头)

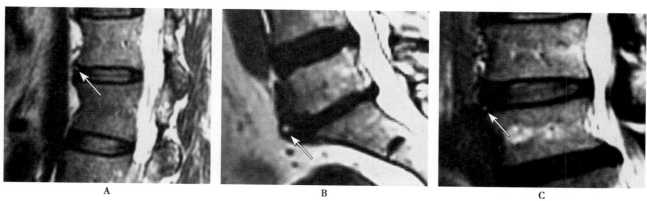

图 11-31 椎间盘前缘高信号区
A. 前上缘高信号区(箭头);B. 前中缘高信号区(箭头);C. 前下缘高信号区(箭头)。

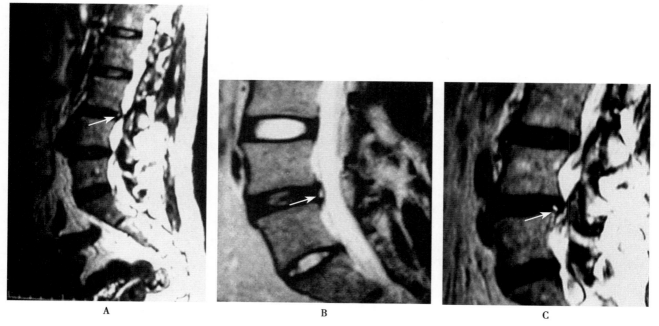

图 11-32 椎间盘后缘高信号区
A. 后上缘高信号区(箭头);B. 后中缘高信号区(箭头);C. 后下缘高信号区(箭头)。

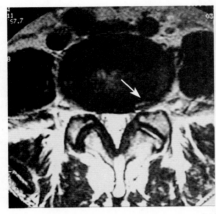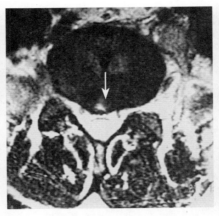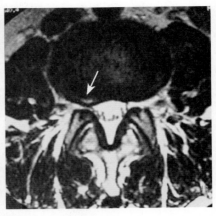

图 11-33　水平面高信号区左、中、右分布(箭头)

传统观点认为,HIZ 提示纤维环放射状破裂。研究者观察椎间盘造影结果发现,HIZ 可反映椎间盘 4 级破裂(改良 Dallas 分级)。青岛大学医学院采用 MRI 和 CT 椎间盘造影(CTD)对照、三维定位分析 16 个 HIZ 的位置和立体形态,发现 HIZ 和腰椎间盘中与放射状破裂相连的环状裂隙形态、位置一致,认为 HIZ 可提示纤维环中环状裂隙的形成。

有研究者报道 41 例 HIZ 椎间盘造影疼痛诱发试验,其中改良 Dallas 4 级 35 例,改良 Dallas 3 级 3 例,均出现复制性疼痛,故认为 HIZ 与椎间盘造影中复制性疼痛的一致性较高。青岛大学医学院在研究中发现,疼痛诱发试验阳性者椎间盘多为 Dallas 4 级,阴性者多为 Dallas 3 级(图 11-34、图 11-35)。

5. HIZ 与腰痛的关系　HIZ 在椎间盘源性腰痛中的作用仍存争议。对照椎间盘造影结果,HIZ 与 Dallas 3、4、5 级纤维环破裂及复制性疼痛的联系已较明确。但由于无症状人群亦存在较高的发生率,因此其对椎间盘源性腰痛诊断的敏感度相对较低。

6. 腰椎间盘前缘 HIZ　目前,研究所指 HIZ 均为后缘 HIZ,前缘者鲜见报道。青岛大学医学院对前缘与后缘 HIZ 进行了对照分析,认为前缘 HIZ 发生率较低(22.29%),低于后缘 HIZ 的发生率(32.79%),患者年龄较大,好发节段较高,与腰痛症状亦存在关联。具体统计数据显示:尽管前缘 HIZ 组腰痛发生率高于对照组,有统计学意义($P<0.05$),但实际差距并非十分显著,其临床价值如何,相关问题尚待进一步探讨(图 11-36)。

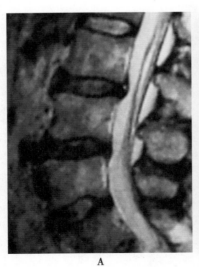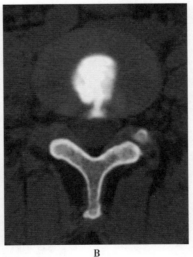

A　　　　　　　　　　　B

图 11-34　$L_{3/4}$ 纤维环破裂

A. T_2WI 显示 $L_{3/4}$ 后缘 HIZ;B. CTD 显示 $L_{3/4}$ 纤维环破裂,对比剂向后流入外 1/3 纤维环(Dallas 3 级),疼痛诱发试验阴性。

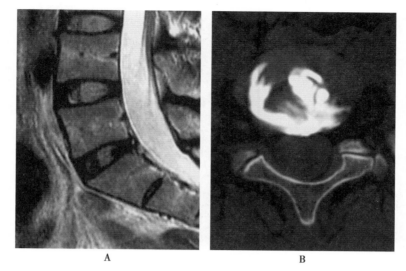

图 11-35　L₅S₁ 纤维环破裂

A. T₂WI 显示 L₅S₁ 后缘 HIZ；B. CTD 显示 L₅S₁ 纤维环破裂，对比剂流入外 1/3
纤维环且呈环形分布，弧度大于 90°（Dallas 4 级），疼痛诱发试验阳性。

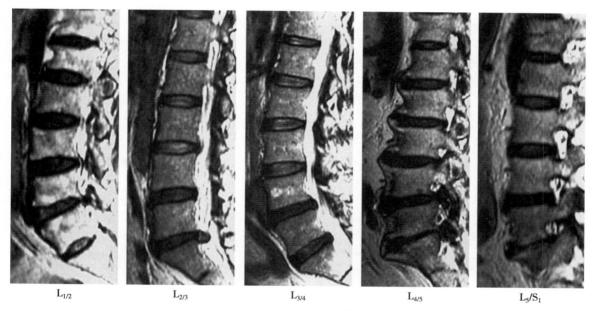

L₁/₂　　　　　　L₂/₃　　　　　　L₃/₄　　　　　　L₄/₅　　　　　　L₅/S₁

图 11-36　腰椎间盘前缘 HIZ

7. 意义　HIZ 为 MRI 诊断椎间盘退变的征象，反映纤维环破裂，可提示椎间盘源性腰痛的可能性。

五、椎间盘膨出

纤维环向周围弥漫膨隆，纤维环超出椎体边缘，相应的椎间孔及神经组织无明显受压，称为椎间盘膨出。在矢状面 MRI 中表现为变性的椎间盘向后膨出，后方的条状低信号呈凸向后的弧形改变，在 T₂WI 中比在 T₁WI 中更为明显。在水平面 MRI 中表现为边缘光滑的对称性膨出，硬脊膜囊前缘和两侧椎间孔可见脂肪光滑、对称的轻度压迹，椎间盘无局部突出（图 11-37）。

六、椎间盘突出

当外伤或退变时，变性的纤维环局部形成缺口，部分髓核通过纤维环破裂处突出，并压迫脊髓或神经根，称椎间盘突出。由于后纵韧带比前纵韧带薄弱，而纤维环的后部亦较前部薄，椎间盘易向后外侧方突

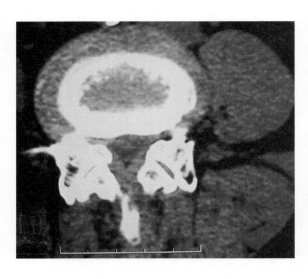

图 11-37　腰椎间盘均匀性膨出,纤维环超出椎体边缘

出。椎间盘突出的 MRI 表现为:突出的髓核为扁平形、圆形、卵圆形或不规则形。在 T_1WI 中,突出髓核的信号比脑脊液高、比硬脊膜囊外脂肪信号低,界限分明。在 T_2WI 中,突出髓核可表现为高或低信号,信号强度比脑脊液低、比脊髓高,与硬脊膜囊外脂肪相比略低或略高。突出的髓核与未突出的髓核之间有"窄颈"相连,此征象于矢状面显示清晰。脱出的腰椎间盘块与椎间盘内残留髓核呈蒂状相连,于水平面显示有残留通道,具有特征性。如突出的髓核与椎间盘脱离,形成游离的髓核,可离开原来的椎间隙向上、下迁移,形成孤立脱出的髓核。游离的髓核为圆形或卵圆形孤立团块,与未突出的髓核之间无联系。脱出或游离的椎间盘碎片组织周围环绕一低信号带。突出的髓核如发生严重的脱水纤维化,可形成一团块。在 SE 序列 T_1WI、N(H)加权像和 T_2WI 上,其信号强度依次降低。MRI 还可清楚显示邻近椎间盘的变化及硬脊膜囊和脊髓受压的状况。几乎所有发生形态改变的椎间盘都有信号的降低。MRI 诊断腰椎间盘突出症的准确率大于90%(图 11-38~图 11-41)。

　　使用 Gd-DTPA 增强检查突出的椎间盘,其表现为不增强或轻度延迟增强,而周围的纤维组织和静脉丛可增强。

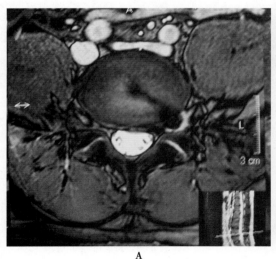
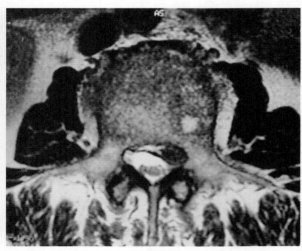

A　　　　　　　　　　　　　　　　　　　　　B

图 11-38　腰椎间盘突出的 MRI 诊断(水平面)
A. 髓核由中央向外侧突出;B. 腰椎间盘突出,硬脊膜囊变形。

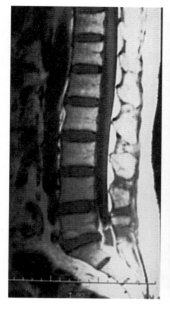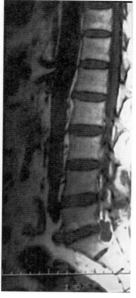

图 11-39　L_5S_1 椎间盘突出,在椎管内形成一团块

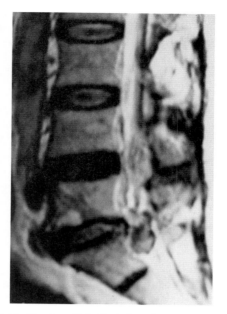

图 11-40　$L_{4/5}$ 椎间盘突出跨节段游离,L_5S_1 椎间盘下后方游离团块影,T_2WI 示 $L_{4/5}$ 椎间盘呈低信号,L_5S_1 椎间盘呈中等信号

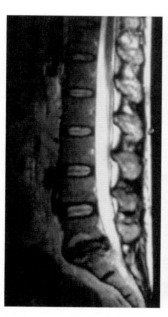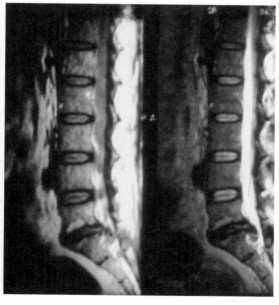

图 11-41　L_5S_1 椎间盘突出,突出髓核与未突出髓核有狭颈相连

　　薛峰等研究 MRI 诊断腰椎间盘突出症中后纵韧带破裂的征象,其发现腰椎后纵韧带在 MRI 所有序列上都表现为一细的低信号线,判断后纵韧带破裂的最可靠征象是椎间盘外围低信号线的缺损、中断和消失(图 11-42)。

七、神经根增强现象

　　腰椎间盘突出症的另一个重要的 MRI 评价因素是神经根,研究者采用 MRI 增强扫描研究腰腿痛患者的脊神经根表现。

　　有学者研究了 25 例单侧坐骨神经痛的患者,仅在 17 例患者中显示有增强。增强处发生在突出椎间盘下的硬脊膜神经根袖处。神经根增强分为局限性增强和弥漫性增强两种,患者神经根增强越弥漫,坐骨神经痛越重。其中 18 例行手术治疗,术后 3 个月再行 MR 检查,没有发现神经根增强现象。

　　另有学者评价了 20 例有腰椎间盘突出的患者,他们被描述为两种类型的神经根增强:一种为鞘内数条神

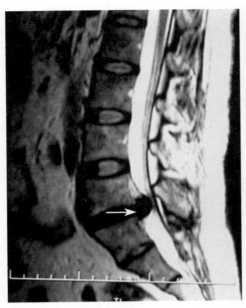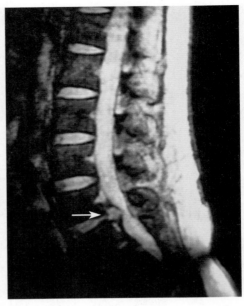

图 11-42　L_5S_1 椎间盘突出,纤维环和后纵韧带破裂
箭头所指为椎间盘突出。

经根小的增强,与椎间盘突出的位置和大小无关,占 55%,被认为是正常的;另一种增强被认为是有选择性的,占 30%,表现为增强的神经根自椎间盘压迫部位一直到脊髓圆锥。这些选择性增强的神经根同时表现得比其他神经根大,全部与巨大椎间盘突出有关。神经根增强程度与患者的症状和体征的严重程度无关。有选择性增强的患者病程均较短。对本组 20 例患者进行研究的学者认为神经根增强对预后的判断作用不大。

研究者报道一组术前评价神经根增强的患者与腰椎间盘突出之间的关系。术前 1 周对 115 例有神经根放射痛和腰椎间盘突出的患者进行 MRI 增强扫描,术后 1 周对其中 46 例再次行 MRI 增强扫描,术前 39.1%、术后 58.7% 的患者有神经根增强现象。术前神经根增强与根性痛的程度、发病时间及直腿抬高试验阳性有关,与功能障碍神经缺失无关。患者根性痛越重、发病时间越短,其神经根增强越明显。术后神经根增强与症状变化无关。75% 术前神经根增强者术后也有增强。所有患者术后根性痛均减轻,神经功能有所改善。

Jinkins 对 200 例未手术的腰腿痛患者进行检查,认为与症状明显相关,尤其是多根神经增强者(图 11-43)。

目前,神经根增强的意义还不确切,但在未来它能为根性痛定位提供帮助。

八、磁共振脊髓成像

为了表现脊柱 MRI 的三维透视图,几位作者报道了类似于普通脊髓椎管造影的 T_2 加权 MRI 图像投照图,命名为磁共振脊髓成像(magnetic resonance myelography,MRM)。MRM 是针对椎管内脑脊液的静态液成像(重 T_2 加权成像配合脂肪抑制技术,显示脊髓和神经根的影像)。MRM 是非侵

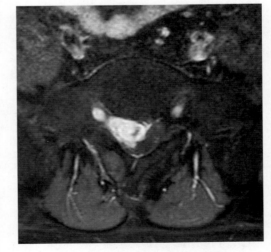

图 11-43　MR 增强扫描:神经根增强现象

入性检查,不需要碘对比剂,在行常规 MRI 的同时扫描出来。多采用矢状面和冠状面成像,常用成像序列有 HASTE 序列、快速自旋回波序列和三维快速梯度回波序列(3D-FISP)。在 MRM 中,椎管内蛛网膜下腔脑脊液 T_2 值很长,T_2WI 中呈高信号,而其他非液性组织结构 T_2 值相对较短,呈弱信号,借高信号脑脊液勾画出其形态。由于 MRM 不能看清骨性标志,与 T_1 和 T_2 同水平的电子标记显得很重要,这些标记能用常规磁共振技术使相应节段的脊髓形态显示出来。

1992 年,Krudy 用重 T_2 加权成像和脂肪抑制技术做的 MRM,图像结果突出了高信号的脑脊液,它勾画出硬脊膜囊、神经根和脊髓的轮廓。在矢状面和冠状面,采用最大密度投影(maximum intensity projection,MIP),产生高质量的腰椎蛛网膜下腔三维图像,能很好地显示硬脊膜边缘、神经根和神经根鞘。在水平面无三维 MIP 序列。图像采用反转模式打印出来,脑脊液呈黑色,背景为无色,非常像普通碘剂脊髓椎管造影。Krudy 技术最适合腰椎管检查,它对脊髓表现的图像质量稍差。Hergan 同时采用常规 MRI 和 MRM 观察 20 例慢性腰痛、腰椎管狭窄、腰椎间盘突出、腰椎滑脱和腰椎不稳的患者,认为 MRM 在腰椎严重狭窄的患者常夸大其狭窄程度,而在腰椎轻度狭窄的患者常低估其狭窄程度。MRM 不能替代常规 MRI,但与之结合能帮助诊断。Scarabino 采用同样的技术得出的结论是,MRM 不但证实了常规 MRI 提示的腰椎间盘突出,而且对硬脊膜压迫和神经根鞘断面的表现更好。MRM 对游离椎间盘突出、神经根起源异常的诊断特别有价值。MRM 可以更全面地提供蛛网膜下腔图像,极好地显示硬脊膜、神经根和神经根鞘,能完全替代常规的椎管造影。Gammal 于 1995 年改进了 Krudy 技术,提高了信噪比,比原技术能更好地评估胸腰椎的椎管狭窄和硬脊膜受压,它也能辨别正常的低位脊髓血管丛和异常的椎旁静脉及囊肿。回波平面成像(echo planar imaging,EPI)序列使 MRI 有更大的发展,它也被用于 MRM。Demaerel 于 1997 年首先描述采用 EPI 技术行 MRM,扫描一张图像时间由 8 秒减少到 20 毫秒。采用 EPI 技术的图像不需要三维 MIP 重建,能迅速地评价硬脊膜和神经根受压的程度。研究者认为,未来硬脊膜内椎管造影仅限用于 MRI 禁忌证患者(图 11-44)。

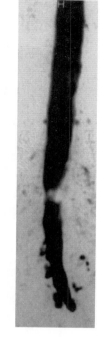

图 11-44　MR 脊髓造影示硬脊膜囊被突出的 $L_{4/5}$ 椎间盘压迫变形

九、腰骶神经根三维成像观察

腰骶神经根三维成像能在冠状面和斜位直接观察受累神经根被突出的椎间盘压迫后的形态变化。此技术用于检查单侧椎间盘突出,故观察时应两侧对照(图 11-45～图 11-47)。

三维成像的设备及成像序列:磁共振设备 1.5/3.0Tesla。采用 3D 冠状面快速磁场回旋序列并选择性水激发技术(fast-field echo sequences with selective water excitation)及 Proset 成像技术。其序列名称依次为短反转时间反转恢复序列(short TI inversion recovery sequence,STIR sequence),连续震荡态采集操控成像对比序列(coherent oscillatory state acquisition for the manipulation imaging contrast sequence,COSMIC sequence),稳态采集快速成像序列(fast imaging employing steady state acquisition sequence,FIESTA sequence),选择性水激发技术序列(principle of selective excitation technique aequence,PROSET sequence)。

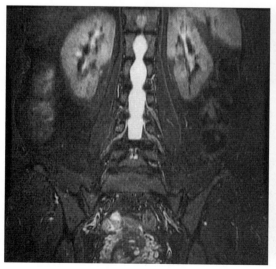
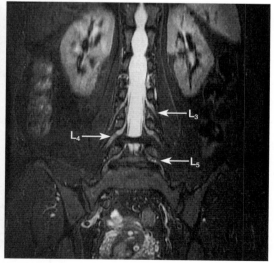

图 11-45　正常腰神经根

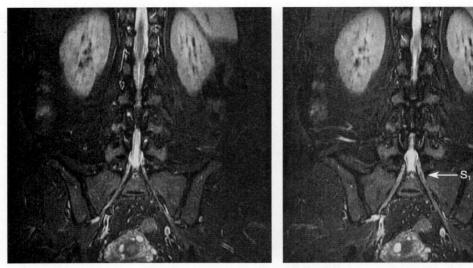

图 11-46　正常 S₁ 神经根

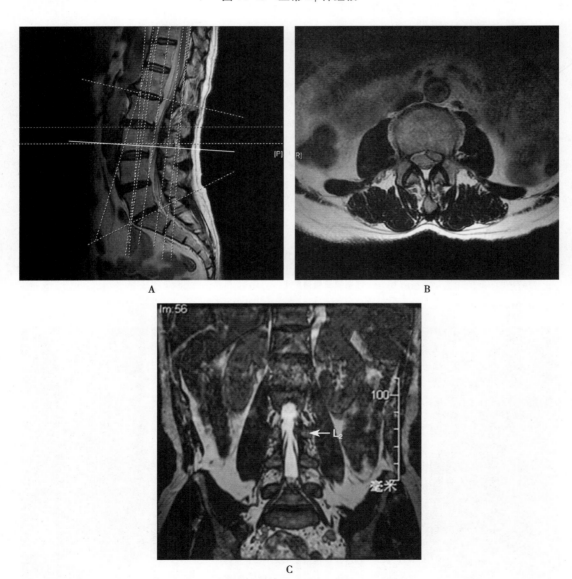

图 11-47　腰椎间盘突出，L₂/₃ 压迫左 L₃ 神经根
A. 矢状位；B. 轴位；C. 冠状位。箭头所指为 L₂ 神经根受压。

腰骶神经根观察方式的核共振序列组合：

1. **动态观察**　STIR，COSMIC，FIESTA，PROSET。
2. **冠状面**　STIR，COSMIC，FIESTA，左、右侧对照比较。
3. **矢状面**　PROCET。
4. **左前斜位**　PROCET，右前斜位对照比较。
5. **右前斜位**　PROCET，左前斜位对照比较。

十、多裂肌退变

多裂肌神经支配为单一神经支配，腰椎间盘突出症神经根受累可致多裂肌退变、萎缩和肌肉脂肪化（图 11-48～图 11-51）。

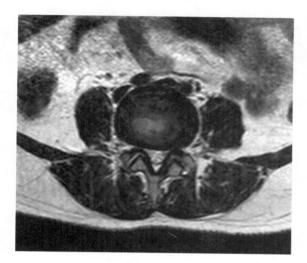

图 11-48　T_2WI 示正常多裂肌形态

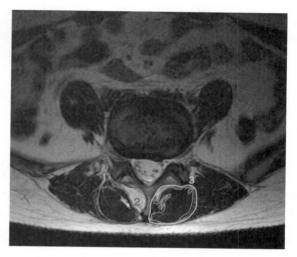

图 11-49　T_2WI 示右侧多裂肌横截面较左侧小，多裂肌内示异常高信号——肌肉脂肪化
红 1：右侧多裂肌水平截面，绿 2：右侧多裂肌肌肉组织水平截面，黄 3：左侧多裂肌水平截面，橙 4：左侧多裂肌肌肉组织水平截面。

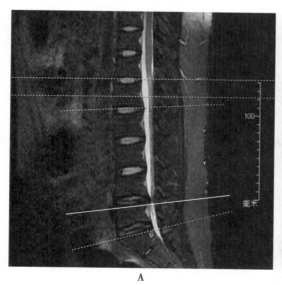

A

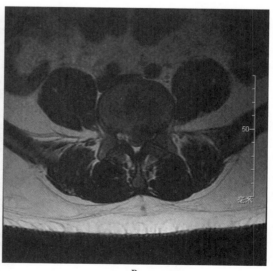

B

图 11-50　$L_{4/5}$ 椎间盘突出 T_2WI 所示多裂隙肌截面积对比

A. 矢状面定位影像示腰椎间盘突出位于 $L_{4/5}$ Ⅲ层面；B. 水平面扫描示腰椎间盘突出位于 $L_{4/5}$ 左 2 区，多裂肌横截面积左侧较右侧小。

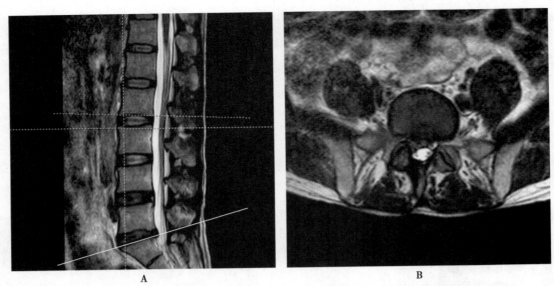

图 11-51　L₅S₁ 椎间盘突出 T₂WI 所示多裂隙肌截面积对比

A. 矢状面定位影像示腰椎间盘突出位于 L₅S₁ Ⅰ 层面；B. 水平面扫描示腰椎间盘突出位于 L₅S₁ 右 2 区，多裂肌横截面积右侧较左侧小。

第五节　腰椎间盘突出症 MRI 区域定位

一、腰椎间盘突出症 MRI 区域定位意义

MRI 区域定位较 CT 区域定位可观察腰椎的矢状面结构，而 CT 主要显示腰椎间盘的水平面结构。MRI T₁WI 和 T₂WI 可显示不同组织的信号强度，清晰地观察椎间盘形态及其退变情况，而 CT 需通过 CT 值的测定来确定不同的组织并观察椎间盘形态。此外，由于 CT 断层扫描的切层多限于椎间盘平面（图 11-52），当椎间盘游离性突出超越椎间盘层面时，便有可能遗漏在椎间盘层面以外的椎管内的椎间盘组织的显示。因此，当患者有明显的腰椎间盘突出症的症状和体征，而在 CT 断层扫描仅限于椎间盘层面，出现影像学检查与临床症状和体征不符时，应做腰椎 MR 检查。此种情况多为椎间盘突出在Ⅱ层面或Ⅲ层面（图 11-53、图 11-54）。

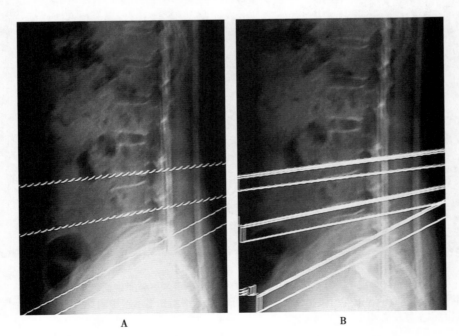

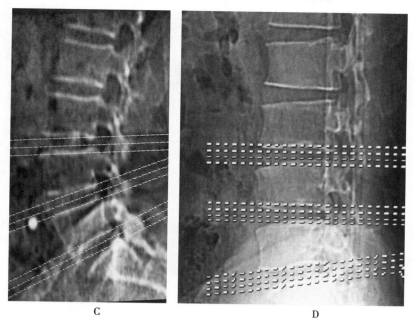

图 11-52　水平面 CT 椎间盘切层，当椎间盘突出超过椎间盘层面将难以被发现

A. 单层切面；B. 两层切面；C. 三层切面；D. 四层切面。

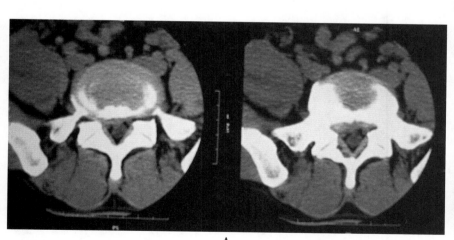

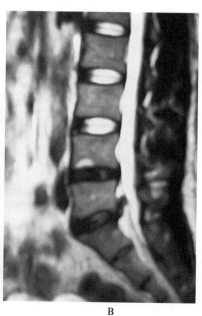

图 11-53　Ⅱ 层面椎间盘突出 CT 表现与 MRI 表现对比

A. CT 示 L_5S_1 椎管内无明显椎间盘突出；B. MRI 示 L_5S_1 椎间盘在 Ⅱ 层面突出。

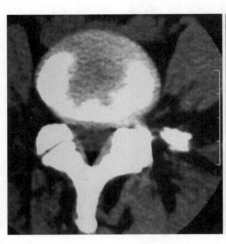
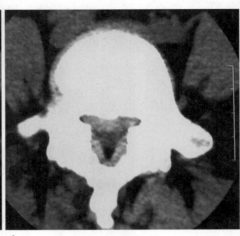
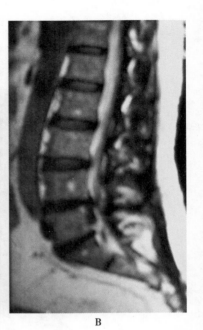

图 11-54 Ⅲ层面腰椎间盘突出 CT 表现与 MRI 表现对比
A. CT 示 $L_{4/5}$ 椎管内无明显椎间盘突出；B. MRI 示 $L_{4/5}$ 椎间盘在Ⅲ层面突出。

二、腰椎间盘突出症 MRI 区域定位方法

腰椎间盘突出症 MRI 区域定位，其方法同 CT 区域定位的划分（见第十章第五节"腰椎间盘突出症的区域定位"）。

腰椎间盘突出症 MRI 区域定位与 CT 区域定位一致，分为。

1. **层面** 矢状面 MRI 可分为：①椎间盘层面（Ⅰ层面）；②椎间盘上层面（Ⅱ层面）；③椎间盘下层面（Ⅲ层面）（图 11-55）。

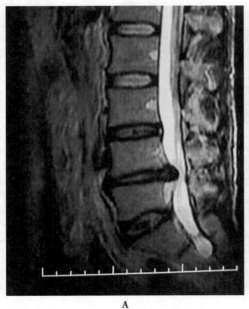
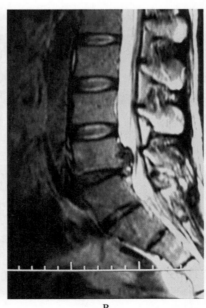
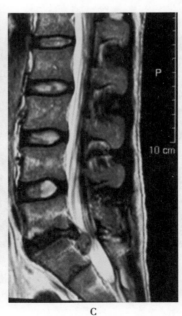

图 11-55 矢状面 MRI 腰椎间盘突出症层面
A. 椎间盘层面（Ⅰ层面）；B. 椎间盘上层面（Ⅱ层面）；C. 椎间盘下层面（Ⅲ层面）。

2. **区**　水平面 MRI 可分为：①中央区（1 区）；②旁中央区（2 区）；③椎间孔区（3 区）；④椎间孔外区（4 区）（图 11-56）。

3. **域**　可按水平面 MRI 所示突出椎间盘在椎管内、外所占的范围分为：①矢状径上椎间盘突出占椎管容积的 1/4（a 域）；②矢状径上椎间盘突出占椎管容积的 2/4（b 域）；③矢状径上椎间盘突出占椎管容积的 3/4（c 域）；④矢状径上椎间盘突出占椎管容积的 4/4（d 域）（图 11-57）。

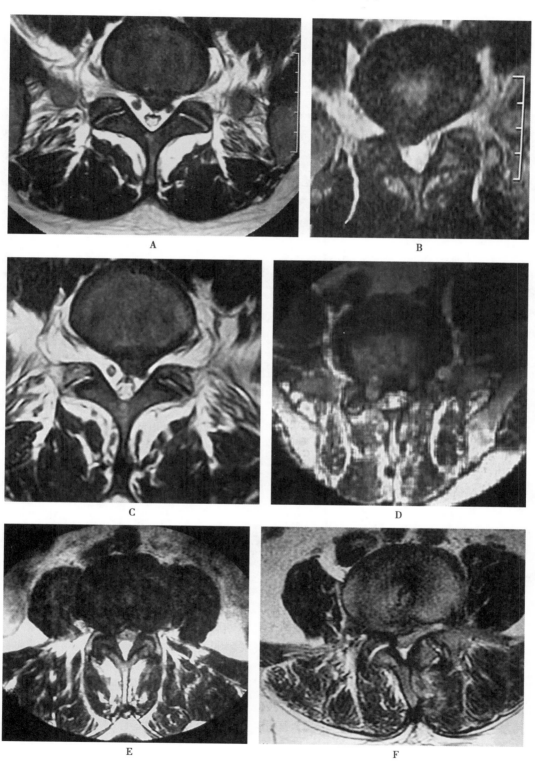

图 11-56　水平面 MRI 腰椎间盘突出症分区
A. 中央区（1 区）；B. 右 2 区；C. 左 2 区；D. 左、右 2 区；E. 右 3 区；F. 右 4 区。

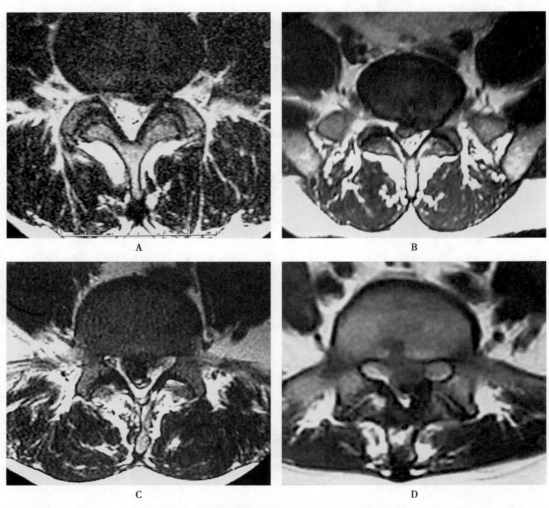

图 11-57 水平面 MRI 腰椎间盘突出症分域
A. a 域;B. b 域;C. c 域;D. d 域。

第六节　腰椎与其他疾病 MRI 影像学鉴别诊断

1. **椎管内肿瘤**　椎管内的良恶性肿瘤,如神经鞘瘤、脊膜瘤、转移瘤等均可累及硬脊膜外隙和椎间孔,类似突出椎间盘。椎管内肿瘤在 T_1WI 中多为低信号,但在 T_2WI 中多为高信号。病变部位大多与椎间隙不符或与椎间盘无直接联系。但对游离型椎间盘突出,其髓核为呈圆形或卵圆形的孤立团块,可位于原椎间隙后纵韧带前方或后方,也可向上、向下迁移达 10mm,此种情况与椎管内肿瘤鉴别较为困难,可行 Gd-DTPA 增强 MR 检查。由于突出的髓核组织周围有炎性肉芽包围,故周围可强化,但中央仍呈低信号,呈现牛眼征。而椎管内肿瘤多呈不均匀的强化,一般不出现此牛眼征(图 11-58~图 11-60)。

2. **硬脊膜外和硬脊膜下血肿**　虽然它们和椎间盘突出症在 MRI 中均表现为椎管内占位。但由于 MRI 的信号不同,较易鉴别。在 T_1WI 中表现为低信号,而在 T_2WI 中表现为等信号(急性期)或高信号(亚急性期)(图 11-61)。

3. **联合神经根鞘**　当两个神经根联合发自同一个平面时,形成联合神经根鞘。在 CT 影像中难以与椎间盘突出症相鉴别,但在矢状面和水平面 MRI 中可清楚地显示两个神经结构(图 11-62)。

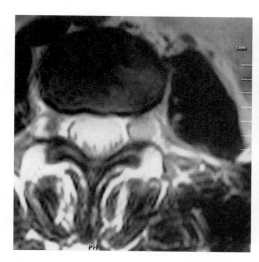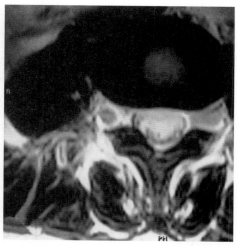

图 11-58　左侧神经节增大,术后病理诊断为神经节瘤

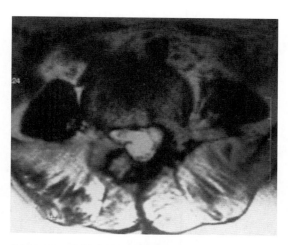

图 11-59　椎管内神经纤维瘤,类似突出的椎间盘组织

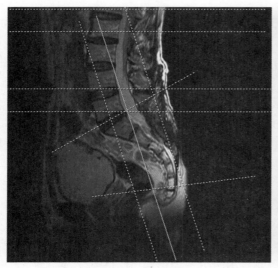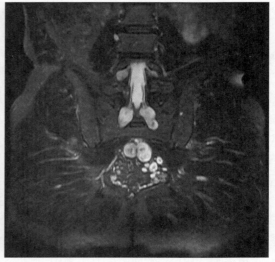

图 11-60　多发性腰骶神经纤维瘤 Cor T$_2$WI FS-FSE(腰骶神经根三维成像)

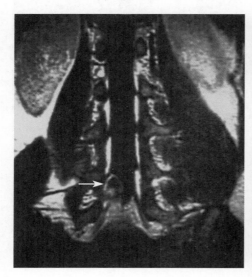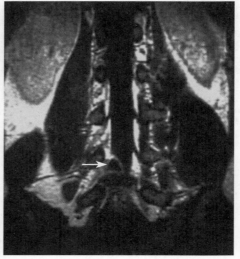

图 11-61　硬脊膜外血肿(箭头)

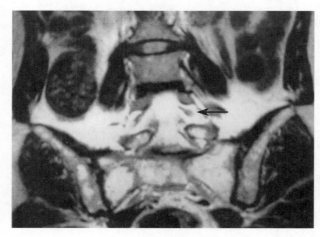

图 11-62　右侧 L$_{4/5}$ 节段两个神经根发自同一平面(箭头),形成联合神经根鞘

4. **椎管狭窄**　MRI 尽管在显示骨性椎管方面的表现不如 CT 和 X 线片，但在腰椎管狭窄症的诊断方面仍有独特的价值。在 T_1WI 中椎体后缘骨赘增生处的后纵韧带及黄韧带均表现为低信号。在矢状面 T_2WI 中它们仍表现为低信号，但由于脑脊液呈明亮的高信号，因此可清晰显示蛛网膜下腔、脊髓、马尾和神经根的受压情况。在矢状面椎间盘切面上可清晰显示椎间孔泪滴状变形、局部脂肪层消失及神经根受压情况。神经根三维成像时能显示神经根受压部位（图 11-63、图 11-64）。

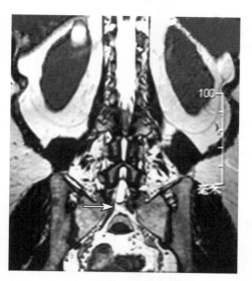

图 11-63　腰骶神经根三维成像显示右侧 S_1 神经根受压，诊断为腰椎管狭窄症

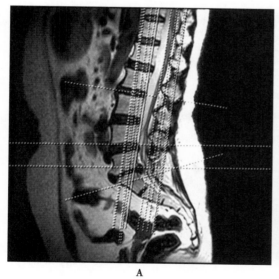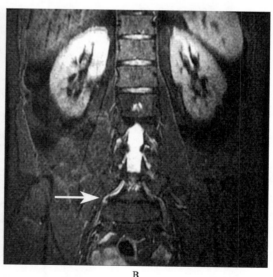

图 11-64　腰椎管狭窄症 Cor 3d-Fiesta（腰骶神经根三维成像右侧 L_5 神经根受压）

A. 冠状面定位影像；B. 腰骶神经根三维成像显示右侧 L_5 神经根受压，诊断为腰椎管狭窄症。

5. **腰椎结核或腰椎化脓性椎间隙感染**　它们的共同之处是椎间隙变窄，在 MRI T_2WI 中都呈中信号或高信号，周围脊椎骨有破坏，椎旁常有脓肿，因此较易鉴别（图 11-65、图 11-66）。

6. **骶管神经根囊肿**　又称骶管囊肿，是一种腰骶部神经系统发育性缺陷，MR 的检出率约为 4%，在 T_2WI 中呈现"明亮的"高信号，腰骶神经根三维成像中能够清晰显示整个肿物的形态，囊肿破坏或不破坏骶管骨壁结构，常与周围组织界限清晰、边缘光滑、与神经根关系密切（图 11-67、图 11-68）。

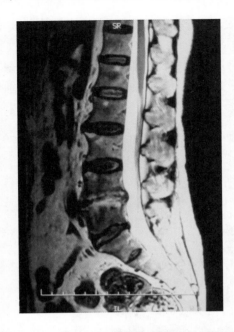

图 11-65　$L_{4/5}$ 椎间隙感染，椎间隙变窄，但在 T_2WI 中呈高信号

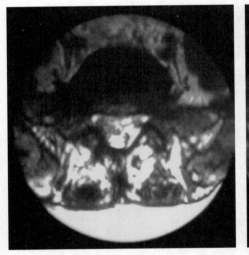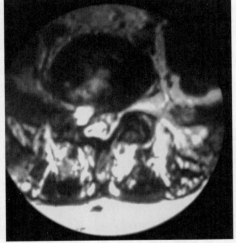

图 11-66　在 T_2WI 中呈高信号的脓肿

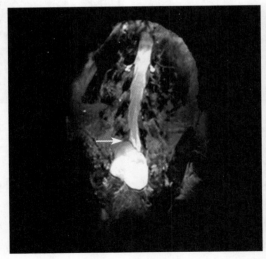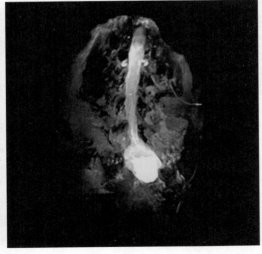

图 11-67　腰骶神经根三维成像显示神经根囊肿（箭头）

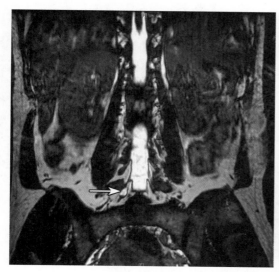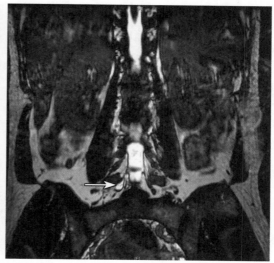

图 11-68　腰骶神经根三维成像显示右侧 L₅ 神经根囊肿（箭头）

第七节　腰椎间盘突出症术后 MR 检查

腰椎间盘突出症术后 MRI 没有固定标准。一般认为,对大多数病例仅需常规的矢状面和水平面 T_1 和 T_2WI。在椎间盘切除术后的鉴别诊断中,MRI 增强扫描有特别重要的价值,但大剂量的 Gd 剂增强扫描并不能增加诊断的精确程度。Gd 剂增强的 T_1WI 所显示的高信号被认为是鉴别诊断突出椎间盘和术后硬脊膜外纤维化的金标准。

一、腰椎间盘突出症术后 MRI 的正常表现

腰椎间盘突出症术后 MRI 的表现通常以 6 个月为界分为两个阶段:6 个月以内为术后早期阶段,6 个月以后为术后晚期阶段。

1. **术后早期阶段**　2 个月之内,T_2WI 显示,自髓核到纤维环切口处有一高信号带。椎间盘高度丢失,椎间孔狭窄。MRI 增强扫描中髓核也会被增强。术后早期行 MR 检查,硬脊膜外前方由于纤维环破裂、水肿和血肿,可有非常像术前的突出椎间盘的软组织团块(图 11-69)。随着水肿的消失和血肿纤维化,2 个月后软组织影逐渐减小。在术后早期神经根增强现象是正常的,在术后 3~6 周有 20%~62% 无症状的患者出现。3 个月后减少,6 个月后无神经根增强现象。后部结构椎板未切除者,仅表现为黄韧带的部分缺如,而椎板切除的部位以高信号的组织替代。6 周时 63%~88% 的患者关节突关节增强,这代表外科手术的局部反应。

2. **术后晚期阶段**　术后晚期阶段,T_2WI 显示,髓核内高信号渐渐被低信号替代,硬脊膜囊外软组织团块影减小或消失(图 11-70)。Van de Kelft 发现术后 6 个月,硬脊膜囊外几乎没有团块影。但是,另一项也是针对成功的腰椎间盘突出症手术后的研究表明,术后 1 年已有 50% 显示团块样瘢痕。Boden 和 Van Goethem 报道成功的椎间盘切除术后 6 个月,神经根增强现象消失。Yukawa 发现术后 3~6 个月,神经根仍显示增强和增厚,则预示着临床结果不佳。

二、腰椎间盘突出症术后 MRI 的异常表现

腰椎间盘突出症术后的并发症有椎间盘再突出、硬脊膜外纤维化、直接神经根损伤、椎间隙和硬脊膜外感染、蛛网膜炎、假性脊膜囊肿和椎管狭窄。

腰椎间盘突出症术后临床症状复发的主要病理基础是术后硬脊膜外纤维化和椎间盘再突出。复发椎间盘突出的定义是:术后无神经根痛 6 个月以上,再次出现首次手术同一椎间盘层面同侧或对侧的椎间盘突出,其发生率为 5%~11%。有症状的硬脊膜外纤维化发生率为 8%~14%。二者的鉴别诊断方面,Gd 剂增强的 MRI

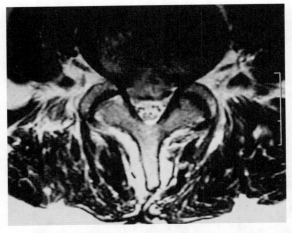

图 11-69　椎间盘突出术后早期阶段,椎管前方硬脊膜外有类似于椎间盘的软组织团块

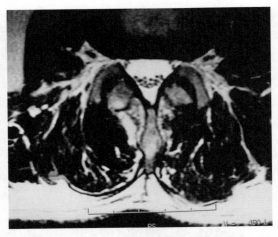

图 11-70　椎间盘突出术后晚期阶段,软组织团块影消失

被认为是最佳的影像学检查技术。文献报道,CT 增强的准确率为 71%,未增强 MRI 的准确率为 79%,而 MRI 增强的准确率为 96%~100%。复发和残余的椎间盘在 MRI 中位于硬脊膜外前方或前外侧方(图 11-71),在

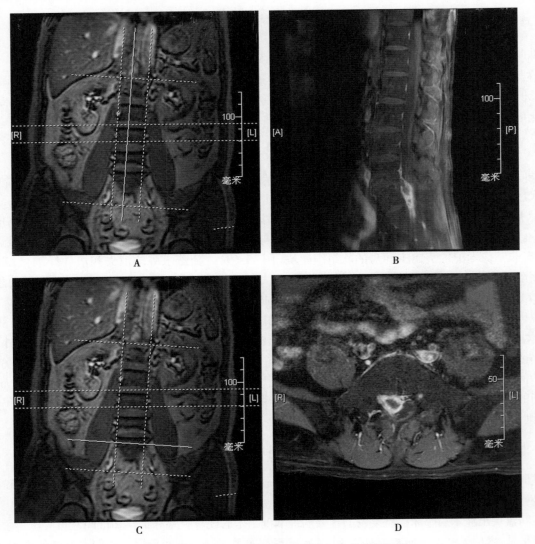

图 11-71　再突出的椎间盘组织强化时,只在边缘强化
A. 冠状面定位影像;B. 矢状面 T_1 fs-FSE 像;C. 冠状面定位影像;D. 水平面 T_1 fs-FSE 像。

T_1WI 和 T_2WI 中均表现为低信号的团块影,除游离型外,其余类型均与原椎间盘相连。而纤维化瘢痕在 T_1WI 中为低信号或中等信号,在 T_2WI 中为高信号。在 Gd 剂增强的 MRI 中,典型的椎间盘不强化或轻微延迟强化,而瘢痕组织呈中度至明显强化,因此在注射对比剂后 3~5 分钟立刻扫描很重要。

椎间盘突出症术后椎间盘炎被分为两类:化脓性和非化脓性。化脓性椎间盘炎在术后 8 周内会出现腰背痛和发热。MR 检查发现椎间盘高度丢失,在 T_2WI 中椎间盘内表现为高信号,软骨终板轮廓消失,被侵蚀椎体呈不均匀高信号。类似的发现可见于术后正常退变的椎间盘,但它与前者的最大区别在于,在 T_2WI 中表现为低信号。增强 MRI 对二者的鉴别也很有帮助,在椎间盘感染中,整个椎间盘、纤维环和椎骨被广泛增强。而术后正常退变的椎间盘也可增强,但仅限于平行于软骨终板的线性带。实际临床工作中,要结合临床表现和化验检查相鉴别。

第八节　磁共振技术对椎间盘退变的定量分析

自 1944 年原子的核磁共振方法出现,现代核磁共振成像技术亦即"磁共振技术"已在 100 多年的历史中迅速成长为一门新兴科学,尤其是在医学领域中的应用,已远远超越传统的形态学研究范畴,逐渐发展为集形态分析、物质量及成分测定、生物化学分析、代谢组学分析等多元化的功能为一体的评价技术手段,应用 MRI、功能 MRI(fMRI)等对退变的椎间盘进行形态学分析、功能评价、代谢组学预判,尤以椎间盘组分定量评定获得重要进展,目前磁共振对椎间盘定量分析,按成像原理大致可分为:①功能成像技术定量评估;②加权成像技术定量评估;③核子成像定量评估;④特殊成像的半定量/定量测定;⑤磁共振波谱技术定量评估等。

一、横向弛豫时间加权成像

横向弛豫时间加权成像(T_2 relaxation time weighted imaging,T_2WI)是检测椎间盘中水含量的重要技术,其原理依赖于 H_2O,可反映椎间盘退变的程度。Marinelli 测定了 14 头小牛和 5 具尸体椎间盘中髓核和纤维环的 T_2 与水含量显著相关,与蛋白聚糖含量的相关性较弱。另有学者使用临床常用的 1.5T 磁共振对 12 个腰椎间盘标本进行研究,结果显示 Thompson 分级与 T_2 值成反比关系,不同分级椎间盘的 T_2 值之间存在显著的统计学差异。Perry 等使用 1.5T 磁共振,采用改良 3D 快速自旋回波(3D FSE)序列对 5 名志愿者的腰椎间盘进行扫描并进行 Pfirrmann 分级。结果显示,Ⅲ级、Ⅳ级椎间盘的 T_2 均值较正常椎间盘显著降低,椎间盘中靠近终板的髓核部分 T_2 值最高,核内裂隙区和纤维环的 T_2 值较低,故认为可以通过 T_2 均值的测量对椎间盘进行准确地定性和退变分级(图 11-72A)。

二、横向弛豫时间图成像

横向弛豫时间图成像(T_2 transverse relaxation time mapping imaging)是以横向弛豫时间值(T_2 值)为基础的数字化图像,T_2 值能够通过描述组织内氢质子横向弛豫衰减来量化反映组织水分子状态的变化,其值通过采用多回波的 SE 技术测量不同回波时间的磁共振(MR)信号强度计算得到。T_2 的快慢与失相位相关,失相位产生指数衰减的横向磁化矢量和磁共振(MR)信号。衰减的速度很大程度受自由水分子的影响,它能减缓横向磁化矢量的衰减。由于横向弛豫和自由水之间的相关性,所以 T_2 图可以用于测量软骨中的水含量及间接测量早期椎间盘的胶原蛋白含量和排列。健康的胶原基质能锁住水分子,因此 T_2 是低信号的。在椎间盘退变的最早期阶段,基质损坏后水分子渗透,使 T_2 值增加。典型的 T_2 图是在不同的回波时间采集多个自旋回波。2D 序列由于采集时间长,逐渐被 3D 序列(3D FSE)所替代,3D 序列能在更短的时间内成像整个椎间盘。将多个不同 TE 值的信号强度 S 按照公式 $\ln S(t) = \ln S_0 + 1/T_2 \times t$($S_0$ 为 T=0 时的信号强度)进行拟合计算可得到每个像素的 T_2 值,从而构建 T_2 图。此外,还有一个叫双回波稳态的 3D 序列(3D-DESS),能同时评价软骨的 T_2 值和表观扩散系数(ADC)。Watanabe 等采用 T_2 图技术,显示青少年志愿者有 20% 发生腰椎间盘老化退变,这与组织学的发生率近似,并与年龄呈显著负相关,所以认为此技术可较准确地预测椎间盘的早期退变。

　　T_2 图检测胶原蛋白含量及排列的敏感性在体内和体外都已经被证实(图 11-72C)。虽然 T_2 值和胶原蛋白有良好的相关性,但最新证据表明,T_2 值也许对蛋白聚糖含量更敏感,说明负电荷的糖胺聚糖(glycosaminoglycan,GAG)能影响水质子的相互作用。忽略生化的精确关联这一点,T_2 图已被证明在许多临床研究中很实用。T_2 图的优点是不应用注射药物就能提供软骨的生理信息,缺点是横向弛豫易受魔角效应(magic angle effect)影响。胶原纤维在 B_0 场的排列方向会影响横向弛豫的估算,使之不能精确地评价。另外,在椎间盘退变的病情发展过程中,蛋白聚糖的分解发生在胶原基质退变之前,所以 T_2 图也许不能像检测 GAG 含量的软骨 MR 延迟增强成像(delayed gadolinium-enhanced MR imaging of cartilage,dGEMRIC)序列那样,检测出非常早期的变化。

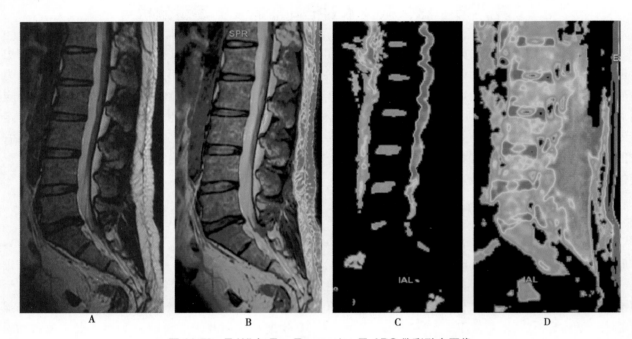

图 11-72　T_2WI 与 $T_1\rho$、T_2 mapping 及 ADC 伪彩融合图像

A. T_2WI 显示 $L_{4/5}$、L_5S_1 椎间盘的 Pfirrmann 分级为 Ⅳ 级,髓核信号灰色,与纤维环分界不清,余为 Ⅱ 级;B. $T_1\rho$ 伪彩融合影像;C. T_2 mapping 伪彩融合影像;D. ADC 伪彩融合影像;退变髓核呈低值绿色,$T_1\rho$、T_2 mapping 高值位于髓核中央,而 ADC 影像中高值主要位于髓核后部,并且髓核与纤维环 ADC 值差别更显著。

三、$T_1\rho$ 加权磁共振成像

　　$T_1\rho$ 弛豫时间($T_1\rho$ relaxation time),也称 $T_1\rho$ 旋转坐标系下的自旋-晶格弛豫时间(the spin-lattice relaxation in the rotating frame,T_1rho),组织中水分子与大分子结合在一起,两者之间经常发生能量或质子交换等相互作用,由于这种交换作用的存在会引发 $T_1\rho$ 弛豫。$T_1\rho$ 成像的前提是要通过所谓的"绝缘"或"频率清扫"调谐脉冲来实现自旋锁定,施加振幅不同的自旋锁定脉冲后,平行于纵轴的磁矩与有效磁场同步随时间衰减,这种现象称为旋转坐标系下的纵向弛豫,用 $T_1\rho$ 来表示。虽然 $T_1\rho$ 成像理论已提出较长时间,但由于磁场强度及均匀性因素等限制,国外腰椎间盘的 $T_1\rho$ 成像研究的文献主要见于 2006 年后。Nguyen 等采用 $T_1\rho$ 加权磁共振成像(T_1 rho-weighted MR imaging,T_1 rhoWI MRI)技术对 8 具尸体的椎间盘进行扫描分析,然后对其中的 GAG 含量进行测定。结果显示,$T_1\rho$ 弛豫时间与 GAG 及水含量呈线性正相关。Johannessen 等采用 $T_1\rho$ 加权 MRI 技术对尸体椎间盘中的蛋白聚糖(proteoglycan)损失情况进行定量分析研究,结果发现,$T_1\rho$ 弛豫时间与椎间盘退变及年龄相关。生化分析结果显示,$T_1\rho$ 弛豫时间与 GAG 含量呈高度线性相关,与

水含量间呈中度相关。他们随后对 10 名无症状成人的椎间盘进行了活体研究,结果显示,$T_{1}\rho$ 弛豫时间与蛋白聚糖含量相关,与椎间盘退变(Pfirmann 分级)显著相关,研究数据与此前的尸体研究结果相吻合。在另一项研究中,Blumenkrantz 等使用 3.0T 磁共振多层 $T_{1}\rho$ 螺旋序列对 11 名健康志愿者的腰椎进行扫描,研究结果证实,髓核的 $T_{1}\rho$ 弛豫时间高于纤维环,两者的 $T_{1}\rho$ 弛豫时间与年龄显著相关。上述研究证实,$T_{1}\rho$ 加权 MRI 技术不使用对比剂,可替代延迟 Gd 剂增强 MR 检查对椎间盘退变进行定量分析(图 11-72B)。

四、延迟 Gd 剂增强磁共振成像

延迟 Gd 剂增强磁共振成像(delayed gadolinium-enhanced MRI of cartilage,dGEMRIC)利用软骨固有电荷密度(fixed charge density,FCD)直接测量 GAG 含量。椎间盘注射对比剂 Gd(DTPA),并在扫描前运动使对比剂均匀分布于整个椎间盘。对比剂在软骨中会受到 GAG 负电荷的排斥力,所以它的积累量与 GAG 的含量成反比。Gd 又具有很强的顺磁性,会使周围的质子加速弛豫、T_{1} 缩短。对比剂进入椎间盘的快慢及多少反映了椎间盘的营养扩散过程,具有可重复、无创的优点,是一种新的定量分析椎间盘营养机制的方法。因此,T_{1} 被 dGEMRIC 用于定量测量,椎间盘软骨的低 T_{1} 值表明 GAG 含量减少。现在有各种对比剂的注射方案和 dGEMRIC 扫描协议,一般采用 0.2mmol/kg 的 Gd(DTPA),也有用 0.1mmol/kg 和 0.3mmol/kg 剂量的 Gd(DTPA)的,最佳的延迟时间条件在不同的椎间盘也不同。用于 dGEMRIC 的脉冲序列也有多种,多数采用不同翻转角或不同翻转时间的多次激发。可以用梯度回波也可以用自旋回波。dGEMRIC 不管采用哪种技术都能得到 T_{1} 图,再对软骨的 T_{1} 取平均值。dGEMRIC 与 GAG 含量的相关性在体外试验已经被证实,在体内也逐渐开始被验证,现已广泛应用于各种临床实验中。即使 dGEMRIC 有着直接测量体内 GAG 含量的工具,但它也存在着一些缺点:首先,注射对比剂是有创的且存在潜在风险的;其次,延迟强化需要对比剂均匀地分布于椎间盘组织,使得检查时间很长。

Niinimä 等采用 1.5T 的磁共振对 20 名男性志愿者的 93 个椎间盘进行扫描分析和 dGEMRIC 研究。研究者根据 $T_{2}WI$ 进行退变分级,通过测量延迟强化值,观察和评估椎间盘内营养物质的扩散情况,结果显示,T_{1} 下降的百分比与椎间盘退变分级相关。Vaga 等采用软骨 dGEMRIC 方法测定椎间盘中的 GAG 含量获得成功,实验结果显示,MRI 评估结果与生化分析结果显著相关。该技术是反映 GAG 含量和椎间盘退变情况的半定量测量方法。

五、磁化传递磁共振成像

磁化传递磁共振成像(magnetization transfer MR imaging,MT-MRI)技术是利用高分子中的质子可传播射频脉冲而优先被检测到,而自由水中的质子相对滞后被测出的原理进行成像。磁化传递饱和技术是一种降低除来自自由流动的质子之外的所有信号的技术,或称磁化传递抑制(magnetization transfer suppression,MTS),由 MT 技术产生的磁共振图像对比组织信号突出兴趣区信号。MT 成像的基本原理:人体组织内有两种不同的质子池存在,一种是自由质子(游离的自由水),另一种是大分子质子池(与大分子结合的结合水),自由水质子的波谱频带窄且幅度高,而结合水由于其所处的大分子环境,其波谱频带宽、幅度低,磁共振信号由自由水直接产生,水在结合与非结合部位通过"偶极-偶极交换作用"进行稳定快速的磁化传递。在常规激励脉冲之前,预先使用频率偏离水质子共振频率的低能量射频脉冲,选择性地饱和大分子质子池,然后该饱和性通过磁化交换(magnetization exchange,MEX)过程传递给邻近水质子,从而降低组织的磁共振信号强度,进而产生与 MT 相关的新的组织对比度。磁化传递率(magnetization transfer ratio,MTR)是衡量磁化传递效应的指标,通过在打开和关闭饱和脉冲时分别采集数据,根据公式 $MTR = (Mo-Ms)/Mo \times 100\%$,计算出 MTR 值。Mo 和 Ms 分别为关闭和打开饱和脉冲时的信号强度。再通过后处理计算出脑内每个体素的 MTR,并绘制出磁化传递率直方图(MTR histogram),常用参数有平均 MTR、峰高及峰位置等。MT 效应最常用于脑和肌肉等组织,对脑脊液和血液等体液,因其结合水相对于软组织中的结合水要少得多,无明显饱和作用,MTR 较低,故 MT 脉冲不会或很少影响其信号强度。1992 年,研究者发现 MT 在较低磁场下对 Gd-DTPA 有协同作用。1994 年,在此基础上采用不同的 MT 脉冲形式证明在高磁场强度(1.5T)情况下,Gd-DTPA 也有协同增强作用。当组织中顺磁性物质的浓度较高时,MT 效应甚微,这是因为顺磁性物质的磁共振对比增强是钆离子与水相互作用,而非大分子的交叉弛豫所致,因此 MT 降低病灶背景组织的信号强度,使钆增强区的信号相对更加突出。19 世纪 90 年代,MT 引进临床放射领域,随后不断成熟和发展,特别是在神经、运动系统放射领域备受人们关注。Matsumura 等采用 MT-MRI 技术对 20 名学生志愿者进行扫描并计算等效交叉弛豫率(equivalent cross-relaxation rate,ECR)值,以检测椎间盘中水含量。结果显示,ECR 值的升高提示水含量减少。有研究者采用 MT-MRI 技术进行动物实验并计算 MTR 值,结果显示 MTR 值可反映软骨中胶原的含量和性质。

六、钠磁共振成像

钠磁共振成像(Na-MRI/sodiium MRI)可检测组织中钠离子的浓度与分布,也可以通过测量与蛋白聚糖含量相关的组织固有电荷密度(FCD)来定量分析蛋白聚糖。Wang 等对牛椎间盘进行 Na-MRI 扫描,并采用1,9-二甲基亚甲蓝(1,9-dimethylmethylene blue,DMMB)法测定对应椎间盘样本中蛋白聚糖含量,结果显示钠和蛋白聚糖呈显著线性相关。同期进行的对有症状和无症状对象的 Na-MRI 扫描结果显示有症状者椎间盘的 Na 较无症状者显著降低。有人使用 4.0T 的磁共振对活体脊柱进行扫描研究,结果显示椎管中脑脊液的Na 含量可作为内在标准,用以衡量椎间盘中蛋白聚糖含量。Na-MRI 可应用于活体椎间盘并可评价其中的蛋白聚糖含量。

七、UTE 成像

MRI 超短回波时间(ultra short echo time,UTE)脉冲序列能通过使用极短回波时间(TE)产生 T_2 和T_2WI,然而用于软骨深层的 T_1 和 T_1WI 测量 UTE 还没有应用于临床研究,它与软骨各成分的相关性还没有得到验证。一个对健康志愿者的可重复性研究中,对 UTE 的 T_2 图可重复性研究显示其具有好的可重复性。将该技术进一步应用于软骨的径向层和钙化层,也许能得到骨性关节炎发病机制和进展的一些重要的信号。但是,UTE 需要长时间的扫描,以及需要升级特定的磁共振设备以克服图像质量不佳的问题。

八、黏多糖的化学交换饱和转移磁共振成像

黏多糖的化学交换饱和转移磁共振成像(glycosaminoglycan chemical exchange saturation transfer magnetic resonance imaging,gagCEST MRI),是另一种新颖的磁共振定量技术,其特点是磁化传递对比(magnetization transfer contrast,MTC)。MTC 包括偏共振预备脉冲选择性激发和饱和束缚于大分子的静止质子。导致横向磁化矢量转移到附近的自由水质子,加速了自由水的失相位和信号衰减。在不同磁化传递速率区域产生了对比。化学交换饱和转移(chemical exchange saturation transfer,CEST)类似于这种技术,饱和大分子和自由水能交换的质子,而不是转移磁化矢量到自由水。在关节软骨,GAG 剩余的羟基被选择性激发,能在高和低GAG 含量区域形成对比——gagCEST。这种技术能直接测量 GAG 含量,用磁化传递非对称值/百分比表示。GAG 含量低的区域其磁化传递和非对称值低。gagCEST 对 GAG 含量的敏感性在体外通过健康和患病软骨比较 Na-MRI 已经被证实,最近应用于监测膝关节骨软骨移植修复后改变的临床研究。当 gagCEST 进一步应用于临床研究时,其缺点我们要知道。首先,3T 图像信噪比差且易受 B_0 场不均匀影响;另外,数据分析需要复杂的后处理软件。Haneder 等对国外小样本人体实验证实,该成像的指标参数 gagCEST 与腰椎间盘的Pfirrmann 分级和 T_2 弛豫时间有一定的相关性。

九、磁共振弥散加权成像

弥散加权成像(diffusion weighted imaging,DWI)是反映活体组织中水分子弥散运动状况的一种检查技术,其原理是分子扩散降低了磁共振自旋回波振幅,目前已应用于椎间盘代谢物质渗透机制研究及椎间盘退变临床定量研究。研究表明,椎间盘髓核与纤维环表观扩散系数(apparent diffusion coefficient,ADC)存在显著差异,髓核 ADC 值高于纤维环。随着 Thompson 分级的增加,ADC 值降低,使椎间盘的弥散张量定量分析退变程度成为可能。在较低的磁共振场强条件下,有学者将退变组与健康对照组相比,证实退变椎间盘的弥散减少。虽然本研究没有计算各向异性测量值(FA 值),但显示了方向矢量上 ADC 的差异,这也是精

确定量分析椎间盘的基础。另有学者对 39 名患者及 5 名志愿者的椎间盘进行 DWI 对比研究,分析结果显示退变椎间盘的 ADC 值(见图 11-72D)较正常的降低 9%。但是,通过对 228 名中年男性志愿者的腰椎间盘研究后认为正常与退变椎间盘的 ADC 值存在部分重叠,临床价值有限。某些学者报道重度退变椎间盘的 ADC 值甚至可以正常或者轻度增高。然而,扫描方式和磁场场强的限制导致在某段时间内该研究出现困难。线性扫描弥散成像在整体运动和敏感性差异客观存在的情况下,比其他普通扫描序列更精确可信,提供了高质量的 DWI、ADC 和人体脊柱各向异性图像。图 11-73 显示了带有弥散编码(b 值)和非弥散编码(b' 值)的椎间盘图像。b 值,为弥散敏感系数,由施加的梯度场强的参数来控制。b 值越大,对水分子的弥散运动越敏感,可引起较大的信号衰减。$b = \gamma^2 G^2 \delta^2 (\Delta - \delta/3)$。其中 γ 为旋磁比,G 为梯度场强,δ 为每个梯度脉冲施加时间,Δ 为脉冲施加时间间隔。

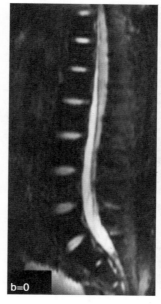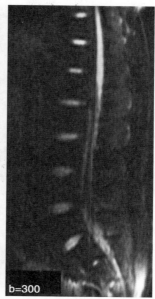

带有弥散编码的这些渐变图像的组合可以用来计算 ADC 值,ADC = In(S 低/S 高)/(b 高−b 低)。

研究者对正常志愿者行多次重复线性弥散扫描,证实该扫描方式的可靠性与重复性,线性扫描

图 11-73　带有弥散编码(b 值)和非弥散编码(b' 值)的椎间盘影像

改观了单一图像分析 ADC 值的局面,由此该技术在临床已作为椎间盘退变初步的定量评价方法。

理论上,根据 b 值和 ADC 值计算公式,高场强(1.5~3.0T)和超高场强磁共振(≥4.0T)可以在弥散张量成像中更加清晰地呈现几个参考系数的变化规律。最初应用于临床的磁共振场强为 0.6T,自 1985 年诞生 1.5T 的磁共振到 1999 年 3.0T 的磁共振应用于临床,高场强不仅经历了一个理论的跨越过程,而且也是扫描原理的更新与进展。至今,可以应用于活体动物实验的 7.0T 和 9.4T 超高场强磁共振同样是低温超导技术的革新产物,然而超高场强磁共振能否应用于人类活体扫描,尚未通过伦理学及医学验证。在动物实验中,吴晓淋等利用 7.0T MRI(Bruker® Corporation,Germany)对月龄为 28、42、56、70 天的 SD 大白鼠分别进行了弥散张量线性扫描(图 11-74),并多区域和感兴趣区(region of interest,ROI)分析髓核和纤维环 ADC 值与扫描后椎间盘离体生化定量分析 II 型胶原、蛋白聚糖含量相对比后认为,高场磁共振卓有成效地提高了椎间盘在体扫描定量分析的敏感性,并证实该影像系数分析与物质定量的相关性。但是,高场强磁共振应用于人体的伦理依据尚未通过,并且在对椎间盘扫描的"匀场"过程中不能完全消除腹部脏器、血管的"信噪",故高场磁共振完全应用于临床定量扫描分析尚不能成为现实。弥散张量成像定量分析椎间盘,无创、定量获取腰椎退变进程数据仍具有较好的研究前景和潜力。

十、定量高分辨"魔角"旋转核磁共振波谱

定量高分辨"魔角"旋转(high-resolution magic angle spinning,HR-MAS)核磁共振波谱,HR-MAS 核磁共振(HR-MAS NMR)是一种非破坏性技术,已成功地用于分析各种完整的生物组织的组成。高磁场的使用可以使共振得到一定程度的解决,从而可以识别分子层面的化学标记,以及精确区分正常组织和退变组织之间的细微差别。Schiller 初次采用胶原酶降解牛鼻软骨的方法对软骨变性进行了建模,并利用 HR-MAS NMR 对降解产物进行了研究。Keshari 等对 17 例人类尸体椎间盘进行 HR-MAS 分析,使得该分析手段应用于 Thompson 分级的椎间盘分析(图 11-75、图 11-76),识别可观察的椎间盘代谢过程中的关键化学物质,并确定这些化学物质在不同退化阶段的椎间盘之间的比例差异。随后,用生化方法对样品的总羟脯氨酸含量和前支聚糖含量进行了光谱测定的比较。纤维环组织中未结合的羟脯氨酸和甘氨酸含量增加,这与胶原分解直接相关,与胶原生化测定的总胶原含量变化相关。结果表明,随着椎间盘的退化,HR-MAS 分析显示纤维环

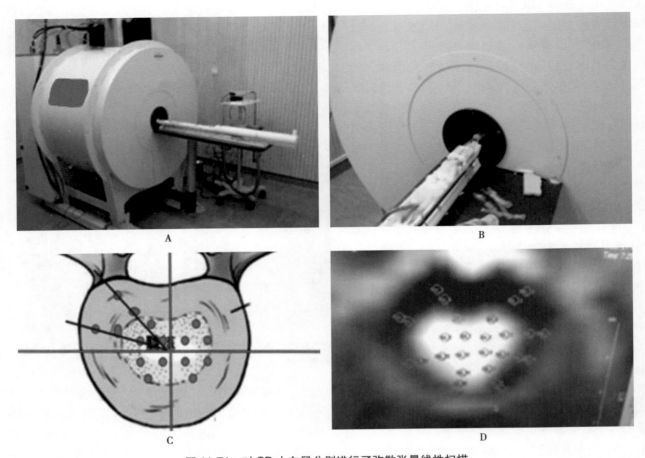

图 11-74 对 SD 大白鼠分别进行了弥散张量线性扫描

A. 7. 0T 磁共振仪；B. 7. 0T 磁共振磁体和体线圈；C. 大鼠椎间盘弥散张量成像 ROI 测定点示意；D. 大鼠椎间盘弥散张量成像实测影像。

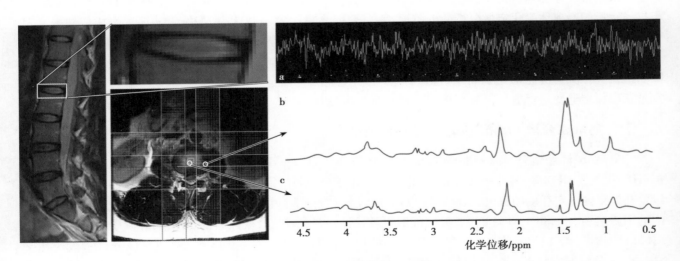

图 11-75 Thompson Ⅰ级椎间盘光谱分析谱线

a-原始波谱（MRS）；b-纤维环区；c-髓核区。

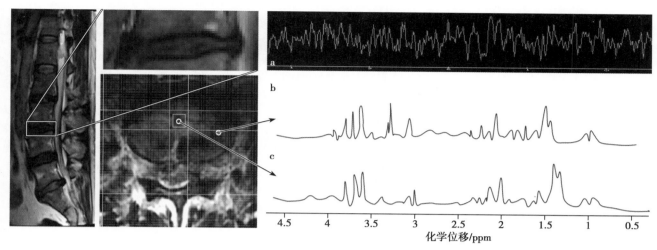

图 11-76　Thompson Ⅴ级椎间盘光谱分析谱线
a-原始波谱(MRS);b-纤维环区;c-髓核区。

羟基脯氨酸(0.70~1.25g/mg)和甘氨酸(3.51~6.94g/mg)的浓度增加,而导致 N-乙酰共振的化合物浓度变化。另一方面,髓核中羟基脯氨酸和甘氨酸的含量没有同样稳定增长,但 N-乙酰共振的化合物则显示为稳定减少(151.53~81.37g/mg)。这种化合物的增加和减少可能是由于纤维环和髓核组织的化学成分的不同造成的。HR-MAS 分析显示,纤维环的 N-乙酰峰的组成成分增加,而蛋白聚糖分析则显示蛋白聚糖的浓度降低。在蛋白聚糖分析和 HR-MAS 分析中,髓核的蛋白聚糖浓度降低。髓核组织 HR-MAS 分析与蛋白聚糖分析的相关系数为 0.28,纤维环 HR-MAS 分析无显著相关性。全胶原测定结果显示,纤维环总胶原呈退行性增加。综上所述,说明 HR-MAS 质谱分析椎间盘的精确性和可靠性,然而光谱分析方法在临床的应用受到低信噪比、椎间盘和相邻组织中存在水、相邻骨髓中存在脂质,以及由于骨敏感性诱发的线宽的限制。但随着技术的发展,可能可以利用水抑制的质子光谱学来研究在体内的表征椎间盘疾病。

（吴晓淋　王子轩　胡有谷）

参 考 文 献

［1］ PENG B,HOU S,WU W,et al. The pathogenesis and clinical significance of a high-intensity zone(HIZ) of lumbar intervertebral disc on MR imaging in the patient with discogenic low back pain[J]. Eur Spine J,2006,15(5):583-587.

［2］ 王子轩,胡有谷,陈祥民. 腰椎间盘后缘高信号区在诊断椎间盘源性腰痛中的意义[J]. 中华医学杂志,2008,88(35):2478-2481.

［3］ 王子轩,胡有谷,陈祥民. MRI 上腰椎间盘局限性高信号区与性别、年龄、体重及腰痛症状的相关性研究[J]. 中国脊柱脊髓杂志,2007,17(10):730.

［4］ 王子轩,陈祥民,胡有谷. 腰椎间盘 MRI 局限性高信号区的影像学分析[J]. 中国医学影像技术,2008,24(5):743-746.

［5］ 王子轩,胡有谷. 腰椎间盘前缘与后缘高信号区的临床对照研究[J]. 中华外科杂志,2009,47(9):689-692.

［6］ 薛峰,陈霞,丁永生. 腰椎间盘脱出症中后纵韧带破裂的 MRI 诊断[J]. 中国脊柱脊髓杂志,2007,17(10):744-748.

［7］ MARINELLI N L,HAUGHTON V M,MUÑOZ A,et al. T_2 relaxation times of intervertebral disc tissue correlated with water content and proteoglycan content[J]. Spine,2009,34(5):520-524.

［8］ PERRY J,HAUGHTON V,ANDERSON P A,et al. The value of T_2 relaxation times to characterize lumbar intervertebral disks: preliminary results[J]. AJNR Am J Neuroradiol,2006,27(2):337-342.

［9］ STELZENEDER D,KOVÁCS B K,GOED S,et al. Effect of short-term unloading on T_2 relaxation time in the lumbar intervertebral disc--invivo magnetic resonance imaging study at 3.0 tesla[J]. Spine J,2012,12(3):257-264.

［10］ WATANABE A,BENNEKER L M,BOESCH C,et al. Classification of intervertebral disk degeneration with axial T_2 mapping [J]. AJR Am J Roentgenol,2012,189(4):936-942.

[11] STELZENEDER D,WELSCH G H,KOVÁCS B K,et al. Quantitative T_2 evaluation at 3. 0T compared to morphological grading of the lumbar intervertebral disc:a standardized evaluation approach in patients with low back pain[J]. Eur J Radiol,2012,81(2): 324-330.

[12] NGUYEN A M,JOHANNESSEN W,YODER J H,et al. Noninvasive quantification of human nucleus pulposus pressure with use of $T_1\rho$-weighted magnetic resonance imaging[J]. J Bone Joint Surg Am,2008,90(4):796-802.

[13] JOHANNESSEN W,AUERBACH J D,WHEATON A J,et al. Assessment of human disc degeneration and proteoglycan content using T_1rho-weighted magnetic resonance imaging[J]. Spine,2006,31(11):1253-1257.

[14] AUERBACH J D,JOHANNESSEN W,BORTHAKUR A,et al. In vivo quantification of human lumbar disc degeneration using $T_1\rho$-weighted magnetic resonance imaging[J]. Eur Spine J,2006,15 Suppl 3(Suppl 3):S338-S344.

[15] BLUMENKRANTZ G,LI X,HAN E T,et al. A feasibility study of in vivo T_1rho imaging of the intervertebral disc[J]. Magn Reson Imaging,2006,24(8):1001-1007.

[16] RAJASEKARAN S,NARESH-BABU J,MURUGAN S. Review of postcontrast MRI studies on diffusion of human lumbar discs [J]. J Magn Reson Imaging,2010,25(2):410-418.

[17] LUDESCHER B,EFFELSBERG J,MARTIROSIAN P,et al. T_2-and diffusion-maps reveal diurnal changes of intervertebral disc composition:An in vivo MRI study at 1. 5 Tesla[J]. J Magn Reson Imaging,2008,28(1):252-257.

[18] SoLOVIEVA S,NOPONEN N,MANNIKKO M,et al. Association between the aggrecan gene variable number of tandem repeats polymorphism and intervertebral disc degeneration[J]. Spine,2007,32(16):1700-1705.

[19] KHANNA A J,WASSERMAN B A,SPONSELLER P D. Magnetic resonance imaging of the pediatric spine[J]. J Am Acad Orthop Surg,2003,11(4):248-259.

[20] LIN C,TU G J. Correlation between MRI signal intensity and Aggrecan content in degenerative lumbar intervertebral disc[J]. J China Med Univ,2009,38(9):687-689.

[21] NIINIMÄKI JL,PARVIAINEN O,RUOHONEN J,et al. In vivo quantification of delayed gadolinium enhancement in the nucleus pulposus of human intervertebral disc[J]. J Magn Reson Imaging,2006,24(4):796-800.

[22] VAGA S,RAIMONDI M T,CAIANI E G,et al. Quantitative assessment of intervertebral disc glycosaminoglycan distribution by gadolinium-enhanced MRI in orthopedic patients[J]. Magn Reson Med,2010,59(1):85-95.

[23] VAGA S,RAIMONDI M T,PERONA F,et al. Division scheme optimization for the molecular evaluation of the intervertebral disc by gadolinium-enhanced MRI[J]. J Magn Reson Imaging,2009,29(6):1443-1449.

[24] MATSUMURA Y,KASAI Y,OBATA H,et al. Changes in water content of intervertebral discs and paravertebral muscles before and after bed rest[J]. J Orthop Sci,2009,14(1):45-50.

[25] WANG C,MCARDLE E,FENTY M,et al. Validation of sodium magnetic resonance imaging of intervertebral disc[J]. Spine, 2010,35(5):505.

[26] MATZAT S J,TIEL J V,GOLD G E,et al. Quantitative MRI techniques of cartilage composition[J]. Quant Imaging Med Surg, 2013,3(3):162-174.

[27] WEI W,JIA G,FLANIGAN D,et al. Chemical exchange saturation transfer MR imaging of articular cartilage glycosaminoglycans at 3T:Accuracy of B0 Field Inhomogeneity corrections with gradient echo method[J]. Magn Reson Imaging,2014,32(1): 41-47.

[28] HANEDER S,APPRICH S R,SCHMITT B,et al. Assessment of glycosaminoglycan content in intervertebral discs using chemical exchange saturation transfer at 3. 0 Tesla:preliminary results in patients with low-back pain[J]. Eur Radiol,2013,23(3): 861-868.

[29] WU X L,LI L Y,ROMAN R J,et al. Diffusion-weighted 7. 0T magnetic resonance imaging in assessment of intervertebral disc degeneration in rats[J]. Chin Med J,2018,131(1):63-68.

[30] KESHARI K R,ZEKTZER A S,SWANSON M G,et al. Characterization of intervertebral disc degeneration by high-resolution magic angle spinning(HR-MAS)spectroscopy[J]. Magn Reson Med,2005,53(3):519-527.

[31] KESHARI K R,LOTZ J C,KURHANEWICZ J,et al. Correlation of HR-MAS spectroscopy derived metabolite concentrations with collagen and proteoglycan levels and Thompson grade in the degenerative disc[J]. Spine,2005,30(23):2683.

第十二章

腰椎间盘突出症的特殊造影检查

腰椎间盘突出症有时需做造影检查明确诊断。常用的造影检查方法包括脊髓造影、椎间盘造影和腰骶神经根造影。

第一节 脊 髓 造 影

脊髓造影是诊断腰椎间盘突出症的一项检查,在 MRI 和 CT 被广泛应用之前常做脊髓造影检查。此检查方法至今仍有一定的应用价值,可在脊髓造影后行 CT 和 MR 检查。

一、对比剂

由于早期脊髓造影选用油溶性碘对比剂造影黏稠且弥散慢的缺点,1930 年 Lindstrom 和 Arnel 首先使用水溶性碘对比剂进行脊髓造影。自 20 世纪 40 年代中期以后,常规用此非离子性水溶性碘对比剂做脊髓造影,其优点如下。

1. 水溶性碘对比剂的比重近似于脑脊液,能使蛛网膜下腔内的神经根和根袖得以充盈,更好地显示神经根,提高诊断的准确性。

2. 此种对比剂能被完全吸收,无须将对比剂抽出,不会产生油溶性碘对比剂造影后常见的蛛网膜炎。

3. 造影时选用的非离子性水溶性对比剂的药物有两种:碘海醇和伊索显。碘海醇注射液的碘含量为 180mg/ml,渗透性在 37℃ 为 360mol/L;伊索显的碘含量为 240mg/ml,渗透性在 37℃ 为 270mol/L。

离子型水溶性对比剂绝对禁止用于脊髓造影,因为此药物可刺激脊髓出现神经症状,包括下肢剧烈疼痛、惊厥、癫痫样发作和瘫痪,甚至死亡。

二、造影方法

1. 术前灌肠,清除肠内气体干扰,因水溶性碘对比剂对比度较差。

2. 造影在 X 线检查台上进行。做腰部穿刺(简称:腰穿)经 $L_{4/5}$、L_5S_1 进入蛛网膜下腔。

3. 由于椎管内因椎间盘突出和其他原因导致椎管容积减小,以及注入对比剂入蛛网膜下腔内量较大,因此在注入对比剂之前,应抽出脑脊液 15~20ml。

4. 碘海醇注射液注入量 15~20ml,伊索显注射量 10~15ml,在 30~60 秒内注入蛛网膜下腔。当脑脊液呈淡黄色、压力低、易凝固,出现 Fournier 综合征时,即使 2~3ml 对比剂也能清晰地显示出病变。

5. 调动 X 线球管拍摄腰椎 X 线片 4 张,包括前后位 1 张、水平侧位 1 张和左右斜位各 1 张。

三、造影形态

常用的水溶性碘对比剂,属于低比重溶液,故充盈脊髓和神经根较完整。在椎间盘压迫神经根或硬脊膜囊时,能较清晰地显示受压部位。可同时在左、右斜位对比神经根袖,可见一侧充盈、另一侧不充盈等。

1. 大的突出,硬脊膜囊可见压迹,形态上有凹形压迹、卵圆形压迹或半弧状压迹等,根袖影中断(图 12-1、图 12-2)。

2. 正中突出向两侧延伸表现为硬脊膜囊正中受压,有细条线状对比剂从两侧或一侧流向远端(图 12-3)。

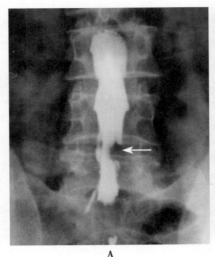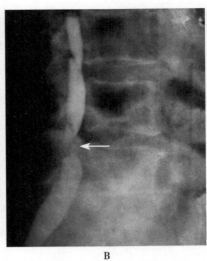

图 12-1　脊髓造影示 $L_{4/5}$ 椎间盘向左外侧方突出（箭头所指）
A. 正位 X 线片；B. 侧位 X 线片。

A

B

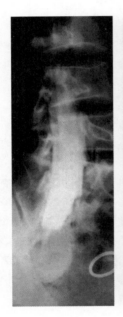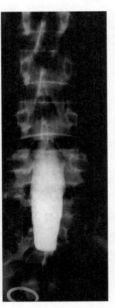

图 12-2　脊髓造影示腰神经根袖影中断

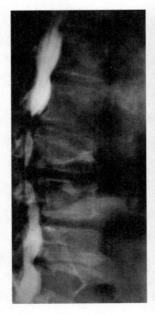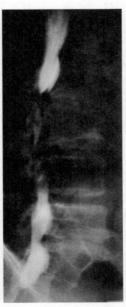

图 12-3　脊髓造影示椎间盘突出部位对比剂呈细条线状显影

3. 在椎间盘突出完全阻塞椎管时对比剂固定停滞在一平面(图 12-4)。

4. 神经根影缺如和中断(图 12-5)。

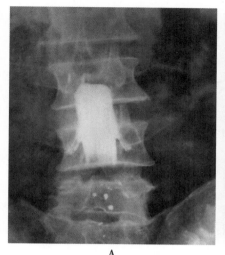
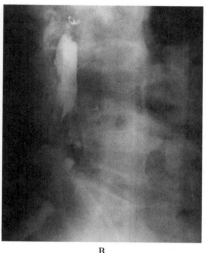

图 12-4　脊髓造影示 L$_{4/5}$ 椎间盘中央型突出完全阻塞椎管
A. 正位 X 线片;B. 侧位 X 线片。

A　　　　　　　　　　　　　B

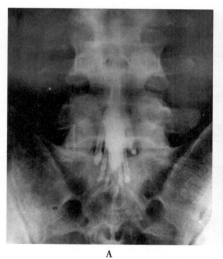
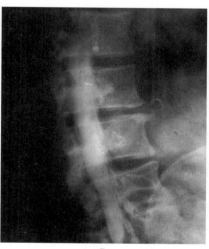
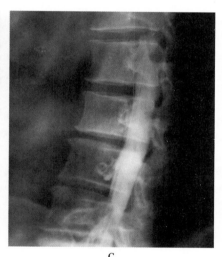

A　　　　　　　　　　　B　　　　　　　　　　　C

图 12-5　脊髓造影(水溶性碘剂)示左侧骶神经根受压
A. 正位造影示左侧骶神经根受压;B. 右前斜位造影表现正常;C. 左前斜位造影示左侧骶神经根受压。

四、造影失败的原因

临床检查提示为典型的腰椎间盘突出症,而脊髓造影却为阴性。其原因如下。

1. **对比剂注入硬脊膜外隙**　透视下可见对比剂停滞在腰穿部位,误认为此部梗阻,但都无上述椎间盘突出影像,此时应隔 2~3 天再次摄片复查,可见对比剂沿多根神经根出椎管较远距离(图 12-6)。

2. **患者椎管宽,但硬脊膜囊小**　小的椎间盘突出不至于压迫硬脊膜囊,此时有可能被误认为是腰椎管狭窄症。

3. 极外侧方或椎间孔内小的椎间盘突出,不至于压迫脊神经根袖和硬脊膜囊。

脊髓造影的正确率在 75% ~ 100%。

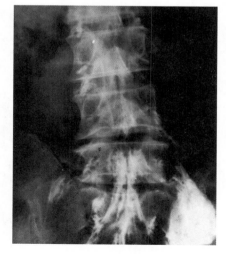

图 12-6　对比剂注入硬脊膜外隙(正位)

五、脊髓造影的不良反应

1. **头痛**　约占造影患者的 15%，可延续数小时至数天，个别患者有延迟性头痛，多在造影后 1 周发生。头痛原因主要是造影后活动过早，或腰穿时脑脊液流失较多引起。处理上以卧床休息为主，辅以静脉注射咖啡因，或颞浅动脉周围封闭，或 5% 葡萄糖盐水 500ml、等渗液体输入等，多在 10 天左右即愈。

2. **腰痛或坐骨神经痛**　造影后腰痛或坐骨神经痛加重，多由于造影用量过大。

3. **其他**　有个别报道在造影后出现感染如蛛网膜炎者。

第二节　椎间盘造影及 CT 椎间盘造影

　　腰腿痛是脊柱外科的常见病，其常见病因可能是腰椎间盘的病变。当临床上考虑腰腿痛来源于椎间盘病变时，腰椎间盘造影（lumbar discography）及 CT 椎间盘造影（CTD）可作为一种有用的临床诊断手段。20 世纪 20 年代，Schmorl 首先向尸体的腰椎间盘注入了 X 线对比剂，为以后临床应用诊断性椎间盘内注射奠定了基础。20 世纪 40 年代，瑞典的 Lindblom 首先描述了诊断性椎间盘穿刺并将其命名为椎间盘造影（discography）。早期的椎间盘造影根据造影后的正侧位 X 线片推测椎间盘内的退变情况（图 12-7~图 12-10）。1987 年，Videman 等介绍了椎间盘造影术后 CT 平扫的价值，发现一些 CT 显示的病变在常规的椎间盘造影术中不能被发现，提出椎间盘造影行正侧位 X 线检查后应行 CT 平扫以提供椎间盘的三个平面的观察。

　　北京积水潭医院从 20 世纪 60 年代起便已开始应用椎间盘造影技术，并取得了一些经验。由于当时的技术限制，椎间盘穿刺只能经过中央硬脊膜束，对比剂又是油性的且没有 CT，因此临床应用有限。近几年，由于穿刺技术、穿刺针和对比剂的进步，以及 CT 的出现，腰椎间盘造

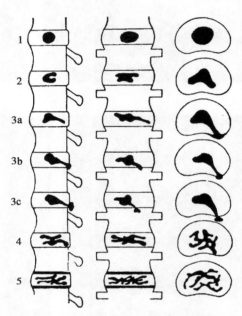

图 12-7　根据椎间盘造影后的正侧位 X 线片推测椎间盘内的退化情况

图左数字代表椎间盘病理分期。

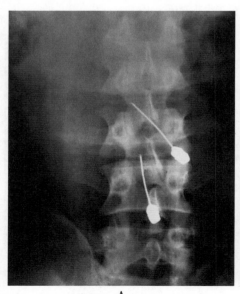

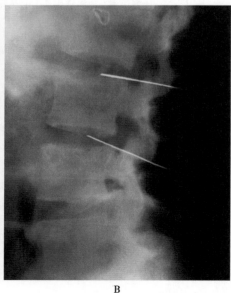

图 12-8　椎间盘造影穿刺针定位

A. 正位 X 线片；B. 侧位 X 线片。

A　　　　　　　　　　　　　B

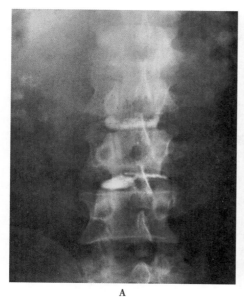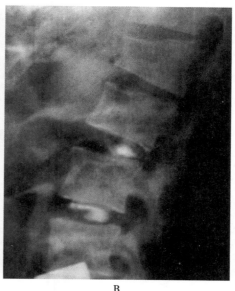

A　　　　　　　　　　　　B

图 12-9　椎间盘造影的正常形态
A. 正位 X 线片；B. 侧位 X 线片。

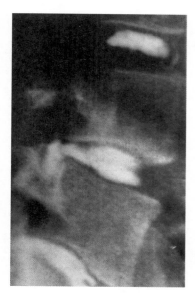

图 12-10　L$_{3/4}$、L$_{4/5}$ 和 L$_5$S$_1$ 椎间盘造影示 L$_{4/5}$ 椎间盘突出

影有了新的发展，其作为一种有效的现代诊断技术，对于脊柱外科的辅助诊断有着极为重要的意义。在北京积水潭医院脊柱外科，自 1995 年以来，共实施了 256 例腰椎间盘造影及 CTD。

一、椎间盘造影的适应证

椎间盘造影的优点，如：可以观察腰椎间盘的内部形态改变、可以诱发疼痛反应、可为症状性病变定位等，是目前存在的其他检查方法所不能获得的。近年来，微创手术的发展需要术者在术前对目标椎间盘纤维环破裂的程度及方向、突出椎间盘是否突破后纵韧带等做出判断，脊柱内固定技术的发展也需要术者在术前对拟固定节段椎间盘退变的情况、症状性椎间盘所在部位及固定范围相邻上、下椎间盘内退化的情况做出判断。CT 和 MRI 对椎间盘退变程度的判断与椎间盘造影及 CTD 所提示的有一定的差距（图 12-11）。所以，近年来在脊柱外科界，椎间盘造影及 CTD 越来越受到关注。许多著名的学者在学术交流中提到了椎间盘造影及 CTD 的重要作用，可归纳如下：①有腰腿痛，或怀疑是椎间盘病变的其他临床症状，其他影像学检查变化不典型；②疑为外侧椎间盘突出；③准备行椎间盘内减压术、椎间盘镜下髓核切吸术、溶核术，需要判断椎间盘突出的类型；④腰痛原因的判断；⑤腰椎融合手术的范围选择。

腰椎间盘造影作为一种诊断工具通常为临床上做决定提供了有效的帮助，近年来许多文章研究了椎间盘造影在手术选择中的作用，Derby 等在研究中提出了较为客观的压力控制椎间盘造影预测手术和非手术治疗结果的方法。研究中使用了椎间盘内压力计，发现无放射状纤维环撕裂的椎间盘，非负重位时椎间盘内压平均约为 172.4kPa，而在坐位时为 620.5kPa；对于有纤维环破裂的椎间盘，非负重位时椎间盘内压可低至 103.5kPa，坐位时椎间盘内压可低至 344.7kPa。在这一研究的基础上对椎间盘进行诊断性分型，分为：正常型、不确定型、机械性型及化学性型（表 12-1）。探讨了此分型对非手术、椎间融合内固定、横突间融合内固定及二者联合融合内固定术术后效果的预测，发现对于化学性型行椎间融合内固定的效果明显比单纯横突间融合内固定的效果好。

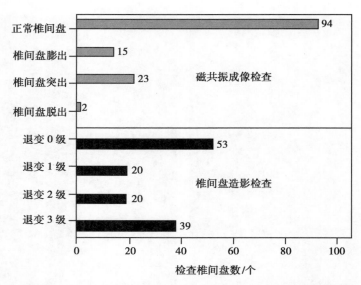

图 12-11　磁共振成像检查与椎间盘造影检查对于椎间盘退变程度判断的比较

表 12-1　椎间盘造影的诊断性分型

椎间盘分型	疼痛诱发时椎间盘内压	疼痛程度（VAS 评分/分）	疼痛类型	判断
化学性型	注入<1ml 对比剂诱发疼痛或诱发疼痛的内压比原始压增加 103.5kPa	≥6/10	符合	阳性
机械性型	比原始压高 103.5~344.7kPa	≥6/10	符合	阳性,但可能有其他来源的疼痛,需进一步明确
不确定型	346.2~620.5kPa	≥6/10	符合	需进一步明确
正常型	620.5kPa	无疼痛		阴性

二、椎间盘造影的方法

腰椎间盘造影穿刺可采用三种入路,即经硬脊膜囊途径(后入路)、硬脊膜囊外途径(后外侧入路)和椎体旁途径(侧入路)(图 12-12)。其中第一种入路损伤较大,目前已基本不采用;第二种入路技术要求较高,易产生脑脊液漏等并发症,手术风险相对较大;第三种入路相对安全,但对 L_5S_1 椎间盘穿刺成功率较低。故在 L_5S_1 椎间盘造影时可采用硬脊膜外途径以提高穿刺成功率。

椎间盘造影在放射科进行,用可透视的、最好是管球臂可以成角移动的 X 线摄片机。取无症状侧或症状较轻的一侧的硬脊膜外侧方进针。患者取侧 45°俯卧位,健侧在上。透视管球由上而下透视,调整管球倾斜角度及患者体位,使目标椎间盘平行于射线方向,于透视下定出皮肤上的进针点,应使下关节突的前缘位于椎间盘中央。对于 L_5S_1 椎间盘还应注意避开髂骨的遮挡。消毒铺巾、局部麻醉后,用 22 号长 30cm 的套管穿刺针顺射线方向,瞄准下关节突的前方进针,因针道经过神经根周围,应缓慢、匀速进针并询问患者有无异常感觉,因一般神经根有自

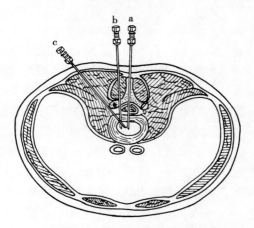

图 12-12　腰椎间盘造影穿刺途径
a-经硬脊膜囊途径(后入路);b-硬脊膜外途径(后外侧入路);c-椎体旁途径(侧入路)。

我闪避的能力,除刺在神经根中央,缓慢进针应可避开神经根损伤。正、侧位透视针尖均在椎间盘中央时,加以一定的压力注入水溶性非离子碘对比剂,观察患者的疼痛反应(不疼、非典型性疼痛及与腰腿痛症状相类似的疼痛)及影像学表现(图 12-13)。椎间盘造影术后 2 小时内行 CT 平扫。

三、椎间盘造影分型

(一) Bernard 分型

根据椎间盘造影记录及 CTD 中的分布格局可以将椎间盘分为以下七型。

1 型:正常,对比剂位于椎间盘中央;注入对比剂的阻力及量均正常;无疼痛反应(图 12-14A、B)。

2 型:纤维环撕裂。对比剂位于椎间盘中央;注入对比剂的阻力及量均正常;有疼痛反应。此型可能为椎间盘退变的早期,撕裂的纤维环未会合形成放射性裂隙,髓核组织仍在纤维环内,疼痛来源于压力传导至痛觉敏感的外层纤维环(图 12-14B、C)。

3 型:放射性裂隙。对比剂注入的阻力及量均异

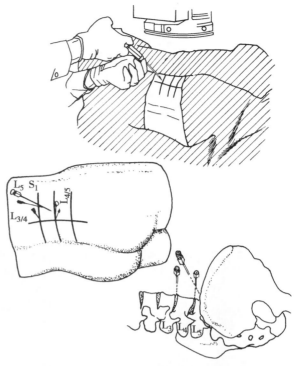

图 12-13　腰椎间盘造影穿刺方法示意

常;有疼痛反应;对比剂从裂隙进入外层纤维环区,但外层纤维环完整,无突出组织影响椎管。根据放射性裂隙的方向可进一步分为 3A、3B 和 3C 型(图 12-15),3A 型为正后方,3B 型为后外侧型,3C 型为外侧型,B 区和 C 区以自椎间盘中心至上关节突外侧缘的切线为分界线。

4 型:椎间盘髓核膨出。放射性裂隙到达外层纤维环边缘,髓核组织可造成外层纤维环膨出(图 12-16),4A 和 4B 型膨出块突入椎管,4C 型髓核组织块可影响同节段发出的神经。侧位 X 线片髓核影可进入硬脊膜腔。

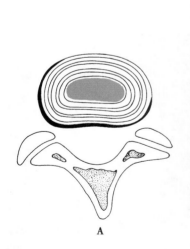

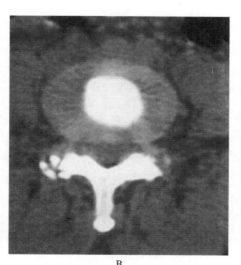

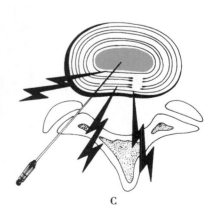

图 12-14　椎间盘造影分型:Bernard 1、2 型

A. 椎间盘纤维环完整;B. CTD 可见对比剂位于椎间盘中央;C. 纤维环有撕裂,但未汇成裂隙,压力传导至外层纤维环引起疼痛。

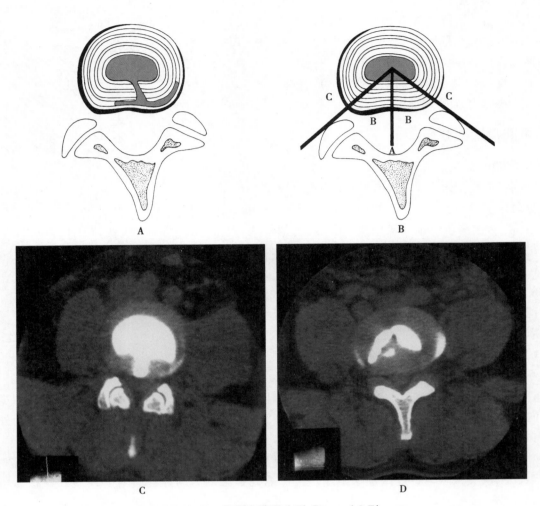

图 12-15 椎间盘造影分型：Bernard 3 型
A. 对比剂从裂隙进入外层纤维环区；B. 根据放射性裂隙的方向可进一步分为 3A、3B 和 3C 型；C. 对比剂裂隙至椎间盘下后方（A 型）；D. 对比剂裂隙至椎间盘外侧（C 型）。

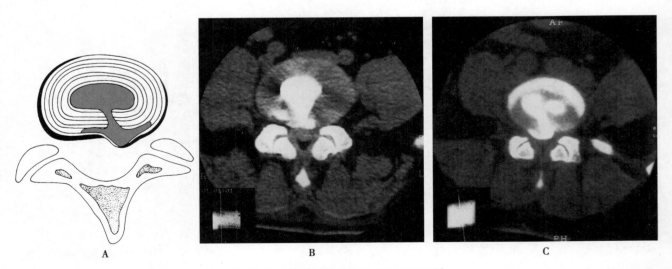

图 12-16 椎间盘造影分型：Bernard 4 型
A. 对比剂沿放射性裂隙到达外层纤维环边缘示意；B. $L_{4/5}$ 水平面 4 型椎间盘膨出；C. $L_{3/4}$ 水平面 4 型椎间盘膨出。

　　5 型:椎间盘髓核突出。外层纤维环破裂,髓核组织突出到后纵韧带下并可直接压迫硬脊膜或神经根(5A 型和 5B 型),5C 型中突出组织可压迫发出的神经根(图 12-17)。造影时对比剂溢出呈海绵状,注入的量异常,可诱发与症状相同的疼痛。

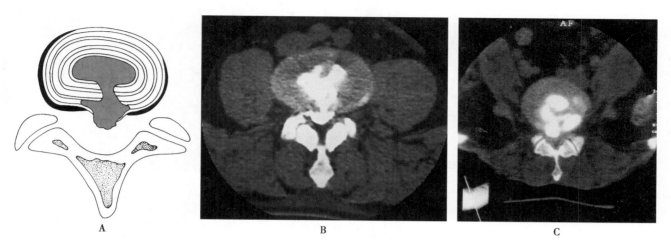

图 12-17　椎间盘造影分型:Bernard 5 型

　　A.外层纤维环破裂,髓核组织突破到后纵韧带下并可直接压迫硬脊膜或神经根示意;B.突出组织压迫双侧神经根;C.突出组织压迫右侧神经根。

　　6 型:椎间盘髓核脱出。突出组织与椎间隙脱离,也分 A 型(正后方)、B 型(后外)和 C 型(外侧)三个亚型。对比剂注入阻力、量及分布均异常,透视下可见对比剂流入椎管,甚至椎间盘内对比剂存留困难。CT 可在椎间盘的上、下看到对比剂影像(图 12-18)。与症状相似的疼痛只有在压力达到一定程度,通过游离组织块刺激疼痛敏感结构时才可诱发。

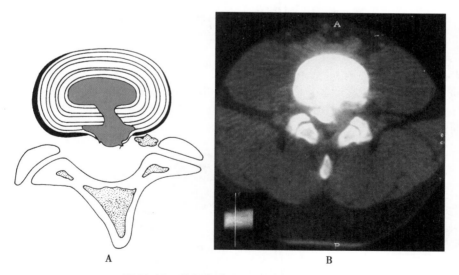

图 12-18　椎间盘造影分型:Bernard 6 型

A.髓核脱出,突出组织与椎间隙脱离示意;B.CT 水平面影像。

　　7 型:椎间盘退变的终末期。椎间盘内纤维环广泛崩解,多处纤维环撕裂(图 12-19);对比剂注入阻力很小,量及分布异常;可有或无疼痛反应。通常可见对比剂混乱地充满整个椎间隙。

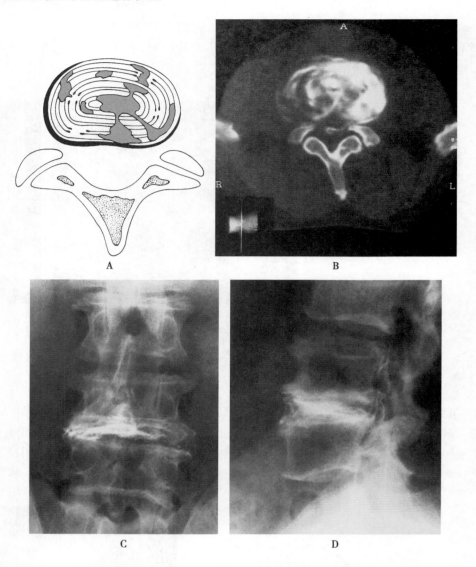

图 12-19 椎间盘造影分型：Bernard 7 型
A. 椎间盘内崩解，多处纤维环撕裂示意；B. CT 水平面影像；C、D. X 线正侧位片下的造影表现。

（二）Dallas 分级

Dallas 分级是常用的 CTD 造影形态分析评价体系。1987 年，有学者提出 CTD 的 Dallas 分级标准。1992 年，Aprill 等对其进行了改良，在原有基础上增加了第 4 级。1996 年，Schellhas 等对其进一步修订，提出了第 5 级。

0 级：对比剂保持于髓核内（图 12-20）。

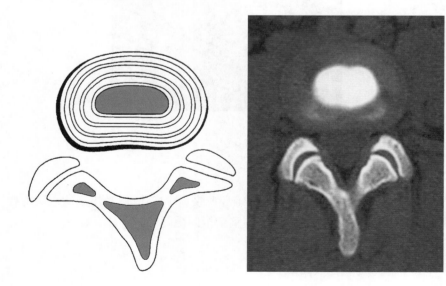

图 12-20 椎间盘造影分级：Dallas 0 级
对比剂保持于髓核内。

1 级：对比剂呈放射状沿裂隙流入内 1/3 纤维环（图 12-21）。

2 级：对比剂流入中 1/3 纤维环（图 12-22）。

3 级：对比剂流入外 1/3 纤维环（图 12-23）。

4 级：对比剂流入外 1/3 纤维环且呈环形分布，其弧度以椎间盘中心为圆心超过 30°（图 12-24）。

5 级：对比剂自纤维环流出至硬脊膜外（图 12-25）。

四、椎间盘造影结果判断

在我们的经验中，脊髓造影、CTM 及 MRI 未发现椎间盘突出，但椎间盘造影及 CTD 发现 C 区椎间盘突出症共占 3%。五型中有 25% 的病例其对比剂突破后纵韧带沿硬脊膜外显影，但是 MRI 显示椎间盘退变及向后突出而无法明确其与后纵韧带的关系。

95% 的病例其椎间盘造影及 CTD 准确提示了椎间盘异常的情况，包括突出、脱出的方向、程度及椎间盘内部的退变程度。由椎间盘造影及 CTD 而确定手术方法及部位的共占总病例的 16%。

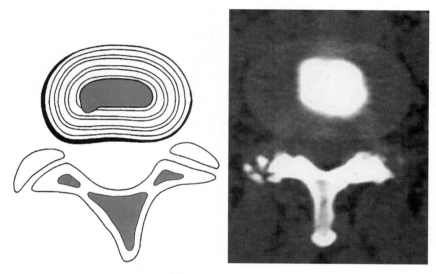

图 12-21　椎间盘造影分级：Dallas 1 级
对比剂呈放射状沿裂隙流入内 1/3 纤维环。

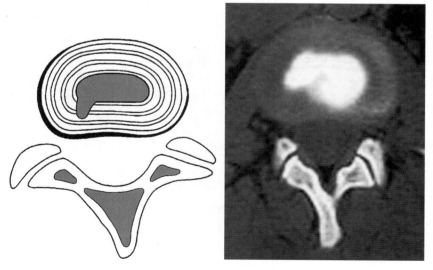

图 12-22　椎间盘造影分级：Dallas 2 级
对比剂流入中 1/3 纤维环。

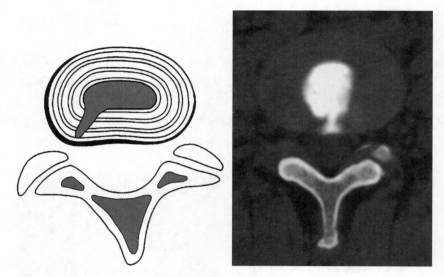

图 12-23　椎间盘造影分级：Dallas 3 级
对比剂流入外 1/3 纤维环。

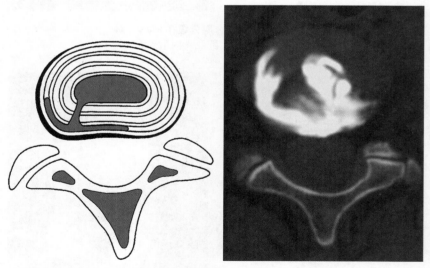

图 12-24　椎间盘造影分级：Dallas 4 级
对比剂流入外 1/3 纤维环且呈环形分布，其弧度以椎间盘中心为圆心超过 30°。

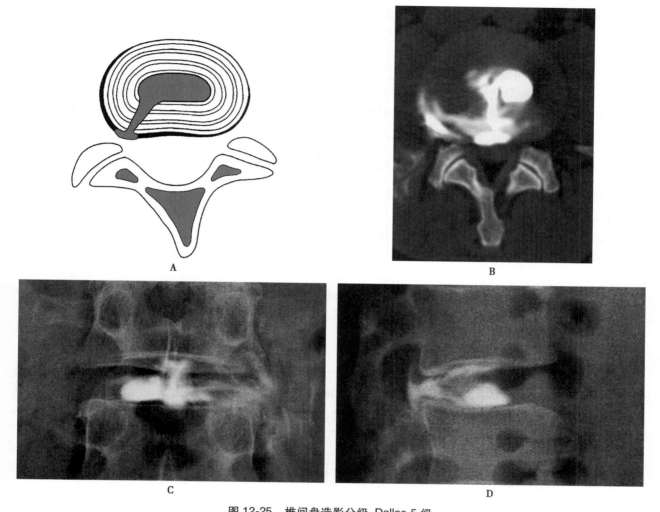

图 12-25　椎间盘造影分级：Dallas 5 级

A. 对比剂自纤维环流出至硬膜外示意；B. 水平面 CT 示造影剂自纤维环流出至硬膜外；C. 前后位 X 线片示造影剂自纤维环不均匀流出；D. 侧位 X 线片示造影剂自纤维环流出至硬膜外。

在 121 例腰椎间盘突出症手术中，由于椎间盘造影及 CTD 的应用，103 例椎间盘摘除手术，病变定位准确率达 100%，减少了手术创伤范围、手术出血及手术时间，减小了对脊柱稳定性的破坏。其中 4 例 C 区突出的椎间盘通过下关节突上外侧开窗入路，避免了内侧开窗探查的困难及不得已损伤关节突关节对脊柱稳定性的破坏，使患者大部分于术后 3 天便可带腰围下地（>95%）。2 例椎弓峡部裂无明显滑脱的患者经椎间盘造影及 CTD 发现椎间盘退变不严重（均为 2 型），行椎弓峡部硬化骨切除、植骨融合及峡部螺钉内固定术，减少了手术对脊柱完整性的破坏，术后恢复良好。

在本组腰椎间盘造影及 CTD 分型中，3 型、4 型 A 区和 B 区方向者基本各占 50%，而在 5 型、6 型中 B 区所占比例明显高于 A 区（P<0.01）。可能与 A 区后纵韧带较 B 区的强度大有关。

国内方国华、欧阳甲曾报道腰椎间盘造影的阳性率为 58%，假阳性率为 15%，真阴性率 17%，假阴性率 9%，但没有使用 CTD 且穿刺入路为后正中途径。造影时穿刺口外漏及单纯 X 线片均降低了椎间盘造影的敏感度和准确度。国外 Carragee 等通过对无下腰痛者行椎间盘造影的研究也提出了椎间盘造影中假阳性的发现，但在专家点评中指出，椎间盘造影只有在引起临床相应疼痛的情况下才能认为是阳性结果，而不仅仅是影像学上的改变。然而单纯通过椎间盘造影难以鉴别疼痛是单独来源于椎间盘内破裂还是来源于脊柱的中柱或后柱，如不能正确认识到椎间盘造影的这一局限性则可能造成假阳性。国外文献报道单纯椎间盘造影诊断椎间盘突出的准确率为 75%，如使用 CTD 则可使诊断的准确率达到 94.00%~99.55%。本组椎间盘造影中，除 4 个椎间盘为纤维环显影及 2 个椎间盘未能准确显示后纵韧带破裂外，手术证实的准确率达

95%。侧方穿刺途径及 CTD 的采用基本避免了穿刺点对比剂外漏对结果的影响,出现假阴性的可能原因为:①穿刺针尖未能置于椎间盘中央的髓核区,造成纤维环间显影,特别是在 L_5S_1,由于有髂骨阻挡及椎间隙的倾斜,使椎间盘穿刺比较困难。②注入对比剂过少,正常椎间盘内液体容纳量国内文献为 0.5～1.0ml,平均为 0.8ml,当有椎间盘病变时容量可超过 2.0ml,当有纤维环及后纵韧带破裂口时可注入液体容量更大,对比剂注入过少有可能导致压力过小而使对比剂无法穿过裂隙漏出。但如注入量及压力过大则可能导致穿刺口对比剂漏溢从而影响造影质量。如注射开始即遇到强大阻力且注入量不足 0.5ml 则提示针尖可能位于纤维环层或椎体内。③纤维化的髓核团块阻塞了纤维环的破裂口。

五、椎间盘造影和 CT 椎间盘造影与其他影像学检查结果的比较

腰椎间盘造影及 CTD 是诊断腰椎间盘突出症、腰椎管狭窄症等椎管内病变的常用方法,但如果突出物较小,对硬脊膜囊没有构成明显压迹时亦容易漏诊,尤其在 L_5S_1 硬脊膜囊前间隙较宽时,更容易出现假阴性。单纯的 CT 平扫及 MRI 仅能决定特定的椎间盘中信号是否异常,而不能用于判断此异常椎间盘是否会导致患者疼痛或不适,因为一个退变的椎间盘可能是疼痛的原因也可能仅仅是一个良性退变的表现。另外,CTM、CT 及 MRI 均有以下的局限性:①对于突出于神经根管及其外侧的椎间盘不易察觉,而此类椎间盘可影响同节段发出的神经;②无法确定椎间盘突出有无后纵韧带破裂,而这对于是否采用经皮椎间盘手术或化学溶核术有一定的指导意义;③不易判断椎间盘突出口的部位。

六、椎间盘造影的并发症

虽然大量文献已经证明腰椎间盘造影的合并症发生率极小,但是 Carragee 等在对椎间盘造影是否可导致原来无症状的患者出现长期腰部症状的研究中,发现有明显情感心理问题而无下腰痛者,经椎间盘造影后可造成长达 1 年以上的腰痛。心理测试正常者在椎间盘造影后未发现明显的长期下腰疼痛。椎间盘造影属于有创性诊断技术,逐渐被 CT 及 MR 等无创性检查所取代,所以临床医师要慎重选择椎间盘造影的适应证。

第三节 选择性神经根造影

选择性神经根造影(selective radiculography,SRG)及选择性神经根封闭法(selective nerve root block,SNRB)是一种影像学和功能检查相结合的诊断方法,在腰椎影像学中多节段表现异常时或在脊髓造影、CT 和 MR 检查不能确定根性痛病变时,能够准确判断神经根障碍的部位,为医师的手术方案提供依据。

1971 年,日本田岛健做选择性腰骶神经根造影及神经根阻滞术,作为腰椎间盘突出症或腰椎管狭窄症等的诊治方法之一。

一、适应证

在影像学上呈多节段腰椎管狭窄的患者,可能只有 1～2 根神经根受压引起症状,影像学上多节段腰椎间盘突出的患者也可能只有 1～2 根神经根受累引起症状,因此影像学多节段结构异常不能反映功能障碍的水平。如何断定受累的神经根,一方面医师应仔细检查体征,从感觉运动的障碍来判断,另一方面需结合影像学检查综合考虑。但是,临床表现虽然对定位有很大帮助,有时也不能准确定位,例如神经根发育异常时,可能出现腰骶移行椎和神经根支配异常。

功能性诊断可以弥补上述不足,目前功能性诊断主要有两种:①神经生理学检查,包括肌电图、神经根电位、马尾神经电位(CEAP)等;②应用选择性神经根造影和封闭技术,对病变腰骶神经根的定位诊断有很大帮助。

日本医师率先应用选择性神经根造影来诊断神经根管狭窄,通过从神经根管出口向神经鞘膜内注入对比剂,观察神经在神经根管内有无受压。在此基础上用小剂量的局部麻醉药进行神经鞘膜内封闭,封闭后观察原有症状的变化,进行功能诊断。以后一些医师利用此封闭方法治疗一些腰椎术后残留神经放射痛的

患者,以及作为治疗因腰椎间盘突出或腰椎管狭窄所致的神经放射痛的一种保守方法。在日本,选择性神经根造影及封闭是腰腿痛门诊常规的诊疗方法之一。

　　腰骶神经根造影适用于以下情况的腰椎间盘突出症:①脊髓造影、硬膜外造影诊断可疑;②椎间盘外侧型突出;③椎间盘突出手术后效果欠佳者。

二、造影方法

　　选择影像学表现为硬脊膜囊多节段存在压迫,无法确认责任病变部位的病例。首先根据临床表现结合各种影像学的结果大致估计最可能相关的神经根并进行造影。如果发现不符,再继续找第二、第三可能引起症状的神经根。造影应该在放射科进行,最好选择可透视和成角转动管球的 X 线机。患者穿刺体位可以有以下两种。

(一) 俯卧位穿刺

　　患者俯卧,腹部垫枕高 10~15cm,使腰椎轻度后凸以便易于穿刺。通过 C 臂仔细确定标准腰椎正、侧位透视影像,正位透视示上棘突位于两侧椎弓根连线中央,侧位透视示椎体终板互相平行,造影节段位于透视影像的中央。

　　1. 后外侧入路　以右侧神经根造影为例。

　　(1) 正位透视定位:在患者皮肤上标记后正中线(绿线)和右侧髂棘最高点平行于后正中线的一条旁开线(红线),成人此两线距离为 10~14cm(黄线)(图 12-26A)。

　　(2) 侧位透视定位:侧位透视下 $L_{1\sim4}$ 神经根以同序数的椎弓根下切迹下向背侧引一线(黄线),与上述后外侧入路正位定位之红线的交点为 $L_{1\sim4}$ 同序数神经根造影的穿刺点。L_5 神经根以 L_5 椎弓根下切迹下、平行于 L_5 椎板向髂棘最高点引一条斜线(黄线),此线与旁开线(红线)的交点为 L_5 神经根穿刺点。S_1 神经根出口在第一骶神经孔(图 12-26B)。

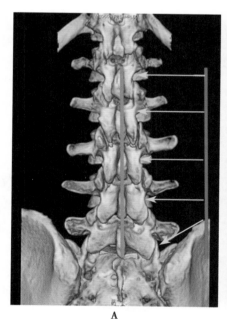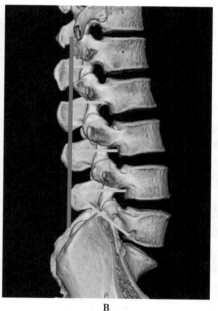

图 12-26　神经根造影正、侧位定位
A. 正位透视定位;B. 侧位透视定位。

　　(3) 穿刺:皮肤常规消毒铺无菌洞巾后,用 0.5% 利多卡因浸润麻醉。在影像学监测下,用 21G、15cm 长的穿刺针与额状面呈 25°~30°角自穿刺点向相应椎管进针。针尖接近椎间孔上部神经根出口处时动作要缓慢(图 12-27)。刺中神经根时会出现沿神经走行的放射痛,此时术者应迅速停止进针,询问患者疼痛部位与平时症状出现的部位是否相符,若不明确,可以用手指轻轻叩击针尾,确认是否再次出现相同的痛感。确认后,轻轻取出穿刺针针芯。使用延长管接在套管针尾,保持针尖部位不发生移动,注入药物。然后通过延长管向神经根鞘膜内注入碘海醇对比剂 1.0ml。透视观察对比剂是否在神经根鞘膜内及对比剂的形态,及时拍片存档。注入对比剂时疼痛可能会加重,随后注入 1% 的利多卡因(lidocaine)1ml,疼痛会立即缓解。注射过程中放射痛消失,不久出现感觉障碍,肌肉无力,有时反射减弱。封闭后令患者行走,观察症状缓解情况。单纯利多卡因封闭的患者通常在 1~4 小时后恢复症状。

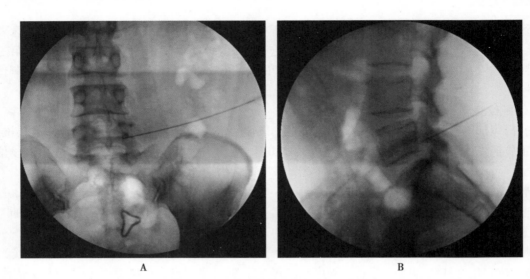

A　　　　　　　　　　　　　B

图 12-27　选择性神经根造影术穿刺针到位时的正侧位 X 线所见

A.正位 X 线片可见针尖位于椎弓根下方,神经根内口;B.侧位 X 线片可见针尖位于椎弓根下方,椎体后缘椎弓根下方。

2. 后侧旁正中入路　以右侧神经根造影为例。

(1)定位:C 臂前、后位透视下,在患者皮肤上标记后正中线(绿线)和行神经根造影相应腰椎横突下缘的横线(红线),再在红线上找到相应腰椎椎板外切迹皮肤投影点的交点(黄线),此点为同序数神经根造影的穿刺点(图 12-28、图 12-29)。

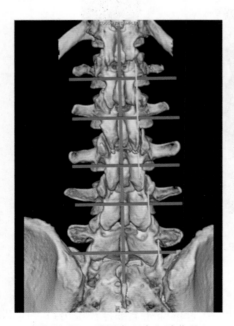

图 12-28　后侧旁正中入路定位

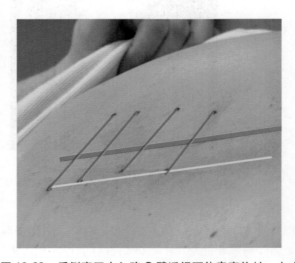

图 12-29　后侧旁正中入路 C 臂透视下体表定位(L₂~L₅)

（2）穿刺：皮肤常规消毒、铺无菌洞巾后，用 0.5% 的利多卡因浸润麻醉。在影像学监测下用 21G、10cm 长的穿刺针与皮肤垂直，自穿刺点向相应椎间孔进针。针尖接近椎间孔上部神经根出口处时动作要缓慢，刺中神经根时会出现沿神经走行的放射痛。后侧旁正中入路穿刺成功后，造影方法操作同后外侧入路穿刺（图 12-30）。

（二）45°俯卧位穿刺

术者消毒铺孔巾后，患者取 45°俯卧位（图 12-31），用 21G、15cm 长的套管穿刺针在透视下直接指向神经根出口区，即先将针尖刺向与神经根相同序数的椎弓狭部前下方。刺中神经根后操作同后外侧入路穿刺。

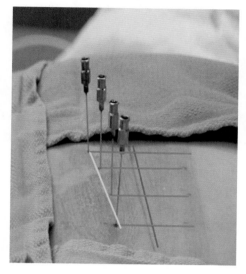

图 12-30　后侧旁正中入路神经根穿刺（$L_2 \sim L_5$）

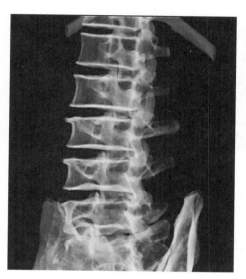

图 12-31　患者取 45°俯卧位 C 臂透视影像

三、造影形态

注射对比剂后，对比剂即沿着神经根袖向远、近两端扩散。向近端扩散可显示出椭圆形神经节影，有时可达椎间盘的高度，神经呈条索状影。在椎间盘突出时，神经根影像走向异常，或对比剂停滞在椎弓根部或侧隐窝处（图 12-32）。此外椎弓根与神经根的夹角距离改变（冠状面观该夹角为∠A，矢状面观该夹角为∠B）。正常人∠A 与∠B，上椎体较下椎体为大，即 L_4 的∠A 与∠B 大于 L_5 的∠A 与∠B，依此类推（图 12-33）。当椎间盘突出时，远端神经根不显影（图 12-34），或神经根近端不显影（图 12-35）。

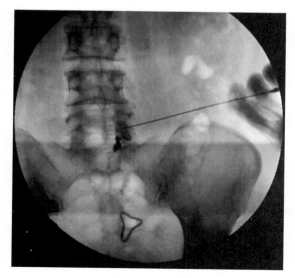

图 12-32　对比剂停滞在椎弓根部及侧隐窝处

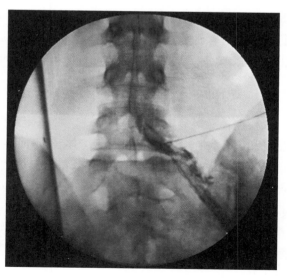

图 12-33　正常神经根显影

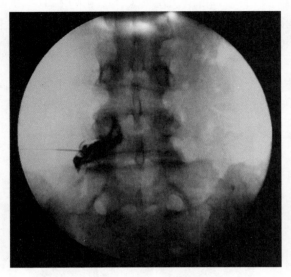

图 12-34　神经根远端未显影

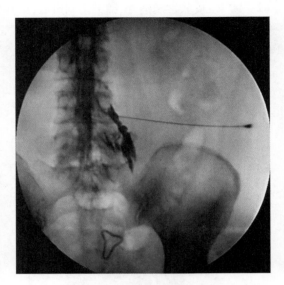

图 12-35　神经根近端未显影

四、造影结果判定

造影结果需要从以下三个方面来判定。

1. 造影图像上是否有神经根的走行异常。

2. 是否有造影图像变细、阻断的影像。

3. 注射麻醉药物后，症状缓解的情况。

选择性神经根造影的方法虽较复杂，但无明显并发症。田岛健造影 106 例，仅有 4 例术后症状加重，2 天后恢复正常。选择性神经根造影是显示有神经根性症状疾病的有效的辅助诊断方法。北京积水潭医院发现 89% 的病例与临床大致估计的单神经根障碍定位相符，在封闭后 1 小时内症状除麻木感外全部消失；另外有 11% 的病例首先根据临床情况选择神经根封闭，但是效果不明显，数日后再行其他神经根的造影及封闭，发现受累神经根在事前估计之外。在影像学上表现为多节段椎间盘突出的病例中，90% 的病例经封闭后症状暂时消失，表现为单一神经根障碍，只行相应的单节段髓核切除效果便良好；另 10% 的病例发现有两根神经根与症状相关，行双节段髓核切除后症状消失。腰椎管狭窄病例中全部施行神经根管减压手术，其中 83% 的病例根据 SRG 诊断为单一节段的狭窄，行单侧椎板开窗术；另外 16 例术前诊断有腰椎不稳，减压后行内固定植骨融合术，在术中确认所有被 SRG 认定为存在障碍的神经根都受到了压迫，松解术后患者症状得到缓解。JOA 评分(Japanese orthopaedic association score)由术前平均 15.4 分升高到术后平均 24.5 分。

五、存在问题

选择性神经根造影要求术者有一定的临床经验，对预造影的神经根管出口的位置应判断准确，其次需要患者的配合。在穿刺中，有时患者不能明确回答是否再现放射性疼痛，从而造成造影的失败，或患者无法确定有无再出现放射痛，为不增加患者痛苦只得放弃造影。此外，由于在穿刺成功后，注入对比剂时，放射痛会加重，有的患者难以耐受，因此对比剂不宜注入过多。在影像学检查中，选择性神经根造影观察神经根管狭窄的效果不一定比椎管造影更好。选择性神经根造影并神经根阻滞对根性病变的诊断有较大意义，小剂量局麻药封闭可使该神经根的疼痛短时期消失，从而确定是否是因该神经根障碍引起的临床症状。神经根阻滞时，局麻药的剂量要小，否则会造成其他神经根的阻滞，使临床判断失误，用药剂量为利多卡因 0.5~1.0ml。

（刘传圣　胡有谷　田伟　徐凤和）

参 考 文 献

［1］ BERNARD T N JR. Lumbar discography followed by computed tomography. Refining the diagnosis of low-back pain［J］. Spine, 1990,15(7):690-707.

［2］ GUYER R D,OHNMEISS D D. Lumbar discography. Position statement from the North American Spine Society Diagnostic and Therapeutic Committee［J］. Spine,1995,20(18):2048-2059.

［3］ ITO M,INCORVAIA K M,YU S F,et al. Predictive signs of discogenic lumbar pain on magnetic resonance imaging with discography correlation［J］. Spine,1996,23(11):1252-1258.

［4］ DERBY R,HOWARD M W,GRANT J M,et al. The ability of pressure-controlled discography to predict surgical and nonsurgical outcomes［J］. Spine,1999,24(4):364.

［5］ APRILL C,BOGDUK N. High-intensity zone:a diagnostic sign of painful lumbar disc on magnetic resonance imaging［J］. Br J Radiol,1992,65(773):361-369.

［6］ SCHELLHAS K P,POLLEI S R,GUNDRY C R,et al. Lumbar disc high-intensity zone. Correlation of magnetic resonance imaging and discography［J］. Spine,1996,21(1):79-86.

［7］ 方国华,欧阳甲. 椎间盘造影与脊髓造影用于腰椎间盘突出症的对比分析［J］. 中国脊柱脊髓杂志,1994,4(5):215-217.

［8］ CARRAGEE E J,TANNER C M,KHURANA S,et al. The rates of false-positive lumbar discography in select patients without low back symptoms［J］. Spine,2000,25(11):1373-1380.

［9］ MIN K,LEU H J,PERRENOUD A. Discography with manometry and discographic CT:their value in patient selection for percutaneous lumbar nucleotomy［J］. Bulletin,1996,54(3):153-157.

［10］ 张晓阳,茂手木. 腰椎间盘造影及其临床意义:附68例83个椎间盘分析［J］. 中华骨科杂志,1995,15(10):664-666.

［11］ JUNTURA T L,DANIELS C. The diagnostic value of discography［J］. Radiol Technol,1998,70(2):127-128.

［12］ CARRAGEE E J,CHEN Y,TANNER C M,et al. Can discography cause long-term back symptoms in previously asymptomatic subjects?［J］. Spine,2000,25(14):1803-1808.

［13］ TAJIMA T,FURUKAWA K,KURAMOCHI E. Selective lumbosacral radiculography and block［J］. Spine,1980,5(1):68-77.

［14］ YAMAGAMI H,HASHIZUME K,SHA K,et al. Evaluation of selective lumbar radiculography and radicular block［J］. Masui, 1994,43(2):253-257.

第十三章

腰椎间盘突出症电生理和其他辅助检查

第一节　腰椎间盘突出症电生理检查

一、神经电生理的基本原理与特点

近些年来,医学影像学检查技术的发展突飞猛进,为临床检查提供了大量的重要信息。然而,医学影像学提供给临床医师的大多是解剖学信息,特别是对腰椎间盘突出症的诊断提供了更为直观的检查。但影像学检查受到影像分辨率和检测技术的限制,难以为临床诊断提供确切的神经功能信息。神经功能信息,即引起症状和体征的神经功能的状态。运动是生命的最基本特征,人体及其各个组织器官都具备这一特征,神经系统也是如此,临床上对神经的影像学检查结果所提供的解剖学信息,不能客观反映神经活动及其功能特征,而神经电生理学(neuroelectrophysiology)是利用电生理记录与分析的专用电子仪器记录或测定整体神经系统或单通路神经通道的神经电位变化、传导速度和电活动的方法。临床神经电生理学技术包括神经传导检查(神经电图)、针电极肌电图、躯体感觉诱发电位和运动诱发电位等。

临床对电生理检查的要求有以下四种:①临床诊断不明,需要电生理进行辅助诊断;②医师已经确诊神经、肌肉损伤/病变,但需要了解神经损伤/病变程度;③观察治疗后神经、肌肉功能的恢复情况;④对神经损伤进行定位诊断,为手术或影像学探查提供依据。

总之,电生理检查可以探查神经和肌肉的功能状态,判断腰椎及其相关疾病的程度与范围,从而对神经、肌肉疾病进行定性、定位诊断,估计预后和恢复情况。特别是电生理检查与临床症状及影像学检查相结合,可以明显提高诊断的准确性,并有利于确定治疗方案、预测预后及评估治疗效果。

(一) 肌电图的基本原理与应用

肌电图(electromyogram,EMG)是通过电极加以拾取,利用电子放大记录装置,对肌肉的电生理活动进行检测放大,以定性和定量的方式,将不同情况下肌肉收缩时发生的神经生物电活动显示在阴极射线示波器上,也可经扬声器转变成音响记录下来。记录到肌电图后,可以对肌电位的单个或整体图形进行分析,以了解运动单位的状态,评定和诊断神经肌肉功能。

肌电图可用于诊断中枢神经、周围神经及肌肉的病变。特别是对于下运动神经元、神经根、神经丛、神经干、神经肌肉接头及肌肉的各种异常的发现,了解神经损伤或病变的程度和部位,借以进行神经功能评定,做出诊断。肌电图检查在脊柱外科的临床应用中已较普遍。

人体有 600 多块骨骼肌,每块肌肉都具有一定的形态和位置,受一定的神经支配,完成一定的功能。与腰椎相关的包括躯干肌和下肢肌,其中有 20 余块肌肉经常被用来对腰椎功能进行电生理诊断。为了更加准确地做出临床诊断,肌电图检查需要结合临床体检和临床症状,在进行电生理检查前,应先询问病史和进行必要的体检,以便确定患者的问题及所要进行的神经检查项目和部位。由于肌电图检查需要患者的配合,所以应该在确定检查范围和方案后,和患者沟通,详细解释检查过程,并让患者处于舒适的体位(最好是躺在诊床上)。取得患者的充分配合后,再开始正式检查。肌电图诊断通常要对多块肌肉进行检查,不仅检查患侧,还要记录健侧并进行对比。因此,肌电图检查应有计划性,通常应首先检查无力的肌肉,以便确定具体的问题之所在。插入针电极后,可令患者收缩受检肌肉,以确保电极在受检肌肉内。在进行肌电图检查时,应该分别观察肌肉静息状态、插入活动、最小肌肉收缩活动和最大肌肉收缩活动。

1. **插入电位**　插入电位是针电极插入肌肉或在肌肉内移动时所采集到的肌肉电活动。正常肌电图的插入活动是由针的机械性刺激导致肌纤维去极化产生的,特点是持续时间短暂,持续时间多为在针电极停止移动后不超过300ms。若再次移动针电极,又可激发出现上述电位。正常插入电位在针电极静止持续时间不超过300ms,为多相复杂电位(图13-1),振幅为1~3mV。如插入电位持续时间超过300ms,则称为插入电位延长,多出现在神经源性和肌源性损害。插入电位过多或过少均为异常,如果插入电位过少,常伴有肌纤维的纤维化。

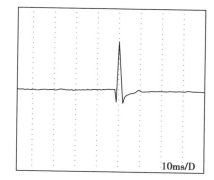

图 13-1　插入电位
10ms/D:每一横格代表10ms。

异常插入电位多表现为纤颤电位、束颤电位、肌强直电位、正相电位等形式,这些形式的插入电位的出现多见于失神经支配的肌肉,一般会在神经根受损的肌肉出现。

(1)纤颤电位:纤颤电位是由位于终板区外的针电极记录到的单根肌纤维的自发性动作电位。其波形多呈双相尖波(图13-2),开始为正相,继之为负相;频率为1~30次/s;波幅在25~300μV;时限<3ms,一般为0.5~2.0ms。目前,其确切的产生机制尚未明了,一般认为是由于失神经性超敏性反应,即当肌肉失去神经支配后,广泛分布于肌细胞膜的乙酰胆碱受体和其他膜蛋白的产生增加。因此,纤颤电位多见于神经源性损害,少见于肌病,偶尔也可见于正常的肌肉,但如果在同一块肌肉上出现两次以上的纤颤电位,应考虑是病理性的。

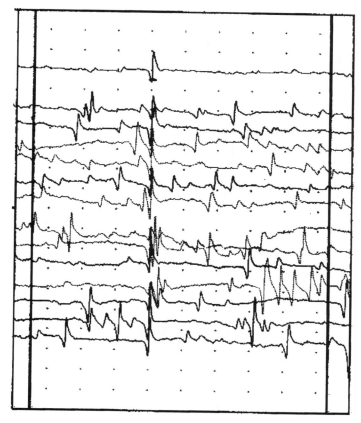

图 13-2　纤颤电位

(2)束颤电位:束颤电位在形态、波幅和时限上与运动单位电位无明显差别(图13-3),但发生于患者肌肉完全松弛时。束颤电位可分为单纯束颤电位和复合束颤电位。单纯束颤电位位相在四相以下,波幅为2~10mV,时限为5~30ms,放电频率不规则,其电压、波形、频率均不受肌肉随意收缩程度的影响。复合束颤电

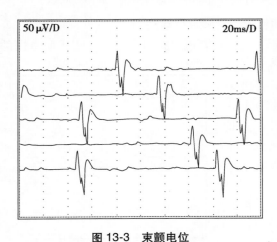

图 13-3　束颤电位

50μV/D：每一纵格代表 50μV；20ms/D：每一横格代表 20ms。

位波形表现为多相，电位 1.5mV，时限 5~20ms，频率 5~20 次/s。束颤电位代表运动单位的兴奋性增强，见于运动神经元疾病。束颤电位也偶见于个别正常人，如不伴有其他的异常肌电图表现，如纤颤电位和正相电位，则不应视为是病理性的。复合束颤电位是病变运动单位所属肌纤维群的不自主收缩所产生，呈多相波形，为病理性，见于慢性前角细胞病变、神经根或周围神经刺激性或压迫性损害，偶见于肌病。

（3）肌强直电位：肌强直电位是针电极插入或移动时诱发产生的一种高频放电，其波幅和频率逐渐递增至最大值后，又逐渐减弱。肌强直电位电压低（图 13-4），电位时限短，放电频率可高达 150 次/s。肌强直电位是由肌膜兴奋性增高所致，见于先天性肌强直症、运动神经元病、多发性肌炎、脊髓前角灰质炎等。

（4）正相电位：正相电位又称正锐波，是运动神经损伤后产生的一种自发性放电。波形为双相（图 13-5），开始为大的正相锐波，其后为一振幅小的负相波。负相波电位常不回到基线，波形为 V 字形，电压 50~2 000μV，时限 10~100ms，频率为 2~100 次/s。其常与纤颤电位一同出现，与纤颤电位一样，正相电位不仅见于失神经支配的肌肉，也可见于许多肌源性疾病。

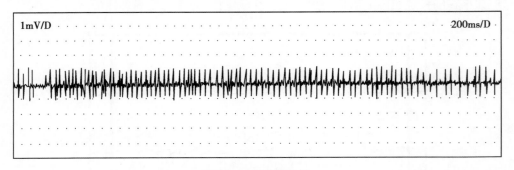

图 13-4　肌强直电位

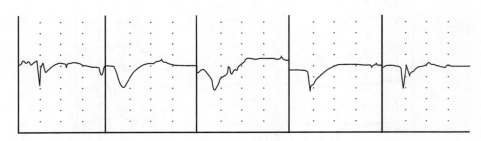

图 13-5　正相电位

2. **自发电位**　在正常情况下，在肌电图针插入放松的肌肉时，在正常插入电位后，应观察不到电活动，肌电图呈现一条水平直线，称为电静息（图 13-6）。所谓自发电位，是指在针电极停止移动后，在放松的肌肉内所记录到的电活动。有病理改变的肌肉安静时也可出现各种自发电位，常见的异常自发电位有：①纤颤电位；②正相电位；③束颤电位；④肌纤维颤搐放电；⑤复合性重复放电。前三种异常电位前文已经描述。肌纤维颤搐放电表现为皮肤或黏膜下的肌肉的波动性运动。肌纤维颤搐放电是一群运动单位电位的自发性爆发，可能由于运动单位间的神经元间接触性传递所致（肌肉至肌肉，轴索至轴索）。复合性重复放电是连续出现的一串串多相的或锯齿状的动作电位，可自发出现或在移动针电极的过程中出现（图 13-7）。复合性重复放电可能源于成群的相邻肌纤维神经元突触间的激活，在神经源性和肌源性疾病中均可见到。

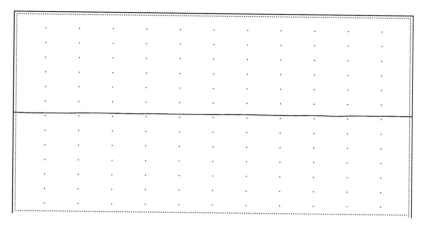

图 13-6 电静息

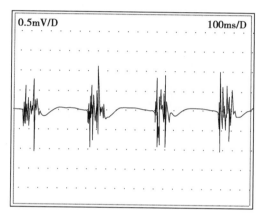

图 13-7 肌纤维颤搐放电
0.5mV/D:每一纵格代表 0.5mV;100ms/D:每一横格代表 100ms。

3. 肌肉收缩活动 检查插入电位和静息电位后,应该让患者做肌肉轻收缩来观察最小肌肉收缩时肌肉运动单位电位的变化情况,运动单位是脊髓前角细胞控制着的一组肌纤维所形成的功能性单位。一个前角运动神经元发生冲动时,通过相应的轴索和分支将信号传递到其所支配的一组肌纤维,产生肌纤维收缩。在正常情况下,每一根肌纤维均由一根轴索的分支所支配,产生一波宽为 1~2ms 的动作电位。不同的运动单位所含的肌纤维数亦不同,由几十到几千不等。

正常肌肉收缩时,肌电图上出现的针电极接触的运动单位内肌纤维动作电位的总和(图 13-8)称为运动单位电位(motor unit potential,MUP)。当肌肉开始收缩时,并非所有运动单位都被同时激活,而是按一定次序兴奋。轻度收缩时可能仅仅激活一个或几个运动单位,出现运动单位电位的频率在 3~5 次/s,随着收缩幅度增大,被激活的运动单位逐渐增多:一是增加运动单位兴奋的数量,二是增加运动单位兴奋的频率,被称为运动单位的募集。随着运动单位募集的增加,许多运动单位的电位叠加在一起,称为干扰相。所以,肌肉收缩活动检查一般要由轻度收缩逐渐增加到最大收缩。

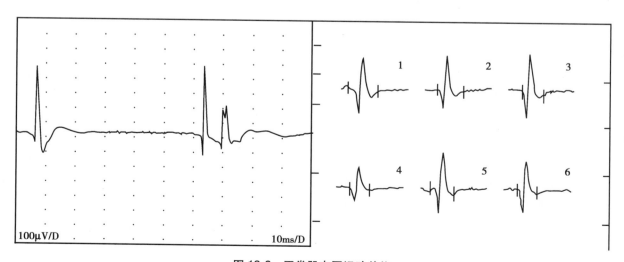

图 13-8 正常肌电图运动单位
100μV/D:每一纵格为 100μV;10ms/D:每一横格为 10ms;1~6 分别代表正常运动单元的 6 种形态。

　　肌肉收缩时运动单位特征如下。

　　（1）频率：5~20次/s，最高可达50次/s。

　　（2）波形：由于肌肉收缩的力度不同，参加收缩的运动单位数目和每一单位的发放频率不同，出现的波形也不同（图13-9）。

　　1）单纯相：肌肉轻度用力时，只有一个运动单位收缩，肌电图上出现振幅相同、间隔相同的运动单位电位，称为单纯相。

　　2）混合相：肌肉中度用力时，有较多的运动单位参加收缩，肌电图可见许多电位混合相处，有些区域密度大，不能分离出单个运动单位电位，有些区域仍能分离出单个的运动单位电位，称为混合相。

　　3）干扰相：肌肉用最大力收缩时，参加收缩的运动单位的数量增多，每一单位发放频率增高，不同运动单位的电位密度大，相互干扰、重叠，无法分离出单个的运动单位电位，称为干扰相。

　　（3）运动单位电位的幅值：亦称运动单位电位的波幅，是运动单位肌纤维兴奋时所产生的动作电位的幅度的总和，正常值为100μV至3mV，不超过5mV。

　　（4）运动单位电位的时限：指运动单位电位由出现到消失的时间。时限的测定是从电位开始离开基线至终末回到基线的时间，一般为5~12ms。影响运动单位电位时限的因素有运动单位的大小（运动单位小的时限短）、缺氧、温度（缺氧、低温时时限延长），肌肉疲劳程度（肌肉疲劳时时限短），年龄（年龄增大时时限延长）。

　　（5）运动单位的募集：使肌肉收缩力量增加的主要机制是动员更多的运动单位（空间募集），而不是运动单位放电频率（时间募集）的增加。在缓慢加力的肌肉收缩中，运动单位是按从小到大的顺序被募集的（大小原则），使得对力量的精细调节得以实现。如果肌肉的收缩力量是缓慢增大的，则触发收缩的运动单位将会更快地放电（5~8Hz）。在第2个运动单位被募集时，第1个运动单位所达到的放电频率被称为募集频率，其在正常人通常为10~12Hz。单个运动单位的放电频率可高达50Hz。

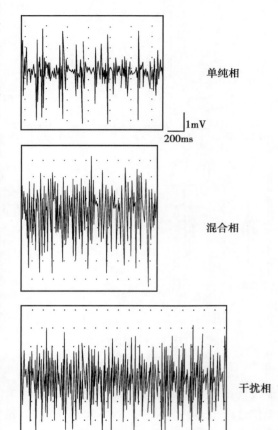

图13-9　正常肌电图及其运动单位电位波形变化

A. 单纯相；B. 混合相；C. 干扰相。

　　在病理情况下，肌肉轻收缩时运动单位电位的时限可发生变化：神经源性损害时时限延长，肌源性损害时时限缩短。在病理情况下，运动单位电位的波幅亦可发生变化：神经源性损害时波幅增高，肌源性损害时波幅降低。同时亦可有波形的变化，表现为多相电位的比例增加（见图13-9），神经源性损害时多为群多相电位增多，肌源性损害时短棘波多相电位增多。通过综合分析，运动单位电位时限及波幅可分辨是肌源性和下运动神经元性损害。在肌源性损害，运动单位电位时限缩短，波幅降低，反映了肌纤维数量的减少。在神经源性损害时，由于轴索减少，运动单位数量减少，残存的运动单位经过芽生形成了一个比正常大得多的运动单位，运动单位时限增宽（超过正常值的20%），波幅增加（图13-10）。正常肌肉双相和三相运动单位占多数，超过20%的四相以上的运动单位考虑为异常。多相波增多在肌源性和神经源性损害时均可见到，它反映一个运动单位电位肌纤维放电的离散、不同步。短时限多相电位可能为肌纤维数量较少，与结缔组织、坏死的肌纤维交错散布，收缩时造成时限的分散所致，见于肌源性疾病及神经再生早期。

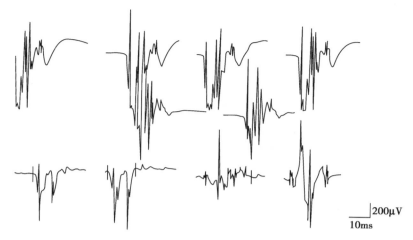

图 13-10　异常肌电图及其运动单位电位（MUP）波形变化

4. 肌电图检查的影响因素　肌电图检查受多种因素的影响,其中常见因素有以下几种。

（1）运动单位的大小:肌肉不同,运动单位电位的电压也不同,面肌的运动单位小,电位电压低;四肢肌的运动单位大,电位电压高。

（2）肌肉收缩的程度:肌肉用力收缩时,参加收缩的运动单位数量多,放电频率高,电压比轻度用力时高。

（3）电极位置:距离所测量肌肉越近,幅值越高。

（4）温度:温度越高,幅值越高,温度每降低 1℃,幅值可平均降低 2%～5%。

（5）缺氧:缺氧时可引起肌纤维兴奋性降低,幅值也降低。

（二）神经传导

神经传导速度是神经冲动在神经纤维中传递的速度,也即单位时间内通过的距离,以 m/s 表示。神经传导是对沿神经轴索传导的去极化波和肌肉的去极化波的检测,包括感觉神经传导、运动神经传导和混合神经传导。神经传导检查及针电极肌电图检查均可帮助鉴别病变的性质(区分神经病变或肌肉病变)、位置(神经根、神经丛或周围神经病变)及严重程度,以协助进行正确的临床诊断、选择正确的治疗方式及评价治疗效果与预后。有人将神经传导速度检查归入肌电图中,概念上不够准确。由于神经传导速度检查的原理与诱发电位相似,是使用脉冲电刺激诱发出的神经肌肉兴奋电位,所以我们将神经传导速度检查与针电极肌电图和诱发电位分别介绍。

神经传导速度反映了髓鞘的质量和轴索的传导功能。在脱髓鞘时,神经传导速度下降。此时若无明显的传导阻滞存在,则所诱发的感觉与运动反应的波幅可保持正常。轴索变性疾病患者的神经传导速度可保持在正常范围,此时运动与感觉波幅是降低的,直至大部分大的快纤维丧失,传导速度才减慢。但神经传导检查有其局限性,神经传导仅能选择性地检查大的有髓纤维,而不能明确界定中小神经纤维群的病理生理学情况和功能缺陷。

1. 感觉神经传导速度（sensory nerve conduction velocity,SNCV）用表面电极或双针状电极作为记录电极,置于神经干近端表浅位置;用指环电极或双极表面电极作为刺激电极,置于神经干远端。测量神经电位的时限、电压、潜伏期,计算感觉神经传导速度[刺激电极与记录电极距离/潜伏期（m/s）]。也可逆向刺激神经干,而在足趾端记录激发电位(图13-11)。

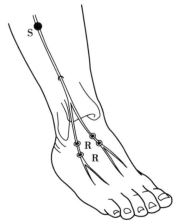

图 13-11　腓浅神经的感觉神经传导速度检测

S:刺激点,R:记录点。

正常值范围较宽,故单侧病变需以健侧做对照。感觉神经的传导速度,上肢比下肢快,近端比远端快,内侧比外侧快,成人比老人快,成人比儿童快,温暖环境比寒冷环境快。在病理情况下,如神经缺氧、受压、变性、脱髓鞘、炎症、外伤等,神经传导速度均变慢,潜伏期延长,感觉电压幅度下降明显,甚至消失。周围神经疾病的神经传导速度改变最突出、最明显。在神经功能的恢复过程中,神经传导速度也会由减慢恢复至正常。

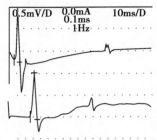

图 13-12　腓总神经的运动神经传导速度检测
0.5mV/D：每一纵格代表
0.5mV；10ms/D：每一横格代表 10ms。

2. **运动神经传导速度**(motor nerve conduction velocity,MNCV)　用针电极或表面电极作为记录电极,放在受检神经支配的远端肌肉上,刺激电极置于该神经的浅表位置上,逐渐增加刺激强度,测定从刺激开始至引出反应的潜伏期(ms)及诱发电位的电压时限,然后计算出运动神经传导速度,计算公式为[神经两端点间距离(cm)]×10/[近端潜伏期(ms)-远端潜伏期(ms)](图 13-12)。可以用来检查周围神经是否有病损,有病损时可出现传导速度减慢。

3. **H 反射**　H 反射(H-reflex)的名称来自其发现人 Hoffmann,故也称 Hoffmann 反射。将刺激电极置于胫后神经(腘窝部)上,记录电极置于胫骨内侧刺激点与内踝连线的中点处,参考电极置于记录电极远端的腓肠肌肌腱,地线置于刺激电极与记录电极之间(图 13-13)。在腘窝处刺激胫神经,阴极朝向近端,从较低刺激强度开始。H 波首先出现,H 反射的最佳刺激强度是既最大限度兴奋Ⅰa 类感觉传入纤维,又不同时兴奋运动纤维,如果出现了 M 波,说明有一定的运动纤维被兴奋了。开始时 H 反射的波幅随刺激强度的增大而增加,当 M 波出现,刺激强度较大时,M 波逐渐增大,H 反射波幅反而减小直至消失。H 反射是单突触、低阈值反射,因为Ⅰa 传入纤维是最粗也是兴奋性最高的纤维,故用弱电流刺激胫后神经,先出现 H 波,H 反射弧的传入成分是快传导的Ⅰa 类纤维,传出成分由 α 运动神经元轴突组成。H 反射测定公式:预测潜伏期(ms)=(0.161 7×身高+0.055 8×年龄-1.095 3)±1.4。当双侧下肢实测值之差大于 1.2ms 或实测值大于预测值时均为异常。

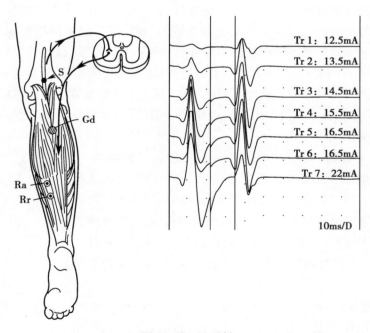

图 13-13　H 反射
S:刺激点；Ra:记录点；Rr:记录参考点；Gd:地线放置点；Tr:记录轨迹。

4. **F 波**　1950 年,有学者首先提出了 F 波(F-wave)的概念,认为 F-波为周围神经接受电刺激后出现的晚期肌肉反应。F 波的实质是电刺激运动神经纤维,在冲动顺行到达支配肌的同时也逆行传导至脊髓,兴奋脊髓前角细胞,再返回到远端支配肌所产生。

用电流刺激周围神经干时,在其支配肌诱发出 M 波。此后,可出现第 2 个较 M 波小的诱发电位,称 F 波(图 13-14),F 波需较强刺激才能出现,但超强刺激时 F 波则消失。F 波检测的主要观察指标为潜伏时间及其反应时间的离散性等。

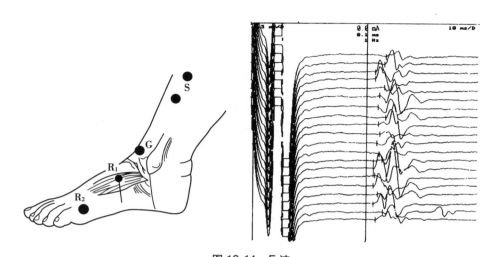

图 13-14　F 波
S:刺激点;G:地线放置点;R_1:记录点;R_2:记录参考点。

F 波主要反映运动纤维的功能状态,若其潜伏期延长或传导速度减慢,结合感觉和运动神经传导速度的检查,可以帮助分辨周围神经根性或远端病损,即一旦远端运动传导正常,而有 F 波的肯定延长,则表明有近端损害。对于单侧病变者,通过左、右对比较为可靠。

(三) 躯体感觉诱发电位

躯体感觉诱发电位(somatosensory evoked potential,SEP,简称体感诱发电位)是指刺激外周感觉器官或感觉神经通路上的任意一点,当刺激从周围神经上行到脊髓、脑干和大脑皮层感觉区时,在神经干及中枢神经系统记录到的电位变化。SEP 是感觉功能的电生理学检查,通过分析 SEP 的波形,可以判断神经系统和脑内的感觉传导通路是否正常。分析 SEP 的一般方法是测量波形的幅度和潜伏期以定量显示各种变化并检测损伤,从而对周围神经损伤和脊髓病变进行有效的检测。

1. SEP 的检测机制　SEP 技术可追踪由周围神经电刺激产生的传入性冲动,经由神经根至脊髓、脑干和大脑的整个过程。SEP 的基本原理如图 13-15 所示。当电刺激施加于外周感觉神经通路时,刺激所引起的兴奋从周围神经上行到脊髓、脑干,经丘脑交叉传到大脑皮层感觉区,在神经干及中枢神经系统就可以记录到相应的电位,即 SEP 信号主要反映了脊髓侧后索和后索的上行传导束功能。分析 SEP 的变化,可以对脊髓神经的感觉传导功能进行有效的监测。

2. SEP 的检测方法　在临床上,下肢 SEP 通常采用下肢的胫后神经经皮电刺激在大脑皮质诱发出神经活动电位。由于这种方法简便易行,是一种非侵入性的检测方法,在术前、术中和术后都可以进行测量,因此 SEP 作为一种方便的、无损的监测方法被广泛应用于临床检查和术中脊髓监护。

SEP 监护的刺激源一般采用恒流脉冲电刺激,刺激的位置根据不同手术的要求和监护部位而确定。一般来讲,对涉及胸腰段的手术,刺激电极可以放置在胫后神经上,也可以选择腓神经或坐骨神经。诱发电位的刺激电极建议使用经皮电刺激用的表面电极。最好使用条状表面电极(图 13-16),放置在内踝后侧、跟腱后缘与内踝之间的中线位置,阴极置于跟腱中点位置,阳极放置在阴极远端 3cm 处。该电极已经将两极之间的距离固定在 3cm,使每一次放置电极保持一致,而且这种电极可以重复使用,在均匀涂抹导电膏之后,降低了电极与皮肤之间的接触电阻,合理使用刺激强度可以保证长时间监护不出现皮肤灼伤,是一种简便、经济和可靠的刺激电极。

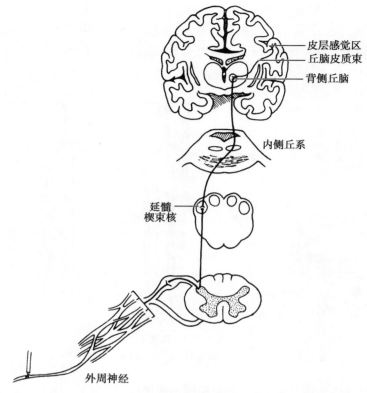

皮层感觉区
丘脑皮质束
背侧丘脑

内侧丘系

延髓
楔束核

外周神经

图 13-15　躯体感觉诱发电位神经传导途径原理

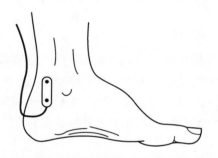

图 13-16　置于胫后神经的条状表面电极

SEP 记录用电极也有不同的选择,但考虑到 SEP 的信号非常微弱,阻抗匹配问题显得更为重要,术中监护用的 SEP 记录电极应选用针电极或可拧入头皮的螺钉型电极,而尽量不使用表面电极。为保证 SEP 的信号质量,要仔细检查电极与仪器的连接,包括参考电极和接地电极要有良好的连接。按国际脑电图 10/20 系统,放在头皮 Cz 点,参考电极放于 Fz 点(国际脑电图通用标记)(图 13-17)。该记录方法都是记录大脑皮质的电位活动,因此也被称为皮质体感诱发电位(cortical somatosensory evoked potential,CSEP)。相对于此,美国脑电图学会制定的术中 SEP 监护指引还推荐了一种皮质下体感诱发电位(sub-cortical somatosensory evoked potential,SCSEP),在与 CSEP 同样的刺激下,可以同时从 C₂ 棘突记录诱发电位,参考电极也放于 Fz。另外,建议在监护过程中增加一对周围神经记录导联,上肢 SEP 在 Erb 点,下肢 SEP 在腘窝,其目的是确保刺激已经成为神经冲动信号并且沿着周围神经以动作电位的方式向上传导,用以排除技术原因造成的记录数据的丢失。

按照有关的临床监护标准,SEP 的刺激电流强度应在 10~40mA,刺激频率为 2~10Hz。诱发电位的记录系统建议选择滤波放大装置,滤波器可以去除 SEP 信号频段之外的干扰,低通滤波器应设为 20Hz 或 30Hz,高通滤波器应设为 3 000Hz。因为 SEP 信号集中在 50Hz 周围的频率范围,检测过程中建议关闭 50Hz 的频率。在对清醒患者进行 SEP 检查时,SEP 的叠加次数需要 500 次至上千次。手术中由于麻醉剂抑制了脑电的干扰,SEP 的叠加次数可以减少到 100~300 次。

3. 正常 SEP 波形及检测指标　诱发电位波形是指电位随时间变化所产生的电位波动的形状。正常 SEP 电位为三相波形,对其波形的命名有许多不同的方法。为描述神经电位的波幅变化,在电生理检查中常用位相(亦称极性)来定义。以基线为准,当波幅位于基线以上时称为负波(N 波),位于基线以下者为正波(P 波)。对 SEP 波形可使用极性(正极或负极,以 P 或 N 表示)和预计的正常潜伏期(ms)来命名,如 P37、N45 或 P21、N17(图 13-18);也可以以其极性和出现的先后顺序来标识,如 P1、N2、P2 等。

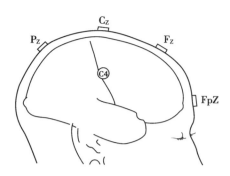

图 13-17 SEP 电极位置示意
C4:中央头皮电极,位于脑电图电极放置的
国际 10/20 系统的 C4 后 2cm 处,Cz(中央中
线)、Pz(顶中线)、Fz(额中线)、FpZ(额极中
线)均为国际脑电图 10/20 系统通用电极放
置点。

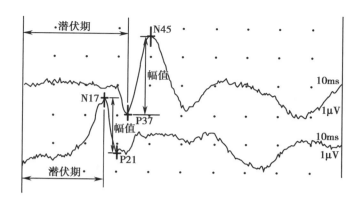

图 13-18 躯体感觉诱发电位(SEP)信号
第一条曲线为通道 1,即皮层 SEP(Cz-FpZ);第二条曲线为通道 2,
即皮质下 SEP(C₂-FpZ)。

SEP 有形式恒定、一定的空间分布及与刺激有锁时关系三个特征。SEP 检查主要观察潜伏期和波幅。潜伏期是指刺激和诱发电位波形上某特定点之间的时间间隔。

潜伏期的计算方法有两种:①起始潜伏期,指刺激至 P 波起始的时间;②峰潜伏期,指刺激至波峰的时间。

波幅的计算方法有三种:①P37 波峰至 N45 波峰的间距;②一定分析时间的最大 N 波与 P 波峰间距离;③从基线至波峰的距离。

SEP 脊髓监护技术简单易行,是临床脊柱外科手术中最为常用的监护方法。但是这种技术也存在着一些问题,特别是麻醉剂对于 SEP 有很大的影响。另外,还有各种生理因素和环境因素的干扰,使得 SEP 监护的准确性较低,时常会出现误诊,尤以假阳性诊断为多。而且,SEP 只能检测脊髓的感觉功能,而不能很好地监护脊髓的运动神经传导束功能,因此有可能产生假阴性诊断。

4. 皮节体感诱发电位(dermatomal somatosensory evoked potential,DSEP) 皮节体感诱发电位是通过刺激某一脊神经后根感觉纤维的皮肤分布区并在体感皮层记录。DSEP 需刺激周围神经皮节区才可引出。刺激部位依据感觉神经的皮节分布,其在躯干的分布比较有规律(图 13-19)。临床检查时必须小心选择电极放置的位置。一般来讲,刺激区最好在某一神经的单一分布区内,并避免刺激骨骼,强度以不引起肌肉收缩为宜。

一旦选择了刺激区,还应选择电极的种类。这里的表皮区域指的是接受单一神经根的支配区域。下肢电位产生是皮内感受器受刺激的结果,而非皮下趾神经受刺激的结果。因此,DSEP 应选择表面电极而不是皮下刺激电极。

一般常用持续的脉冲电刺激诱发皮肤反应。在诊断中,引起 DSEP 的强度需低于患者可耐受的强度。通过将刺激降到患者耐受程度以下,以达到患者可耐受的最大刺激强度。不管试验设置如何,确定引出 DSEP 刺激强度的基本要求是避免电流传入邻近皮节区,避免刺激皮下神经和肌肉。如果刺激到皮下神经或肌肉,反映神经根的特异性则欠准确。而且,记录会被引发的肌电图杂波干扰。DSEP 记录电极置于大脑感觉皮质,一般置于 Cz-Fz(国际脑电图通用标记)。DSEP 的应用尚无指导原则,监护者应注意刺激强度的效果、刺激时间和反应的出现频率等。

DSEP 主要测量潜伏期,通常是根据同一肢体相邻的两个皮节区之间的潜伏期差别,也可以根据两侧肢体之间的潜伏期差别。在正常状态下,L₄ 的潜伏期比 L₅ 和 S₁ 的潜伏期短,而 L₅ 和 S₁ 的潜伏期相似,两侧肢体相同水平的 DSEP 的潜伏期也是可比较的。如果在一侧肢体某一特定节段内或两侧肢体的同一水平间有明显延长则是不正常的。任何节段两侧之间的潜时差别不应大于 3~4ms。神经根受压后,直径较大的纤

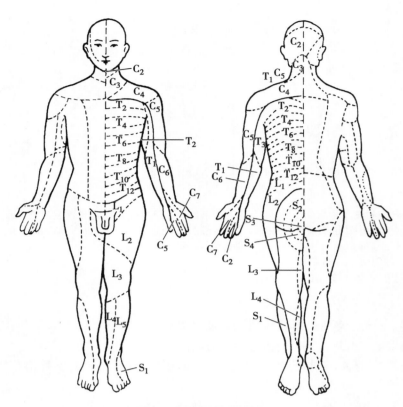

图 13-19　躯干皮节分布

维比直径较小的纤维更易受压。大直径纤维受压使神经传导速度减慢,导致潜伏期延长。波幅于受压后会降低,但首先影响的是潜伏期。

(四) 运动诱发电位

运动诱发电位(motor evoked potential,MEP)是继 SEP 后为进一步检查运动神经系统功能而设计的一项神经电生理学检查方法,是 20 世纪 80 年代初开始应用于临床及术中的一项新技术,它通过对大脑皮质运动区进行刺激,在脊髓和周围神经(或肌肉)产生相应的诱发电位,对诊断脑与脊髓传出通道(即运动神经通道)的损伤和疾病有一定意义。MEP 刺激源可以采用电刺激或磁刺激的方式,因此运动诱发电位又分为经颅电刺激运动诱发电位(transcranial electric stimulation MEP,TES-MEP)和经颅磁刺激运动诱发电位(transcranial magnetic stimulation MEP,TMS-MEP)两种,这两种技术所得到的诱发电位基本相似。

1. TES-MEP 的机制和方法　TES-MEP 信号相对于 TMS-MEP 更加可靠稳定,容易获取,因此更多地被用于手术中的神经运动功能监护。

TES-MEP 通常为表面刺激电极,引导上肢 MEP 时,阳极置于对侧头顶正中左或右旁开 7cm 处(C3,C4),阴极置头顶正中或阳极前方 6cm 处或同侧上肢的运动区。引导下肢 MEP 时,阳极置于头顶 Cz 处,阴极置于其前方 6cm 处。刺激强度,不同机器性能及型号有明显的差异,一般为 750~1 000V。建议使用多脉冲串刺激,可以增加穿透力,容易检测到 MEP 信号。因 MEP 的电位达毫伏级,故不需叠加平均,单次刺激即可。传统的 TES-MEP 的记录方法有三种:第一种为肌源性 MEP(MMEP),记录电极置于靶肌肌腹的皮肤表面或肌腹内;第二种为神经源性 MEP(NMEP),置于肢体的混合神经,如腕部正中神经、尺神经,内踝胫后神经和腓骨小头处的腓总神经;第三种 MEP 大多是在手术中进行监护而很难在门诊患者身上检测,这种 MEP 是脊髓 MEP,将记录电极置于脊髓通道的硬脊膜外,在清醒患者身上有时可置于棘间或皮肤表面进行记录,但成功率较低。

在临床电生理检查中,由于脊髓 MEP 难以记录,而近期的研究对神经源性 MEP 的神经传递机制提出质疑,发现其波形不能反映脊髓运动传导束的情况,而肌源性 MEP 比后二者稳定性好且波幅大得多,故肌源性

MEP 常用于临床 MEP 检查。肌源性 MEP 的记录电极依据不同要求采用表面电极或针电极,放大器滤波范围为 10~5 000Hz,上肢和下肢的扫描时间通常分别为 50ms 和 100ms。

2. TMS-MEP 的机制和方法　MEP 最早是由高压低流电刺激大脑运动皮质,通过下行运动系统传导,在肢端记录到复合肌肉动作电位。但由于高压低流电刺激有疼痛感,患者难以接受,因而限制了该方法的推广。随后,由 1985 年发展的磁刺激新技术代替电刺激,在肢端记录肌肉动作电位获得成功。其无痛、无损伤、能恒定引出的特点,使运动中枢和下行运动通道的研究进入了一个新阶段。

磁刺激技术采用刺激线圈进行经颅刺激。磁刺激器有多种形式,除了标准的圆形线圈外,还有 8 字线圈、帽状线圈和小点圆线圈等,各种不同形状的线圈都有不同的电磁分布,使用时应该根据所需刺激的靶神经及刺激位置合理选择。经颅磁刺激线圈的刺激部位按照所引发的靶肌而改变:记录上肢靶肌 MEP 时,磁刺激线圈中心置于皮质 C3 或 C4;记录下肢 MEP 时,则置于皮质 Cz 前 2cm 处。在临床检测时,应该注意寻找最合适的刺激位置,因为个体差异非常大,可能需要调整多次位置才能寻找引出 MEP 的最佳位置。磁刺激的刺激强度,上肢皮质刺激量为刺激器最大输出量的 60%~80%,下肢为 80%~100%。通常刺激强度越大,MEP 的潜伏期越短,波幅也越大,但当刺激量达到一定水平时,其复合动作电位则达到一个稳定水平,不再随刺激量的增加而变化。

记录方法与 TES-MEP 相同,也可分为肌源性 MEP、神经源性 MEP 和脊髓 MEP,而临床通常采用肌源性 MEP 和脊髓 MEP 进行手术中监测。

磁刺激是一种无痛的检测方式,可进行术前评估,但在手术室进行磁刺激诱发电位监护有如下困难:①磁刺激对麻醉剂非常敏感,特别是卤素化的吸入性麻醉剂完全不适用于经颅磁刺激,麻醉师必须重新调整麻醉方法,以便配合 TMS-MEP 的监护。②磁刺激的效果很大程度上取决于刺激线圈的位置、角度和固定方法。刺激线圈因为反复地刺激而发热,难以直接将线圈置于头部,这就降低了磁能的聚焦性能。尽管帽状线圈有助于对皮质运动区的定位,但这种皮质运动区刺激方法在术中应用尚有一些困难。目前的技术未能找到很好的解决方案,还难以保证磁刺激的可重复性。③磁刺激所产生的电磁场与手术室其他仪器的相互干扰问题还有待进一步评估。④磁刺激 MEP 监护的可靠性问题还有待研究,术中检测到的磁刺激 MEP,其波幅与潜伏期有明显变异,而这些变异与所监护神经的状态并无相关关系。⑤尽管至今为止尚无有关经颅磁刺激产生副作用的报道,但长期的安全性问题,以及某些特殊患者如安装起搏器者、颅内植入金属物、有癫痫病史或有颅脑损伤的患者是否适用,还存在很多争议。因此,经颅磁刺激诱发电位在术中监护中的应用还未成熟,目前电刺激比磁刺激更适合于术中 MEP 的脊髓监护。

3. MEP 波形特征与临床观察指标　TES-MEP 和 TMS-MEP 在靶肌记录的 MEP 波形基本相似,均为以负波为主要成分组成的多相波或三相波(图 13-20);经体表脊髓电刺激,在靶肌记录 MEP 为三相波或二相波,它的波幅较皮质刺激明显增高,但脊髓直接记录的波幅则低下。MEP 的检测指标包括潜伏期、波幅及波形的变化,通过以上指标对脊髓运动通道功能进行评价。其中,潜伏期在 MEP 中是最容易测定和最可靠的;而波幅值受许多因素

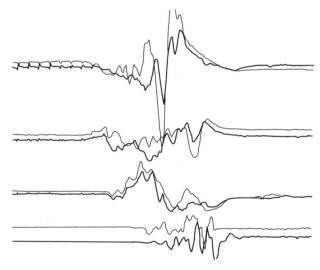

图 13-20　运动诱发电位波形

影响变化很大,而且难以在波形上进行准确测量,可比性较差,只有同名肌肉两侧的比较有一定的价值,一般不超过 50%,但应保证检测的技术条件一致。所以,潜伏期是 MEP 重要的观察指标,还可以通过计算中枢运动传导时间(central motor conduction time,CMCT)对中枢运动功能进行定量评价。所谓 CMCT 是指经颅刺激的 MEP 潜伏期,减去颈或腰背部刺激的 MEP 潜伏期,即冲动在中枢运动通道传导所需的时间,它与运动通路(皮质脊髓束)的结构与功能状态密切相关。

二、神经电生理在腰椎间盘突出症中的诊断和定位作用

随着影像学的日益发展,CT 及 MRI 诊断腰椎间盘突出症、椎管狭窄症等病变已广泛应用于临床。但影像学检查主要是用来提示由于结构病变而导致的神经根损害,不能了解神经的功能状态。而肌电图弥补了影像学不足,除可确定神经功能状态和排除周围神经病变外,还可以确定损害部位和范围。肌电图检查能鉴别周围神经活动性失神经改变与慢性非活动性失神经改变。

(一) 腰椎间盘突出致神经根受压损伤时的肌电图改变

1. 插入电位延长 插入电位是针电极插入肌肉时发放的一系列短暂电位,持续时间不超过针移动的时间。当针电极移动时,电位亦不立即消失,而持续一段时间后消失,若再次移动针电极,又可激发出现此电位,称为插入电位延长。提示肌肉的易激惹或肌膜不稳定。一般在神经损伤后 10~14 天,自发电位尚未出现之前出现。

2. 肌肉静息时出现异常自发电位 异常自发电位一般在神经损伤后 2~3 周出现。一块肌肉两处以上记录到了自发电位,则为肯定的异常。自发电位包括纤颤电位、正相电位、束颤电位、肌纤维颤搐等。纤颤电位、正相电位代表单根肌纤维的兴奋。其中纤颤电位的时限为 1~5ms,大部分在 2ms 以下,波幅为 20~200μV,一般为两相或三相,起始为正相。在扩音器中可听到尖锐高调的如雨点般的"嗒嗒"声。在同一块肌肉发现两处以上的纤颤电位,就应考虑是病理性的。正相电位是一个起始部分为正相,继之伴随出现一个时限较宽、波幅较低的负相,负相部分常不回到基线,在扩音器中可呈"砰砰"声。失神经支配的肌肉中可出现纤颤电位和正相电位,但在肌源性损害中也可出现,需根据神经传导速度及肌肉收缩时运动单位电位的时限及波幅判断是肌源性损害还是神经源性损害。束颤电位和肌纤维颤搐是自发的肌肉抽动,是指一组运动单位电位全部或部分肌纤维自发放电。典型的束颤电位多在前角细胞病变时出现,但在脊髓空洞症、脊髓炎及脊髓神经病、周围神经病患者也可出现,甚至正常人也可发生。束颤电位伴有纤颤电位及正相电位时才有肯定的病理意义,单独出现束颤电位尚需结合临床做出判断,如同时存在肌肉萎缩,应考虑病变存在。

3. 轻收缩时运动单位电位异常肌电图 长时限的多相电位,系神经侧支芽生产生,多见于周围神经及脊髓病变,一般在神经损伤数月后产生。

4. 大力收缩时的募集电位 在肌肉收缩时,参加的运动单位数量和频率可由最大用力收缩时综合的波形来判断。在正常情况下为干扰相。当脊髓前角细胞或周围神经病变使运动单位数量减少时,出现混合相或单纯相,有时放电频率增加,出现高频单纯相。当肌源性损害时,运动单位数量未减少,但肌纤维数量减少,肌肉收缩时,增加运动单位的放电频率以代偿肌力不足,故出现代偿的干扰相,其峰值降低的,称为病理干扰相。

金翔等报道针电极肌电图部分,正相电位和纤颤电位判定责任节段的灵敏度为 72.5%,特异度为 87.2%;复合重复放电(complex repetitive discharge,CRD)判定责任节段的灵敏度为 8.7%,特异度为 100%;宽大和多相的运动单位电位判定责任节段的灵敏度为 92.2%,特异度 18.2%。神经传导检测部分,在 342 例患者中,89 例患者的胫神经、101 例患者的腓总神经的复合肌肉动作电位(compound muscle action potential,CMAP)幅值降低,其中 45 例患者(病程>3 年)在趾短伸肌记录不到 CMAP,但在胫前肌可记录到低幅值、速度正常的 CMAP;所有患者胫神经、腓总神经运动传导速度正常,腓浅神经和腓肠神经的感觉传导正常。217 例患者 H 反射消失,54 例患者 H 反射潜伏期较健侧延长 1.5ms。研究结果发现,复合重复放电、正相电位和纤颤电位对诊断多节段腰椎退行性疾病责任节段的灵敏度和特异度较高,而运动单位电位对责任节段的诊断价值较小。

Chiodo 等人的一项临床研究,通过影像学检查发现 32 名受试者中有 5 名腰椎间盘突出。所有患者的突出部位在 L_5~S_1,其中有一名在 $L_{4/5}$。但临床症状不明显,痛觉评分(VAS)很低(0.80 ±1.79),日常生活功能评定正常。在神经电生理检查中,5 名腰椎间盘突出者肌电图检查没有异常自发电位,运动单位电位募集也正常,仅有 1 名受试者运动单位有轻微异常变化(多相运动单位>2/10)。5 人中有 4 人 H 反射和 F 波检查正常。随后的随访肌电检查均显示正常,与患者其他临床检查相吻合。研究结果表明,影像学检查对椎管狭窄和椎间盘突出有很高的假阳性,在无症状患者中的影像学异常很常见,但是影像学异常与神经电生理诊断没有显著的相关性。肌电图检查相对于影像学检查而言,对椎管狭窄和椎间盘突出的诊断具有更高的

特异性。

（二）神经传导、F波及H反射和诱发电位对腰椎间盘突出症的诊断价值

神经传导检查是肢体远端神经的运动及感觉传导测定，而近端的运动传导需F波，近端感觉传导需躯体感觉诱发电位来弥补。H反射可显示感觉及运动轴突全长的传导特性。

1. **神经传导**　神经传导速度是利用脉冲电流刺激神经，并记录该神经支配肌肉的电位（运动神经传导速度）及神经电位（感觉神经传导速度），借以计算兴奋沿神经传播速度的一种诊断技术。神经根受压迫时，外周运动神经传导速度无显著改变，即使有明显的肌肉萎缩，运动神经传导速度也不减慢，因为周围神经内混有来自多个神经根的纤维，其中某一节段神经根受损，并不影响整个周围神经的传导速度。但当多个神经根发生严重的轴索变性时，会发生运动传导动作电位波幅减低，此时要注意排除周围嵌压性神经根性和丛性疾病。感觉神经传导检查对神经根病变尤其重要，当神经丛性或周围神经病变时，神经节后纤维受损，感觉传导神经电位一般异常，而根性损害，即损害了神经节前纤维，感觉神经传导神经电位一般正常。

2. **F波检查**　当给予神经超强刺激后，可诱发出一个延迟反应，即F波。它出现于直接的运动电位（M波）之后，表明诱发F波的冲动不是先达到刺激远侧的记录电极，而是先朝向脊髓方向传导，然后再转回兴奋远端肌肉。F波是经过运动纤维近端的传导又由前角细胞兴奋后返回的电位，F波弥补了远端运动传导测定的不足。F波的观察指标为潜伏期或传导速度、F波的出现率等。F波反映了运动纤维的功能状态，但F波正常不能排除丛性和根性神经损害。若周围神经运动传导正常，而F波潜伏期延长或传导速度减慢，则表明有近端损害。由于胫神经和腓总神经F波记录位置是在L_5和S_1神经根支配的肌肉，所以L_5和S_1神经根病变时胫神经和腓总神经F波可以延长。F波异常率不高，但一旦F波出现异常则高度提示近端神经病变。有研究证实，F波有助于对L_5和S_1神经根压迫的诊断。

3. **H反射**　H反射是用电生理方法刺激胫神经后，由Ⅰa类感觉传导神经传入，从而导致它所支配的腓肠肌收缩。和F波一样，H反射反映了周围神经近端的功能状态，但H反射为单突触反射，传入弧为肌梭的Ⅰa感觉纤维，传出弧由α运动轴突组成，而F波的传入与传出弧均由α运动轴突组成。研究表明，胫神经的H反射可因S_1神经根的损害发生改变，表现为H反射消失或者潜伏期延长。临床上H反射的存在与踝反射的存在有很大关系，即临床上踝反射存在，H反射也应该存在，踝反射消失，多数患者的H反射也消失，或潜伏期延长（图13-21）。

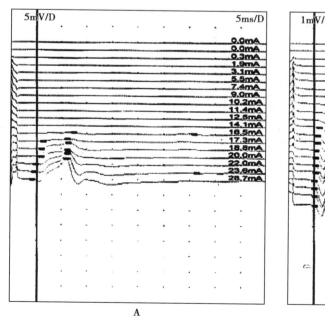
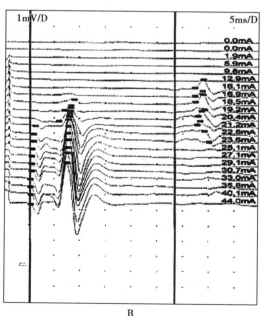

图13-21　左侧S_1神经根性病变

A. 左侧胫神经H反射消失，图中每一纵格代表5mV，每一横格代表5ms；B. 右侧胫神经H反射正常，图中每一纵格代表1mV，每一横格代表5ms。

金翔等探讨 S_1 神经根诱发的 H 反射在评价腰椎间盘突出症术后疗效方面的作用,发现腰椎间盘突出症患者术前神经根刺激 H 反射存在提示椎管内神经损伤程度较轻,术后神经能获得更好恢复及有较好删除的功能评分。因此,神经根刺激 H 反射可客观评估腰椎间盘突出症手术疗效。

4. 躯体感觉诱发电位(SEP)　在腰椎间盘突出症腰骶神经根损害的诊断中,由于周围神经干为混合神经,由多条神经根组成,故刺激周围神经干记录的 SEP 对根性损害敏感性低。有学者认为,刺激胫神经的 SEP 的异常率为 40% 左右。而对于节段性 SEP 的检测方法所报道的敏感度不一。根据刺激方法的不同分为以下两种。

(1) 皮节体感诱发电位:刺激某一脊神经后根感觉纤维的皮肤分布区,所记录的 SEP 可反映相应神经根的功能状态。一般来说,L_5 神经根的皮节在第 1 跖趾关节内侧面,S_1 神经根的皮节在第 5 跖趾关节外侧面。$L_{4/5}$ 椎间盘突出时,L_5 皮节的异常率较高;L_5S_1 椎间盘突出时,S_1 皮节异常率较高,L_5S_1 皮节的 SEP 异常率为 85.7%。有学者在检测了 32 例正常人和 19 例单侧腰骶神经根病患者后,发现皮区刺激的 SEP 对病变的定位仅 5 例正确。

(2) 皮神经刺激诱发电位:刺激下肢的感觉神经即皮神经或混合神经的皮支,记录到皮神经诱发电位。主要刺激隐神经($L_{3/4}$)(内踝上方或膝下方内侧)、腓浅神经(L_5S_1)(内外踝连线上 2~3cm)及腓肠神经(位于足背外侧、伸趾短肌下缘 2cm)。有学者对 30 例下腰痛和单侧下肢放射痛患者进行皮神经 SEP 检查,3 例影像学检查无异常者,SEP 也正常;21 例 SEP 异常与影像学结果相符。有学者对 21 例经 CT 扫描诊断为腰椎间盘突出症的患者进行隐神经、腓浅神经和腓肠神经的 SEP 检查,发现 CT 扫描提示异常的椎间盘有 23 个,相应皮神经 SEP 异常的有 18 例。

目前,SEP 在腰椎间盘突出症的诊断中仍处于辅助地位,因为受累神经与感觉通路全长相比是很少的一部分,如果损伤不严重,其潜伏期或波幅的轻度改变可被掩盖。因此,无论皮节 SEP 或皮神经 SEP 异常均不能精确确定损伤的水平。但在临床与放射学结果有矛盾时,可参考 SEP 检查结果,如果后者为阳性,可作为手术探查的依据。

(三) 肌电图在腰椎间盘突出症中的诊断和定位作用

绝大多数腰椎间盘突出症累及 $L_{4/5}$ 椎间盘及 L_5S_1 椎间盘,而在 $L_{3/4}$ 椎间盘则要少见得多。由于突出椎间盘对腰骶神经根的压迫一般在神经根相应的椎间孔上方、出椎间孔之前,因此 $L_{4/5}$ 椎间隙的椎间盘突出压迫 L_5 神经根,L_5S_1 椎间盘突出压迫 S_1 神经根。

肌电图(EMG)检查应该包括有症状侧肢体的远、近端肌肉和椎旁肌。必须检查同一肌节但又是不同神经支配的肌肉,以排除单发性神经病。针电极 EMG 检查,怀疑 L_2~L_4 神经根病变,检查股直肌、股外侧肌和长收肌,这些肌肉在任何单一神经根病变时很少同时受累。长收肌是唯一不由股神经支配的肌肉,可用于 L_2~L_4 神经根病变与股神经单一神经病损的鉴别诊断。怀疑 L_5 神经根病变者,针电极 EMG 检查腓神经支配的肌肉如胫前肌、腓骨长肌、趾短伸肌,同时对比检查胫神经支配的肌肉如胫后肌、趾长屈肌或其他腰骶神经根支配的肌肉如阔筋膜张肌、臀中肌等。怀疑 S_1 神经根病变者,检查胫神经支配的腓肠肌、踇展肌和坐骨神经支配的股二头肌长头、短头及臀大肌,EMG 表现为肌肉安静时出现纤颤电位、正相电位或束颤电位,小力收缩时限增宽、波幅增高,多相波增多,大力收缩时运动单位电位减少等神经源性改变,且受累肌肉呈根性分布。为了进一步确定受损的节段,行深层椎旁肌 EMG 检查,并做健侧椎旁肌对照,可进一步对根性损害定位。有学者报道,深层椎旁肌 EMG 对脊神经根受损的定位阳性率达 100%。

腰椎间盘突出症电生理检查应综合 EMG、神经传导、F 波、H 反射、诱发电位等综合判断,以提高敏感性。学者对 57 例临床证实为腰骶神经病变的患者进行针电极 EMG 及 F 波检查,发现各节段电生理检测敏感性有差异。在 L_4 神经根受损时,异常率为 EMG 89%、F 波 44%;L_5 神经根受损时,异常率为 EMG 87%、F 波 66%;而 S_1 神经受损时,异常率为 EMG 53%、F 波 24%。因而,合并测试可增加电生理检测的敏感性。部分学者认为,EMG 比节段体感诱发电位对诊断腰骶神经根病变更有价值。还有学者对 28 例有腰骶神经根病变的患者进行 EMG 检查,发现 21 例(75%)有失神经支配的异常 EMG 表现,但在 22 例有 S_1 根性病变的患者中,只有 9 例(41%)发现 H 反射异常。但也有学者认为,H 反射对根性病变有较大诊断价值。

通过观察神经生理学和放射学对无临床症状受试者做出的疾病判断,结果表明,椎管狭窄和椎间盘突出在无症状老年人中的发病率较高,但是与神经生理异常没有显著的相关性。对35名无临床症状的成年人进行18个月的观察,主要通过标准临床病历和物理检查评估、电生理检测和MRI的综合观察,结果发现,针电极EMG运动单位检测可以与其他方法相结合,降低假阳性概率,提高诊断的可靠性。

综上所述,腰椎间盘突出症神经根损害的电生理检查应结合病史、影像学及临床表现。在神经损害的急性期,EMG可以为正常,所以最好等病史3周以上再做检查。神经根损害的部位也会影响EMG的判断,如神经根损害以脱髓鞘为主或仅影响了感觉神经根,EMG检查也可以表现正常。

(四) 腰椎间盘突出症的皮节体感诱发电位检查

腰椎间盘突出症神经根电生理检查的一个重要目的是判定受累神经根的水平,以便正确减压。电生理检查要求是必须具有神经根特异的表现。有一些研究报道了DSEP和受累神经根水平的关系。在这些研究中,学者调查了神经根受累节段和术前、术后的DSEP表现的相关性。研究结果表明,DSEP的改变反映了节段水平的功能,特别是术前的DSEP改变与术中证实的神经病损的相关比例从L_3的67%到S_1的74%。在随后的研究中发现,手术证实的神经病损与DSEP改变的相关性未能达到100%的原因在于背根支配皮节区的变异,由于这种变异,DSEP很难总是与受累神经根水平完全吻合。以上这些研究显示了DSEP改变与神经根虽然不可能100%匹配,但仍有很高的诊断价值。

(五) 磁刺激运动诱发电位在腰椎间盘突出症中的应用

对于腰椎间盘突出症患者,磁刺激可以通过在腰背部刺激进行运动诱发电位(MEP)的测定。有学者曾于1989年、1993年先后两次报道用磁刺激MEP协助评价L_5及S_1神经根功能,所用的方法是在腰背部刺激L_5及S_1神经根,分别在胫前肌及腓肠肌记录MEP,前者用于评价L_5神经根功能,后者用于评价S_1神经根功能,其结果是,受压一侧的靶肌肉MEP潜伏期延长兼或波幅减少。该报道说明磁刺激MEP在诊断腰骶神经根疾病中有一定的作用。国内两项研究报道也证实了这一点,当腰骶神经根有损害时,同时记录L_5及S_1多个靶肌肉的MEP,其异常率达90%以上。对40例经手术证实单侧L_5或S_1神经根受压的患者进行MEP检测,发现异常率为85%。有学者发现有肌力减退的腰椎间盘突出症患者中,92%的MEP表现异常。因此,磁刺激MEP对诊断腰骶神经根病变有较大的应用价值。

一项研究在对37例有下肢感觉运动神经障碍的患者做磁刺激MEP检查中,结合F波计算中枢运动传导时间(CMCT),结果表明电生理诊断与脊髓压迫有很强的相关性,说明磁刺激MEP可以方便准确地诊断腰椎管内的神经疾病。

三、腰椎手术中的神经根监护

腰椎手术中神经根监护的目的是判断神经根减压是否充分,并在手术操作中保护神经根。传统的体感诱发电位(SEP)由于刺激的是周围混合神经,而混合神经由多条神经根组成,故对腰椎手术的神经根监测阳性率较低。目前,有两种方法可用来评价神经根功能:皮节体感诱发电位(DSEP)和肌电图(EMG)。DSEP是通过刺激脊神经后根感觉纤维的皮肤分布区,在皮质记录的SEP。EMG则是通过机械或电刺激神经根,于相应神经支配的肌肉记录的肌电活动。

(一) DSEP 监护

DSEP是由于刺激周围神经皮节所产生,这里的皮节指的是接受单一神经根的支配区域。刺激电极选用表面电极。一般情况下,L_2皮节的刺激点在大腿外侧1/2处;L_3皮节在髌骨上方5cm处;L_4皮节在髌骨内侧下方4cm处;L_5皮节在第1跖趾关节内侧;S_1皮节在第5跖趾关节的外侧(图13-22)。记录电极按国际脑电图学会制定的系统将针记录电极放在Cz'点,参考电极放在FPz点。运用方波刺激,波宽0.2毫秒,频率2Hz,刺激强度10~30mA。应避免电流传入邻近皮节区,避免刺激皮下神经和肌肉。带通滤波20~2 000Hz,平均叠加100~200次。基本波形为P-N-P波形,与混合神经刺激的SEP类似(图13-23)。术中记录结果与基线对照比较,如潜伏期大于10%、波幅低于50%为异常。连续监测记录

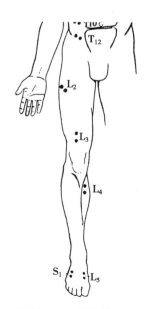

图 13-22　腰椎神经皮节分布

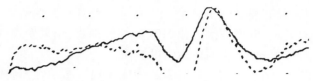

图 13-23 皮节诱发电位
虚线代表上一次检查情况；实线代表本次检查情况。

DSEP 信号，术中如有变化则重复记录，若变化持续超过 10~15 分钟无改善，则及时通知手术医师，查找原因。

DSEP 方法简单，无创伤。术中可采用 DSEP 方法监护神经根的减压，如果术中 DSEP 改善明显，说明神经根得到合适的减压。

1991 年，在一项研究中，12 名脊柱退行性改变患者在行减压手术中应用了 DSEP 监护，这些患者最短的有 6 个月的疼痛史。其中 9 名患者术后 DSEP 得到改善，术后疼痛解除并有运动功能改善；3 名患者术中 DSEP 易变，术后疼痛解除，但运动功能改善不明显。没有发现假阴性结果。由此，研究者认为术中 DSEP 监护在预测神经根减压方面有价值。

对于急性压迫病例，术中 DSEP 可作为神经根减压是否合适的指标。DSEP 的局限性在于，由于 DSEP 是神经活动反应的叠加结果，对椎弓根螺钉机械刺激引起的神经根功能的瞬时改变不够敏感，因此，叠加降低了 DSEP 对神经根功能瞬时变化的敏感性，故不推荐用 DSEP 方法进行椎弓根固定时的术中监护手段。可选择电刺激或机械刺激 EMG 作为神经根监护的手段。

在 DSEP 监测中可能会遇到难以监测到平稳的 DSEP 波形的情况，原因是皮节的终末感觉纤维数量少，兴奋后产生的神经冲动较弱。特别是在非麻醉状态下，弱小的神经冲动常被脑电波所干扰。所以，应在麻醉平稳后，脑电波及其他干扰波最小的情况下完成 DSEP，并且尽可能减小刺激电极与皮肤的电阻。除此之外，因背根支配皮节区的变异，DSEP 并非 100% 与受累神经根水平相关，术中进行 DSEP 监护时应考虑到此因素。

（二）EMG 监护

EMG 通过机械或电刺激神经根，并于相应支配的肌肉记录，电刺激神经根通常 L_1 和 L_2 可在大收肌记录，L_3 和 L_4 可在股四头肌记录，L_4 和 L_5 可在胫前肌记录，S_1 应在腓肠肌或踇收肌等记录（图 13-24、图 13-25），监护马尾神经时可在肛门括约肌记录（图 13-26）。针电极记录，将活动电极置于肌腹之上，参考电极置于肌腱之上或邻近处。通过记录肌肉的活动情况，来了解支配某组肌肉的神经功能是否因手术操作而受到损伤。

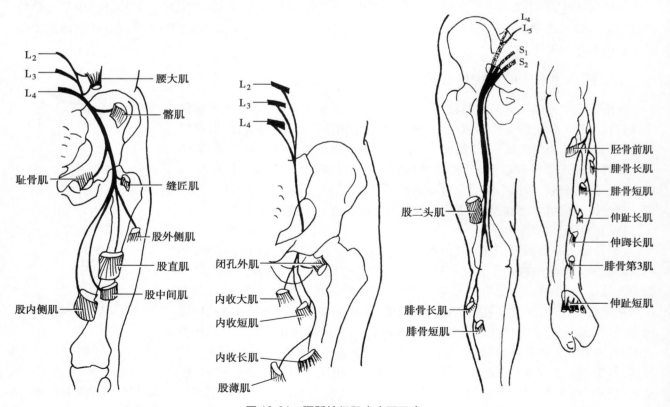

图 13-24 腰骶神经肌肉支配示意

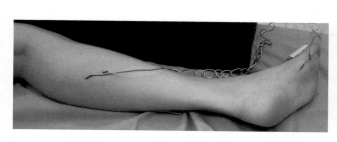
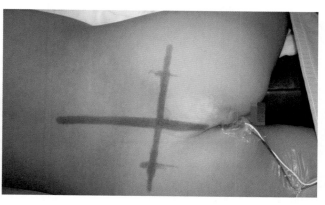

图 13-25 记录电极置于腓肠肌及踇收肌

图 13-26 记录电极置于肛门括约肌

手术操作造成机械牵拉神经,在其支配的相应肌肉中则可记录到自发的肌肉活动,称为自由描记肌电图(free-run EMG,f-EMG)。在手术的静止期,通过电刺激神经引出的 EMG,称为激发肌电图(triggered EMG,t-EMG)。

主要用于置入椎弓根钉时保护神经根。诱发 EMG 的基本原理为:神经根对于电刺激非常敏感,当椎弓根骨皮质破裂时,骨皮质正常高阻抗下降,椎弓根和神经根之间形成低阻抗的旁路,刺激电流通过旁路刺激与之相邻的神经根,随后神经根支配的肌肉上诱发出电信号,这种信号被称为复合肌肉动作电位(compound muscle action potential,CMAP)。

1. 自发肌电图监测技术

(1)记录技术和方法:记录电极常采用皮下针电极或采用特殊表面电极,记录肛门及膀胱括约肌 EMG(图 13-27)。记录参数:带通滤波范围 10~1 000Hz,扫描时间 3~5 秒,灵敏度 200~500μV。记录模板设计原

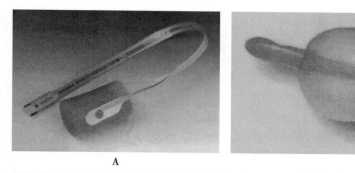

A

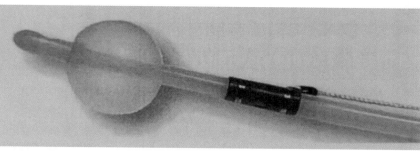

B

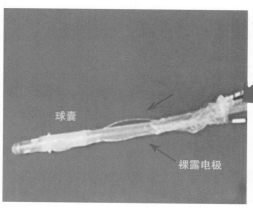

C

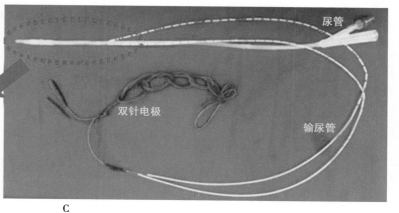

图 13-27 特殊表面电极

A.肛门海绵塞表面电极;B.尿道括约肌表面电极;C.导尿管自制尿道括约肌表面电极。

则：根据监护仪通道数量，最大限度地设置覆盖术中可能涉及的脊神经所支配的代表靶肌进行记录。通常一个模板可同时显示左、右两侧的记录靶肌，以方便即时、全面地观察、判断。

（2）波形特征及其判断

1）静息肌电：在正常状态下，术中肌肉静息时，其 f-EMG 所记录的波形为直线波形（图 13-28）。

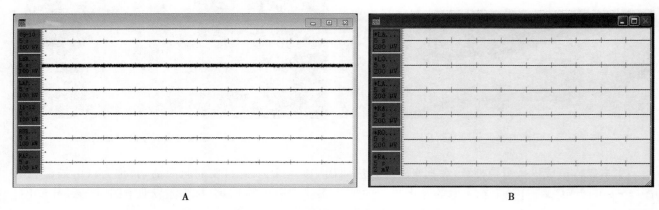

图 13-28　正常状态下记录的静息肌电

A. 双侧上肢；B. 双侧下肢。

2）爆发性肌电：指在短时间内（<1 秒）突发出现的单个或几个肌肉收缩反应电位。爆发性肌电活动几乎发生在神经受到刺激的同时，通常为在肿瘤分离、牵拉、电烧、内置物等触碰或激惹神经根时所引起的一过性反应，其波形表现为高尖的双相波或多相波（图 13-29）。

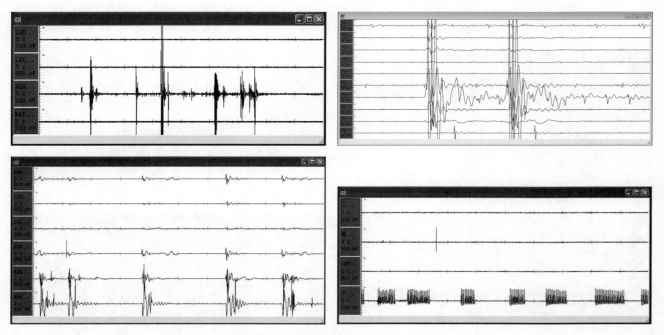

图 13-29　爆发性肌电

3）连续性肌电：指肌肉不同步的运动单位发生放电活动，而出现一组连续性的肌电活动。在刺激源消失后，肌肉放电活动仍可持续几秒甚至几分钟，其波形表现为连续的双相波或多相波（图 13-30）。通常见于神经根受到较为严重的机械性持续或过度牵拉、压迫，而引起肌肉连续的收缩放电。

4）自发性肌电：指没有明显刺激因素或受到某些刺激因素如牵连、串烧、冰水冲洗等刺激后，仍有不同运动单位肌束出现收缩的肌电反应。波形表现为持续有规则和低波幅的单相波（图 13-31）。

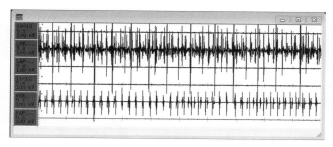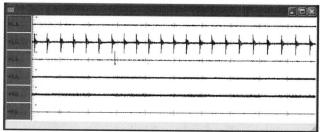

图 13-30　连续性肌电

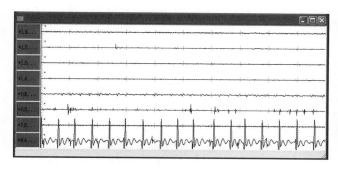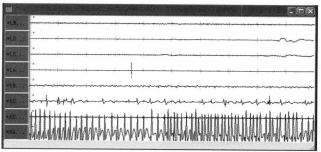

图 13-31　自发性肌电

5）干扰性肌电：指非手术操作直接刺激神经而出现类似爆发性或连续性肌电活动的反应波形。这是术中常见现象，多数与术中使用电刀、电凝、电磨、电钻等电器干扰，记录电极与前置放大器之间的记录线晃动，以及手术操作器械的骨凿截骨、椎间融合器敲入震动等间接刺激周围神经有关。通常具有左、右侧肢体和/或多靶肌同时出现类似爆发性或连续性肌电活动反应波形的特点，监护师要特别注意辨别真伪波形（图13-32）。

（3）自发性肌电图的鉴别要点及相关注意事项：术中 f-EMG 波形变化的原因复杂多样，以下是监测成功的几个关键因素。①手术团队（监护师与手术医师、麻醉医师、护理师）的良好配合和合作；②选择覆盖术中可能涉及的脊神经所支配的靶肌记录；③术中监测必须在没有麻醉肌松剂的作用下进行，否则会影响监测结果，四个成串刺激（TOF）监测必不可少；④术中应全屏或半屏显示 f-EMG 模板界面（图13-33），以便持续监测，避免漏诊；⑤监护师必须了解手术操作进程，并对术中出现自发性肌电活动时，及时判断当前手术操作是否影响到支配该靶肌的脊神经或神经纤维，尽可能避免假阳性预警。

在 f-EMG 监测过程中，手术操作触碰、牵拉、分离等直接造成脊神经或神经纤维的机械性刺激时，通常引起其所支配的单块或相邻靶肌爆发性或连续性的肌电反应波形，应及时向手术医师报告预警；但同时出现左、右侧或多靶肌的肌电反应波形，则多为干扰肌电，应首先排除。在脊髓肿瘤分离切除、瘢痕粘连的神经松解切除、神经组织鉴别等手术操作中，应使用喇叭声音，通过声音大小及连续程度辨别神经受到刺激后肌肉放电活动情况，有经验的手术医师通过喇叭声音的变化，即可鉴别该变化与手术操作的相关性，便于术者即时纠正，避免神经组织或神经根的损伤发生。

但是，下列几种情况可能即使神经根受损 f-EMG 却没有反应或被遗漏：①神经被完全而整齐地切断；②神经缺血性损伤；③因整个肢体被过度用力牵拉而导致的神经损伤；④术中使用肌松药或吸入性麻醉药物。⑤发生神经损伤时，因实施其他诱发电位监护遮挡了 f-EMG 界面。

2. 激发肌电图监测技术

（1）刺激技术和方法

1）刺激电极分为：①直接刺激电极，如单头同心圆双极电极、双头分叉刺激电极；②间接刺激电极，如 Prass（单极）电极、鳄鱼夹电极。不同刺激电极的有效刺激范围有所不同（图13-34）。

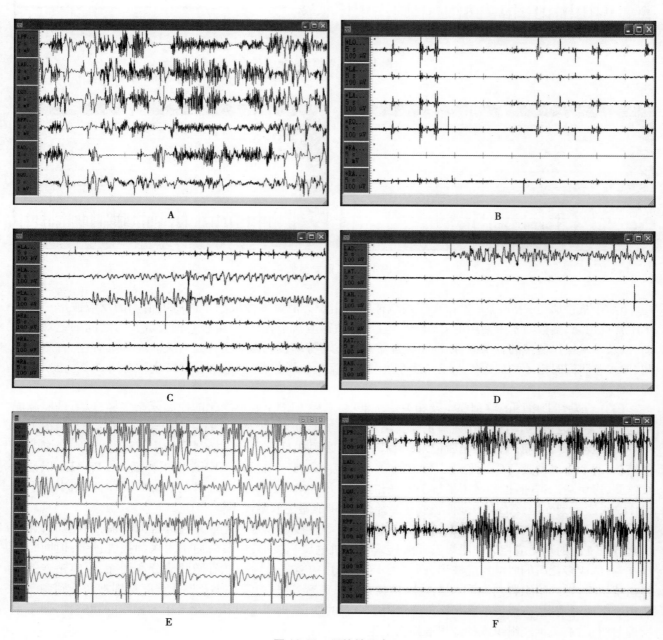

图 13-32　干扰性肌电

A. 电刀干扰；B. 电凝干扰；C. 移动下肢多根记录电线造成的晃动；D. 移动下肢单根记录电线造成的晃动；E. 腰段脊柱骨刀截骨造成的震动；F. 敲入 $L_{2/3}$ 椎间隙撑开器造成的震动。

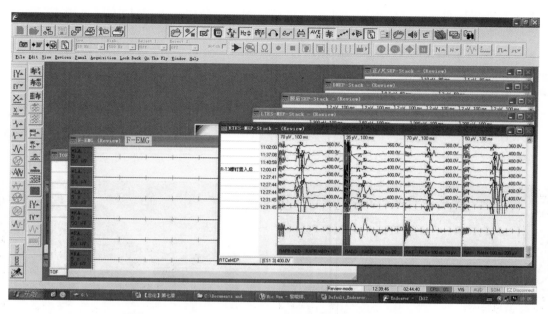

图 13-33 术中 f-EMG 监测模板始终置于全屏或半屏显示

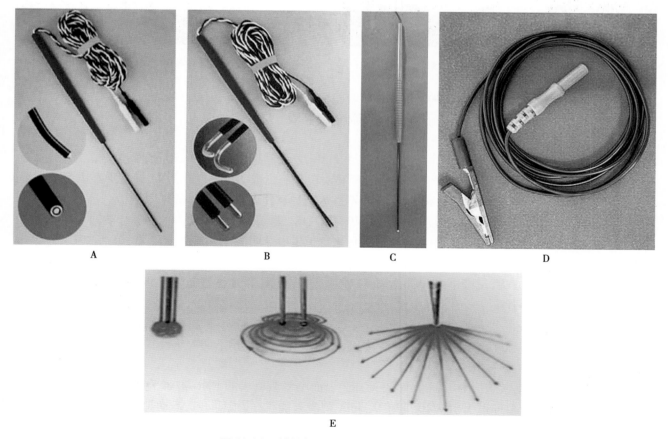

图 13-34 刺激电极及其有效刺激电流范围

A. 单头同心圆双极电极;B. 双头分叉刺激电极;C. Prass 单极电极;D. 鳄鱼夹电极;E. 不同刺激电极的有效刺激电流范围示意。

2）刺激部位和方法：t-EMG 按刺激部位可分为直接刺激神经和间接刺激神经两种。直接刺激神经通常使用单头同心圆或双头分叉刺激电极，刺激强度从小到大直接对正在分离或已经分离的"神经组织"进行刺激（图 13-35），通过记录相对应肌肉的反应电位进行鉴别。在脊柱手术中，t-EMG 常用于脊髓或神经根、瘢痕粘连严重的神经组织与非神经组织的鉴别，抑或选择性脊神经根切断的鉴别。间接刺激神经通常使用特殊刺激电极，采用逐渐增大的刺激强度，刺激已置入人体内的金属丝、椎弓根螺钉等，以了解金属置入物是否完整置入骨性组织内，并判断是否紧靠神经根或脊髓。

在脊柱手术中，椎弓根肌电图（pedicle-EMG，pd-EMG）最常用于监测椎弓根钻孔的钉道或椎弓根螺钉位置的安全性。椎弓根钉道使用 Prass 电极，而椎弓根螺钉使用鳄鱼夹电极夹于螺钉尾端作为阴极（刺激电极），针电极则置于对应的椎旁肌肉作为阳极（参考电极），两极间的电流形成回路，间接刺激脊神经（图 13-36）。

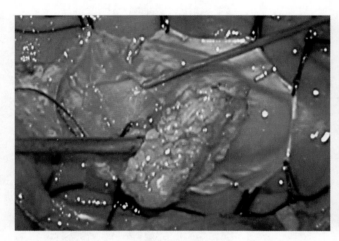

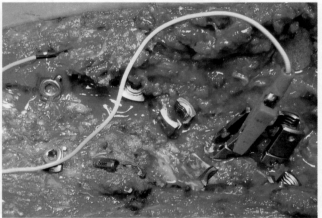

图 13-35　应用单头同心圆双极电极刺激鉴别神经组织　　　　图 13-36　应用鳄鱼夹电极测试椎弓根螺钉 EMG

在早期，有文献报道用电压刺激的 pd-MEG 监测技术，但因椎体及周边组织阻抗的个体差异较大，刺激电压的阈值标准较难建立。因此，目前统一使用恒流电源刺激方法。

3）刺激参数

A. 神经表面直接刺激参数：刺激频率为 1.10~4.71Hz，刺激间期为 0.05~0.20ms，刺激方式为恒定电流脉冲，刺激强度最大 5mA。从 0 逐渐增大刺激，直至相对应靶肌出现动作电位时为止，通常神经表面 2mA 内的刺激即可引出 EMG，若最大刺激未能引出，说明不是运动神经纤维。

B. 椎弓根螺钉间接刺激参数：刺激频率为 1.10~4.71Hz，刺激间期为 0.2~0.5ms（作者科室常规采用 0.2ms），刺激方式为恒定电流或恒定电压（目前常规采用恒定电流刺激），刺激强度最大 50mA。从 0 逐渐增大至对应靶肌刚出现动作电位时为止，即为其刺激阈值。

（2）记录技术和方法：记录电极和部位同 f-EMG。记录参数：带通滤波范围 30~3 000Hz，扫描时间为 50~100ms，灵敏度 50~100μV。记录模板设计原则：根据监护仪设备通道数量，最大限度地设置覆盖术中可能涉及的脊神经所支配的代表靶肌进行记录。直接神经刺激 EMG 模板，通常同一窗口界面显示左、右两侧记录靶肌（图 13-37），以方便即时、全面地观察、判断。间接神经刺激的 pd-EMG 模板，通常左、右侧模板分开显示（图 13-38）。

（3）波形特征与刺激阈值参考标准：①直接神经表面电刺激引出的 EMG 波形为多相波，如图 13-37 所示。通常刺激阈值<2mA 即可引出 EMG，若最大 5mA 刺激未能引出，说明不是运动神经纤维。②椎弓根螺钉或椎弓根钉道孔探针电刺激引出的 EMG 波形亦为多相波，如图 13-38 所示。

腰骶椎 pd-EMG 的刺激阈值参考标准，在不断的实验研究及临床实践中得到建立，文献报道有 4~7mA、8mA 和 10~14mA 等多种刺激阈值标准。使用较低的阈值作标准会增加特异性而降低敏感性，使用较高的阈值作标准则增加敏感性而降低特异性。当腰骶椎椎弓根螺钉的刺激阈值标准为 8mA 时，其准确性相对较

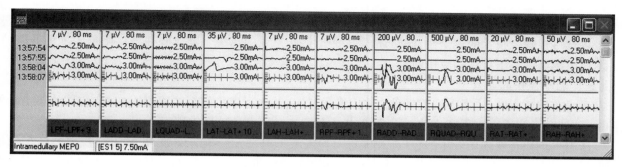

图 13-37 腰椎脊髓肿瘤组织与马尾神经纤维相鉴别
3mA 电刺激引出右侧股内收肌和股四头肌多相波 EMG。

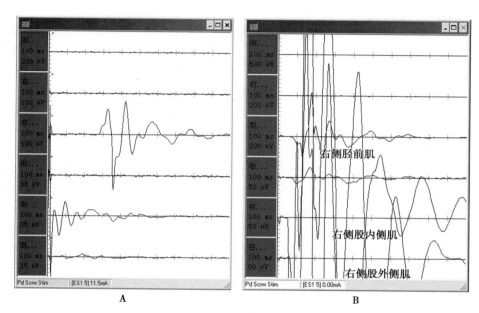

图 13-38 间接神经刺激椎弓根肌电图
A. 右侧 L_5 椎弓根螺钉刺激；B. 右侧 L_5 椎弓根钉道孔探针刺激。

高,但也无法避免假阳性、假阴性的发生。

作者科室的标准是:当刺激阈值<10mA 时,说明椎弓根穿破的可能性极大,必须探查;刺激阈值在 10~20mA 为可疑,建议探查,抑或采取筛查方式从最低阈值的螺钉开始探查,直至探针探查螺钉位置正常为止。

不同的机型和参数、不同经验的监护师和手术医师的配合程度,以及术中监测习惯和环境条件等差异,抑或采用不同的评价方法(如术中探针探查或术后 CT 复查)等,其刺激阈值标准都会有所不同。为了进一步提高术中监测的准确性,建立自己的阈值标准可能更为合适、准确。

总之,自第一位学者报道了术中 EMG 监测用来评估腰椎椎弓根螺钉置入效果后,相继有学者在此方面进行了进一步的应用研究。研究建议:腰椎椎弓根螺钉的电刺激阈值为 10mA,刺激时间为 0.2 秒。当刺激阈值小于或等于 5mA 时,椎弓根螺钉最有可能异位,提示术中需要检查椎弓根螺钉位置正确与否;当刺激阈值大于 10mA 时,通常说明放置恰当。国内学者马薇薇等结合监测前正中神经电刺激引发的 EMG 来判断麻醉时的刺激强度,将最低电刺激椎弓根螺钉强度定为 10mA,即<10mA 应重新调整螺钉位置,10~20mA 应在 X 线和直视下检查螺钉位置,>20mA 表明螺钉对神经根没有威胁。研究表明,在术中引出 EMG 时,根据刺激阈值及时检查并纠正椎弓根螺钉位置者,其术后神经根损伤率明显低于未进行检查纠正者。但椎弓根壁骨折并不意味着神经根一定有损伤,因此这种方法有较高的假阳性率。还有研究显示,此方法的假阳性率为 13%,但无假阴性报道。经报道,在 213 例腰骶椎手术中,自发 EMG 激发率至少为 75%,其敏感度达到了

100%，但其特异度只有 23.5%。高敏感度、低特异度是其特点。有学者认为，术中肌电图对神经根功能监护的有效性高于术中 X 线透视和手术医师的直视。诱发 EMG 同样适用于微创的经皮椎弓根螺钉技术，提高了经皮椎弓根螺钉技术的安全性，同时还可以减少术中 X 线的透视。随着脊柱外科微创手术的开展，腰椎手术肌电图监测有了可观的应用前景。

（三）影响监护的因素

在手术监护过程中，诱发电位信号受许多因素的影响，这些因素可能会造成错误的判断，导致不正确的监护结果，从而干扰手术进程和疗效。因此，监护人员要充分了解这些影响因素。

临床电生理检查发现患者年龄、身高和体重对检查波形有一定影响。例如，儿童中一些 SEP 波形的潜伏期明显较成人短，在大部分 55 岁以上的成人中，SEP 的潜伏期比儿童长 5%~10%；身体较高的患者可能会表现出较迟的潜伏期。但这些身体因素不会影响术中电生理监护结果，因为监护的结果是由患者自身电生理指标的术中相对变化比较得出的。

在手术过程中，患者身体生理状况的改变，包括体温、血压或心率的变化，也会造成诱发电位信号的变化。患者体温的降低会造成 SEP 及 MEP 幅值降低和潜伏期延长。收缩压和舒张压的变化都会造成 SEP 的变化，随着收缩压或舒张压的上升，SEP 的幅值会微升而潜伏期会微缩。当心率上升时，SEP 的潜伏期基本不受影响，但幅值会有轻微的上升趋势。所以，诱发电位的异常改变必须排除前面所有非手术因素的影响，并连续出现两次，有重复性，才有意义。这样，可以避免术中的假阳性误判。

与上述因素相比，术中麻醉是对电生理影响较大的一个因素，而麻醉师在手术中根据患者的情况不得不改变麻醉的剂量，这种影响是不可避免的。许多术中麻醉剂都会对 SEP 产生影响，而且作用机制尚不清楚，它们对 SEP 的影响程度需要靠经验来判断。可能是由于麻醉剂更多地抑制突触传导，下皮质 SEP 对麻醉剂的敏感度比皮质 SEP 要低。与吸入性麻醉相比，静脉麻醉对 SEP 的影响较小。但依托咪酯（etomidate）是一个例外，它对下皮质 SEP 幅值的抑制较大。许多吸入性麻醉剂如氟烷（halothane）、恩氟烷（enflurane）、异氟烷（isoflurane）、七氟烷（sevoflurane）及氧化亚氮（nitrous oxide），对 SEP 有很大影响，表现为麻醉诱导后的 SEP 与术前检测值相比波幅下降、潜伏期延长。术中 SEP 受影响的程度取决于麻醉维持剂的选择和用量，以及是否联合使用了其他药物，影响严重时可能无法监测到 SEP 信号。肌松剂对于由头皮或脊髓记录的 SEP 无直接影响，反而可以抑制肌肉收缩所产生的杂波来提高 SEP 的记录质量。

有许多文献报道了麻醉对于 SEP 的影响，回顾这些研究结果，可以归纳出多种适用于 SEP 监护的麻醉方案。有的研究认为，对 SEP 监护影响最小的麻醉方案是一氧化氮、氧气、麻醉镇痛药与丙泊酚（propofol）按一定的配比使用。但是在许多场合下需用吸入性麻醉剂如氟烷、安氟醚、异氟醚等。从以往的经验来看，低于 1MAC（最低肺泡有效浓度）的吸入性麻醉剂用量仍然可以进行 SEP 监护，但要在手术过程中尽量保持麻醉剂量的稳定。麻醉剂的选择不能取决于诱发电位监护的要求，还要考虑患者的自身情况、手术种类、手术时间及其他各种因素，脊髓监护人员可以要求麻醉医师尽可能减少麻醉剂的变化以减小对 SEP 监护的影响。监护人员需要了解各种麻醉剂的使用情况，根据麻醉的变化情况及时调整对诱发电位监测值的判断，避免由麻醉影响造成的假阳性或假阴性的监护结果。

麻醉也是影响 MEP 的主要因素。麻醉剂对经颅 MEP 监护有很大的影响，任何刺激大脑皮质运动区的方法，不管刺激类型如何，其主要限制在于麻醉影响大脑对刺激的反应。麻醉的目的是降低患者大脑的兴奋性，而 MEP 监护又要刺激大脑引出诱发电位，麻醉和监护之间的要求恰恰形成一对矛盾。为了克服这个矛盾，就要注意选择对 MEP 影响小的麻醉方案。另外，肌松剂也是 MEP 监护中需要考虑的一个因素。以往的研究发现，使用各种肌松剂与肌源性 MEP（MMEP）的监护效果有很大的关系。如果术中采用完全的肌肉松弛，就不可能记录到 MMEP。如果记录 MMEP，就要求麻醉师必须保持 1/2~3/4 的肌纤维可以受激收缩。如果患者的肌肉松弛大于这个水平，EMG 将无法引出。如果使用 MMEP，监护的标准必须对于神经纤维的损伤非常敏感，如果 MMEP 出现，可以认为是来自刺激产生的肌肉收缩，若没有 MMEP，就应鉴别是由肌松剂还是神经损伤的因素造成。

在联合使用 SEP 和 MMEP 监护时，肌松剂的使用更要仔细斟酌，因为低肌松剂可以帮助记录 MMEP，但会给 SEP 的记录带来很大困难，需要兼顾两种诱发电位的记录质量。

　　术中脊髓监护是一项技术要求较高的工作,因为在手术中影响监护的因素很多,而且复杂多变,各种影响因素之间相互牵连,极大地影响着监护结果的可靠性。如果未能正确使用电生理脊髓监护,同时又在认识上存在偏差,就有可能在使用电生理监护之后,医疗效果不仅没有相应提高,反而给临床带来很多问题。大量假阳性报警使手术操作受到很大影响,还有一些假阴性诊断会产生并发症。因此,在临床实践中,掌握各种因素对脊髓监护影响的理解与判断是监护成功的关键。脊髓监护的可靠性要建立在坚固的理论基础和丰富的临床经验之上,还要有技术操作和工程方面的有效训练。在监护过程中,需要手术医师、麻醉师和监护人员的协同合作,才能保证监护的可靠性。

　　最后还要强调的是,电生理脊髓监护技术还没有达到完美的地步,还需要进一步改进和提高,特别是在监护的可靠性方面还有待深入研究。

第二节　腰椎间盘突出症其他辅助检查

一、超声诊断

　　有关用超声波诊断腰椎间盘突出症的工作,尚未普遍开展,但有研究报道了利用超声波测定腰椎管管径。在此前,应用椎管造影测定椎管容积,但椎管造影对三叶形的椎管无法表现出来,而此形态的椎管可明显减小椎管的水平面积。同时,椎管造影对斜向椎管狭窄也不能测定。有学者用脉冲超声超声波(pulsed echo ultrasound)测量腰椎管斜矢状径,其方法是将 1.5MHz 的探头置于腰椎中线旁 1cm 处,使超声波探头呈 15°交角,于同一倾斜平面自 L_1 至 L_5 做纵行移动,以得到由椎板后面、前面及椎体后面反射回来的回声。不同回声的间隔时间与反折面的距离有关。Porter 测定了 100 名 15~18 岁的男性矿工及 50 名不同年龄的护士的椎管斜矢状径共 800 次,测定的结果显示 L_1 最宽,L_4 最窄,L_5 又复增宽。护士组平均值略宽于矿工组。

　　有学者对 73 例腰椎间盘突出症患者进行腰椎管的斜矢状径测定,男 46 例,女 27 例,其中手术 21 例,同时测定了无症状青年矿工和护校学生各 100 例做对照。结果发现,55% 的腰椎间盘突出症患者腰椎管斜矢状径小于无症状对照组,并且最狭窄管径在 L_5,而对照组则在 L_4、L_5 增宽。由此认为,L_5 腰椎管的斜矢状径小于 1.4cm 者,单纯行腰椎间盘摘除术失败的可能性大,因为其狭窄的椎管需要同时行椎管减压术才能保证手术效果。此组腰椎管 L_4、L_5 的斜矢状径的平均值分别为 1.35cm 和 1.34cm,其中接受手术者为 1.33cm 和 1.27cm。

表 13-1　腰椎间盘突出症与无症状腰椎管斜矢状径测定值

（单位:cm）

部位	无症状组 （200 例）	腰椎间盘突 出症组（73 例）
L_1	1.68	1.57
L_2	1.64	1.52
L_3	1.60	1.42
L_4	1.57	1.35
L_5	1.57	1.34

　　腰椎间盘突出症与无症状者腰椎管斜矢状径的测定值见表 13-1。

　　73 例腰椎间盘突出症患者椎管斜矢状径的测定值见表 13-2。

表 13-2　腰椎间盘突出症椎管斜矢状径测定值

（单位:cm）

部位	在家治疗（28 例）	住院牵引（24 例）	手术（21 例）
L_1	1.60	1.52	1.53
L_2	1.56	1.47	1.52
L_3	1.45	1.41	1.42
L_4	1.38	1.32	1.33
L_5	1.37	1.35	1.27

有学者报道用实时凸阵超声扫描仪（B 超），经腹探测腰椎间盘突出症，至今已检查 1 560 例。

患者术前空腹或清洁灌肠后检查。探头频率 3.5MHz，曲率半径 40mm。患者平卧，将探头置于腹部与脊柱纵轴垂直，横切扫查各腰椎间隙，必要时可沿脊柱纵切相对各椎间隙定位。

正常图像：椎间盘呈实性低回声，前方弧形强光带为前纵韧带，后方圆形或椭圆形光环为椎管水平面图像，光环呈强回声，光环内为无回声暗区或有少许细小光点（图 13-39）。

椎间盘突出图像：椎管前缘前凸弧形消失，呈变平、向后凹陷改变或两侧不对称，矢状径变窄，重者可出现椎管狭窄及椎间盘回声增强且不均，脊神经出椎间管受压而呈局部回声增强、模糊（图 13-40、图 13-41）。

腰椎间盘突出有以下几种分型方式。

1. 依据腰椎间盘突出的方向分型

（1）中央型：椎管受压较广泛，前缘呈向后凹陷改变。

（2）偏中央型：凹陷深入接近中央，椎管受压较为广泛，两端略显不对称。

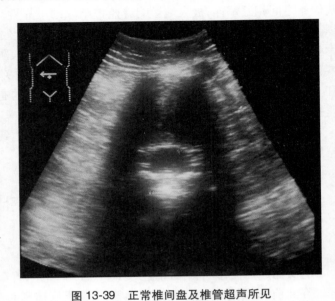

图 13-39　正常椎间盘及椎管超声所见
椎间盘呈类圆形，边缘规则。两侧缘因回声效应多不显示，后缘凹入，内部回声接近实性低回声。椎管光环规则而对称，呈圆形或椭圆形。光环内呈无回声暗区或少许细小光点，硬脊膜囊外脂肪呈环形强回声，两侧神经根管内可见到条状的神经根回声。

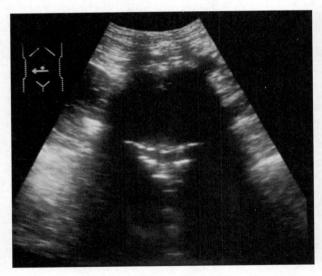

图 13-40　中央型椎间盘突出超声所见
椎间盘向正后方突出，椎管受压，前缘向后凹陷改变，两侧神经根均可受压。

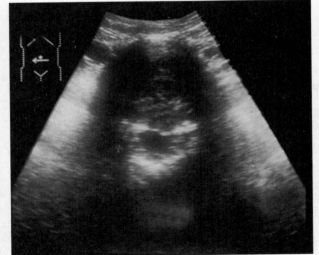

图 13-41　后外侧型椎间盘突出超声所见
椎间盘失去正常规则外形，后缘内凹消失或后突，内部回声不均匀，突出部分回声增强，相应层面的椎管受压变形，两侧不对称，矢状径变窄，脂肪层强回声出现中断或消失。

（3）后外侧型：椎管受压不明显，脊神经出椎间管受压而呈现局部回声增强，前方可见增强的椎间盘回声，矢状径不受影响。

2. 依据腰椎间盘突出的程度分型

（1）轻度：前缘变平或呈浅弧形凹陷改变，突出不超过局部椎管前后径的 1/3 者。

（2）中度：前缘呈向后深弧形凹陷改变，突出不超过局部椎管前后径的 1/2 者。

（3）重度：突出超过椎管前后径的 1/2，测中矢径低于 10mm 者可诊断合并椎管狭窄。

经临床手术治疗证实经腹超声检查与 CT 检查结果的诊断正确率近似，但 B 超检查费用较低，可作为其他影像学检查的辅助方法。

有学者将经腹超声成像与 CT 椎间盘造影相比较，将 29 例 56 个椎间盘同时用两种方法检查。超声成像表现椎间盘损伤可分为局限型和广泛型两种。CT 椎间盘造影则采用 Dallas 椎间盘图像标准。结果超声成像诊断可提示均有椎间盘损伤，诊断敏感度是 95%，特异度是 38%。此外，超声成像表现的阳性和阴性预测值分别为 1.53 和 0.13。因此，认为超声成像可用于 CT 椎间盘造影前的筛选检查。还有学者报道行腰椎间盘突出症手术 245 例，其中采用超声诊断 145 例，采用 CT 检查诊断 100 例，超声与 CT 检查对照诊断腰椎间盘突出症的结果见表 13-3。

表 13-3　超声和 CT 检查对于腰椎间盘突出症的诊断结果比较

比较项目	超声/例	CT/例
病例数	145	100
阴性	16（11.0%）	0（0.0%）
完全正确	118（81.4%）	92（92.0%）
定位失误	11（7.6%）	8（8.0%）

由此可见，超声诊断腰椎间盘突出症具有一定的意义，超声影像学检查不仅可以作为定位诊断，亦可显示椎间盘纤维环和髓核病理结构的改变。

二、热象图成像

热象图成像（thermography）是一种无损伤的诊断腰椎间盘突出症的方法。其提供记录体表的红外线散射图像。1964 年，Albeart 等首先用此技术诊断腰椎间盘突出症。

当肌肉收缩时，肌肉做机械功并产热，活动收缩的肌肉与覆盖其上的皮肤有直接的热对流，相应的皮肤覆盖区产生局部的红外线散射增加区域，表现为热象图成像有改变。热象图成像对于腰椎间盘突出的诊断原理则基于腰神经根受到压迫，引起所支配的竖脊肌痉挛，从而导致相关部位热象图成像有改变。

腰椎间盘突出压迫神经根和交感神经纤维，致使下肢血管收缩，皮温降低甚而缺血，根据此原理，有学者报道，为腰椎间盘突出症患者的下肢做热象图成像发现有改变，提示腰骶神经根受到刺激。而这种热象图成像的改变，在临床上或用其他检查方法难以有明显表现。

20 世纪 60 年代至 80 年代，有些国家在腰椎广泛应用热象图成像。同时，大量关于热象图成像在腰椎间盘突出症和腰椎管狭窄症诊断中的价值的文章被发表。对热象图成像的诊断价值的评价亦不尽相同。有学者分析了 28 位作者的研究，仅有 5 位作者认为其有很好的诊断价值。在几乎所有的研究中，热象图成像的敏感度超过 80%，但有些研究报道其假阳性率超过 40%。文献资料显示，大部分腰骶神经根性痛的患者行热象图成像检查时表现为阳性，但也有相当多的热象图成像检查阳性患者无根性痛。有人认为对于神经根性症状较轻的患者，可以先行热象图成像检查以决定是否行 CT 或 MR 检查。目前，总的来说，热象图成像在腰骶神经根性痛的诊断中仅作为参考。

热象图成像需用一台温度记录器。机器置于 20℃（68℉）的室内。患者取直立位，腰背部在此环境中暴露 15 分钟。热象图成像包括下胸部及臀中部。用两个范围内温度不同敏感的装置，将热象图成像记载在偏振片上。热区呈深色，冷区呈浅色。

正常腰部热象图成像：①在背部中央相当于棘突处有红外线散射增加区，下胸椎及上腰椎的宽度较下腰椎为大；②相当于在 L_5 部位有相对冷区；③相当于在骶髂关节的上 1/3 偏上及略外侧，有两侧对称性红外线散射增加区（图 13-42）。

经学者报道，男女例数相等共 82 例患者，年龄为 20~80 岁，其中 60 例为腰椎间盘突出症。另选 85 例年龄在 18~75 岁的正常人做对照组。在行脊髓造影前做热象图成像。在腰椎间盘突出症患者，正常冷区红外线散射增高；在 $L_{4/5}$ 旁侧型椎间盘突出病例，在 L_5 冷区出现热区；在 L_5S_1 旁侧型椎间盘突出病例，正常的骶髂关节热区轻度向内。还有学者报道 29 例腰椎间盘突出症，23 例热象图成像异常（图 13-43）。此外，有学者报道了 38 例腰椎间盘突出症手术确诊患者，比较其热象图成像与脊髓造影的诊断正确率(表 13-4),以及 24 例腰椎间盘突出症手术确诊患者,比较其热象图成像与脊髓造影的定位诊断正确率(表 13-5)。

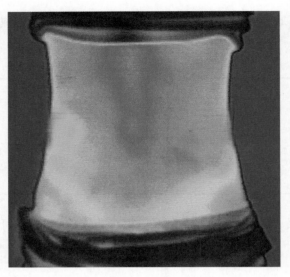

图 13-42 正常腰部热象图成像,两侧温度差为 0.2℃

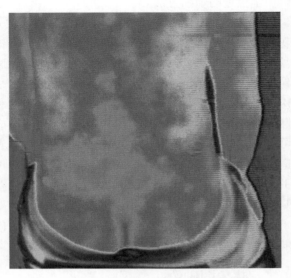

图 13-43 腰椎间盘突出症患者热象图成像

患者男性,16 岁。主因"左侧大腿后侧疼痛,发病至今 4 个月,直腿抬高 20° 后出现剧痛"入院。CT 提示:L_5S_1、$L_{4/5}$ 椎间盘突出。热象图成像显示:背部热辐射均匀,腰部热辐射增高,较周围正常组织高 1.9℃,左侧腰部热辐射为 30.4℃,明显高于右侧的 28.8℃。

表 13-4 热象图成像与脊髓造影诊断正确率对比

患者	热象图成像		脊髓造影	
	阳性/例	阴性/例	阳性/例	阴性/例
腰椎间盘突出症(24 例)	17(71%)	7(29%)	21(88%)	3(12%)
腰椎管狭窄症(14 例)	3(21%)	11(79%)	10(71%)	4(29%)

表 13-5 热象图成像与脊髓造影定位诊断正确率对比

患者	热象图成像		脊髓造影	
	阳性/例	阴性/例	阳性/例	阴性/例
$L_{4/5}$ 椎间盘突出症(16 例)	13(81%)	3(19%)	14(87%)	2(13%)
L_5S_1 椎间盘突出症(8 例)	4(50%)	4(50%)	7(87%)	1(13%)

从表 13-4 和表 13-5 可以看出,腰部热象图成像在诊断和定位腰椎间盘突出症中有一定的价值。有学者认为,如果热象图成像阳性,脊髓造影正常的可能性小;若热象图成像阴性,则脊髓造影的结果不能肯定。

有学者报道对 86 例根性痛患者行热象图成像和肌电图检查:阳性率,前者为 92%,后者为 83%;敏感度,前者为 100%,后者为 71%;特异度,前者为 85%,后者为 100%。学者将 55 例诊断为腰骶神经根痛的患者和 37 名正常人进行热象图成像、影像学检查和肌电图检查对照比较。由 5 名医师在不知病情的情况下进行观察,发现热象图成像的敏感度为 78%~94%,影像学检查的敏感度为 81%~92%,肌电图检查的敏感度为 77%。

患者男性,48 岁。主因"左下肢放射痛"入院。热象图成像皮温测定左侧(患侧)小腿平均温度为 24.1℃,右侧(健侧)小腿平均温度为 25.0℃(图 13-44)。

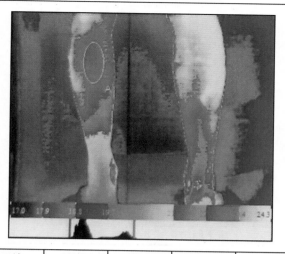 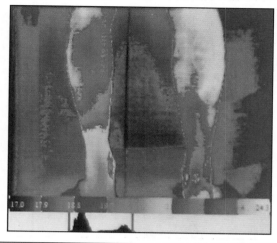

区域	最高温	最低温	平均温度	ΔT(A-A)	ΔT(A-B)	ΔT(B-B)	最高温	最低温	平均温度
A	24.6	23.7	24.1	–	−0.9	–	26.0	24.4	25.0

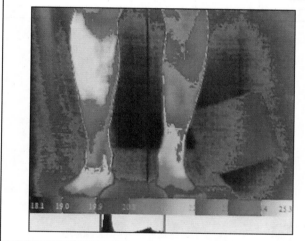 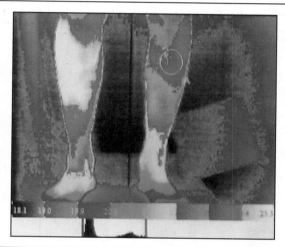

区域	最高温	最低温	平均温度	ΔT(A-A)	ΔT(A-B)	ΔT(B-B)	最高温	最低温	平均温度
A	26.8	25.6	26.3	–	1.5	–	25.2	24.4	24.8

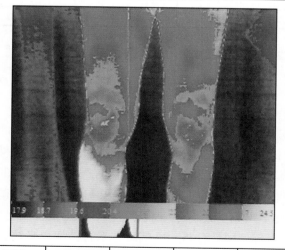 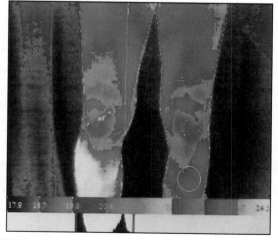

区域	最高温	最低温	平均温度	ΔT(A-A)	ΔT(A-B)	ΔT(B-B)	最高温	最低温	平均温度
A	25.8	24.7	25.3	–	1.0	–	24.7	23.8	24.3

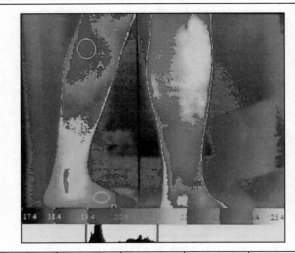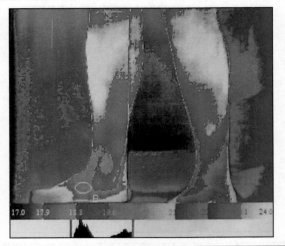

区域	最高温	最低温	平均温度	ΔT(A-A)	ΔT(A-B)	ΔT(B-B)	最高温	最低温	平均温度
A	24.9	24.4	24.7	2.6	−0.2	2.0	25.4	24.4	24.9
B	22.4	21.8	22.1		−0.8		23.3	22.7	22.9

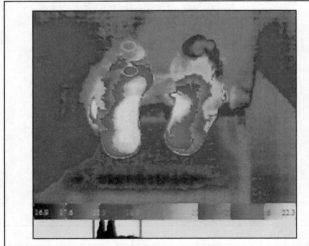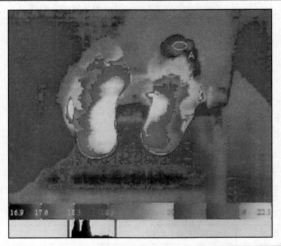

区域	最高温	最低温	平均温度	ΔT(A-A)	ΔT(A-B)	ΔT(B-B)	最高温	最低温	平均温度
A	20.6	19.9	20.2	−2.0	1.2	−2.0	19.7	18.7	19.0
B	22.7	21.8	22.2		1.2		21.5	20.7	21.0

图 13-44　腰椎间盘突出症患者下肢热象图成像

三、放射性核素骨扫描

有学者报道 10 例腰椎间盘突出症手术患者,其中 9 例用甲泛葡胺(metrizamide)脊髓造影诊断腰椎间盘突出症。10 例患者术前用^{99m}锝亚甲基二膦酸盐做全身骨扫描及线形多平面体层扫描。探索邻近病变椎间盘的椎体,能否有这种放射性核素局限性增加。放射性核素骨扫描结果,未能发现邻近腰椎间盘突出的椎体有^{99m}锝聚集。所以,放射性核素骨扫描不能用于诊断腰椎间盘突出症。放射性核素骨扫描^{99m}锝亚甲基二膦酸盐闪烁图,可用于鉴别诊断强直性脊柱炎和椎间盘炎等疾病。还有学者报道了 41 例儿童椎间盘炎,用^{99m}锝亚甲基二膦酸盐骨扫描的方法,早期明确了诊断。李健回顾性分析 120 例腰椎退行性变患者核素骨显像与 CT 表现,发现腰椎退行性变核素骨显像浓聚程度分别与椎体骨质增生程度、椎小关节增生硬化程度、椎体终板硬化程度、椎间盘膨出或突出程度呈正相关。

四、下肢等速测试

腰椎间盘突出症可引起腰部肌肉及下肢运动功能失调,国外有少量对肌肉运动功能的定量临床研究,国内学者利用多关节等速测试及康复系统及其提供的闭合链附件,测定双下肢在闭合链附件上,在快速和慢速做屈曲和伸展运动时双下肢的峰力矩(peak torque,PT)、相对峰力矩(peak torque/body weight,PT/BW)、总功(total work,TW)、相对总功(total work/body weight,TW/BW)和平均功率(average power,AP)等。PT 和 PT/BW 反映下肢屈肌群和伸肌群收缩时的力量,腰椎间盘突出症时,受累肢体的 PT 和 PT/BW 明显低于未受累的肢体。TW 和 TW/BW 是等速运动中做功的指标,反映肌群收缩过程中总体做功能力,能更好地反映肌群的实际功能。腰椎间盘突出时,患侧肢体 TW 和 TW/BW 明显低于未受累一侧,反映了受累侧下肢运动力量和运动范围的异常。AP 是单位时间内平均做功的情况,除了同力矩、运动距离相关外,还同运动速度关系密切。腰椎间盘突出的一侧神经根受压迫,单位时间内做的功(即 AP)低于未受累的一侧。总之,利用下肢的等速运动资料对腰椎间盘突出症患者的下肢运动功能进行评估,可作为反映腰椎间盘突出症受累神经功能障碍的依据。

五、血液学检查

对 307 例腰椎间盘突出症患者评定其血液流变学参数,发现腰椎间盘突出症导致下肢运动减少是全血血液黏稠度 WBV(3s^{-1})升高的重要因素。

对 790 例腰椎间盘突出症、394 例对照组进行血清学检查,发现腰椎间盘突出症组总胆固醇和低密度脂蛋白胆固醇明显高于对照组,认为脂代谢紊乱(dyslipidaemia)是发生腰椎间盘突出症的危险因素。

(齐宗华　胡勇　陈裕光　李佛保　刘少喻)

参 考 文 献

[1] 张体云.神经肌电图在诊断运动神经元病中的应用[J].中国实用医药,2008,3(6):31-32.

[2] 张华.肌电图在周围神经损伤诊断中的应用价值[J].临床神经电生理学杂志,2007,16(2):12-15.

[3] 张淑玲,刘志诚,张斌,等.腰椎间盘突出症肌电图检查的独特价值[J].中国实用神经疾病杂志,2007,10(2):25-26.

[4] DAUBE J R,RUBIN D I. Needle electromyography[J]. Muscle Nerve,2009,39(2):244-270.

[5] 金翔,吕飞舟,马晓生,等.肌电图对多节段腰椎退行性疾病责任节段定位的诊断价值[J].中国脊柱脊髓杂志,2017,27(5):429-434.

[6] CHIODO A,HAIG A J,YAMAKAWA K S J,et al. Needle EMG has a lower false positive rate than MRI in asymptomatic older adults being evaluated for lumbar spinal stenosis[J]. Clin Neurophysiol,2007,118(4):751-756.

[7] 金翔,姜建元,吕飞舟,等.神经根刺激 H 反射在评价腰椎间盘突出症术后疗效的价值[J].中华骨科杂志,2017,37(18):1130-1135.

[8] WOOD M J,MANNION R J. Improving accuracy and reducing radiation exposure in minimally invasive lumbar interbody fusion[J]. J Neurosurg Spine,2010,12(5):533-539.

[9] 李健.腰椎退行性变核素骨显像与 CT 退变程度和部位的相关性[D].青岛:青岛大学,2017.

[10] LI X S,CHENG S J,CAO Z G,et al. Elevated whole blood viscosity in patients with lumbar disc herniation[J]. Clin Hemorheol Microcirc,2015,62(4):212-217.

[11] ZHANG Y,ZHAO Y,WANG M,et al. Serum lipid levels are positively correlated with lumbar disc herniation--a retrospective study of 790 Chinese patients[J]. Lipids Health Dis,2016,15(1):80.

第十四章

腰椎间盘突出症的诊断

腰椎间盘突出症的诊断,是依靠病史、体检和影像学检查综合分析得出的。对于一部分特殊类型腰椎间盘突出症的诊断,应该抓住其特有的征象仔细检查。

第一节　病史与体检的记载

关于腰椎间盘突出症的症状、物理检查和影像学检查,已分别于前面章节详述。其中病史及体检的记录,即一份完整的病历书写具有相当的重要性。

一、病史

应系统而详细地询问病史,相当一部分患者根据病史中的表现特点,即可诊断或考虑为腰椎间盘突出症。病史中应注意以下各项。

1. **职业**　对于从事体力劳动者,应了解其劳动的方式,如搬运工、矿工的弯腰姿势、持续时间,汽车或拖拉机司机长途开车的年限等。

2. **发病诱因**　有相当多的腰椎间盘突出症病例有外伤史,有外伤史者应了解受伤的具体方式,伤后至发病的时间。

3. **腰痛特点**　了解发病进程,为突发腰痛抑或逐渐腰痛;腰痛性质,呈钝痛、酸痛、锐痛等;腰痛与休息的关系,腰痛与体位变化的关系,腰痛与坐骨神经痛的关系。

4. **下肢痛的特点**　了解下肢痛的性质,是否为放射痛,呈锐痛或烧灼痛;下肢痛的部位;下肢痛与体位变化的关系,下肢痛与咳嗽、排便等腹压增加的关系,下肢痛与卧床休息的关系,下肢痛与步行或其他活动的关系等。

5. **其他特殊症状**　有无肢体发凉、下肢水肿等少见症状。

为了方便记忆询问病史的要点,学者提出了"CLEAR TRAP",其意为"明确的战略"。

"C"(the character of the pain)——疼痛性质,要求患者描述疼痛的特征:锐痛、钝痛或烧灼痛。

"L"(the location of the pain)——疼痛部位,如臀部、下肢、小腿和足。

"E"和"A"(exacerbating and ameliorating)——症状加重和减轻的因素,描述影响症状变化的原因,如与活动、休息等的关系。

"R"(the pattern of radiation)——放射痛的类型,需要鉴别放射痛抑或皮节痛。腰椎间盘突出症为神经放射痛,其他许多疾病为皮节痛。

"TR"(time relationships)——疼痛与时间的关系,夜间不能入眠有可能为肿瘤原因。

"AP"(associated phenomena)——疼痛的伴随症状,除主要症状外,应询问其他症状,如麻木无力,下肢步态不稳、不灵活,直肠、膀胱症状,以及全身情况如食欲、活动的耐力、睡眠、性生活的改变等。

二、体格检查

应从第八章所述的腰椎间盘突出症的体征和特殊试验中,有选择地进行细致的检查和记录。

第二节　腰椎间盘突出症的诊断标准

依据综合临床病史、体征和影像学检查做出腰椎间盘突出症的诊断。

1. 腰痛、下肢痛呈典型的腰骶神经根分布区域的疼痛,常表现下肢痛重于腰痛。

2. 存在按神经支配区域表现的肌肉萎缩、肌力减弱、感觉异常和反射改变四种神经障碍体征中的两种征象。

3. 神经根张力试验,无论是直腿抬高试验或是股神经牵拉试验,均为阳性。

4. 影像学检查包括 X 线检查、CT、MRI 或特殊造影等表现出的异常征象与临床表现一致。

第三节　腰椎间盘突出症的定位诊断

对病史的详细了解与细致的体检不仅能得出腰椎间盘突出症的诊断意见,而且能基本上做出定位诊断,这主要是根据不同神经根在受突出椎间盘组织压迫时所产生的特有症状和体征。由于腰椎间盘突出症 95% 以上发生在 $L_{4/5}$ 或 L_5S_1 椎间隙,压迫 L_5 或 S_1 神经根,因此主要表现为坐骨神经痛的症状。另有 1% ~ 2% 的腰椎间盘突出症发生在 $L_{3/4}$ 椎间隙,压迫 L_4 神经根,出现股神经相关症状。如为 $L_{1/2}$ 和 $L_{2/3}$ 椎间盘突出,则出现闭孔神经或股神经受累症状。具体各节段椎间盘突出的症状特点如下。

1. **T_{12}/L_1 椎间盘突出**　L_1 神经根受压。出现腹股沟区或大腿前外侧区疼痛,在此区域可以出现麻木、痛觉减退,下腹壁反射或提睾反射减弱或消失。

2. **$L_{1/2}$ 椎间盘突出**　L_2 神经根受压。出现大腿外侧或前外侧疼痛。亦可感大腿前内侧近端疼痛,在同一区域感觉减退。当神经根严重受累时,出现麻木或感觉消失。屈髋肌力有不同程度的减弱,内收肌反射减弱。

3. **$L_{2/3}$ 椎间盘突出**　L_3 神经根受压。出现大腿前内侧疼痛,少数病例感腹股沟区或膝痛,可感膝内侧麻木。当神经受累严重时,可感大腿前内侧麻木。内收肌或股四头肌力有不同程度的减弱,内收肌反射减弱。

4. **$L_{3/4}$ 椎间盘突出**　L_4 神经根受压。出现腰背痛、髋痛、大腿外侧痛及小腿前侧痛。小腿前内侧麻木,股四头肌无力,膝反射减弱或消失。

5. **$L_{4/5}$ 椎间盘突出**　L_5 神经根受压。出现腰背痛、骶髂部痛、髋痛,向下放射至大腿和小腿后外侧疼痛。小腿外侧或包括趾、足背的麻木,偶有足下垂。膝反射和踝反射一般无改变。

6. **L_5S_1 椎间盘突出**　S_1 神经根受压。出现腰背痛、骶髂部痛、髋痛,向下放射至大腿、小腿后外侧及足跟痛。小腿后外侧及包括外侧 3 个足趾的足背麻木。肌力减弱不多见,若有肌力改变,则表现为足的跖屈及屈𧿹无力。踝反射一般减弱或消失。

7. **中央型腰椎间盘突出**　一般发生在 $L_{4/5}$ 椎间隙或 L_5S_1 椎间隙,亦可为高位腰椎间盘突出压迫马尾神经,出现腰背痛,双侧大腿及小腿后侧疼痛,双侧大腿、小腿后侧、足底及会阴区麻木。膀胱及直肠括约肌无力或麻痹。踝反射和肛门反射消失。

将不同部位的腰椎间盘突出症具有定位意义的症状及体征列为表 14-1、表 14-2,感觉分布见图 14-1。

根据美国脊髓损伤研究会(National Acute Spinal Cord Injury Study,NASCIS)和国际截瘫医学会(International Medical Society of Paraplegia,IMSOP)1990 年推荐的脊髓损伤神经学国际分类标准,将神经系统检查概括为对 28 个关键感觉点(key sensory point)和 10 个肌节的关键肌(key muscle)的确认。有关腰骶神经根的神经定位如表 14-3 所示。

表 14-1 不同部位腰椎间盘突出症的临床表现

临床表现	椎间盘突出部位					
	$T_{12}L_1$	$L_{1/2}$	$L_{2/3}$	$L_{3/4}$	$L_{4/5}$	L_5S_1
受累神经	L_1 神经根	L_2 神经根	L_3 神经根	L_4 神经根	L_5 神经根	S_1 神经根
疼痛部位	下腹部、腹股沟区	大腿前外侧	大腿前内侧	骶髂部、髋部、大腿前外侧、小腿前侧	骶髂部、髋部、大腿和小腿后外侧	骶髂部、髋部、大腿、小腿及足跟外侧
麻木部位	腹股沟区	大腿外侧	膝内侧	小腿前内侧	小腿外侧或足背包括踇趾	小腿及足外侧包括外侧3个足趾
肌力改变	无明显改变	屈髋无力	大腿内收无力	伸膝无力	踇趾背伸无力	偶有足跖屈及屈踇无力
反射改变	下腹壁反射或提睾反射减弱或消失	内收肌反射减弱	膝反射减弱或消失	膝反射减弱或消失	无改变	踝反射减弱或消失

表 14-2 中央型腰椎间盘突出症的临床表现

特点	具体表现	特点	具体表现
突出部位	一般部位在 $L_{4/5}$ 或 L_5S_1 之间	麻木部位	双侧大腿、小腿和足跟后侧及会阴部
受累神经	马尾神经	肌力改变	膀胱或肛门括约肌无力
疼痛部位	腰背部,双侧大腿、小腿后侧	反射改变	踝反射消失或肛门反射消失

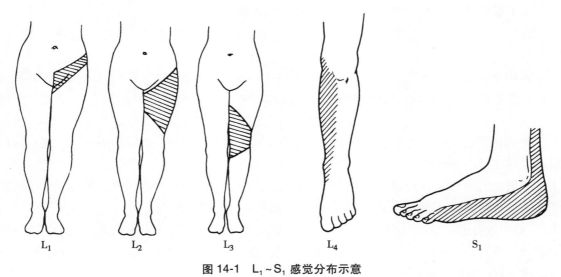

图 14-1 $L_1 \sim S_1$ 感觉分布示意

表 14-3 腰骶神经根病的神经定位

受累神经	关键感觉点	关键运动肌	反射
L_2	大腿前中部	屈髋肌(髂腰肌)	无
L_3	股骨内髁	膝伸肌(股四头肌)	膝反射
L_4	内踝	足背伸肌(胫前肌)	无
L_5	第3跖趾关节背侧	足踇长伸肌	无
S_1	足跟外侧	足跖屈肌(小腿三头肌)	踝反射

第四节　特殊类型腰椎间盘突出症的诊断

一、青少年腰椎间盘突出症

1945 年,Wahren 首次描述了青少年群体中该病的表现。世界卫生组织将 10~19 岁年龄段定义为青少年,亦有学者将 18 岁作为青少年腰椎间盘突出症的界限。但脊柱二次骨化中心的发育特点是在 21 岁左右与椎体融合,故目前倾向于将青少年患者的年龄限制在 21 岁以内。

儿童和青少年腰椎间盘突出症较少见,其发病率占全部腰椎间盘突出症患者的 0.4%~1.3%,青少年发病率为 1%~5%。日本学者发现日本人的发病率较白人高很多。几乎所有椎间盘突出部位均在 $L_{4/5}$ 和 L_5S_1。

(一)青少年腰椎间盘突出症的可能机制

1. **退变**　目前认为,青少年椎间盘退变从 10 岁即开始,且青少年患者的椎间盘病理学表现同中老年患者一致。

2. **外伤**　青少年腰椎间盘突出症多有外伤引起,尤其是腰部的特殊运动方式及运动突发冲击力、持续应力、腰部的过度伸屈及旋转可使椎间盘内的压力增高几倍或几十倍,易导致纤维环及软骨终板破裂、髓核突出或脱出。青少年腰椎间盘突出症在国外的报道中占 6.8%,多与外伤有关。软骨终板在儿童为二次骨化中心,正常时 21 岁与椎体融合。青少年时期软骨终板及骺环与椎体未完全融合,且该时期软骨终板和骺环快速生长。因此,在外力的作用下,比成人更易引起软骨终板和骺环破裂、椎间盘突出。有学者报道 9 例 13~18 岁腰椎间盘突出症患者,其特征表现为明显的腰部外伤后发病,临床症状、体征常明显,突出多为破裂游离型,手术治疗是主要方法,疗效满意。

3. **高体重指数**　体重指数(body mass index,BMI)高于 $28.0kg/m^2$ 的青少年,参与球类、田径运动等剧烈运动项目时,腰部过伸、过屈及旋转活动较多,椎间盘垂直压应力负荷过大,易引起软骨终板破裂。

4. **遗传易感因素**　青少年腰椎间盘突出症有家族史的报道。维生素 D 受体基因、胶原基因、蛋白聚糖基因、金属蛋白酶及炎症因子等基因的多态性已经被发现可能与椎间盘退变或突出有关。有研究发现,维生素 D 受体基因 *Taq1* 多态性中的 Tt 表型与椎间盘严重退变及突出相关。而某些胶原基因(如 *COL9A2*)如发生突变则会导致髓核胶原成分异常,触发椎间盘的早期退变。

5. **腰骶部骨性异常**　先天性腰骶椎变异、脊柱侧凸、腰椎关节突关节不对称,以及由腘绳肌紧张造成的腰骶生理曲线的变化,导致椎间盘承受的剪切力、压应力负荷过重,是青少年腰椎间盘突出症的诱因之一。

6. **腘绳肌紧张**　腘绳肌紧张指股后肌群的异常收缩,导致髋关节屈曲、膝关节伸展活动受限,以及继发的骨盆后倾、腰椎曲线变直。由于腘绳肌的解剖构造及其功能的特殊性,"腘绳肌紧张"通常涉及一系列腰腹、臀、股后肌群的协同收缩,因此有观点认为"腘绳肌紧张"亦可称为"腘绳肌紧张综合征",该综合征通常由以下症状构成:①腰背部、臀部及股后肌群的异常紧张;②上述肌群的紧张导致当完全伸直的下肢被抬起时,髋关节位置仍固定于伸直位,而腰椎曲线无显著改变;③该综合征经常会伴发跛行步态及脊柱冠状面侧凸畸形。腘绳肌紧张可以通过多种体格检查方式进行诊断,包括双侧被动直腿抬高试验、单侧被动直腿抬高试验、被动膝关节伸展试验、主动膝关节伸展试验及触摸足趾试验等。

由于许多青少年腰椎间盘突出症患者同时患有腘绳肌紧张,直腿抬高试验阳性率比成年人高。青少年腰椎间盘突出症患者合并腘绳肌紧张是由于椎间盘突出刺激神经引起的结果。临床工作中发现腰间盘突出症伴腘绳肌紧张的病例年龄最小的只有 11 岁,应予以更多重视。

(二)青少年腰椎间盘突出症的临床特点

1. 以男性为主,许多患者存在明确的外伤史。

2. 主诉症状较成人轻,约 1/4 的青少年患者仅表现为腿痛,这一比例高于成人患者中的 11.7%。

3. 约一半的青少年患者伴有神经功能受损表现,如下肢麻木、无力等,与成人患者无明显差别,而马尾综合征均比较少见(青少年患者发生率 2.9%,成人患者中 1.9%)。

4. 在各类神经体格检查中,直腿抬高试验常呈强阳性表现,髋关节屈曲范围限制于 30°以下。

5. 腰椎正位 X 线片检查常发现脊柱呈冠状面代偿性侧凸,少数青少年患者以反应性脊柱侧凸为首发表现,而下肢放射痛反而并不明显,因此,遇到这种首发表现的青少年患者应注意腰椎间盘突出症诊断可能,以免延误治疗。

6. 部分患者发现同时患有腘绳肌短缩,这部分患者多为单节段突出,年龄比较小,患侧被动伸膝试验结果呈阳性。

7. 体重指数大的患者多节段突出比较多见。

(三) 青少年腰椎间盘突出症的诊断

青少年腰椎间盘突出症可表现为症状少,但客观体征多,亦可表现为既有明显的症状,又有较多的体征。症状仍为腰痛和坐骨神经痛,或仅有腰痛,或仅有腿痛,有的则完全没有疼痛。但检查时,所有的儿童和少年病例均有明显的体征,可表现为腰椎前凸减小或后凸,腰椎前屈运动明显受限,腰椎侧凸,竖脊肌痉挛。直腿抬高试验阳性,多限于 30°以下范围,较多患者出现健肢抬高试验(Fajersztaji 征)阳性。有少数病例直腿抬高明显受限,但无放射性疼痛。神经系统检查如感觉分布区障碍、腱反射改变和肌肉萎缩,发生率较低,这主要是因为儿童和少年的脊柱活动度较大,避免了神经根严重受压。

青少年腰椎间盘突出症较少见,病期较长。有研究表明,从症状出现到明确诊断的时间为 20 个月。诊断应仍以症状和体征为主要依据,需注意腰椎活动和直腿抬高试验明显受限的特点。CT 或 MRI 提示椎体后下缘钙化阴影向椎管内突出,在椎间盘显示椎体后部突出,后部椎体高度较前部略低,椎间隙可有进行性变窄和椎体后缘骺环离断趋势(图 14-2~图 14-4)。有学者报道一组 96 例平均年龄为 14.7 岁的腰椎间盘突出症患者,CT 检查显示 27 例(28%)有椎体后缘骺环骨折,其中 18 例合并巨大椎间盘组织游离突出。

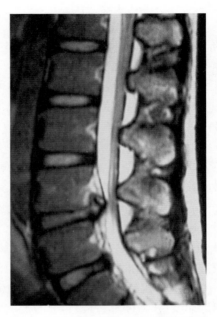

图 14-2　矢状面 MRI 示 L_4 椎体下缘骺环离断

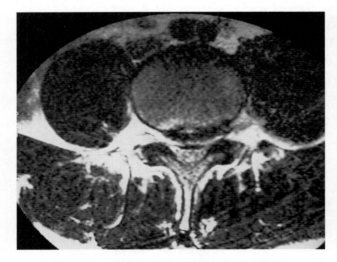

图 14-3　水平面 MRI 示椎体后缘骺环离断

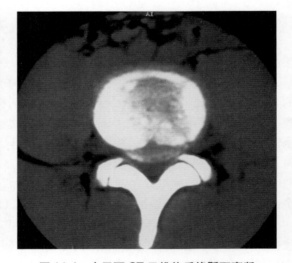

图 14-4　水平面 CT 示椎体后缘骺环离断

(四) 青少年腰椎间盘突出症的治疗

青少年患者似乎对保守治疗并不敏感。其可能的原因是,青少年患者大多为学生,需上课、学习而不得不长时间久坐,导致椎间盘内压力增加,从而加重症状。另外,有研究发现青少年患者椎间盘组织中 IgG、CD68 阳性率要明显高于成人患者,提示青少年患者的免疫炎症反应要重于成人患者,而一般的保守治疗难以逆转这种炎症反应,这也可能是为何青少年患者保守治疗疗效不佳的原因之一。

对于青少年腰椎间盘突出症,绝大多数医师主张手术治疗,因为此年龄组的病因主要系外伤,并多在严重外伤后发生腰椎间盘突出,这与成人腰椎间盘突出症的病因主要为椎间盘退变有很大的不同。儿童和少年的术中所见也证实了这一点:多数椎间盘纤维环和髓核完整,组织学检查没有退变现象。有学者报道了 3 例儿童腰椎骨骺向后脱位,实际上是椎间盘软骨终板破裂向后移位所致。有学者报道 9 例少年腰椎软骨终板破裂,其中 5 例经手术及病理组织学检查证实为软骨终板破裂造成继发性椎间盘突出。还有学者报道 36 例青少年腰椎间盘突出症手术患者中,29 例曾先行保守治疗均告失败。

二、椎体后缘骺环离断

椎体后缘骨块或骨赘伴椎间盘突出于椎管内,向后方压迫硬脊膜及神经根,产生马尾综合征或神经根痛,临床并不罕见。通过对骨块的形态分析,分析至少有下列三种因素可在椎体后缘形成骨块。

1. 青少年椎体软骨终板破裂后移　少年椎间盘突出的形式为 L$_4$ 或 L$_5$ 椎体下缘软骨终板破裂向后移位,此种突出的软骨终板日久可形成椎体后缘平行骨性突起(图 14-5)。

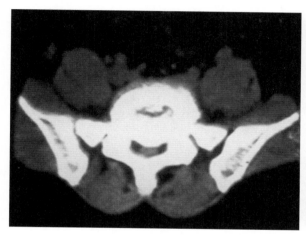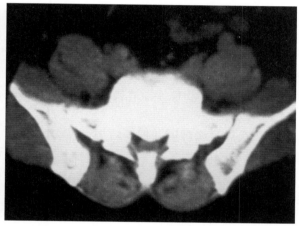

图 14-5　椎体后缘平行骨性突起

2. Schmorl 结节近椎体后缘突入椎体　腰椎侧位 X 线片可见椎体后缘三角形翘起阴影。CT 断面可发现典型的 Schmorl 结节改变,连续断面可见近椎体后缘有周缘硬化的圆形区。CT 扫描到椎间盘水平,有相应的椎间盘突出(图 14-6)。

3. 椎体后缘因外伤而形成三角形撕脱骨折　腰椎椎体后缘因外伤而形成三角形撕脱骨折移位,从而形成三角形骨块。腰椎侧位 X 线片,可明显见到椎体后缘突起于椎管中,全为坚质骨(图 14-7)。有学者报道 1 例 CT 扫描示 L$_5$ 椎体后下缘一类圆形骨质缺损区,椎管内见一游离的骨块,术中发现 L$_5$S$_1$ 平面椎管内一巨大骨块突入椎管,约占椎管横截面积的 3/4,向后方两侧压迫硬脊膜囊。测量总长度约 6.5cm,L$_5$ 后下缘软骨板大部分缺如。

椎体后缘骺环离断为椎体软骨终板和骨软骨性骺环撕脱骨折。椎体后缘软骨终板和骺环骨折多发生于青年和中年人,可分为四种类型。

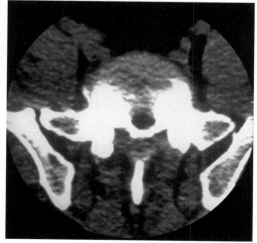

图 14-6　椎体后缘圆形骨硬化区

Ⅰ型　为软骨终板后缘完好,椎体软骨源性骺环后侧部分分离,此多发生于少年时期,至 18～25 岁骺环即完全钙化。分离的骺环在水平面时呈现弧形撕脱(图

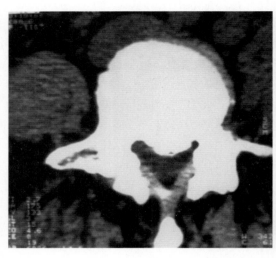
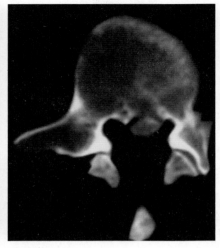

图 14-7　CT 骨窗示三角形撕脱骨折

14-8A)。

Ⅱ型　椎体后缘骨折包括髓环上所附着的纤维环破裂,Ⅱ型较Ⅰ型骨块厚且并不呈弧形,多发生于少年和青年(图 14-8B)。

Ⅲ型　椎体后界上缘小块骨折,多发于 20~40 岁,依据年龄不同,骨块可为软骨源性和骨软骨源性(图 14-8C)。

Ⅳ型　椎体后缘骨折并椎体后方骨折。此发生于成年人(图 14-8D)。

上述椎体后缘髓环离断常发生于 $L_{4/5}$ 和 L_5S_1,且常合并有腰椎间盘突出,特别好发于少年时期。

Ⅰ型和Ⅱ型椎体后缘离断,即使有纤维环相连,骨块亦累及椎管。Ⅲ型在突出组织内有不同大小的软骨和骨组织。Ⅳ型为累及椎管的不同大小的骨块。这些向后突入椎管的骨块在早期由纤维组织相连,骨化后形成骨性突起。对椎体后缘离断症进行组织病理学观察,会发现在 CT 图像中显示的骨质稀疏区病理学检查实际上为不同程度的骨坏死改变。骨坏死早期显示髓腔充血,脂肪细胞之间纤维沉积,核缺失,大量红细胞渗出于脂肪细胞之间。骨坏死区内脂肪细胞消失,血管壁增厚,大量毛细血管、成纤维细胞和胶原纤维增生,髓腔纤维化。骨小梁的部分区域骨陷窝空变,甚至没有骨细胞。在坏死和活骨的交界区,无骨细胞的坏死,骨针状体显示为扇形面,常被纤维化组织包绕。

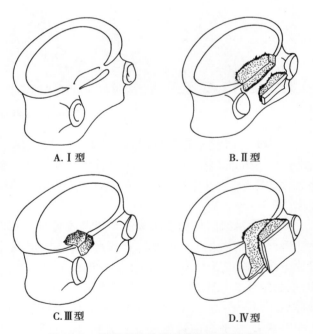

A. Ⅰ型　　　　　　B. Ⅱ型

C. Ⅲ型　　　　　　D. Ⅳ型

图 14-8　椎体后缘骨髓离断四种类型示意

这四种类型椎体后缘髓环离断,在青少年因多有明显的外伤史,可表现为腰痛、下肢痛,尤以腰痛症状为主。CT 或 MR 检查可见椎间盘上层面或下层面有软骨源性兼或骨性突起。Ⅲ型和Ⅳ型患者不一定有明显的外伤史,有症状的病史依据骨块大小、部位和椎管容积的大小而长短不一。部分患者腰腿痛的症状持续时间较长,可有急性发作史和症状减轻缓解期。有时在 CT 和 MRI 有很大的骨性突起,但症状甚轻(图 14-9)。选择手术治疗主要依据患者的症状和体征。

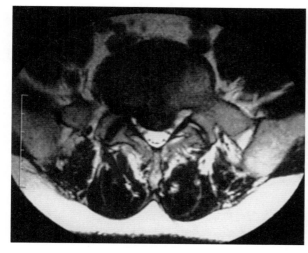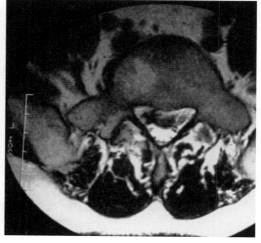

图 14-9　MRI 示 L₅S₁ 巨大突出,但患者症状甚轻

图示椎管容积甚大,硬脊膜囊及神经根无明显压迫,椎体后缘骺环离断。

三、腰椎管狭窄并腰椎间盘突出症

腰椎管狭窄症合并有腰椎间盘膨出或突出时,可出现与腰椎管狭窄症不同的症状。患者可表现为慢性的腰背痛并有根性痛或麻木,其中以神经根性症状为主。神经根性症状可为双侧或单侧,或左、右侧交替出现,双侧症状者可以一侧为重。患者可有间歇性跛行,卧床休息症状减轻,症状可持续较长时间。检查时感觉和肌力障碍可较广泛或有神经根性感觉和肌力障碍。神经根张力试验包括直腿抬高试验或 Lasègue 征均为阴性或症状侧阳性。患者亦可表现为上述症状突然加重,根性痛不因休息而缓解。检查时有神经根性感觉和运动肌力的改变,直腿抬高试验阳性,此时应考虑患者可能在腰椎管狭窄症的基础上,突发腰椎间盘突出。CT 检查示有腰椎管狭窄,除骨性椎管狭窄外亦有椎间盘膨出所致椎管容积减小(图 14-10)。CT 检查常显示腰椎管狭窄部位有较小的椎间盘突出,突出多在椎管的前外侧,邻近于侧隐窝狭窄部位。腰椎间盘突出范围在 CT 显示多不超过 b 域(图 14-11)。

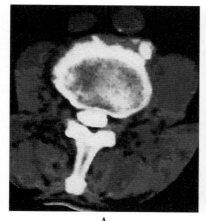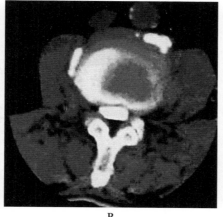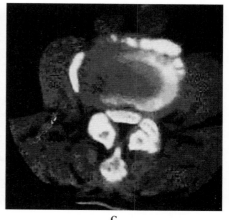

A　　　　　　　　　　B　　　　　　　　　　C

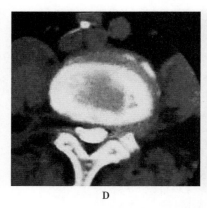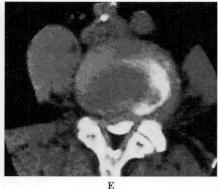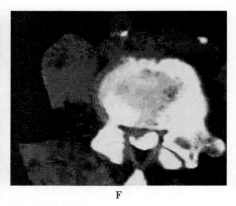

D　　　　　　　　　　　　　　E　　　　　　　　　　　　　　F

图 14-10　CTM 示 $L_3 \sim L_5$ 腰椎管狭窄症合并 L_5 右侧椎间盘突出

$A \sim C. L_{3/4}$ 椎管狭窄；$D \sim F. L_{4/5}$ 椎管狭窄并 $L_{4/5}$ 右侧椎间盘突出。

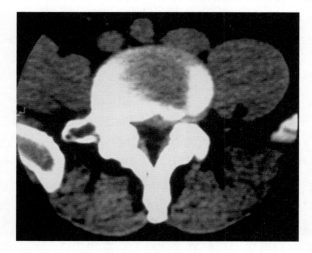

图 14-11　腰椎管狭窄症合并较小的右侧椎间盘突出

四、老年性腰椎间盘突出症

老年性腰椎间盘突出症是指 60~65 岁以上（目前有争议）的发病者，发病率国内、外文献报道不一，这与各位作者的诊断标准不同有关。有的学者报道为 4.0%，有的学者报道为 4.7%。青岛大学附属医院报道为 2.5%。老年性腰椎间盘突出症的突出部位，多见于高位椎间盘。有学者指出，在行单纯腰椎间盘切除手术治疗的 60 例老年患者中，手术节段累及 $L_{2/3}$ 者占 3%、$L_{3/4}$ 占 14%，且 15% 为多节段椎间盘突出。有的学者认为，老年性腰椎间盘突出症以高位椎间盘突出症为多，可能与老年人 $L_{4/5}$ 或 L_5S_1 腰椎运动节段骨性关节炎改变明显，已达到了腰椎退变的稳定期，下腰椎活动范围相对减少有关，因而其腰部活动时应力相对上移至 $L_{3/4}$ 或 $L_{2/3}$ 腰椎运动节段，从而使得高位腰椎间盘突出增多（图 14-12）。

老年性腰椎间盘突出症中极外侧型椎间盘突出较常见。曾有相关学者报道 174 例腰椎间盘突出症手术病例，极外侧腰椎间盘突出症占 16 例，其中老年人 8 例，平均年龄 57 岁。还有报道腰椎间盘突出症 634 例，极外侧腰椎间盘突出症 14 例，平均年龄 52 岁；另有报道 50 例老年性腰椎间盘突出症中极外侧椎间盘突出占 4 例。

老年人极外侧型椎间盘突出的发生可能与腰椎退变造成腰椎不稳、相应节段轴向活动性增加有关，多发生在 $L_{4/5}$ 椎间盘，其次为 $L_{3/4}$ 或 $L_{2/3}$ 椎间盘。腰背痛多不明显，常以下肢放射痛为主要症状，神经受压的体征中感觉和肌力的变化较为常见。

老年性腰椎间盘突出症由于其椎间盘退变明显，髓核水分减少，椎间盘缓冲作用减弱，容易形成巨块破裂后移，成为巨大游离型椎间盘脱出进入椎管，游离型椎间盘脱出的发生率较高。

老年腰椎间盘突出症患者不同于年轻患者，由于老年人腰椎退变严重，腰椎管狭窄合并腰椎间盘突出者居多。老年性腰椎间盘突出症，多合并有不同程度腰椎管狭窄，使临床症状复杂。患者主诉为神经根性痛，多有间歇性跛行。由于老年人的痛阈升高、椎旁肌或腘

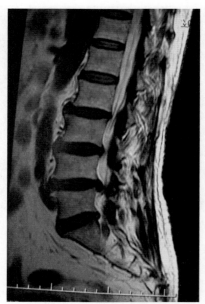

图 14-12　78 岁患者 $L_{4/5}$ 椎间盘突出

绳肌保护性痉挛的减弱,使疼痛症状较轻,故很少有严重的腰背痛。当患者出现以前的腰背痛、下肢疼痛和麻木症状突然加重,应认为是在腰椎管狭窄的基础上,突发腰椎间盘突出。

检查显示腰椎代偿性畸形不明显,腰椎侧凸少见。脊柱屈曲运动正常或轻度受限。若合并腰椎管狭窄,常腰椎活动受限。神经根张力试验如直腿抬高试验和 Lasègue 征,即使在神经根明显受压时亦呈阴性或轻度阳性。学者对 150 例不同年龄组(分为 20~29 岁组、30~39 岁组、40~49 岁组、50~59 岁组、60 岁以上年龄组)腰椎间盘突出症患者直腿抬高明显受限(直腿抬高试验<30°)的结果进行评估,以上各组的直腿抬高试验阳性率分别为 56%、48%、37%、33% 和 30%;间歇性跛行的发生率分别为 33%、42%、44%、64% 和 85%。经研究,老年性腰椎间盘突出症直腿抬高试验的阳性率(50.0%)明显低于年轻患者的阳性率(92.3%)。老年性腰椎间盘突出症直腿抬高试验多不明显,可能与椎间隙高度下降造成神经根松弛、同时年龄增长可使肢体短缩造成坐骨神经松弛有关。而出现间歇性跛行多与关节突关节和黄韧带的增生退变造成腰椎管狭窄有关。

当腰椎间盘突出较大时,可影响、压迫相邻神经根,检查时健肢抬高试验阳性。经报道健肢抬高试验(健肢直腿抬高试验引起患肢疼痛)不同年龄组阳性率为 50 岁以下组 25%、50~59 岁组 4%、60 岁以上年龄组 14%。此外,老年人检查膝反射和跟腱反射时,可表现为原本的生理性减弱,特别跟腱反射减弱明显,甚而不能引出,不能作为定位神经根受累的依据。

CT 与 MR 检查可明确腰椎间盘突出症的诊断。由于老年性腰椎间盘突出症中游离型腰椎间盘突出可使临床症状和体征发生改变,检查时腰椎 CT 不能显示其确切位置,必须行腰椎 MR 检查以免遗漏。研究者报道了 125 例老年性腰椎间盘突出症手术患者中有 3 例游离髓核残留而需要再次手术。

老年性腰椎间盘突出症常伴有多种全身性疾病且直接影响其预后,如骨质疏松、糖尿病、肥胖、心血管疾病和骨与关节退行性疾病等。

五、高位腰椎间盘突出症

高位腰椎间盘突出症一般是指 T_{12}/L_1、$L_{1/2}$、$L_{2/3}$ 和 $L_{3/4}$ 椎间盘突出,也可仅指 $L_{1/2}$ 和 $L_{2/3}$ 椎间盘突出。目前,以前者为多。

在腰椎 MRI 双重回波图检查的 379 例腰椎间盘突出症中,发现有 42 例为 T_{12}/L_1、$L_{1/2}$ 兼有 $L_{2/3}$ 平面的椎间盘病变,其中 6 例为孤立性椎间盘退变,其余 36 例为高位椎间盘退变伴不同节段低位腰椎间盘病变。孤立性椎间盘退变常和原先存在的异常有关,如软骨终板缺损、舒尔曼病、椎体骺环离断等。腰椎间盘突出症($T_{10/11}$~$L_{1/2}$)并发舒尔曼病占 95.2%。

临床报告中高位腰椎间盘突出症较通常低位($L_{4/5}$ 和 L_5S_1)腰椎间盘突出症的发病率明显低。在高位腰椎间盘突出症中,$L_{2/3}$ 较 $L_{3/4}$ 椎间盘突出少见,$L_{1/2}$ 较 $L_{2/3}$ 和 $L_{3/4}$ 更为少见。

高位腰椎间盘突出症与低位腰椎间盘突出症的发病率在年龄上无明显差别,50% 的患者有外伤史。另外值得注意的是,既往曾被施行过低位腰椎间盘突出症手术者,可能之前的手术是诱发高位腰椎间盘突出症的原因,这些患者表现在第 1 次手术后腰背痛复发或出现腿痛,再次手术间隔时间为 6 周至 6 年。

观察腰椎管的解剖形态发现,上位腰椎管多呈卵圆形或近三角形,其硬脊膜囊内的神经组织较下腰椎管多,而硬脊膜外脂肪则很少,同时因神经根由硬脊膜囊发出后向前倾斜,越往远端腰神经根的斜度及长度越大,上位腰神经根在椎管内很少与椎间盘相接触。基于以上解剖特点,高位腰椎间盘突出后会压迫较多的神经组织,并因神经根短和硬脊膜囊前间隙小易引起较重的神经损害。同时,高位腰椎间盘突出时并非直接压迫神经根,因而很难产生明显的定位体征。有作者报道的 69 例高位腰椎间盘突出症患者主要有以下四种临床表现。

1. **腰背痛** 有腰背痛而无根性痛者 10 例(14.5%),有慢性复发性腰背痛病史,出现足下垂。其中 2 例直腿抬高试验阳性。

2. **大腿前侧痛** 大腿前侧痛者 40 例(58.0%),其中 $L_{3/4}$ 椎间盘突出 23 例,$L_{2/3}$ 椎间盘突出 14 例,$L_{1/2}$ 椎间盘突出 3 例。股四头肌萎缩无力 8 例,膝反射减弱 18 例。脊髓造影结果:38 例在相应部位有充盈缺损。脑脊液蛋白定量升高 23 例,6 例椎管完全梗阻。

3. **坐骨神经痛** 坐骨神经痛者 17 例(24.6%),全部为 $L_{3/4}$ 椎间盘突出,表现为典型的坐骨神经痛。直腿抬高试验阳性 11 例。腰穿脑脊液动力试验 5 例示完全梗阻,脑脊液蛋白定量正常 8 例,升高 9 例。

4. **截瘫** 突发截瘫者 2 例(2.9%),脊髓造影阻塞在 $L_{2/3}$ 平面。

关于 $L_{3/4}$ 椎间盘突出有时出现大腿前侧痛,有时表现为坐骨神经痛,这主要取决于突出椎间盘与神经根的关系,如向外压迫 L_4 神经根,则出现股神经痛;如向内压迫 L_5 神经根,则出现坐骨神经痛。

由于高位腰椎间盘突出以 $L_{3/4}$ 椎间盘突出最多,检查发现 50% 的患者有膝反射消失。$L_{1/2}$ 椎间盘突出未发现有反射改变。肌萎缩大腿较小腿明显。肌力改变以发生率由高到低为序依次为:股四头肌、伸蹑长肌、髂腰肌、臀大肌。肌力改变表明有 $L_1 \sim L_4$ 神经根受累。

高位腰椎间盘突出症的临床特点:①腰腿痛症状重、范围大,且常为整个下肢痛;②下肢肌肉瘫痪多见;③下肢感觉减退范围广;④膝反射减弱多见;⑤股神经牵拉试验多呈阳性;⑥括约肌功能障碍多见。突发截瘫是中央型高位腰椎间盘突出的特征之一。此外,高位腰椎间盘突出症极易并发低位腰椎间盘突出症。

影像学检查以 MR 检查价值最大,特别在矢状面可见高位腰椎间盘突出部位和病理形态情况(图 14-13、图 14-14)。

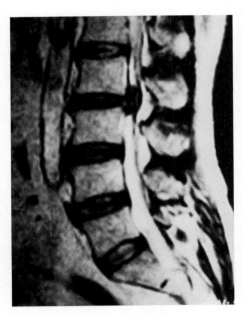

图 14-13　$L_{2/3}$ 椎间盘突出

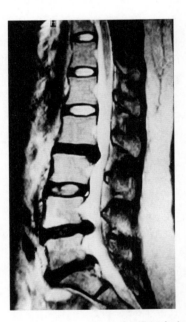

图 14-14　$L_{2/3}$、$L_{4/5}$ 和 L_5S_1 椎间盘突出

在报道 16 例胸腰段($T_{10/11} \sim L_{2/3}$)椎间盘突出症中,中央或旁中央型胸腰段椎间盘突出主要引起背痛、下肢疼痛、行走功能障碍、括约肌功能障碍等症状;外侧型胸腰段椎间盘突出症状与体征主要表现为神经根病变。$T_{10/11}$ 及 $T_{11/12}$ 椎间盘突出表现为上运动神经元受损症状;$T_{12}L_1$ 椎间盘突出可表现为下运动神经元受损或上运动神经元受损症状及神经根病变;$L_{1/2}$ 与 $L_{2/3}$ 椎间盘突出表现为神经根病变和/或马尾神经受压症状。各节段病变的临床表现有一定的规律,但应注意非典型病例和特殊病例。

六、多发腰椎间盘突出症

关于多发腰椎间盘突出症,各家报道悬殊较大。在一篇关于 206 例腰椎间盘突出症的报道中,有 33 例多发腰椎间盘突出症,占 16%,其中 30 例为 2 个间隙,3 例为 3 个间隙。在另一篇关于 763 例腰椎间盘突出症的报道中,有 55 例多发腰椎间盘突出症,占 7.2%。

单发腰椎间盘突出症或多发腰椎间盘突出症,均可表现相同部位的腰背痛和坐骨神经痛。临床一般检查,难以确定是由单个或是多个椎间盘突出所导致的症状和体征。因而,MR 检查对诊断多发腰椎间盘突出症有较大参考价值,应将 MR 检查与临床症状和体征一并评估,诊断多发腰椎间盘突出症。如检查时神经感觉、运动障碍,与 MR 检查提示的多发椎间盘突出征象一致,则可诊断不同部位多发腰椎间盘突出症(图 14-15)。

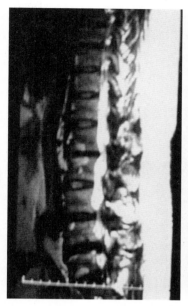
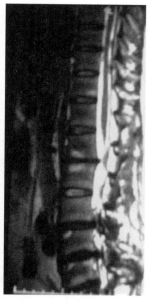

图 14-15 矢状面 MRI 示 $L_{1/2}$、$L_{2/3}$ 和 $L_{4/5}$ 多节段椎间盘突出

七、极外侧型和椎间孔型腰椎间盘突出症

极外侧型和椎间孔型腰椎间盘突出症为少见类型腰椎间盘突出症。有学者报道 634 例腰椎间盘突出症中,14 例为极外侧型,占全组的 2.2%。有学者报道 596 例腰椎间盘突出症中,23 例为极外侧型,发生率占 3.8%。极外侧型椎间盘突出多发生在 $L_{4/5}$ 椎间盘,其次为 $L_{3/4}$ 椎间盘,无一例发生在 L_5S_1。

极外侧型腰椎间盘突出症患者的腰背痛症状和体征,如疼痛、椎旁肌肉痉挛、压痛和脊柱运动受限,都不如中央型和后外侧型腰椎间盘突出症的严重。此种腰背痛主要为牵涉痛,是突出椎间盘对受压神经根的刺激,而不累及后纵韧带及前方硬脊膜。随病程发展,腰背痛缓解,以下肢放射痛为主要症状。极外侧型腰椎间盘突出压迫神经的表现,与上一节段后外侧型腰椎间盘突出症状相同,即病变节段椎间盘在椎间孔外或椎间孔内压迫上一神经根。如 $L_{4/5}$ 极外侧型和椎间孔型腰椎间盘突出症,表现为 L_4 神经根受累症状和体征,$L_{3/4}$ 极外侧型和椎间孔型腰椎间盘突出症,表现为 L_3 神经根受累症状和体征。

检查时,极外侧型和椎间孔型腰椎间盘突出症的患者,其中 83% 在脊柱屈、伸运动时无症状加重,但向患侧侧弯常致典型的腰腿痛症状加重,椎旁压痛明显。患者均表现出相应神经根受压的神经感觉、运动或反射的体征。90% 的患者直腿抬高试验阴性,Lasègue 征偶有阳性(图 14-16、图 14-17)。

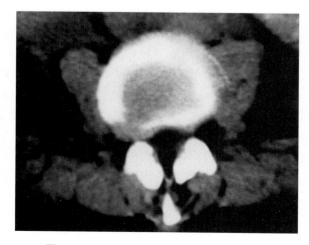

图 14-16 $L_{4/5}$ 右侧椎间孔型椎间盘突出症

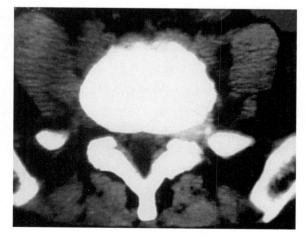

图 14-17 L_5S_1 左侧极外侧型椎间盘突出症

极外侧型和椎间孔型腰椎间盘突出症的诊断主要依靠 CT 和 MR 检查。当患者症状严重和体征明显，但 CT 和 MR 检查在椎管内未发现异常时，此时应注意观察在椎间孔处和椎间孔外有无椎间盘突出，同时依据此影像学异常对照临床表现做出诊断。

八、腰椎滑脱合并腰椎间盘突出症

腰椎弓峡部裂合并腰椎滑脱，在此平面 CT 检查时可见有较大的腰椎间盘后凸影，而误认为是腰椎间盘突出症（图 14-18、图 14-19）。

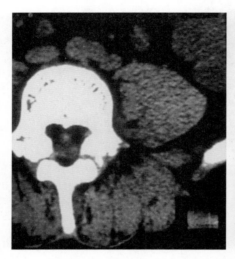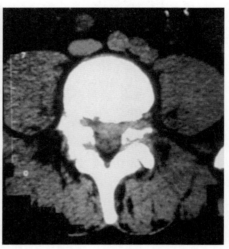

图 14-18　腰椎弓峡部裂合并腰椎滑脱病例 CT 显示椎间盘后凸

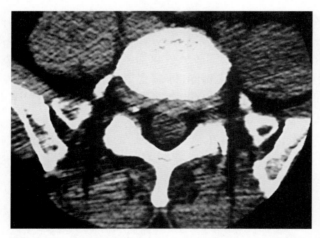

图 14-19　腰椎滑脱病例 CT 显示椎体后方大部分椎间盘影

腰椎弓峡部裂、腰椎滑脱合并腰椎间盘突出，是指滑脱部位以上或以下节段腰椎间盘突出。此种突出在年轻人较少而老年人较多。腰椎弓峡部裂、腰椎滑脱 Ⅱ～Ⅳ度，可继发其他节段腰椎间盘突出，而腰椎滑脱 Ⅰ度或 20 岁以前罕有。

此类型腰椎滑脱可有不同严重程度的腰背痛兼或下肢痛。当合并有腰椎间盘突出症时可出现下列三种症状：①患者既往无任何症状，而最近几周至几个月出现腰背痛兼或下肢痛。②患者腰背痛已几年，症状轻，间歇性发作，一般活动不受限制，通常无须服药治疗。最近突感腰背痛加重并出现下肢痛。③患者有长期持续性或经常发作的腰背痛，最近加重并出现下肢痛。检查时所出现的神经根性症状与一般的腰椎间盘突出症相似。CT 和 MR 检查时在腰椎弓峡部裂处可见异常征象。同时在此部位上或下亦可见椎间盘退变或突出征象。当出现此种影像学检查异常时，必须将患者的临床症状和检查体征相对照，以确定系原腰椎椎弓峡部裂、腰椎滑脱所致的症状，还是其他节段腰椎间盘突出所致的症状。特别需要注意腰椎弓峡部裂的腰椎滑脱程度和患者的年龄。当患者年龄较大，Ⅲ～Ⅳ度滑脱很可能合并有其他节段腰椎间盘突出所致症状。临床上，腰椎滑脱合并腰椎间盘突出所导致的腰腿痛症状的诊断较为困难。针对此种情况，建议采用椎间盘造影疼痛诱发试验或腰骶神经根阻滞试验，以确定病变节段。

九、颈腰综合征

颈腰综合征指颈椎间盘突出症或颈椎病与腰椎间盘突出症同时发生，在少数病例可有颈、胸和腰椎间盘同时突出,此为脊柱椎间盘多发性退行性疾病。发生此种情况时将对诊断和治疗造成较大的困难。

颈椎间盘突出或胸椎间盘突出合并腰椎间盘突出的鉴别,应从症状、体征与影像学检查几方面来鉴别。

1. 颈、胸和腰突出椎间盘均为患者出现症状和体征的责任椎间盘。患者出现四肢或双下肢症状,表现为四肢无力、步态不稳、大小便功能障碍,而无明显的腰背痛和下肢痛。检查时出现高平面的感觉运动障碍及椎体束体征。高位的颈椎间盘兼或胸椎间盘突出可将腰椎间盘突出的症状、体征掩盖。CT 和 MR 检查难以证实哪一节段椎间盘病变是致病因素,此时电生理学检查甚为重要。患者应做体感诱发电位或运动诱发电位以确定颈髓或胸髓受压损害的严重程度,并与临床症状和体征相对照。通过肌电图检查了解腰骶神经根受压部位,是单侧或双侧,以及受压的严重程度。

2. 影像学检查提示颈、胸和腰椎间盘均突出,但患者并未出现或仅表现为较轻的颈神经根和脊髓受压症状,其主要表现的是典型的腰椎间盘突出症状。此时仔细阅读 CT 影像或 MRI 发现与腰腿痛相关的腰椎间盘突出征象。此类患者多见于中、老年人,除腰椎间盘明显退变以外,多合并有腰椎骨性结构较重的退变,表现为关节突关节增生、黄韧带肥厚、椎管容积减小,在颈椎可合并有后纵韧带及黄韧带骨化。在腰椎应关注可引起下肢症状的腰椎管狭窄的骨性结构变化,以确定除腰椎间盘突出外,有否合并有腰椎管狭窄(图 14-20、图 14-21)。

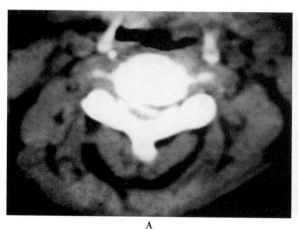
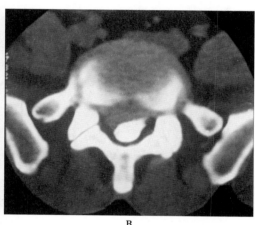

图 14-20 颈腰综合征 CTM 检查
A. CTM 示左侧颈椎间盘突出;B. CTM 示 L_5S_1 右侧椎间盘突出。

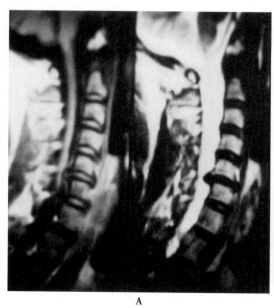
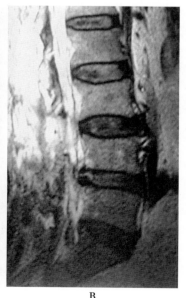

图 14-21 颈腰综合征 MR 检查
A. 颈椎 MR 检查示 $C_{5/6}$ 椎间盘突出;B. 腰椎 MR 检查示 $L_{4/5}$ 椎间盘突出。

十、妊娠期腰椎间盘突出症

妊娠期间约有 56% 的孕妇有腰背痛。郑英刚等调查 500 名孕妇,发现腰背痛的发病率为 38.80%,LaBan 等报道 48 760 名孕妇,直到分娩,有 5 例发生妊娠期腰椎间盘突出症,其发生率约为 1/10 000。O'Laoire 等报道妊娠期腰椎间盘突出症的手术率不足 2%。妊娠期腰椎间盘突出症的好发年龄为 35~55 岁,现在 30% 以上的孕妇在 30 岁以上。在妊娠第 9 个月时,由于多肽类激素和血清松弛素(serum relaxin)的分泌影响以适应分娩的骨盆韧带的胶原和柔软度,此时可诱发巨大腰椎间盘突出。妊娠期腰椎间盘突出症的症状表现为坐骨神经根性痛或出现鞍区麻痹、排便和排尿功能障碍的马尾综合征。可通过影像学检查证实腰椎间盘突出症及其病理类型,MR 检查在妊娠任何时期均对母体和胎儿无害(图 14-22)。

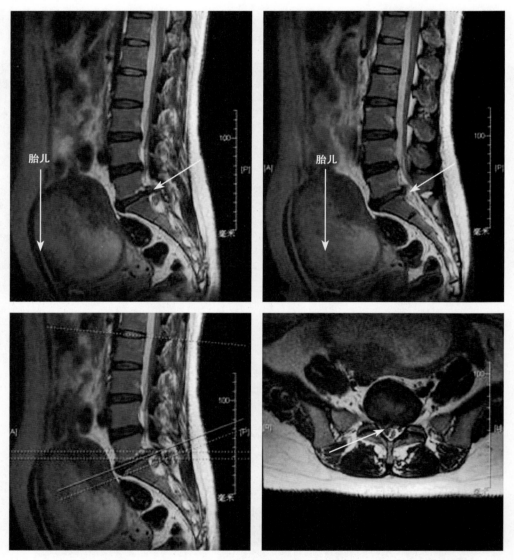

图 14-22　MRI 示 L_5S_1 右外侧椎间盘突出,右侧神经根受压移位,盆腔内可见妊娠胚胎

关于妊娠期腰椎间盘突出症的治疗,La Ban 等报道了 5 例神经根性症状先行保守治疗,待剖宫产分娩后再行经典腰椎间盘切除术,术后 2 例出现永久性足下垂。妊娠期腰椎间盘突出症手术治疗可在妊娠任何时期进行,若等待时间过长将导致永久性神经障碍。Brown 和 Levi 等报道对 3 例妊娠 16~20 周腰椎间盘突出症合并马尾综合征行急症手术治疗获得满意疗效,其中 1 例妊娠 40 周正常分娩,2 例剖宫产产下正常婴

儿。妊娠期腰椎间盘突出症手术治疗如在妊娠 20 周以前进行则无须监测胎心,在妊娠 23 周以后进行则需监测胎心,观察有无异常以便产科医师及时处理。腰椎间盘切除术时,孕妇俯卧,腹部悬空,以避免子宫和胎儿受压。产妇可在硬脊膜外阻滞麻醉下,在保持母体正常血压和 PO_2 的情况下,进行椎间盘切除手术。

　　Hayakawa 等报道 1 例妊娠 28 周的腰椎间盘突出症,取侧卧位全麻下行显微腰椎间盘切除术,术后症状缓解,于妊娠 39 周正常分娩健康婴儿。Berkmann 和 Fandino 报道 26 例妊娠期腰椎间盘突出症行显微腰椎间盘切除术后妊娠和分娩情况,年龄(31.5±3.6)岁,手术和分娩平均间隔时间(42.5±34.8)个月(包括再次妊娠),分娩在妊娠 36~42 周,共分娩 39 名婴儿(包括再次妊娠)。

十一、前方腰椎间盘突出症

　　椎间盘前方纤维环较后方纤维环为厚,罕有椎间盘前方突出。当先天性前纵韧带薄弱或存有破口时,可发生前方或侧前方突出。

　　腰椎间盘突向前方一般不引起症状,故很少有患者因此来就诊。但也有部分患者感到腰背痛,临床上此类报道甚少。有学者报道前方腰椎间盘突出症 1 例,术前椎间盘造影注入对比剂 3ml 无阻力,术中见纤维环后方完整,坏死髓核游离突向前方。纤维环向后隆起,引起一般腰椎间盘突出症状。有学者报道 1 例前方腰椎间盘突出,是在术中取髓核组织时感觉前方空虚,用碘本酯(pantopaque)2ml 造影,才发现前方纤维环有缺损,避免了进一步手术和损伤前方大血管的可能。当前依靠 MR 检查,可发现前方腰椎间盘突出,但多无临床症状(图 14-23)。

十二、游离型腰椎间盘突出症

　　游离型腰椎间盘突出症系椎间盘组织兼或椎体骺环断裂突出,游离进入腰椎管内。进入腰椎管后,游离的椎间盘组织可向腰椎间盘突出节段的头端或尾端移位,移动范围多在一个运动节段之内。游离椎间盘组织除向腰椎

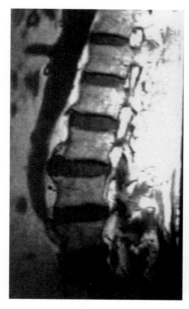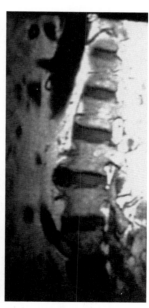

图 14-23　矢状面 MRI 示 $L_{4/5}$ 前方椎间盘突出

间盘突出节段的头端或尾端移位外,亦可突破硬脊膜和蛛网膜位于马尾神经间或压迫脊髓圆锥,出现马尾神经综合征。将游离型腰椎间盘突出症分为六型:Ⅰ型,椎体后移位型,Ⅰa 型为上行椎体后移位型,Ⅰb 型为下行椎体后移位型;Ⅱ型,椎间孔移位型,Ⅱa 型为椎间孔内移位型,Ⅱb 型为椎间孔外移位型;Ⅲ型,硬脊膜囊内移位型;Ⅳ型,硬脊膜囊后移位型。其中以硬脊膜囊内移位型和硬脊膜囊后移位型少见。其次为椎间孔外移位型。游离型腰椎间盘突出移位至硬脊膜囊外后方,可产生马尾综合征或圆锥综合征。有报道 3 例硬脊膜囊后移位型之特殊类型病例,经早期手术治疗而愈。

　　游离型腰椎间盘突出症由于椎间盘组织兼或椎体骺环突发进入椎管,严重损伤马尾神经或脊髓圆锥,若未及时早期手术治疗,其神经功能难以恢复,预后较差。

　　游离型腰椎间盘突出组织可移位进入硬脊膜内,压迫圆锥或神经出现马尾综合征或神经根性症状。以下将介绍几种游离型腰椎间盘突出症的特殊类型。

　　1. 硬脊膜内腰椎间盘突出症　硬脊膜内腰椎间盘突出症于 1942 年由 Dandy 首先报道,至今已有 150 余例的报道。MR Gd 增强检查为金标准。硬脊膜内腰椎间盘突出症的发病率<1%,术前难以诊断,多为术中发现。男性患者占所有患者的 70% 以上,发病年龄多数在 42~72 岁,最大年龄 90 岁。最常见的发病节段

为 $L_{4/5}$，约占 55%；其次是 $L_{3/4}$，约占 16%；L_5S_1 约占 10%；其余的发生在 $L_{2/3}$、$L_{1/2}$。

Tempel 等报道 1 例游离腰椎间盘组织进入 $L_{2/3}$ 节段硬脊膜内，引起马尾综合征。

张静涛等报道 1 例 12 年前曾因 $L_{3/4}$ 椎间盘向左后突出行 $L_{3/4}$ 左侧椎板开窗减压和髓核摘除术，此次发现同节段腰椎间盘突出术后复发突入硬脊膜囊内，此次复发可能与前次手术有关。

曾有 7 例关于腰椎间盘突出症合并硬脊膜内囊肿的报道。作者报道其中 1 例术中发现囊肿内有椎间盘组织与腹侧破口相通，可能为硬脊膜内腰椎间盘突出症自发性吸收。

2. **硬脊膜囊后方腰椎间盘突出症**　游离型腰椎间盘突出组织可移位至硬脊膜囊后方，笔者单位曾遇到 1 例。

Takano 等报道 1 例游离型腰椎间盘突出症，术前经 MR 检查后再行椎间盘造影，证实突出椎间盘组织位于椎管内硬脊膜囊后方。Huang 等报道突出腰椎间盘组织在硬脊膜外后方，游离椎间盘组织突出至双侧关节突关节。Akhaddr 等报道 572 例腰椎间盘突出症，其中硬脊膜囊外后方腰椎间盘突出 6 例（1.05%）。复习 1973—2011 年的文献 41 例，加此 6 例共 47 例，男性 37 例（78.72%），女性 10 例（21.28%），平均年龄 54.08 岁；有马尾综合征的 22 例（46.80%），有坐骨神经痛或大腿前侧痛的 19 例（40.42%）。27 例（57.45%）发生在上位腰椎间盘，47 例患者的术前诊断率为 32%。术后完全恢复者占 71.74%，部分恢复者占 28.26%。

3. **神经根内腰椎间盘突出症**　神经根内腰椎间盘突出（intraradicular lumbar disc herniation）罕见。1984 年，由 Berdera 等首先报道了 10 例神经根内腰椎间盘突出症，发生于 S_1 神经根。2004 年，彭新生等报道了 1 例神经根内腰椎间盘突出症的病例，指出神经根内腰椎间盘突出症是腰椎间盘突出症的一种特殊类型，进一步复习文献总结国内、外共 11 例该类病例的特点，这 11 例的临床表现与较严重的腰椎间盘突出症的症状和体征相似，均是在术中才确诊为神经根内腰椎间盘突出症。术中发现，受累神经根明显肿大，类似神经根肿瘤且与腹侧粘连。MRI 表现为横切面上突出物或神经根类似肿瘤形状，增强扫描有助于与肿瘤相鉴别。术中切开神经根鞘取出髓核，应仔细探查神经根与椎间孔，避免遗漏突出于硬脊膜内及神经根内的椎间盘。在术中见肿大神经根时"应慎重对待"，不可随意当成肿瘤。

Akhaddar 等报道 1 例术中发现突出椎间盘组织位于 S_1 神经根根袖的内、外两层之间，取出椎间盘组织，无脑脊液外漏。

十三、椎间盘囊肿和椎间盘真空征

腰椎间盘囊肿罕见，由于亦为椎管内占位病变，可产生与腰椎间盘突出症相似的神经根性症状。Chiba 等首先报道椎间盘囊肿。病因假说：①椎间盘突出或者椎间盘损伤导致的硬脊膜外静脉丛出血，形成血肿，随着血肿的吸收形成囊肿。囊肿含血性液体和含铁血黄素。②腰椎间盘退变炎性刺激，水分聚集形成囊肿和反应性假膜。③Aiki 等发现腰椎间盘囊肿，在椎间盘与囊肿之间存在单向阀门机制，该机制使囊肿内压力持续增高，并可导致周围骨质受到侵蚀。Koga 等报道 1 例 37 岁男性腰背痛、右侧下肢痛、右侧小腿和足感觉障碍。MR 检查示 L_5 椎体后方 T_1WI 示硬脊膜外半球状低信号、T_2WI 高信号肿物。椎间盘造影示对比剂通过一细小的管进入囊腔，证实为椎间盘囊肿（图 14-24）。

腰椎间盘囊肿治疗可取保守治疗和手术治疗。青岛大学附属医院报道了 3 例椎间盘囊肿均与相邻椎间盘纤维环外侧缘粘连紧密，并且有 2 例于术中证实与椎间盘相通。Aydin 等首次报道 1 例腰椎间盘囊肿在 2 周内急性形成。

Arslan 等报道 1 例腰椎间盘囊肿行手术治疗。腰椎间盘囊肿亦可保守治疗，囊肿可自行消失。

Takeshima 等报道 1 例 $L_{3/4}$ 椎间盘囊肿，出现左侧 L_4 神经根症状，2 个月后出现新的椎间盘突出，仍为左侧 L_4 神经根症状。行保守治疗 5 个月后，MRI 示椎间盘囊肿完全消失。

Yasuoka 等报道 1 例 $L_{2/3}$、$L_{4/5}$ 和 L_5S_1 椎间盘真空征，MRI 示椎间盘内气体压迫左侧 L_5 神经根。术中见含灰蓝色气体的组织块压迫 L_5 神经根，将组织块弄破，气体释出，移位的神经根即刻松弛，恢复至正常位置。

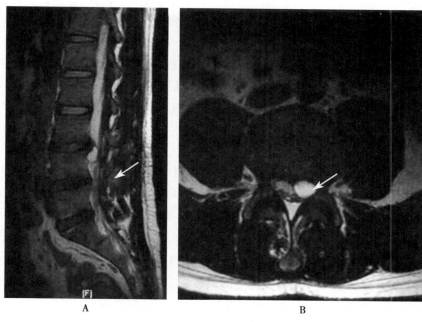

图 14-24　椎间盘囊肿 MRI 表现
A. 矢状面 T_2WI 示 $L_{3/4}$ 椎间隙下缘滴状高信号区(箭头);B. 水平面 T_2WI 示左侧圆形高信号区(箭头)。

第五节　腰椎间盘突出症合并其他疾病

腰椎间盘突出症在手术治疗时,可发现合并其他疾病,具体如下。

一、腰椎间盘突出症合并椎管内神经鞘瘤

有学者报道 2 例 $L_{4/5}$ 椎间盘突出症,1 例为合并 T_{12}/L_1 椎管内神经鞘瘤,另 1 例为合并 $L_{1/2}$ 椎管内神经鞘瘤。前 1 例 $L_{4/5}$ 椎间盘突出切除后症状进行性加重,双下肢无力,不能行走和平卧,夜间疼痛明显,再次行椎管内神经鞘瘤切除后恢复正常。后 1 例仅行椎管内神经鞘瘤切除,症状消失。当腰腿痛患者行 CT 检查证实为腰椎间盘突出症而与临床表现又不完全相符时,应想到有椎管内肿瘤的可能,此时应行 MR 检查以便及时发现占位病变。

有学者报道 1 例 55 岁女性,4 个月前出现劳累后右下肢放射性疼痛,伴麻木、无力,休息后可完全缓解,无腰痛,大小便正常。入院前 4 天,患者从事重体力劳动后,上述症状明显加重,左下肢也出现症状,双下肢症状交替出现,以右下肢为重,症状持续不缓解。行腰椎 CT 检查诊断为腰椎间盘突出症、椎管内肿瘤。手术中发现 1.8cm×1.8cm 肿瘤,发自 L_5 神经根出硬脊膜处,位于椎间孔内,$L_{4/5}$ 椎间盘巨大突出。切除瘤体,病理检查诊断为神经鞘膜瘤。Pan 等报道 1 例 $L_{3/4}$ 腰椎间盘突出症同节段合并有硬脊膜内神经鞘瘤。

二、腰椎间盘突出症合并骶丛恶性淋巴瘤

有学者报道 1 例腰椎间盘突出症合并骶丛恶性淋巴瘤。患者男性,左臀部、左下肢疼痛、麻木、活动受限,逐渐加重半年余。体检时疼痛向左下肢放射,左小腿外侧、足背及足底部感觉减退,左踇趾感觉缺失,左足伸踇、伸趾肌及胫前肌肌力 0 级,左足下垂,左下肢直腿抬高试验及加强试验均阳性。腰椎 MRI 显示 $L_{4/5}$ 椎间盘突出。行 L_4、L_5 半椎板减压+$L_{4/5}$ 椎间盘摘除术。术后 3 个月患者左足部出现灼痛感,足底针刺样疼痛,夜间疼痛明显。体检:左小腿外侧及足部感觉明显减退,胫前肌肌力 0 级,不能伸踇、伸趾。左臀梨状肌

下缘坐骨神经径路有叩击痛,以腓总神经干叩击痛为重。双下肢直腿抬高试验阴性。复查腰椎 MRI 显示:腰椎间盘突出术后改变,脊髓无明显受压征象。但患者临床症状进行性加重,术后 5 个月行骨盆 MR 检查,显示盆腔骶前占位性病变。在全麻下行盆腔肿块切刮除活检术。术中见髂腰肌和髂外血管之后有一约 12cm×8cm×3cm 大小的扁平肿块紧贴,包绕骶丛神经干。病理诊断为非霍奇金恶性淋巴瘤。作者认为,患者有根性痛或丛性神经痛,以及为老年肿瘤高危人群时,诊断腰椎间盘突出症时要考虑到可能合并有盆腔肿瘤。此病例为非霍奇金恶性淋巴瘤,经化疗和盆腔局部放疗而愈。

三、腰椎间盘突出症合并硬脊膜内蛛网膜囊肿

有学者报道腰椎间盘突出合并硬脊膜内蛛网膜囊肿 2 例。1 例为女性,45 岁。腰痛 10 年,偶放射至左大腿后侧,近 1 年来腰痛加重,呈持续性,与咳嗽、喷嚏、排便无关,直立或伸直平卧时疼痛加重;放射到双臀及左大腿后侧。查体:双下肢感觉及肌力正常。双侧膝反射和跟腱反射对称。直腿抬高试验>70°。CT 检查显示 $L_{4/5}$ 椎间盘向四周膨出,$L_{4/5}$ 间隙以下硬脊膜囊明显变细,脂肪间隙增大。术中发现硬脊膜内蛛网膜囊肿。1 例男性,42 岁。反复腰痛 20 余年,数月前工作中不慎扭伤,10 数日后持续性腰痛,放射至双臀及左大腿后部,不能直立行走,必须屈曲卧位。CT 示椎间盘轻度后突。$L_4 \sim S_1$ 可见硬脊膜囊膨胀,脂肪基本消失。术中见局部硬脊膜均匀膨胀呈半透明状,打开硬脊膜证实为蛛网膜囊肿。

四、腰椎间盘突出症合并关节突关节痛风石

有学者报道 1 例男性,47 岁。腰疼 10 个月,加重伴右下肢疼痛 5 个月,腰部活动时加重,伴有摩擦感且伴有异常响声,腰痛加重伴有右下肢疼痛,行走时间稍长则出现有下肢疼痛难忍且偶感麻木。查体:腰部活动受限,无放射性肢体疼痛,右下肢直腿抬高试验阴性,膝反射和跟腱反射均正常。手、双膝、双足多关节红肿,皮下可见多个痛风结石。腰椎 X 线片示腰椎生理曲度减小,$L_{3/4}$ 椎间隙变窄,上、下椎体骨质密度增高。腰椎 MRI 示 $L_{3/4}$ 椎间盘突出,椎管狭窄,T_2WI 可见椎管内有高信号影。手术中发现 $L_{3/4}$ 椎间盘后突明显,右侧关节突增生,切开关节囊可见大量白色沙粒状异物,行椎板减压、病灶清除和椎间盘摘除。关节附近组织和白色沙粒状异物送病理检查,结果报告为局部炎症细胞浸润、纤维素黏附、有大量坏死组织。符合痛风改变。

五、腰椎间盘突出症合并梨状肌综合征

有学者报道 1 例 $L_{2/3}$ 腰椎间盘突出症手术治疗,术后会阴部麻木消失,小便功能恢复,但左下肢放射性麻痛无改善,3 周后确诊为左侧坐骨神经出口嵌压症,行左侧梨状肌松解,术中见坐骨神经出骨盆前已高位分束,其中两束从梨状肌肌腹中穿出,梨状肌增厚纤维化并与神经外膜粘连。术后 1 周患者症状消失。此坐骨神经痛由梨状肌所引起,诊断较为困难。作者认为以下几点有助诊断:①臀部条索状硬块;②坐骨神经出口存在扳机压痛点;③梨状肌紧张试验阳性;④坐骨神经出口封闭试验阳性。

六、腰椎间盘突出症合并腰椎管内巨大血管脂肪瘤

有学者报道 1 例患者腰腿痛 8 年,近 4 年症状持续加重,左下肢出现无力,逐渐不能行走,排尿困难。体检小腿前外侧感觉消失,左踇趾背伸无力,膝反射和跟腱反射弱。X 线片示腰椎左侧弯,$L_{4/5}$ 间隙左窄右宽,椎板裂。矢状面 MRI 示 L_3 中段至 L_5 水平可见长椭圆形占位且与硬膜囊相连,T_2 高信号充满扩张椎管,边界清。$L_{4/5}$ 椎间隙后缘可见椎间盘突出影像,硬脊膜受压。术中见肿物上端位于 L_3 水平,下端位于 L_5 水平,梭形,长约 10cm,为正常硬脊膜囊的 2 倍。探查 $L_{4/5}$ 左侧神经根部肩部有 1.0cm×1.5cm 突出髓核组织,予以切除。术后出现排尿困难,2 周后恢复,左下肢疼痛明显减轻。病理检查结果:肿瘤为脂肪、血管、纤维组织组成,有玻璃样变性。

七、腰椎 Scheuermann 病合并腰椎间盘突出症

1921 年,Scheuermann 病被提出,其病理为椎体终板环形骨骺的缺血性坏死,终板损伤椎体前部生长障碍,导致楔形变。X 线片和 MRI 可显示病变腰椎椎体上、下终板不规则,椎体楔形变,可见 Schmorl 结节。测定腰椎三个相邻椎体楔形变的侧位 X 线片,沿每个椎体的上下终板划直线延长交角均>5°。青岛大学附属医院治疗 Scheuermann 病合并腰椎间盘突出症 1 例,患者主诉持续腰痛 1 年,出现左下肢坐骨神经痛 2 周,影像学检查显示 Scheuermann 病合并 $L_{4/5}$ 椎间盘突出(图 14-25)。胸腰椎间盘突出症($T_{10/11} \sim L_{1/2}$)并发 Scheuermann 病占 95.2%。

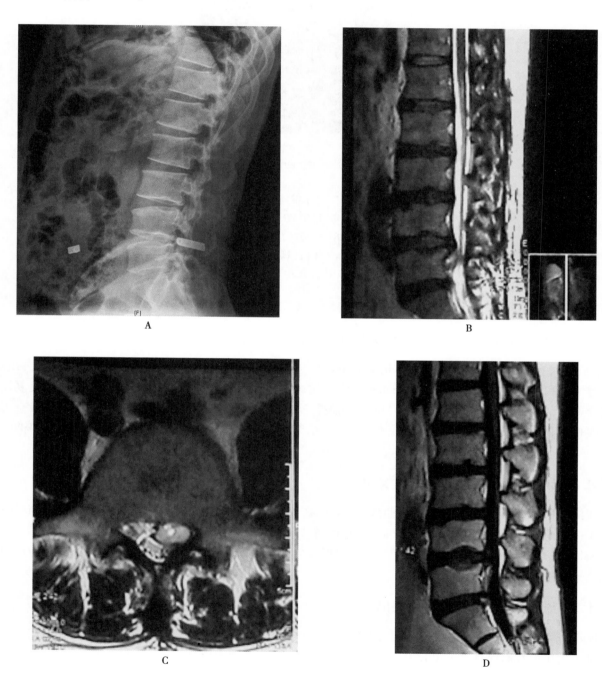

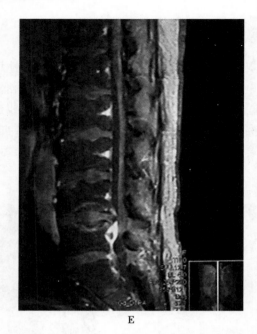

E

图 14-25　腰椎 Scheuermann 病合并腰椎间盘突出症病例
A. 侧位 X 线片示 $L_2 \sim L_4$ 椎体楔形变，L_4 椎体上缘可见 Schmorl 结节；B. T_2WI 示 $L_{4/5}$ 下缘游离型椎间盘突出；C. MRI 示椎管内左外侧椎间盘突出；D. T_1WI 示 $L_{1/2}$、$L_{2/3}$、$L_{3/4}$ 和 $L_{4/5}$ 椎体内 Schmorl 结节；E. MRI 强化示 $L_{4/5}$ 下缘游离型椎间盘突出。

八、非典型腰椎 Scheuermann 病合并腰椎间盘突出症

1969 年，有学者报道非典型腰椎 Scheuermann 病（atypical Scheuermann disease）可引起腰椎间盘突出症，导致脊髓病和神经根病。非典型腰椎 Scheuermann 病通常发生于青壮年，男性多于女性。通常以反复发作的腰痛就诊，伴（或不伴）神经根性症状与间歇性跛行病史。非典型腰椎 Scheuermann 病的影像学检查可示病变腰椎椎体终板外形不规则，可有或无 Schmorl 结节，但楔形变后凸不明显，可有椎间隙狭窄和椎间盘突出。

九、尿黑酸尿症合并腰椎间盘突出症

尿黑酸尿症，属于先天性氨基酸代谢病，原因为尿黑酸 1,2-双加氧酶缺陷，故尿黑酸（homogentisic acid）潴积于体内而发生尿黑酸尿（alkaptonuria），当尿静置或碱化后尿色变黑。

Kahveci 等报道腰椎间盘突出症 1 例，术中发现黑色椎间盘髓核组织，经组织病理学检查诊断为尿黑酸尿症。尿液检查尿黑酸浓度高而确诊。

十、脊髓栓系合并腰椎间盘突出症

Endo 等报道 1 例患者下肢麻木无力，进行性痉挛步态和下肢椎体束征阳性。腰椎 MR 检查发现 $L_{2/3}$ 腰椎间盘突出压迫脊髓栓系之下位脊髓。经手术治疗后 1 年，获得满意疗效。

十一、椎管内血管畸形合并腰椎间盘突出症

Ding 等报道由于腰椎间盘突出加重髓外终丝动、静脉瘘的静脉充血而加重症状。

十二、囊性纤维化病合并腰椎间盘突出症

Alexiou 等报道 1 例 8 岁儿童囊性纤维化病合并 $L_{3/4}$ 腰椎间盘突出症。

十三、强直性脊柱炎合并腰椎间盘突出症

Gerdan 等依据改良版纽约标准诊断的 393 例强直性脊柱炎,发现其中 103 例(33%)原始诊断为腰椎间盘突出症,此后延迟诊断强直性脊柱炎的时间为(9.1±8.5)年。

十四、骨质疏松症合并腰椎间盘突出症

骨质疏松症合并脊柱骨折后常取椎体成形术或椎体后凸成形术治疗。

椎体成形术骨水泥渗漏入椎间盘内常见。报道 1 例 L_4 椎体成形术后腰背痛加重,并右下肢放射痛至小腿,体检提示 L_5 神经受累,MRI 示游离椎间盘组织压迫右侧 L_5 神经根。行手术治疗后症状缓解。

(胡有谷　陈伯华　朱庆三　彭新生　王岩)

参 考 文 献

[1] WAHREN H. Herniated nucleus pulposus in a child of twelve years[J]. Acta Orthop Scand,1945,16(1):40-42.

[2] KUMAR R,KUMAR V,DAS N K,et al. Adolescent lumbar disc disease:findings and outcome[J]. Childs Nerv Syst,2007,23(11):1295-1299.

[3] ATALAY A,AKBAY A,ATALAY B,et al. Lumbar disc herniation and tight hamstrings syndrome in adolescence[J]. Childs Nerv Syst,2003,19(2):82-85.

[4] DANG L,LIU Z. A review of current treatment for lumbar disc herniation in children and adolescents[J]. Eur Spine J,2010,19(2):205-214.

[5] 彭新生,李佛保,潘滔,等. 外伤性青少年腰椎间盘突出症[J]. 中国矫形外科杂志,2002,10(3):11-13.

[6] KAWAGUCHI Y,KANAMORI M,ISHIHARA H,et al. The association of lumbar disc disease with vitamin-D receptor gene polymorphism[J]. J Bone Joint Surg Am,2002,84(11):2022-2028.

[7] ANNUNEN S,PAASSILTA P,LOHINIVA J,et al. An allele of COL9A2 associated with intervertebral disc disease[J]. Science,1999,285(5426):409-412.

[8] KAYSER R,MAHLFELD K,HEYDE C E,et al. Tight hamstring syndrome and extra-or intraspinal diseases in childhood:A multi-center study[J]. Eur Spine J,2006,15(4):403-408.

[9] OZÇAKAR L,KAYMAK B,CETIN A,et al. An exemplary case of unilateral hamstring tightness in an adolescent[J]. Joint Bone Spine,2004,71(1):85-86.

[10] FREDRIKSEN H,DAGFINRUD H,JACOBSEN V,et al. Passive knee extension test to measure hamstring muscle tightness[J]. Scand J Med Sci Sports,1997,7(5):279-282.

[11] YLINEN J J,KAUTIAINEN H J,H KKINEN A H,et al. Comparison of active, manual, and instrumental straight leg raise in measuring hamstring extensibility[J]. J Strength Cond Res,2010,24(4):972-977.

[12] GAJDOSIK R,LUSIN G. Hamstring muscle tightness. Reliability of an active-knee-extension test[J]. Phys Ther,1983,63(7):1085-1090.

[13] REBAIN R,BAXTER G D,MCDONOUGH S,et al. A systematic review of the passive straight leg raising test as a diagnostic aid for low back pain[J]. Spine,2002,27(17):E388-E395.

[14] MCHUGH M P,JOHNSON C D,MORRISON R H,et al. The role of neural tension in hamstring flexibility[J]. Scand J Med Sci Sports,2012,22(2):164-169.

[15] YENCHEN L,MCCLURE P W,NEAL P,et al. The effect of hamstring muscle stretching on standing posture and on lumbar and hip motions during forward bending[J]. Phys Ther,1996,76(8):836-845.

[16] ARAB A M,NOURBAKHSH M R. Hamstring muscle length and lumbar lordosis in subjects with different lifestyle and work setting:Comparison between individuals with and without chronic low back pain[J]. J Back Musculoskelet Rehabil,2014,27(1):63-70.

[17] MARQUES A P,VASCONCELOS A A,CABRAL C M,et al. Effect of frequency of static stretching on flexibility,hamstring tightness and electromyographic activity[J]. Braz J Med Biol Res,2009,42(10):949-953.

[18] SCAIA V,BAXTER D,COOK C,et al. The pain provocation-based straight leg raise test for diagnosis of lumbar disc herniation, lumbar radiculopathy,and/or sciatica:A systematic review of clinical utility[J]. J Back Musculoskelet Rehabil,2012,25(4): 215-223.

[19] ZHU Q,GU R,YANG X,et al. Adolescent lumbar disc herniation and hamstring tightness:review of 16 cases[J]. Spine,2006, 31(16):1810-1814.

[20] LIU N,CHEN Z,QI Q,et al. The relationship of symptomatic thoracolumbar disc herniation and Scheuermann's disease[J]. Eur Spine J,2014,23(5):1059-1066.

[21] HAINLINE B. Low-back pain in pregnancy[J]. Spine,1987,12(4):65-76.

[22] 郑英刚,胡有谷. 孕妇腰背痛调查[J]. 中华骨科杂志,1992,12(6):429-432.

[23] LABAN M M,RAPP N S,VAN OEYEN P,et al. The lumbar herniated disk of pregnancy:a report of six cases identified by magneric resonance imagcng[J]. Arch Phys Med Rehabil,1995,76(5):476-469.

[24] O'LAOIRE S A,CROCKARD H A,THOMAS D G. Prognosis for sphincter recovery after operation for cauda equina compression owing to lumbar disc prolapse[J]. Br Med J,1981,282(6279):1852-1854.

[25] PARRISH K M,HOLT V L,EASTERLING T R,et al. Effect of changes in maternal age,parity,and birth weight distribution on primary cesarean[J]. JAMA,1994,271(6):443-447.

[26] MACLENNAN A,GREEN R,NICOLSON R,et al. Serum relaxin and pelvic pain of pregnancy[J]. Lancet,1986,328(8501): 243-245.

[27] EVANS J A,SAVITZ D A,GILLEN J,et al. Infertility and pregnancy outcome among magnetic resonance imaging workers[J]. J Occup Med,1993,35(12):1191-1195.

[28] BROWN M D,LEVI A D. Surgery for lumbar disc herniation during pregnancy[J]. Spine,2001,26(4):440-443.

[29] KATZ J D,HOOK R,BARASH P G,et al. Fetal heart rate monitoring in pregnant patients undergoing surgery[J]. Am J Obstet Gynecol,1976,125(2):267-269.

[30] SIBAI B M. Hypertension in pregnancy//Gabbe S G,Niebyl J R,Simpson J L. Obstetrics:Normal and problem pregnancies[M]. 3rd ed. New York:Churchill Livingston,1996:935-996.

[31] HAYAKAWA K,MIZUTANI J,SUZUKI N,et al. Surgical management of the pregnant patient with lumbar disc herniation in the latter stage of the second trimester[J]. Spine,2016,42(3):E186-E189.

[32] BERKMANN S,FANDINO J. Pregnancy and childbirth after microsurgery for lumbar disc herniation[J]. Acta Neurochir,2012, 154(2):329-334.

[33] DUCATI L G,SILVA M V,BRANDÃO M M,et al. Intradural lumbar disc herniation:report of five cases with literature review [J]. Eur Spine J,2013,22(6):1437-1437.

[34] KRAJEWSKI K L,REGELSBERGER J. Intradural lumbar disc herniation associated with degenerative spine disease and rheumatoid arthritis[J]. Spine,2013,38(12):763-765.

[35] TEMPEL Z,ZHU X,MCDOWELL M M,et al. Severe intradural lumbar disc herniation with cranially oriented free fragment migration[J]. World Neurosurg,2016,92:582. e1-582. e4.

[36] NAM K H,HAN I H,CHO W H,et al. A pure fluid-filled intradural cyst associated with intradural disc herniation and possible pathogenesis:a case report[J]. Spine J,2013,13(11):e11-e15.

[37] TAKANO M,HIKATA T,NISHIMURA S,et al. Discography aids definitive diagnosis of posterior epidural migration of lumbar disc fragments:case report and literature review[J]. BMC Musculoskelet Disord,2017,18(1):151.

[38] TZUU-YUAN H,KUNG-SHING L,TAI-HSIN T,et al. Posterior epidural migration of sequestrated lumbar disc fragments into the bilateral facet joints:case report[J]. Neurosurgery,2011,69(5):1148-1151.

[39] AKHADDAR A,EL-ASRI A,BOUCETTA M,et al. Posterior epidural migration of a lumbar disc fragment:a series of 6 cases [J]. J Neurosurg Spine,2011,15(1):117-128.

[40] AKHADDAR A,BOULAHROUD O,ELASRI A,et al. Radicular interdural lumbar disc herniation[J]. Eur Spine J,2010,19 Suppl 2(Suppl 2):S149-S152.

[41] CHIBA K,TOYAMA Y,MATSUMOTO M,et al. Intraspinal cyst communicating with the intervertebral disc in the lumbar spine [J]. Spine,2001,26(19):2112-2118.

［42］ MARUSHIMA A,UEMURA K,SATO N,et al. Osteolytic lumbar discal cyst:case report[J]. Neurol Med Chir,2008,48(8): 363-366.

［43］ KOGA H,YONE K,YAMAMOTO T,et al. Percutaneous CT-guided puncture and steroid injection for the treatment of lumbar discal cyst:a case report[J]. Spine,2003,28(11):E212-E216.

［44］ 陈垒垒,李书忠,刘少停,等. 腰椎间盘囊肿 3 例报告[J]. 中国脊柱脊髓杂志,2014,24(9):862-864.

［45］ AYDIN S,KUCUKYURUK B,YILDIRIM H,et al. Acute formation of lumbar discal cyst:what is the mechanism? [J]. J Neurosurg Sci,2010,54(4):149-152.

［46］ ARSLAN E,DEMIRCI İ,ŞIMŞEK G,et al. Which treatment method should be preferred for lumbar discal cysts? A case report and a review of the literature[J]. Neurol Neurochir Pol,2014,48(1):71-75.

［47］ TAKESHIMA Y,TAKAHASHI T,HANAKITA J,et al. Lumbar discal cyst with spontaneous regression and subsequent occurrence of lumbar disc herniation[J]. Neurol Med Chir,2011,51(11):809-811.

［48］ YASUOKA H,NEMOTO O,KAWAGUCHI M,et al. Nerve root compression by gas containing lumbar disc herniation--case report [J]. Brain Nerve,2009,61(6):691-694.

［49］ PAN J,WANG Y,HUANG Y,et al. Coexistence of intervertebral disc herniation with intradural schwannoma in a lumbar segment:a case report[J]. World J Surg Oncol,2016,14:113.

［50］ 汪宇,刘先银,郭建恩,等. 非典型腰椎舒尔曼病所致椎间盘突出症的治疗[J]. 中国脊柱脊髓杂志,2011,21(5): 432-433.

［51］ KAHVECI R,ERGUNGOR M F,GUNAYDIN A,et al. Alkaptonuric patient presenting with "black" disc:a case report[J]. Acta Orthop Traumatol Turc,2013,47(2):134-138.

［52］ DING D,ANDREW J L,SCOTTER J,et al. Lumbar disc herniation exacerbating venous hypertension from a spinal perimedullary arteriovenous fistula of the filum terminale[J]. J Neurol Sci,2016,369:276-277.

［53］ ALEXIOU G A,STEFANAKI K,SFAKIANOS G,et al. Lumbar disc herniation in a child with cystic fibrosis:case report[J]. Arch Argent Pediatr,2014,112(2):e43-e45.

［54］ GERDAN V,AKAR S,SOLMAZ D,et al. Initial diagnosis of lumbar disc herniation is associated with a delay in diagnosis of ankylosing spondylitis[J]. J Rheumatol,2012,39(10):1996-1999.

［55］ SONMEZ E,YILMAZ C,CANER H,et al. Development of lumbar disc herniation following percutaneous vertebroplasty[J]. Spine,2010,35(3):E93-E95.

［56］ ORAKCIOGLU B,TRONG H P D,JUNGK C,et al. Against the odds:massive lumbar intradural disk herniation in the elderly [J]. Global Spine J,2015,5(5):e84-e87.

［57］ 罗文琪,李月影,李长宽,等. 硬脊膜内型腰椎间盘突出症的诊治进展[J]. 中国脊柱脊髓杂志,2017,27(3):272-275.

［58］ 张静涛,王林峰,申勇,等. 腰椎间盘突出术后复发破入硬脊膜囊一例[J]. 中华外科杂志,2012,50(11):1052-1052.

［59］ 彭新生,廖威明,何爱珊,等. 神经根内腰椎间盘突出症 1 例报道与文献复习[J]. 中国脊柱脊髓杂志,2004,14(6): 383-384.

［60］ BARBERÁ J,GONZALEZ-DARDER J,GARCÍA-VAZQUEZ F,et al. Intraradicular herniated lumbar disc. Case report[J]. J Neurosurg,1984,60(4):858-860.

第十五章

腰椎间盘突出症的鉴别诊断

腰椎间盘突出症是导致腰背痛及腿痛的主要疾病,由于以腰腿痛为主要症状的疾病种类繁多,因此腰椎间盘突出症的鉴别诊断非常复杂。有学者曾列举过 158 种可引起腰腿痛的疾病。虽然 CT、MRI 等新型影像学诊断技术的应用使腰椎间盘突出症的确诊率大大提高,但医师的临床诊断依然十分重要,且腰椎间盘突出和腰椎间盘突出症之间的鉴别尚需由医师加以判定,因而熟悉椎间盘突出症的鉴别诊断非常必要。

腰椎间盘突出症的主要临床表现为单纯腰背痛、一侧下肢的放射痛或腰痛合并下肢的放射痛。当椎间盘突出对神经根以机械性压迫为主,炎症反应较轻时,还可表现为下肢的麻木无力或间歇性跛行。另外,少数椎间盘突出症病例可表现为腹股沟及大腿前侧痛。在临床上出现上述症状时均需与其他可引起类似症状的疾病仔细鉴别。

第一节 腰背痛的鉴别

腰椎间盘突出症患者可仅表现为下腰部或腰骶部疼痛,而无典型的下肢放射性痛。腰背痛在临床上非常常见,据美国统计约 80% 的人群一生中有过不同程度的腰背痛,腰背痛患者约占所有就诊患者的 3%,但腰椎间盘突出症仅占腰背痛患者的 5%。也就是说绝大部分腰背痛并不是腰椎间盘突出引起的。因此,临床上遇到腰背痛患者要仔细鉴别。较常引起腰背痛的疾病如下。

一、腰骶部发育异常

据统计,25% ~ 50% 的人群有腰椎发育异常。最常见的有腰骶椎隐裂、移行椎和腰椎椎弓峡部裂。

(一)腰骶椎隐裂

L_5 及 S_1 椎弓不愈合,是脊柱腰骶椎最常见的先天性异常。腰骶裂的发生率报道不一,有学者在 550 例无症状者的腰部 X 线片中发现存在隐裂者占 18.6%。在 500 例椎板切除者中,发现有 18.2% 存在隐裂。经观察,400 例骶骨标本,发现存在 S_1 及 S_2 隐裂者占 28.7%。青岛大学附属医院统计 800 例腰背痛患者的腰椎 X 线片,发现其中 123 例存在骶裂,6 例 L_5 椎弓未愈,6 例 L_5 及 S_1 裂,共计 135 例,占 16.8%。而在 100 例无腰痛的大学生的腰椎 X 线片中,骶裂出现率高达 24%。另统计 200 例腰椎间盘突出症病例,其中合并骶裂者为 18.5%(图 15-1)。

隐裂一般无症状,但隐裂较大者局部构造较脆弱,易因劳损而产生慢性腰痛。骶裂伴游离棘突者,在弯腰时棘突刺激硬脊膜也可造成腰痛。有的观点是隐裂处硬脊膜表面的纤维脂肪团可压迫硬脊膜及神经根产生腰痛。当骶裂伴有 L_5 棘突肥大,腰椎后伸时棘突可刺激裂隙间的纤维膜或缺损椎板残端产生疼痛,当纤维膜与硬脊膜或神经根产生粘连时,则可引起下肢的放射痛。

有研究报道 46 例脊椎隐裂,15 例出现坐骨神经痛,手术证实有 8 例合并椎间盘突出,突出水平在上一个间隙。因此,临床对有脊椎隐裂而伴有明显坐骨神经痛者,应仔细分析隐裂的性质及其症状与体征的特点,如有明显的神经根定位征,应考虑有椎间盘突出的可能。

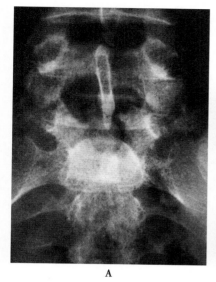
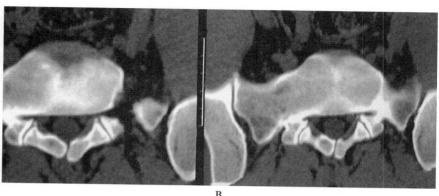

图 15-1　骶裂
A. X 线片示骶裂；B. CT 示椎弓未愈，骶裂。

（二）移行椎

脊柱分为颈、胸、腰、骶、尾五段,各段相邻处的椎骨有时具有另一节段的特征,称为移行椎。移行椎最常发生于腰骶段,可表现为腰椎骶化或骶椎腰化。腰椎骶化是指 L_5 与骶骨融合在一起共同构成一块骶骨。骶椎腰化是指 S_1 向腰椎移行,与 S_2 分开,形成腰椎样形态,造成腰椎数目为 6 个,骶椎数目为 4 个的现象（图 15-2）。

虽然腰骶移行椎并不一定产生症状,但存在腰骶移行椎者腰背痛的发生率较一般群体高。多位学者分析了腰骶移行椎产生腰背痛的病理基础。骶化的腰椎和腰化的骶椎系先天畸形,椎体发育不全,常常出现歪斜,两个横突也大小不等,因此腰骶关节的关系变得复杂,失去了正常的稳定性。腰椎骶化导致腰痛的可能机制有:①肥大的横突与髂骨间空隙较小,对附近筋膜组织产生刺激或压迫 L_5 神经后侧支（Richard 病）。②肥大的横突与骶骨部摩擦,产生继发性滑囊及滑囊炎。肥大的横突与骶骨形成假关节者,因关节间

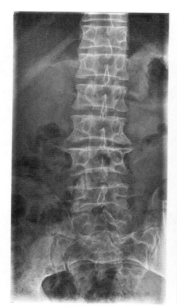
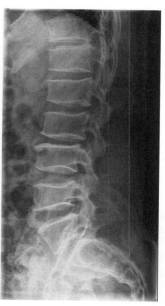

图 15-2　腰椎正、侧位 X 线片示骶椎腰化

软骨较薄易受摩擦产生骨关节炎。③移行椎的上一个椎间盘应力集中,易退变,致椎间盘突出发生率增高。末位腰椎横突发育异常,改变了脊柱生物力学的杠杆支点,尤其是非对称性畸形者,两侧关节突关节应力载荷不对称,椎间盘退变加速,纤维环撕裂可诱发腰腿痛,因此有人称其为关节突源性疼痛（facetogenic pain）。单侧畸形较双侧畸形腰痛症状更加明显,如患侧未融合形成假关节,运动增多,可迅速发生创伤性关节炎,同侧发生疼痛。

存在腰骶移行椎时,腰椎数目的增加或减少,使运动范围改变及应力加大,使其稳定性减弱,腰部肌肉、韧带的负荷随之加重,易发生劳损,增加了外伤机会。腰骶移行椎的上一个椎间盘应力集中,容易发生退行性变,致椎间盘突出的发生率增高。

　　腰椎骶化和骶椎腰化最常见的临床症状是下腰痛,这种慢性劳损性疼痛多于活动后加重,休息后减轻。另一常见症状为下肢痛,主要原因为该处软组织的慢性劳损,出现充血、水肿、渗出、增生等炎症反应,使腰骶神经分支受到压迫或刺激,而反射性出现下肢神经痛症状。1917 年,Bertolotti 首次描述这种异常,并认为其与慢性持续性下腰痛和下肢疼痛不适等症状密切相关,以后称之为 Bertolotti 综合征。腰骶移行椎局部应力增加,邻近椎间盘发生退变并突出导致腰椎间盘突出症,出现下腰痛和坐骨神经痛,因此应予以鉴别诊断。

　　腰骶椎和骨盆的正位 X 线片检查有助于确定腰骶移行椎为腰椎骶化还是骶椎腰化。Castellvi 将腰椎骶化分为四种类型(图 15-3):Ⅰ 型为大的三角形横突,宽度至少 19mm,单侧者为 Ⅰ A 型,双侧者为 Ⅰ B 型;Ⅱ 型为大的横突与骶骨形成假关节,单侧为 Ⅱ A 型,双侧为 Ⅱ B 型;Ⅲ 型为横突与骶骨骨性融合,单侧为 Ⅲ A 型,双侧为 Ⅲ B 型;Ⅳ 型为混合型,一侧横突与骶骨形成假关节,另一侧为骨性融合。正常 S_3 骶孔平小骨盆环,由此向头端方向确定 S_2 骶孔和 S_1 骶孔,若 S_1 以上有椎间隙则为 L_5S_1 间隙,若无间隙和一侧或双侧横突与髂骨相连,则为腰椎骶化。若无 S_1 骶孔并在此节段有椎间隙则为骶椎腰化(图 15-4)。

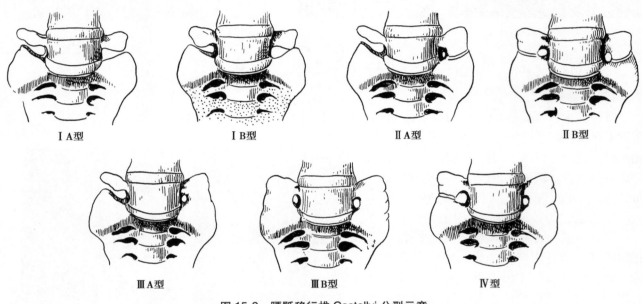

Ⅰ A型　　　　　Ⅰ B型　　　　　Ⅱ A型　　　　　Ⅱ B型

Ⅲ A型　　　　　Ⅲ B型　　　　　Ⅳ型

图 15-3　腰骶移行椎 Castellvi 分型示意

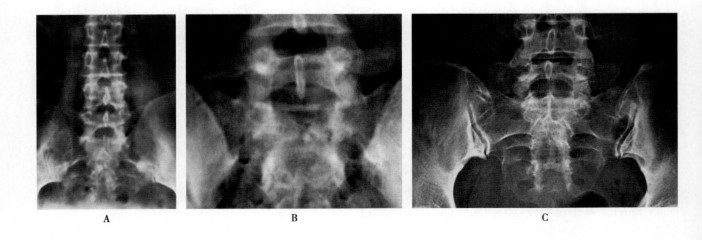

A　　　　　　　　　B　　　　　　　　　C

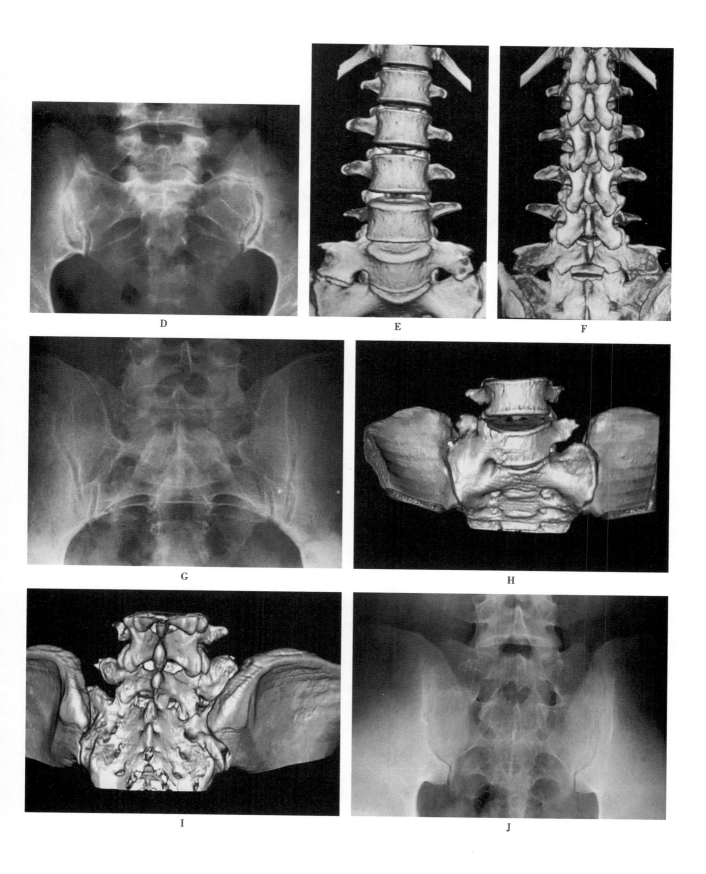

D

E

F

G

H

I

J

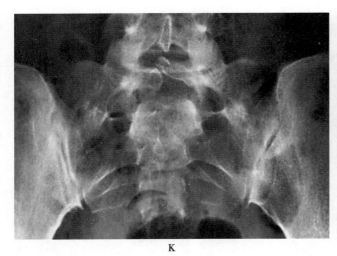
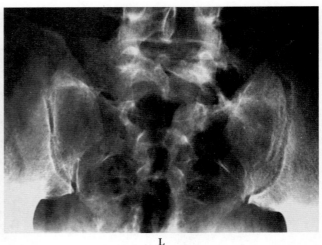

K　　　　　　　　　　　　　　　　　L

图 15-4　腰骶移行椎 Castellvi 分型影像学表现

A. Ⅰ A 型正位 X 线片;B. Ⅰ B 型正位 X 线片;C. Ⅱ A 型正位 X 线片;D. Ⅱ B 型正位 X 线片;E. Ⅱ B 型腹侧位 CT 三维重建;F. Ⅱ B 型背侧位 CT 三维重建;G. Ⅲ A 型正位 X 线片;H. Ⅲ A 型腹侧位 CT 三维重建;I. Ⅲ A 型背侧位 CT 三维重建;J、K. Ⅲ B 型正位 X 线片;L. Ⅳ 型正位 X 线片。

腰骶移行椎的总发生率为 18.3%,但在腰椎间盘突出症组腰骶移行椎的发生率为 52.7%。腰椎间盘突出症组合并移行椎者,椎间盘突出发生于移行椎上一间隙者为 58.3%,单侧移行椎椎间盘突出发生在移行椎畸形同侧者占 75.9%,其中在移行椎上一间隙者占 81.8%;发生在移行椎畸形对侧者占 17.2%,其中在其下一间隙者占 80.0%。腰骶移行椎与腰椎间盘突出有着密切关系,是诱发腰椎间盘突出症的重要危险因素之一。

有的报道中移行椎占腰椎间盘突出症手术患者的 51.3%,有的报道中腰椎间盘突出症患者中腰骶移行椎的发生率为 30% 左右。

移行椎引起腰椎间盘突出症的原因是在有移行椎存在时脊柱侧凸和脊柱旋转的发生率明显增高,改变了腰椎受影响节段的生物力学传导,使移行椎的上一个或下一个椎间盘局部承受的负荷增加,加速了椎间盘的退化,特别是当椎体移行不完全时,两侧受力不均,移行椎体双侧的负重不平衡,导致椎体间的稳定性减弱,最终发生腰椎间盘突出。

(三) 腰椎椎弓峡部裂与腰椎滑脱

腰椎椎弓峡部裂是指椎弓峡部缺损或断裂。腰椎椎弓峡部裂性滑脱(isthmic spondylolisthesis)又称真性滑脱,系腰椎弓崩裂或椎弓部缺陷,使相邻上一椎体向前滑脱。

腰椎椎弓峡部裂多为双侧性,其出现率一般占成人的 5% 左右。但各种族腰椎椎弓峡部裂的发病率不一,我国的发病率约为 9%,通过 X 线片发现腰椎椎弓峡部裂发生率为 5.4%。青岛大学附属医院由 X 线片发现腰椎弓崩裂 151 例,约占门诊腰椎 X 线片的 5% 左右。腰椎弓崩裂并有滑脱者约占 45%,多为 Ⅰ 度滑脱,但也有滑脱超出整个下一椎体上面的 Ⅳ 度滑脱。

1. 腰椎椎弓峡部裂的成因　腰椎椎弓峡部裂多数发生在幼年,但往往中年以后才出现症状,少数在青壮年时发生,其确切原因不详。可能的机制为:①腰椎椎弓骨化核分离。②遗传性发育不良。遗传性腰椎椎弓缺陷或发育不良,当腰椎椎弓反复疲劳骨折又自行愈合,使得椎弓延长变细,当骨吸收超过成骨速率则造成崩裂。③产伤。④力学因素。人体腰椎支持结构本身具有向前、向下的趋势,直立时垂直负荷应力作用于腰椎椎弓峡部。当 L_5 椎弓峡部为骶骨的上关节突及 L_4 的下关节突嵌压,所受的应力更大,最终使椎弓峡部磨损断裂。目前普遍接受的观点是,在腰椎椎弓峡部先天结构薄弱的基础上,受到特殊的异常应力作用而产生的腰椎椎弓峡部疲劳性骨折。发生于 L_5 椎弓者约占 70%,发生于 L_4 椎弓者约占 23%,8% 的患者存在两个以上的腰椎椎弓峡部裂。

2. 症状产生的机制　许多腰椎椎弓峡部裂的患者不出现症状,只是在查体或因其他性质的腰痛行 X 线片检查时才被发现,但由于腰椎椎弓峡部的断裂和不稳,以及椎体滑脱,可产生不同程度的腰痛或合并腿痛。腰腿痛的程度除了与脊柱周围结构的代偿能力有关外，还取决于继发性损害的程度，如关节突增生、椎管狭窄、马尾神经和神经根的受压等因素。

产生神经症状的原因包括：①峡部裂处由于瘢痕和纤维组织的增生或腰椎椎弓峡部裂两断端间的位移，刺激了从其下方经过的神经根，即 L_5 峡部裂影响 L_5 神经根。由于腰椎椎弓峡部裂处的两侧所受应力不对称，两侧的症状可轻重不一。②腰椎椎弓峡部裂的椎体向前移位和下一椎体相对后移，致使向后方压迫硬脊膜囊及马尾神经，造成腰椎椎弓峡部裂平面以下一对以上的神经根受损，如 L_5 椎体滑脱可导致 L_5 和 S_1 以下的马尾神经受损。③腰椎椎弓峡部裂所致腰椎运动节段不稳使神经受到牵拉刺激。

3. 临床症状和体征　腰椎椎弓峡部裂合并腰椎滑脱者病程一般较长，患者可有长期慢性腰背痛，劳累后加重、休息后减轻，平日无明显加重或缓解期。出现一侧或两侧坐骨神经痛，神经根性症状不如腰椎间盘突出症明显，且常表现为两侧症状或一侧症状轻而另一侧重。极少数严重者因马尾神经受压出现马尾综合征，表现为下肢无力和大小便障碍。

检查见下腰段前凸增加或保护性强直。腰椎滑脱较重者可于腰骶交界处出现典型的小凹，棘突间有台阶感，腰椎活动受限。直腿抬高试验可呈一侧或两侧阳性，但较腰椎间盘突出症疼痛轻。出现马尾综合征者，可有不同程度的下肢感觉、运动和括约肌功能障碍。

4. X 线检查和 CT 检查

（1）腰椎椎弓峡部裂征象：腰椎正侧位 X 线片不易显示峡部病变，但通过仔细观察可发现在椎弓根阴影下方有一密度减低的斜行或水平裂隙（图 15-5）。腰椎斜位 X 线片对椎弓附件结构显示较清楚，貌似苏格兰狗，上关节突轮廓似"狗耳"，横突似"狗嘴"，椎弓根似"狗眼"，腰椎椎弓峡部似"狗颈部"（图 15-6）。腰椎椎弓峡部崩裂时，于"狗颈部"可见裂隙（图 15-7）。水平面 CT 图像可见椎弓峡部有断裂征象，矢状面 CT 三维重建可见清晰的崩裂部位（图 15-8）。

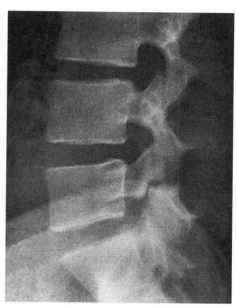

图 15-5　腰椎侧位 X 线片见椎弓根下方一密度减低的斜形裂隙

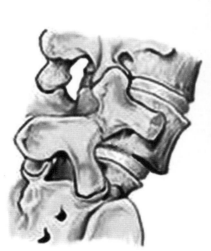
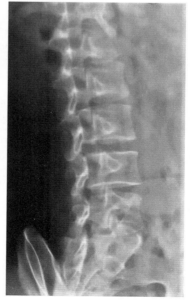

图 15-6　腰椎斜位 X 线片示椎弓附件呈苏格兰狗形状

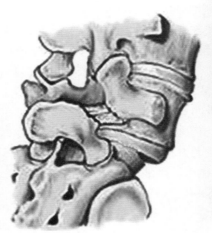

图 15-7 腰椎椎弓峡部崩裂时，"狗颈部"可见裂隙

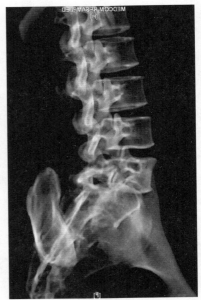

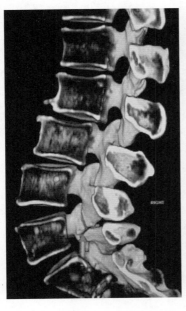

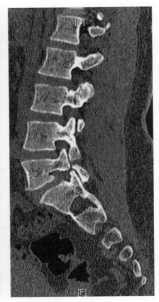

图 15-8 腰椎椎弓峡部崩裂时，矢状面 CT 可清晰显示崩裂部位

（2）腰椎滑脱征象：腰椎侧位 X 线片示上一椎体对下一椎体发生向前位移。依据 Ullmann 征进行滑脱分度，由于腰椎椎弓峡部崩裂性滑脱大部分发生于 L_5 椎体，在骶椎前面做一平行于腰骶间隙的垂直线，正常状态此线上端恰在 L_5 椎体前下角或略前方，若此线与上一椎体相交则为腰椎滑脱。将腰椎椎体分为四等份，该线在腰椎椎体前方第一等份称为 I 度滑脱，依此类推共分为四度（图 15-9）。

腰椎椎弓峡部裂可在同间隙或相邻间隙合并腰椎间盘突出，出现单侧或双侧坐骨神经痛。有学者报道腰椎椎弓峡部裂合并腰椎滑脱和腰椎间盘突出症 15 例，包括男性 13 例，女性 2 例；其中 11 例腰椎间盘突出与腰椎椎弓峡部裂合并腰椎滑脱的平面相同，4 例腰椎间盘突出高于腰椎滑脱平面。其症状特点为明显的单神经根受压症状。产生的症状与滑脱关系小，而与椎间盘突出压迫神经有明显关系。行椎间盘造影或 CT 检查可明确诊断。CT 检查应注意 CT 切层，勿将椎间盘与滑脱椎体切在同一层次，

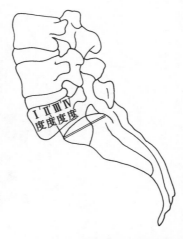

图 15-9 Ullmann 征滑脱分度

以免误诊为椎间盘膨出或侧隐窝狭窄(图 15-10、图 15-11)。注意椎间盘突出多压迫下一神经根,而腰椎椎弓峡部裂合并腰椎滑脱则多累及同一神经根。有学者报道,腰椎椎弓峡部裂合并腰椎间盘突出者不常见。

腰椎椎弓峡部裂并滑脱和腰椎间盘突出症通过临床及 X 线检查,两者不难鉴别。

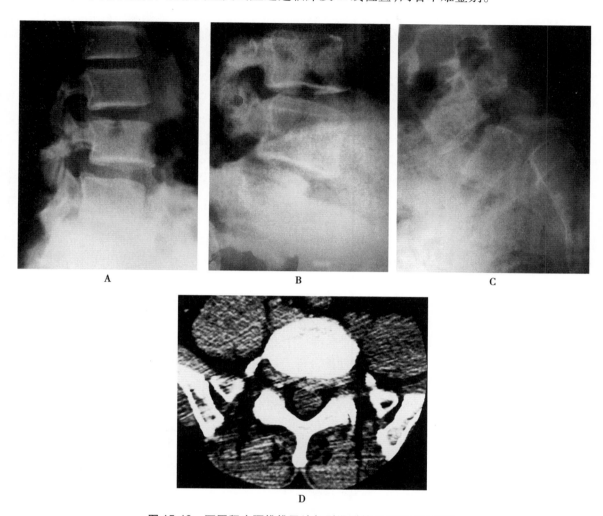

图 15-10　不同程度腰椎椎弓峡部裂滑脱的 X 线和 CT 表现

A. L$_4$ 椎弓峡部崩裂滑脱,侧位 X 线片示 L$_{4/5}$ Ⅰ度滑脱;B. 腰椎椎弓峡部崩裂,L$_{4/5}$ Ⅱ度滑脱;C. L$_5$ 椎体向前 Ⅴ度滑脱;D. CT 示腰椎滑脱节段椎间盘后移影。

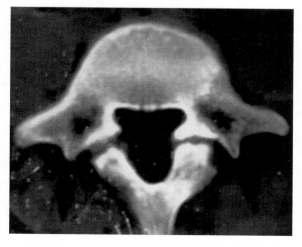

图 15-11　椎弓根层面 CT 示腰椎椎弓双侧峡部裂

二、损伤性腰椎疾病

(一) 急性损伤

1. 急性腰扭伤　急性腰扭伤是指腰部软组织(肌肉、韧带、筋膜)的急性损伤并引起腰痛。损伤的原因可为搬重物或抬物时失足致肌肉韧带损伤,也可在平时弯腰或伸腰时因肌肉活动失调而导致。就诊时患者多处于强迫体位,两手扶腰,行动谨慎。任何涉及腰部肌肉的动作均可诱发或加重疼痛,疼痛可局限于腰部,也可牵涉到臀部、大腿后部,卧床姿势适当时疼痛可明显减轻。

检查时,可见腰椎前凸多变平,可有侧凸,因剧烈疼痛而拒绝各方活动。竖脊肌痉挛,压痛多在 L_3 横突、$L_{4/5}$ 或 L_5S_1 棘突间,或髂后上棘,但也有的痛点深在,不易定位。直腿抬高试验常因腰部疼痛剧烈而受限,但多不表现为坐骨神经走行区的放射性痛。屈髋、屈膝亦可引起疼痛。累及骶髂关节者,4 字试验可为阳性;累及深部关节突关节者转身时疼痛加重。

腰痛痛点局限者可用 0.5% 普鲁卡因 20ml 局部浸润,疼痛可立即减轻或缓解。卧床休息并给以镇静止痛药,一般 5~7 天即可缓解。但如治疗不彻底或日后劳累、受风寒时易引起局部不适甚至疼痛,形成慢性腰部劳损。

部分急性腰扭伤虽最初仅有腰痛,但可逐渐发展为典型的腰椎间盘突出症。部分腰扭伤实际是腰椎间盘突出的急性发作。这些患者在初起时伴有大腿后侧痛,以后发展至小腿放射痛。因此,诊断为腰扭伤的患者如保守治疗 1~2 周症状不缓解,应行腰椎影像学检查,以排除腰椎间盘突出症。

2. 腰椎骨折　高能量外伤所导致的腰背痛,首先要排除腰椎骨折的诊断。发生于低能量损伤所致的腰椎骨折多为骨质疏松症所致压缩性骨折。骨质疏松症为最常见的老年性疾病之一,是以骨量下降、骨组织微结构退变、骨力学性能减退、易发生骨折为特征的全身性进行性发展的骨代谢性疾病。骨质疏松性骨折是在轻微暴力甚至无明显创伤的情况下发生的骨折,系病理性骨折的一种。此类骨折在腰背痛的临床诊断中具有重要意义。研究报道显示,仅有 30% 的骨质疏松性压缩性骨折得到临床诊断和治疗。因此,老年患者发生剧烈腰背痛时应常规行腰椎正侧位 X 线检查,以便及时发现腰椎骨折。老年患者慢性腰背痛时需进一步行腰椎 MR 检查,以鉴别腰椎压缩性骨折是新发骨折抑或是陈旧性骨折,由此判断导致腰背痛的"责任椎"。新发骨折的 MRI 信号特点是长 T_1 长 T_2,压脂像上均为高信号,与相邻正常椎体 MRI 信号有明显的区别(图 15-12)。而陈旧性骨折的信号特点与邻近其他椎体的信号特点相似,或表现为长 T_1 短 T_2 信号(图 15-13)。

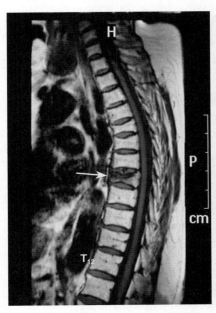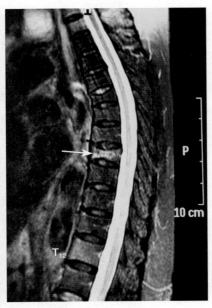

图 15-12　胸椎 MRI 示 T_8 椎体压缩性骨折(箭头所示)
伤椎呈长 T_1 长 T_2 信号特点,压脂像为高信号。

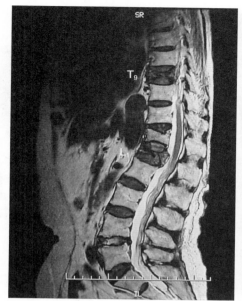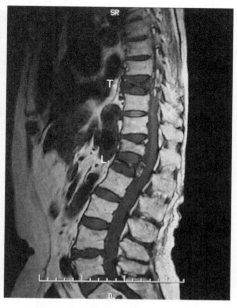

图 15-13 腰椎 MRI 示 T$_9$、L$_1$ 椎体陈旧性压缩骨折
伤椎呈长 T$_1$ 短 T$_2$ 信号特点。

（二）慢性损伤

1. **腰部慢性劳损** 腰部慢性劳损多为急性损伤后未完全恢复所致。部分患者虽无明显急性损伤史,但因工作姿势不良,或长期处于某一特定姿势,以及长期腰部过度劳累,亦可产生慢性劳损性腰痛。

患者每天劳累时感腰部钝痛或酸痛,可牵涉到臀部及大腿后,不能胜任弯腰工作,难以久立,卧床则减轻。病程中症状时轻时重,但不能完全缓解。

检查时腰部无畸形,屈、伸、侧弯亦无明显障碍,在竖脊肌、髂后上棘处、腰部软组织或臀肌处可有压痛点,不出现典型的坐骨神经痛症状。

2. **腰椎棘上或棘间韧带损伤** 腰椎棘上或棘间韧带损伤是腰痛的常见原因之一,占门诊慢性腰痛病例的 5% ~ 10%。棘上韧带位于棘突尖部,系连结胸、腰椎棘突的致密结缔组织构成的条索。腰椎棘上韧带远端止于腰椎棘突,其中 73% 止于 L$_4$ 棘突,22% 止于 L$_3$ 棘突,5% 止于 L$_5$ 棘突,L$_5$S$_1$ 无棘上韧带。腰椎棘上韧带的主要功能是限制腰椎的屈曲运动。随着年龄的增长,韧带组织出现退行性变而容易损伤。当脊柱前屈到一定程度时,竖脊肌松弛,此时脊柱姿势主要由韧带维持,位于脊柱活动段与固定段交界处的 L$_5$S$_1$ 或 L$_{4/5}$ 之间的棘间韧带,因无棘上韧带的保护,更易损伤或断裂。

80% 的患者有损伤史,弯腰时感下腰部酸痛无力,压痛常局限于 L$_1$ ~ L$_5$ 棘突顶部或 L$_{4/5}$ 或 L$_5$S$_1$ 棘间,有时触到有韧带剥离感,行局部封闭可缓解疼痛。

3. **纤维织炎** 又称肌筋膜炎,是腰腿痛疾病中最常见的一类疾病。1900 年,Adler 首先报道了纤维织炎。1948 年,有学者明确提出以软组织疼痛和压痛为特征的纤维织炎。

本症常继发于外伤、劳损治疗不彻底及处于潮湿环境后,也常与脊柱退行性疾病交织在一起,一般认为此症在骨科门诊占腰腿痛患者就诊率的 15% ~ 30%。具备特有的症候群。

患者常感腰骶部不同程度的疼痛,皮肤麻木不能久坐,夜晚翻身困难,晨起尤重,腰部僵硬酸痛,在少量活动后疼痛减轻。部分患者在劳动时不受影响,但过劳后晚上或次日症状加重,阴雨天重,温暖环境下轻,遇热及按摩后感舒适。脊神经脊膜支受到刺激可引起下肢的牵涉痛。此种腰背痛病程长短不一,短者几天,长者可数年,并且常在首次发病后反复发作。

检查时因肌肉保护性痉挛出现脊柱侧凸和运动受限,扪之可及局部皮下组织增厚。大部分患者能扪及痛性结节或条索感。压迫痛性结节,除引起局部疼痛外还放射至其他部位。于痛点行普鲁卡因封闭,疼痛可缓解或消失,化验检查多正常,少数有红细胞沉降率(简称红细胞沉降率)升高及抗O测定增高。

肌筋膜炎患者的MR腰背部检查,压脂像可见片状高信号区(图15-14、图15-15)。

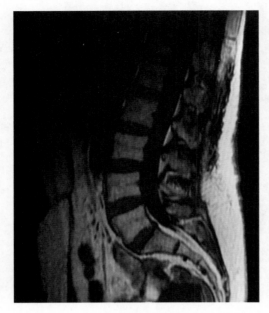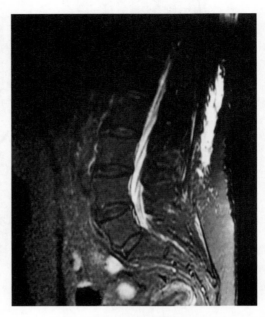

图15-14 T₁WI示腰背部软组织片状低信号区   图15-15 MRI腰背部软组织压脂像可见片状高信号区

纤维织炎的主要表现为:①局部或弥漫性界限不清的疼痛;②局限性软组织压痛点;③软组织扪及痛性结节或条索感。加强体育锻炼,注意防寒,避免出汗时吹凉风或冷水浴,有利于预防该病的发生。非甾体抗炎药(NSAIDs)为治疗纤维织炎的常用药物。但此类药物有较多的胃肠道等副作用,不宜长期服用。有痛性结节者局部封闭可有良好效果。有时痛性结节与皮神经穿出筋膜处一致,切除此神经或脂肪疝可治愈。

4. L₃横突综合征 L₃横突综合征是指以L₃横突部明显压痛为特点的腰部软组织损伤。腰椎横突位于腰椎两侧,依靠韧带和肌肉来维持其稳定性,横突有腰大肌、腰方肌起点,并附有腹横肌、背阔肌的深部筋膜。腰部活动频繁,而L₃横突居于全腰椎的中心,是调节平衡的枢纽,是腰部活动中受力的集中点,抗应力大,劳损机会多。另外,L₃横突在腰椎横突中最长,当腰、腹部肌肉强力收缩时,其末端所受到的拉应力最大。因此,L₃横突上附着的肌肉筋膜容易发生牵拉伤,引起局部组织的炎性渗出、充血、肿胀,继而发生纤维组织、纤维软骨等的增生。由于邻近于腰椎横突的腰神经后支的外侧支受到刺激,产生腰部及臀部疼痛,引起腰骶肌痉挛。L₃横突尖端后方紧贴着L₂神经根的后支,当腰前屈及向对侧弯时,易受到牵拉与磨损而导致其支配区产生疼痛、麻木等症状。L₂神经根前支受累可引发髂部及大腿前侧放射性疼痛,少数放射至会阴部。L₃横突前方有腰丛神经的股外侧皮神经干通过,分布至大腿外侧及膝部,故也可产生股外侧皮神经痛的症状。

L₃横突综合征可发生于腰部慢性损伤或急性腰部扭伤时,引起L₃横突周围的肌肉和筋膜等软组织损伤,而后导致横突周围软组织瘢痕粘连、筋膜增厚和肌肉痉挛,产生相应的症状。

患者常感腰痛或腰臀部的弥漫性疼痛,并可向大腿后侧放射到膝关节以上。腰部活动如弯腰、旋转腰部时,疼痛可加剧,咳嗽和喷嚏等增加腹压时无影响,严重时翻身及步行困难。检查时,L₃横突尖部有明显压痛,可触及条索状硬结。臀上皮神经分布区皮肤感觉异常,并沿臀上皮神经走行有压痛。多数患者可合并患侧股内收肌紧张,并在该肌耻骨起点处有压痛。X线检查可见患侧L₃横突肥大。

L₃横突综合征与腰椎间盘突出症的鉴别,表现为压痛点的部位不同。L₃横突综合征压痛点的部位在竖脊肌外缘L₃横突尖端处。下肢痛不表现为如腰椎间盘突出症的神经根性痛。直腿抬高试验阴性。CT和MR检查可明确腰椎间盘突出症的诊断。

5. 臀上皮神经卡压综合征 臀上皮神经为L₁~L₃神经后支的外侧支,在股骨大转子与L₃间连线交于髂嵴处平行穿出深筋膜,分布于臀部皮肤。当竖脊肌损伤或痉挛时,臀上皮神经易受牵拉或挤压,尤其在髂嵴处,躯干伸展和转动幅度大、受力大,很容易在骨纤维管处被拉伤。软组织的无菌性炎症,使骨纤维管表面粗糙,同时肌筋膜反复炎性损伤引起局部增生,形成瘢痕,对神经产生机械性卡压,而引起顽固的疼痛。臀上皮神经容易在劳动中因弯腰过久、躯干左右旋转时受到损伤,造成严重的腰臀部疼痛,产生一系列症状,称为臀上皮神经综合征。

臀上皮神经卡压综合征由外伤或各种不明显的慢性损伤及受凉等引起。主要症状为腰、臀部弥散性钝痛、酸痛或刺痛,尤以髂嵴中部附近较明显,活动时疼痛及麻木加重。疼痛可向大腿后外侧扩散,但范围一般不超过膝部,可伴有腰、臀、大腿部麻木感。检查时,髂嵴中点下两横指处有明显压痛点,部分病例在该处可扪及条索状物。触压时,患者感到酸胀、麻木、疼痛难忍,可沿臀、小腿的外侧放射到小腿下部。躯干侧弯屈伸试验,可出现患侧臀部的牵扯痛。

臀上皮神经卡压综合征与腰椎间盘突出症的鉴别要点为在臀上皮神经跨越髂嵴处有明确的压痛点。压痛点局部封闭效果明显,而影像学检查无腰椎间盘突出症的征象。

三、腰椎退变性疾病

腰椎退变性疾病如退变性腰椎滑脱、腰椎不稳、退变性脊柱侧凸及后纵韧带骨化等,其病理基础是椎间盘的退行性变。腰椎退变性疾病可表现为下腰痛、神经根性痛、下肢无力和间歇性跛行等临床症状,与腰椎间盘突出症有相似之处,临床上需要与之鉴别。

(一)退变性腰椎滑脱症

腰椎运动节段由三关节复合体构成。关节突关节为可活动的滑膜关节,随着椎间盘的退变,椎间隙逐渐变窄,关节突关节的负荷加重,关节囊松弛,致上、下关节面相互撞击损害,小关节突的相互制约能力逐步减弱,致使椎体前、后位移,即为退变性腰椎滑脱。本症最初由 Junghanns 命名为假性滑脱,以区别于因腰椎椎弓峡部裂所致的滑脱。有学者认识到关节突关节退变为本症之特征,特称其为退变性腰椎滑脱。

退变性腰椎滑脱最常见的部位是 $L_{4/5}$,偶尔发生在 $L_{3/4}$ 和 L_5S_1。女性明显多于男性,男女比例约为 $1:3$。发病年龄多在 40 岁以上、更年期后,平均发病年龄为 60 岁。腰椎退变性滑脱症状轻重不一,将其归为三类:第一类,表现为下腰痛,神经根未受累,无腿痛。由于关节突关节退变所产生的骨关节炎使休息时腰部僵硬不适,热敷或理疗可使疼痛减轻;第二类,表现为坐骨神经痛,坐骨神经支配区可有感觉运动障碍。因退变增生产生的神经压迫可产生类似椎间盘突出症的神经障碍症状,感觉减退、肌力下降,但直腿抬高阳性者少见;第三类,因腰椎滑脱使同一水平出椎间孔的神经出口根和下一神经行走根皆受压,产生间歇性跛行。神经根卡压所引起的临床症状和体征与患者的体位和姿势有关,当站立位和行走时,腰椎前凸、重心前移,腰椎滑脱的倾向明显,卡压神经根的通道进一步狭窄,压迫加重。因此,患者在症状发作期间多喜侧卧、卷曲身体,这种特定体位可使神经根受压程度减轻,疼痛得以缓解。如表现为急性坐骨神经痛,多为腰椎间盘突出所致。

X 线片可见椎体前、后滑移,椎间隙狭窄,牵引性骨刺,棘突和关节突关节排列不对称等征象。腰椎滑脱程度一般不超过 20%,即Ⅰ度~Ⅱ度(图 15-16)。腰椎滑脱多发生于 $L_{4/5}$ 间,其次是 L_5S_1 及 $L_{3/4}$ 间。腰椎 CT 检查不仅可以显示椎体异常,还能清楚地显示椎间盘、椎间关节的结构和软组织异常。关节突关节真空征是椎间关节突关节退变的重要表现,也是退变性滑脱的重要 CT 征象。MRI 可从多平面显示脊柱移位和硬脊膜囊受压情况,对整体评价腰椎各椎间盘退变情况、椎管狭窄程度、是否合并腰椎其他疾病具有重要意义,也是与单纯腰椎间盘突

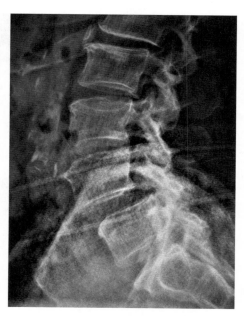

图 15-16　腰椎侧位 X 线片示 $L_{4/5}$ 退行性腰椎滑脱Ⅱ度

出症鉴别的重要手段。

（二）退变性腰椎不稳

White 和 Panjabi 将腰椎不稳定义为脊柱丧失了在生理状态下维持椎体间稳定的能力，但尚无对神经根、脊髓的压迫，另外尚无因结构改变而出现畸形或疼痛。在生物力学方面，脊柱不稳可解释为运动节段间的刚度（stiffness）丢失，受力后运动节段出现位移。Frymoyer 和 Selby 进一步将其延伸为症状性不稳，即在缺乏新的损伤的情况下，正常载荷即可在椎体间造成大的位移和畸形。Kirkaldy-Willis 和 Fanfan 将腰椎不稳分为四个类型：Ⅰ型是轴性旋转不稳；Ⅱ型为侧方位移不稳；Ⅲ型为后方位移不稳；Ⅳ型是术后不稳，是由于广泛的后方结构切除导致，常见向前半脱位。

退变性腰椎不稳起始于椎间关节突关节退变。Kirkaldy-Willis 将椎间关节退变的过程分为三期。

1. **暂时性功能障碍期**　表现为髓核退变、纤维环撕裂、关节炎。没有神经损害，没有明显畸形，亦没有导致能力丧失的严重疼痛。

2. **不稳定期**　表现为后方关节突关节和韧带松弛，椎间高度减低，脊柱运动节段活动度增加。腰椎退变，脊柱运动节段损伤，减弱肌肉的功能，更加重腰椎节段不稳定性，即使轻微的不稳定亦可导致严重的功能障碍。

3. **稳定重建期**　随着病程的进展，关节突关节骨性融合，椎间骨桥形成，重建了脊柱的稳定性。

临床诊断腰椎不稳较为困难。

临床症状主要表现为：①反复发作的下腰痛；②活动或轻微用力即可引发下腰痛；③休息或理疗按摩可使症状缓解；④腰围或支具外固定治疗有效；⑤疼痛极易复发。

查体时可有腰部压痛、椎旁肌痉挛、腰椎侧凸、腰部可有阶梯感、椎旁肌肥大。

X 线片是诊断腰椎不稳的主要方法。过伸、过屈动态的 X 线片是目前临床评估腰椎不稳的重要手段，可通过计算脊柱不同运动节段的各种参数来评估脊柱的稳定性。站立位腰椎过屈、过伸侧位 X 线片显示椎体位移超过 3~4mm 或椎间成 10°~15°角，则有诊断意义。Sprstt 综合了多位观察者的测量方法后，认为腰椎不稳的诊断标准为在腰椎动态侧位 X 线片显示 $L_{3/4}$ 和 $L_{4/5}$ 前移 4mm、L_5S_1 前移 5mm。站立位拍摄腰椎过屈、过伸侧位 X 线片，尚可观察是否存在腰椎旋转不稳定和腰椎滑移不稳定，以及椎体前屈时异常的前倾活动（图 15-17）。腰椎滑移不稳定分为前滑移、后滑移及侧滑移（图 15-18）。目前 CT 及 MRI 对于腰椎不稳的诊断价值较小。

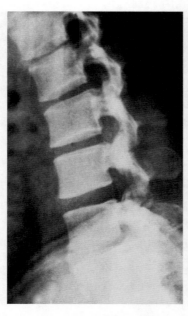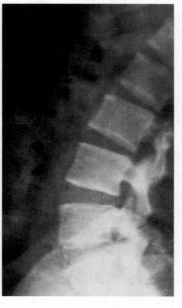

图 15-17　退行性腰椎不稳，腰椎过屈、过伸侧位 X 线片显示 L_5S_1 间角度位移>15°，水平面滑移超过 3mm

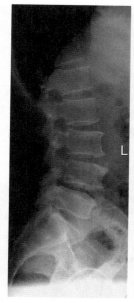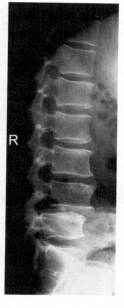

图 15-18　退行性腰椎不稳,腰椎过伸、过屈侧位 X 线片示 L$_{4/5}$ 间水平面滑移超过 3mm

对于腰椎不稳而言,影像学诊断与临床诊断应是两个不同的概念。影像学诊断标准相对较一致,因此应先做出腰椎不稳的诊断。因为影像学诊断的腰椎不稳并不代表临床意义上的腰椎不稳,但临床诊断需参照重要的影像学诊断。

综合诸多学者的研究结果,腰椎不稳的临床诊断可参考以下标准:①站立位腰椎过屈、过伸侧位 X 线片示椎体向前或向后滑移>3mm 和/或椎体在伸、屈过程中的旋转活动度增大,L$_5$S$_1$ 节段>20°,其上位节段>15°;②反复发作的下腰痛;③腰部活动或轻微用力即可引发下腰痛;④休息或腰围、支具外固定治疗后腰痛症状可缓解;⑤既往有腰椎手术史。具备上述五项中的前两项,并有后三项之一者,即可被临床诊断为腰椎不稳。

（三）退变性腰椎侧凸

退变性脊柱侧凸是骨骼成熟后,因脊柱的退行性变而出现的脊柱侧凸。退变性腰椎侧凸可导致顽固的腰背痛和下肢神经根性症状,是需要与腰椎间盘突出症相鉴别的常见疾病之一。

退变性腰椎侧凸患者大多数为肥胖体型,很少发生在 40 岁以前,女性多于男性。临床症状主要为腰痛和腿痛,但症状较退变性腰椎滑脱严重。疼痛原因复杂,腰椎侧凸凸侧与凹侧均可出现腿痛,以凹侧腿痛多见。腰背痛主要是由于肌肉劳损、关节突肥大、椎间盘退变、躯干不平衡等因素所致。腰椎侧凸凸侧疼痛的原因可能是凸侧肌肉劳损,腰椎侧凸凹侧疼痛的原因为椎间盘和关节突关节退变。神经根受损原因较退变性腰椎管狭窄更为复杂,除退变因素外,椎弓根移位、椎体旋转、侧方滑移也可引起神经根的牵拉、压迫。腰椎侧凸凸侧和凹侧神经根受损的原因不尽相同。腰椎侧凸凹侧由于椎间盘塌陷、椎体侧方滑移,出现上位椎弓根下移和下位椎弓根内移现象,导致凹侧的神经根受压。腰椎侧凸凸侧神经根的被动牵拉作用,可能是凸侧神经根受损的重要原因,腰椎侧凸凸侧椎体的旋转半脱位更加重对凸侧神经根的牵拉作用。

退变性腰椎侧凸的角度一般较特发性侧凸为轻,X 线片上常显示 L$_{4/5}$ 侧倾和 L$_{3/4}$ 旋转半脱位,并常见上腰段和下腰段两处弯曲,移行的节段常在 L$_{3/4}$。部分患者表现为冠状面脊柱失平衡（图 15-19）。CT 扫描不能显示椎管的整体形态,而 MR 检查因侧凸和椎体旋转在矢状面影像上仅出现移入、移出现象,因此对于病情复杂、诊断困难的患者,脊髓造影和 CTM 较 MRI 更有意义。

（四）腰椎后纵韧带骨化症

后纵韧带骨化症是一种原因不明的病理现象,组织学上表现为脊柱后纵韧带异常增厚及骨组织形成。影像学表现为位于椎体或椎间隙后方的条索状或斑片状高密度区。后纵韧带骨化多见于颈椎,其次为胸椎,发生于腰椎者很少见。其可能的机制有骨代谢相关物质异常、局部创伤或退行性变,也可为全身性韧带骨化倾向在脊柱的表现。

腰椎后纵韧带骨化症常合并椎间盘突出及椎体的骨质增生。文献报道,椎间盘退变后,后纵韧带所受应力增大,局部增生化生而导致骨化。当椎间盘突出后,在其周围组织修复过程中,可引起后纵韧带骨化。间断性或局灶性后纵韧带骨化则多由椎间盘退变所致。后纵韧带骨化与椎间盘突出可相互作用,促进其发生或加重,而二者共同作用可加剧椎管容积减小,硬脊膜或神经根受压加重。连续性后纵韧带骨化多为全身性因素所致。

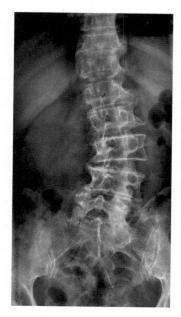

图 15-19　退变性腰椎侧凸,冠状面脊柱失平衡

　　由于腰椎管本身缓冲容积较大，而椎管内容物以马尾神经为主，马尾神经及神经根对慢性压迫及机械刺激又有一个适应过程，因而在未达到马尾神经及神经根的耐受极限及无其他致病因素共同作用时，患者多无明显临床症状。后纵韧带骨化严重时，可表现为腰椎间管狭窄症状，需与腰椎间盘突出症鉴别。在腰椎后纵韧带骨化的病理基础上，合并腰椎间盘突出，即可导致比较严重的症状。

　　CT 扫描是目前诊断后纵韧带骨化症的最佳方法，同时也能鉴别腰椎间盘突出症（图 15-20）。矢状面 CT 三维重建可真实完整地反映骨化灶的空间位置、立体形态、骨化韧带的厚度及测量椎管狭窄的程度。MRI 虽然难以清晰鉴别韧带骨化症，但可显示椎管内容物的形态性质和邻近椎间盘的退变程度，对鉴别诊断也很有意义。

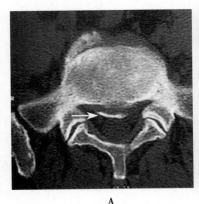 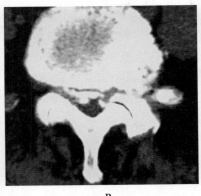 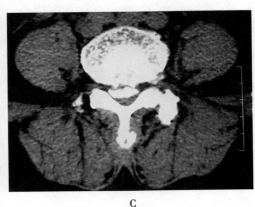

| A | B | C |

图 15-20　不同程度的腰椎后纵韧带骨化症
A. 骨化小于 1/3；B. 骨化小于 1/2；C. 骨化超过 1/2。

（五）黄韧带肥厚症

　　黄韧带肥厚的发病率可以占坐骨神经痛手术探查病例的 14%，占腰背痛 CT 检查中的 3%～4%。学者回顾 78 例腰椎管狭窄症手术病例，其中 21 例存在与腰椎管狭窄症类似的症状和体征，而 CT 及术中又未发现骨性狭窄、椎间盘突出和小关节突退变等疾病，但确实存在黄韧带肥厚的证据。以下四点可考虑单纯黄韧带肥厚症：①40 岁左右，从事重体力劳动，有反复外伤史者；②病史超过 1 年，具备典型的劳累发作、休息缓解的病史；③椎管造影显示来自后方的压迹，斜位呈毛刷样改变者；④CT、CTM 显示无骨性狭窄，而棘突间隙黄韧带厚度超过 5mm，椎板腹侧黄韧带厚度超过 3mm 者（图 15-21）。有学者认为，腰椎黄韧带肥厚是炎性相关的瘢痕组织积累形成的。研究发现，腰椎黄韧带肥厚有炎性相关基因的表达，如 $COX-2$、$TNF-\alpha$、$IL-1$、$IL-6$、$IL-8$、$IL-15$。$COX-2$ 由黄韧带中的血管内皮细胞分泌。黄韧带厚度与上述基因表达呈弱正线相关。

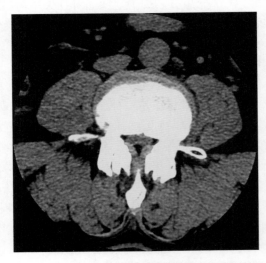

图 15-21　CT 示腰椎椎管无骨性狭窄，棘突间隙黄韧带厚度超过 5mm，椎板腹侧黄韧带厚度超过 3mm

　　当前认为，黄韧带肥厚是构成腰椎管狭窄症的病理因素之一，不单独诊断黄韧带肥厚症。腰椎黄韧带不仅可以肥厚，亦可发生骨化。日本学者 1988 年首先报道 12 例黄韧带骨化所致腰椎管狭窄症。随后有学者报道 9 例腰椎黄韧带骨化，其中 2 例合并胸椎黄韧带骨化，其症状 7 例为腰背痛，2 例下肢痛。有学者报道 1 例黄韧带骨化压迫 L_5 神经根导致足下垂，手术行骨化黄韧带切除，术后严重的下肢痛完全消失，但足下垂未完全恢复。黄韧带肥厚症的诊断需要依据神经系统检查和 CT 及 MR 检查。

（六）腰椎关节突关节综合征

　　腰椎关节突关节综合征是指由腰椎关节突关节病变引起的以腰、腿痛为主要临床特征的综合征。也有人将其命名为腰椎小关节滑膜嵌顿或半脱位、腰椎关节突关节紊乱，以及 L₅ 神经后内侧支挤压综合征等。

腰椎关节突关节综合征与腰椎退变有关，据 X 线检查发现，在 26~45 岁的人群中，15% 存在关节突关节退变，而 45 岁以上的人群中，此关节骨关节炎发生率高达 60%。当腰椎退变时，椎间隙变窄，出现上、下关节突对合失常，韧带和关节囊松弛，椎间关节活动度增加，上、下关节突在正常活动时出现间隙。当发生某一种运动时，关节突间隙突然增大，关节囊内滑膜或脂肪襞嵌于关节突间隙之间，关节突关节半脱位，出现突然的腰痛症状。女性除正常生理退变因素外，妊娠、经期等内分泌因素亦可引起韧带和关节囊的松弛，导致滑膜嵌顿和关节突关节半脱位。亦有人认为，当腰椎由半屈曲位突然变为直立位时，L₅ 下关节突因滑动幅度过大，下关节突下缘压迫走行于骶骨上关节突下缘的 L₅ 神经后内侧支的神经时即出现症状。

该病发病突然，无明显外伤史，患者常诉准备弯腰取物，或转身取物时突然腰部剧痛，不敢活动。腰痛反复发作，有腰部慢性劳损史或外伤史者发病较多。初次发病时疼痛较重且范围较广，有时放射至臀部，腰部活动明显受限，不能指出确切疼痛部位。反复发作者平时腰痛较轻，某一姿势时疼痛突然发作，自觉腰部突发绞锁感，腰部当即不敢活动。

检查时脊柱向患侧侧弯，痛侧保护性肌痉挛。压痛点常位于 L₃/₄ 或 L₄/₅ 棘突旁或骶髂关节。直腿抬高试验阴性。无坐骨神经放射痛及神经体征。无特征性影像学表现（图 15-22）。

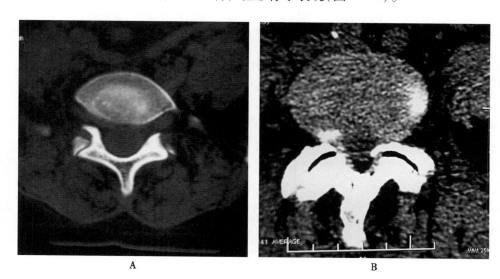

图 15-22　腰椎关节突关节综合征
A. CT 示关节突硬化增生；B. CT 示关节突关节间真空征。

急性发作时牵引推拿可取得立竿见影的效果。在 X 线透视下，用醋酸泼尼松龙 25mg 和 2% 利多卡因 2ml 关节腔内注射也能收到良好效果。卧床休息和口服非甾体抗炎药也有效。

（七）孤立性椎间盘吸收症

1970 年，有学者提出孤立性腰椎间盘吸收症的诊断，认为是一种特殊类型的腰椎间盘疾病。主要由于椎间盘的吸收性变性引起椎间隙的极度狭窄和腰椎不稳，继发黄韧带肥厚和关节突增生，导致椎管尤其是双侧神经根管狭窄，产生神经根受压的一系列临床症状。临床特征性表现为：就诊年龄多在 40 岁以上，早期腰背痛伴臀部痛，以后出现放射性下肢痛，多为双侧症状。此病病程长、发病缓慢，常呈间歇性发作、逐渐加重，具有相应神经根的感觉减退、跟腱反射减弱或消失。无括约肌功能障碍。Lasègue 征或直腿抬高试验等神经根牵拉体征少有阳性表现。

X 线表现特征：椎间隙极度狭窄，绝大多数在 L₅S₁ 椎间隙，偶发生于 L₄/₅。狭窄椎间隙上下相邻椎体缘增生硬化，有时可见骨赘向后突出。上关节突上移，椎间孔变小，可见椎间隙真空征（图 15-23A、B）。

CT 或椎管造影无椎间盘突出征象（图 15-23C）。

（八）腰椎关节突旁囊肿

关节突旁囊肿（juxta facet cysts）于 1974 年首次被描述。学者统计了 2 898 例腰椎 MRI，发现 28 例关节

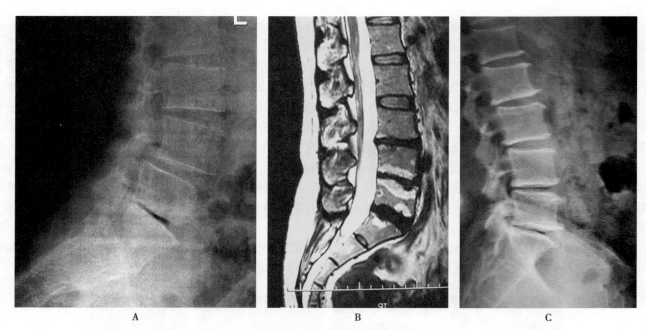

图 15-23　孤立性椎间盘吸收症

A. L_5S_1 椎间隙真空征；B. $L_{4/5}$、L_5S_1 Modic Ⅱ型改变；C. $L_{3/4}$、$L_{4/5}$、L_5S_1 椎间盘吸收，无椎间盘突出征象。

突旁囊肿，发生率约为 1%。本病主要是由于关节突关节退变、炎症及反复劳损所致，是腰椎退变的一种表现形式，运动量过大的或存在不稳的节段更易发生，因此最常见于 $L_{4/5}$ 和 $T_{10}\sim T_{12}$。关节突旁囊肿通常位于退变的关节突旁、硬脊膜外、硬脊膜囊侧方（图 15-24）。个别病例关节突旁囊肿可发生于椎间孔外。主要临床表现有下腰痛和下肢放射痛，以及根性感觉和肌力障碍，与腰椎间盘突出症的表现极为相似。关节突旁囊肿的病理特点为增生的肉芽组织、纤维结缔组织、囊肿结构，局部可有浆细胞浸润或钙化。MR 检查是诊断关节突旁囊肿的主要方法。在 MR 广泛应用于临床之前，关节突旁囊肿的漏诊率很高，诊断周期平均长达4.5 年。

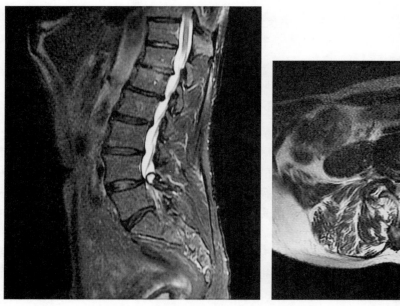
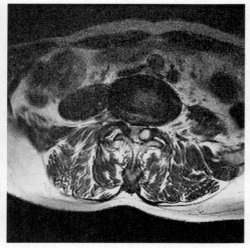

图 15-24　MRI 示腰椎关节突旁囊肿位于 $L_{4/5}$ 左侧关节突内侧、硬脊膜囊侧方

四、腰椎炎症性疾病

发生于腰骶椎的脊柱炎症性疾病,也可导致以腰背痛为主要表现的临床症状,也是需要与腰椎间盘突出症相鉴别的一类疾病。易与腰椎间盘突出症相混淆的炎症性疾病主要有脊柱结核、腰椎间盘炎、强直性脊柱炎、粘连性蛛网膜炎和骶髂关节致密性骨炎等。

(一) 腰椎结核

脊柱是结核病的常见好发部位,居全身骨与关节结核的首位。据天津市人民医院 3 587 例骨关节结核资料显示,共有脊柱结核 1 696 例,占 47.28%,其中近一半发生在腰椎。

结核病是一种慢性感染性疾病,发病初期多伴有全身性中毒症状,如低热、盗汗、食欲减退、消瘦、倦怠等。局部可出现腰背钝痛、姿势异常等。腰椎结核的结核病灶可致腰背痛或当压迫神经根时可产生一侧或两侧下肢痛。当出现椎体和椎间盘的破坏,椎体塌陷时,可形成脊柱后凸畸形并出现椎旁脓肿等。

但部分脊柱结核不具备这些典型的临床表现和影像学特征,称为非典型性脊柱结核,诊断较为困难,容易误诊。当前骨与关节结核延误诊治超过 1 年的病例约为 40%,脊柱结核误诊率为 32.2%。

非典型性脊柱结核类型有椎间盘型、单椎体型、椎弓结核、全椎骨结核、椎体硬化型结核、跳跃型结核和多发骨结核型。其中,椎间盘型脊柱结核在临床上主要表现为椎间隙感染或类似椎间盘突出症,患者早期仅表现为腰腿痛。有学者报道 684 例腰椎间盘突出症手术,有 87 例术后效果不良,其中 12 例被确诊为椎间盘为结核性破坏。

影像学检查:早期 X 线片可见骨质正常,仅显示有脊柱生理曲度的改变。当病变累及椎间盘组织后,可出现椎间隙变窄。随着病变的加重,椎间隙狭窄明显甚至消失(图 15-25A)。CT 扫描能较早地发现骨骼的细微改变,可显示椎体的破坏和死骨,三维 CT 可以更加清晰地从整体判断脊柱的破坏程度(图 15-25B)。MRI 对脊柱结核早期诊断比其他任何影像学检查都更为敏感。X 线片无异常或 CT 扫描不明显的早期病变,MRI 可清晰显示受累脊柱及椎旁软组织的信号改变,不仅可显示受累椎体的数目及病变的范围,还可显示脊柱结核的不同病理改变,如椎体破坏产生脊柱畸形和显示受累椎体对硬脊膜囊和脊髓的压迫情况。脊柱结核的 MRI 信号特点为典型的炎性信号改变,T_1WI 低信号、T_2WI 高信号(图 15-26)。冠状面 MRI 可显示是否存在椎旁腰大肌脓肿(图 15-27)。

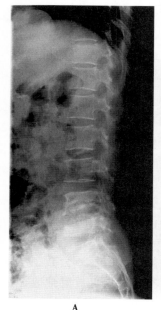

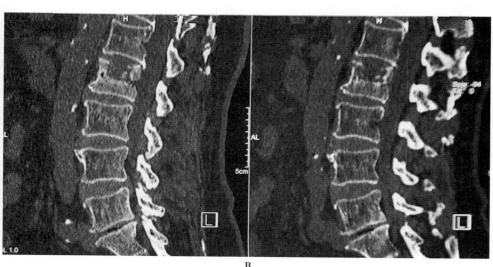

图 15-25　腰椎结核 X 线表现和 CT 表现
A. 侧位 X 线片示 $L_{4/5}$ 椎体结核,椎间隙消失;B. 矢状面 CT 示 L_2 椎体破坏,可见斑点状死骨。

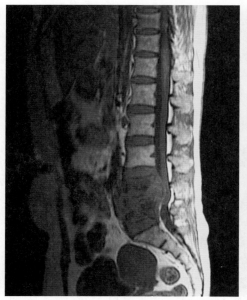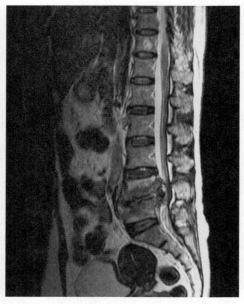

图 15-26　腰椎结核的典型 MRI 表现
L_4、L_5 椎体呈 T_1WI 低信号、T_2WI 高信号，椎间隙明显变窄，局部脓肿形成，硬脊膜囊受压。

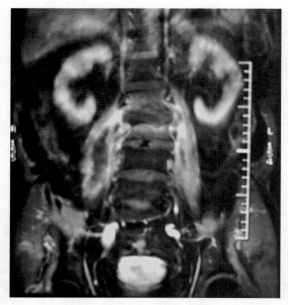

图 15-27　椎旁脓肿 MRI 表现
冠状面 MRI 示 $L_{2/3}$ 椎旁脓肿延伸至 S_1。

（二）原发性腰椎间盘炎

原发性腰椎间盘炎的发生，多由于体内存在化脓性感染灶，如慢性咽喉炎，肝、胆系统慢性炎症等。当机体抵抗力降低时，炎性病菌进入血液循环内诱发腰椎间盘炎。椎旁静脉回流依靠 Batson 静脉丛，该静脉丛血流缓慢，细菌易进入此静脉丛并在局部滞留和繁殖。Batson 静脉丛与椎间盘纤维环外层的血供相连，细菌经血液循环使纤维环炎症细胞浸润和椎间盘充血水肿，产生大量化脓性炎性介质，炎症进一步扩展直接蔓延进入椎间隙，从而引发椎间盘感染即为椎间盘炎。椎间盘感染变性坏死，继而引起椎间盘软骨终板和软骨下骨质的破坏，可侵及邻近椎体，引发化脓性脊椎炎。

原发性腰椎间盘炎的主要临床特点为：顽固性、痉挛性腰痛，高热，红细胞沉降率和 C 反应蛋白升高。抗生素及镇痛治疗效果差。由于椎体周围韧带的严密封闭，炎性物质及病灶内高压不能向周围扩散，导致椎间隙内压力增高。脊神经根受到强烈的高压及炎性刺激，致使所支配肌肉痉挛性收缩引起剧痛。椎间盘炎并发硬脊膜外脓肿时，除有高热及感染中毒症状外，常早期压迫脊髓或马尾而出现神经症状，局部深压痛及叩击痛明显，硬脊膜外穿刺可有脓液。X 线片示病椎骨质疏松、密度减低、椎体骨质吸收、椎间隙狭窄，部分椎体可见溶骨性破坏。CT 可见病变椎间隙有低密度软组织阴影向周边膨隆，同时伴有骨质硬化。MRI 示病变椎间盘形态和信号异常，病椎 T_1WI 呈低信号，T_2WI 呈高信号，硬脊膜外脂肪信号消失（图 15-28）。发射计算机断层成像（ECT）检查可见在病灶处有放射性浓聚。原发性腰椎间盘炎可由特殊细菌引起。

布鲁氏菌腰椎间盘炎：布鲁氏菌病为饮用未经巴氏消毒的牛奶引起的一种感染性疾病，常累及脊柱，腰椎为多发部位。当继发于椎体病变的硬脊膜外脓肿、肉芽肿、椎间盘炎压迫腰骶神经根时则出现神经症状。作者曾报道 1 例因布鲁氏菌腰椎间盘炎而非脊椎炎导致的腰椎间盘突出并产生神经症状的患者。

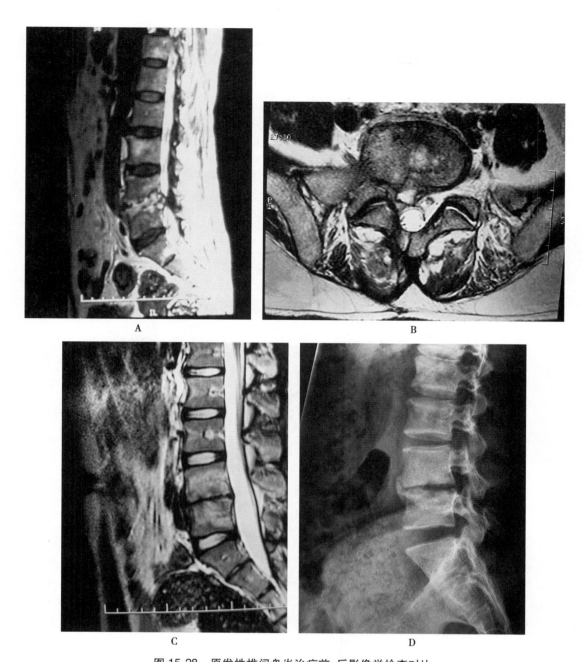

图 15-28　原发性椎间盘炎治疗前、后影像学检查对比

A、B. 矢状面和水平面 MRI 示椎间盘破坏、脓肿形成；C. 经治疗后，MRI 示椎间隙狭窄、脓肿消失；D. X 线片示治愈后 $L_{4/5}$ 椎间隙消失、椎体前缘骨桥形成。

　　牛分枝杆菌腰椎间盘炎：Ratsep 报道 1 例牛分枝杆菌（*Mycobacterium bovis*）感染导致的腰椎间盘炎，经手术细菌培养证实，行抗结核治疗 14 个月而愈。

　　上述两种特殊细菌导致的原发性腰椎间盘炎，患者多有牛羊接触史，常发生于牧区。

（三）强直性脊柱炎

　　强直性脊柱炎（ankylosing spondylitis，AS）是一种中轴骨骼系统的慢性非特异性炎症性疾病，病因不清。强直性脊柱炎主要累及骶髂关节和脊柱，骶髂关节炎是其最常见和最早出现的病变之一。

　　强直性脊柱炎的病理变化与类风湿关节炎相似，但其渗出性改变较轻，而增殖性病变较重，纤维增殖后可导致软骨化生及软骨内化骨，进一步发展则导致骨性关节强直及关节囊、韧带、肌腱的骨化。

　　强直性脊柱炎好发年龄为 15～30 岁，80% 的患者起病缓慢，早期症状不明显，后期常感腰、臀和髋部疼痛及活动受限,晨起明显,活动后好转,久坐后活动又不灵活。后期整个脊柱强直,10%的患者有虹膜炎。

强直性脊柱炎患者中90%组织相容性抗原B27(HLA-B27)阳性。X线和CT检查为强直性脊柱炎诊断所必需。最早改变为髂侧关节面小的软组织密度侵蚀灶,并逐渐增多、变大。侵蚀灶以关节下1/3最明显,周缘常有较宽的硬化带,可达1cm以上。病变发展可侵蚀骶骨侧关节面,导致关节面的侵蚀破坏,常可表现为关节间隙的不规则,为侵蚀性血管翳增生所致,以后关节间隙又逐渐变窄,最后骨小梁通过关节面而形成骨性强直。随着病程的进展,椎间关节囊、黄韧带、棘间和棘上韧带均可骨化,骨化可导致脊柱强直,腰椎呈竹节样变(图15-29)。行骶髂关节CT检查可发现骶髂关节的特征性变化(图15-30),对诊断具有重要价值。

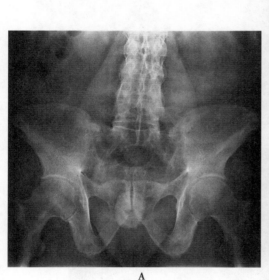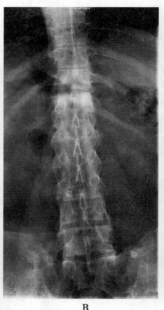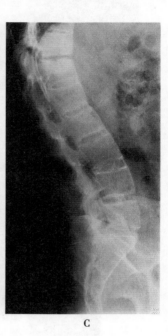

图15-29 强直性脊柱炎X线表现
A.骨盆正位X线片示双侧骶髂关节骨性融合;B、C.腰椎正、侧位X先片示腰椎呈竹节样变,脊柱强直。

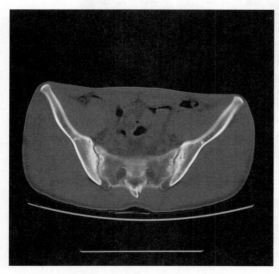

图15-30 强直性脊柱炎特征性CT表现
骶髂关节面呈虫蚀状,不规则变窄,可见囊变和硬化区。

强直性脊柱炎的实验室检查无特异性和标记性指标,其诊断主要以临床症状和影像学检查为主。下列情况应考虑强直性脊柱炎:①慢性腰背痛;②隐匿发生;③20~40岁男性发病;④活动和锻炼后疼痛缓解;⑤缺乏感觉及运动障碍体征;⑥有家族史;⑦80%有红细胞沉降率增快,10%类风湿因子阳性,90% HLA-B27阳性。

(四)继发性粘连性蛛网膜炎

粘连性脊髓蛛网膜炎是继发于多种致病因素的反应性炎症。胸腰椎手术、脊髓造影、麻醉药物、腰穿损伤出血等,已成为医源性粘连性蛛网膜炎的重要原因。蛛网膜直接或化学性损伤,使蛛网膜下腔出血,蛛网膜发生炎症细胞浸润,小梁纤维破坏、纤维蛋白沉积和粘连融合及增生。粘连性蛛网膜炎的病理过程可分为三个阶段:①神经根炎阶段,软脊膜蛛网膜及马尾神经根充血肿胀,有少量成纤维细胞增生,纤维素沉着;②蛛网膜炎阶段,成纤维细胞增生,胶原束形成,神经根之间及软脊膜蛛网膜粘连;③粘连性蛛网膜炎阶段,即病变终末阶段,软脊膜蛛网膜有较多胶原纤维沉着,包绕神经,神经根因缺氧而发生进行性萎缩。

粘连性蛛网膜炎的首发症状为腰背痛及各种各样的神经根刺激症状,如神经根性痛、麻木、针刺、蚁行感等。这种腰腿痛以一侧为重,活动时加剧,可出现排尿困难等。检查时,脊柱运动及直腿抬高受限,椎旁压痛及肌痉挛,肌力减弱,反射消失。粘连性蛛网膜炎多为非特异性炎症,MR 检查早期可无阳性发现,随着病变的发展,常引起蛛网膜下腔不对称或阻塞,脊髓与脑脊液边缘不清,当粘连性蛛网膜炎囊肿形成时,可明显压迫周围组织。脊髓造影是很有价值的,可见神经根袖或神经根充盈缺损、模糊不清或不充盈,蛛网膜下腔不规则狭窄,碘油柱分散或呈不规则串珠状或索条状分布。首都医科大学宣武医院报道的 57 例此症患者中有 49 例由造影确诊。

粘连性蛛网膜炎的临床表现可与腰椎间盘突出症的表现相似,诊断有一定困难,可误诊为腰椎间盘突出症。若手术后出现顽固性的腰腿痛,应想到粘连性蛛网膜炎的可能。

(五) 骶髂关节致密性骨炎

骶髂关节致密性骨炎是一种发生于髂骨耳状关节部分的以骨质硬化为特点的非特异性炎症。病因不明,可能与妊娠、机械性劳损及局灶性炎症有关。妊娠、分娩和外伤均可引起骶髂关节韧带的撕裂。早期局部充血、水肿及渗出增加,之后组织增生、变性和胶原纤维的致密化而向硬化演变。骶髂关节局部血管壁增厚和管腔闭塞,使髂骨耳状面处缺血、缺氧,骨质呈硬化性改变。骶髂关节囊纤维增生和弹性降低,使关节囊松弛。

骶髂关节致密性骨炎好发于育龄妇女,90% 以上为中年女性,以妊娠后期,尤以分娩后多见,偶见于男性。也可见于尿路感染、女性附件慢性感染,以及盆腔内其他感染者。主要临床表现为一侧骶髂部疼痛,以步行、站立和负重时疼痛加剧。症状可反复发作,但多能够忍受。有时也可表现为下肢痛,向双侧臀部和大腿放射。疼痛不沿坐骨神经方向放射,喷嚏、咳嗽等腹压增加时疼痛多不加重。主要体征为骶髂关节部叩痛及压痛,骨盆分离挤压试验、4 字试验等均可为阳性。

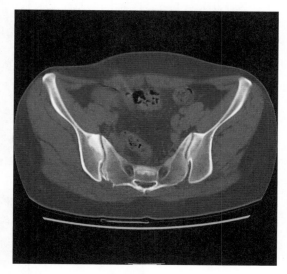

图 15-31　骶髂关节致密性骨炎特征性 CT 表现
骶髂关节骶骨面骨质硬化,硬化区均匀浓白、边缘清晰,骨小梁消失,关节间隙整齐清晰。

腰椎 X 线片早期无明显变化,后期可显示髂骨面骨质硬化,常累及关节远侧 1/2,髂骨耳状关节部分骨质密度增高,呈均匀浓白、边缘清晰的骨质致密带,骨小梁消失,但无骨质破坏,关节间隙整齐清晰。骶髂关节 CT 检查可清楚显示骨质硬化及关节间隙(图 15-31)。

五、腰椎肿瘤

腰椎肿瘤是需要与腰椎间盘突出症相鉴别的另一大类疾病。腰椎肿瘤可分为原发性肿瘤及转移癌,占全身骨肿瘤的 7% 左右,其中原发良性骨肿瘤及类肿瘤占 1/3,原发恶性肿瘤占 1/3,转移癌占 1/3。有学者报道梅奥医学中心(Mayo Clinic)1 000 例原发骨肿瘤手术的患者,包括脊柱、胸廓、骨盆或下肢的肿瘤,其中 38 例曾诊断为腰椎间盘突出症。有学者报道,在 1 200 例腰椎间盘突出症手术中,发现 19 例在腰椎区域有恶性肿瘤,其中 9 例疑同时合并椎间盘病变。青岛大学附属医院统计中轴骨肿瘤占 12.5%,其误诊率为 21.25%。该院曾有 6 例术前诊断为椎间盘突出,术中发现为转移癌。由此可见,脊柱肿瘤与椎间盘突出绝对有鉴别的必要。

易与腰椎间盘突出症混淆的脊柱肿瘤主要有四大类:骶骨肿瘤、多发性骨髓瘤、血管瘤和腰骶椎转移瘤。这些肿瘤在早期均可产生与腰椎间盘突出症相似的症状和体征。

(一) 骶骨肿瘤

原发性骶骨肿瘤占骨肿瘤总数的 1% 左右,包括原发良性及恶性肿瘤。常见的骶骨肿瘤为脊索瘤、骨巨细胞瘤、神经纤维瘤、软骨肉瘤等。骶骨肿瘤邻近部位解剖结构复杂,发病早期往往无明显不适或症状轻微,容易误诊或漏诊,一旦确诊,肿瘤通常已经较大。患者感腰骶部疼痛,尤以静止痛和夜间痛明显。经休息、理疗和非甾体消炎镇痛药治疗,效果不佳,甚至症状进行性加重,此时要警惕骶骨肿瘤的可能性。CT 和 MR 检查是诊断骶骨肿瘤的有效手段。不同骶骨肿瘤在影像学上各有其特点。脊索瘤多位于骶尾部,病变向上或向下发展可累及整个骶骨。转移瘤和骨髓瘤多位于上位骶骨。骨巨细胞瘤和动脉瘤样骨囊肿多呈偏心性和膨胀性生长。神经纤维瘤多有神经孔的扩大,肿瘤呈哑铃状位于神经孔内外(图 15-32)。

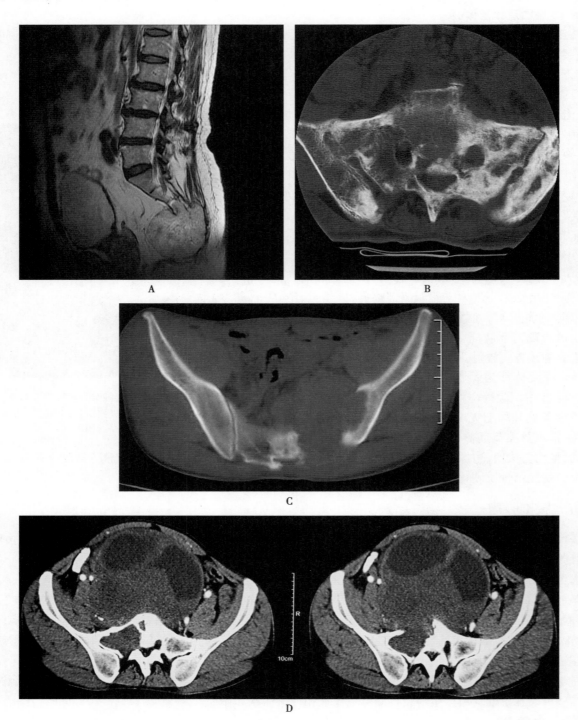

图 15-32　骶骨肿瘤
A. 骶骨脊索瘤;B. 骶骨转移瘤;C. 骶骨巨细胞瘤;D. 骶骨神经鞘瘤。

（二）多发性骨髓瘤

多发性骨髓瘤是脊柱最常见的原发恶性肿瘤,以多发溶骨性损害、M蛋白生成过度、贫血、高钙血症、肾功能障碍和对感染敏感性增高为特征。多发性骨髓瘤虽然是恶性肿瘤,但预后相对较好。因此,早期诊断和积极的手术治疗对多发性骨髓瘤具有重要意义。累及脊柱的多发性骨髓瘤多以腰背痛为首发症状,当发生病理性骨折时,疼痛突然加剧,或压迫脊髓和神经根产生神经受累症状。X线检查难以显示椎体内溶骨性破坏。ECT检查对骨髓瘤的检出率低。MR是多发性骨髓瘤的最佳影像学检查方法。MR检查对多发性骨髓瘤引起的骨髓信号改变十分敏感,在骨皮质没有任何破坏或出现骨反应之前,即可显示早期髓内病灶。

（三）腰椎血管瘤

脊柱MR检查血管瘤甚为多见。有学者报道1例64岁女性L$_4$椎体血管瘤出现严重的神经性间歇性跛行和早期的马尾综合征症状,类似于腰椎间盘突出症。行双侧经椎弓根椎体成形术止血和增加椎体稳定性后,行椎板减压解除症状,此后行放疗防止复发。

（四）腰骶椎转移瘤

恶性肿瘤晚期约20%出现腰骶椎转移瘤。腰骶椎转移瘤的患者可有或无原发肿瘤的病史。生长于腰骶部的肿瘤表现为腰骶部痛,也可压迫神经产生丛性痛,甚至压迫马尾神经出现轻瘫及小便功能障碍。腰骶部疼痛随病程的延长而加重,特通时间也随之延长。CT和MR检查能发现腰骶椎转移瘤（图15-33~图15-35）。

脊柱肿瘤与腰椎间盘突出症的鉴别,首先要询问详细的病史及完整的系统检查;其次,提高对脊柱肿瘤的警觉和认识;再次,以专业知识掌握脊柱肿瘤与腰椎间盘突出症的特点,进行必要的检查以明确诊断。

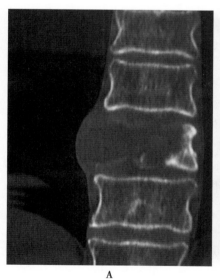
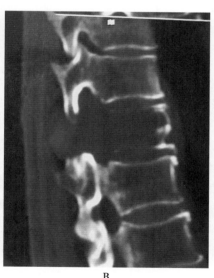
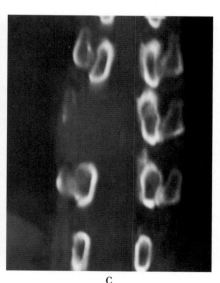

A　　　　　　　　　　　B　　　　　　　　　　　C

图15-33　CT示腰椎椎体溶骨性转移瘤
A.冠状面;B.矢状面;C.冠状面。

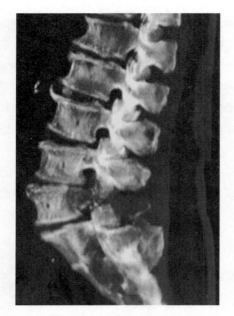

图 15-34 矢状面腰椎 CT 三维重建示 L_5 转移瘤，椎骨中柱和后柱破坏

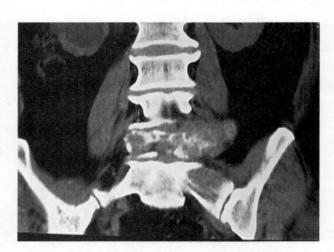

图 15-35 冠状面腰椎 CT 三维重建示 L_5 转移瘤，椎骨前柱和中柱破坏

六、代谢性疾病

有些代谢性疾病早期可表现为腰背痛，或者腰背痛是其主要临床症状之一，这是一类全身性疾病，通常伴有生化指标的改变和其他系统、器官的变化。引起腰背痛的代谢性疾病主要有骨质疏松症、甲状旁腺功能亢进和畸形性骨炎等，其中以骨质疏松症最常见。

（一）骨质疏松症

骨质疏松症是以骨量下降和骨组织微结构退变为特点的进行性发展的全身性疾病。结果导致骨脆性增加，骨折易感性增高。骨质疏松症于 1885 年由 Pommer 提出。1990 年，在丹麦举行的国际骨质疏松研讨会上，骨质疏松症才有了明确的定义，并得到世界的公认。依据世界卫生组织（WHO）关于骨质疏松的定量概念，当骨密度（bone mineral density，BMD）低于峰值骨量 2.5SD（标准差）时即存在骨质疏松。

骨质疏松症主要分为原发性骨质疏松症和继发性骨质疏松症两大类，其余为原因不明的特发性骨质疏松症。原发性骨质疏松症如老年性骨质疏松症和绝经后骨质疏松症。继发性骨质疏松症如甲状旁腺功能亢进性骨质疏松症和糖尿病性骨质疏松症等。

骨质疏松症最常见的临床症状为疼痛。当骨量丢失 12% 以上时，即可出现骨痛，尤以腰背痛多见。疼痛沿脊柱向两侧扩散，仰卧或坐位时疼痛减轻，直立时后伸或久立、久坐时疼痛加剧，日间疼痛较轻，夜间和清晨时疼痛较重。由于骨小梁萎缩、数量减少，骨骼脆性增加，在轻微外力作用下即发生骨折。发生于脊柱者主要为椎体压缩性骨折，患者主要表现为比较剧烈的腰背痛。骨质疏松症的诊断需依靠临床表现、骨量测定、影像学检查及骨代谢生化指标等综合分析判断。

在骨质疏松症早期，X 线片可见骨骼垂直纹理突出，此为小的非负荷的横行骨小梁被选择性清除的缘故。在骨质疏松症后期，椎体前缘楔形变，椎体上、下缘凹陷，在有外力的作用下可发生椎体塌陷、骨折。行 MR 检查，新鲜椎体压缩性骨折示长 T_1、长 T_2 信号，压脂像病椎均示高信号（图 15-36）；陈旧性椎体压缩性骨折示长 T_1、长 T_2 信号，压脂像病椎均示低信号。MR 检查可同时发现是否存在椎间盘突出，以资鉴别。

实验室生化检查对于骨质疏松诊断具有重要意义，不仅有助于区分不同原因的原发性和继发性骨质疏松，而且还可用于预测发生骨折的危险性、监测骨量丢失过程和选择治疗方案。

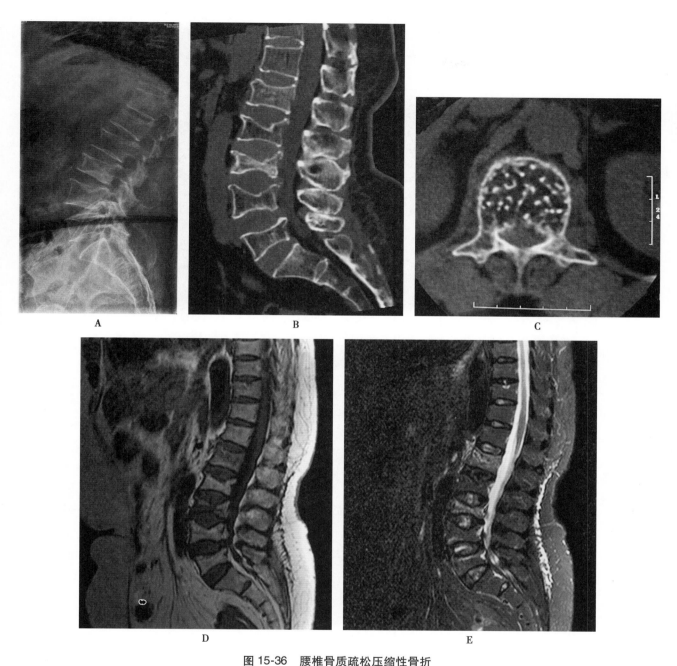

图 15-36　腰椎骨质疏松压缩性骨折
A. X 线片示 L$_2$、L$_3$ 椎体压缩性骨折；B. CT 三维重建示 L$_2$~L$_5$ 椎体压缩性骨折；C. CT 示骨小梁明显减少；D. T$_1$WI 椎体压缩性骨折低信号；E. T$_2$WI L$_3$~L$_5$ 椎体压缩性骨折呈低信号，L$_2$ 椎体呈高信号，表明 L$_2$ 为新鲜椎体压缩性骨折。

（二）甲状旁腺功能亢进

原发性甲状旁腺功能亢进是由于甲状旁腺本身病变引起的甲状旁腺素（parathyroid hormone，PTH）分泌过多，通过对骨和肾的作用，导致高钙血症和低磷血症。原发性甲状旁腺功能亢进病例中有 85% 的病例是由甲状旁腺单个腺瘤引起的，10% 为甲状旁腺增生，极少数病例为甲状腺癌伴甲状旁腺功能亢进。

甲状旁腺功能亢进时，合成释放 PTH 增多，PTH 可动员破骨细胞和骨钙释放。同时促进肾脏 1,25-（OH）$_2$D$_3$ 的合成，使肠道钙的吸收加快，肾小管对无机磷再吸收减少，尿磷排出增加，血磷降低，因而导致高钙和低磷血症。

甲状旁腺功能亢进多见于 20~50 岁的成年人，40 岁以后发病率显著增加，女性 2 倍于男性。本病起病缓慢，临床表现可多种多样。早期可出现骨痛，主要位于腰部、髋部、肋骨部和四肢。疼痛进行性加重，严重时不能行走。长期脱钙后,可出现全身性骨质疏松,X线发现除弥漫性脱钙外,可有相应骨膜下皮质吸收与颅骨斑点状脱钙。青少年甲状旁腺功能亢进继发骨质疏松症可发生腰背痛,X线片示脊柱椎体有鱼尾样改变(图15-37),应考虑到本病的可能。确诊甲状旁腺功能亢进,还需一系列生化检查,以与其他继发性甲状旁腺功能亢进进行鉴别。

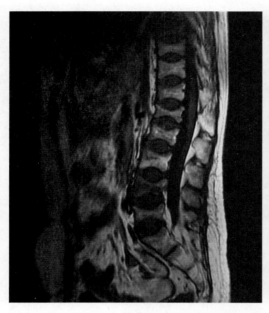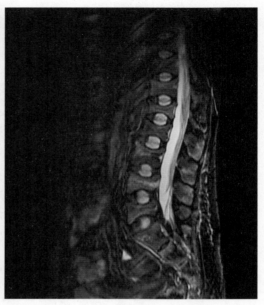

图 15-37　原发性甲状旁腺机能亢进,MRI 示脊椎呈鱼尾样改变

(三) 畸形性骨炎

1876 年,James Paget 首先报道 6 例局限性骨重建异常的病例,命名为 Paget 病,也称畸形性骨炎或变形性骨炎。该病以骨重建增加、骨肥大、骨结构异常,致骨痛和畸形为特点,可出现神经系统和心血管系统的严重并发症。因腰背痛是畸形性骨炎最常见的临床症状,因此也是需要与腰椎间盘突出症鉴别的疾病之一。

畸形性骨炎病因不明,可能是一种慢性病毒性感染。将骨组织活检标本做细胞培养时,发现破骨细胞中有病毒存在。对病变处破骨细胞与骨髓细胞长期培养,检测到麻疹病毒和呼吸道合胞病毒抗原。通过原位杂交证实破骨细胞有麻疹病毒 RNA。畸形性骨炎有明显的区域性发病特点及家族中多个成员患病的特点,提示遗传因素在病因上起重要作用。

在致病因素的作用下,破骨细胞活性增加,发生严重的局限性骨质吸收,并在病变骨内逐渐扩展。早期由于破骨细胞的骨吸收作用出现骨小梁稀疏和骨皮质变薄,继而破骨细胞数量逐渐减少,成骨细胞相应增多,骨皮质及骨小梁均为骨松质所取代,最终骨皮质和骨松质均呈杂乱无章的镶嵌结构。同一患者可存在不同的病理阶段,即使同一部位也可同时存在溶骨和成骨的表现。

腰背痛是畸形性骨炎最常见的临床表现,当椎体发生病理性骨折时疼痛可突然加重。骨痛主要发生在负重骨骼,除腰、骶椎外,常见部位还有股骨和骨盆等。疼痛程度多较剧烈,严重者卧床不起,翻身困难。下肢长骨可发生畸形,还可发生髋、膝等部位的关节炎。

X线检查发现多发椎体溶骨和/或成骨性改变时,要考虑到本病的可能。早期 X 线片的典型表现为局限性骨质疏松,病程晚期骨骼硬化并增大,骨小梁粗乱,椎体后部结构增生硬化,有时可发生病理性骨折。而长管状骨可见骨皮质增厚,骨小梁粗乱,骨骼弯曲变形。CT 检查可示骨骼水平面的结构紊乱(图15-38)。生化检查血清碱性磷酸酶升高,尿羟脯氨酸含量增加,但血清钙、磷、维生素 D_3 和甲状腺素水平多正常。活组织病理检查可明确诊断。畸形性骨炎与椎间盘突出症的鉴别并不困难。

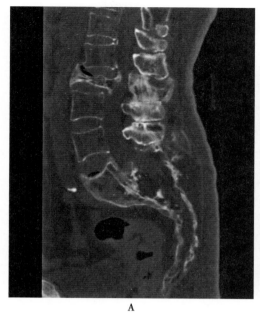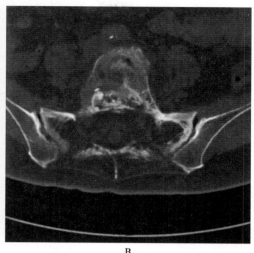

A B

图 15-38 畸形性骨炎

A. 腰椎矢状面 CT 示椎体后部结构增生硬化,L$_3$ 椎体病理性骨折;B. 水平面 CT 示 S$_1$ 椎体和附件结构紊乱,溶骨和成骨并存。

七、脊柱骨骺疾病

脊柱骨骺疾病是一种好发于青少年的导致胸椎或胸腰椎结构性后凸畸形的常见疾病,病因不明,1920年由丹麦内科医师 Holger Scheuermann 首先描述,故称为 Scheuermann 病,又称为青少年椎体骨骺炎、青少年脊柱后凸症。人群发病率为 0.4% ~ 8.0%,男、女比例为 3:1~4:1,具有家族遗传倾向。主要临床表现为腰背痛和胸腰椎后凸畸形。如果后凸畸形位于胸腰段,而疼痛往往位于腰部,所以青少年患者早期以腰背痛为主要症状时,应与腰椎间盘突出症鉴别。

Scheuermann 病的实质是椎体软骨终板和终板下椎体骨松质的缺血性坏死,所导致的腰背痛多继发于胸腰段的后凸畸形。活动、站立过久、持续坐位会加重。本病多见于青少年,早期常不会引起患者和家长的注意,多在青春发育后期,病变部位后凸畸形缓慢加重后,才逐渐引起注意。临床检查最常见的体征是胸椎或胸腰段后凸。确诊需要影像学检查,该病在影像学上具有特征性表现。在早期 X 线片的特征性改变主要为:3 个以上的椎体楔变,Schmorl 结节,不规则的椎体终板外形;后期 X 线改变为:椎体前缘凹陷,椎体变平,前后径增大,椎体前窄后宽,两椎体间可形成骨性连结或骨赘形成。X 线片表现为病变腰椎椎体上、下终板不规则,有或无 Schmorl 结节形成,椎体楔形变。Scheuermann 病 X 线片椎体楔形变定量标准为至少 3 个相邻椎体的楔形变测定值均>5°。测量方法为:患者取站立位拍摄侧位 X 线片,沿每个椎体的上、下终板划直线测量交角所得数据。单纯行腰椎 CT 检查很难发现本病。MR 检查对鉴别诊断具有重要意义,Scheuermann 病在 MRI 的主要表现为脊柱后凸畸形、多个椎体的楔形变、Schmorl 结节形成,结节周围可见长 T$_2$ 信号的水肿带,提示结节周围慢性炎症反应(图 15-39)。

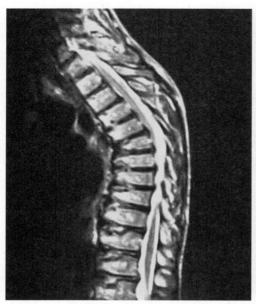
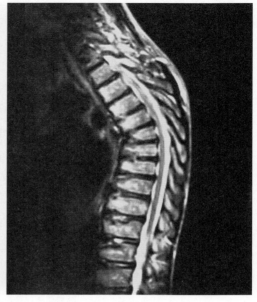

图 15-39　Scheuermann 病 MRI 示胸椎多个椎体楔形变，Schmorl 结节形成

八、髋脊柱综合征

　　腰椎或髋部疾病均可引起下肢痛，部分腰椎疾病仅有下肢症状，有的髋部疾病也可产生下腰痛症状，有时两类疾病同时存在，给诊断造成困难。1983 年，Offierski 提出了髋脊柱综合征的概念来描述腰椎及髋部均有疾病的病变。有学者曾报道了 2 例误诊为腰椎疾病的髋关节疾病。由于先天性髋关节脱位导致胸椎后凸、腰椎前凸和骶椎及骨盆倾斜引起腰背痛和下肢痛，JOA 评分为 20 分，VAS 腰背痛 6.4 分、下肢痛 3.1 分。

　　腰椎和髋部疾病引起的下肢痛或腰痛可有重叠。仔细询问病史和查体有助于找到真正的病因。腰椎疾病多表现为沿受累神经根分布的感觉、肌力的反射异常，并同腰部的运动状态相关联；髋部疾病多表现为关节活动受限或活动时疼痛，以臀部或腹股沟区为主，有时会放射到膝部，但不会到膝下。影像学检查是诊断腰、髋部疾病的主要手段，但髋脊柱综合征引起的临床表现复杂，有时即使发现一处影像学异常，并不表明其就是真正的致病原因。应仔细分析患者的临床资料和影像学资料，探明确切病因（图 15-40）。

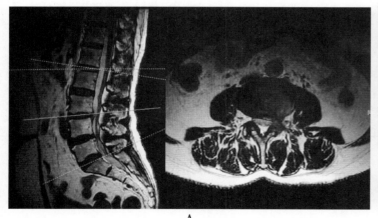
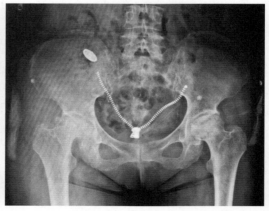

A　　　　　　　　　　　　　　　　　B

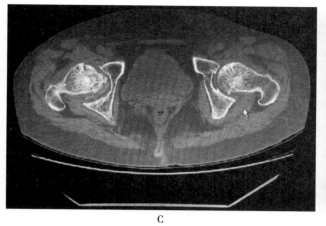
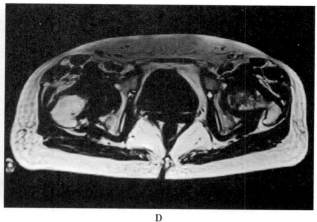

C　　　　　　　　　　　　　　D

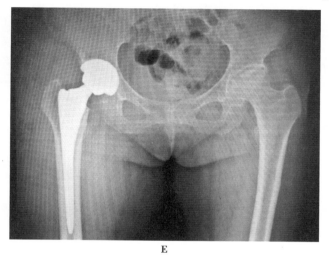

E

图 15-40　髋脊柱综合征影像学表现

A. MRI 示 $L_{3/4}$ 左侧 2 区腰椎间盘突出;B. X 线片示右侧股骨头密度增高、变形和塌陷;C. CT 示右侧股骨头密度不均、变形;
D. T_2WI 右侧股骨头呈低信号;E. X 线片示右侧全髋关节置换。

九、血管性和内脏反射性腰背痛

（一）内脏疾病

腹腔脏器和肿瘤可以引起腰背痛,如胰腺炎、胆囊炎和消化道溃疡等。但这些疾病一般都有腹部症状,且常常伴有恶心、呕吐和体重减少。

盆腔内脏疾病,特别是女性的附件炎、盆腔炎等产生的腰背痛,常为钝痛和坠痛,患者常指不出具体疼痛位置。检查腰部和下肢无明显体征,盆腔检查可提供疼痛的位置。

单纯由盆腔疾病所产生的疼痛与腰椎间盘突出症易于鉴别,但当有腰椎间盘突出症且有盆腔脏器疾病时,则术前必须辨别各种症状性质,以免影响腰椎间盘突出症术后的效果。

（二）血管源性腰背痛

腰背痛的一种灾难性的病因是腹主动脉瘤,多发于中老年男性。一般合并有高血压、糖尿病、心血管疾病和周围血管疾病等。腰背痛为腰背深部疼痛,呈持续性。腰背痛与活动无关。检查时腰背无明显压痛,腹部检查扣诊可发现搏动性腹部包块,听诊可闻及杂音,下肢足背动脉搏动减弱或消失。

X 线片偶尔可发现椎体前方的侵蚀,CT 和 MRI 显示膨胀的动脉瘤和椎体侵蚀(图 15-41)。

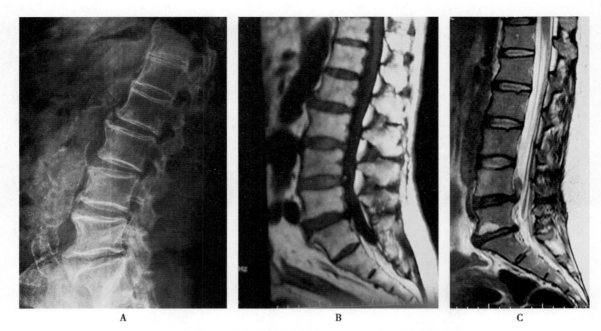

图 15-41　腰椎间盘突出症合并腹主动脉瘤影像学表现
A. X 线片示腰椎椎体前方腹主动脉硬化影；B、C. MRI 示 L$_{4/5}$ 椎间盘游离突出，腰椎前方腹主动脉瘤。

第二节　坐骨神经痛的鉴别

　　由于95%的腰椎间盘突出症发生于 L$_{4/5}$ 及 L$_5$S$_1$ 节段，故腰椎间盘突出症患者多有坐骨神经痛。尽管腰椎间盘突出是坐骨神经痛的最常见原因，但仍有其他情况可引起坐骨神经痛，包括腰骶神经根受压、腰骶丛损伤和坐骨神经损伤等。

　　腰骶神经根受压引起坐骨神经痛，可以是由来自硬脊膜外的疾病所致，也可以是由于硬脊膜内的疾病所致。除腰椎间盘突出症外，常见原因有椎管内肿瘤、蛛网膜囊肿、椎管外神经鞘瘤和腰椎管狭窄症等，需加以鉴别。另外，腰骶神经节变异、梨状肌综合征、骨盆出口综合征也是导致坐骨神经痛的因素。

一、腰椎管内肿瘤

　　腰椎间盘突出症少见类型或影像学显示非典型椎间盘突出征象，可被误诊为腰椎管内肿瘤。

　　椎管内肿瘤指生长于脊髓、神经根及其附属组织的肿瘤。因肿瘤压迫刺激神经根可产生涉及下肢的根性痛，肿瘤压迫脊髓出现长传导束征，此时与腰椎间盘突出症的根性痛相似。肿瘤压迫所产生的马尾综合征，也和中央型腰椎间盘突出症的马尾症状相似。

　　胸腰段、腰段及腰骶段的肿瘤，可产生根性痛。初起时涉及一条神经根，随着肿瘤的长大将很快累及更多的神经根，产生马尾综合征或脊髓圆锥受压征象。由于症状的产生可因马尾神经任何一处受压所致，故 S$_1$ 神经根出现症状时，其神经压迫部位可自 L$_1$ 水平的脊髓圆锥直至骶椎的 S$_1$ 神经根。

　　腰椎管肿瘤的首发症状57.5%为根性痛，而根性痛的产生以神经鞘瘤居多，约占椎管肿瘤的60%。胸腰段以下的根性痛可表现为腰痛、腿痛或腰腿痛。当肿瘤侵及一条神经根时，可表现为腰椎间盘突出症的神经根性障碍，神经鞘瘤的早期更是如此。45%的椎管肿瘤的首发症状为长传导束征，表现为足部麻木，走路时下肢无力或跛行。肿瘤的生长持续进行，症状亦逐渐加重，不因休息而减轻。足部麻木自下而上发展，且由一侧下肢扩展到另一侧下肢，最终导致双侧下肢自下而上的麻木及直肠膀胱功能障碍。此与中央型腰椎间盘突出症突发马尾神经障碍不同。

　　腰椎管肿瘤对脊柱的影响较少，腰椎压痛区不明显，直腿抬高试验亦不典型。感觉、运动、反射障碍往往不限于单一神经根支配区。

　　当肿瘤堵塞椎管时,脑脊液动力试验不通,甚至出现干滴,脑脊液蛋白含量高,但在早期可无改变。

　　X 线片在椎管肿瘤有改变者约为 30%,表现为脊柱侧凸,椎弓根间距增宽变薄,椎间孔增大等(图 15-42)。腰椎管内肿瘤与腰椎间盘突出症相鉴别时,除关注病史和体检结果外,MR 检查十分重要。MR 检查能确定椎管内占位是椎间盘组织抑或是肿瘤。MR 检查 T_1WI 和 T_2WI 椎间盘组织为低信号,Gd-DTPA 增强检查突出的椎间盘不增强或轻度延迟增强,而周围的纤维组织和静脉丛可增强。肿瘤在 T_1WI 中为低信号,在 T_2WI 中为高信号,Gd-DTPA 增强检查肿瘤为高信号(图 15-43)。此外,MRI 既可确定肿瘤水平,又可确定肿瘤位于硬脊膜外、硬脊膜下或髓内部位(图 15-44)。

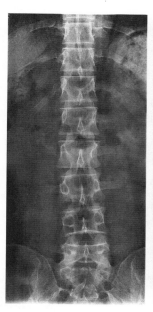
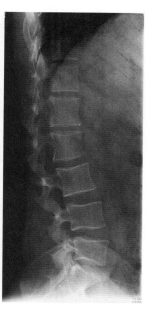

图 15-42　腰椎管内蛛网膜囊肿
腰椎正侧位 X 线片示 L_1 和 L_2 左侧椎根变细,椎间孔明显扩大。

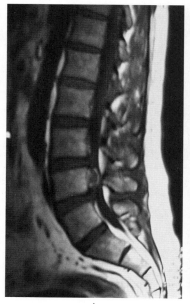
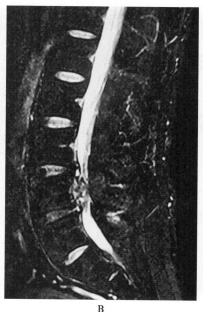
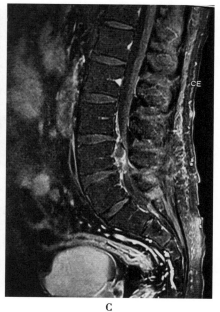

| A | B | C |

图 15-43　MR 检查证实椎间盘组织
A. T_1WI 示 L_4 椎体后缘低信号影;B. MRI 抑脂像示 L_4 椎体后缘低信号影;C. MRI Gd-DTPA 增强检查示 L_4 椎体后缘低信号影。

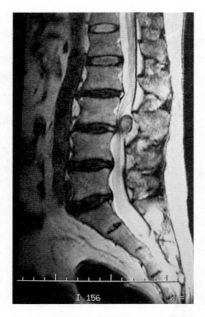

图 15-44　腰椎 MRI 示 L$_{3/4}$ 水平椎管内、硬脊膜下、马尾神经丛中神经鞘瘤

生血管组织包绕。

需要与腰椎间盘突出症鉴别的腰椎管内肿瘤可分为硬脊膜内肿瘤和硬脊膜外肿瘤，前者主要有马尾肿瘤和骶丛肿瘤，后者包括神经鞘瘤、神经纤维瘤、硬脊膜外转移瘤和其他较罕见的肿瘤（如毛细血管瘤）等。

（一）硬脊膜内肿瘤

1. 马尾肿瘤　马尾肿瘤由于其生长空间较大，在功能障碍出现前，神经根可随之移位，因此症状出现缓慢且无规律。最初可只表现为轻度的腰背痛或坐骨神经分布区的神经根性痛，多不对称，也不是典型的坐骨神经痛，腹压增加时可加重。随着肿瘤的生长，可逐渐出现马尾神经支配区不同程度的感觉障碍，较高平面马尾肿瘤可引起下肢的弛缓性瘫痪，下肢腱反射消失，膀胱、直肠及性功能障碍。好发于马尾部的肿瘤主要有脂肪瘤、神经鞘瘤、神经纤维瘤、脊膜瘤（图 15-45）。室管膜瘤和孤立性神经淋巴瘤病（isolated neurolymphomatosis）等。MR 检查是发现马尾肿瘤最为有效的手段，对腰背部持续性疼痛药物治疗无效者，应及时行 MR 检查，以早期诊断。

Bakar 等报道 1 例腰骶神经根痛，MR 检查示右侧 L$_{4/5}$ 椎间孔外肿物与背根神经节相连，MRI 增强示肿物与背根神经节信号相同，诊断意见为神经鞘瘤，术后肿物组织病理检查为退变的椎间盘组织，周围有新

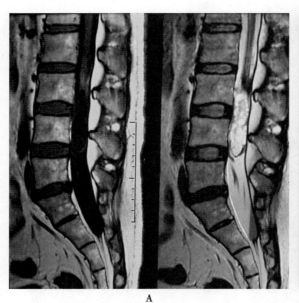
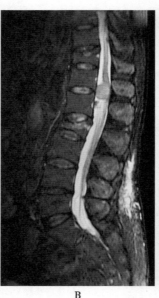
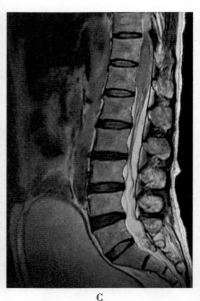

| A | B | C |

图 15-45　马尾肿瘤
A. 马尾区神经鞘瘤；B. 马尾区脊膜瘤；C. 马尾区室管膜瘤。

2. 骶丛肿瘤　骶丛肿瘤很少见，临床表现缺乏特征，多表现为会阴部、骶部及下肢疼痛、感觉异常和下肢放射痛、活动障碍等，容易与腰椎疾病混淆。有学者报道了 6 例骶丛肿瘤，均伴有不同程度的腰椎间盘突出或腰椎退行性变，其中 3 例患者以腰椎疾病为首发病收治入院，有 1 例先行腰椎间盘摘除术后症状不缓解，行盆腔 MR 检查时才发现骶丛肿瘤。因此，当临床遇到腰腿痛的患者，如果根据其下肢的症状、体征定位病变部位与腰部影像学改变存在较大差异，且同时具有数根根性神经疼痛症状，疼痛及感觉异常范围较广时，在进行必要检查排除其他腰椎及软组织疾病的同时，应警惕合并有盆腔腰骶丛疾病，需要对盆腔进行必

要的检查。Liu 等报道 1 例术前诊断硬脊膜内髓外椎管肿瘤,术中证实为硬脊膜内腰椎间盘突出症。术前 MR 检查占位病变在 L_5 椎骨中份,此为文献报道硬脊膜内腰椎间盘突出症的不常见部位,通常应该在 $L_{4/5}$ 椎间隙水平,因此导致误诊。

（二）硬脊膜外肿瘤

1. 神经鞘瘤和神经纤维瘤　神经鞘瘤和神经纤维瘤均为起源于施万(Schwann)细胞的良性肿瘤,前者多发生于背根,在肿瘤实体外有施万细胞构成的鞘。神经鞘瘤和神经纤维瘤在肿瘤增大时可呈串珠状或哑铃状出现于神经根出椎间孔处或椎间孔外,巨大神经鞘瘤可侵蚀椎体并侵及椎旁软组织(图 15-46)。患者可长期无症状或表现为单侧的根性痛和麻木感。影像学检查能明确诊断。

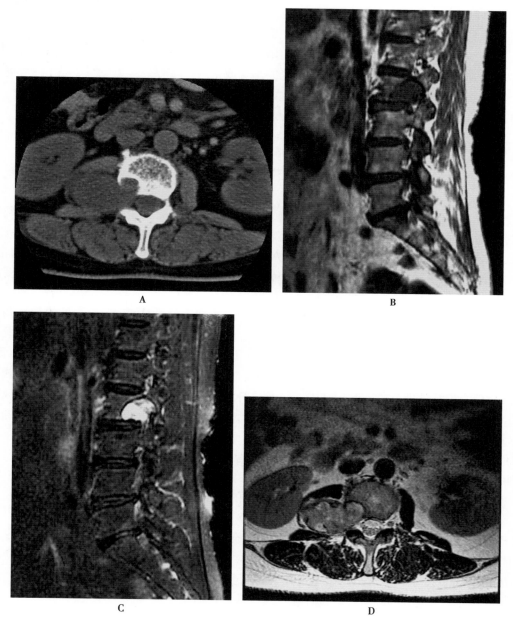

图 15-46　神经鞘瘤

A. CT 示椎管内神经鞘瘤侵及椎体后壁并延伸至椎管外;B. T_1WI 示 L_2 椎体肿瘤低信号影;C. MRI 抑脂像示 L_2 椎体肿瘤后方高信号影;D. T_2WI 水平面肿瘤侵及椎体后壁并延伸至椎管外。

2. 毛细血管瘤 毛细血管瘤为良性内皮细胞肿瘤,通常为发生于头、颈部的浅表肿瘤。发生于脊柱硬脊膜外的毛细血管瘤罕见,迄今文献中共报道 4 例,在腰椎管内的硬脊膜外毛细血管瘤,可出现腰椎间盘突出症状。Jusic 等报道 1 例 MR 检查发现 $L_{2/3}$ 节段硬脊膜外后方肿物,术中发现为突出腰椎间盘。术前有马尾综合征,术后恢复良好。

二、腰、骶椎管内脊膜囊肿

腰、骶椎管内脊膜囊肿临床上比较少见,可表现为腰背痛或下肢痛。椎管内由蛛网膜构成的脊膜囊肿常与蛛网膜下腔相通。由于脑脊液循环和本身分泌脑脊液而逐渐增大,压迫神经出现腰背痛或下肢疼痛,或有会阴部的不适感。症状可因囊肿内压力增加而加重。检查发现受累神经根的感觉、运动障碍和马鞍区的感觉或括约肌功能异常。MR 检查对腰、骶椎管内脊膜囊肿有较大的诊断价值,囊肿表现为 T_1WI 出现低信号、T_2WI 出现高信号(图 15-47)。

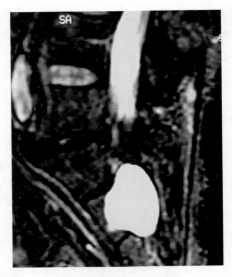

图 15-47 脊膜囊肿

三、腰骶神经变异

腰骶神经变异可影响神经根的定位诊断。腰骶神经变异有神经节异位、圆锥低位、神经根变异和脊髓栓系等。

腰骶背根神经节的正常解剖位置在椎间孔外侧,如其内移至侧隐窝甚至椎管内,则称为腰骶神经节异位畸形。腰骶神经节变异本身并不一定引起临床症状,但由于异常神经根占据了椎管的有限空间,较易受到压迫,此在腰骶神经联合根或腰骶神经根粗大时尤为明显。当腰椎退变时,椎间盘膨出、黄韧带肥厚、关节突关节增生、椎间孔狭窄等病理情况时,神经节在侧隐窝内因摩擦、缺血或炎症刺激明显充血肿大,可出现严重的下肢痛。

1. 神经节异位 行 CT 断层扫描和 MR 检查可在椎管内发现占位性病变,其与常见的神经鞘瘤难以鉴别,多在术中发现证实。腰骶神经节多呈梭形均匀膨大,多位于侧隐窝内或椎间孔内,与神经根包膜相延续,其表面有时可见怒张之静脉,切开后可见稍迂曲的神经纤维。神经鞘瘤位于椎管内居多,椎管外少见,且多位于硬脊膜下。肿瘤以偏心性生长为主,多呈圆形或椭圆形,有时可见包绕神经根,包膜不相延续。腰骶神经节异位与神经鞘瘤处理方式不同。如术中将异位神经节误认为是神经鞘瘤而切除,可造成永久性损害。因而,当术中高度怀疑椎管内腰骶神经节异位时,应行切开活检。取组织时,必须严格沿神经纤维方向纵向切开,尽量避免损伤神经根。

2. 圆锥低位 临床上表现为 L_5 神经根定位症状,而实际上为上位腰椎病变造成。Ikeda 等报道 3 例,占该院腰椎退行性疾病的 0.24%。文献中共报道 6 例,病因为圆锥低位,圆锥位于 L_2,致压物在 $L_{1/2}$ 水平,可致 L_5 神经根受压。此外,圆锥上部明显受压,受压较轻的下部因血液循环障碍出现选择性单根神经根病变的表现。

3. 神经根变异 Morishita 等报道 3 例 L_5S_1 腰椎间盘突出症,术中发现 2A 型 S_1 神经根并联。术前无假性神经定位体征,直腿抬高试验强阳性,跟腱反射未引出。

4. 脊髓栓系 Endo 等报道 1 例患者下肢麻木无力,进行性痉挛步态和下肢椎体束征阳性。腰椎 MRI 发现 $L_{2/3}$ 腰椎间盘突出压迫脊髓栓系之下位脊髓。经手术治疗后 1 年获得满意疗效。

四、腰椎管狭窄症

腰椎管狭窄症是导致腰痛及腿痛的常见病症之一,其发生原因存有两种认识。Verbiest 强调发育性因素的重要性,而 Paine 及若松英吉则强调获得性因素的重要性。目前多认为本症系在腰椎管发育性狭小的基础上,因腰椎退变增生,导致椎管容量进一步狭小,压迫其中的神经根及马尾产生的病症。腰椎管狭窄症与腰椎间盘突出症并存常见,有学者报道发育性腰椎管狭窄症 97 例,其中 37 例合并有小的椎间盘突出。国内文献报道腰椎管狭窄症合并有腰椎间盘突出症的发生率为 20%~60%。

椎管狭窄症常分为原发性(发育性)、继发性(获得性)和混合性。继发性腰椎管狭窄症可分为中央型椎管狭窄和周围型椎管狭窄,后者包括侧隐窝狭窄及椎间孔狭窄两类。中心型腰椎管狭窄的临床征象与中央型腰椎间盘突出症相似。侧隐窝狭窄和椎间孔狭窄则与后外侧型腰椎间盘突出症相似。

(一)腰椎管中央型狭窄

腰椎管矢状径测量为诊断腰椎管狭窄症的依据。Eesenstein 对 33 组腰椎椎管的矢状径进行测量,定为 15mm 以下者为腰椎管狭窄,易产生狭窄症。青岛大学附属医院对 100 组腰椎骨标本和 100 例成人腰椎 X 线片行腰椎管矢状径测定,所得数值与此相符。Verbiest 术中测定狭窄椎管的矢状径,定为 10mm 或以下者为绝对狭窄,10~12mm 者为相对狭窄。

腰椎管狭窄症多发生在中年以上,起病缓慢。主要症状为腰背痛、腿痛和间歇性跛行。症状在站立行走时重,坐位及侧卧位、屈髋时轻。腿痛主要因腰骶神经根受压所致。腿痛常累及两侧,可表现一侧重而另一侧轻或伴有下肢麻木和乏力。咳嗽时下肢症状常不加重,但步行时加重,特称神经根源性间歇性跛行。有学者报道 195 例腰椎管狭窄症,其中有 142 例出现间歇性跛行,占总病例的 72.8%,因而认为间歇性跛行是腰椎管狭窄症的特有表现。

中央型椎管狭窄亦可为腰椎管前方后纵韧带骨化或腰椎管黄韧带病变导致的椎管矢状径减少。

腰椎管狭窄症症状和体征之间的差异也是特点之一,即症状重而体征少。检查时,腰椎前屈时症状减轻,腰椎后伸时症状加重,可有腰骶神经支配区的感觉障碍、跟腱反射减弱或消失。直腿抬高试验多为阴性。在患者伸腰时或活动后立即检查,体征可能更明显。

影像学检查示腰椎关节突关节增生肥大,关节突关节间距缩小。腰椎管矢状径在 15mm 或以下。腰椎管矢状径在 15~17mm 者应进一步做椎管造影,造影正位片示梗阻完全者可见对比剂呈梳状或尖形中断,不完全者可呈蜂腰形;侧位片可见压迫主要来自外侧或前后皆有压迫,与椎间盘突出的压迫来自椎管前方不同。CT 可明确狭窄情况及病因(图 15-48、图 15-49)。青岛大学附属医院对退行性腰椎管狭窄症做 CT 测量,提出以腰椎椎弓上、下切迹平面及椎间盘平面为腰椎管最狭窄部位的观点。

Okada 等报道该院 6 192 例腰椎退行性疾病手术,其中腰椎后纵韧带骨化 10 例,其中多节段 4 例、单节段 6 例,合并腰椎间盘突出症 4 例。Takahashi 等报道 2 例黄韧带血肿压迫神经根出现症状,经手术切除、组织病理学检查证实,术后症状缓解。上述椎管前后方韧带病变均可致椎管矢状径减小产生症状。

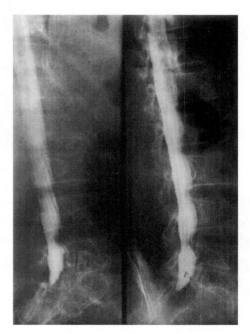

图 15-48　腰椎管狭窄症椎管造影显示 $L_{3/4}$、$L_{4/5}$、L_5S_1 呈蜂腰形改变

(二)腰椎侧隐窝狭窄

腰椎侧隐窝仅见于 $L_{4/5}$ 和 L_5S_1 节段,位于椎管侧部,其构成前方为椎体及椎间盘后面,后方为腰椎上关节突、椎间关节囊及黄韧带,外侧为椎弓根,内侧为硬脊膜囊,外下方即为椎间孔内口,内含神经根袖及神经根,故亦称为神经根管。一般认为侧隐窝前后径在 5mm 或以上是正常,3mm 或以下为狭窄。侧隐窝狭窄多发生在三叶形椎管,侧隐窝的前后径原来就小,加上退变增生及上关节因椎间盘变窄而上移,椎体后缘因椎间盘退变增生后突,致神经根受压。侧隐窝狭窄嵌压其中的神经根产生颇似腰椎间盘突出症的坐骨神经痛征象,因而应与腰椎间盘突出症相鉴别。

腰椎侧隐窝狭窄患者发病年龄一般较腰椎间盘突出症大,40 岁以下者椎间盘突出较多,40~50 岁者则腰椎间盘突出与侧隐窝狭窄骨性嵌压参半,50 岁以上者腰椎侧隐窝则以骨性嵌压刺激为主。腰椎侧隐窝狭

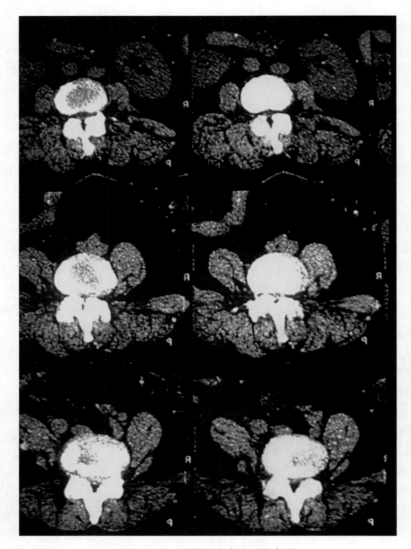

图 15-49　腰椎管狭窄症 CT 表现

窄症状表现多为一侧下肢疼痛和麻木，某一特定姿势时则加重。行走活动时下肢疼痛和麻木加重，出现间歇性跛行。腰椎侧隐窝狭窄病程长，但可突然加重，甚而出现剧烈的下肢痛，卧床休息难以缓解。多发腰椎侧隐窝狭窄时可有多条神经根受累，出现相应的下肢痛症状。检查时有腰、骶神经根受累的感觉、运动或反射的异常，但直腿抬高试验多为阴性。CT 可见关节突增生及侧隐窝狭窄情况（图 15-50）。

五、梨状肌综合征

梨状肌起于 S_2、S_3、S_4 侧方前面，向外下穿过坐骨大孔形成肌腱止于股骨大转子上部内侧，是髋关节的外旋、外展肌之一。梨状肌上缘有臀上神经和臀上血管穿出，其下缘有臀下神经及臀下血管在内侧穿出，坐骨神经在其稍外侧穿出。坐骨神经自梨状肌下缘穿出者占 84.2%，构成坐骨神经的胫神经自梨状肌下方和腓总神经穿梨状肌两肌腹之间为 11.7%，胫神经和腓总神经两神经皆自梨状肌肌腹间穿出者为 0.8%，腓总神经越梨状肌肌腹之上方和胫神经穿梨状肌之下方者为 3.3%。

由于梨状肌所处的位置及其与坐骨神经的密切关系，当神经周围有瘢痕或粘连时，坐骨神经的可运动范围变小，张力变大，患者行走时坐骨神经反复被动牵拉。此外，梨状肌受刺激后产生痉挛、肥大甚至挛缩，亦对坐骨神经产生压迫。故早在 1928 年，Yoeman 就提出坐骨神经痛可能与梨状肌有关。1937 年，Freibereg 首次采用切断梨状肌的方法治疗原因不明的坐骨神经痛。

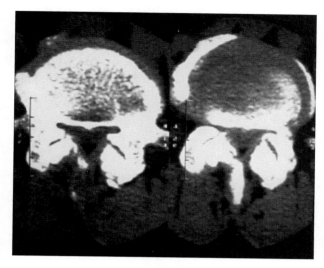

图 15-50　腰椎侧隐窝狭窄 CT 表现

梨状肌综合征患者主诉臀部及慢性坐骨神经痛,走路和活动后加重,卧床休息可减轻,可出现间歇性跛行。直腿抬高试验可为阳性。检查时可见臀肌萎缩,感觉异常,但未按神经支配区分布。坐骨大切迹处有压痛。直肠指诊可触及肿胀变粗的梨状肌,并诱发上述症状。Freiberg 试验:伸髋时,用力被动内旋髋关节引起下肢痛为阳性。Thiele 试验:髋关节行内收、屈曲、内旋运动,下肢痛症状加重为阳性。Pace 试验:患者取坐位,双膝内收,对抗检查者的双手分离双膝,患者双膝内收力弱并感疼痛为阳性。行梨状肌封闭可缓解坐骨神经痛,此系与腰椎间盘突出症的重要鉴别点。

六、骨盆出口综合征

骨盆出口综合征是指坐骨神经经过盆腔出口时,受到刺激或压迫所产生的综合征。20 世纪 80 年代被命名为坐骨神经盆腔出口狭窄综合征。梨状肌综合征为本病的原因之一,占 10% 左右。坐骨神经的盆腔出口是由骨盆后壁的多层肌肉、韧带及结缔组织所构成的一个骨纤维性管道。此处软组织的损伤或病变及梨状肌的变异,均可使坐骨神经受到刺激或卡压,产生一系列临床症状。

骨盆出口综合征的主要临床表现为坐骨神经干刺激症状,起病可缓可急,多有外伤、劳累、受凉或受潮史。病程长时可呈间歇性起伏发作。起始于臀部的沿坐骨神经走行部位的放射性疼痛,并伴有其支配区的运动、感觉或反射障碍。多为单侧发病,初为臀钝痛、酸胀或沉重感,有时也可表现剧烈锐痛。疼痛向大腿后方、小腿后外侧放射,但很少达跟部及足底部,而且多无明确的根性界限。走路可使疼痛加剧,或出现间歇性跛行。检查时,腰部无阳性体征。在臀部坐骨神经出口部体表投影区,即坐骨结节与大粗隆连线的中、内 1/3 上方 2~3cm 处,有明显压痛,且向大腿后下方放射。有时可在局部扣及痛性结节或痉挛的梨状肌。Feibeng 征或 Thiele 试验均可阳性。俯卧位伸髋、屈膝,医师扶足跟强力内旋髋可诱发症状重现。直腿抬高试验和屈颈试验阴性。压痛点局部封闭后可缓解坐骨神经痛,此为鉴别腰椎间盘突出症的重要方法。

腰椎外占位性病变压迫盆腔内坐骨神经可出现坐骨神经痛症状。Yang 报道 1 例髋部上孖肌和闭孔内肌后方多发神经节囊肿压迫坐骨神经出口,导致坐骨神经痛。

七、糖尿病性周围神经病变

糖尿病性周围神经病变是下肢常见的神经病变,主要有两种类型,可以表现为下肢对称性的感觉异常,亦可表现为单侧根性痛,多发生于老年人。表现为双下肢对称性感觉障碍更为多见,由肢体远端开始,逐渐向近端发展。病史长者可出现袜套样感觉消失,反射消失和下肢无力,但很少出现疼痛,不难与腰椎间盘突出症相鉴别。这种类型的周围神经病变有时类似于腰椎管狭窄症,可表现为间歇性跛行,但临床症状明显不同于腰椎管狭窄症。糖尿病性周围神经病变是感觉异常,为弥漫性烧灼和电刺激感,夜间加重,且休息不能缓解。感觉障碍主要分布于股神经区,肌肉萎缩主要为大腿前肌群的萎缩。追问病史无腰背痛史,体格检查缺少神经牵张的体征,如直腿抬高试验阴性;血糖和肌电图检查有助于鉴别。糖尿病性周围神经病变神经传导速度减慢比腰椎管狭窄症更明显。

八、腰椎间盘肿瘤

腰椎间盘肿瘤少见,其可分为原发性肿瘤和继发性肿瘤。有学者报道了腰椎间盘原发性恶性纤维细胞瘤 1 例,患者坐骨神经痛对症治疗无好转,X 线片示 $L_{4/5}$ 椎间隙前窄后宽,腰椎骨质无异常。术中见 $L_{4/5}$ 椎间盘右侧有直径 1.0cm、高 0.7cm 的突出物,向后压迫神经根,环形切除突出物,椎间盘内为白鱼肉样组织,彻底刮除病灶组织,病理检查为恶性纤维细胞瘤。术后腰腿痛基本消失,术后7个月患者因肿瘤转移死亡。

该学者还报道腰椎间盘继发性转移性腺癌4例,病变位于$L_{4/5}$椎间盘2例,位于L_5S_1椎间盘2例。腰部和下肢体征与腰椎间盘突出症相似,术前X线片示腰椎骨质无异常,2例行CT检查示椎间盘突出,术中见椎间盘突出压迫神经根,切除突出椎间盘时,其内为肉芽样组织,切除后送病理检查诊断为椎间盘转移性腺癌。胸部X线片和B超检查发现肺和肝脏原发病灶。术后腰腿痛症状明显缓解,但术后2~8个月后死亡。

九、急性白血病

急性白血病可以圆锥马尾综合征为早期临床表现。患者表现为双下肢麻木、酸胀、无力和大小便障碍,进行性加重。检查发现鞍区感觉障碍,双侧或单侧下肢感觉或运动障碍,诊断为"腰椎间盘突出症"。

临床特征:①表现为圆锥马尾综合征,根性痛症状突出;②以年轻患者为主;③男性患者居多;④常有血常规和/或脑脊液异常改变;⑤急性起病多见,白血病类型以急性髓性白血病为主,其次为急性淋巴细胞型白血病。

引起马尾综合征的病因很多,白血病是极其少见的病因之一。因此,临床上对原因不明、表现为亚急性起病的圆锥马尾综合征的青年患者,应行血液细胞学及骨髓检查以明确诊断。

十、腰椎管内、外静脉异常

腰椎管内静脉异常包括腰椎管内局限性静脉丛扩张和静脉曲张,压迫腰骶神经根可出现坐骨神经痛,类似于腰椎间盘突出症的症状。腰椎管内静脉异常多见于硬脊膜外隙。腰椎管内硬脊膜内静脉曲张,文献中仅报道1例。有学者报道6例腰椎管内硬脊膜外局限性静脉丛扩张病例,术前诊断为腰椎间盘突出症,术中发现硬脊膜外局限性静脉丛扩张压迫腰骶神经根,经腰椎管减压和局限性静脉丛切除而愈。有学者报道2例腰椎管内硬脊膜外静脉曲张,充血扩张的静脉1例压迫L_5神经根,另1例压迫L_4神经根,经手术切除曲张静脉,根性痛症状消失。

Kogias等报道1例急性腰背痛合并左侧大腿前侧疼痛,CT检查发现椎管内病变似腰椎间盘突出,进一步检查发现髂静脉栓塞和椎管内血管充血扩张,髂静脉栓塞继发于下腔静脉畸形,实验室检查第V因子突变为静脉血栓的诱发因素。经抗凝和抗炎治疗后症状缓解。Hu等报道1例坐骨神经痛患者,当患侧坐位时能诱发疼痛,其疼痛较站立位和行走时更痛。MR检查腰椎滑脱合并腰椎管狭窄,臀部静脉曲张压迫臀部坐骨神经。手术结扎和切除曲张静脉,原顽固性坐骨神经痛缓解。

十一、带状疱疹

带状疱疹侵及腰骶神经根可出现坐骨神经痛。当神经根支配区域出现疱疹和红斑时应诊断带状疱疹。治疗给予泛昔洛韦(famciclovir)1 500mg/d和非甾体抗炎药物。

十二、寄生虫病

Bulut等报道1例棘球蚴囊由皮下侵及$L_{3~5}$椎旁和$L_{4/5}$椎间孔,出现L_5神经受累症状。

第三节　间歇性跛行的鉴别

腰椎间盘突出症可出现间歇性跛行,即当患者行走时,随行走距离的增多,引起腰背痛或不适,同时感患肢疼痛、麻木加重,取蹲位或卧床后症状逐渐消失。腰椎管狭窄症无论是中央型狭窄、侧隐窝狭窄,还是椎间孔狭窄都可出现间歇性跛行,此称为神经性间歇性跛行,是由于行走时,椎管内受阻的椎静脉丛逐渐充血,加重了神经根的充血程度,或脊髓血管扩张,加重了对神经根的压迫,引起症状加重。此种神经性间歇性跛行应与血管源性间歇性跛行进行鉴别(表15-1)。

表 15-1　神经性间歇性跛行与血管源性间歇性跛行的鉴别诊断

鉴别点	神经性间歇性跛行	血管源性间歇性跛行
疼痛类型	不明确的、多种表现的疼痛,如放射痛、沉重感、绞痛	锐痛、绞痛
疼痛部位	典型放射痛或肢体广泛疼痛,通常包括臀部	多位于腓肠肌,很少位于臀部,几乎不会发生于大腿
放射痛	出现放射痛时由近端放射至远端	罕见
疼痛加重	行走后疼痛加重,且站立也使疼痛加重	步行时疼痛加重,尤其登山时疼痛加重
疼痛减轻	前屈行走时疼痛减轻,一旦疼痛出现,则只能平卧或坐下缓解疼痛	取站立位,停止肌肉活动可缓解疼痛
疼痛缓解时间	较慢(数分钟)	很快(数秒至数分钟)
神经症状	通常存在感觉异常	通常无感觉异常
直腿抬高试验	弱阳性或阴性	阴性
神经系统检查	弱阳性或阴性	阴性
血管检查	血管搏动	无血管搏动

除腰椎管狭窄所致的神经源性间歇性跛行和血管源性间歇性跛行外,还有一种非常少见的脊髓源性间歇性跛行,最早由 Dejerine 于 1906 年报道,后类又陆续进行了报道。导致脊髓源性间歇性跛行的既有脊髓内血管病变、动-静脉血管畸形等脊髓内源性原因,也有胸椎黄韧带骨化、脊髓型颈椎病(cervical spondylotic myelopathy,CSM)等外源性脊髓压迫原因。这些因素可以导致脊髓的动脉循环血量减少、静脉循环障碍,从而影响到脊髓的血液循环,是产生间歇性跛行的主要机制。

第四节　腹股沟及大腿前侧痛的鉴别

在高位腰椎间盘突出症时,突出的椎间盘可压迫 $L_1 \sim L_3$ 神经根,从而出现相应神经根支配区的腹股沟区或大腿前内侧疼痛。部分低位腰椎间盘突出,也可出现腹股沟区或下腹部疼痛。这种疼痛多为牵涉痛,而非神经根受压症状。遇到这种情况时要与髋关节疾病相鉴别。髋关节病变时,疼痛主要位于髋关节周围,尤其是腹股沟区,患者因髋关节痛,穿鞋袜困难,行走跛行。体格检查髋关节内旋受限,4 字试验阳性,无神经系统阳性体征。如有怀疑,可拍摄髋关节的 X 线片,必要时行骨扫描和 MR 检查,不难鉴别。

第五节　下肢麻木无力的鉴别

腰椎间盘突出症时,有部分患者下肢疼痛不重,而主要感觉肢体麻木。神经根受压严重时,可出现神经麻痹,肌肉无力甚至瘫痪,这需要与神经系统疾病相鉴别。很多神经系统疾病可以引起下肢麻木无力,如脊髓前角病变、周围神经病变等。鉴别诊断时如麻木无力伴有明显疼痛,且按神经根分布,提示腰椎间盘突出症或其他原因引起的神经根嵌压。如麻木无力为主要症状,而无明显疼痛时,可能是神经系统疾病,肌电图有助于鉴别。对于长期药物抗凝治疗者出现下肢麻木无力,应考虑腰椎管内硬脊膜外血肿的可能。长期药物抗凝治疗出现颅内硬脊膜外血肿的报道较多,而腰椎管内硬脊膜外血肿的报道较少。有学者报道 1 例心房颤动行抗凝治疗出现下肢疼痛和行走障碍,经检查为腰椎管内硬脊膜外血肿,手术而愈。

第六节　根性痛与牵涉痛的鉴别

牵涉痛表现为腰背部、臀部和下肢的钝痛,是因韧带、骨膜、关节囊和纤维环等中胚层结构受刺激所引起。疼痛不按神经根的支配区域分布,很少放射至膝关节下方。引起牵涉痛的疾病有骶髂关节病变、髋关节病变和大粗隆滑囊炎等。影像学检查可能有椎间盘蜕变或轻微的椎间盘膨出。牵涉痛与根性痛的鉴别如表 15-2 所示。

表 15-2　牵涉痛与根性痛的鉴别

检查	牵涉痛	根性痛
症状	深部钝痛、部位不明确	锐痛、电刺激感、位置明确
放射	骶髂关节至大腿后外侧、小腿，很少到足部	沿坐骨神经和股神经分布区放射
感觉	很少有感觉障碍	神经根分布区感觉改变
运动	可能有主观的无力，但客观检查肌力正常，无肌萎缩	可有肌肉无力或肌萎缩
反射	很少有反射异常	常有反射异常
神经根牵张试验	阴性，可表现为背部痛或感到大腿后部肌肉紧张	坐骨神经区、腘窝和腓总神经压痛

第七节　精神性因素的鉴别

　　少数情况下，腰腿痛是由精神因素引起的，这类患者过去通常有情感问题的病史，或是药物和酒精依赖者。就诊时有明显的情感症状，主诉症状严重，可能已就诊多家医院，体格检查无阳性发现，有时局部压痛和感觉减退，很少出现肌肉萎缩和反射改变。鉴别的要点是体格检查的发现明显与患者的主诉不符。

（马学晓　胡有谷）

参 考 文 献

［1］ YILMAZ C，AKAR A，CIVELEK E，et al. Brucellar discitis as a cause of lumbar disc herniation：a case report［J］. Neurol Neurochir Pol，2010，44（5）：516-519.

［2］ RATSEP T. Postoperative spondylodiscitis caused by Mycobacterium bovis BCG：a case study［J］. Spine J，2012，12（12）：el-e5.

［3］ BAKAR B，SUMER M M，CILA A，et al. An extreme lateral lumbar disc herniation mimicking L_4 schwannoma［J］. Acta Neurologica Belgica，2009，109（2）：155-158.

［4］ LIU C C，HUANG C T，LIN C M，et al. Intradural disc herniation at L_5 level mimicking an intradural spinal tumor［J］. Eur Spine J，2011，20（2）：326-329.

［5］ JUSIC A，SKOMORAC R，BECULIC H. Dorsal extrusion of intervertebral disc as a cause of cauda equina syndrome［J］. Med pregl，2011，64（7/8）：419-421.

［6］ IKEDA H，HANAKITA J，TAKAHASHI T，et al. Investigation of pseudolocalizing signs in the lumbar region：analysis of L_5 monoradiculopathy due to upper lumbar compressive lesions［J］. No Shinkei Geka，2011，39（8）：743-753.

［7］ MORISHITA Y，OHTA H，MATSUMOTO Y，et al. Intra-operative identification of conjoined lumbosacral nerve roots：a report of three cases［J］. J Orthop Surg，2012，20（1）：90-93.

［8］ ENDO F，IIZUKA H，IIZUKA Y，et al. Myelopathy due to lumbar disc herniation in the presence of a tethered cord［J］. Spinal Cord，2014，52 Suppl 1：S11-S13.

［9］ SEIJI O，TAKESHI M，HIROKAZU S，et al. Ossification of the posterior longitudinal ligament of the lumbar spine：a case series ［J］. Neurosurgery，2010，67（5）：1311-1318.

［10］ TAKAHASHI H，WADA A，YOKOYAMA Y，et al. Ligamentum flavum haematoma：a report of two cases［J］. J Orthop Surg （Hong Kong），2009，17（2）：212-215.

［11］ YANG G，WEN X，GONG Y，et al. Sciatica and claudication caused by ganglion cyst［J］. Spine，2013，38（26）：E1701-E1703.

［12］ KOGIAS E，KIRCHER A，DEININGER M H，et al. A very rare cause of low-back pain and sciatica：deep vein thrombosis due to absence of the inferior vena cava mimicking the clinical and radiological signs of lumbar disc herniation［J］. J Neurosurg Spine，2011，15（2）：164-167.

［13］ HU M H，WU K W，JIAN Y M，et al. Vascular compression syndrome of sciatic nerve caused by gluteal varicosities［J］. Ann Vasc Surg，2010，24（8）：1134. e1-1134. e4.

［14］ KODA M，MANNOJI C，OIKAWA M，et al. Herpes zoster sciatica mimicking lumbar canal stenosis：a case report［J］. BMC Res Notes，2015，8（1）：320.

［15］ BULUT H T，YILDIRIM A，CELIK T，et al. Hydatid cyst of paravertebral muscle mimicking disc herniation［J］. Spine，2013，38 （18）：1175-1177.

第十六章

椎间盘源性腰痛

椎间盘源性腰痛(discogenic low back pain)是一种很常见的临床综合征,其病理为椎间盘内紊乱(internal disc derangement,IDD)。1986年,有学者提出椎间盘内结构断裂(intervertebral disc disruption,IDD)为椎间盘源性腰痛的病理基础。

第一节 椎间盘源性腰痛的病理学

1991年,有学者认为腰椎间盘源性腰痛的病理为终板损伤、内层纤维环放射状断裂、椎间盘基质降解、椎间盘基质炎症反应、化学性物质刺激外层纤维环神经末梢引起的疼痛。

一、腰椎间盘的神经分布

腰椎间盘的神经支配来源于窦椎神经和交感神经。1990年,Goren应用高特异性乙酰胆碱染色窦椎神经,发现支配椎间盘的窦椎神经起源于背根神经节。窦椎神经分为升支和降支。升支分布于后纵韧带和上位椎间盘纤维环后方;降支分布于后纵韧带、下位椎间盘纤维环后方和硬脊膜前方,跨越2~3个腰椎运动节段(图16-1、图16-2)。

交感神经链位于腰椎侧方,支配椎间盘纤维环前方和前纵韧带,其纤维与神经节相通。交感神经链跨越整个腰椎,腰椎上位交感链可支配L_5S_1背根神经节,故L_2神经节阻滞可阻断下位腰椎椎间盘源性疼痛(图16-3、图16-4)。

腰椎间盘髓核变性致纤维环应力分布失衡和内层纤维环断裂是腰椎间盘内紊乱或椎间盘源性腰痛的病理学基础。当纤维环内层破裂后,纤维环内层的窦椎神经分支易受到来自髓核的机械和化学因素的刺

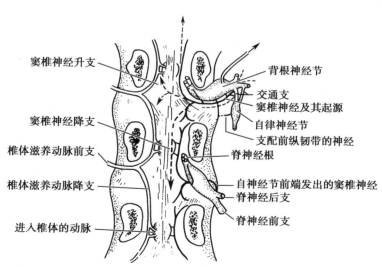

图 16-1 窦椎神经由背根神经节分出的升支和降支组成

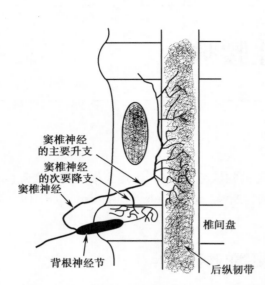

图 16-2　窦椎神经分布于腰椎间盘后方和后纵韧带

图中标注：窦椎神经的主要升支、窦椎神经的次要降支、窦椎神经、背根神经节、椎间盘、后纵韧带

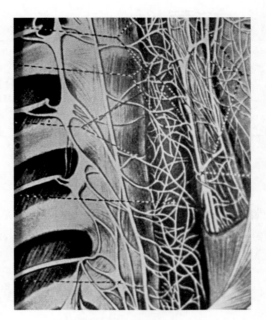

图 16-3　椎旁交感神经链纤维分布

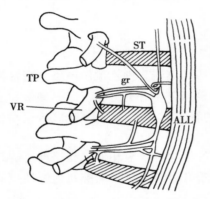

图 16-4　交感神经链纤维与神经根的交通支

TP：横突；VR：前根；ST：交感干；gr：灰交通支；ALL：前纵韧带。

激,出现椎间盘源性腰痛。最近,有学者在研究退变腰椎间盘的神经分布时观察到,外层纤维环神经纤维密度明显高于正常椎间盘,并且80%的退变椎间盘内层纤维环有神经纤维分布,而正常椎间盘内层纤维环无神经纤维分布。新生血管和神经纤维在椎间盘源性腰痛发生机制中的作用尚不清楚。彭宝淦提出,软骨终板破裂后,髓核突入椎体内,长入血管和神经纤维,在应力作用下亦可引起疼痛。

二、腰椎间盘源性腰痛的组织学

椎间盘源性腰痛的组织学改变有两种:一为纤维环损伤;二为软骨终板损伤。

1. 纤维环损伤　椎间盘纤维环破裂分为三种类型:环状破裂、放射状破裂和纤维环边缘损伤。环状破裂是纤维环层与层之间短的连接纤维断裂;纤维环边缘损伤则是由于 Sharpey 纤维撕裂的结果;放射状破裂是由髓核延伸到纤维环外部的放射状裂隙。

彭宝淦等通过病理学研究证实了椎间盘源性腰痛的机制。通过椎间盘造影术后的 CT 轴向扫描定位疼痛椎间盘的撕裂部位(图 16-5),在行腰椎后路椎间盘切除、椎体间融合时,切除包括撕裂部位在内的椎间盘。通过矢状面连续组织学切片,应用组织学方法和免疫组化方法,我们能够了解撕裂部位的组织病理学特点和疼痛椎间盘的神经分布(图 16-6)。

组织学发现最显著的特征是总有一条从髓核至外层纤维环的不规则的血管化肉芽组织条带区。肉芽组织成熟程度不一,有成熟的瘢痕化胶原组织,有新鲜的血管、肉芽组织,条带区在矢状面宽 0.1~5.0mm。肉芽组织结构紊乱,中间有一条或多条裂隙(图 16-7)。肉芽组织条带区与椎间盘造影术后 CT 上显示的髓核至纤维环外层的裂隙一致。邻近后方纤维环的髓核组织也被肉芽组织所替代,但更靠前方的髓核组织仅表现为纤维化。肉芽组织条带区之外的纤维环组织基本正常,板层结构排列通常规则。肉芽组织条带区之外的外层纤维环内血管明显增多。

椎间盘伤害性神经纤维主要沿着血管、肉芽组织条带区分布,在裂隙边缘常可见 P 物质(substance P,SP)神经纤维分布。髓核中可见 SP 和神经丝蛋白(neurofilament protein,NFP)阳性的神经纤维分布(图 16-8~图16-10)。正常腰椎间盘及相连的前、后纵韧带和纤维环最表层有游离神经末梢。免疫组化研究证明,SP 阳性

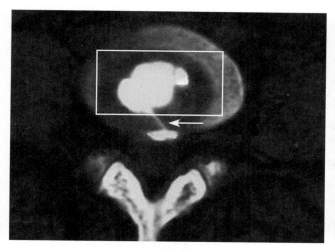

图 16-5　L₄/₅ 椎间盘造影术后
CT 显示放射性裂隙（箭头），方框所示为经后入路行腰椎椎间植骨融合内固定术（PLIF）时椎间盘的取材范围。

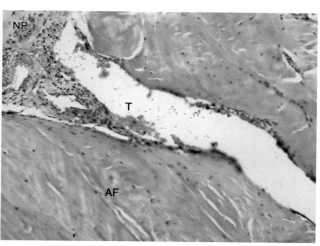

图 16-6　疼痛椎间盘放射性裂隙（T）及其周围组织
髓核（NP）及纤维环（AF）内形成肉芽组织（HE 染色，×200）。

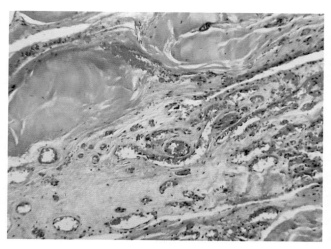

图 16-7　疼痛椎间盘纤维环中的肉芽组织（HE 染色，×200）

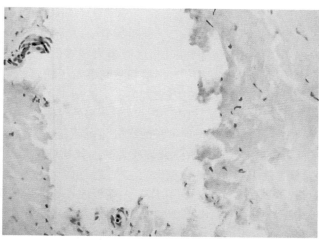

图 16-8　疼痛椎间盘纤维环裂隙边缘 P 物质免疫反应阳性的神经纤维（免疫组化染色 SP 法，×200）

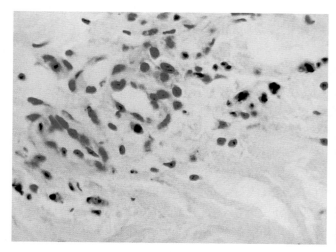

图 16-9　疼痛椎间盘髓核肉芽组织中丰富的 P 物质阳性神经纤维（免疫组化染色 SP 法，×400）

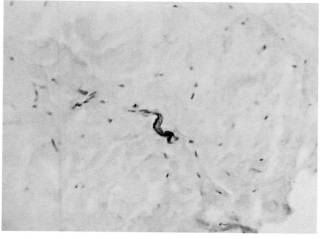

图 16-10　疼痛椎间盘纤维环中 NF 免疫反应阳性的神经纤维（NF 免疫组化染色，×200）

的神经纤维在后纵韧带分布。伤害性神经纤维 SP、血管活性肠肽(vasoactive intestinal peptide,VIP)和降钙素基因相关肽(calcitonin gene-related peptide,CGRP)存在于动物和人的纤维环外层。疼痛椎间盘亦发现纤维环内层甚至髓核也有神经纤维分布。腰椎间盘造影术后 CT 扫描的研究显示,疼痛腰椎间盘对比剂几乎总是流向纤维环的后方,这表明纤维环撕裂几乎存在于纤维环后方。这可能是椎间盘后方纤维环结构薄弱而易于撕裂的原因。另外,临床研究已经提示椎间盘造影术中疼痛与后方纤维环撕裂有关。

2. **软骨终板损伤** 软骨终板损伤引起的腰痛占慢性椎间盘源性腰痛患者的 17.7%。流行病学调查表明,在无腰痛人群中,软骨终板损伤的发生率约为 30%。软骨终板损伤主要包括两种类型:Schmorl 结节和终板退行性改变。Schmorl 结节是指椎间盘髓核组织经破裂的软骨终板突入邻近的椎体骨松质内,这一经典理论由德国医师 Schmorl 于 1927 年首先提出。Schmorl 结节的起源和发生机制尚不清楚,目前形成多种理论,包括发育因素、退变因素、病理因素、创伤因素和终板下骨坏死等。

终板破裂引起的椎间盘源性腰痛发病机制,从理论上推断应与纤维环破裂引起的腰痛一致。大量的动物实验已经表明,纤维环外层的损伤能够引起整个椎间盘的进行性退变。相似地,从椎体边穿刺终板进入椎间盘动物模型,也能引起整个椎间盘的进行性退变。终板损伤动物模型的研究发现,终板损伤后髓核细胞凋亡,蛋白聚糖合成能力下降。神经和血管的内生长是椎间盘结构破裂的一个特征,也与椎间盘源性腰痛的产生直接关联。Freemont 等发现在疼痛的椎间盘,微血管与神经末梢伴随生长,通过终板进入椎间盘。

三、腰椎间盘源性疼痛的机制

椎间盘源性腰痛是由于椎间盘退变以后,纤维环出现了裂隙,髓核液通过此裂隙漏出,作用于硬脊膜囊或神经根鞘引起腰痛和腿痛,已有越来越多的证据表明,椎间盘源性腰痛的根本发病机制是炎症反应。炎症由于直接的髓核组织的化学刺激或继发于髓核的免疫反应,已被认为与腰痛的产生密切相关。

(一)髓核组织的免疫性

胚胎形成后,髓核在正常情况下不与外界接触,在后来的生活中,如果因纤维环破裂,髓核突出暴露于免疫系统,就可引起免疫反应。抗原成分极可能是糖蛋白。随着椎间盘老化或退变,髓核中基质溶解酶增加,此酶能使蛋白聚糖及连接蛋白裂解成为高度异质性分子。另外,退变椎间盘纤维环出现裂隙后,这些分子漏逸出来,极可能引起机体的免疫反应。将髓核组织注入兔耳后,初始淋巴结出现淋巴细胞反应,反应在注射 4 天后达最高峰,反应至少持续 3 周。人髓核注入兔体后使抗血清水平升高。将兔的自体髓核注入兔耳软骨膜下,虽未见细胞浸润或淋巴细胞反应,但作者断定所存在的血管反应表明有自身免疫反应存在。许多学者都在患者血清中检出髓核的抗体。也有研究显示,腰椎间盘突出患者的细胞移动抑制试验阳性。这些资料都支持髓核具有免疫原性。用刚果红染色或用 X 线衍射技术或用组化、免疫组化结合电镜技术分别报道了髓核中具有淀粉样物质的沉积。分析表明,淀粉样物质的沉积随年龄的增加而增多。虽然淀粉样物质的性质和来源不完全清楚,但有研究证实,各类淀粉样物质均为蛋白质,其中包括免疫球蛋白分子片段。根据这些观察到的免疫现象,经分析,临床上引起患者腰痛和腿痛的神经根炎是局部免疫介导的炎症反应。

(二)髓核组织的致炎性

神经生理学研究表明,正常椎间盘对机械性刺激并不敏感。研究认为,椎间盘可能含有静止伤害感受器(silent-nociceptors),在正常情况下不易被激发,但在组织损伤或炎症形成时易被致痛化学物质所激发。这些致痛化学物质可能来源于突出的椎间盘髓核。最近的一系列研究表明,突出的椎间盘髓核可引起组织的炎症反应。有研究将狗自体髓核的匀浆通过导管注入其腰硬脊膜外隙,结果引起附近组织明显的炎症反应,包括硬脊膜及硬脊膜外脂肪的水肿、纤维蛋白的沉积,明显的多形核细胞浸润及少量组织细胞、淋巴细胞,浆细胞浸润等。其他学者做了相似的研究,他们将猪的自体髓核注入骶尾硬脊膜外隙,引起明显的马尾神经根炎,包括神经传导速度减慢和神经纤维变性。作者分析这可能是髓核成分对神经纤维的直接作用或血管和炎症反应的结果。经进一步研究表明,髓核组织具有吸引白细胞和引起血管通透性升高的作用。这些研究提示,由髓核组织诱导产生的炎症反应可能在腰椎间盘突出产生腰痛及坐骨神经痛的过程中起主要作用。

(三)椎间盘所含炎性介质及作用

1. **磷脂酶 A_2(PLA_2)** 有学者发现人突出的椎间盘组织中具有高水平的 PLA_2,其活性是血浆水平的

10 000 倍，PLA_2 通过调节花生四烯酸的级联反应，在人和各种动物的炎症形成过程中起关键作用。此外，PLA_2 通过形成自由不饱和脂肪酸和溶血磷脂能直接破坏细胞膜并引起水肿。为了证明 PLA_2 的致炎性，将从椎间盘组织中提取的 PLA_2 注入小鼠脚掌，结果引起明显的炎症反应。PLA_2 启动或引起疼痛的机制有以下三个方面：①PLA_2 作为一种强大的致炎剂，能兴奋纤维环内或硬脊膜外隙内的伤害感受器；②它从椎间盘释放后，通过酶解作用能直接破坏神经根的神经细胞膜磷脂；③通过酶解作用，产生炎性介质，引起继发性神经根炎。有学者用放射免疫法从人突出的椎间盘中检测出前列腺素的存在，证实了这一机制。前列腺素和白三烯是非常重要的炎症介质，被看作是许多组织产生炎症损害的原因，在疼痛过程中起重要作用。它们首先通过 PLA_2 的作用使花生四烯酸从细胞膜磷脂上被释放出来，进而通过级联反应生成炎性介质。为了证明 PLA_2 对神经的损害作用，有学者将高度纯化的椎间盘 PLA_2 注入大鼠坐骨神经内，同时用蛇毒 PLA_2 进行对照，两组动物均出现明显的神经损害反应，包括神经脱髓鞘、脂质聚集和轴突损伤等。显示蛇毒 PLA_2 组较重，盐水注射组则未见神经损害。这表明了，椎间盘 PLA_2 具有神经毒作用。有学者证实，在突出的椎间盘中，对 Ⅰ 型胶原有裂解作用的胶原酶活性升高。还有学者证实，退变椎间盘中基质溶解酶活性也升高。PLA_2 在椎间盘内的升高是老化和退变的结果，PLA_2 也受内源性抑制剂和促进剂的控制，如磷脂酶活性蛋白。从理论上讲，椎间盘进行性生化改变也同样能促进内源性 PLA_2 的激活，而 PLA_2 又可进一步产生前列腺素及白三烯等炎症介质。

2. **IgG 和 IgM**　　学者 Pennington 用酶联免疫吸附试验（enzyme-linked immunosorbent assay，ELISA）从正常狗椎间盘中测出 IgG 的存在，并分析 IgG 作为正常椎间盘中的成分而存在，一旦髓核突出，则 IgG 溢到硬脊膜外隙，可能激活补体引起炎症反应。有学者用比浊法对突出的人椎间盘进行了免疫球蛋白定量分析，结果 IgM 呈现明显升高。作者不仅大力支持 Pennington 的观点，而且进一步认为这可能是炎症反应的结果，提示腰椎间盘突出症中坐骨神经痛是炎性神经痛。

3. **离子及糖蛋白等**　　在突出的髓核中发现 pH 降低和乳酸浓度升高，其程度与手术患者神经根周围结缔组织反应程度有关。髓核突出渗出物通过与暴露组织接触后引起疼痛。一些化学因子对许多神经元有兴奋性作用，能导致神经元产生短暂去极化，这与它们能增加离子（Na^+、Ca^{2+}）内流有关。能对化学离子起反应的感觉神经元同时也能对辣椒素起反应，表明它们极可能是伤害感受型神经元。一些研究者提出，来源于椎间盘的蛋白聚糖可能对神经根有刺激作用。发现突出椎间盘患者的神经根周围有蛋白聚糖。由于蛋白聚糖带有密集的负电荷，一旦髓核液漏出则蛋白聚糖直接影响神经末梢的静息电位，引发神经的动作电位出现疼痛。苷三磷酸（adenosine triphosphate，ATP）是细胞内普遍存在的成分，浓度为 mmol 级。组织受到损害时，在感觉神经末梢附近极可能释放大量 ATP。皮内注射 ATP 可产生短暂锐痛。在大鼠，以 mmol 水平的 ATP 刺激感觉神经元，可引起阳离子通道开放，从而引起神经兴奋。阳离子通道允许 Na^+、K^+、Ca^{2+} 等离子通过。更有意义的是巨噬细胞上存在有 ATP 受体，受体一旦被激活可导致各种细胞因子和前列腺素等的释放。目前，已有许多研究表明在退变椎间盘中有小血管长入，这虽不能直接证明 5-羟色胺、缓激肽、组胺等存在于椎间盘中，但有理由推断这些重要炎性介质极可能存在于退变的椎间盘中并在椎间盘源性疼痛过程中起重要作用。

4. **椎间盘神经源性炎性介质**　　背根神经节是下腰痛的调节器，它合成和释放神经源性多肽，如 P 物质、CGRP 和 VIP 等。P 物质参与神经源性神经肽介导的炎症反应，包括引起血管扩张、血浆渗出、诱导肥大细胞释放组胺等。CGRP 是比 P 物质更强的血管扩张剂，且是背根神经节中含量最多的一种神经肽。研究表明，背根神经节中 P 物质和 VIP 的浓度间接受椎间盘的控制。这说明，椎间盘内的各种神经化学物质的改变是通过纤维环伤害感受器致敏来体现的，并部分地受背根神经节调节。因为轴突运输的双向性，就不难理解为什么纤维环外层中能发现神经多肽。由髓核释放的炎性介质导致纤维环外层伤害感受器激活致敏，这又可进一步促进神经肽的释放，从而在感觉神经元和炎症细胞之间构成一个正反馈回路，加重椎间盘炎症反应的过程，导致持续性腰痛。纤维环外层、后纵韧带、硬脊膜等受窦椎神经支配，窦椎神经有一灰交通支分支，属交感神经节后纤维。交感神经节后纤维介导可引起痛觉过敏，其机制可能是去甲肾上腺素对交感神经元或附近非神经元细胞作用导致肾上腺能 α 受体激活，促进前列腺素类释放，刺激伤害感受器，导致疼痛。这说明去甲肾上腺素也可能是椎间盘神经源性疼痛的介质。

总之，髓核、PLA_2、蛋白聚糖、离子、IgG、IgM 和 ATP 等椎间盘致炎物质都可随着椎间盘退变或突出而漏逸到椎间盘外,作用于窦椎神经末梢伤害感受器引起疼痛。在化学性物质引起伤害感受器发生冲动造成疼痛时,神经元本身又可合成和释放神经肽如 P 物质、VIP 等,构成正反馈回路加重炎症反应过程,从而导致持续性椎间盘源性疼痛。引起腰痛的化学性物质对神经纤维的刺激可能比单纯的机械性压迫更重要。经证实,吲哚美辛等非甾体抗炎药可抑制突出椎间盘产生前列腺素。学者用静脉给予甲泼尼龙后,实验动物髓核对神经损害的作用明显减轻。临床上,对腰椎间盘突出患者口服或局部应用类固醇类药物也取得明显疗效。进一步研究腰痛的炎性机制和应用无副作用的抗炎药物等非手术疗法是治疗腰痛的重要方向。

第二节　椎间盘源性腰痛的临床表现

椎间盘源性腰痛患者表现为下腰痛和非根性下肢痛。典型疼痛在腰带部位,头端不超过胸腰交界,远端放射通常不超过膝部。患者可有腰部外伤史亦可无腰部外伤史。椎间盘源性腰痛多在咳嗽、喷嚏等腹压增加时加重,腰椎前屈和弯腰搬重物时加重,平卧休息时缓解。这些患者常诉说取坐位尤其是坐着同时有振动刺激时疼痛特别明显,在伸腰时减轻。患者会主诉站直或侧卧位时疼痛改善,这是因为坐位较站立时椎间盘内压力相对较高。相反,腰椎的后结构(关节突或椎弓崩裂)引起的疼痛患者常喜欢腰部取屈曲位,且坐位时疼痛改善。

检查时腘绳肌可以紧张也可以不紧张。神经系统查体通常是正常的,可偶有感觉障碍,但非按皮节神经分布(图 16-11、图 16-12)。普通 X 线片多为正常,亦可见椎间隙变窄,但没有特异性,没有椎管狭窄或畸形。MRI 的表现仅为 T_2WI 显示椎间盘脱水和椎间隙变窄。

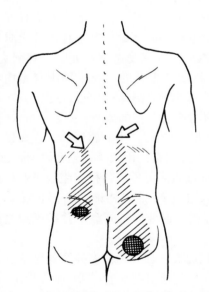

图 16-11　椎间盘源性腰痛在腰部和臀部的疼痛范围
箭头示肋缘以下,浅色区域示腰背痛及臀部疼痛范围,深色区域示髂后上棘及坐骨结节周围疼痛范围。

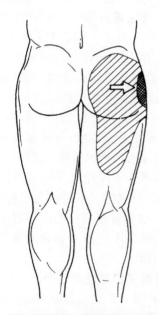

图 16-12　臀部疼痛向大腿后侧放射的范围不超过膝关节平面
箭头示大转子,深色区域示大转子周围疼痛范围,浅色区域示臀部及大腿后方放射痛的疼痛范围。

怀疑患者为关节突源性腰痛,可以行关节突封闭。但封闭治疗的效果多为暂时性的。由于每一关节突接受相邻节段的重叠神经支配,因此这一技术的特异性是有限的。当然如果没有椎弓缺陷或椎弓崩裂,单纯关节突源性腰痛不需要手术。

对于椎间盘源性下腰痛的自然史尚欠深入了解。彭宝淦在进行亚甲蓝椎间盘内注射治疗椎间盘源性下腰痛的临床随机双盲研究中,对 36 例对照组患者(椎间盘造影阳性患者)的椎间盘内注射 1ml 生理盐水,并进行了 4 年随访,观察其椎间盘源性腰痛的自然转归。其中 32 人得到随访,发现仅 5 例改善,占 16%。通过 4 年的平均 VAS 和 ODI 分数测定,两者分值有逐渐下降的趋势,但统计学上未发现明显差异(图 16-13、图 16-14)。这表明,椎间盘源性腰痛不随时间的延长而逐渐好转。我们的临床研究没有发现椎间盘源性腰痛的自然史与患者的年龄相关,也没有发现自然史与单节段或双节段疼痛相关。因此,椎间源性腰痛不会随时间推移疼痛症状自然消失,必须采取有效的治疗。

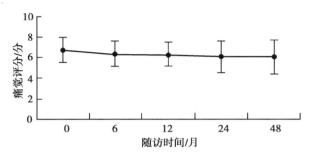

图 16-13　椎间盘源性腰痛患者随访 48 个月痛觉评分

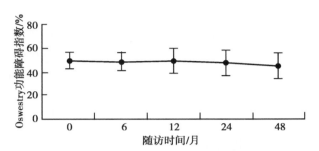

图 16-14　椎间盘源性腰痛患者随访 48 个月 Oswestry 功能障碍指数

第三节　椎间盘源性腰痛的诊断

由于椎间盘源性腰痛没有特异性症状和典型体征,因此影像学检查十分重要。

一、X 线检查

腰椎 X 线片正常。前后位、侧位和斜位 X 线片作为常规检查没有小关节狭窄、椎间隙高度降低、骨赘形成和终板硬化。屈伸位 X 线片对诊断没有参考价值。

二、CT 扫描

椎间盘源性下腰痛患者的腰椎 CT 显示正常,没有腰椎间盘突出,有时有轻微膨出,但对椎间盘源性下腰痛的诊断没有参考价值。

三、MR 检查

MR 是检查椎间盘内紊乱的另一有效手段。在 MRI 扫描的 T_2WI 中观察到的纤维环高信号区对于诊断椎间盘源性腰痛有一定的特异性。其表现在 T_2WI 在纤维环的后缘有一小圆形的高信号区(图 16-15、图 16-16),

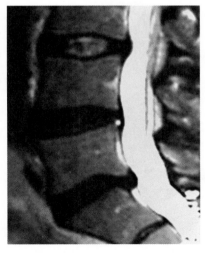

图 16-15　腰椎矢状面 MRI 示椎间盘后缘小圆状高信号区

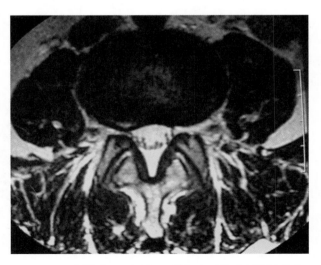

图 16-16　腰椎水平面 MRI 示椎间盘后缘右侧高信号区

通常位于椎间盘远端软骨终板交界处,常位于中线亦可在侧方,高信号区改变与椎间盘造影诱发疼痛试验所出现的纤维环部分破裂导致对比剂流出有关。超过 90% 的病例可以产生相应的疼痛。这种纤维环的部分破裂,椎间盘仍可保持正常的高度。纤维环高信号区的存在与椎间盘的 4 级纤维环撕裂和患者诱发的疼痛高度相关。MRI 扫描对椎间盘纤维环撕裂诊断的敏感性中等,而特异性较高,对于严重退变的有症状的椎间盘,其阳性预测值为 86%。这一特征可用于诊断疼痛性椎间盘内紊乱。Lam 等也发现异常椎间盘形态和纤维环高信号区之间有显著性差异。纤维环高信号区、持续下腰痛和椎间盘形态学异常(3~5 级)之间有明显的相关性($P<0.001$)。纤维环高信号区的性质目前尚不知晓,它很可能是环形撕裂伤的第二炎性灶。但有学者认为,纤维环高信号区对于鉴定椎间盘病变的可靠性较好、特异性较高,但敏感性较差。对于椎间盘显著撕裂且有明显疼痛者,纤维环高信号区的阳性预测值则较低。对于诊断有持续疼痛症状的椎间盘内紊乱患者,MR 扫描结果可能正常或不能确诊,而此时椎间盘造影结果则是阳性。这提示,纤维环高信号区并不是判定有疼痛症状的腰椎间盘内紊乱的有效指标。

四、椎间盘造影

(一) 椎间盘造影疼痛诱发试验阳性的标准

国际疼痛分类学会认为,椎间盘内紊乱的标准应包括:疼痛症状应能由椎间盘造影诱发,而且 CT 扫描应能发现退变的椎间盘;同时,作为对照应至少有一个椎间盘对同一刺激不能诱发出疼痛症状。

(二) 椎间盘造影的方法

标准的椎间盘造影由四个方面组成:①椎间盘形态学观察;②椎间盘内压力和/或接受注射的液体容量;③患者对注射的主观反应;④相邻对照椎间盘无疼痛反应。一个正常的椎间盘能接受 1.2~2.5ml 的液体容量。测量椎间盘内压力峰值为 400~500kPa。当用拇指推压注射时,能感觉到压力。Aprill 推荐使用 3ml 注射器作为标准,注射超过 3ml 为不正常;注射 1ml 没有阻力也是不正常的,这些情况均见于纤维环完全撕裂,对比剂漏入硬脊膜外隙。患者对注射的主观反应包括三个方面:①患者自我评定疼痛强度,用 VAS;②患者的疼痛行为;③患者报告疼痛的相似性,表述为无痛、典型的或准确的疼痛复制和不典型的疼痛。

(三) 椎间盘源性腰痛造影的分级

1. **Dallas 分级**　分为 6 级(0~5 级)(图 16-17、图 16-18)。其中 3~5 级在 MRI 可表现有高信号区。

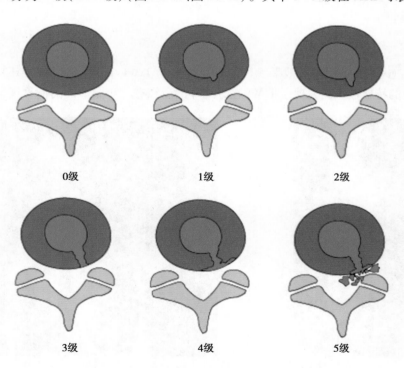

0级　　　　1级　　　　2级

3级　　　　4级　　　　5级

图 16-17　CT 椎间盘造影 Dallas 分级示意

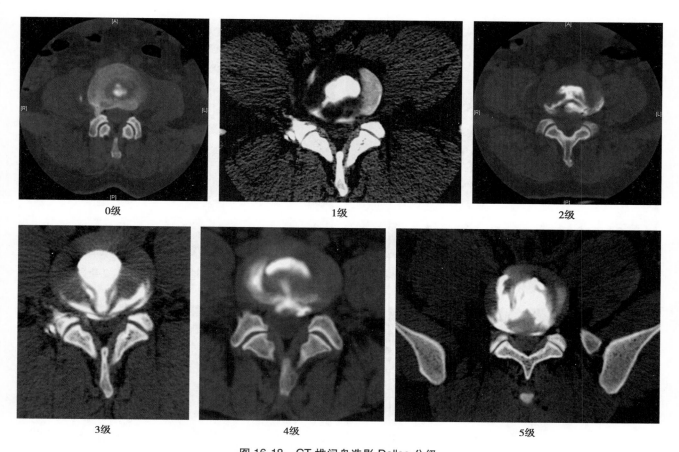

图 16-18 CT 椎间盘造影 Dallas 分级

2. **终板源性腰痛分级** 根据椎间盘造影后矢状面 CT 影像,将终板源性腰痛根据软骨终板破裂程度分为 5 级(0~4 级)(图 16-19~图 16-25)。

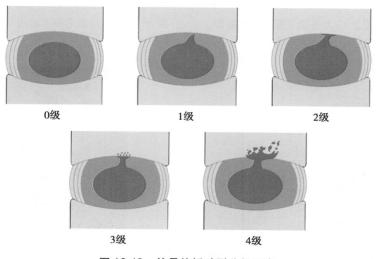

图 16-19 软骨终板破裂分级示意

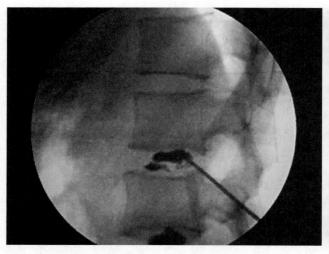

图 16-20　椎间盘造影术示 L₄ 上终板 1 级破裂

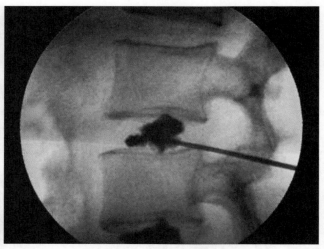

图 16-21　椎间盘造影术示 L₄ 上终板 2 级破裂

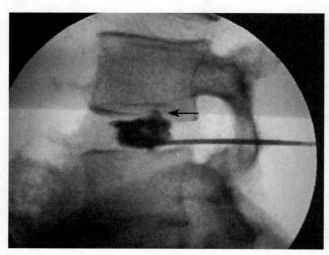

图 16-22　椎间盘造影显示 L₄ 上终板 3 级放射状撕裂，对比剂通过小的撕裂（黑箭头）进入椎体内

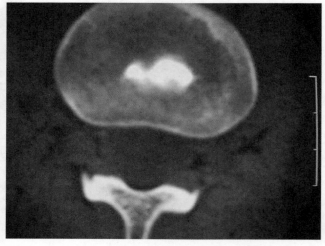

图 16-23　椎间盘造影术后的 CT 扫描显示对比剂进入椎体上终板，呈现局部弥散

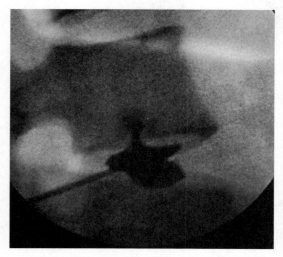

图 16-24　椎间盘造影术显示 L₄ 下终板放射状撕裂，对比剂通过撕裂处流入 L₄ 下终板疏松骨质内

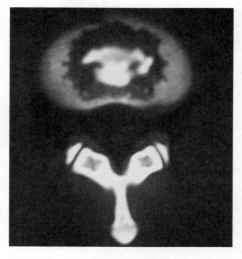

图 16-25　CT 扫描显示对比剂在 L₄ 下终板广泛弥散，呈 4 级终板破裂

第四节　椎间盘源性腰痛的治疗

椎间盘源性腰痛的治疗首先采用非手术治疗,包括非甾体抗炎药、理疗、制动等。如果非手术治疗无效者,可进行以下治疗。

一、介入治疗

1. **亚甲蓝椎间盘内注射**　亚甲蓝是一种化学性质活泼的氧化还原剂,具有较强的亲神经性,可直接阻滞感觉神经的异常传导。此外,亚甲蓝为环鸟苷酸(cGMP)抑制剂,能降低局部组织中 GMP 的浓度,阻断缓激肽诱导的痛觉过敏,消除局部组织炎症所致疼痛。彭宝淦报道前瞻性的临床实验,方法为腰椎间盘造影术疼痛诱发试验阳性,通过腰椎间盘造影针立即注入 10% 亚甲蓝 1ml(10mg),术后卧床 24 小时,3 周内避免剧烈腰部活动。36 例患者椎间盘内注射亚甲蓝,症状缓解率为 87%。椎间盘内亚甲蓝注射患者中未见产生任何副作用。初步研究结果令人鼓舞,为难治性椎间盘源性下腰痛提供了一种安全有效和微创治疗手段。

2. **经皮激光椎间盘气化减压技术**　1987 年,首次报道非内镜经皮激光腰椎间盘减压术。激光有 CO_2 激光、Nd:YAG 激光和 Ho 激光、KTP 激光等。此技术的主要机制是经激光气化部分髓核组织后,椎间盘内压大幅下降,从而减轻和消除神经根和痛觉感受器的压迫和刺激,使临床症状缓解或消失。

3. **椎间盘内电热疗法髓核消融术**(intradiscal electrothermal therapy,IDET)　2000 年,Saal 首先报道应用 IDET 治疗椎间盘源性腰痛。其机制首先是局部热疗使纤维环中的胶原纤维收缩和塑形,致使纤维环裂隙愈合;其次为局部加热使退变纤维环中的痛觉神经纤维灭活。

IDET 的适应证:①持续腰痛 6 个月以上难以缓解;②经系统性非手术疗法 6 个月以上无效;③无神经系统异常;④直腿抬高试验阴性;⑤无脊髓和神经根受压。

4. **射频消融髓核成形术**　1999 年,美国食品药品监督管理局(Food and Drug Administration,FDA)正式批准应用射频消融髓核成形术,其机制是利用冷融切的低温(40℃)气化技术,切除部分髓核组织,并利用加温(70℃)的技术使髓核内的胶原纤维气化、收缩和固化,达到使椎间盘总体积缩小、椎间盘内压降低、髓核组织重塑的目的。

二、手术治疗

手术治疗的指征和方法至今尚无一致意见。当前认为,下列情况需考虑手术:①症状反复发作,持续 1 年以上;②非手术治疗无效;③椎间盘造影疼痛诱发试验阳性。

手术治疗分为两类。

1. **椎间关节成形术**　腰椎间盘属于腰椎三关节复合体中的重要结构。当腰椎间盘退变,椎间盘的生物力学结构被破坏时,将病变椎间盘切除,行椎间关节重建,即人工髓核置换(prosthetic disc nucleus replacement,PDN)或人工腰椎间盘置换(artificial disc replacement,ADR),以达到保留椎间关节运动功能的目的。人工髓核置换经临床应用实践发现存在较多问题,现已基本被放弃。当前以应用人工腰椎间盘置换为主。

2. **腰椎椎间植骨融合内固定术**　为椎间盘源性腰痛的终极治疗方式。手术的目的是切除病变椎间盘,行腰椎融合,稳定脊柱。

有学者认为,长期腰痛患者非手术治疗无效,在经过至少 12 个月的严重症状后,如果有椎间盘造影动力摄片的阳性结果,能诱发患者的疼痛症状且形态学上能证实有变性改变(椎间盘内紊乱)时,则应选择手术治疗。他们的研究结果提示,经前入路或前后联合入路椎体融合术对于治疗腰椎间盘源性腰痛是安全和有效的。有学者为一组 56 例此类患者进行了 1~4 个椎体的融合术,结果显示,同时行经前入路椎间融合和经后入路关节面融合有最佳的融合率和临床满意率,与后外侧关节面螺钉加强融合术、经前入路腓骨植骨椎间融合术相比,术后疼痛分数明显下降,但与后外侧椎弓根螺钉加强融合术相比并无显著性差异。有学者对 36 例椎间盘内紊乱的患者,将经前入路椎体间融合术作为首选术式,其中 31 例(86.1%)临床疗效好,5 例(13.9%)临床疗效差。

(彭宝淦　侯树勋)

参 考 文 献

［1］彭宝淦,李端明,庞晓东,等.椎间盘源性腰痛的分型［J］.中华骨科杂志,2009,29(9):801-805.

［2］PENG B G,WU W W,HOU S X,et al. The pathogenesis of discogenic low back pain［J］. Chin J Surg,2004,87(12):720-724.

［3］PENG B,CHEN J,KUANG Z,et al. Diagnosis and surgical treatment of back pain originating from endplate［J］. Eur Spine J,2009,18(7):1035-1040.

［4］彭宝淦,庞晓东,李端明,等.椎间盘源性腰痛的自然病史和预后［J］.中华医学杂志,2009,89(31):2171-2174.

［5］LAM K S,CARLIN D,MULHOLLAND R C,et al. Lumbar disc high-intensity zone:the value and significance of provocative discography in the determination of the discogenic pain source［J］. Eur Spine J,2000,9(1):36-41.

［6］PENG B,ZHANG Y,HOU S,et al. Intradiscal methylene blue injection for the treatment of chronic discogenic low back pain［J］. Eur Spine J,2007,16(1):33-38.

［7］SAAL J S,SAAL J A. Management of chronic discogenic low back pain with a thermal intradiscal catheter. A preliminary report［J］. Spine,2000,25(3):382-388.

腰椎间盘突出症非手术疗法

第一节 概　　述

　　腰椎间盘突出症治疗方法的选择,取决于此病的不同病理阶段和临床表现,以及患者的身体和心理状况。手术和非手术疗法,各有其指征,绝大多数腰椎间盘突出症可经非手术疗法得到缓解或治愈。非手术疗法对骨科医师提出了更高的要求。医师应对患者的病情有较全面透彻的了解,不仅是确定症状和体征的严重程度和性质,而且是对疾病实质的了解和掌握,由此选用适当的治疗方法,制订正规方案,周密计划,不同阶段采用不同措施,从缓解症状直到治愈和康复。对所选择的治疗方法在治疗过程中应根据病情及时调整,避免方法不当加重病情或枉费时间与费用。对患者的心理状态应加以关注,尤其是长期患病的患者,应让患者主动配合治疗。有学者报道丹麦的 North Jutland 郡,在 1997 年有 50 万居民,约占丹麦总人口的10%,建立了两所脊柱疾病非手术治疗诊所。这两所诊所由风湿病医师、理疗师、护士、职业治疗师和社会工作者等组成,患者为坐骨神经痛兼有或无腰背痛症状持续 1～3 个月者。诊所对患者进行病历记录、保守治疗和疾病教育等工作。经上述工作后,North Jutland 郡的腰椎间盘突出症手术数量由 1997 年的(60～80)人/100 000 居民降至 2001 年的 40 人/100 000 居民。North Jutland 郡腰椎间盘突出症手术率下降约 2/3,而丹麦其他郡的年腰椎间盘突出症的手术率仍同前。

　　早在 1970 年,Hakelius 报道脊髓造影证实椎间盘突出症患者行卧床休息和支具保护治疗。在治疗 10～30 天后,58% 的患者症状缓解。在治疗后 2 个月、3 个月和 6 个月分别有 60%、75% 和 88% 的患者症状缓解,仅余 11 例患者仍有症状。俞鹏飞等报道非手术疗法治疗的 107 例破裂型腰椎间盘突出症,其中 86 例患者临床症状有明显改善,治疗后 1 个月、3 个月、6 个月、1 年、3 年的 JOA 评分改善优良率分别为 40.69%、80.23%、82.56%、83.72%、82.56%;另 21 例患者因为非手术治疗 3～6 个月无效,最终进行了手术治疗。

　　Benoist 认为,临床症状的自然发展规律为:腰腿痛明显减轻在头 2 个月约为 60%,至 1 年时有 20%～30% 的患者仍感腰腿痛,决定手术治疗多在 1 年之内。2014 年,北美脊柱学会(the North American Spine Society,NASS)循证医学临床指南发展委员会下属的腰椎间盘突出症神经根病工作组,即 Kreiner 和 Hwang 等24 位美国研究腰痛的医学专家在 *The Spine Journal* 联合发表的《腰椎间盘突出症神经根病的临床诊疗指南》中指出:腰椎间盘突出症随着时间的推移,大多可发生缩小或萎缩/退变;很多研究显示随着椎间盘突出程度的减少,临床症状得到逐渐改善。腰椎间盘突出症经非手术治疗,近 80% 的病例能获得优良效果。

　　非手术治疗的适应证:①初次发作,病程短的患者;②病程虽长,但症状及体征较轻的患者;③经影像学检查椎间盘突出较小;④由于全身性疾病或局部皮肤疾病,不能施行手术者。

第二节　非手术疗法

一、卧床休息

　　临床实践证明,大多数具有腰腿痛症状,特别是病理类型为突起型,影像学区域定位为Ⅰ、Ⅱ层面 1、2 区a 域的腰椎间盘突出症患者,卧床休息可使疼痛症状明显缓解或逐步消失。腰椎间盘压力以坐位最高,站位居中,平卧位最低。在卧位状态下可减轻体重对腰椎间盘的压力。制动可减轻肌肉收缩力与椎间诸韧带紧张力对椎间盘的应力,使椎间盘处于减轻负载的状态,这将①有利于椎间盘的营养供应,使损伤的纤维环得以修复、突出髓核回纳、椎间盘的高度得到一定程度的恢复;②有利于椎间盘周围静脉回流,消除水肿,加速炎症消退;③制动可避免腰骶神经在椎管内反复移动造成的对神经根的刺激。由此可见,卧床休息是非手术疗法的基础。

腰椎间盘突出症患者卧床休息,应选择硬板床铺褥垫,这样才能使脊柱和肌肉得到充分松弛。卧床时可选择自感舒适的仰卧、侧卧或俯卧体位,并可左右翻身,双膝、双髋屈曲和下肢活动。卧床休息是指患者全天卧床,卧床时避免坐位和站立,即使进餐或大小便亦应取卧位。患者必须持续卧床休息直到症状明显缓解,常用下肢直腿抬高试验来评价症状改善的程度。通常绝对卧床的时间为 3~4 周。此后,下床活动时用手臂支撑帮助起身离床,尽量避免弯腰、避免扭伤,并戴腰围保护。日常活动的量要循序渐进,以不加重腰腿痛症状为原则,半年之内不做任何弯腰动作,也不做中等以上的体力劳动直至逐渐恢复正常活动。

另有研究表明,卧床 4 天后突出的椎间盘可获得相对稳定状态,且与卧床 7 天的效果没有明显差异。腰椎间盘突出症患者无须长期卧床,以避免脊背部肌肉失用性萎缩、结缔组织粘连和骨质疏松等。

二、药物治疗

腰椎间盘突出症所产生的腰痛和下肢痛的机制已被确认为有两个主要因素:①突出的腰椎间盘组织压迫腰骶神经根。②突出的髓核组织引发自体免疫反应产生免疫球蛋白损伤神经。炎性介质与腰骶神经根痛有密切的关系。白介素-6(IL-6)、前列腺素 E_2(PGE$_2$)、磷脂酶 A_2(PLA$_2$)、肿瘤坏死因子(TNF)和金属蛋白酶,使微血管血栓形成和血管渗透性增加。由于腰椎间盘突出症所导致的腰骶神经根痛的机制中有炎性介质的因素,故服用非甾体抗炎药物是保守治疗腰椎间盘突出症的重要方法。

非甾体抗炎药(nonsteroidal anti-inflammatory drugs,NSAIDs)又称为非类固醇抗炎药,此类药物最早使用于 19 世纪末,如水杨酸制剂中应用最广的药物阿司匹林距今已有 100 余年。自 20 世纪 60 年代后,全世界已有 100 余种 NSAIDs 类药物被应用于临床。1971 年,John Vane 因对 NSAIDs 的作用机制——抑制前列腺素合成酶学说做出的杰出贡献而获得诺贝尔生理学或医学奖。

前列腺素(prostaglandin)可延长炎症时间,使毛细血管扩张、血管壁渗透性增加并间接引起炎症反应,产生组胺和 5-羟色胺等,引起疼痛反应。NSAIDs 抑制前列腺素的生物合成,特别是炎性介质 PGE$_2$ 和 PGI$_2$。不同的 NSAIDs 药物对前列腺素合成的抑制,通过不同的中间环节起作用。1991 年发现环氧合酶(cyclooxy-genase,COX)的两种异体 COX-1 及 COX-2,1995 年依据其异构体提出 COX 概念。COX-1 在生理刺激下形成发挥保护胃肠道、肾和血小板的生理功能,COX-2 在病理刺激下形成,产生炎症反应。目前,一般的 NSAIDs 类药物均抑制 COX-1 和 COX-2。在抑制炎症反应的过程中,亦抑制 COX-1 的生理功能,因此 NSAIDs 的主要副作用表现为胃肠道症状,影响肾脏功能及凝血机制。如果服用选择性抑制 COX-2 的 NSAIDs 药物,则能够得到更好的疗效并可尽量减少并发症的发生。

常用非甾体抗炎药物如下。

1. 吲哚美辛(indometacin)

【作用】　前列腺素合成抑制剂,具有明显的消炎、镇痛作用。抗炎作用较保泰松、氢化可的松强。

【用法】　一次 25mg,一日 2~3 次,饭后服用。

2. 布洛芬(ibuprofen)

【作用】　布洛芬是有效的前列腺素合成酶抑制剂,口服易吸收,起效较萘普生和酮洛芬快,半衰期短。毒副作用少。

【用法】　成人及 12 岁以上儿童:一次 0.1~0.2g,一日 2 次,早、晚各一次口服。

3. 萘普生(naproxen)

【作用】　前列腺素合成酶抑制剂,作用为阿司匹林的 20 倍。具有抗炎、镇痛和解热作用。

【用法】　一次 0.2~0.3g,一日 2~3 次,口服。

4. 双氯芬酸钠（diclofenac sodium）

【作用】　镇痛、抗炎和解热作用都很强，吸收、排泄都较快。

【用法】　成人一次 25mg，一日 2~3 次，口服。

5. 萘丁美酮（nabumetone）

【作用】　非酸类药物前体，其代谢产物 6-甲氧基-2-萘乙酸（6-MNA）对前列腺素的合成有很强的抑制作用。具有抗炎、镇痛、解热作用。

【用法】　成人一次 1g，一日 1 次，睡前口服。

6. 塞来昔布（celecoxib）

【作用】　选择性 COX-2 抑制剂，对 COX-1 无抑制作用，而发挥抗炎、镇痛作用。

【用法】　成人一次 200mg，一日 1 或 2 次，口服。

三、牵引

牵引是治疗腰椎疾病的有效措施之一。古希腊医圣希波克拉底（Hippocrates）采用牵引和按压背部的方法治疗腰背痛，祖国医学也用牵引下肢对腰部形成牵引力的方法治疗腰部疾病。

（一）牵引疗法机制

1. **缓解肌肉痉挛**　快速牵引可快速、强力使腰部肌肉伸展，可使之出现反射性肌肉松弛，缓解疼痛。慢速牵引是持续性对肌肉进行牵引，对缓解肌肉痉挛有明显的效果，痉挛缓解后腰背痛随之减轻，活动度增加。

2. **椎间隙增宽，后纵韧带张应力加大**　水平牵引后，椎间隙增宽明显。在腰椎牵引过程中和牵引停止后的 10 分钟内可观察到这一效果，但停止牵引后 30 分钟这种机械效应则消失，一般认为只有大于 25% 体重的牵引力量方可有此作用。这种使椎间隙增宽的作用进而可使腰椎生理曲度变直、腰椎肌肉和韧带拉长、脊柱小关节间隙和椎间孔增大。椎间隙的增宽，使椎间盘内压明显下降，使突出物变小。另外，牵引力使后纵韧带张应力明显加大，使突出物特别是中央型突出，产生向腹侧的压力。以上两个因素共同作用可使突出髓核部分还纳或变形，减轻对神经根的压迫和刺激。快速牵引后突出的髓核组织可部分还纳，但不能完全消失。

3. **增加椎管及椎间管的容积**　研究表明，屈曲位快速牵引可使椎间隙增宽，椎间孔上 2/3 神经根所在之处增大，下 1/3 变小，黄韧带被牵伸；减轻神经根在神经通道内的卡压，松解粘连。

4. **纠正腰椎关节突失衡关节**　腰椎旋转时，关节突关节滑动、移位，关节间隙增加，关节囊受到牵伸，可松动小关节，纠正腰椎间盘突出继发的小关节功能紊乱。

5. **松解神经根粘连**　椎间盘突出症所致的炎症反应反复刺激神经根及其周围组织，引起粘连。快速牵引可松解粘连，特别是向健侧旋转时效果更明显。虽然慢速牵引松解粘连的效果不如快速牵引来得快，但对于手术后神经根粘连产生的临床症状有较好的疗效。

6. **减轻炎症反应和神经根水肿**　椎间盘突出时机械压迫和髓核组织的炎性刺激，使神经根出现明显的充血、水肿和炎症反应。腰椎牵引可缓解腰部肌肉痉挛，使椎间隙增宽，减轻神经根的机械压迫，从而使神经根水肿减轻，缓解疼痛。

7. **改变突出髓核与神经根的相对位置**　在腰椎前屈体位进行快速牵引和腰椎旋转，使突出髓核在三维空间内发生不同程度的变位、变形，增加了神经根、硬脊膜囊的相对空间，减轻了神经根受压和刺激引起的腰腿痛。

（二）适应证和禁忌证

1. **适应证**　临床应用腰椎牵引治疗轻、中度的腰椎间盘突出症，即膨出型和突出型。

2. **禁忌证**　重度腰椎间盘突出症即脱出型和游离型并有严重椎管狭窄症、椎体后缘骺环离断、重度骨质疏松症、孕妇、脊柱腰段畸形、较严重的高血压、心脏病及有出血倾向的患者及髓核摘除术后。

（三）临床应用

根据牵引力的大小和作用时间的长短，将牵引分为慢速牵引和快速牵引。慢速牵引的重量为患者体重的 30%~120%，每次牵引时间 20~40 分钟，需多次牵引，是临床治疗腰椎间盘突出症的常用方法。快速牵引重量大，为患者体重的 1.5~2.0 倍，作用时间短，牵引持续时间 0.5~2.0 秒，多在牵引的同时加中医的正骨手法,该型牵引源于中医的人工拉压复位法。近10年多用多方位牵引,即三维多功能牵引,在治疗时可完成三个基本动作:①水平牵引;②腰椎屈曲或伸展;③腰椎旋转。

1. **多方位快速牵引**　现常用的牵引床为DFQ-600型屈曲旋转牵引床(图17-1)。牵引床主要由控制部分和床体部分组成。控制部分是一台微机和控制箱,治疗的屈曲角度、旋转角度和牵引距离等参数均从微机键盘输入,再由程序转换成图形,显示在荧光屏上。水平牵引、腰椎屈曲和旋转可分别由胸腰板和臀腿板的运动完成,以上三种动作可任意组合,也可单独应用。

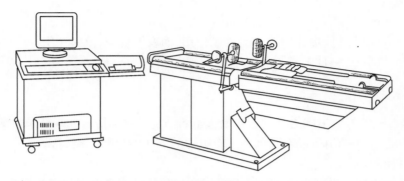

图 17-1　DFQ-600 型屈曲旋转牵引床

治疗方法:患者暴露腰部,俯卧于牵引床上。胸部和臀部分别固定于牵引床的胸腰板和臀腿板上,患椎间隙与床的胸腰和臀腿板间隙相对应。根据患者的性别、年龄、身体状况、症状、体征及影像学检查,设置治疗参数,包括牵引距离、屈曲度数、旋转角度。根据临床经验,参数的应用范围如下:牵引距离45~60mm,屈曲度数11°~16°,左右旋转各0°~18°。若选用背伸,度数为-4°。根据我们对于4 000多例腰椎间盘突出症患者的治疗经验,屈曲度数不宜过大,以15°内为宜;旋转方向最好是两侧;牵引距离应根据患者的身高、年龄、病情而定。牵引距离在女性、身体矮瘦、病情较重者稍小,男性、体格健壮者稍大。牵引后患者平卧于硬板床上,腰部腰围制动,卧床5~7天。一般只需一次牵引,若需再次牵引者可于牵引后1周再进行。

既往认为大牵引、快速牵引后,患者需要绝对卧床休息,且在牵引后8小时内一定要仰卧,大小便时也不许下床,卧床休息时间20天至2个月不等。现在认为,无须绝对卧床休息。牵引后为减轻牵引的不适反应和促进病情好转,可行骶裂孔注射,口服非甾体抗炎药、地巴唑和小剂量的地塞米松。腰腿痛严重者静脉快速滴注甘露醇以消除神经根水肿。于牵引3天后可加推拿、理疗、针灸、中药熏蒸等治疗。腰围固定可增加腰椎的稳定性,牵引后在一定程度上限制腰椎的活动度,有利于病情的好转,但不宜长期使用,以免造成腰部失用性肌萎缩,引起腰椎不稳。恢复期的患者每天可进行正确的功能训练,增加腰部肌力,加强腰椎的稳定性。快速牵引有效率在90%左右。

2. **慢速牵引**　慢速牵引即小重量持续牵引。慢速牵引包括自体牵引(重力牵引)、坐位牵引、骨盆牵引、手法牵引等很多方法。这些牵引的共同特点是作用时间长,而施加的重量小,大多数患者在牵引时比较舒适,在牵引中还可根据患者的感觉对牵引重量进行增加或减小。

(1) 自体牵引:自体牵引(autotraction)也称重力牵引(gravity traction),是利用患者体重进行牵引的方法。自体牵引时,牵引力是身体的重量,对正常组织顺应性的影响是有限的,不会出现牵引重量不当而造成损伤。住院的腰椎间盘突出症患者,可在自己的病床上牵引(图17-2),该型床可由患者自己调节床面的倾斜度。非住院患者,可提供给一个如图17-3的牵引架,牵引架的倾斜度在60°~90°内可调,每天牵引2次,每次1小时,这种牵引可根据患者的病情坚持应用3~12个月。我们观察了自体牵引对正常人椎间隙的影响,床板与水平面的夹角为60°和90°,牵引时间20分钟。取牵引前、后摄腰椎侧位X线片,测量$L_{1/2}$、$L_{2/3}$、$L_{3/4}$、$L_{4/5}$、L_5S_1椎间隙的宽度。两种角度牵引后与牵引前相比较,牵引后各腰椎间隙宽度有不同程度的增加,比较差异均有统计学意义($P<0.05$)。但60°牵引后与90°牵引后之间比较,各腰椎间隙宽度的增加无统计学意义。同时,我们还观察了牵引过程中血压和脉搏的变化,两种角度自体牵引时收缩压均较牵引前升高,但未超过临界值,舒张压较牵引前升高不明显。

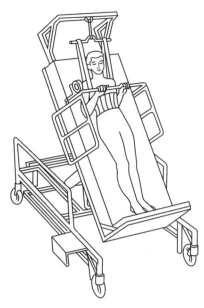

图 17-2　住院患者用的自体牵引床

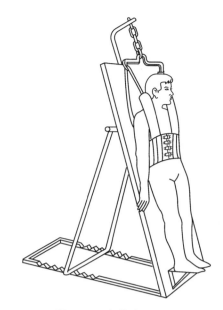

图 17-3　自体牵引支架

（2）坐位牵引：坐位状态下牵引，其支撑部为双侧腰部，用骨盆的重量使腰椎受到牵引（图 17-4）。有学者对该牵引设备（LTX300 腰椎康复器械）有关的生物力学进行了研究，14 名男性志愿者，年龄 16~69 岁，观察腰椎长度、腰椎曲度及运动的改变，用放射学测量方法测定。测量分别在牵引前和牵引后 2、10、15 分钟进行，以及牵引结束后 2 分钟进行，结果是腰椎间隙增加（5.39±4.21）mm，椎间隙增加最大是在牵引后 10 分钟，以 $L_{4/5}$ 椎间隙增宽最明显。腰椎生理曲度在牵引中和牵引后也明显减小。

（3）骨盆牵引：腰椎牵引（lumbar traction）又称骨盆牵引（pelvic traction），是指患者仰卧于牵引床上，胸部和骨盆分别固定于牵引床的头部和尾部，施加一定牵引力后，使腰椎受到牵伸，以达到治疗的目的（图 17-5）。国内应用该类牵引方法最多，牵引重量多为体重的 70% 至超过体重的 10%。骨盆牵引的时间与施加的牵引力大小有一定的关系。牵引重量大，牵引时间短，牵引重量小，则时间要长，但牵引重

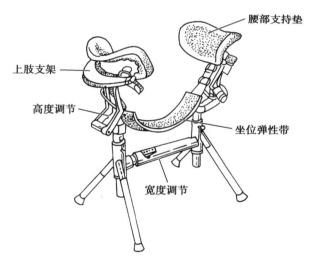

图 17-4　坐位牵引支架

量一般不得小于体重的 25%。每次牵引时间 20~40 分钟，每日或隔日 1 次。骨盆牵引除水平牵引外，还有将床体尾部抬高 10°~15° 的头低臀高位的牵引，也可在牵引时腰下垫一肾形垫子。此外还有仰卧于牵引架上的过伸牵引（图 17-6）。慢速牵引结束后可联合进行电针治疗，根据患者病情参照中医经络理论随症取穴：对症状局限于腰部的患者，以夹脊穴、肾俞、腰阳关、秩边、阳陵泉、环跳为主穴；对伴有下肢疼痛及麻木的患者，沿足太阳经分布区加用承扶、殷门、委中、承筋、承山、昆仑等穴，沿足阳胃经分布区加风市、足三里、上巨虚、下巨虚等穴。

（4）手法牵引：患者取俯卧或仰卧位，助手将患者肩部紧紧固定，术者双手握住患者的踝部，身体后靠对躯干施加牵引（图 17-7）。取俯卧位患者，则在牵引中，试着将脊柱后伸。此种牵引对滑膜嵌顿或小的髓核突出有效。在患者下胸及髂股部各垫一枕，使下腰部悬空，两端由助手分别牵引患者的上体和双腿，在手法牵引的同时加以按抖，以增宽椎间隙，术者有节律地快速按抖病变节段 10~20 次。

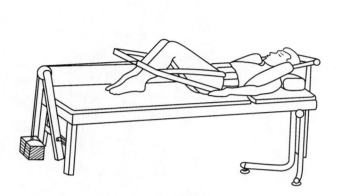

图 17-5　骨盆牵引

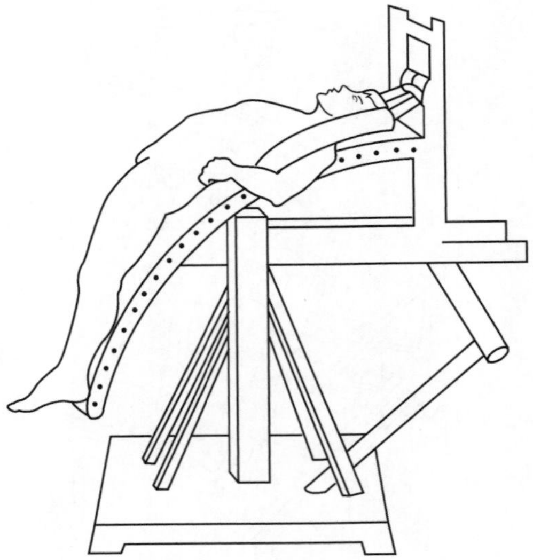

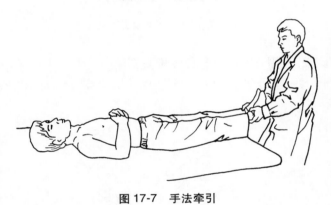

图 17-6　腰椎过伸牵引器

图 17-7　手法牵引

（四）牵引的不良反应

1. **快速牵引**　快速牵引所应用的三维多功能牵引床，其安全性比其他牵引器械更可靠，但如果在治疗时不能严格掌握适应证，就有发生意外损伤的可能。现将国内应用该类牵引器械发生的不良反应总结如下。

（1）腰背酸胀：在牵引时，多数患者无明显不适感，仅少数患者有一过性下肢麻木或疼痛，这可能是在快速牵引时神经根滑动引起的刺激反应。有 30% 的患者在牵引后 6 小时至 2 天内有腰腿部酸胀感。产生的原因主要是腰背部肌肉受到快速牵拉、扭转引起，类似急性腰扭伤，此反应经休息后可自行消失。

（2）腹胀腹痛：当快速牵引牵涉腰大肌其中的神经，依据神经分布范围引起放射性疼痛。如髂腹下神经可引起下腹部胀痛、隐痛或牵扯痛。髂腹股沟神经和生殖股神经可引起腹股沟、会阴部的坠胀痛。影响交感干则可出现胃肠道症状等。

（3）胸壁挫伤或肋骨骨折：发生胸壁挫伤或肋骨骨折，是因为牵引时腹部固定太紧，或牵引床臂腿板的成角度数太大、牵引时速度很快和胸壁受到的挤压力过大，轻则造成胸壁挫伤，重则造成肋骨骨折，甚至有血气胸发生者。牵引时屈曲角度过大除造成胸壁挫伤或肋骨骨折外，还可使突出的髓核挤压向后，增加腰椎间盘突出的危险性。

（4）牵引后突出物增大：多次重复牵引，特别是在屈曲角度、旋转角度过大的情况下进行牵引，易加重椎间盘髓核的突出。屈曲位快速旋转，若超过一定范围，可造成纤维环外部剪切应力过大，使之破裂口加大，髓核组织突出。根据临床的治疗经验，每次治疗快速牵引重复 2~4 次为宜。确需第 2 次牵引者，应于第 1 次牵引后 5~7 天再行牵引，两次疗效不明显者，不应再行快速牵引治疗。

（5）马尾损伤：对于巨大椎间盘如脱出型或游离型，快速牵引时，可对马尾神经造成暴力损伤，使马尾神经缺血、水肿加重，影响脑脊液循环。马尾神经损伤后，重者括约肌功能完全丧失，鞍区麻木，小腿肌肉瘫痪；轻者上述感觉、运动部分丧失。

2. **慢速牵引**　慢速牵引由于牵引重量小，作用缓缓，其不良反应比快速牵引少。但由于牵引时间长，胸腹部压迫重，呼吸运动受到明显的限制，所以对老年人，特别是有心肺疾病的患者应特别谨慎。另外，慢速牵引若重量过大也可造成神经根刺激或损害。

四、物理治疗

物理治疗是利用物理因子作用于人体,并根据人体对物理因子所产生的生理反应及效果达到预防、治疗及康复目的的方法,简称理疗。理疗学在我国有着悠久的历史。现代理疗学其物理因子分为天然物理因子和人工物理因子。天然物理因子有日光、气候、矿泉、海水等。人工物理因子有电、声、光、磁、温热、寒冷、运动等。在物理因子的作用下,机体通过神经反射-体液途径动员自身的力量,达到医疗和保健的目的。理疗具有消炎、镇痛、缓解痉挛、松解粘连、促进组织再生及兴奋神经肌肉等作用,是腰椎间盘突出症非手术治疗中常用的的治疗手段。临床应用证明,理疗对减轻因神经根压迫而导致的疼痛、消除神经根水肿、改善微循环、减轻因神经刺激而引起的痉挛、促进腰部及患肢功能的恢复起着非常重要的作用。根据患者的症状、体征、病程等特点可选用电疗、光疗、热疗和磁疗等。

(一) 电疗

1. 低频电疗法　应用 0~1kHz 低频电流预防和治疗疾病的方法称低频电疗法。临床常用于治疗腰椎间盘突出症的低频电疗法主要包括直流电疗法、直流电药物离子导入疗法、间动电疗法、经皮神经电刺激疗法等。

(1) 直流电疗法及直流电药物离子导入疗法:在导体中,电荷流动方向不随时间而改变的电流称直流电。利用直流电作用于人体治疗疾病的方法称直流电疗法(galvanization)。利用直流电将药物离子通过完整的皮肤、黏膜或伤口导入机体以治疗疾病的方法为直流电离子导入疗法(iontophoresis)。在直流电作用下,局部皮肤血管扩张,血流量增加,以阴极下皮肤最为明显。充血反应不仅发生在电极所在的局部皮肤,而且深部组织的毛细血管网亦舒张,其机制为:①直流电直接刺激皮肤反射性引起血管扩张;②电极下电解产物促使蛋白质分解,释放血管活性物质引起血管扩张;③离子运动刺激感觉神经末梢,通过轴突及节段反射引起血管扩张。不仅如此,直流电也可通过节段反射加强远隔部位组织或器官的血液循环。直流电的镇痛作用与其改善局部血液循环、减轻组织水肿、及时消除致痛物质及改善缺氧有关。

药物离子经直流电导入后在皮肤内形成离子堆,其中一部分离子变成原子或分子,保持原来的药物性能,且在局部的浓度较高,可存留数小时至数天,故主要作用于局部组织。另一部分离子进入组织间隙,经淋巴或血液进入远隔部位产生治疗作用,或通过刺激神经末梢或穴位经络产生治疗作用。故直流电药物离子导入疗法兼有直流电和导入药物的共同作用。

腰椎间盘突出症常用的导入药物是乌头类生物碱和普鲁卡因。乌头类生物碱主要包括乌头碱、新乌头碱和次乌头碱等。据现代药理研究证实,乌头类生物碱具有很好的镇痛、消炎、免疫抑制等作用。在导入过程中,药物与直流电共同构成对皮肤感受器的刺激物,引起轴突反射、皮肤内脏反射(节段反射)。药物进入皮肤后,在皮肤内形成离子堆,刺激皮内神经末梢,引起局部或远隔部位的治疗作用。药物进入血液时,刺激血管壁的感受器,通过自主神经系统引起局部或广泛的反射作用。药物进入相应组织后,在其局部发挥其特有的直接药理作用。多次乌头碱直流电离子导入治疗能降低炎性组织局部 5-羟色胺的含量,提高脑干5-羟色胺、去甲肾上腺素和下丘脑 β-内啡肽的含量,产生镇痛作用。

直流电及直流电离子导入疗法,电极为铅板电极或导电橡胶电极。衬垫形状应与铅板相似,但比铅板电极稍大,多为 8 层绒布制成的厚约 1cm 的吸水衬垫。现已很少应用单纯直流电,多用直流电药物离子导入。治疗时,以温水将衬垫浸湿透,将药液洒在滤纸上,再将滤纸、衬垫、与导入的离子极性相同的电极依次放在患部皮肤上,作为作用极;另一个衬垫和电极为辅极,与作用极对置或并置。乌头类生物碱带正电,放在正极的衬垫上。治疗时用 5%~10% 乌头酊,常用为 6%。操作方法有两种:①正、负电极并置于腰部,正极放于患侧,此方法适用于单纯腰骶部疼痛者;②正极放入腰部,负极放于患小腿外侧,此方法适用于腰及下肢疼痛者。直流电疗法电流强度以衬垫单位面积毫安数计算。一般成人治疗剂量为 0.03~0.10mA/cm²。通电时电极下可有轻度针刺感或蚁走感。每次治疗 20 分钟,每日 1 次,6~10 次为一疗程。乌头类生物碱离子导入镇痛作用明显,一般持续 3.0~4.5 小时。

普鲁卡因导入的治疗方法同乌头类生物碱导入。为防止衬垫上沾有寄生离子影响药物的导入,每个衬垫最好只供一种药物导入,不宜混杂。消毒时把不同药物的衬垫分开煮沸,避免从衬垫上溶解下来的离子互相掺杂。离子导入后,正极部位的皮肤常有发痒、干燥、皲裂现象,每次治疗后可涂抹 50% 的甘油以保护皮肤。

孕妇腰骶部、皮肤破损局部、金属异物局部,安装心脏起搏器和对直流电及拟导入的药物过敏者不宜用直流电药物离子导入疗法。

(2)间动电疗法:间动电流是将 50Hz 正弦交流电经过半波或全波整流后,叠加在直流电基础上所形成的脉冲电流。用间动电流治疗疾病的方法,称为间动电疗法(diadynamic current therapy)。间动电流脉冲呈正弦波形态,经过组合可输出六种方式:密波、疏波、疏密波、间升波、断续波和起伏波。上述六种形式的间动电流均为单向脉冲,作用于人体时可以产生不同程度的离子移动,引起组织兴奋性的改变。间动电流的止痛作用较明显,其止痛作用可能与掩盖效应及消除神经组织水肿有关,作用最显著的是间升波,其次为疏密波。间动电流可引起血管扩张,有明显的促进血液循环的作用,治疗后皮肤发红、充血、皮温升高,这种作用与降低交感神经的兴奋性有关。间动电流还可刺激神经、肌肉,引起肌肉收缩,临床常用断续波和起伏波进行神经肌肉电刺激治疗。

间动电疗法中所用电极与直流电疗法相同,有的仪器附有特殊部位的治疗电极。电流种类可根据症状选用。对于腰椎间盘突出症,短期镇痛用密波,较长时间的镇痛用疏密波或间升波。改善血液循环可选用阴极密波作用于腰神经节,以及疏密波作用于局部,缓解肌痉挛。疏波或疏密波可使因失用萎缩的肌肉得到锻炼。断续波或起伏波,每次治疗可选用 2~3 种波形,每种波形治疗 2~5 分钟,直流电 2~3mA,脉冲电可达耐受限。通电时间每个部位 8、10 或 15 分钟,每日 1 次,10 次为一疗程。

(3)经皮神经电刺激疗法:应用波宽为 2~500μs、频率为 1~160Hz 的低频脉冲电流作用于体表,引起周围神经粗纤维兴奋以达到镇痛的作用,称为经皮神经电刺激疗法(transcutaneous electrical nerve stimulation,TENS)。较高频率或较短波宽的脉冲电流作用于皮肤后,刺激有髓鞘的粗大 A 类神经纤维,使冲动传入脊髓,引起脊髓后角的胶质细胞兴奋,产生镇痛作用。此镇痛作用的产生较快,持续时间较短。较低频率、较长波宽的脉冲电流作用于皮肤后,神经冲动传入脑和垂体,引起脑内吗啡样物质的释放而达到镇痛的作用,这种作用的产生较慢,持续时间较长。

经皮神经电刺激仪器自带特制电极和导电膏,也可使用普通衬垫电极。电极置于疼痛部位或与其有关的神经区或针刺穴位。电刺激频率以患者有明显震颤、麻木感为度。治疗时间 20~40 分钟,每日 1 次,10 次为一疗程。

置入心脏起搏器者和孕妇的下腰骶部不宜采用此治疗。

2. 中频电疗法 应用频率为 1 000~100 000Hz 的脉冲电流治疗疾病的方法称为中频电疗法(medium frequency electrotherapy)。常用于治疗腰椎间盘突出症的中频电疗法主要包括音频电疗法、干扰电疗法、电脑中频电疗法等。

(1)音频电疗法:是应用 1~20kHz 的等幅正弦电流治疗,称为等幅正弦中频电疗法,通常称为等幅中频电疗法(undamped medium frequency ctrotheraphy),习惯称为音频电疗法(audiofrequency therapy)。有解痉镇痛、促进局部血液循环、软化瘢痕、松解粘连及硬结、调节神经系统功能和抗炎等作用。

电极由板状或条状金属薄片和绒布套组成,治疗时绒布套用温水浸湿,并置于病区两侧,电流强度以患者能耐受为准,每次 20~30 分钟,10~20 次为一疗程。

(2)电脑中频电疗法:电脑中频电疗法(computer controlled medium frequency electrotherapy)是由微电脑控制的低频调制的中频电疗法,可进行静、动态干扰电流法,音频电流疗法,正弦调制与脉冲调制中频电流疗法及功能性电刺激等。可存 20 个处方,按处方键即自动按程序输出处方的波形系列,且可任意修改程序。因采用多步程序处方治疗,治疗中多次变换多项参数,机体组织不易产生适应性。在治疗过程中产生的内源性镇痛物质可能较多,因而其镇痛作用较一般调制中频电流好,还具有促进血液循环、炎症吸收及兴奋神经肌肉等作用。

腰椎间盘突出症患者治疗时,将 2×(50~100)cm 的电极置于痛点两侧,调幅度为 75%~100%,波形为全波-间调,第一种波形的频率为 80Hz,第二种波形的频率为 30Hz,调制周期 T_1、T_2 分别为 2 秒,治疗时间每次 10~15 分钟,每日或隔日 1 次,6~20 次为一疗程。

3. 高频电疗法

(1) 超短波疗法与短波疗法:超短波疗法(ultra short wave therapy)是应用波长 10~1m,频率 30~300MHz 的交变电磁场治疗疾病的方法,亦称超高频电场疗法。短波疗法(short wave therapy)是应用波长 100~10m、频率 3~30MHz 的高频电磁波治疗疾病的方法。这两种方法是腰椎间盘突出症综合疗法中常用的物理疗法。机制为热效应和非热效应。热效应是在高频电场作用下,以偶极子取向运动所产生的电流即位移电流为主,偶极子在取向运动中,迅速转动,互相摩擦并与周围媒质摩擦,产生介质损耗,转变为热能。超短波在不同的生物组织中所产生的热效应不同,如脂肪层中的产热量较肌层为高。非热效应是在高频电场的作用下,生物体内产生的位移电流小到不足以产生热效应时,体内离子的移动,偶极子、胶体粒子等的转动、摆动和振动,仍可引起相应的物理和化学变化,产生非热效应。短波治疗具有降低神经系统的兴奋性、降低心血管的张力、抗炎、镇痛等作用。超短波与短波的治疗作用相似,但前者的作用深度深于后者,可达骨组织,在脂肪中产热较多。

腰椎间盘突出症治疗时,常用大功率超短波或短波,橡皮板状电极(14cm×20cm)腰腹对置。伴有坐骨神经痛者,采用腰-患肢小腿并置,治疗间隙 2~3cm。于急性期常采用无热量或微热量,时间从 5~6 分钟开始,可增加到 10~12 分钟,每日 1 次;于慢性期,可改为温热量,时间 15~20 分钟,每日 1 次,15~20 次为一疗程。

(2) 微波疗法:是应用波长 1m~1mm,频率 300~300 000MHz 的电磁波治疗疾病的方法。按波长微波又分为分米波(波长 100~10cm)、厘米波(波长 10~1cm)和毫米波(波长 10~1mm)。目前,在治疗上最常用的微波频率为 2 450MHz,波长为 12.5cm,在医用电磁波谱中,它位于超短波和长波红外线之间。小剂量的微波使微血管及小动脉扩张,增加血运,使组织的营养和供养得到加强,同时加快对渗出物的吸收,使巨噬细胞的活动增强,抗体和补体增加,并使大小吞噬细胞的作用加强,故有利于炎症的控制,可消肿镇痛。

对于腰椎间盘突出症,常采用圆形或马鞍形辐射电极照射腰部。采用圆形辐射器时,辐射距离一般在 5~10cm,马鞍形辐射器可直接接触体表进行接触辐射,每日 1 次,每次 10~15 分钟。在腰椎间盘突出症的早期,神经根水肿、渗出,吸收微波较多,宜用小剂量、短时间。慢性阶段,可用中等剂量及较长的时间。

(二) 光疗

1. 红外线疗法　应用光谱中波长位于红光之外的热辐射线治疗疾病的方法称为红外线疗法(infrared therapy)。红外线是非可见光,其波长最长,位于光谱红光之外,其光谱范围为 760nm 至 1 000μm。一般随着波长的增加,穿透皮肤的能力减弱。医疗应用红外线分为长波红外线和短波红外线,长波红外线波长为 1.5~1 000μm,穿透能力较弱,只达到表皮;短波红外线波长为 760nm 至 1.5μm,穿透能力相对较强,可达皮下组织。红外线可以产生热作用。热作用通过热传导或血液传送可使较深层组织的血管扩张、血流加快、细胞的吞噬功能加强、局部代谢旺盛、细胞的氧化过程加快和肌张力降低,并可降低神经兴奋性。局部热量可被血流带至全身,使全身的血管扩张。

腰椎间盘突出症直接照射腰部,以痛区为中心,灯距为 15~20cm,以患者舒适的温热感为准,每次照射 20~30 分钟,每日 1 次,7~20 次为一疗程。复位和牵引前用红外线照射,由于热传导降低了肌肉的张力,解除了肌肉痉挛,有利于加强复位和牵引的疗效。

2. 紫外线疗法　利用光谱中紫外光部分治疗疾病的方法称为紫外线疗法(ultraviolet therapy)。紫外线系非可见光,位于光谱紫色光线之外。紫外线具有较高的量子能量,可引起显著的光化学效应及一系列生物学作用。用于医疗的紫外线波长在 180~400nm,分为三段:长波紫外线(320~400nm),中波紫外线(280~320nm)和短波紫外线(180~280nm)。红斑反应是紫外线照射皮肤后引起的重要反应之一,它与紫外线的止痛、消炎、增加机体免疫功能等多种治疗作用有密切关系。红斑实质上是一种光化性皮炎,其组织学变化是红斑区血管扩张、充血、渗透性增加、白细胞增多等。紫外线红斑量照射可降低感觉神经兴奋性,使局部痛阈升高,感觉时值延长,从而缓解疼痛。这是由于紫外线照射区血液循环加速,致痛物质清除加快,同时紫外线可使感觉神经末梢发生可逆的变性,抑制痛觉的传入。

腰椎间盘突出症采用中红斑剂量紫外线照射,若疼痛面积过大,可分用 3~4 野照射,如腰部、股后部、小腿前外侧,每日 1~2 野,依次照射,每野接受 3~4 次照射。

(三) 石蜡疗法

利用加热融化的石蜡作为温热介质接触体表,将热能传至机体治疗疾病的方法,称为石蜡疗法(paraffin therapy)。石蜡是石油蒸馏的产物,在常温下呈半透明的固体,无臭无味,呈中性反应。医用石蜡的比重为 0.9,熔点为 50~60℃,石蜡溶解后即可使用。石蜡的热容量高,导热系数小,散热时间长,是传导热疗中最好的一种介质,且与身体各部位能紧密接触,具有温热、机械压迫、患者易于耐受等特点。

石蜡疗法可取两种方法。①蜡饼法:将溶蜡倒入盘中,厚度 2~3cm,待冷却后以患者能耐受为度取出置于腰部,上置塑料布,周围以浴巾包裹,后用棉垫或毛毯对局部进行保温,治疗时间 30~40 分钟,此法常用;②蜡袋法:以塑料袋装入 1/3 溶蜡后排出空气,封口,治疗时将蜡袋放入热水中,待石蜡溶化后取出,置于腰部进行治疗。

(四) 水疗法

水疗法(hydrotherapy)是利用水的不同温度,水动、静状态下不同的机械作用和溶入水中的不同药物,并以各种形式作用于人体,对疾病进行治疗和康复的一种方法。水的热容量大、导热性强,易于散失和吸收热量,对机体可有温热和寒热刺激;水具有压力和浮力,可通过人工加压的方式使其产生冲击力,有较好的柔性按摩作用;水是良好的溶剂,可溶解多种药物,可用以进行各种药水浴疗。腰椎间盘突出症水疗的目的在于解痉、镇痛、改善肢体功能等。

水疗方法有三种。①全身热水浸浴:热水浴可强烈地使周身毛细血管扩张,降低神经系统的兴奋性。另外,肌张力下降,缓解痉挛,具有镇痛作用。治疗时间每次 10~20 分钟。②漩涡浴:采用特制浴槽,通过水搅动器使水翻腾流动以增加机械性刺激。对伴有下肢肌肉萎缩,运动障碍的患者有一定作用。可采用温水或热水浴交替。治疗时间每次 15~20 分钟。③运动浴:又称水中训练,对肢体功能障碍的康复较漩涡浴更加有效。在水中由于自重减轻,有利于患者肢体的功能锻炼,对腰椎间盘突出症伴下肢肌肉萎缩,通过水中的训练,可增强肌肉的强度。

(五) 磁疗法

磁疗法(magnetotherapy)是使用磁场作用于人体以治疗疾病的一种物理方法。磁场可抑制神经的生物电活动,降低末梢神经的兴奋性,阻滞感觉神经的传导,提高痛阈,产生镇痛的作用。磁场亦可改善血液循环,促进出血和渗出的吸收,使组织的胶体渗透压正常化而起到消肿的作用,磁场可改善组织的血液循环,使血管通透性增高,促进炎性产物的排出,并能提高机体免疫功能。

腰椎间盘突出症可采用:①交变磁场法,系利用电磁感应原理产生 5~100Hz 的低频交变磁场,磁头表面的磁场强度可达 0.1~0.2T 以上,可按治疗的需要加以调节。治疗时选择合适的磁头放在穴位或患处,每次 20~30 分钟,每日 1~2 次,根据病情和反应确定疗程。②电动按摩法,在电动按摩机的按摩头盘上装有磁片,具有磁场和机械振动两种作用。治疗时将按摩头压在穴位或患处,固定或做缓慢移动,每次 15~30 分钟。

五、封闭疗法

封闭疗法为注射普鲁卡因等麻醉药物并同类固醇药物于痛点或于神经周围,以阻断外来或内在的对中枢或周围神经形成的刺激和炎症的方法。常用麻醉药物为普鲁卡因和利多卡因。类固醇药物为复方倍他米松、醋酸泼尼松龙和曲安奈德等。

(一) 封闭疗法的作用机制

1. 对神经系统的保护作用　普鲁卡因、利多卡因等是亲和神经组织的麻醉药品。可阻断恶性刺激的传导,因而亦阻断了病理过程中的恶性循环,使神经系统获得休息、调理和修复的机会。

2. 镇痛作用　普鲁卡因等对神经干及神经末梢的麻醉作用,阻止了局部病变向中枢发出疼痛信号而达到镇痛的效果。

3. 消炎作用　腰椎间盘突出症患者在局部肌肉、韧带、关节囊或神经根附近有无菌性炎症,充血和水肿刺激神经末梢引起疼痛。普鲁卡因和激素可抑制神经末梢的兴奋性,改善局部的血液循环,使局部代谢产物易于从血液循环中被带走,减轻局部酸中毒,从而起到消炎作用。

(二) 封闭疗法的适应证和禁忌证

1. 适应证　腰椎间盘突出症缓解疼痛。

2. 禁忌证　全身急性感染、活动性结核、糖尿病、体质极度衰弱和严重肝肾功能代偿不全等。封闭部位的皮肤或深部组织有化脓性感染灶。

(三) 常用封闭疗法

1. 痛点封闭疗法　痛点封闭疗法只能用作缓解症状,适用于腰椎间盘突出症腰部和下肢有明确局限性压痛的病例。注射部位有明显压痛,常见于棘突间、棘突旁、臀部坐骨神经出口和腘窝等处。找到明确部位后在局部皮肤上用甲紫做标志。用 2% 的碘酊和 75% 的乙醇消毒皮肤,注射时应估计病变的深度,力求使注射液浸注整个病变区。

常用药物:①1%~2%普鲁卡因 2~5ml;②2%利多卡因 2~10ml;③醋酸泼尼松龙 25mg 加 1%~2%普鲁卡因或 1%~2%利多卡因 2~4ml;④曲安奈德 20mg 加 1%~2%普鲁卡因或 1%~2%利多卡因 2~4ml;⑤复方倍他米松 3.5mg 加 1%~2%普鲁卡因或 1%~2%利多卡因 2~4ml。每 5~7 天注射 1 次,3~5 次为一疗程。

2. 椎间孔神经根封闭　选择突出椎间盘压迫的神经根进行局部阻滞以镇痛。

【方法】患者取俯卧位。L_5 神经根造影时,进针点在 L_5 横突水平,距中线 6cm,局麻后以 20 号腰穿针与中线呈 45°进针,触及 L_5 横突后,调整方向自其下缘进入 L_5S_1 椎间孔。遇疼痛处回吸无液体时,可注入 2%普鲁卡因 5ml 加醋酸泼尼松龙 25mg。

3. 关节突关节封闭　适用于腰椎间盘突出症合并有关节突关节疼痛。

【方法】患者取俯卧位,确定注射部位。关节突关节在棘突下缘旁 1.0~1.5cm。局麻后,以 20 号长穿刺针垂直穿入皮肤,边进针边注射,直到接触小关节囊为止,可觉针尖处有骨样组织阻挡。回吸无血液可将痛点封闭常用药物注入。

在以上介绍的封闭疗法中,痛点封闭和关节突关节封闭简单易学,效果确实。但对腰椎间盘突出物压迫所致神经根痛,痛点封闭和关节突关节封闭不及硬膜外封闭显效。椎间孔神经根封闭临床上较少应用,其缓解疼痛症状疗效亦不及硬膜外封闭疗法。

4. 硬膜外封闭　硬脊膜外隙是位于椎管内的一个潜在间隙,其中充满疏松的结缔组织,有动脉、静脉、淋巴管及脊神经从此腔通过。在硬脊膜及神经根鞘膜的表面,后纵韧带及黄韧带的内面有丰富的神经纤维及其末梢分布。这些纤维都属于细纤维,主要来自脊神经的窦椎支。椎间盘纤维环破裂及髓核突出后,释放出糖蛋白、β 蛋白及类组胺物质,激惹神经而产生炎症。炎症后粘连形成,神经缺血,兴奋阈降低,轻微刺激即产生疼痛。采用较大剂量液体的硬膜外封闭疗法,可分离神经根及硬脊膜腔周围的粘连,起着类似液体剥离的作用。硬脊膜外注药可影响机体中内在的疼痛调节机制,提高机体内 β-内啡肽含量、增强体内镇痛系统作用,从而达到持久减轻或消除慢性疼痛的作用,此为硬脊膜外镇痛治疗的一个重要机制。

腰椎间盘突出症的硬膜外封闭治疗是将含有激素和麻醉镇痛的药物制剂注入硬脊膜外隙,达到消炎、镇痛、预防和治疗神经根粘连并使突出椎间盘部分脱水皱缩和改变突出椎间盘组织与神经根的相对位置,使症状缓解的一种保守治疗方法。

(1) 适应证

1) 首次发病或病史小于 3 个月,以腰臀部疼痛伴一侧或两侧坐骨神经痛为主。下肢相应神经支配区域麻木症状较轻,无明显痛觉减退,肌力无明显降低,肌肉无萎缩,膝反射、跟腱反射存在或稍减弱。影像学区域定位为各层面 1~2 区、a~b 域突出的患者。

2) 病情虽反复发作,但以往未经正规保守治疗,或既往硬膜外封闭治疗效果优良,或其他保守治疗有效。

3) 手术后复发和手术后出现神经根粘连的患者。

4) 部分 Ⅰ、Ⅱ 层面 3 区 a 域突出的患者。

（2）常用药物

1）麻醉药物

A. 利多卡因（又称赛罗卡因，lidocaine，xylocaine）：利多卡因为氨酰基酰胺类中效局麻药，具有起效快、弥散广、穿透性强，且无扩张血管作用的特点。

【剂量】2%利多卡因 4~6ml（80~120mg），用生理盐水稀释至 10~20ml，成为 0.6%~0.8% 的利多卡因。注射后 5~15 分钟起效，可维持 45~90 分钟。

B. 布比卡因（又称唛卡因，bupivacine，marcaine）：布比卡因亦为氨酰基酰胺类局麻药，其为脂溶性，蛋白结合力强，镇痛作用时间比利多卡因长 2~3 倍。

【剂量】0.125% 布比卡因 10~20ml。起效时间 5~7 分钟，时效可达 2~3 小时。硬脊膜外注射很少出现运动神经阻滞。治疗时切忌误入静脉丛，以防药物经静脉进入体循环，导致心搏骤停。

C. 罗哌卡因（ropivacaine）：罗哌卡因是单一对映结构体（S 形）长效局麻药，对感觉神经的阻滞优于运动神经的阻滞，具有毒性低和作用时间长、扩血管作用小及感觉-运动神经阻滞分离的特性。0.1%~0.2% 罗哌卡因可有效缓解疼痛，而对运动神经的阻滞功能明显降低。

【剂量】0.1%~0.2% 罗哌卡因 10~20ml。起效时间 2~4 分钟，感觉神经阻滞可达 5~8 小时，可避免运动神经的阻滞。

2）激素类药物

A. 复方倍他米松（compound betamethasone）：复方倍他米松为难溶性二丙酸倍他米松和可溶性倍他米松磷酸钠的无菌混悬注射液，每 1ml 内含二丙酸倍他米松 5mg 及倍他米松磷酸钠 2mg。可溶性倍他米松磷酸钠在注射后很快被吸收而发挥强效抗炎、抗风湿和抗过敏作用。二丙酸倍他米松缓慢释放持续发挥作用。复方倍他米松具有高度的糖皮质激素类活性和轻微的盐皮质激素类活性。

【剂量】硬膜外封闭用量为 1~2ml，每周 1 次，4 次为一疗程。

重度高血压、糖尿病、骨质疏松、青光眼及水电解质紊乱者慎用。复方倍他米松不能静脉注射。

B. 利美沙松（limethason）：利美沙松为地塞米松棕榈酸酯的脂质体制剂，在体内经酯酶的作用，缓慢地水解生成具有活性的代谢产物地塞米松。利美沙松抗炎作用持久，可静脉注射，每 1ml 含地塞米松棕榈酸酯 4mg，相当于地塞米松 2.5mg。

【剂量】硬膜外封闭用量为 1~2ml，每周 1 次，4 次为一疗程。

3）维生素

A. 维生素 B_6：维生素 B_6 在体内转化为具有生理活性的吡多醇、磷酸吡多醛，参与细胞血色素的合成，作为辅酶影响蛋白质、脂肪及碳水化合物的各种代谢功能，与维生素 B_{12} 合用可促进代谢产物的吸收，对维持细胞免疫功能有一定作用。临床广泛用于各种疼痛性疾病的治疗，已作为消炎镇痛的常规配方用药，有促进神经组织修复的作用。

【剂量】硬膜外封闭常用剂量为 100~200mg。

B. 维生素 B_{12}：维生素 B_{12} 是一种含钴的红色化合物，在体内需转化为甲基钴胺和辅酶 B_{12} 后才具有活性。维生素 B_{12} 以辅酶形式参与体内多种生化反应过程，具有广泛的生理作用。①参与叶酸代谢。维生素 B_{12} 缺乏时可引起巨幼红细胞贫血。②间接参与胸腺嘌呤脱氧核酸的合成。③促使甲基丙二酸转化为琥珀酸，从而对神经髓鞘中脂蛋白的形成、保护中枢和外周有髓鞘神经纤维的功能完整、使受损神经髓鞘修复，以及促进神经再生起到重要作用。缺乏维生素 B_{12} 可引起脑、脊髓及周围神经变性。④甲基 B_{12} 是半胱氨酸转化为 δ 腺苷甲硫氨酸和甲硫氨酸的辅酶，维生素 B_{12} 缺乏可导致上述转化过程障碍，很可能是神经系统病变的原因之一。⑤维生素 B_{12} 对交感神经有麻醉性阻滞作用，使痉挛的血管扩张，改善局部血液循环，从而阻断疼痛的恶性循环。维生素 B_{12} 不能静脉注射。目前疼痛治疗已将维生素 B_{12} 作为消炎镇痛的常规配方药物之一。

【剂量】硬膜外封闭用量为 500~1 000μg。

4）透明质酸酶（hyaluronidase）：本药为哺乳类动物睾丸中提取的一种能水解透明质酸黏多糖的酶。能催化透明质酸等酸性黏多糖水解成以丁糖为主的寡糖，使其黏滞性明显下降，有益于药物对局部渗出或漏出液的扩散和吸收。本药不能静脉注射,即配即用。

【剂量】单次硬膜外封闭用量 500~1 000μg。

（3）硬膜外封闭液的配制处方

1）2%利多卡因 4~6ml、复方倍他米松 2ml、维生素 B_6 100~200mg、维生素 B_1 1 000~2 500μg,加注射用水 5ml(6~10ml)。

2）2%利多卡因 4~6ml、复方倍他米松 2ml、维生素 B_6 100~200mg、维生素 B_1 1 000~2 500μg、透明质酸酶 500~1 000μg,加注射用水 5ml(6~10ml)。

（4）药物制剂的选用

1）如要获得长时间的感觉神经阻滞,可用 0.75%的布吡卡因或 1%的罗哌卡因 2.5~5.0ml 取代 2%的利多卡因 2~6ml。复方倍他米松亦可用利美沙松 1~2ml 取代。

2）处方

处方 A:适用于病史较短、无神经根粘连、椎间盘突出较轻、以根性神经疼痛为主、未行手法、牵引等治疗的患者。

处方 B:适用于病史较长、病情反复发作、椎间盘突出较重、神经支配区域麻木、疼痛或神经根可能有粘连的患者及术后复发的部分患者。

（5）硬脊膜外穿刺入路和选择:根据椎间盘突出症患者的临床症状及体征,结合影像学区域定位诊断。术者必须熟悉腰椎的骨性标志、棘上和棘间韧带、黄韧带、硬脊膜囊、神经根(起始及走行方向)与骨性结构的关系,具有良好的立体解剖知识,才能提高穿刺成功率,避免或减少并发症的发生。

硬膜外封闭有四种穿刺入路方法:①后正中入路;②关节突关节内侧缘入路;③关节突关节间隙入路;④椎板外切迹入路(图 17-8)。

硬脊膜外阻滞穿刺入路的选择:①L_3 以上椎间盘突出选择后正中入路、椎板外切迹入路或关节突关节间隙入路;②L_4 以下椎间盘突出选择后正中入路、关节突关节内侧缘入路、椎板外切迹入路或骶管入路。

（6）硬膜外封闭穿刺方法

1）后正中入路(硬脊膜外后间隙入路)

【穿刺点定位】患者取侧卧位,患肢在下,两手抱膝,大腿屈曲贴近腹壁,头尽量向胸部屈曲,使棘突间隙张开。选择突出椎间盘病变间隙上下两棘突间隙的中点作为穿刺点。患者取俯卧位时,腹下垫一 15cm 高的薄枕。

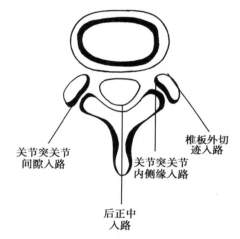

图 17-8　硬膜外封闭穿刺入路

关节突关节间隙入路
关节突关节内侧缘入路
椎板外切迹入路
后正中入路

【操作方法】穿刺部位消毒铺无菌巾,0.5%利多卡因做皮内、皮下和棘间韧带逐层浸润麻醉。左手拇、示指固定穿刺点皮肤,用 7 号腰麻穿刺针(带针芯长 10cm,去针芯长 9.5cm,针尖斜面 2mm)在棘突间隙中点与患者背部垂直刺入达黄韧带外侧。抽出针芯,接上盛有 0.5%的利多卡因内含一小气泡的注射器。左手持针,右手拇指持续推动注射器针芯缓慢进针,当针尖抵达黄韧带时有刺橡皮样韧感,针管内液体无法注入,气泡压缩且有明显回缩感,再徐缓进针 3~5mm,出现阻力突然消失、针管内液体快速注入和气泡无压缩现象,同时有轻微的落空感,回抽无血及脑脊液,证实穿刺针进入硬脊膜外后间隙。

2）关节突关节内侧缘入路(硬脊膜外侧间隙进路)

【穿刺点定位】通过阅读 CT 或 MRI 片,观察穿刺侧硬脊膜囊外侧壁与关节突关节内侧缘之间的关系。根据 CT 片或等比例正位 X 线片,测量出穿刺间隙的两个关节突关节内侧缘间距,找出棘间隙与关节突关节内侧缘的关系。取预穿刺侧关节突关节内侧缘为 A 点,测量预穿刺间隙关节突关节内侧缘间距,取其 1/2 长度定为 AB。

患者取俯卧位,腹下垫枕使腰椎变平直,标记出穿刺间隙上位棘突下缘和下位棘突上缘,取两棘突上、下缘连线的中点为 B 点。自 B 点向预穿刺侧引一垂直于后正中线的直线,在此直线上按 CT 测定的 AB 长度找出关节突关节内侧缘的皮肤相应点(A点),即穿刺点。

【操作方法】 穿刺点皮肤常规消毒铺巾,用0.5%的利多卡因在穿刺点皮肤、皮内及棘间韧带做逐层浸润麻醉。用7号腰穿针(带针芯)经A点针体向中线倾斜5°,快速进针,直达关节突关节。测量进针深度,退针至皮下,再垂直进针达原深度时,即到达黄韧带的外侧。取出针芯,针尾接上盛有0.5%利多卡因、内含小气泡的注射器,以下操作同后正中入路(图17-9)。

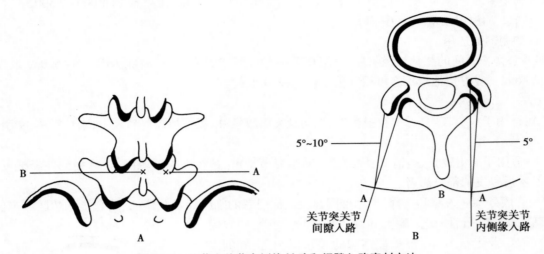

图17-9　关节突关节内侧缘X路和间隙入路穿刺方法
A.关节突关节内侧缘入路(图中A、B点定位见正文中所述);B.关节突关节内侧缘X路和关节突关节间隙入路。

3) 关节突关节间隙入路:适用于关节突关节间隙呈矢状面或与矢状面夹角小于10°的患者。

【穿刺点定位】 在等比例或换算成等比例的正位X线片上,确定预穿刺间隙,下位腰椎上关节突内缘中点为A点,自A点向后正中线引一直线与后正中线相交于B点。测量AB长度或测量两上关节突内侧缘的长度,再等分即为AB长度。

患者取俯卧位,腹下垫枕,使关节突关节间隙进一步扩大。首先在穿刺棘间隙确定B点,B点一般在上位棘突下缘与下位棘突上缘连线的中点。再依据AB长度确定A点,即穿刺点。

【操作方法】 穿刺点皮肤消毒。0.5%利多卡因经A点局部浸润麻醉。7号腰麻针自A点垂直进针直达下位腰椎上关节内侧缘,测量进针深度。退针1cm,针体向外倾斜5°~10°,针尖向内缓慢进针达原深度可触及上位腰椎下关节突外侧缘骨质。再退针1cm取下针芯后接盛有0.5%利多卡因5ml、内含小气泡的注射器。自上、下关节突间刺入关节间隙,在进针过程中,左手持针,右手拇指持续推注针栓,当针尖穿透小关节囊后壁进入关节间隙时有落空感。注药无阻力,气泡无压缩,继续推动注射器针栓,当注入局麻药达2.5ml时,再次出现阻力和气泡压缩现象,此时关节囊已充分膨胀,关节间隙进一步扩大,继续进针。此时常有针尖沿上关节突关节面向前划行的感觉。进针1.0~1.5cm,出现第二次落空感,同时注射器针栓的阻力突然消失,针尖突破关节囊前壁和黄韧带外侧达侧隐窝(见图17-9)。

4) 椎板外切迹入路(椎间孔外口入路):椎板外切迹入路适用于L~4/5~及L~4/5~以上椎间盘突出症的封闭治疗。

【穿刺点定位】 在等比例或换算成等比例的正位X线片上,找到预穿刺椎间隙,上位腰椎椎板外切迹中点为A点,自A点向正中线引一水平线与棘突相交为B点,棘突上缘为C点,测量AB和BC长度。患者取俯卧位,腹下垫枕,使腰椎平直。首先在患者身上找到C点,根据BC及AB长度分别确定B点和A点,并做标记。

【操作方法】 穿刺点周围皮肤常规消毒铺巾,0.5%利多卡因经A点局部浸润麻醉,用7号腰麻针(带针芯)经A点针体向外倾斜呈针尖向后正中线方向5°。快速进针达椎板,测量进针深度,退针至皮下,垂直进针达原深度。取出针芯,接盛有0.5%利多卡因、内含一小气泡的注射器。左手持针,右手拇指持续推动注射器针芯缓慢进针,当针尖抵达黄韧带时有刺橡皮样韧感,针管内液体无法注入,气泡压缩且有明显回缩感,再徐缓进针3~5mm,出现阻力突然消失、针管内液体快速注入和气泡无压缩现象,同时有轻微的落空感,回抽无血及脑脊液,证实穿刺针进入硬脊膜外后间隙(图17-10)。

穿刺亦可在CT引导下进行。为了确定穿刺针在硬脊膜外隙,当穿刺针进入椎间孔后,可注入1ml对比剂CT扫描证实(图17-11~图17-15)。

5)骶管入路

【穿刺点定位】患者取仰卧位,骨盆下垫厚枕以利操作,亦可取侧卧位,双手抱膝屈曲达腹部。成人患者先摸清尾骨尖,然后从尾骨尖沿中线向头侧4cm处可触及一个有弹性的凹陷,即骶裂孔。在孔的两侧可触及蚕豆大的隆突即骶角。两骶角连线的中点即穿刺点。

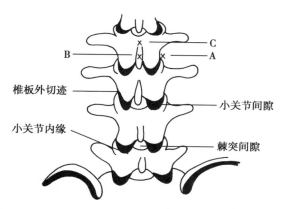

图 17-10　椎板外切迹入路(图中A点、B点、C点见正文)

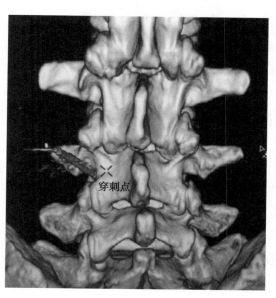

图 17-11　椎板外切迹入路(椎间孔外口入路)

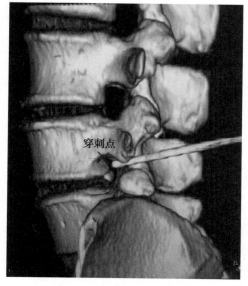

图 17-12　腰椎三维CT示穿刺针进入椎间孔

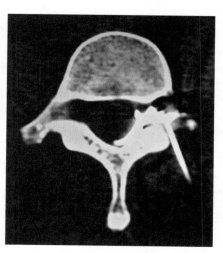

图 17-13　水平面CT示穿刺针进入椎间孔注射对比剂

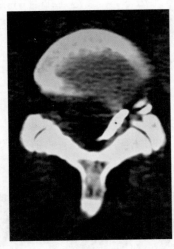

图 17-14　CT 示 $L_{4/5}$ 平面对比剂位于硬脊膜外隙

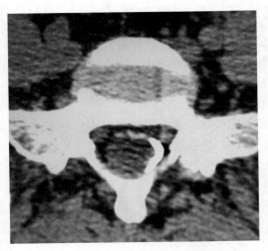

图 17-15　CT 示 L_5S_1 平面对比剂位于硬脊膜外隙

【操作方法】穿刺点周围皮肤常规消毒铺巾。于骶裂孔中心进行皮内及皮下局部浸润麻醉,用 7 号或 9 号腰穿针自骶裂孔与皮肤呈 35°~45°刺入。当针刺到骶尾韧带时有弹性阻力感,稍加用力进针阻力感消失。顺势推进 2cm,取出针芯,外接注射器,边回抽边进针 2~3cm。回抽无血及脑脊液,注射药物或空气无阻力,也无皮肤隆起,证明针尖已在骶管腔内。

（7）硬膜外封闭治疗的效果:疗效评定标准如下。

优:腰腿痛完全消失,椎旁及腰部无压痛及下肢放射痛,直腿抬高试验在 80°以上,其他阳性体征消失。

良:腰腿痛基本消失,仅留轻微下腰痛,椎旁及腰部轻压痛而无下肢放射痛,直腿抬高试验 60°~80°,或较治疗前多抬高 15°~20°,其他阳性体征相应改善。

差:患者腰腿痛症状较治疗前减轻 50% 以下,椎旁压痛虽减轻但仍较明显,或仍存在下肢放射痛,直腿抬高试验抬高角度较治疗前增加<15°。

无效:症状未消失,阳性体征未改善。

硬膜外封闭治疗腰椎间盘突出症的治疗效果与椎间盘突出的影像学区域定位诊断有明显的相关性。青岛大学附属医院镇痛门诊对 1 113 例资料完整的腰椎间盘突出症患者的硬膜外封闭治疗效果与影像学区域定位诊断进行相关性分析。1 113 例患者共有 1 362 个椎间盘具有突出的影像学表现,其中单个椎间盘突出 873 例,2 个椎间盘突出 231 例,3 个椎间盘同时突出 9 例。结果显示,单个椎间盘各层面 1~2 区 a 域的突出,优良率为 92.6%,治疗效果最佳;b 域的突出优良率为 79.5%;2 个或 3 个间隙的椎间盘同时突出时,硬膜外封闭治疗效果因受每个椎间隙区域定位的影响,治疗效果降低。

腰椎间盘突出症硬膜外封闭治疗无效与下列影像学区域定位征象有关:①位于Ⅲ或Ⅱ层面为主的突出;②突出超过 b 域;③突出在 3 区;④突出并有黄韧带增厚、钙化;⑤突出并有椎体后缘或小关节内聚骨质增生、椎板增厚;⑥突出合并腰椎不稳。

（8）硬膜外封闭治疗的并发症

1）药物注入蛛网膜下腔:穿刺针误入蛛网膜下腔后注入消炎镇痛药而未能被及时发现。一旦发生必须密切观察患者的呼吸和血压变化,测定麻醉平面,准备抢救物品(包括麻醉机、气管插管,抢救药),开放静脉,维持患者循环及呼吸功能。必要时可灌洗蛛网膜下腔,消除消炎镇痛药。

2）化学性神经根炎:常见原因为将消炎镇痛药误注入蛛网膜下腔所致,尤以泼尼松龙最明显。一旦发现消炎镇痛药特别是泼尼松龙误注入蛛网膜下腔,应即刻行蛛网膜下腔灌洗,并给予维生素治疗。

3）神经根损伤:在选择腰椎关节突关节内侧缘、关节突关节间隙穿刺入路或椎板外切迹入路时,如穿刺点选择不准确或操作不当时易发生。

预防神经根损伤需穿刺点定位准确、规范操作。当穿刺针进入硬脊膜外侧间隙,如需继续进针达前间隙时,应缓慢进针并密切观察患者的反应。如患者出现下肢放射性疼痛,说明针尖触及神经根鞘膜,退针至皮下,调整进针方向重新穿刺。

4)硬脊膜外隙感染:常见原因为①穿刺用具或药物被污染;②穿刺点周围感染或穿刺针经过感染组织;③身体其他部位的急性或亚急性感染灶,细菌经血行播散至感染硬脊膜外隙。

5)少见并发症:①硬膜外封闭治疗后,在局麻药作用未完全消失前,患者即起床活动或乘车离开医院,由于保护性腰背肌紧张经治疗后放松和患者活动增加,致使椎间盘突出加剧;②消炎镇痛药中含局麻药过量而误入蛛网膜下腔导致全脊髓麻醉抢救不及时致患者死亡;③老年腰椎间盘突出症合并腰椎管狭窄、神经根管狭窄患者,在接受大剂量骶管滴注治疗后出现马尾神经综合征症状;④硬膜外封闭药物激素配方不能选择曲安奈德,因此药能渗透硬脊膜进入蛛网膜下腔导致上行性脊髓炎引起截瘫。

六、推拿

推拿即按摩,是祖国医学的组成部分,用以治疗腰腿痛在我国已有悠久的历史。早在新石器时代晚期(约公元前2700年),在黄河流域生息的中华祖先,就初步总结了洪荒时期先辈们为求生存在与大自然搏斗中逐渐积累起来的原始推拿经验,使推拿这一起源于人类自卫防御本能的自发医疗行为,逐步发展成为人类早期的医学模式。据《史书》记载,黄帝时代(相当龙山文化时期)的名医俞跗,已将"案机"这一古代推拿术应用于临床。春秋战国时期,按摩基本成为一种比较成熟的医疗手段而被广泛应用,如当时的名医扁鹊就曾用按摩、针灸等综合疗法治愈虢太子的"尸厥"证,获得了起死回生的奇效。秦汉三国时期诞生了我国也是世界医学史上的第一部按摩专著《黄帝歧伯按摩经》十卷,可惜此书已佚。与此书同时成书的中医经典著作《黄帝内经》,对按摩的起源、手法、临床应用、适应证、治疗原理等各方面内容,进行了详细的介绍。尤其是对手法治疗的机制,书中已阐述得相当精辟,有的至今被用于指导临床。隋唐时期是中医推拿的盛世,按摩作为一门中医临床学科,在基础理论、诊断技术与治疗方法等方面已达到相当高的水平,并传到朝鲜、日本、阿拉伯等地。

中医推拿在其漫长而曲折的发展过程中,逐渐形成了许多各具特色的学术流派与分支。如整骨推拿、小儿推拿、一指禅推拿、滚法推拿、点穴推拿、内动推拿、外伤按摩疗法、指压推拿、脏腑经络推拿、子午流注推拿、捏脊疗法等。近百年来,特别是新中国成立以来,中医推拿得到了很大发展。推拿治疗颈椎病、腰椎间盘突出症有良好疗效,由于其具有方法简便、舒适有效、并发症少等优点,已被作为治疗腰椎间盘突出症的综合疗法之一。

（一）推拿治疗腰腿痛的作用原理

1. 对血液循环的影响 推拿可促使病变部位毛细血管扩张,血流量增加,新陈代谢加快,利于病变组织的修复。

2. 对淋巴系统的影响 推拿可促使淋巴流动加速,加强水肿吸收,对渗出起到治疗作用。

3. 对关节、肌肉、韧带、肌腱和鞘膜的影响 在损伤时关节可发生轻度错位,关节滑膜可能发生嵌顿。推拿中抖动、牵拉、摇滚等手法可起到复位作用。在体育运动或劳动中过于疲劳或一些不协调的动作可造成肌肉的痉挛,推拿可使肌肉放松并解除疲劳。由于损伤和退变,肌肉、肌腱和腱鞘及韧带可发生粘连、形成瘢痕,推拿手法除能直接机械性地分离粘连外,还可促进局部血液、淋巴流动,改变营养状态,从而使粘连吸收。瘢痕和变性的组织可恢复为柔软而有弹性的组织。对挛缩的肌肉和关节囊,推拿亦可使之松解,逐步恢复及加大关节的活动幅度。

4. 镇痛作用 已有研究证明,推拿可促使体内镇痛物质——内啡肽含量增加,单胺类致痛物质含量下降。恢复细胞膜巯基及钾离子通道结构稳定性,从而使疼痛症状缓解。推拿还可对神经系统产生抑制调节作用,起到镇痛作用。

（二）推拿对于腰椎间盘突出症的治疗机制

以往认为推拿能够治疗腰椎间盘突出症,是通过手法使突出的髓核复位而解除对神经根的压迫。这也是现今很多手法治疗加以"复位"二字的理论依据。至于已突出的组织能否复位,迄今仍有争议。有学者认为,已突出的椎间盘组织只要一离开椎间盘,则不论用直接压力或手法都难以使其复位。有学者对手法治愈者利用髓核造影的方法及对无效者施行手术探查证明,在治愈者中,不但髓核显影,且对比剂流至硬脊膜外,说明髓核突出物部分被挤碎,使其内容物逸出,因而解除对神经根的挤压。无效者突出物多未完全破裂,仍挤压神经根并与神经根部发生粘连。临床遇到有的病例推拿后症状加重,甚至出现马尾综合征。有学者报道 5 例腰椎间盘突出症推拿治疗后出现马尾神经损伤。说明推拿可使少部分患者椎间盘突出加重。但也有人通过尸体解剖及术中观察,发现突出的椎间盘可通过休息或推拿退回原位,或因后纵韧带紧张使之退回椎间隙。学者将此种将突出组织压回椎间隙称为还纳以区别复位,将突出椎间盘根据病理变化程度的轻重及其发展规律分为可逆型与不可逆型两种归宿。所谓可逆型,即由于椎间隙压力的高低及纤维环破裂的多寡,突出物可大可小、可有可无,且随时可复发。临床上有 80% ~ 90% 的患者,在首次发作时,经卧床休息、牵引或推拿,可使突出椎间盘压力减小、还纳,症状消失而治愈。但不可逆型者突出物多为成熟性,与附近组织粘连,甚至钙化或骨化,任何手术及手法均不能使其复位。理论上,椎间盘内的压力在手法推拿中只能加大,不可能使已突出的椎间盘组织复位。所谓还纳,可能是通过休息、牵引与推拿使纤维环或后纵韧带紧张,压迫突出物稍变平。同时黄韧带被拉紧,使椎管相应扩大,神经根所受刺激减轻,或使嵌在侧隐窝的神经根松解、变位,使压迫刺激减轻,从而减轻症状。

自 CT 与 MRI 出现以来,检查手段不断改进,对还纳还是复位又有了进一步的了解,有人在临床上观察对照了推拿前、后症状缓解者的 CT 片和 MRI 等影像学资料,结果发现椎间盘突出形态、大小和部位仍同推拿前,这说明症状缓解的原因并非椎间盘的还纳与复位,只是由于突出的髓核与神经根之间的关系发生了改变,而突出的椎间盘仍在原位。

1. 斜扳手法　国内有人对中医斜扳手法进行了实验研究。斜扳手法是治疗腰腿痛的关键手法之一。斜扳手法指患者取侧卧位,患肢向上屈曲,健肢伸直,治疗者用一手扶住患侧肩部,另一手(或肘部)抵在患侧臀部后方,然后以相反方向用力,使腰部旋转。斜扳手法的原理类似于杠杆作用,两端的着力点通过较长的力臂,使腰椎产生旋转。虽用力不大,但可以使腰椎产生较明显的空间位置变化。学者已在手术中证实,斜扳手法可以使椎板发生 5mm 位移,关节囊受到牵伸,并以此推测椎间孔形态在这一过程中发生了变化,使神经根所处的区域容积相对增加,解除神经嵌压或粘连,使局部压迫得以缓解,减轻疼痛。用人体新鲜尸体腰椎运动节段为实验标本,应用电机械测量方法,研究下腰椎后部结构在斜扳时所发生的运动学变化,显示斜扳手法是一种复杂的三维六自由度运动。正确的手法,可调整神经根管容积,松动上、下关节突,使神经根管内容和小关节的粘连获得松解,改善局部循环,有利于症状缓解。

2. 坐位腰椎屈曲、旋转手法　用 MRI 和生物力学的方法对坐位腰椎屈曲、旋转手法治疗腰椎间盘突出症的机制进行研究。对 20 例患者行手法治疗前后的 MRI 进行对比观察。测量了矢状面 T_1WI 和 T_2WI 突出髓核的大小。两个人采用双盲法进行测量,测量结果经统计学处理,在 T_1WI 和 T_2WI 中治疗前后突出髓核的大小均无显著差异,因此作者认为,手法并不能使突出髓核还纳。用 3 例完整新鲜尸体模拟坐位腰椎屈曲、旋转手法,动态测量 $L_{3/4}$、$L_{4/5}$ 和 L_5S_1 的髓核内压在手法过程中的变化。测量结果表明,手法并不能使压力减低,反而使其升高。在新鲜尸体切除腰椎管后壁,暴露两侧 $L_{4/5}$ 和 S_1 神经根,模拟坐位腰椎屈曲、旋转手法,发现手法过程中硬脊膜和两侧神经根均可向上、下和内、外移动。结论是,坐位腰椎屈曲、旋转手法不能使突出髓核还纳,但能使神经根移位,改变了突出髓核与受压神经根之间的位置关系,减轻或消除了突出物对神经根的压迫,从而缓解了腰腿痛为主要表现的临床症状、体征,达到治疗目的。

综上所述,手法治疗腰椎间盘突出症的机制:①卧位牵拉旋转可能使突出髓核部分还纳,至于完全复位则尚缺乏客观证据;②手法治疗可解除肌肉痉挛,矫正腰椎侧凸、棘突偏歪和关节突关节半脱位,使腰椎恢复正常解剖序列;③调整腰椎间盘与神经根的位置关系,使椎间孔开大、神经根处区域容积相对增加,避免嵌压;④松解神经根粘连;⑤恢复正常的腰椎解剖序列,利于椎间盘、韧带和关节囊水肿的消退、静脉回流的改善,促进神经根周围炎症的消退;⑥坐位腰椎屈曲、旋转手法主要是使硬脊膜和神经根移动,改变与腰椎间盘的位置关系,避免嵌压;⑦在部分病例髓核突出物即将破裂时,手法可促使其破裂并被挤碎,消除了突出物原有的张力,解除对神经根的挤压,但也可能加重对神经根的挤压。

（三）　手法整复骨关节活动时出现响声的机制

椎间关节活动时,椎间关节因痛性肌痉挛使主动活动范围受限,被动活动可增加其活动范围。被动活动时首先感到肌肉弹性阻力,当用力克服肌肉阻力后出现响声。实验观察:将 3 个掌指关节与录音带和测力计相连,施力牵拉开掌指关节,同时间隔摄片了解关节间隙的变化。牵引力逐步增加,类似脊柱牵引。结果如下:最初间隙为 1.8mm 是关节软骨的厚度,当牵引力突增至 8kg 时,间隙为 4.7mm 同时听到响声;牵引力增至 18kg,间隙增加至 5.4mm;去除牵引力后,间隙为 2.0mm,略大于最初时的间隙。当关节间隙突然增大,出现响声,X 线片示关节内出现空气影。正常情况下,关节内为负压,起到保持关节面位置和关节稳定性的作用。轴向牵引时,滑膜和关节囊内折向关节中心方向,当克服肌肉弹性阻力使关节间隙进一步增大时,关节滑膜和组织液突然逸出空气,出现响声,并在 X 线片上显示 X 线密度减低阴影。

（四）推拿手法

1. **常用组合手法** 下列手法前五种主要为使肌肉放松,每种手法可多次重复后再进行下一项。在肌肉松弛的基础上进行后面的几项重手法,才能对椎间隙起到扭转、震动的作用,达到治疗的目的。手法治疗时患者俯卧于按摩床上。

（1）点:以双手拇指指腹前部从肺俞穴开始,顺棘突两侧足太阳膀胱经点按各俞穴直到膀胱俞。操作中忌使用暴力,应逐渐施力,以患者能耐受为限。必要时可略加颤动,以增强疗效。本法刺激较强,常与推法、揉法、运法等配合使用。点法具有通经活络、活血止痛,调和阴阳,开通闭塞等功效。

（2）压:术者双手交叉,右手在上、左手在下,以手掌自上背部按压棘突逐渐向下直至腰骶部。在每次按压时应附加双手向上、下方分开的力量。本法具有舒筋解痉、活血止痛之功效。

（3）按揉:单手张开虎口,以拇指及其他四指分别置于两侧肾俞穴,轻轻颤动、揉按。亦可只用双侧拇指分别按于两侧肾俞穴进行上述手法。以手掌置于臀部及下肢进行按揉。揉法具有温经放寒、活血化瘀、理气松肌、疏经活络等功效。

（4）推:用两手掌按压于脊柱两旁,给予一定压力并推向两侧。本法具有疏通经络,行气消瘀、调和气血等功效。

（5）摇:双手掌置于腰部正中,推摇患者,使患者身体左右摆动,使肌肉放松。

（6）抖:嘱患者两手扶于床沿,放松肌肉不要紧张。医师站于患者足侧,双手握住患者踝部,用力将患者提起并在空中做抖动动作。使患者躯干呈波浪状轻轻落下,此时患者腰背肌肉进一步松弛。这一手法特别强调要用力而又轻巧,切忌把患者用力提起后又重重摔在床上。

（7）扳腿:患者仍取俯卧位。一手按压第 3、4 腰椎旁位,另一手托住患侧膝关节。使髋关节过伸一定程度,双手同时相对交错用力。有时可感到腰部有弹响。左右各做 1 次。

（8）扳肩:患者取俯卧位。一手按压第 4、5 腰椎,另一手插于患侧肩下,慢慢将肩部扳起到一定程度。然后双手同时相对交错用力。有时可感到腰部有弹响。左右各做 1 次。

（9）侧扳:患者取侧卧位,患侧在上。健侧腿伸直,患腿略屈曲。医师立于患者腹侧,一手置于髂峰处,另一手放于肩部。使患者躯干扭转到一定程度,轻轻晃动。待患者肌肉完全放松时,双手向相反方向猛然同时交叉用力。此时可感到腰部有明显弹响。改换体位再在对侧重复 1 次。此手法亦需注意轻巧及掌握好时机。

（10）盘腰:患者仰卧,屈髋屈膝。医师立于患者右侧。用双手扶持其膝部并使膝部贴近胸前。推动双膝先做顺时针方向旋转,幅度由小到大。旋转数次后,左手固定患者右肩,右手向对侧下压双膝,扭转腰部到一定程度。然后突然双手相对交错用力。以后医师立于患者左侧,同上方法改做逆时针方向旋转数次后,以右手压住左肩,左手压膝向对侧到一定幅度后亦双手相对交叉用力。可再重复 1 次。

（11）盘腿:患者侧卧,患腿在上屈曲位,健腿在下伸直位。医师站在患者腹侧。以肘关节托住患侧小腿将手由大腿后方伸向臀部,使屈曲的患侧膝部顶在医师的腹部。另一手握扶膝部外上方,此时术者左右移动自己的躯干,使患者骨盆产生前后摆动而进一步带动腰部的活动。活动数次后,使患者髋关节尽量屈曲,膝部靠拢患者的胸前。同时术者一手向下推压膝部,另一手扶住臀部上抬肘关节,使患侧髋关节在内旋位变为伸直位。最后一手握踝,一手扶膝用升降法数下,亦即做髋膝关节的屈伸动作。改换体位在对侧重复上述手法。

上述手法全部结束后,嘱患者卧床休息片刻。可每日按摩 1 次,一般 10 次为一疗程。

2. 俯卧牵引按压法　该法为常用法之一。患者俯卧,两手把住床头,一助手用双手握住患者两踝部,做对抗牵引约 10 分钟,术者立于患者一侧,用指腹按压椎旁压痛点,按压时力由轻变重。继之助手在牵引中将下肢抬高,使患者耻骨联合离开床面,同时术者用力下压椎旁压痛点,重复 4~5 次。此法可使椎间隙增宽,利于髓核还纳。

推拿手法需严格掌握,在临床上有过重手法推拿造成破裂髓核大块突出,压迫脊髓、马尾神经或出血引起截瘫的惨痛教训,应引以为戒。有学者报道,经推拿后的重症腰椎间盘突出症患者 348 例,获得 1~6 年随访者 188 例。该组病例中推拿后失去工作能力的约占 1/3,其中出现马尾神经受压、急性尿潴留者 8 例,进行性神经根功能障碍、足下垂者 5 例。作者认为不适当的推拿手法可以使椎间盘突出加重,甚至发生马尾神经或神经根损伤的严重并发症。强调推拿治疗时,应严格掌握手法推拿和外科手术治疗的适应证。

七、针灸

针灸并不能改变腰椎间盘突出症椎间盘退变的基本病理,其仅用于治疗腰椎间盘突出症的腰痛和下肢痛。针灸用于治疗病痛已有 3 000 多年的历史。按中医理论,腰椎间盘突出症隶属痹症范围,认为是由于风寒或风湿之邪容于经络,经气阻滞,不通则痛。若风胜则疼痛呈游走性,寒胜则疼痛剧烈,如迁延日久,则气凝可以导致血瘀,病邪固着,更使病势缠绵难愈。

（一）针刺镇痛原理

1. 中枢神经系统的镇痛作用　通过针刺深部组织的提插捻转,刺激了很多感受器、神经末梢和神经干,加强了传入的粗神经纤维(α、β、γ 类)活动,减弱了传入的细神经纤维(C 类)活动。这两种镇痛与疼痛刺激信息在经过脊髓背角时,于脊髓水平发生相互作用,在经过脊髓以上的中枢核群和人体的大脑皮质时,均会发生一系列的相互制约与影响,最后达到镇痛效应。

2. 疏通经络及其调整作用　根据祖国医学“不通则痛”的理论,经络循行不畅是引起疼痛的原因,针刺后疏通经络是治疗疼痛的重要法则。经络还与自主神经系统有着密切联系,针刺后自主神经功能可以得到稳定,从而达到调整机体内环境的作用。

3. 中枢神经递质和体液因素在针刺镇痛中的作用　针刺后中枢性 5-羟色胺和乙酰胆碱增多,可能对针刺镇痛起到加强作用。针刺后血中吗啡类物质含量增高,增高程度与针刺镇痛效果呈平行关系。在人和动物针刺实验时,从脑脊液中提出一种肽类物质,称为脑啡肽,是一种内源性镇痛物质。

（二）针刺镇痛方法

将毫针刺入穴位后给予适量的刺激,能于相应部位出现镇痛效果。根据取穴部位不同,有体针、耳针、头针、手针等类别,有时加用脉冲电刺激。常用者为体针和耳针,有时也将体针和耳针相互配合使用。

1. 体针疗法　施治原则以疏导经气为主。

【常用穴】肾俞、白环俞、环跳、承扶、殷门、委中、阳陵泉。

【备用穴】L_2~L_5 夹脊、上巨虚、次髎、秩边、承山、悬钟、昆仑、足临泣、阿是穴。

【方法】每次选用 3~5 个穴位,用强刺激或中等刺激,使麻电感向远端放射。如为根性痛者,可加夹脊穴。对年轻、体质较强的急性期患者多选用泻法,而年老、体质较弱及慢性期患者多采用补法或平补。在急性期每日针治 1 次,待症状好转可间隔 1~2 日针刺 1 次。选穴以常用穴为主,根据其疼痛的经脉循行部位选取备用穴。

【成方举例】①腰脚痛:环跳、风市、阴市、委中、承山、昆仑、申脉;②腰脚疼痛;委中、人中;③腰膝酸痛:环跳、昆仑、阳陵泉、养老;④腰髋髀作痛;关元灸百壮;⑤坐骨神经痛:常用穴有环跳、阳陵泉、委中、风市、肾俞、昆仑、绝骨、大肠俞,配用穴有承扶、承山、腰俞、八风、侠溪、足三里、新建、伏兔、梁丘、髀关、腰眼、臀中、解溪、飞扬等;⑥坐骨神经痛:主穴为环跳、阳陵泉,腰骶部选用肾俞、大肠俞、八风,下肢部选配承扶、风市、殷门、伏兔、委中、足三里、承山、绝骨、昆仑。

2. **电针疗法**

【常用穴】①根性：L$_{4/5}$夹脊、阳陵泉或委中；②干性或原发性：秩边或环跳、阳陵泉或委中。用较强高频脉冲电刺激 5~10 分钟。

3. **耳针疗法**　耳针疗法是根据十二经脉和奇经八脉都与耳部发生直接或间接联系的理论，采用耳针或其他方法刺激耳穴达到治疗疾病的目的的一种疗法。

【常用穴】坐骨、肾上腺、臀、神门、腰椎、骶椎。

【方法】用短毫针对准穴位刺入，深度以刺穿软骨而不透过对侧皮肤为度。中、强刺激，留针 10~30 分钟，隔 5 分钟捻转 1 次，每日或隔日 1 次。如用特制的耳针，则留 1~7 日，嘱患者每日自行按压数次，以加强疗效。每次选穴 1~2 个，多则 3~5 个穴位，每次针一侧，两侧耳壳交替使用。

4. **手针疗法**

【常用穴】坐骨神经点（手背第 4、5 指掌指关节近第 4 指掌关节处）。

【方法】用强刺激手法，针刺时可同时按摩患部。并可采用缪刺法，左病取右、右病取左，如两侧俱痛，可两手并刺。留针 15~20 分钟。

八、针刀疗法

针刀疗法的原理是将椎间盘与神经根和硬脊膜粘连组织予以松解，从而解除临床症状。其治疗方法有以下几种。

1. **针刀治疗**　患者俯卧于治疗床上，骨盆大重量（50~100kg）牵引 10 分钟，以使腰椎关节突关节距离拉大。在病变椎间盘上位椎体患侧横突上进针刀，针体与横突背面垂直，刀口线与人体纵轴平行，直达骨面。将刀锋沿横突下缘向内侧移动，当遇到骨性阻碍时，说明刀锋到达横突根部、神经根孔的上外侧。此时将针体向肢体下侧倾斜，将刀锋转动 90°，使刀口线与神经孔内侧边缘转动式前进，随旋转将针体向人体的上段倾斜，当针体与人体上段约呈 30°时，患者下肢可出现酸胀感，说明此时刀锋已到达逸出的椎间盘粘连组织与神经根之间，沿神经根方向切开 2~3 刀出针。

2. **手法治疗**　针刀治疗后，立即做连续抬腿复位手法。患者仰卧于治疗床上，第一助手将患者膝关节屈曲 90°，使小腿与大腿垂直，该助手站于治疗床上，两手分别握住患者双踝关节上缘；术者和第二助手分站于治疗床两侧，用双手拇指指腹压于患椎旁压痛点（即神经管外口位置上），两人各压住自己的一边。第一助手将双小腿垂直提起，使患者髂前上棘离开床面为止。在第一助手提双小腿的同时，术者和第二助手双拇指一齐下压椎旁压痛点，用力的方向与脊椎矢状面呈 45°，当第一助手放下小腿，患者膝部着床时，术者和第二助手也同时松开。第一助手见患者膝部已着床面，术者及第二助手已松开后，再提起患者的双小腿，高度同前。术者及第二助手在第一助手上提小腿的同时，再一次用双拇指按压患椎两侧压痛点，如此重复 15~20 次。将患者小腿放下伸直，检查患椎两侧压痛点，如无放射痛或放射痛明显减轻，即可停止整复。如放射痛无变化，可再做 1 次，但总计不超过 3 次。

手法结束后，按脊柱外伤患者搬运方法，将患者送回病房，患者在搬运和卧床期间保持身体平直，不能前屈，更不能坐起和扭转腰部，大小便要保持腰部前凸位；绝对卧床 3 周，下肢可做屈伸活动。术后 1 周，患者可在床上做飞燕式练功法，每天 50~100 次，以及下肢抬举锻炼，每侧 50~100 次。

九、中医药疗法

采取中医药治疗的适应证多数为初发的腰椎间盘突出症，只要无马尾神经损伤症状，均可首选中医药保守治疗。对于病程较长者，保守治疗疗效往往较差，可考虑手术治疗。

苏州市中医院姜宏等根据古方防己黄芪汤和补阳还五汤化裁研制了治疗腰椎间盘突出症的专方"消髓化核汤"（生炙、黄芪各 20g、防己 10g、当归 10g、川芎 15g、白术 10g、地龙 10g、水蛭 6g、威灵 10g、木瓜 10g、白芥子 6g）。"消髓化核汤"的底方防己黄芪汤出自《金匮要略》，其主要是针对患者出现的气不化津、肺脾气虚和水湿内停等症状进行治疗。这种方法与当前医学界所追求的减轻神经根水肿和促进患者髓核吸收相类似。而补阳还五汤最早可以追溯到王清任(清代)的《医林改错》，是王清任所独创的一种专门治疗患者因气虚血瘀所致之痿证和半身不遂症状的经典方药。此方重用黄芪补气，配伍活血通络药物，可活血而不伤血，旨在消除麻木疼痛、肌肉无力等症状。在该方剂中生炙黄芪主要起到给受试对象补中益气的作用，确保其拥有一定的气血；防己有着除湿的作用，有利于患者水肿的消除；当归主要起到活血化瘀和疏通血液循环的作用；白芥子则有利气散结之功效，此为臣药；川芎又被称为"血中之气药"，既能助桃仁红花活血，又能行气散瘀止痛；白术则主利水消肿和健脾除湿之功效；木瓜有着柔肝转筋和祛湿通络之效用，与防己联用时有利水之功效；威灵仙在本方剂中主要起两方面的功效，一是，其对突出髓核有着一定的"消融"作用，二是，它还具备一定的镇痛效果；而水蛭和地龙，与白芥子同用，尤奏逐痰通络之效。由于每个患者的情况有所不同，腰椎间盘突出症应从痹证、痉证、痿证三个方面论治的理论，辨证加减思路。

痹证者腰部疼痛麻木牵及腿足，伴僵硬、活动不利，甚则卧床不能翻身、站立不能行走。偏寒湿者腰腿冷痛，阴雨天加重，舌质紫暗、苔白微腻，脉弦紧；偏湿热者腰腿痛伴有热感，遇热痛甚，口渴，舌质红、苔黄腻，脉濡数，常用独活寄生汤合消髓化核汤治疗。

痉证者腰腿拘挛作痛，肌肉紧张；甚则疼痛拘急，由腰部引至腿足，不能活动。可伴有胸闷不适，腰痛连胁，目赤肿痛，头晕，血压升高等。舌质红、苔黄腻或白腻，脉弦，常用牵正散合消髓化核汤治疗。

痿证者腰肌无力，有空虚感；下肢麻木，行走无力，甚则半身不遂，半身无汗。可伴畏寒怕冷，纳食减少，耳鸣盗汗，腰膝酸软等。舌质淡、苔白，脉沉细或细弱，常合以补阳还五汤、参苓白术散等。

腰椎间盘突出症有气滞血瘀证、寒湿证、湿热证、肝肾亏虚证这四种基本证型，消髓化核汤适用于气滞血瘀证，治疗其他证型时可随证加味。例如，寒湿证，当选用秦艽、细辛及桂枝祛湿散寒；湿热证，则重用生米仁，加虎杖、连翘等清热除湿；肝肾亏虚证患者可以加用熟地、仙灵脾、杜仲、狗脊等补肾壮筋之品。如疼痛较甚可加用乌星止痛汤(制川、草乌、制南星)。

中医保守疗法不仅能对腰椎间盘突出症的 MRI 表现产生影响，亦能有效缓解腰椎间盘突出症的临床症状，说明中医推拿、牵引、针灸及中药等疗法能对椎管内神经压迫后水肿的消退、粘连的解除、炎症渗出物的吸收等多方面产生影响，中药治疗腰椎间盘突出症主要作用在于补肾壮骨、行气活血、疏通经络、消肿止痛。

(岳寿伟 刘传圣 徐凤和 姜宏 俞鹏飞 邱晨生)

参 考 文 献

[1] HAKELIUS A. Prognosis in sciatica. A clinical follow-up of surgical and non-surgical treatment[J]. Acta Orthop Scand Suppl, 1970,129:1-76.

[2] WEBER H. Lumbar disc herniation. A controlled,prospective study with ten years of observation[J]. Spine,1983,8(2):131-140.

[3] 俞鹏飞,姜宏,刘锦涛. 破裂型腰椎间盘突出症非手术治疗后的转归[J]. 中国脊柱脊髓杂志,2015,25(2):109-114.

[4] BENOIT M. The natural history of lumbar disc hathy hemiatip and radiculopathy[J]. Joint Bone Spine,2002,69(2):155-160.

[5] KREINER D S,HWANG S W,EASA J E,et al. An evidence-based clinical guideline for the diagnosis and treatment of lumbar disc herniation with radiculopathy[J]. Spine J,2014,14(1):180-191.

[6] SAAL J A,SAAL J S. Nonoperative treatment of herniated lumbar intervertebral disc with radiculopathy. An outcome study[J]. Spine,1989,14(4):431.

[7] ABBOTT R D,PURMESSUR D,MONSEY R D,et al. Regenerative potential of TGFbeta3+Dex and notochordal cell conditioned media on degenerated human intervertebral disc cells[J]. J Orthop Res,2012,30(3):482-488.

[8] RISBUD M V,GUTTAPALLI A,TSAI T T,et al. Evidence for skeletal progenitor cells in the degenerate human intervertebral disc[J]. Spine,2007,32(23):2537-2544.

[9] YU P F,JIANG F D,LIU J T,et al. Outcomes of conservative treatment for ruptured lumbar disc herniation[J]. Acta Orthop Belg, 2013,79(6):726-730.

［10］ 姜宏,俞鹏飞,刘锦涛.腰椎间盘突出症——重吸收现象与诊疗研究[M].4 版.南京:江苏凤凰科学技术出版社,2016:1.

［11］ YU P F,JIANG H,LIU J T,et al. Traditional Chinese medicine treatment for ruptured lumbar disc herniation:clinical observations in 102 cases[J]. Orthop Surg,2014,6(3):229-235.

［12］ 姜宏,刘锦涛,惠祝华,等.黄芪对破裂型椎间盘突出重吸收动物模型的影响[J].中国骨伤,2009,22(3):205-207.

［13］ 刘锦涛,姜宏,徐坤林,等.非手术疗法对腰椎间盘突出后重吸收的影响(附 30 例分析)[J].中国骨与关节损伤杂志,2010,25(11):978-980.

第十八章

腰椎间盘突出症的介入治疗

腰椎间盘突出症的介入治疗,是利用物理学方法和化学方法使突出的椎间盘组织溶解、纤维环修复,从而减少突出椎间盘的组织容积,解除对神经根的压迫,缓解或消除症状。

第一节 经皮穿刺物理学方法

一、经皮穿刺激光椎间盘减压术

(一) 概述

经皮穿刺激光椎间盘减压术(percutaneous laser disc decompression,PLDD),是将空心穿刺针经过皮肤刺入病变的颈椎或腰椎间盘内,沿空心穿刺针导入激光光导纤维,通过激光仪器放射的激光热量将部分椎间盘组织气化,主要通过减少椎间盘内压力、消除椎间盘内炎性因子、改善受压神经的血液循环,以实现治疗腰椎间盘突出症等疾病的一种微创技术。

1. **发展史** 1984 年,美国纽约哥伦比亚大学的 Choy 博士首先提出了经皮穿刺激光椎间盘减压术(PLDD)的概念并进行了相关实验性研究,2 年后经美国食品药品监督管理局(FDA)批准应用于临床。

1986 年奥地利学者 Ascher、1987 年美国学者 Choy 分别运用光导纤维传输波长为 1 064nm 的掺钕钇铝石榴石激光(Nd:YAG 激光)治疗腰椎间盘突出症,并共同做了首次报道。

我国自 20 世纪 90 年代初期引进了 PLDD 技术,1993 年有学者首先报道了 10 例采用 Nd:YAG 激光行 PLDD 手术治疗的腰椎间盘突出症患者,随访 6 个月,优良率为 100%;1995 年,李贵涛报道 4 例采用经皮激光减压术治疗腰椎间盘突出症的病例,其中 3 例的症状得到改善,1 例的症状较术前无明显减轻;1997 年,孟庆水等采用钬激光治疗腰椎间盘突出症共 26 例,平均随访 16 个月,优良率为 88%;任龙喜于 2002 年开始将 PLDD 应用于颈椎病、颈性眩晕及腰椎间盘突出症的治疗,也取得了良好的效果。

2. **激光治疗的原理** 激光(light amplification by stimulated emission of radiation,LASER)在医学领域中的应用,主要依靠激光对生物体产生的热效应、机械效应、光化效应、电磁场生成效应。

(1) 热效应:激光照射活组织时,激光的光子作用于生物分子,后者吸收光子并被激活,被激活的生物分子在和其他分子多次撞击过程中转化为热能,使受照射体温度升高。当温度上升到一定高度,或持续时间稍长时,能使细胞组织受伤甚至死亡(图 18-1)。在激光照射下,可在几毫秒的时间里,使局部组织温度升高达到 200~1 000℃,组织表面发生收缩、脱水。温度为 45~50℃ 持续约 1 分钟,可使蛋白变性。组织内部则因水分发生爆炸性蒸发而受到破坏和切断,组织凝固、坏死、炭化或气化。

(2) 压力效应:一种压力是激光直接在照射面产生的压力,即自身压力,可达 $40g/cm^2$,另一种压力是由热效应引起的二次压力。压力效应可以使细胞内和组织内的压强急剧升高,引起微型爆炸产生极大的反冲力。

(3) 光化效应:光对生物分子产生的作用主要取决于分子的能级和激光的波长,身体各组织对不同波长的激光有一定的选择性或吸收作用。因此当应用激光照射生物组织时,必须将其透过率和吸收率考虑

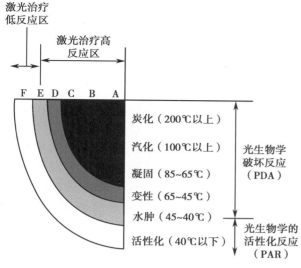

图 18-1 激光对生物组织的热效应

在内。

（4）电磁效应：激光是波长较短的强电磁波。如将激光聚焦，当焦点处的功率密度达到 $5 \times 10^{14} \mathrm{W/cm^2}$ 时，其电场强度可达 $4 \times 10^8 \mathrm{V/cm}$。

上述四种效应中，压力效应和电磁效应，主要为大、中功率激光所具有；而光化效应，多是小功率激光所引起；至于热效应，则所有功率激光均具有。激光对生物体的作用，不仅取决于激光本身的一系列特性，如波长、辐射方式、震动方式、功率密度、能量密度和辐射时间，也取决于被照射组织或器官的生物学和物理化学特性，如色素深浅、含水量多少、组织的体积、硬度、弹性、均匀性、导热系数、热容量、吸收系数、反射系数及其层次结构等因素。

3. PLDD 常用激光的种类及特性 目前，应用于 PLDD 的激光较多为固体激光和半导体激光。如 Nd:YAG 激光、不同波长的半导体激光、Ho:YAG 激光、Er:YAG 激光。

（1）掺钕钇铝石榴石激光（Nd:YAG 激光）：为波长 1 064nm 的近红外激光，是一种固体激光器，输出功率大（0~100W），具有被颜色吸收的特性。可以说该激光是 PLDD 的传统激光。Choy 在比较了多种激光对人类尸体椎间盘的气化率后指出，Nd:YAG 激光更适合用于 PLDD。近年来，日本 Hi-peak pulsed Nd:YAG 激光设备，光导纤维细至可通过 21G 套管针，且光导纤维在 1 000J 内不会折断。Nd:YAG 激光在 PLDD 中的应用历史较长，技术更成熟。

（2）半导体激光：波长在可见光与近红外光之间，常见波长为 805nm、810nm、850nm。波长 980nm 的半导体激光得到了广泛的应用。王胜利等人应用 980nm 半导体激光行 PLDD 治疗椎间盘突出症患者 286 例取得了良好的疗效。

（3）掺钬钇铝石榴石激光（Ho:YAG 激光）：波长 2 100nm，非常接近水的吸收峰 1 950nm，其吸收系数为 24cm^{-1}，且对邻近组织热扩散作用小，能很好地被生物组织吸收。Ho:YAG 激光对照射组织周围的热凝固损伤比其他可见光及近红外激光小，光化作用点吸收强，临床用于治疗体表及腔内各类疾病。其缺点是传输光纤昂贵。

（4）掺铒钇铝石榴石激光（Er:YAG 激光）：波长 2 940nm，与水的第一吸收峰正好相符合，其能量能被水极好地吸收。产生的能量迅速引起组织的气化、消融，周边组织的热凝固损伤极小。Er:YAG 激光是由 ZrF4 光纤传输，消融组织时飞溅出的组织微粒容易附着于光纤头端，吸收光能产生大量的热，引起光纤头端温度骤升而损坏光纤，导致输出的激光弥散、能量密度下降，难以达到消融、切割组织的效应，因而该激光的使用受到极大的限制。

4. PLDD 术中激光防护措施 激光的防护，可从激光器、周围环境和激光工作人员三个方面来考虑，采取综合措施。将激光器系统用不透明的外壳包围起来，不让激光束和强光辐射（光泵）向外界发射。激光打孔机可以有效地防止激光对人体的危害。如果激光器系统不能做到完全密闭，则要求激光器工作时，采用不透激光的材料做屏蔽以阻断激光束，使之不会达到有激光工作人员的地方。激光工作场所尽可能减少镜面反射。在激光工作环境树立醒目的"激光危险"的标牌，以引起有关人员的注意。对激光工作人员应该加强技术训练，进行激光安全教育，戴防护眼镜。

5. PLDD 对椎间盘的影响

（1）PLDD 对椎间盘压力的影响：有学者在新鲜人类尸体（死后 24 小时内）椎间盘证实，在将盐水泵入到椎间盘内时，每 1ml 容积的改变可以导致 312kPa 的压力变化。同时也证实激光气化后椎间盘内压力明显下降。有学者报道，在家兔接受 1 064nm Nd:YAG 激光治疗之后，可以使由垂直负荷导致的椎间盘压力的明显下降，在激光消融很小量的椎间盘组织后也可以使椎间盘压力明显下降。有学者曾对 10 例患者椎间盘的压力进行测量,发现行 PLDD 后,椎间盘内压力由术前的 24.07kPa 下降至术后的 2.58kPa。该学者报道在接受 Nd:YAG 激光(波长为 1 320nm)治疗之后可使椎间盘内压力下降 50% 以上。对比 10 只狗的 20 个椎间盘在行 PLDD 前、后的椎间盘内压力变化,发现所有狗的椎间盘内压力均有下降,$L_{2/3}$ 下降幅度为 10% ~ 55%,$L_{4/5}$ 椎间盘下降幅度为 40% ~ 69%。国内齐强等通过动物实验证实,激光气化后椎间盘内压力下降了 50%。

(2)PLDD 对椎间盘周围温度的影响:应用波长为 1 064nm 的 Nd:YAG 激光在牛的脊柱上进行热损伤实验,电热偶置放在纤维尖端前方 1.0cm 处、激光侧方神经根孔处、椎管前壁。从后侧方置入光导纤维和穿刺针,针头刚刚跨过纤维环。发射 20J 的能量时温度并没有超过 2℃,刚好在安全范围内。有学者对 13 只杂种狗进行了活体实验,以 20W/s、间歇 5 秒的功率对每一个椎间盘发射 1 000J 能量,只有 1 只狗出现跛行。在 2 周后对所有的动物实行安乐死并尸检。肉眼观察没有发现椎间盘外组织的损伤。与上述结果类似,有学者应用半导体激光气化新鲜人类尸体颈椎标本,在激光气化椎间盘的过程中,椎间盘前缘、后缘和椎间孔内壁温度变化不大,均在 2℃ 以内(表 18-1),表明在所设定的能量参数范围内进行激光辐射气化是安全的。

表 18-1 椎间盘气化过程中不同能量及不同部位的温度变化

能量/J	椎间盘前缘/℃	椎间盘后缘/℃	椎间孔内壁/℃	能量/J	椎间盘前缘/℃	椎间盘后缘/℃	椎间孔内壁/℃
400	1.02±0.22	0.82±0.14	0.92±0.27	800	1.46±0.36	1.38±0.34	1.31±0.28
600	1.28±0.24	1.16±0.17	1.19±0.20	1 000	1.87±0.57	1.66±0.55	1.63±0.51

为了确定不同参数对 PLDD 术中温度的影响,有学者对应用半导体激光气化颈椎间盘时的温度变化做了研究,将针式温度计置于后纵韧带与硬脊膜之间,即可反映脊髓的温度,在椎间孔处即可反映神经根的温度。在激光消融过程中,两处的温度变化基本相同,即激光输出时,周围温度迅速升高,在间隔期内逐渐降低;但降低的速度较升高时慢,即在输出间隔时间为 1 秒时,周围组织温度虽然有所下降,但未降至正常;激光输出 4~5 次(连续脉冲输出 9 秒时)后,后纵韧带与硬脊膜之间及椎间孔处的温度累积升高已超过 40℃;随着激光的继续输出,周围组织温度也不断累积升高,连续脉冲输出 11 秒时,后纵韧带与硬脊膜之间及椎间孔处的温度可达 41℃。而当输出间隔时间为 5 秒时,在 5 秒的间隔期间周围组织温度逐渐降低至正常。本实验中脊髓和神经根处温度始终低于 40℃,这样就确保了在激光输出间隔为 5 秒时整个消融过程的安全性。

为了减少 PLDD 术中可能存在的积累性热损伤问题,廖顺明等应用持续负压吸引的方法来降低 PLDD 术中的温度。他们对常规 PLDD 和应用持续负压吸引的 PLDD 进行了比较,术中动态观测温度发现:常规组犬术中椎体周围温度呈锯齿状升高趋势,其间有较大的温度骤升现象,总体温度升高平均值为 5.63℃,最大温度变化值为 12.1℃(局部温度为 49.5℃);抽吸组温度变化较小,在 3.2℃ 以内。实验表明,PLDD 术中,用常规方法治疗,可能引起较大温度波动,最高温度超过 40℃,但低于 50℃,可导致组织的可逆性损伤,而不会造成不可逆损伤;用持续负压抽吸方法治疗,手术中温度变化较小,最大温度差仅为 3.2℃,不会引起组织的损伤(表 18-2)。

表 18-2 不同能量时常规组与抽吸组间各部位术中温度差结果

(单位:℃)

部位	300J		500J		700J	
	常规组	抽吸组	常规组	抽吸组	常规组	抽吸组
椎体后缘	7.92±3.06	2.3±0.59	8.07±3.32	2.35±0.51	7.93±2.08	2.40±0.50
椎体前缘	4.00±0.82	1.97±0.23	4.03±0.88	2.13±0.22	4.17±1.68	2.22±0.18
椎间孔处	5.07±2.39	2.03±0.30	5.25±1.93	2.12±0.20	5.37±2.03	2.17±0.19
进针道椎体旁	5.53±2.27	2.13±0.19	5.30±2.46	2.30±0.19	5.65±2.26	2.33±0.29

注:组间相同部位比较,均为 $P<0.01$。

应用 Nd:YAG 激光与 980nm 半导体激光对山羊椎间盘髓核组织进行激光照射,实验结果显示,照射过程中椎间盘前缘、后缘及椎间孔内侧壁的温度变化值随激光能量的增加而升高。当能量达到 1 000J 时,Nd:YAG 激光照射下椎间盘周围最大温度变化幅度<10℃,980nm 半导体激光<12℃,温度的最高值在安全范围之内。故我们认为 PLDD 用于临床是安全的。

为了降低激光气化髓核组织所需要的能量,有作者尝试将染色剂注入髓核内增加激光的消融率。学者将靛基花青绿染剂注入髓核内,然后应用波长为 805nm 的二极管激光对髓核组织进行气化,结果只有吲哚菁绿(indocyanine green,ICG)染色的髓核组织被切除。结果表明联合应用 ICG 和二极管激光照射可在低激光功率下有效地、有选择性地消融髓核组织。通过对髓核组织进行 ICG 染色,观察 ICG 染色对 980nm 半导体激光消融髓核组织效果的影响,发现 ICG 可以提高半导体激光的气化率,在总能量高于 350J 时 ICG 染色能够增强 980nm 半导体激光消融髓核组织的效果。

（3）PLDD 术后椎间盘组织的病理学变化:PLDD 术后的病理变化与应用的激光类型、能量设置不同,得到的结果也有很大的差异。有学者发现激光照射后在椎间盘内形成 2cm×(5~6)cm 的椭圆形空腔。纤维镜切片发现空洞周围被薄层炭化组织包绕,其外侧为蛋白质变性带,其中含有水蒸气的空泡。有学者观察到家兔接受激光照射之后产生的组织学变化表现如下:1 天至 1 周,髓核组织气化及中央空腔形成;3~4 周,软骨细胞及纤维组织增殖;术后 8 周,纤维软骨组织几乎完全代替髓核组织。有学者应用 CO₂ 激光对 10 只狗进行经皮髓核消融术的实验研究,术后进行大体观察,由于气化作用在所有的标本中都可以发现髓核内的一个缺损,空腔的大小为 6~10mm。另外,在 8 个椎间隙内发现了邻近椎体的热损伤。组织学观察发现所有的椎间盘内髓核组织均有气化,并形成一个空腔,在 8 个椎间盘内,空腔的周围可以发现热退变现象,而且可以发现椎体终板的热损伤现象。有学者采用波长 810nm 的 Diomed 半导体二极管激光治疗仪对 10 只健康成年犬的 C₃/₄、C₄/₅ 椎间盘行激光髓核消融术,他们发现术后立即处死犬取大体标本观察,显示髓核内有炭化组织碎片并出现椭圆形空洞,空洞长轴 5~6mm,短轴 2~4mm。组织切片显示髓核组织出现空洞和热变性。2 周后处死犬的大体标本示炭化组织碎片减少、空洞消失,组织切片显示软骨细胞和纤维细胞开始增生。4 周后处死犬的大体标本与 2 周组相似,组织切片显示软骨纤维组织基本替代髓核组织。董生等利用动物实验的方法研究了 PLDD 后不同时间椎间盘组织的病理变化,其结果是:1 周时髓核被气化形成气腔和局部热变性,3~4 周可见软骨细胞和纤维组织开始增生,8 周时髓核组织几乎被纤维组织所代替或可见到骨性增生。

有实验对椎间盘周围组织进行取材病理观察,发现术后不同时期,穿刺侧皮下组织、椎间孔周围组织、脊髓等结构可以在短期内发生一系列变化。穿刺侧皮下组织的出血、水肿及肌肉组织的变性反应,说明手术本身对机体存在一定的损伤,严重者可发生血肿,这些病理改变可能导致临床上患者术后的腰部胀痛不适改变,如何减轻手术中操作的损伤及减轻术后并发症,是我们以后临床上必须认真面对的课题。椎间孔周围组织于术后不同时期可发生水肿变性及小片状坏死,神经根及脊髓可见轻度的水肿表现,说明了 PLDD 可能导致椎间盘周围组织的损伤,尽管这种损伤是可逆的,但可能导致临床上出现下肢疼痛不适、麻木等症状。

有实验研究表明,椎间盘在半导体激光辐射后即刻呈现局部空腔形成,提示半导体激光可气化椎间盘,半导体激光穿透深度为 1~2mm,对周围组织十分安全。通过适当的激光能量参数使用,半导体激光气化减压,大体和光镜下观察到空腔与周边组织的界限较清楚,其边缘的纤维环、软骨终板未见明显损伤,表明在该范围内的能量是安全的。动物实验报道随着时间的延长,气化的髓核逐渐被肉芽组织、纤维组织修复,最后被软骨组织替代。有学者报道可有新骨形成,可见椎间盘被激光气化后修复是满意的。Choy 强调穿刺针必须从上下终板中间置入髓核圆心,且平行于椎间盘轴,否则会引起纤维环、软骨终板出现炭化而被破坏,但髓核组织气化不佳。

PLDD 术后椎间盘的组织学变化与常规椎间盘切除术、化学溶核术后的组织学变化是一致的。综合文献归纳如表 18-3 所示。

表 18-3　PLDD 术后椎间盘组织学变化

术后时间	组织学变化
即刻	气化部呈空腔,散在少量炭化颗粒
2 周	空腔周围可见炭化颗粒(市村);腔内新生毛细血管周围有纤维细胞及成纤维细胞(齐强); 纤维细胞和软骨细胞开始增生(王义清)
4 周	肉芽组织、纤维组织(以纤维组织为主)充填空腔(齐强);消融髓核组织被软骨组织所替代(王义清)
6~8 周	纤维组织更加致密(齐强、市村)
12 周	腔界不甚清楚,腔内软骨组织、炭化粒几乎消失
40 周	腔界不易辨认,腔内致密软骨组织、炭化粒消失

6. PLDD 对脊柱稳定性的影响　据文献报道,椎间盘在外加载荷下,髓核承受压应力是外加载荷的 1.5 倍,而纤维环的压应力为外加载荷的 0.5 倍,后部纤维环主要承受拉张应力,为外加载荷的 4~5 倍,可见髓核是保证椎间盘抗压的重要条件,而纤维环是抗剪切载荷的重要条件。PLDD 后椎间盘内髓核组织气化、凝固、炭化,体积缩小,有效降低了病损椎间盘内的压力,可达 50% 以上。既往离体研究也发现,髓核气化面积随激光能量的增加而增大,但一般均局限在髓核内,不会造成纤维环的损伤,因此对椎间盘压缩刚度有一定影响,而对剪切刚度影响不大。屠冠军等对 40 例腰椎间盘突出症患者随访 3~6 年进行脊柱稳定性分析,结果发现,患者无腰背痛,X 线检查无脊柱不稳定(无牵张性骨刺,椎间隙无狭窄,前屈、后伸位 X 线片椎体间相对位移超过 3mm,成角超过 10°)。

任龙喜等用新鲜羊腰椎标本 40 具,分成五组:A 组(空白对照组)、B 组(单节段组)、C 组(相邻双节段组)、D 组(间隔双节段组)、E 组(三节段实验组)。应用 CeralasD 15 型 980nm 半导体激光器行 PLDD。实验参数设定为脉冲式发射,功率 10W,发射时间 1.0 秒,间隔时间 0.5 秒,激光照射总能量为每个椎间盘 500J。生物力学测试进行了轴向拉伸试验、压缩试验(轴向加压、前方加压、后方加压、左侧加压和右侧加压),记录开始加压至加载至 10N、20N、30N、40N、50N、60N、70N、80N、90N 和 100N 时的标本位移。采用 SPSS 10.0 软件对实验数据进行统计学处理,均经方差齐性检验后采用单因素的方差分析进行统计分析,以 $P<0.05$ 为有差异有统计学意义。PLDD 无论是一次气化 1 个节段、2 个节段或 3 个节段均不会影响脊柱的稳定性。

PLDD 术后组织形态修复情况、生物力学变化及近、远期临床疗效观察,可以反映出脊柱经该治疗方法作用后的演变过程。组织学研究主要分为大体标本观察与显微镜下观察两大类。黄其杉等及游箭等通过应用半导体激光器对离体标本行 PLDD,发现术后椎间盘中央有气化腔形成,腔壁上有炭化组织,椎间盘前缘表面及穿刺孔未见炭化痕迹及气化腔形成;光镜下可见椎间盘中央无任何组织和细胞,腔内有少量散在炭化颗粒,气化的空腔大部分局限在髓核内,气化腔与周边界线较清楚,其边缘纤维环、软骨终板无明显破坏。术后即刻将标本放置在 CTM1404 试验机上进行压缩、拉伸刚度测定,发现气化后压缩、拉伸刚度降低,而不同能量组间比较刚度变化差异无显著性。林焱等通过类似实验发现术后压缩刚度较术前降低,但不同能量组间气化后压缩刚度变化无显著性差异;剪切刚度较术前无明显变化,不同能量组间气化后剪切刚度变化也没有显著性差异。

（二）治疗机制

1. 椎间盘减压　通过试验证明,激光能使椎间盘内压力下降 50%,激光的热量使髓核蒸发形成空腔,热变使组织收缩,椎间盘内压力降低,间接解除神经根压迫,使神经根症状缓解。有学者曾对 10 例患者腰椎间盘的压力进行测量,发现行 PLDD 后,椎间盘内压力由术前的 24.07kPa 下降至术后 2.58kPa。有学者应用 CO_2 激光进行实验,发现激光气化后椎间盘内压力都降低了,幅度为 10%~55%。国内齐强等通过动物实验证实激光气化后椎间盘内压力下降了 50%。这是临床应用 PLDD 治疗椎间盘突出症的基本依据。

2. 炎症因子消减　当前,腰椎间盘突出症的疼痛症状是由炎症介质和细胞因子刺激所引起已经被大多数学者认可。有学者测定了 5 例患者经手术证实椎间盘突出的髓核组织中磷脂酶 A_2（PLA_2）,其活性是血浆水平的 10 000 倍,说明突出的椎间盘组织中确实有 PLA_2 化学炎症介质的变化存在。国内吴闻文对腰椎间盘组织中 PLA₂ 也做了大量研究,结果发现腰椎间盘突出患者髓核内 PLA$_2$ 含量明显升高,且与腰腿痛程度和直腿抬高试验阳性正相关。Iwatsuki 等通过对比动物髓核激光照射前、后神经传导速度和前列腺素 E$_2$(PGE$_2$)和 PLA$_2$ 的含量发现:激光照射组的神经传导速度明显比无激光照射组快,激光照射后化学因子含量明显降低。从而得出结论:PLDD 有效的机制之一为通过激光照射在椎间盘内行蛋白调整以降低其化学因子含量。

3. **神经根内血流恢复** 机械压迫导致的神经根缺血和随之而来的化学炎症反应,被认为是腰椎间盘突出症导致的坐骨神经痛及其他临床症状的重要原因。将 Sprague-Dawley 大鼠髓核暴露于神经根后,增加了神经内膜内液压,并减少了背根神经节的血流速度。在经髓核处理的动物中,所有的神经根和许多背根神经节的主要病理变化是水肿。随后又报道了髓核暴露于神经根后不仅引起相应背根神经节血流速度的降低,而且还会使同侧后支的血流速度降低。另有许多学者报道对腰椎间盘突出症的患者的研究结果表明术后疼痛的迅速缓解和神经功能的恢复是椎间盘切除术后神经根缺血迅速恢复的结果,而且神经根机械受压导致的缺血是产生坐骨神经和神经功能缺陷的主要机制。国内杨庆礼等人应用激光多普勒血流计(laser Doppler flowmetry,LDF)对比腰椎间盘突出症的椎间盘切除前、后神经根血流变化。椎间盘切除前后,血灌流量明显改变,说明在椎间盘突出压迫神经根时神经根是处于缺血状态的。椎间盘切除后,随着神经根血流的增加,坐骨神经痛和麻木及神经功能障碍一般会立即改善,血流的增加与疼痛和麻木的缓解成正比。

此外,激光与组织接触所产生的机体反应层,最外层为 40℃ 以下的光生物学的活性化反应层(photobio activative reaction,PAR),其主要通过温热效果、血管扩张作用、减少疼痛物质、使自律神经功能正常化、提高免疫功能等共同作用达到消炎止痛、改善微环境、维持机体正常状态的效果。用 Nd:YAG 激光治疗仪行 PLDD 术后,可增加脑脊液及静脉循环量(腰部 80.0%、颈部 86.5%、胸部 98.0%)。

有学者认为,激光椎间盘切除术后存在椎间隙狭窄的可能,而椎间盘突出处的椎间隙狭窄缩短了神经根经过的通道,缓解了因椎间盘突出导致的神经根受压的张力,起到消除神经症状的作用。杨军等认为,该手术术式是在椎间盘的侧后方开一小孔,人为地改变突出髓核的方向,减少了髓核向后方突出的可能性。任龙喜等通过大量的临床研究,认为激光气化髓核组织的过程中所产生的对轻微振动,可能会对神经根产生类似按摩的内理疗作用。

关于激光治疗椎间盘突出症的机制尚需进行更深入的生物力学研究和进一步的临床验证。

（三）适应证与禁忌证

1. **适应证**

（1）腰椎间盘突出症

1）腰痛伴随下肢疼痛、麻木、间歇性跛行。

2）有脊神经根受压的定位体征。

3）临床表现与 MRI 等影像学的诊断相一致。

4）经保守治疗 2 个月无效或反复发作。

（2）椎间盘源性腰痛

1）腰痛 3 个月以上,经保守治疗效果不佳。

2）合并下肢疼痛,但无神经根受压的体征。

3）椎间隙退变 2~3 级,MRI 显示 1~2 个椎间盘退变,无明确的椎间盘突出或脱出。

4）椎间盘造影显示椎间盘退变,且疼痛诱发试验阳性。

2. **禁忌证**

（1）腰椎间隙狭窄超过正常 50% 者。

（2）腰椎椎体滑脱并伴动力位脊柱不稳者。

（3）骨性腰椎管狭窄、黄韧带肥厚、侧隐窝狭窄者。

（4）腰椎间盘突出症游离型患者。

（5）出血性疾病患者。

（6）心肺等脏器功能不全,不能耐受 PLDD 者。

（7）有严重心理障碍及精神疾病患者。

（四）操作方法

1. 器械　国内多家医院应用波长为 1 064nm 的高脉冲式 Nd：YAG 激光仪，直径为 400μm 的高效散射似激光光导纤维，三通管及听声管，长 20cm 的 18G 腰椎穿刺针（图 18-2~图 18-5）。

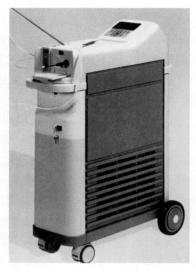

图 18-2　EPY-PP1 型 Nd：YAG 激光治疗仪

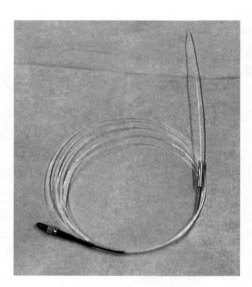

图 18-3　腰椎激光光导纤维

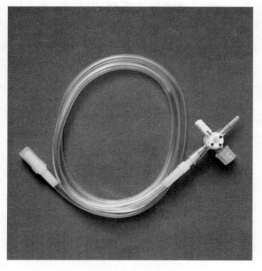

图 18-4　激光气化听声管及三通管

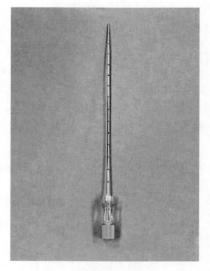

图 18-5　腰椎穿刺针（18G）

2. PLDD 腰椎操作技术

（1）体位：协助患者取侧卧位，患侧在上，屈膝、屈颈，背部呈弧形（图 18-6）。

（2）定位：以棘突为基点向患侧旁开 8~12cm（体型瘦者旁开的距离应小于体型胖者，L_5S_1 间隙旁开的距离应小于 $L_{4/5}$ 间隙），一般成人为四横指宽度，做一纵行标志线，再用无菌克氏针或用直形血管钳，触及背部皮肤，在 C 臂透视下确认目的椎间隙，使标记物位于椎间隙中央，且与上下终板平行。此时，用标记笔沿标记物做一横斜行标记线，其与纵行标志线的交点为该目的椎间盘的穿刺点（图 18-7~图 18-10）。穿刺点确认后，置无菌洞巾。

（3）局麻：用 10ml 注射器，7 号腰穿针，抽取 0.5%~1.0% 的利多卡因 4ml，于标记点刺入皮下，针与水平面呈 45°夹角，且与横斜形标记线相一致。用 C 臂行腰椎侧位透视，再次确认目的椎间隙，麻醉针头与下

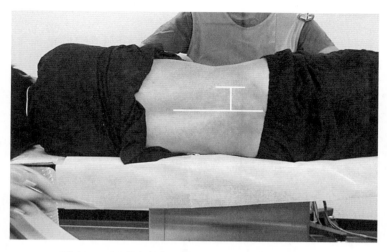

图 18-6　经皮穿刺激光椎间盘减压术腰椎操作体位

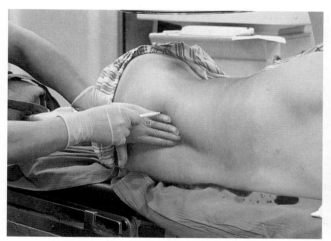

图 18-7　棘突旁开四指(8~12cm)

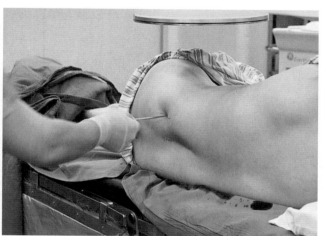

图 18-8　L_5S_1 穿刺点标记

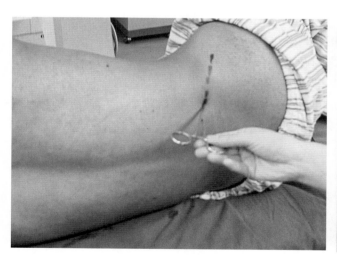

图 18-9　L_5S_1 穿刺方向标记

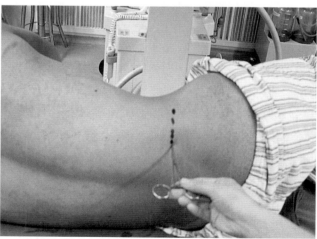

图 18-10　$L_{4/5}$ 穿刺方向标记

关节突内侧缘平齐,回抽确认无血、无脑脊液时,开始注射麻醉药,在缓慢推注的同时逐步拔除注射器。

(4) 穿刺

1) 穿刺针的准备:穿刺针前部应呈弧形。依据穿刺间隙的不同,穿刺针前部弧度大小不同。按 $L_3 \sim S_1$ 的顺序,穿刺针前部弧度逐渐加大,即折弯处延长线和针尖与折弯处连线的交角呈 15°、30°、45°(图 18-11)。

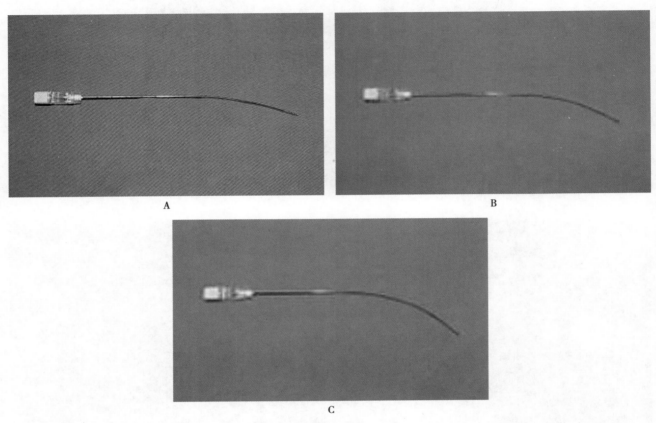

图 18-11 穿刺针不同角度
A. $L_{3/4}$ 穿刺针角度 15°;B. $L_{4/5}$ 穿刺针角度 30°;C. L_5S_1 穿刺针角度 45°。

2) 穿刺技术:将预弯好的 18G 穿刺针,于麻醉点刺入皮下,穿刺针与水平面呈 45°。用 C 臂行腰椎侧位透视,再次确认目的椎间隙,使穿刺针位于椎间隙正中且与上下终板平行。当触及关节突时,稍退针并压低针尾,向前缓慢进针,划过上关节突后外缘时,抬高针尾刺入椎间盘。

3) 穿刺针的位置:在正位透视下,针尖位于中央即与棘突重合;在侧位透视下,针尖位于椎体中后 1/3,于椎间隙中部,且平行于上下终板(图 18-12 ~ 图 18-14)。

如果椎间盘为中央型突出,而且仅一侧有症状时,穿刺针针尖应位于中央偏后,如果两侧均有症状,则穿刺针针尖可达对侧棘突与椎间关节间。

4) 特殊穿刺

A. 进行 $L_{2/3}$、$L_{3/4}$ 穿刺时,穿刺针弧度以 15°左右为宜。另外,因 $L_{3/4}$ 神经根发出的角度较小,在穿刺时很易触及神经根,故在穿刺时应特别注意缓慢进针,特别强调应紧靠上关节突外侧缘刺入椎间盘,以防神经损伤。

B. L_5S_1 穿刺比较困难,尤其是高位髂嵴时。穿刺针弧度 45°左右,穿刺点于棘突旁开约 6cm,穿刺针紧靠髂骨进针,在滑过 S_1 上关节突后外缘的过程中逐渐抬高穿刺针针尾。遇到阻力时,如果穿刺针与水平面夹角过大,针尖往往触及关节突,如果穿刺针与水平面夹角过小,针尖往往触及髂骨,应适时调整穿刺针的方向。当穿刺针滑过 S_1 上关节突后外侧缘,发现针尖偏上或偏下时,可旋转穿刺针进入椎间隙。

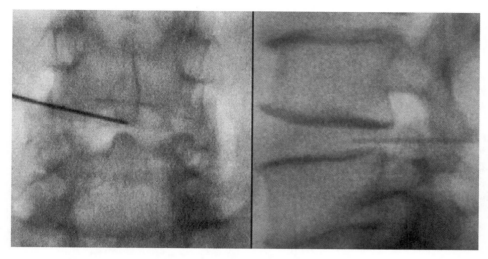

图 18-12　正确穿刺针角度的正侧位影像

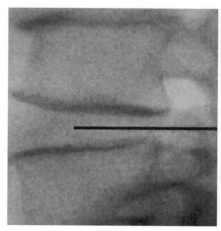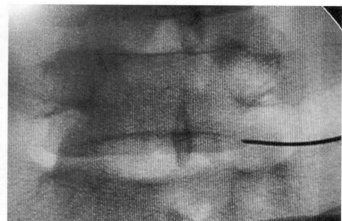

图 18-13　穿刺角度过小的正侧位影像

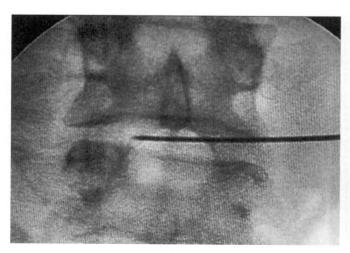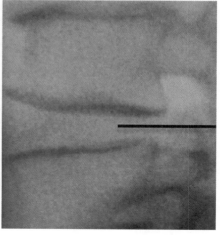

图 18-14　穿刺角度过大的正侧位影像

C. 对于椎体后外侧缘有骨质增生时,在腰椎正侧位透视确认穿刺针位置准确无误时,可用旋转进针手法缓慢将针钻入。

5) 能量设置

A. 激光仪初始能量:Nd:YAG 激光设置为每秒 27 个脉冲,间隔 1 秒,每个脉冲能量为 500mJ,以 13.5J/s 的预定能量向椎间盘发射激光,每 200J 左右向外拔出穿刺针 1 次,分 3 次拔出,最后一次拔针时,针尖应位于椎体后缘。半导体激光设置为每单脉冲时间 1 秒,间隔时间 1 秒,以 20J/s 的预定能量向椎间盘发射激光(图 18-15、图 18-16)。

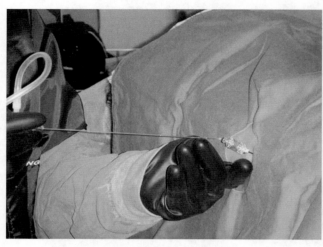
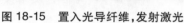

图 18-15　置入光导纤维,发射激光

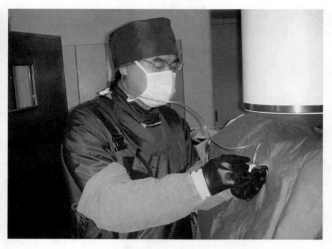

图 18-16　发射激光

B. 能量/椎间盘:Nd:YAG 激光每个椎间盘的总能量为 500~800J,半导体激光每个椎间盘的总能量为 600~1 000J。

6) 终止激光指标:髓核气化声由高频高调逐渐变为低频低调,光导纤维前端可见有黑色炭化物附着,可闻到烧焦的气味,每个椎间盘总能量的设定,仅作为激光照射终止的参考指标。但这里应强调的是,绝不能不顾患者的不适主诉而追求以上指标,是否终止激光照射的关键因素取决于患者的主诉,如患者主诉下肢热感或疼痛,应立即停止激光照射。

(5) PLDD 操作注意事项

1) 洗手护士在激光照射前应检查光导纤维尖端是否超出穿刺导针尖端 1~5mm,过长时易损伤脊髓,过短时激光会导致金属穿刺针发热而灼伤针道周围组织。

2) 激光仪管理护士要确认激光初始能量的设置(腰椎为 13.5J/s),同时,在激光发射过程中,及时向术者报告激光的总能量,使术者心中有数。

3) 当患者卧于手术床后,巡回护士要帮助患者解除紧张情绪,摆好体位,同时要告知患者在术中如何配合。

(6) 出院指导

1) 术后佩戴腰围 4 周,这将有利于椎间盘组织的修复、维持腰椎的稳定性。就寝时可不戴腰围。术后第 1 天尽量减少活动,卧床休息;第 2 天如无疼痛可自由行走;第 3 天可进行日常活动;第 7 天可进行坐位工作。

2) 睡眠时卧硬板床,避免腰部过度屈、伸运动。

3) 加强腰部功能锻炼,主要的练习方法有三点支撑法、五点支撑法、飞燕式等。根据患者体质的不同,每天坚持锻炼,循序渐进,增加脊柱肌力,减少疾病复发。

4) 定期门诊复查。

(五) 并发症及处理措施

PLDD 并发症少见。Casper 等报道的 100 例无一例并发症发生。Choy 总结了 750 个节段的 PLDD 治疗结果,并发症不足1%。任龙喜总结了应用PLDD治疗200余例腰椎疾病患者,其中1例腰椎管狭窄症患者,术后腰骶部疼痛,1个月后疼痛消失,该疼痛可能与L_5S_1椎间隙多次穿刺相关。其他神经损伤等并发症未见发生。可见PLDD是相对安全的微创技术。PLDD手术过程中可能出现的并发症及处理方法阐述如下。

1. **椎间盘炎** 病因不是十分明确,PLDD为高温环境,感染的概率非常小,目前大多数学者认为PLDD引起的椎间盘炎多为无菌性炎症,常合并邻近椎体改变。预防措施包括:手术中注意无菌操作,术后常规口服抗生素。一旦出现,应绝对卧床休息,并给予大剂量抗生素,必要时应穿刺引流、冲洗或手术。

2. **神经热损伤** 发生率极低,主要与光纤位置接近神经根有关。对神经激光热损伤重在预防,若怀疑神经热损伤,应给予皮质激素、维生素B_{12}、高压氧对症治疗并加强功能锻炼。

3. **血管损伤** PLDD引起的血管损伤文献未见报道。激光作用于血管是否引起出血,与血流速度、血管大小、激光种类有关。YAG激光对直径小于3.0mm的静脉有凝固止血的作用,此外只要定位准确一般也不会损伤周围组织器官。椎旁血管损伤引起的椎旁血肿多可自动吸收,但大血管损伤后果凶险,应立即手术。

4. **终板损伤** 主要原因是光纤位置太靠近软骨终板。在男性患者L_5S_1椎间盘穿刺中经常遇到这种情况。因L_5S_1椎间盘平面低,又有髂骨翼阻挡,穿刺针不能平行于椎间隙进入椎间盘,针尖较难达到椎间盘中央,而接触S_1上终板。椎体终板损伤时可见穿刺针内有暗红色骨髓抽出。此时应立即停止激光灼烧,术后给予抗生素预防感染、止血药止血,多不会引起严重后果,患者也无特别不适。但有文献报道激光热损伤或光休克作用,可引起椎体骨坏死。因此PLDD术后对怀疑骨坏死的患者应行MR检查,以监测和防止椎体骨坏死发生。

(六)经皮激光椎间盘减压术治疗腰椎疾病的手术效果

1. **PLDD治疗腰椎间盘突出症的疗效评价** PLDD治疗腰椎间盘突出症取得了很好的疗效。有学者应用Nd:YAG激光对333例患者377个椎间盘行PLDD,术后应用MacNab标准进行评价,术后随访最长62个月,平均26个月,优良率达到78.4%。有学者应用钾钛磷(KTP)激光行PLDD,术后应用Oswestry功能障碍指数进行评价,术后随访最长9年,平均5.33年,优良率达到73%。有学者应用Nd:YAG激光对105例腰椎间盘突出症进行PLDD手术,术后应用MacNab评价标准随访12个月,总有效率为84%,其中年龄<40岁的患者的有效率为93%,术前病程<2年患者的有效率为88%,椎间盘突出程度<6mm者的有效率为90%。任龙喜对48例腰椎间盘突出症应用Nd:YAG激光行PLDD治疗,术后连续随访24个月,应用JOA 35分法进行疗效评价,优良率达到77.5%。典型病例L_5S_1椎间盘突出症术后复查MRI可见L_5S_1突出椎间盘明显回缩(图18-17)。

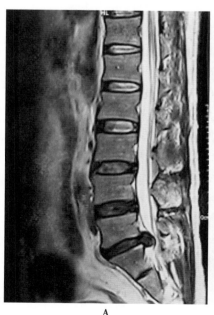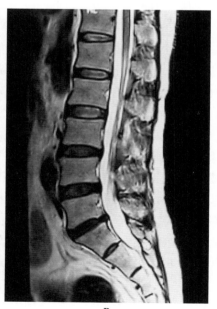

A   B

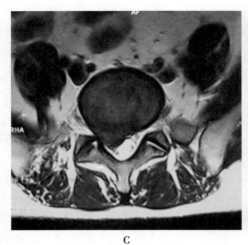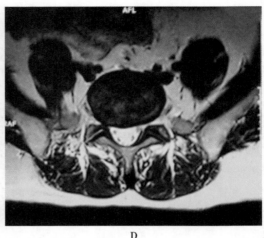

C　　　　　　　　　　　　　　　　D

图 18-17　L₅S₁ 椎间盘突出症行经皮穿刺激光椎间盘减压术，术前、术后 MRI 表现

A. 术前矢状面 MRI；B. 术后矢状面 MRI；C. 术前水平面 MRI；D. 术后水平面 MRI。

2. PLDD 治疗椎间盘源性腰痛的疗效评价　关于 PLDD 在椎间盘源性腰痛应用的报道较少，根据国内资料分析，PLDD 治疗椎间盘源性腰痛也是很有效的一种微创方法。

任宪盛等应用 Nd:YAG 激光对 56 例椎间盘源性腰痛患者进行 PLDD，术后应用 MacNab 标准随访 3 个月，优良率为 92.9%。夏勇等应用半导体激光对 36 例椎间盘源性腰痛患者进行 PLDD，术后应用 VAS 评价治疗效果，随访 6~36 个月，平均 11 个月，有效率为 88.9%。余彬等应用半导体激光对 56 例椎间盘源性腰痛患者进行 PLDD，术后应用 NRS 评分评价治疗效果，随访 3 个月，有效率为 69.6%。

二、髓核成形术

(一) 历史

椎间盘源性腰痛的髓核成形术包括射频髓核成形术、椎间盘内电热疗法（intradiscal electrotherma therapy，IDET）和纤维环成形术，是近些年提出或完善的治疗椎间盘源性腰痛的新型治疗方式。

"烧灼"一词来自希腊语"kauterion"，最早用于截肢术中的止血。电灼手术约在 19 世纪 90 年代由法国 d'Arsonval 和 Oudin 创造。Doyen（1920）和 Bovie（1930）开创了现代电灼手术，之后该手术得到了迅速的发展。

1970 年，Ellman 国际公司研制出世界上第一台高能射频作为能量的冷切割装置。高能射频波通过单极或双极工具释放到组织中，其能量被滤过后返回至系统并不导致邻近组织的损伤。激光作为一种来自光子的热能，也可有效地气化组织，1985 年有学者率先将 CO_2 及钕激光应用于椎间盘突出的减压术中，开创了椎间盘热疗的先河。高能射频技术和激光的扩展应用，为椎间盘内热疗奠定了基础。

Sluijter（1988）等应用单探头射频技术治疗近 800 例腰椎间盘突出症患者，但其治疗效果却不一致。主要是由于单探头射频不能在大面积区域产生恒定的热能，从而达不到治疗所需。Yeung（1999）等研制出可屈性双极探头，使得能量能很好地释放到准备操作的组织并减少对周围组织的影响。目前临床上常用的应用于脊柱外科的射频机为 ArthroCare 2000 型等离子组织气化仪（图 18-18）。

Davis（1992）使用了 KTP 激光及 Choy 等应用 Nd:YAG 激光进行了椎间盘切除术，以后陆续有一系列应用激光治疗椎间盘突出症（包括椎间盘源性腰痛）的报道，总的成功率约为 80%。但椎间盘内激光治疗存在着价格昂贵的缺点，以及由于很难控制恰当的温度及其作用范围，因而对于椎体和神经组织有潜在的损害危险。

Saal 等（2000）在激光治疗和射频技术的基础上，发展了经皮穿刺导管技术，报道了 IDET、纤维环成形术，并应用于临床治疗椎间盘源性腰痛。目前使用的仪器是 SpineCath 椎间盘内电热针系统。

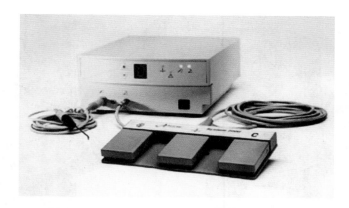

图 18-18　ArthroCare 2000 型等离子组织气化仪

（二）髓核成形术原理

1. 等离子射频髓核成形术　原理是采用冷融切技术,即利用 100Hz 射频能量施加于 Na^+,吸引大量 Na^+ 于气化棒头周围,形成等离子颗粒区,该能量同时可为 Na^+ 提供运动方向,这样就可以使其获得足够能量撞击组织细胞间的分子链(肽键)使其断裂而形成元素分子和低分子气体(O_2、H_2、CO_2 等)。相比传统电灼、激光等热切割($300\sim600℃$)方式,冷融切是一种在低温($40\sim70℃$)下使细胞分子链断裂的过程,其结果是可移除大量病变组织而不引起周围正常组织的不可逆损伤(出血、坏死等)。

等离子射频髓核成形术正是利用冷融切的低温(约 40℃)气化技术,移除部分髓核组织而完成椎间盘内髓核组织重塑,并利用加温(约 70℃)技术使髓核内的胶原纤维气化、收缩和固化,使椎间盘总体积缩小,从而使椎间盘内压降低,以达到治疗目的(图 18-19~图 18-23)。

2. IDET 原理　通过长 5cm 的工作头加热至 90℃,使得邻近工作组织的温度升至 $60\sim65℃$,从而使椎间盘内胶原蛋白结构改变,并破坏纤维环内痛觉神经末梢,达到治疗的目的。

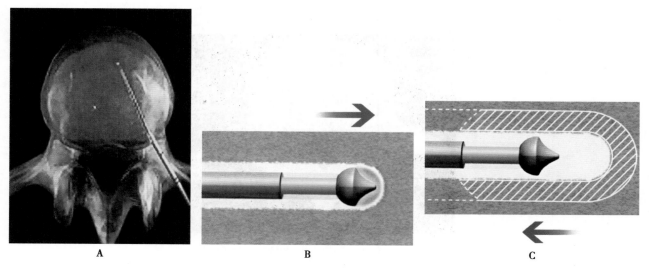

图 18-19　等离子射频髓核成形术工作原理

A. 气化棒置入;B. 插入气化棒时进行组织消融,在椎间盘形成空隙;C. 回收气化棒时,将孔道周边组织进行热凝固,进行椎间盘减压。

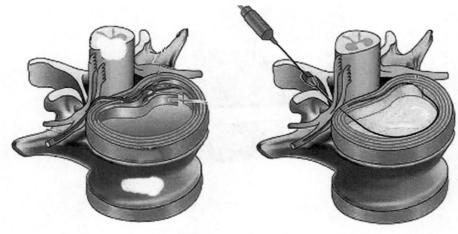

图 18-20 椎间盘解剖及等离子射频髓核成形术示意

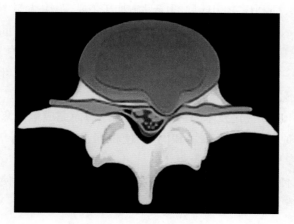

图 18-21 纤维环破裂示意

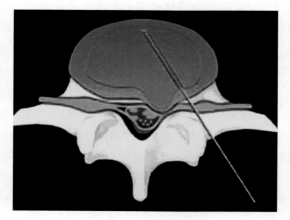

图 18-22 置入工作棒示意

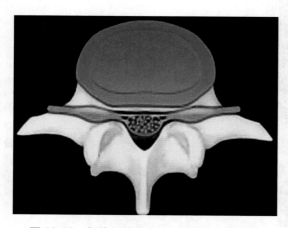

图 18-23 纤维环胶原气化、收缩和固化示意

（三）适应证和禁忌证

髓核成形术主要适用于椎间盘源性腰痛。

1. 适应证

（1）持续的下腰痛，病程 6 个月以上。

（2）保守治疗 6 个月以上无效（包括背肌锻炼、理疗、硬脊膜外注射激素类药物及口服镇痛药物等）。

（3）神经系统查体无阳性体征发现。

（4）直腿抬高试验阴性。

（5）MRI 无神经根压迫表现（图 18-24、图 18-25）。

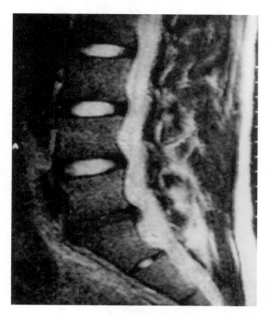

图 18-24 MRI 示 L_5S_1 髓核突出，无神经根受压征象

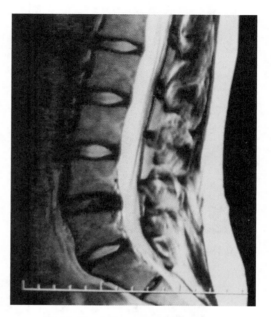

图 18-25 MRI 示 $L_{4/5}$ 椎间盘退变

（6）病变间隙椎间盘造影显示：在椎间盘内压增加较少的条件下（如注入对比剂量不多于 1.25ml），能够成功地复制出与临床表现相吻合的下腰痛，而在其他间隙不能复制出下腰痛的表现（图 18-26、图 18-27）。

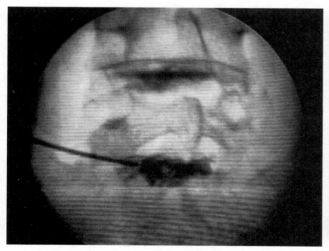

图 18-26 L_5S_1 椎间盘造影

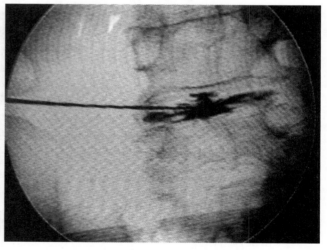

图 18-27 $L_{4/5}$ 椎间盘造影

2. 禁忌证

（1）非脊柱病变导致的腰痛。

（2）相应节段曾行手术治疗者。

（3）全身情况不允许者（感染、代谢性疾病等）。

（4）椎间盘脱出、髓核游离、侧隐窝狭窄、椎间隙狭窄等（图 18-28~图 18-30）。

（5）病变间隙椎间盘造影不能复制出下腰痛的表现。

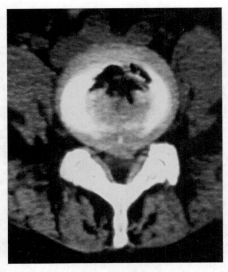

图 18-28　CT 示 $L_{4/5}$ 左侧椎间盘巨大突出

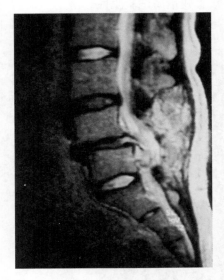

图 18-29　MRI 示 $L_{4/5}$ 椎间盘髓核游离突出

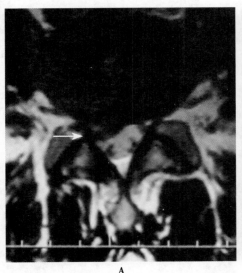

A

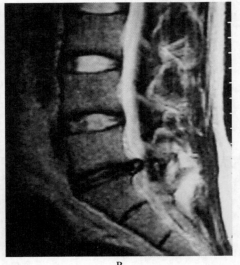

B

图 18-30　MRI 示 L_5S_1 左侧椎间盘巨大突出（箭头）

A. 水平面；B. 矢状面。

（四）手术方法

1. 等离子射频髓核成形术操作方法

（1）麻醉与体位：患者取俯卧位，0.75% 布比卡因或 2% 利多卡因局部浸润麻醉（图 18-31）。

（2）进针点选择：在 C 臂透视下确定正确的椎间隙，取后正中线旁开 8cm 作为进针点（图 18-32）。

（3）穿刺：在 C 臂正侧位透视监视下，用带针芯的 17 号穿刺针与皮肤呈 45°穿刺角置入椎间盘内，位置合适后拔除针芯，然后将与组织气化仪相连接的特制工作棒（直径 0.8mm）置入导针内（图 18-33）。

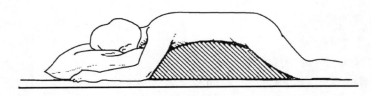

图 18-31　等离子射频髓核成形术体位示意

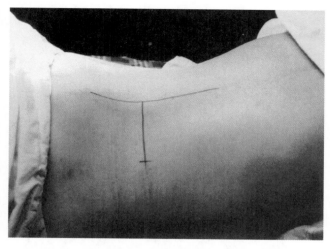

图 18-32 等离子射频髓核成形术进针点为后正中线旁开 8cm

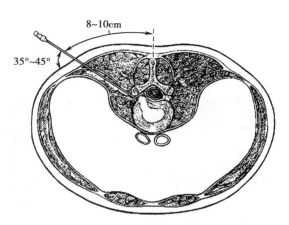

图 18-33 椎间盘穿刺针插入位置示意

（4）工作棒有效工作深度测定：工作棒上带有的参考标记为工作棒最浅有效工作深度，即在此深度下，工作棒尖端的工作头正好置于导针之外。在 C 臂监视下，工作棒向前到达工作组织后，将工作棒上的翼状标记置于导针末端，即此深度为工作棒最深有效工作深度。两标记间的范围即为工作棒的有效工作深度（图 18-34、图 18-35）。

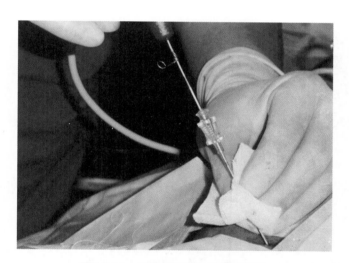

图 18-34 工作棒有效工作深度测定

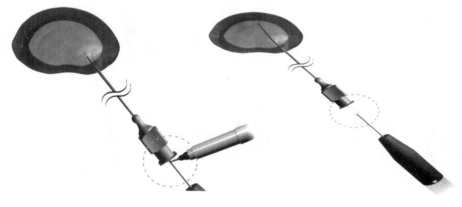

图 18-35 工作棒有效工作深度示意

（5）操作流程

1）先将工作棒回抽，深度置于参考标记处，旋转工作棒至翼状标记位于 12 点处。

2）启动消融模式，工作棒前进至最深深度（图 18-36）。

3）工作棒置于最深深度后，停止消融模式。

4）启动固化模式，以约 0.5cm/s 的速度回抽工作棒（图 18-37）。

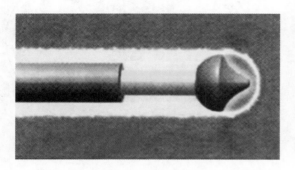 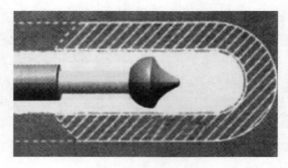

图 18-36　工作棒刺入时，使用冷融切模式　　　　图 18-37　工作棒退出时，使用热凝模式（速度 5mm/s）

5）工作棒的参考标记接近导针尾时，停止回抽，终止固化模式。

6）旋转工作棒置于 2 点的位置，重复上述 2）~5）的操作步骤。

7）将工作棒分别置于 4 点、6 点、8 点、10 点位置，重复上述操作（图 18-38、图 18-39）。

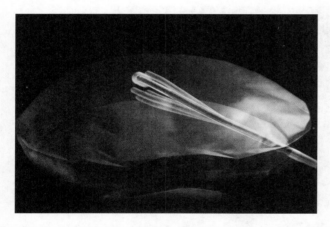

图 18-38　工作棒不同位置重复操作

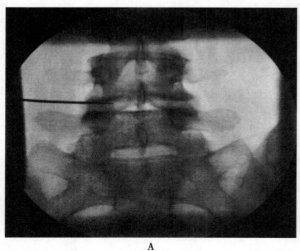 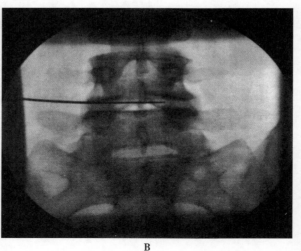

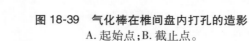

图 18-39　气化棒在椎间盘内打孔的造影

A. 起始点；B. 截止点。

（6）完成上述操作后,推出工作棒,可经导针注入头孢类抗生素以预防感染。拔除导针,消毒穿刺点,并以无菌敷贴覆盖。术后常规口服抗生素。

（7）术后处理:即刻行弯腰及直腿抬高,通过增加后纵韧带、纤维环及神经根紧张性,进一步促进髓核的回纳。术后无须住院或观察3~5天。3天行腰背肌功能锻炼(如三点支撑法或五点支撑法)及弯腰、压腿锻炼。1周后可恢复日常工作。3个月内应避免承重和进行剧烈运动。

（8）注意事项

1）麻醉采用局部浸润麻醉,以便术中及时发现神经刺激表现。

2）X线要显示清楚工作棒的工作头,以及确认好工作棒的有效工作深度,以免消融范围过深。

3）确认工作棒有效工作深度的过程中,若工作棒的手柄到达了导针尾端,而此时工作头仍未达到最深深度时,工作棒的手柄即可作为最深深度标记。

4）在消融和固化过程中,若患者突然出现疼痛,应立即停止操作,进行正侧位X线检查,证实工作棒及导针位置正确,确认后方可继续操作。

5）接下来的操作过程中,若患者再次出现突发疼痛,应结束操作。

2. IDET 操作方法

（1）麻醉、体位及穿刺点的选择与等离子射频髓核成形术相同。

（2）穿刺:在C臂引导下,将17号导针置入病变椎间盘内,拔除针芯,将30cm长的工作针插入导针。

（3）工作针尖端带有5cm长的可弯曲工作头。插入工作针,使得工作头能包容整个纤维环后部(图18-40)。

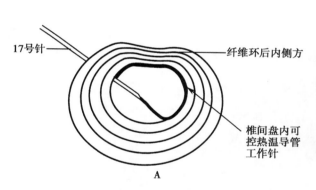
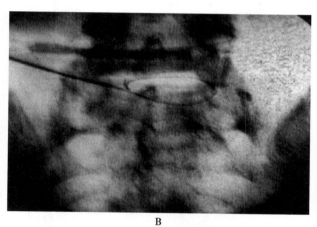

图18-40　IDET 工作针置入
A. 导针与导管工作针置入椎间盘后,导管工作针与后侧纤维环完全接触;B. 腰椎X线片示导管工作针的理想位置。

（4）启动工作模式,使工作头温度升至90℃,需要大约13分钟,使得纤维环温度达到60~65℃,保持该温度4分钟。

（5）完成上述操作后,拔除工作针,经导针向椎间盘内注射头孢类抗生素,消毒穿刺点,无菌敷贴或创可贴覆盖伤口。

（6）术后处理:支具保护6~8周。术后第1个月内可进行行走及下肢伸屈锻炼,第2个月可进行低强度的背肌锻炼,以后训练强度可逐渐增加。术后5~6个月方可恢复跑步、网球、滑冰等剧烈活动。

（7）注意事项:椎间盘内存在中隔的发生率为5%~10%,最高可达20%。对于这类患者,在进行IDET时可能会出现工作棒不能通过后部纤维环中线的情况,因此有两种操作方法可完整地完成对全部后部纤维环的治疗。

1）对侧穿刺,放入工作针,完成同侧不能到达纤维环部分的操作。

2）仍使用同侧穿刺针,采用"猪尾巴"技术,即将导针旋转180°,置入工作针,完成剩余部分的操作(图18-41)。

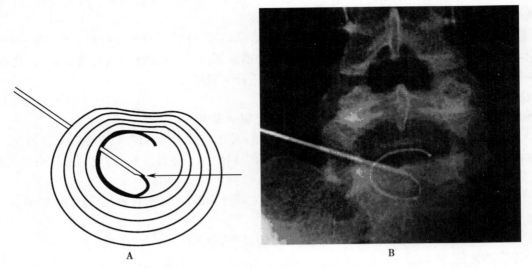

图 18-41　IDET"猪尾巴"技术置入工作针
A. 导针沿其纵轴旋转 180°,增加导管工作针尖部的曲度,导针尖部使导管工作针朝向纤维环前部;
B. 采用"猪尾巴"技术,腰椎 X 线片示导管工作针所在位置。

3）患者采取局麻。打孔中,若患者突感剧烈疼痛,应立即停止,然后通过 C 臂确认一切是否正常。

4）再次开始时,若患者仍然疼痛难忍,则必须停止手术。若神经直接和 Perc 气化棒接触,可能造成神经受损。

（五）临床应用疗效

1. **等离子射频髓核成形术的临床应用疗效**　目前有关临床应用等离子射频髓核成形术的文献报道很少,李展振等报道 16 例应用等离子射频髓核成形术的患者,有效率为 100%,优良率为 93.8%（图 18-42）。

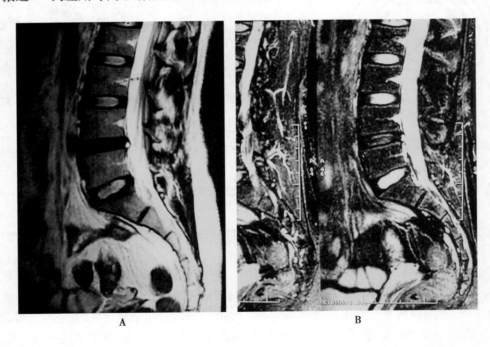

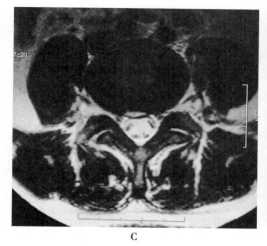 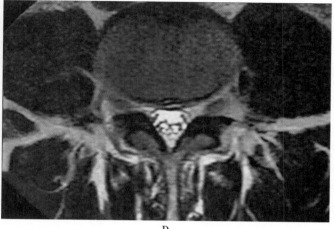

图 18-42　HIZ 盘源性腰痛患者经等离子射频髓核成形术治疗前后的磁共振表现
A. 矢状面 T_2WI 示 $L_{4/5}$ 后缘高信号区；B. 矢状面 MRI 抑脂像示 $L_{4/5}$ 后缘高信号区；C. 水平面 T_2WI 示 $L_{4/5}$ 后缘高信号区；D. 水平面 T_2WI 示 $L_{4/5}$ 后缘经治疗后高信号区消失。

2. **IDET 临床应用疗效**　目前有关 IDET 的临床疗效主要是参考 Saal 等制定的评定标准：VAS 评分下降 2 分，SF36 评分提高 7 分为有效。根据文献报道其有效率为 60% ~80%（表 18-4）。

3. **并发症**　髓核成形术通常无手术并发症，但文献曾报道有椎间盘炎（包括细菌性和化学性）、电热神经根损伤、工作头折断、椎体骨坏死甚至发生马尾综合征。

（六）体会

1. 严格掌握手术适应证及禁忌证。

2. 在手术治疗前一定要行椎间盘造影，并选择能成功复制出患者症状的病例实施治疗，以确保取得良好的治疗效果。

3. 穿刺针尽量位于椎间盘中央，避免穿刺针接近椎体软骨板，以免实施治疗时可能造成软骨板的损伤，并减少椎间感染的发生。

表 18-4　椎间盘内电热疗法临床应用疗效

作者（研究年份）	例数/例	随访时间/月	有效率/%
Saal 等（1998）	25	12	80.0
Arasek 等（2000）	35	12	60.0
Thompson 等（2000）	25	96	76.0
Derby 等（2000）	32	12	62.5
Liu 等（2000）	50	12	60.0
Wetzel 等（2002）	75	3	90.0
		6	81.5
		12	56.2

第二节　经皮穿刺化学方法

一、髓核化学溶解疗法

腰椎间盘突出症的髓核化学溶解疗法为一种微创治疗的方法，通过向椎间盘内注射某种物质（国内主要使用的是胶原酶），改变椎间盘的内环境、结构或组织含量及椎间盘内压力，达到缓解或解除临床症状的目的。由于髓核化学溶解疗法不需要特殊器械，操作时间短，患者容易接受，因此得以迅速推广，在临床上大量开展应用。

（一）胶原酶髓核化学溶解的药理

1953 年有学者分离提取胶原酶（collagenase）。胶原酶为一种溶解胶原蛋白的水解酶，由溶组织梭状芽孢杆菌（*Clostridium histolyticum*）发酵，经硫酸铵沉淀，超滤脱盐，二乙氨乙基（DEAE）纤维素柱层析及葡聚糖凝胶 G-25 分子筛层析，获得的米白色水溶性冷冻干燥粉剂。研究发现，胶原酶在细菌、真菌、两栖动物及哺乳动物中均有存在。国内广泛使用的是上海医药工业研究院 1973 年研制的国产胶原酶。用 Sephadex G-100 测定，胶原酶的分子量为 80 000~85 000。胶原酶的干燥冻干粉末稳定,但在酸碱缓冲液中,各种活性在室温下 96 小时全部丧失,pH 降低可以不可逆地灭活该酶,但高 pH 对该酶的灭活是可逆的。加热至 56℃、30 分钟或 80℃、10 分钟时胶原酶可被完全灭活。37℃、24 小时胶原酶丧失 20% 的活性。其最适 pH 为 6.7~7.6,为保持完整的活性需要钙离子的存在。

胶原酶特异性作用于胶原分子的全部 3 条 α 链,α 链距氨基端的 3/4 处,即第 722~723 氨基酸残基间的肽键(甘氨酸-亮氨酸或甘氨酸-异亮氨酸之间),使胶原分子水解为 3/4 和 1/4 两个片段,溶解度增加,易解链变性再被其他蛋白酶水解吸收。胶原酶作用后,胶原纤维主要降解成脯氨酸、羟脯氨酸和赖氨酸等,然后被血浆中和。在 37℃ 的条件下,将手术治疗获得的人椎间盘组织等量分别置入含胶原酶 300 单位、400 单位、600 单位的试管溶液中,24 小时后试管溶液轻度混浊,椎间盘软化,开始溶解;72 小时后,椎间盘分解成颗粒状,胶原酶含量越高,椎间盘被化解成的颗粒越小,直至呈均匀混浊液(图 18-43)。体外溶解试验表明,胶原酶可溶解髓核和纤维环中的胶原分子,酶溶解效应随着剂量和作用时间的递增而增强。按重量计算,胶原酶可溶解椎间盘的 65%~90%,狗、猴动物的最小有效剂量为每个椎间盘 315 单位,人的有效治疗量为每个椎间盘 300~600 单位。

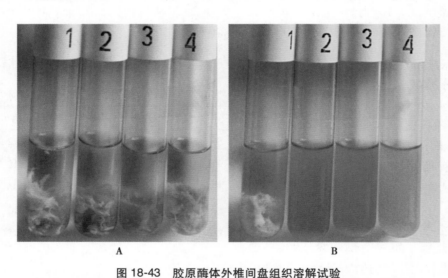

图 18-43 胶原酶体外椎间盘组织溶解试验
A. 各试管中放入等量椎间盘组织,1 号试管为对照管,其中试管液为生理盐水,2~4 号试管分别依序递增溶入 300 单位、400 单位和 600 单位的胶原酶;B. 72 小时后,含有胶原酶液的 2~4 号试管内,椎间盘组织均已溶解成微细颗粒。

通过观察胶原酶对山羊硬脊膜外移植自体椎间盘组织的溶解作用,发现胶原酶对纤维环的溶解作用并不明显。硬脊膜外隙注射胶原酶能直接溶解椎管内的髓核组织,并能激发机体的炎症反应,加速髓核组织的破坏和吸收。

胶原酶的毒理分析:动物急性毒性试验半数致死剂量(LD_{50})为 7 000~9 000 单位/kg;狗的亚急性毒性试验,逐日静脉给药 72 单位/kg,连续 14 天用药未见异常。兔实验观察:胶原酶液作用 48 小时后可见到局部组织水肿、血管充血,肌内注射则引起局部肌纤维坏死;周围神经酶涂拭试验可见涂酶部位神经外膜短暂性水肿、炎性变、轻度纤维化,但神经束膜、神经内膜无影响,神经实质不受破坏;神经表面用酶液浸渍 21 天后测定 α、β、δ 波的传导速度,结果提示胶原酶对兔周围神经的感觉和运动传导无明显影响。胶原酶椎间盘内注射未引起邻近组织血管的改变,但注入 5 倍以上治疗量时有局灶性出血现象。胶原酶硬脊膜内注射十分危险,注入 215 单位即可造成脊髓细胞退变、脱髓鞘等一系列病理改变。IgG 是体内最主要的、血清中含量最高的抗体,而尿羟脯氨酸和糖胺聚糖在一定程度上可反映机体胶原与蛋白聚糖的代谢情况,临床经血、尿测定和比对,结果显示以上三种物质的含量在治疗前、后无显著性差异,说明胶原酶抗原性小,并且胶原酶的治疗用量对机体胶原的代谢无明显影响。国产胶原酶制品含胶原酶的效价应为标示量的 85%~120%,低温保存,有效期 1 年半,使用时须先溶于注射用水,摇匀,溶化后不可留置延时使用。

（二）髓核化学溶解疗法的原理

蛋白聚糖是椎间盘的主要大分子结构,是由许多共价键连接于核心蛋白的糖胺聚糖所组成的大分子家族,在维持髓核和纤维环的功能方面发挥着重要作用。水分是椎间盘的主要组成成分,维持其机械特性。髓核由蛋白聚糖、水的复合体构成,蛋白聚糖具有高渗透压,依靠侧链维持和调节髓核中的水分。关于髓核化学溶解疗法的原理,有学者曾提出是用酶溶解病变的椎间盘,加速椎间盘退变,待完全变性时疼痛即消除,椎间盘再通过增生纤维化达到稳定。髓核溶解对椎间盘突出的治疗有降低椎间盘内压、抗炎和免疫效应等多种学说,但大多倾向于降低椎间盘内压的观点。

而胶原酶减压的原理为:胶原酶溶解Ⅰ、Ⅱ型胶原纤维,破坏蛋白聚糖依附的网状结构,影响蛋白聚糖的亲水性能导致水分丢失,同时激活髓核内源性酶,分解蛋白聚糖,两种作用均造成椎间盘内压力降低。

（三）临床应用概况

椎间盘内注射疗法最初由 Witt 提出,从一些患者在椎间盘造影后症状获得明显改善的现象,认识到对比剂的注入导致椎间盘膨胀,可使椎间盘的突出物缩小。Feffer 首先选用氢化可的松注射治疗,有效率约为50%,虽然数月后有一定的复发率,但是适应证广、十分安全。

1981 年,Sussman 应用胶原酶临床治疗腰椎间盘突出症 29 例,有效率超过 80%,与木瓜凝乳蛋白酶的几乎相同。但是胶原酶的分解率高,可溶解整个椎间盘甚至周围组织,于是又称之为椎间盘溶解术(discolysis),鉴于对组织破坏大,加之用量等问题,目前胶原酶在国外已很少于临床使用。

国内学者(1975)首先开展胶原酶髓核化学溶解疗法的临床研究,使用的是上海医药工业研究院研制的国产胶原酶,至 1995 年已先后进行了 3 期临床实验,1、2 期共 1 800 余例在上海市徐汇区中心医院骨科施行,Ⅲ期 2 069 例在全国 22 家临床医疗单位完成。迄今,胶原酶化学髓核溶解疗法已在国内临床普遍使用。在临床实验初期,也采取椎间盘内注射法,但约 1/5 的病例出现腰痛刺激,汤华丰的 30 例报道中严重腰痛反应占 1/10。胶原酶引起的腰痛反应比木瓜凝乳蛋白酶严重,持续时间多为 1~2 周或更长。腰痛原因尚不清楚,可能是酶注入和催化过程中造成暂时性椎间盘肿胀或组织降解时的炎性刺激引起。

朱克闻等提出胶原酶硬脊膜外注射的方法,以减轻胶原酶椎间盘内注射严重的腰痛反应,目前国内大多已采取这种注射方法,但对其作用仍有不少质疑。胶原酶硬脊膜外注射的作用机制:①硬脊膜外注射主要溶解突出的椎间盘组织,发挥直接减压作用。椎间盘突出时脱出髓核中蛋白聚糖的含量减至正常时的半量。与此相反,胶原明显增加,约占纤维环干重的 80%、髓核的 52%,表明直接挤压神经产生症状的是胶原组织。胶原酶硬脊膜外注射的位置与神经受压是同一个部位,胶原酶可以直接作用于压迫神经的椎间盘突出物,从外层开始溶解纤维环或脱出髓核的胶原组织,使突出物软化、缩小或吸收,减少或解除对神经的挤压。②硬脊膜外注射也有与椎间盘内注射相同的间接减压作用。椎间盘内注射时,约 1/4 发生酶液从椎间盘内流出进入硬脊膜外隙的现象;同样,鉴于椎间盘的水化功能,尤其在纤维环或后纵韧带明显破裂时,部分酶液也可渗入到椎间盘内,并激活内源性胶原酶,在椎间盘内发挥溶解作用。③硬脊膜外胶原酶作用的可行性和安全性。硬脊膜外隙是潜在性腔隙,液体不易流散,加上注射后数小时固定体位侧卧,可使酶液聚集于局部发挥作用。硬脊膜受细胞层保护,对酶接触不敏感,神经根功能也不受影响。④临床和病理证实硬脊膜外注射的有效性。对 29 例由于临床注射无效或复发而改为手术治疗的病例进行了观察,术中可见16 例椎间盘内呈空虚状,残存髓核组织平均少于 1g;8 例椎间盘组织松软,与硬脊膜囊和神经根松散接触,未有挤压;但 75.9%(22/29)在注射局部有瘢痕增生,神经粘连。将椎间盘取出,分部位进行光镜下对照比较,发现在 HE 染色下,对照组中,椎间盘呈退行性变化,少数细胞变性,基质均匀,间隔清晰,胶原纤维平行排列,网状结构存在;在胶原酶注射治疗组中,在纤维环的外层即胶原酶注射处可见细胞核模糊或消失,细胞溶解呈空泡状,细胞数减少,网状间隔不清,胶原纤维排列散乱、断裂扭曲成团,而偏离注射处越远,纤维环内层胶原纤维断裂逐渐减少,细胞变性趋缓。髓核也有类似结构改变,但较轻微。在胶原酶注射治疗组近注射部位,PAS 染色下细胞胞质内玫瑰红色颗粒及 AB 染色下酸性黏液的含量均较对照组少,提示注射后局部细胞功能和再生能力下降(图 18-44)。

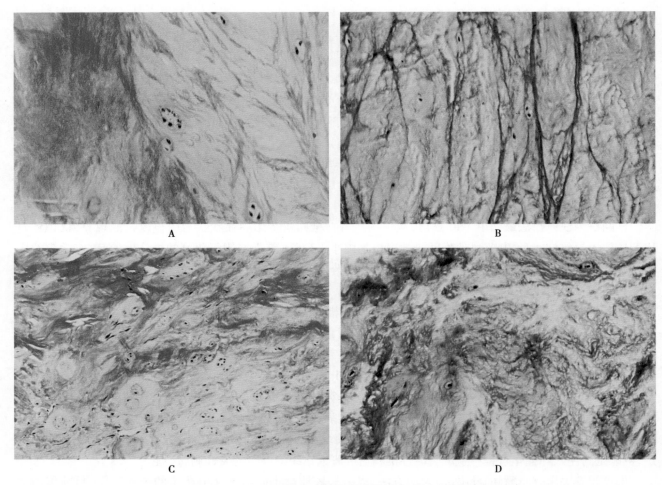

图 18-44　对照组（A、B）与胶原酶注射治疗组（C、D）组织学变化
A. HE 染色下对照组纤维环中部分胶原纤维轻微退变,染色不均匀,部分细胞核消失(×100);B. AB 染色下对照组髓核内细胞散在,少量细胞退变,基质染色均匀,呈浅蓝色,胶原清晰,染色浅蓝(×100);C. HE 染色下胶原酶注射治疗组在注射区的大部分陷窝内细胞消失或呈空泡状,也有少量细胞再生,胶原纤维节段性断裂形成团块(×50);D. AB 染色下胶原酶注射治疗组在注射后 28~33 个月,邻近注射区的髓核部位,胶原扭转成不规则的团块,部分细胞退变(×100)。

　　胶原酶硬脊膜外隙椎间孔部位的注射方法可避免腰痛刺激或仅引起能自行消退的轻微腰痛,这主要是改变注射方法的结果。双盲实验结果表明,胶原酶硬脊膜外注射组的治疗效果优良率为 80.0%,对照组仅6.7%。而且大组病例验证,胶原酶硬膜外注射和胶原酶髓核内注射这两种注射法的疗效比较无显著性差异,目前大多采取硬脊膜外注射方法。此外,还有经骶管硬脊膜外注射的报道,或在经皮椎间盘切除术的同时再注入胶原酶,期望提高疗效,但远期效果尚欠报道。

　　(四) 适应证和禁忌证

　　1. 适应证　髓核化学溶解疗法是一种有效的治疗方法,适用于引起坐骨神经痛且经保守疗法无效的腰椎间盘突出症患者,但不能用于其他腰腿痛,而且也并非对各种类型的椎间盘突出症都有效。由于髓核化学溶解疗法可能产生的各种不良反应,国内外对其临床应用都制定了严格的规定,有学者则主张仅用作非手术治疗的最后一个手段。其适应证如下。

　　(1) 年龄在 18~50 岁。

　　(2) 腰椎间盘突出症引起的单侧性坐骨神经痛和下腰痛,并且下肢痛明显为主要症状。

　　(3) 直腿抬高试验阳性(<70°)或者两侧比较相差 30°以上者。

　　(4) 神经学检查至少具有一项体征者:踝反射或者膝反射减弱或消失、神经受压相应区域的浅感觉障碍、肌力减弱。

　　(5) 椎管造影、CT 或 MRI 等影像学明确诊断为椎间盘突出症,其神经受压部位与临床表现相一致。按胡有谷的区域定位法则更为明确,椎间盘突出在旁正中区(2区)和外侧区(3区)、a域和b域为适应证。

（6）单节段的椎间盘突出症,并且临床症状与检查结果相符合。

（7）至少经过3周时间的严格保守治疗无效或再度复发者。

2. 禁忌证　禁忌证分为相对禁忌证和绝对禁忌证。

（1）相对禁忌证

1）同一椎间隙有手术既往史或者经过髓核切吸、成形、激光气化等各种经皮腰椎间盘切除治疗史。

2）兼有腰椎管狭窄症、侧隐窝狭窄症等其他腰椎疾病或已有腰椎不稳表现。

3）多发性椎间盘退行性病变或多节段椎间盘突出且症状不典型和定位不明确。

4）游离型椎间盘突出症、矢状面MRI显示椎间盘向后突入椎管且为占位50%以上的巨大型突出、椎间盘钙化或椎间隙明显狭窄。

5）椎间盘突出已发生足下垂、肌萎缩等严重神经障碍或膀胱直肠功能障碍。

（2）绝对禁忌证

1）对碘和注入的髓核化学溶解酶剂有过敏反应。

2）孕妇或哺乳期及14岁以下患者。

3）兼患有严重心血管疾病或精神类疾病、肝肾功能障碍者。

4）腰部有感染灶或创面者。

（五）治疗方法

1. 术前准备　胶原酶尚未要求做过敏试验。术前做碘过敏试验,并行椎间盘造影以确定病变椎间盘穿刺位置。椎间盘造影检查注入的对比剂剂量和显示的椎间盘内部退变情况,对注射治疗有参考意义。术前行椎管造影或椎间盘造影检查者,为避免毒性反应,至少间隔3日方可施行髓核化学溶解注射治疗。腰骶肌痉挛或症状严重者可给予肌内注射地西泮10mg。为预防过敏反应,治疗前1小时静脉给予地塞米松5mg。开放静脉通道,以便在治疗中应急时能迅速给药。另外,尚应备妥复苏抢救药品和施行气管插管所需器具,以备急需。

2. 麻醉　麻醉方式不受限制。局部浸润麻醉最为安全、方便,既可及时发现注射不当引起的神经刺激或损害,又有利于在治疗中变换体位和观察,目前大多数采用局麻方式。使用全麻可以在一旦发生休克等严重过敏反应或脑、脊髓损害时处理呼吸和循环危象。神经阻滞麻醉可以避免腰骶部肌痉挛造成的治疗不便。

3. 注射方法　治疗应在具有X线透视条件的手术室进行,过程中需要X线透视和摄片,必须保持无菌操作。根据酶注入部位的不同,分椎间盘内注射、硬脊膜外注射、突出物内注射、突出物内、外联合注射等方法。

（1）椎间盘内注射

1）体位:患者体位根据操作者的习惯,可以采取侧卧位、45°侧卧位或者俯卧位等姿势。侧卧位,使患者侧卧于透视床,腰部尽量后凸,有利于透视定位(图18-45)。俯卧位不利于并发症发生时的处理。

2）定位穿刺:穿刺通常采取后外侧入路,使用22号15cm长穿刺套管针,内针实心,针尖圆钝略伸出外套管1mm。体表进针点在脊柱中线侧方8~10cm,并且与病变椎间隙在同一水平,然后在透视引导下与躯干

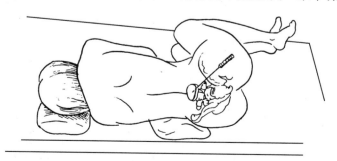

图18-45　穿刺体位(侧卧位)

矢状面呈 50°~60°角缓慢进针,有沙砾样轻微阻力感时,提示已刺入纤维环(图 18-46)。透视或摄片确认位置,前、后位像针尖应在椎弓根影内侧,侧位像在椎体前后径的中央 1/3 内,抽除内针,注入对比剂碘海醇 0.2~0.5ml(浓度为 300mg/ml)髓核显影(图 18-47)。由于髂骨翼的妨碍,L$_5$S$_1$ 穿刺比较困难,体表进针点宜向内上方偏移 1cm 或略减小进针角度。穿刺针遇到神经根时患者有下肢触电感,这时须立即退针至皮下,调整进针角度再刺入。

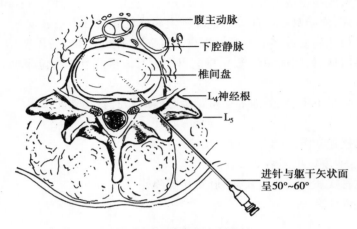

图 18-46　椎间盘穿刺进针

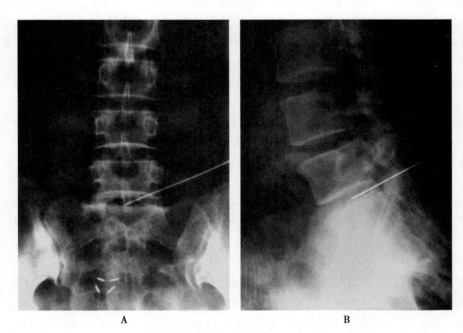

图 18-47　椎间盘内注射穿刺定位正侧位 X 线片
A. 正位;B. 侧位。

药物注入:穿刺准确定位后,椎间盘内注射法如同椎间盘造影术,缓慢地(至少 3 分钟或间歇性)注入髓核化学溶解酶液。酶液的注入量取决于髓核腔容积和椎间盘退变程度。一般一个椎间盘注入 1.5~2.0ml,以不加压注射为原则。注入的酶剂量则因髓核化学溶解酶剂种类而异,药物均先溶于注射用水,摇匀溶化后注射。胶原酶用量 300~600U。

(2) 硬脊膜外注射法

1)经椎间孔入路:如同硬脊膜外造影术,进针点与前相同,但进针角宜增加 5°~10°(图 18-48)。

经横突间穿刺入椎间孔内,侧位透视下使针尖到达椎间盘层面的后缘。抽出针芯,回吸无脑脊液,再注入对比剂 1ml 呈现硬脊膜外隙及神经根影像,确认针尖位置在硬脊膜外隙(图 18-49)。如经多次调整穿刺

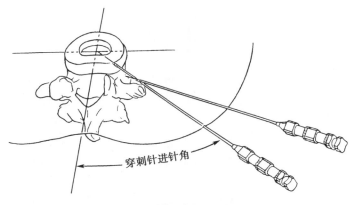

图 18-48 经横突间硬脊膜外隙穿刺进针

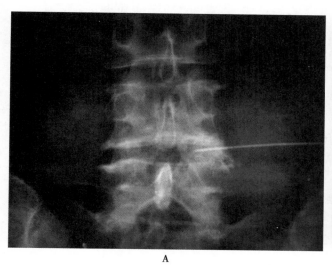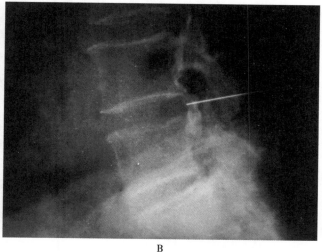

A   B

图 18-49 硬脊膜外隙注射穿刺定位正侧位 X 线片
A. 正位;B. 侧位。

到位或穿刺中出现下肢触电感时须做腰麻试验,注入 1% 利多卡因 2ml,观察 15 分钟,如无腰麻发生,将胶原酶 600U 溶于 2ml 注射用水,摇匀溶化,缓慢无压力注入。

经椎间孔入路行硬脊膜外穿刺,当穿刺针贴近神经根时容易造成根性刺激,因此针刺推进宜缓慢,如神经刺激严重或多次出现,可能造成神经根袖或硬脊膜的损伤,宜暂行放弃操作。遇有脑脊液流出,必须立即拔针,不可继续定位及注入髓核化学溶解酶液,休息 1 周后再施行穿刺。

2)关节突关节内侧缘入路侧隐窝硬脊膜外隙注射法:此法适用于 $L_{4/5}$ 及 L_5S_1 Ⅰ~Ⅲ层面、2 区、a~b 域为主的椎间盘突出,且关节突关节内侧缘间距≥16mm。利用影像学资料精确测量定位,确定患侧关节突关节内侧缘体表投影点,垂直进针经关节突关节内侧缘突破黄韧带后进入硬脊膜外隙,侧位透视下使针尖到达椎板前缘。抽出针芯,回吸无脑脊液,再注入对比剂 1ml 呈现硬脊膜外隙及神经根显影像,确认针尖位置在硬脊膜外隙(图 18-50)。注入 1% 利多卡因 2ml,观察 15 分钟。如无腰麻发生,将胶原酶 600U 溶于 2ml 注射用水,摇匀溶化,缓慢无压力注入。

3)关节突关节间隙入路椎间盘内及侧隐窝硬脊膜外隙注射法:此法适用于 $L_{4/5}$ 及 L_5S_1 Ⅰ~Ⅲ层面、2 区、a~b 域为主的椎间盘突出,以及关节突关节内侧缘间距<16mm、关节突关节间隙呈矢状面的患者。利用影像学资料精确测量定位,确定患侧关节突关节间隙体表投影点,垂直进针经关节突关节间隙达黄韧带,突破黄韧带后可进行胶原酶侧隐窝硬脊膜外隙注射。将胶原酶 600U 溶于 2ml 注射用水,摇匀溶化,缓慢注入。继续进针进入椎间盘内。将胶原酶 200~300U 溶于 0.2~0.3ml 注射用水,摇匀溶化,缓慢注入。

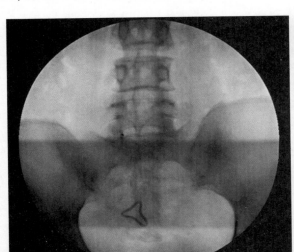
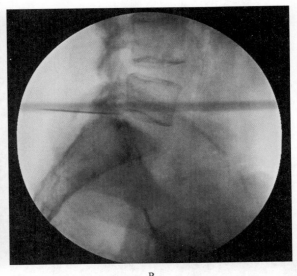

A B

图 18-50 关节突关节内侧缘入路侧隐窝硬脊膜外隙注射法
A.正位 X 线片;B.侧位 X 线片。

4）椎板外切迹入路椎间盘内及侧隐窝硬脊膜外隙注射法:此法适用于 $L_{3/4}$ Ⅰ~Ⅲ层面、2 区、a~b 域为主的椎间盘突出和 $L_{4/5}$ 及 L_5S_1 Ⅰ~Ⅲ层面、2 区、a~b 域为主的椎间盘突出,以及关节突关节内侧缘间距 <16mm 的患者。利用影像学资料精确测量定位,确定患侧椎板外切迹体表投影点,垂直进针,经椎板外切迹进入侧隐窝后可进行侧隐窝硬脊膜外隙注射。将胶原酶 600~1 200U 溶于 4ml 注射用水,摇匀溶化,缓慢注入。

关节突关节内侧缘、关节突关节间隙及椎板外切迹穿刺入路骨性标志清楚,定位点明确,进针角度和方向易于掌握,应用日益广泛。

（3）椎间盘突出物内注射:此法适用于 $L_{4/5}$ 及 L_5S_1 Ⅰ~Ⅲ层面、2 区、a~b 域为主的椎间盘突出,以及关节突关节内侧缘间距≥16mm 的患者。经关节突关节内侧缘入路进入硬脊膜外隙（方法同上）。抽出针芯,回吸无脑脊液,继续进针进入突出的椎间盘组织,注入对比剂碘海醇 0.5ml 呈现椎间盘影像,确认针尖位置在突出物内（图 18-51、图 18-52）。将胶原酶 300U 溶于 0.5ml 注射用水,摇匀溶化,缓慢注入。

（4）椎间盘突出物内外联合注射方法:适合于 $L_{4/5}$ 及 L_5S_1 Ⅰ~Ⅲ层面、2 区、a~b 域为主的椎间盘突出,

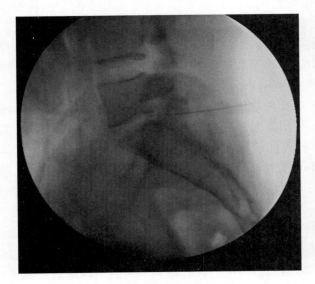
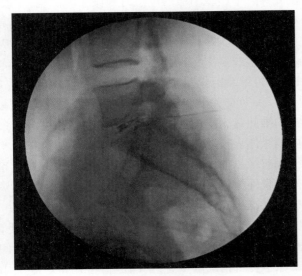

图 18-51 椎间盘突出物内注射
侧位 X 线片可见针尖进入突出物内。

图 18-52 椎间盘突出物造影
侧位 X 线片可见突出物及椎间盘部分显影。

以及关节突关节内侧缘间距≥16mm 的患者。具体方法系将关节突关节内侧缘入路侧隐窝硬脊膜外隙注射法和椎间盘突出物内注射联合应用。

4. **术后处理**　注射治疗后静卧 10~20 分钟,如无不适则送返病室或观察室继续卧床休息 4~6 小时,然后允许下床自由活动。术后反应各不相同,一般不需要常规用药和特殊处理。但是术后观察十分重要,尤其是在治疗后 1~2 周内,主要目的在于及时发现和处理各种不良反应。观察宜术后连续 3 天,然后逐周随访至 1~2 个月,以后顺时延长。重点观察内容为过敏和腰痛反应、神经功能的变化和临床演变。

（六）治疗效果

1. **临床疗效**　综合文献,国内胶原酶椎间盘内注射有效率在 81%~83%,硬脊膜外注射有效率为 76.8%。表明疗效与选用的髓核化学溶解酶种类和注射方法无明显关联。比较性别、病变节段和注射次数等也无差异,但对病程长、年龄大和巨大椎间盘突出病例的疗效较差。椎间盘突出类型与疗效有关,中央型突出的改善率低,对游离型无效。症状改善在注射后 2 周内最显著,2~6 周继续逐渐好转,6~12 周趋向稳定。治疗无效者多半症状无变化或缓解后在 2~6 周再复发。因此,至少应在注射 6 周后才能确切判定椎间盘突出髓核化学溶解治疗的有效与否或考虑改为手术治疗。临床演变中,治疗后下肢痛较腰痛改善明显而迅速,改善率分别为 79.8% 和 69.4%,约半数病例在 2 周内就感觉下肢轻松,直腿抬高角度增加,而腰部症状明显好转常常需要 2~3 个月。下肢症状中,疼痛改善率占 90%;浅感觉障碍和肌萎缩的改善常常需 3~6 个月,甚至更长,而膝、踝反射则难以完全恢复。

2. **影像学变化**　注射后定期复查腰椎 X 线片观察椎间隙狭窄程度改变。注射后 2 周,椎间隙的高度相当于注射前的 77.7%,6 周为 66.7%,3 个月为 69.3%,提示注射 6 周后椎间隙不再继续变窄,而且随时间推移可有不同程度的恢复。胶原酶硬脊膜外注射后也会发生椎间隙变窄,这也是表明硬脊膜外注射有椎间盘间接减压作用的依据之一。椎管造影术术前和术后对比,侧位像显示充盈缺损有所改善,这种变化一般在注射 6~12 个月后才逐渐显现(图 18-53)。MRI 术前和术后差别较为明显,显示突出的椎间盘组织从注射后 1 个月起至 2 年逐渐缩小:注射后 2 周,椎间盘和突出组织信号强度减弱,提示软骨基质脱水,内压减小;注射后 3 个月,椎间盘信号强度最弱,显示椎间盘高度变性,然后椎间盘前部高度有所增加,生理性腰椎前凸恢复,由于椎间盘突出物缩小和运动单位趋于稳定,临床症状尤其是腰痛进一步得以改善(图 18-54)。也有的病例 2 年以后椎间盘终板软骨下骨 T_1WI 信号强度增强,提示椎间盘发生退变。

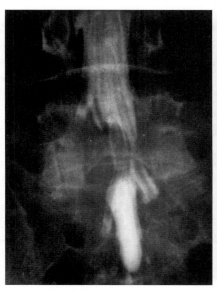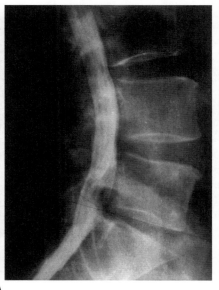

A

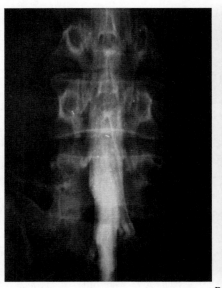
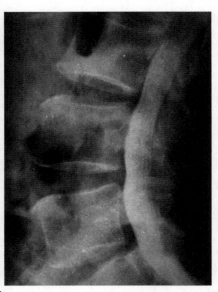

B

图 18-53　腰椎间盘突出症胶原酶注射治疗后 2.5 年椎管造影与术前影像表现对比
A. L$_5$S$_1$ 椎间盘突出，胶原酶注射治疗前椎管造影显示明显充盈缺损；B. 胶原酶注射后 2.5 年，椎管造影示充盈缺损改善。

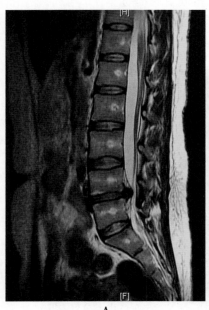

A

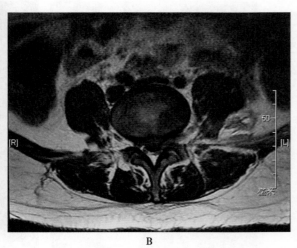

B

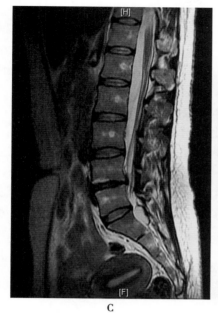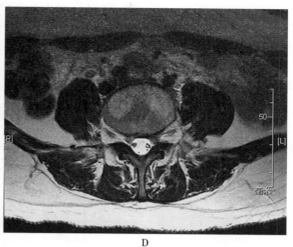

C　　　　　　　　　　　　　　　　D

图 18-54　腰椎间盘突出症胶原酶注射治疗前与治疗后 5 个月的 MRI 对比

A、B. 腰椎间盘突出症胶原酶注射治疗前 MRI 表现；C、D. 行胶原酶盘内注射 300U，盘外注射 900U，注射治疗后 5 个月症状消失，复查 MRI 显示 $L_{4/5}$ 间隙椎间盘突出部分减小。

（七）并发症

髓核化学溶解治疗的并发症发生率在 2% ~ 3%。Watts 曾进行相关详细报道，髓核化学溶解酶自身的副作用和术者操作不当是产生并发症的主要原因。综合文献 13 700 例髓核化学溶解治疗患者的并发症发生率为 3.0%，其中过敏反应占 1.5%，神经并发症占 0.4%，心血管反应占 0.3%，其他各种不良反应占 0.8%。国内关于并发症的报道不多见，在 1 200 例胶原酶注射病例的随访中，腰痛占 17.9%，尿潴留和肠麻痹的发生率共占 1.0%，椎间隙感染占 0.3%，头痛、恶心、呕吐等蛛网膜刺激征的发生率为 2.3%。

1. **神经损害**　国内胶原酶硬脊膜外注射的神经损害发生率为 0.22%，然而实际发生的可能还要多且严重。神经损害主要由于穿刺不当造成，硬脊膜损伤，髓核化学溶解酶液漏入或误注入蛛网膜下腔引起脑或蛛网膜下腔出血、蛛网膜炎、横断性脊髓炎、膀胱功能障碍等。有关症状大多在注射后 4~6 小时出现。神经根损害造成灼性神经痛、肌萎缩、足下垂等，多在注射后 1~2 个月逐渐出现。酶的化学性神经损害不可逆，早期给予大量激素、脱水和辅以支持、抗感染控制症状。后期通过矫形、康复减轻功能障碍。预防的关键是规范、熟练地操作。有人采取后正中入路经硬脊膜和蛛网膜下腔穿刺注射，这种做法十分不安全，不宜采用。

2. **过敏反应**　胶原酶的过敏反应发生率为 0.61%，多为皮肤反应，症状轻微。尚未有引起过敏性休克的报道。

3. **腰背部刺激反应**　椎间盘内注射可引起暂时性腰痛加重，伴腰背肌痉挛，有时还累及下肢，这是最常见的并发症。腰痛加重原因尚不确切，电镜观察发现髓核化学溶解酶注入后，椎间盘组织像吸水海绵一样膨胀；CT 见到椎间盘密度降低、体积增大；也有人认为是渗透性增加或者酶溶解过程中的炎性刺激所致。临床观察发现，反应程度似与酶种、酶量、纤维环破裂程度有关。腰痛大多出现在注射中或注射后 6 小时内，轻者 1 天内自行缓解，严重时持续 1~3 周。牵引或理疗无作用，可给予消炎镇痛药和肌松药，最好的办法是减少刺激、卧床休息。用硬脊膜外注射的方法可避免严重的腰痛刺激。

4. **心血管反应**　心血管反应多在注射后 1~2 小时发生，表现为心悸、气急和血压升高等。吸氧和应用镇静药物，约 6 小时后可得以缓解。血栓性静脉炎、肺栓塞、心肌梗死等大多由于治疗后长时间卧床造成，多伴有既往相关病史。

5. **椎间盘炎**　椎间盘炎由感染或化学性原因引起，由于目前普遍重视无菌操作，化脓性椎间盘炎已少见。化学性椎间盘炎主要表现为持久腰痛，但不严重，与体位无关，休息或卧床不改善，X 线检查可见椎间隙狭窄改变。可口服消炎镇痛药和少量激素,腰围制动,症状消失需 4~6 个月。

6. 尿潴留与肠麻痹　一般认为其发生机制一方面可能是由于椎间盘内压增加后,椎管内窦椎神经受到刺激引起自主神经功能紊乱所致,另一方面是患者不习惯床上大小便等心理因素所致。可在治疗前给予心理干预,术前进行床上解大小便训练,注重饮食调整和适当的运动,必要时可行导尿、灌肠及药物等处理,多可缓解。

7. 椎间隙狭窄和腰椎管狭窄　椎间盘内髓核化学溶解酶注射实质上是加速椎间盘退变的一个过程。髓核化学溶解酶注射后,再生取代的是类似瘢痕样的纤维化组织。椎间盘的膨胀程度能减弱,造成椎间隙窄变,其程度取决于酶的溶解率和注入量。椎间隙狭窄明显时会发生腰椎不稳,可引发窦返神经受到牵拉出现反射性腰背部不适感和疼痛。硬脊膜外注射的方法造成椎间隙狭窄不明显,但可由于注射局部的纤维增生引起硬脊膜囊缩窄和神经根粘连,且可累及数个椎间隙(图 18-55)。术前严格把握适应证,尽量减少间隙内功能椎间盘的水解,术后避免过早起床活动,以及给予必要的康复指导,对避免其发生有重要意义。

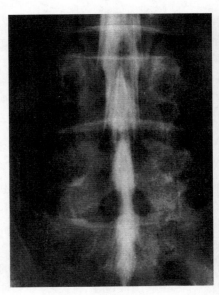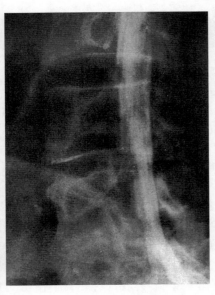

图 18-55　胶原酶注射后 3 年椎管造影示 $L_{4/5}$ 以下硬脊膜囊缩窄改变

近年来,胶原酶等髓核化学溶解术与其他方法的联合使用,如经皮激光椎间盘减压术(PLDD)、经皮椎间盘射频消融术、IDET 或经皮穿刺臭氧注射椎间盘髓核消融术等,一方面可以减少胶原酶的用量及其相关副作用,另一方可以充分发挥各自的优势,精确进行靶点治疗以提高疗效,在临床观察中已取得良好疗效,值得借鉴和推广。

二、臭氧椎间盘消融术

(一) 概述

臭氧(O_3)是一种由三个氧原子组成的强氧化剂,其氧化作用仅次于氟,常温下半衰期约 20 分钟,易分解和溶于水。臭氧的发现可追溯到 200 年前,1839 年,德国化学家 Schonbein 发表了"电解水过程中阳极的气味"的论文,这种刺激性的气体被正式确认为"活性氧",并被命名为臭氧(ozone)。20 世纪 70 年代以来,随着医学基础理论研究的深入,臭氧的作用机制渐趋明了,臭氧治疗也越来越多地被世界各地的医学工作者所认同。在欧洲,几乎每个国家都有一个或几个臭氧治疗学会。1972 年,Wolff 和 Hansler 在德国创立了第一个臭氧学会。1999 年,意大利发起并组建了国际医疗臭氧学会(International Medical Ozone Society,IMOS),旨在促进臭氧的基础和临床研究,建立完善的临床治疗体系。目前,臭氧主要应用于腰椎间盘突出症、骨关节疾病、创伤及难治性溃疡(如糖尿病足)的治疗,癌症的辅助治疗,抗自由基防衰老,脑卒中,以及病毒性肝炎等疾病的治疗。

椎间盘突出症的臭氧治疗最早出现在意大利。意大利 Siena 大学的 Bocci 教授从 20 世纪 80 年代起即对臭氧的作用机制进行了大量的基础和临床研究。结果表明,臭氧具有消炎、镇痛及溶解髓核内的蛋白聚糖等作用。1988 年,意大利医师 Verga 首先将臭氧注入腰大肌及椎旁间隙治疗腰腿痛;20 世纪 90 年代中期,Muto 等将臭氧注入椎间盘及椎旁间隙治疗腰椎间盘突出症,并于 1998 年报道 93 例,其中有效率为 78%;Albertini 总结了从 1994 年至 2000 年共 6 665 例患者的多中心研究结果,优良率达 80.9%。

（二）机制

目前主要是采用经皮注射椎间盘内治疗,又称为臭氧(O_3)消融术或氧(O_2)-臭氧(O_3)化学溶盘术（chemiodiscolysis with O_2-O_3 mixture）,是将 O_2-O_3 浸润在髓核、神经根和/或神经节周围,以治疗椎间盘突出症。

目前对臭氧治疗椎间盘突出症的机制尚不十分明确,根据动物及临床实验推测有以下几个方面。

1. 机械性机制　臭氧可以氧化蛋白聚糖,正常髓核由蛋白聚糖、胶原纤维网和髓核细胞构成。蛋白聚糖是髓核最主要的大分子物质之一,是髓核基质产生高渗透压、水含量高达 85% 的主要因素。臭氧注入椎间盘后,破坏细胞膜的不饱和脂肪酸、胆固醇和其他蛋白基团,改变细胞膜的通透性,迅速氧化蛋白聚糖,同时臭氧与髓核基质内的水分结合,生成活性氧（reactive oxygen species,ROS）,即 H_2O_2 或 OH,破坏蛋白聚糖复合物中氨基酸及 CH 基团中的双键,使髓核渗透压降低、水分丢失,发生变性、坏死及萎缩。俞志坚等为观察臭氧对髓核超微结构的影响,向犬的腰椎髓核内注射 O_2-O_3 混合气体,结果发现髓核内的细胞和组织结构的功能明显受损,最终导致髓核内水分丧失,髓核体积明显减小,重复注射后坏死程度更为明显。臭氧浓度高达 $60\mu g/ml$ 以上,可加重髓核、纤维环的损伤退变,因此临床选择臭氧浓度时应同时兼顾疗效和不良反应。

2. 化学性机制　腰椎间盘突出后,可压迫硬脊膜外和神经根周围的血管,阻碍静脉回流,出现静脉怒张、渗出和组织水肿,形成无菌性炎症。同时,突出髓核组织释放的化学物质或血管长入突出髓核均可引起自身免疫反应性炎症。有研究显示,臭氧减轻炎症的作用主要通过以下四个机制实现:①诱导抗氧化酶过度表达,通过刺激抗氧化酶的过度表达以中和炎症反应中过量的反应性氧化产物;②拮抗或中和炎症反应的细胞因子 IL-1、IL-2、IL-8、IL-15,干扰素-α 及肿瘤坏死因子-α;③刺激拮抗炎症反应的细胞因子产生,增加免疫抑制激素如 β_2 转移生长因子和 IL-10 等的释放;④刺激血管内皮细胞释放一氧化氮（NO）及血小板衍生生长因子（platele derived growth factor,PDGF）等,引起血管扩张从而达到促进炎症吸收的作用。

3. 镇痛作用　①神经末梢通过释放致痛物质如 P 物质、磷脂酶 A_2 等产生疼痛,臭氧局部注射后可直接作用于神经末梢,刺激抑制性中间神经元释放脑啡肽等物质从而达到镇痛作用。②宋必卫等发现氧自由基在外周和脊髓均有致痛作用,而自由基清除剂如超氧化物歧化酶（superoxide dismutase,SOD）、维生素 E 则可拮抗此致痛作用。臭氧局部注射后刺激抗氧化酶的过度表达,通过清除氧自由基镇痛。③炎症过程中的炎症因子能发挥致痛作用,臭氧通过抗炎作用镇痛。④臭氧治疗腰椎间盘突出症的镇痛机制是抑制无髓损伤感受器纤维,激活机体的抗损伤系统,并通过刺激抑制性中间神经元,释放脑啡肽而起作用,类似于"化学针灸"的作用。

（三）适应证和禁忌证

近年来,国外有关臭氧治疗腰椎间盘突出症的报道较多,但存在着一些争议。2005 年,Buric 等报道了 30 例非包容性患者通过臭氧治疗后,有 90% 的患者疼痛症状明显减轻。而同年,Paradiso 等报道 150 例以臭氧治疗腰椎间盘突出症引起的根性痛患者,发现椎间盘内臭氧注射对包容性椎间盘突出症患者治疗效果好。

在国内,腰椎间盘突出症的臭氧治疗也得到了广泛的应用,但由于适应证把握不严、操作不规范等,也引起了很多问题。2005 年由中国人民解放军总医院、南方医科大学南方医院、山东省立医院及济南军区总医院对经皮臭氧椎间盘消融术进行了规范,明确了手术的适应证、禁忌证、所需的设备和材料、操作方法、步骤及疗效的评价。

1. 适应证

（1）临床症状明显者,如持续性腰腿痛等。

（2）脊神经受压体征阳性或皮肤感觉异常者,如直腿抬高试验阳性等。

（3）根据胡有谷腰椎间盘突出症影像学分型,突出椎间盘位于1~2区、a~b域,Ⅰ层或者以Ⅰ层为主合并轻度Ⅰ~Ⅱ层、Ⅰ~Ⅲ层的患者,伴有或不伴有根性压迫并且影像学表现和临床症状体征相一致者。

（4）经3个月以上保守治疗效果不佳者。

（5）经外科手术或其他椎间盘微创治疗效果不佳且符合上述条件者,可应用臭氧再次治疗。

（6）单纯腰痛无明显神经根受压症状经保守治疗3个月无效,经影像学证实有相应平面的椎间盘病变且无神经根压迫,并排除其他原因所致腰痛者。

满足条件（1）（2）（3）（4）或单独满足（5）或（6）,可尝试应用臭氧治疗腰椎间盘突出症。

2. **禁忌证**　髓核组织脱垂入椎管内或游离于椎管内,身体条件不允许或精神异常者,甲状腺功能亢进、葡萄糖-6-磷酸脱氢酶缺乏症、有出血倾向为绝对禁忌。

（四）治疗方法

1. **所需的设备与材料**　C臂或CT机;臭氧发生器（能产生浓度至少为$25\mu g/ml$的臭氧,能实时显示臭氧浓度及压力,臭氧浓度稳定,有氧化还原系统）;最佳穿刺针（锥形多侧孔空心针,头端封闭,外径为20~22G）;2~20ml各种规格的注射器（螺口注射器为佳）;瓶装医用纯氧。

2. **操作与步骤**　穿刺入路根据患者具体情况及医师个人经验而定,可行侧后方入路、小关节内侧入路、小关节间隙入路等。患者取俯卧或侧卧位,侧卧位时患侧向上。在严格的无菌操作下进行。以0.5%利多卡因行穿刺点局麻,在影像学监视下用21G Chiba针或酒精针,穿刺途径采用侧后方经安全三角区,中线旁开距离为6~10cm,以穿刺角度30°~40°进入椎间盘(图18-56、图18-57),使正侧位透视定位针的针尖位于椎间隙中心或后1/3区域位置,用一次性无菌注射器自臭氧发生器接取医用臭氧,经微滤器迅速注入（15秒）椎间盘内。根据患者反应决定注入量,一般注入臭氧气体6~10ml,取气(注意不要主动抽取,以免混入空气,而是利用输出气体的压力自动进入)后注射器口朝上,宜在较短时间内(一般不超过30秒),匀速注入椎间盘内。包容性椎间盘突出者推注时阻力较高,可见气体在盘内呈水滴状或裂隙状分布;而纤维环破裂者气体易进入硬脊膜前间隙,透视下显示为椎体后缘线状透光影。退针至椎间孔后缘,在确保不注入蛛网膜下腔的情况下,注入混合气体10~15ml,可见气体在腰大肌间隙弥散,再注入刺激性较小的糖皮质激素及利多卡因混合液后即可拔针。术后患者应卧床休息1天,一般主张术后患者应住院观察。临床症状较轻者以卧床休息和口服维生素B_1、B_6等为主。症状较重者须用20%甘露醇250ml、地塞米松5mg及神经营养药静脉点滴3天,有感染迹象者可经静脉注射抗生素,必要时1周后重复注射O_2-O_3混合气体一次。出院后全休2~4周,按康复计划(可根据患者的具体情况制订)进行腰背肌锻炼,6个月内禁止负重及参加剧烈的体育活动。

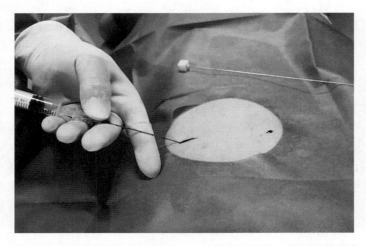

图18-56　中线旁开距离为6~10cm,穿刺针以30°~40°进入椎间盘

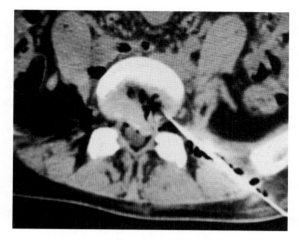

图 18-57　CT 显示穿刺针进入椎间盘内

（五）疗效评价

随访时间为 3 个月、6 个月及 12 个月,远期疗效以 1 年为限,内容包括症状、体征、影像学资料、感觉及运动功能状况、是否需要服止痛药等。采用 MacNab 功能评价标准,分为痊愈、有效、无效。

臭氧治疗椎间盘突出的可能不良反应及并发症包括过敏反应、神经损伤、感染、出血、头痛、腹胀、硬脊膜囊损伤、肢体无力及肌萎缩等。迄今为止,尚未见严重不良反应及并发症的报道,严格掌握适应证及控制禁忌证、谨慎操作、加强术后监护,是避免严重并发症发生的关键。

刘传圣等报道 164 例采用臭氧治疗的腰椎间盘突出症患者,根据影像学区域定位,可以初步预测臭氧注射治疗效果,其中以Ⅰ～Ⅲ层面、1～2 区、a～b 域腰椎间盘突出臭氧治疗效果最好。有学者报道对 124 例臭氧治疗腰椎间盘突出症的患者进行随访,显效 31.5%,有效 45.1%,无效 23.4%,总有效率 76.6%。大多数患者在术后半个月至 1 个月时取得较好的疗效。

（六）不良反应

臭氧治疗腰椎间盘突出症的不良反应发生率极低,一般低于 0.1%,治疗浓度在 10～40μg/ml 时没有或极少发生不良反应。有报道臭氧注射时出现暂时性感觉异常,多可自行恢复。可能由于椎间盘注射臭氧后,椎管内或脑脊液内突发的、短暂的压力峰值,通过脑脊液内压力传导机制造成一过性神经根损伤。个别报道皮下血肿、玻璃体视网膜出血、头痛、术后大肠埃希菌感染继发败血症等。

总之,臭氧注射是治疗多种慢性疼痛的一种安全、有效、经济的方法。但要提高治疗效果并扩大其适应证,还需做到:①确保进针到达病变组织——靶点注射。例如,治疗腰椎间盘突出症时,必须进针到突出的椎间盘内。椎间隙间盘内穿刺,对膨出的椎间盘有减压、减容的作用,但对于纤维环已破裂、髓核已突出、脱出的腰椎间盘突出症,应行突出物内臭氧注射;而对于脱垂型腰椎间盘突出症,臭氧注射应从突出物的远端开始,分次进行,以防直接注射突出物与椎间盘连接处导致突出物脱落,压迫神经。②发挥多种技术的优势综合治疗。各种治疗技术都有一定的适应证和禁忌证,有各自的优势和缺陷。一种方法不可能治疗所有种类的疼痛疾病,一种疾病在不同的病例有不同的特点,一个病例也可能有多种病变或一种病变的多种类型。所以,应根据患者的病种、类型和特点选择最适宜的治疗技术和最佳的技术组合,如与胶原酶髓核化学溶解术联合,与经皮椎间盘内射频消融术联合,与经皮激光椎间盘减压术联合,与经皮激光椎间盘减压术联合等。

（任龙喜　周跃　李长青　刘传圣　徐凤和）

参 考 文 献

[1] 任龙喜,白秋铁.经皮激光间盘减压术治疗颈椎病及腰椎间盘突出症初步报告[J].中国激光医学杂志,2005,14(1):49.

[2] 任龙喜,赵巍,张彤童,等.经皮激光椎间盘减压术治疗颈性眩晕的疗效观察[J].中国激光医学杂志,2017,15(4):205-209.

[3] 任龙喜,张彤童.经皮激光椎间盘减压术治疗颈椎病[J].中国脊柱脊髓杂志,2006,16(5):391-393.

[4] 任龙喜,张彤童,白秋铁,等.PLDD 治疗拒绝开放手术的脊髓型颈椎病患者的疗效观察与思考[J].中国脊柱脊髓杂志,2007,17(11):849-851.

[5] 任龙喜,焦守国,白秋铁,等.经皮激光椎间盘减压术治疗腰椎间盘突出症的疗效观察[J].中国脊柱脊髓杂志,2007,17(11):826-829.

[6] 任龙喜,尹建,白秋铁,等.经皮激光椎间盘减压术治疗神经根型颈椎病的 2 年疗效观察[J].中国脊柱脊髓杂志,2009,19(1):45-47.

[7] 任龙喜,郭保逢,韩正锋,等.经皮激光椎间盘减压术治疗颈性眩晕的中期疗效观察[J].中国脊柱脊髓杂志,2010,20(1):

52-56.

[8]　尹建,任龙喜.经皮激光椎间盘减压术中常用激光的种类、特性及其选择[J].中国脊柱脊髓杂志,2007,17(11):871-872.

[9]　游箭,廖顺明,丁仕义.经皮腰椎间盘激光减压术的早期实验与临床研究[J].中国介入影像与治疗学,2005,2(1):48-53.

[10]　任龙喜,尹建,焦守国,等.Nd:YAG激光与半导体激光对山羊髓核组织生物热效应的比较[J].中国脊柱脊髓杂志,2009,19(10):735-739.

[11]　任龙喜,焦守国,尹建,等.吲哚菁绿染色对980nm半导体激光消融髓核组织效果的影响[J].中国脊柱脊髓杂志,2009,19(4):290-293.

[12]　屠冠军,吕刚,杨茂伟.经皮激光间盘减压术治疗腰椎间盘突出症的短期及中期疗效分析[J].中国医科大学学报,2005,34(3):267-268.

[13]　任龙喜,焦守国,尹建,等.经皮激光椎间盘减压术对山羊腰椎稳定性影响的生物力学测试[J].中国脊柱脊髓杂志,2009,19(9):689-671.

[14]　IWATSUKI K,YOSHIMINE T,SASAKI M,et al.The effect of laser irradiation for nucleus pulposus:an experimental study[J].Neurol Res,2005,27(3):319-323.

[15]　任宪盛,杨有庚,程杰平.经皮激光椎间盘减压术治疗椎间盘源性腰痛[J].中国康复理论与实践,2007,13(11):1080-1081.

[16]　夏勇,李玉民,汪滔,等.经皮激光椎间盘减压术治疗椎间盘源性腰痛[J].中国微创外科杂志,2006,6(11):864-865.

[17]　余彬,杨志军,李康仁,等.半导体激光减压术治疗椎间盘源性腰痛[J].华西医学,2009,24(6):1393-1395.

[18]　LIN K H,TANG S Y.The quantitative structural and compositional analyses of degenerating intervertebral discs using magnetic resonance imaging and contrast-enhanced micro-computed tomography[J].Ann Biomed Eng,2017,45(11):2626-2634.

[19]　李振宙,侯树勋,刘茜,等.胶原酶对山羊硬脊膜外移植自体椎间盘组织溶解作用的观察[J].中国脊柱脊髓杂志,2007,17(11):862-864.

[20]　ZHANG D,ZHANG Y,WANG Z,et al.Target radiofrequency combined with collagenase chemonucleolysis in the treatment of lumbar intervertebral disc herniation[J].Int J Clin Exp Med,2015,8(1):526-532.

[21]　TRUUMEES E.A history of lumbar disc herniation from hippocrates to the 1990s[J].Clin Orthop Relat Res,2015,473(6):1-11.

[22]　DANG L,WARDLAW D,HUKINS D W.Removal of nucleus pulposus from the intervertebral disc-the use of chymopapain enhances mechanical removal with rongeurs:a laboratory study[J].BMC Musculoskelet Disord.2007,8(1):122-125.

[23]　YEUNG A T,YEUNG C A.Minimally invasive techniques for the management of lumbar disc herniation[J].Orthop Clin North Am,2007,38(3):363-372.

[24]　井上骏一,黑川高秀,平林洌,等.腰椎椎间板ヘルニァに对するキモパパィン注入疗法の临床的研究[J].临床整形外科,1990,25:230.

[25]　董进文,廖顺明,路融,等.胶原酶髓核溶解术治疗腰椎间盘突出症的中远期疗效评价与分析[J].当代医学,2010,16(5):75-76.

[26]　张华秀,魏建梅,曾春娥.腰椎间盘突出症胶原酶化学溶解术后患者发生便秘的原因分析及护理干预[J].实用临床医学,2012,13(7):97-98.

[27]　邱觅真,万权,张达颖.胶原酶化学溶解术治疗腰椎间盘突出症的研究进展[J].上海医药,2016,37(17):5-9.

[28]　宋德伟,吴玉东,王晴.PLDD联合胶原酶溶盘术治疗腰椎间盘突出症[J].内蒙古中医药,2010,23(1):28-30.

[29]　赵文胜,葛春琴,方剑乔.经皮激光椎间盘减压术联合胶原酶靶点溶解术治疗腰椎间盘突出症的临床研究[J].浙江中医药大学学报,2012,36(5):494-496.

[30]　齐亮,郭健,黄桂明,等.射频热凝术及胶原酶化学溶解术治疗腰椎间盘突出症的临床比较[J].海南医学,2012,23(23):36-38.

[31]　张洪新,王执民,马铮明,等.臭氧盘内注射术联合胶原酶盘外溶解术治疗突出型腰椎间盘突出症的多中心应用观察[J].介入放射学杂志,2010,19(3):201-204.

[32]　邱鹏程,刘剑芬,潘略韬,等.不同微创疗法联合胶原酶在腰椎间盘突出症治疗中的应用[J].广东医学,2016,37(8):105-107.

[33]　ALMAZ M E,SÖNMEZ I Ş.Ozone therapy in the management and prevention of caries[J].J Formos Med Assoc,2015,114(1):3-11.

[34]　OZCAN S,MUZ A,YILDIZ ALTUN A,et al.Intradiscal ozone therapy for lumbar disc herniation[J].Cell Mol Biol(Noisy-le-

grand），2018，64（5）：52-55.

［35］ PERRI M，GRATTACASO G，DI TUNNO V，et al. T_2 shine-through phenomena in diffusion-weighted MR imaging of lumbar discs after oxygen-ozone discolysis：a randomized，double-blind trial with steroid and O2-O3 discolysis versus steroid only［J］. Radiol Med，2015，120（10）：941-950.

［36］ NIU T，LV C，YI G，et al. Therapeutic effect of medical ozone on lumbar disc herniation［J］. Med Sci Monit，2018，24：1962-1969.

［37］ BEYAZ S G，SAYHAN H. Six-month results of cervical intradiscal oxygen-ozone mixture therapy on patients with neck pain：preliminary findings［J］. Pain Physician，2018，21（4）：E449-E456.

［38］ 田锦林，张金山，肖越勇，等.不同浓度臭氧注入猪椎间盘后氧化效果的实验研究［J］.中国介入影像与治疗学，2007，4（4）：304-309.

［39］ 王自强.臭氧髓核溶解术治疗腰椎间盘突出症62例分析［J］.中国误诊学杂志，2007，7（22）：536.

［40］ BORRELLI E. Mechanism of action of oxygen ozone therapy in the treatment of disc herniation and lowback pain［J］. Acta Neurochir Suppl，2011，108：123-125.

［41］ SMITH N L，WILSON A L，GANDHI J，et al. Ozone therapy：an overview of pharmacodynamics，current research，and clinical utility［J］. Med Gas Res，2017，7（3）：212-219.

［42］ BURIC J，LOVA R M. Ozone chemonucleolysis in non-contained lumbar disc herniations：a pilot study with 12 months follow-up［J］. Acta Neurochir Suppl，2005，92：93-97.

［43］ PARADISO R，ALEXANDRE A. The different outcomes of patients with disc herniation treated either by microdiscectomy，or by intradiscal ozone injection［J］. Acta Neurochir Suppl，2005，92：139-142.

［44］ GAZZERI R，GALARZA M，NERONI M，et al. Fulminating septicemia secondary to oxygen-ozone therapy for lumbar disc herniation：case report［J］. Spine，2007，32（18）：121-123.

［45］ 胡有谷.腰椎间盘突出症［M］.4版.北京：人民卫生出版社，2011：273.

［46］ NIU X K，BHETUWAL A，YANG H F. Diffusion-weighted imaging for pretreatment evaluation and prediction of treatment effect in patients undergoing CT-guided injection for lumbar disc herniation［J］. Korean J Radiol，2015；16（4）：874-880.

［47］ 刘传圣，徐凤和，衣玉胜，等.影像学区域定位对臭氧靶点治疗腰椎间盘突出症效果的预测作用［J］,山东医药，2016，56（29）：78-80.

第十九章

腰椎间盘突出症手术治疗概述

1934 年,美国哈佛大学医学院的 Mixter 和 Barr 首先通过手术证实并治愈腰椎间盘突出压迫神经根所导致的坐骨神经痛。这一在医学上的贡献,被誉为开创了所谓的椎间盘时代。

一、手术方法

在历经 Mixter 和 Barr 所做贡献后的近百年内,许多医师为手术治疗的改进、创造和发展提出了新的认识观点和方法措施(表 19-1)。

表 19-1　1939—2003 年腰椎间盘突出症手术治疗主要进展

时间/年	医师(国家)	主要工作
1939	Love JG(美)	行硬脊膜外腰椎间盘切除术,并提出有限的手术暴露的理念
1948	Lane JD 和 Moore ES(美)	介绍了经腹入路行腰椎间盘切除术、椎体间融合术
1967	Smith L 和 Brown JE(美)	报道用木瓜凝乳蛋白酶(chymopapin)行髓核溶解术,治疗腰椎间盘突出症
1968	Hodgson AR 和 Wong SK(美)	报道经腹膜外入路行腰椎间盘切除术
1975	Hijkata N(日)	报道经皮穿刺腰椎间盘切吸术
1977	Caspar W(西德)、Yasargil MG(瑞士)	报道腰椎间盘显微外科切除术
1978	Williams R(美)	
1977	Verbiest H(荷兰)	报道了处理神经根骨性嵌压的经验
1982	Schellnack 和 Büttner-Janz(德国)	设计了 SB Charité 第一代椎间盘假体
1983	Kambin P 和 Saviz MH(美)	报道后外侧入路关节镜下显微椎间盘切除术
1985	Onik G,Helms CA 和 Ginsburg L(美)	报道了自动经皮穿刺腰椎间盘切除术(automated percutaneous lumbar disecetomy,APLD)
1985	Ascher PW(奥地利)和 1987 年 Choy DS(美)	介绍了经皮激光椎间盘减压术(percutaneous laser disc decompression,PLDD)
1991	OberchainTG(美)	报道了腹腔镜腰椎间盘切除术
1997	Foley KT 和 Smith MM(美)	报道了显微内镜腰椎间盘切除术(microendoscopic disecectomy,MED)
1995	Kambin P、Schaffer JL 和 Zhou L(美)	报道了侧后入路内镜辅助下腰椎间盘切除术
2000	Saal JA 和 Saal JA(美)	报道了髓核成形术
2003	Foley KT 和 Smith MM(美)	报道了显微内镜腰椎间盘切除术

根据上述腰椎间盘突出症的各种手术治疗方法,可将腰椎间盘突出症相关术式分为三大类。

1. 开放性手术

(1)经典传统手术:尽管有如此多的手术治疗方法,但开放性手术及 Love 所应用的硬脊膜外腰椎间盘切除术,仍作为经典手术方法应用至今。

（2）经腹腰椎间盘切除术:包括经腹膜和腹膜后入路椎间盘切除术。

2. **微创手术**　脊柱微创手术(minimal invasive spine surgery,MISS)分为四类。①微创手术-1:经皮穿刺腰椎间盘切吸术;②微创手术-2:显微腰椎间盘切除术;③微创手术-3:内镜腰椎间盘切除术,包括显微内镜腰椎间盘切除术和经皮脊柱内镜系统(Yeung endoscopic spine system,YESS)椎间盘切除术等;④微创手术-4:微创手术器械通道辅助腰椎间盘切除术,包括 X-Tube 系统、Quadrant 系统和 Pipeline 系统腰椎间盘切除术等。

3. **椎间盘假体置换术**　人工腰椎间盘置换术。

二、手术适应证和禁忌证

（一）手术适应证

1. 腰椎间盘突出症病史超过 3 个月,经过保守治疗无效。保守治疗时间至少 6 周,但不超过 3 个月。保守治疗失败的标志,不仅是疼痛不缓解,且直腿抬高试验阳性无改善或神经症状继续加重。

2. 腰椎间盘突出症疼痛剧烈,尤以下肢症状为著,患者因疼痛难以行动及入眠,被迫处于强迫体位,表现为屈髋、屈膝侧卧位,甚至胸膝跪位。

3. 腰椎间盘突出症出现单根神经麻痹或马尾神经麻痹,表现为肌肉瘫痪或出现直肠、膀胱症状。

4. 腰椎间盘突出症病史较长,患者中年,影响工作或生活者。

5. 腰椎间盘突出症病史虽不典型,经 CT、MRI、脊髓造影等影像学检查显示较大腰椎间盘突出。

6. 腰椎间盘突出症保守治疗有效,但症状反复发作且疼痛较重。据统计第一次发作后 90% 的患者症状能缓解;第二次发作时,仍有 90% 的患者症状能缓解,但其中 50% 的患者会再次发作,此时应考虑手术治疗;第三次发作时,症状虽能缓解,但几乎所有患者症状将继续复发,此时应建议手术治疗。

7. 腰椎间盘突出症合并有其他原因所致的腰椎管狭窄症。

8. 腰椎间盘突出症椎间孔内或极外侧型椎间盘突出。美国骨科医师学会推荐的腰椎间盘突出症的手术指征为:①导致功能受限的下肢神经根性痛;②持续存在的神经根受损体征并有神经功能缺陷;③保守治疗 4~8 周后仍无临床改善;④术前影像学检查包括神经根造影、CT 或 MRI 可确定腰椎间盘突出的存在,并且这些结果与症状体征相一致,强调最后一项非常重要。

（二）手术禁忌证

1. 腰椎间盘突出症未明显影响生活和工作。

2. 腰椎间盘突出症首次或多次发作,未经保守治疗。

3. 腰椎间盘突出症兼有较广泛的纤维织炎和风湿等症状。

4. 临床疑为腰椎间盘突出症,但影像学检查未见有特殊征象。

5. 腰椎间盘突出症检查仅有轻度感觉或运动异常,随访期间体征自行消失。

6. 临床症状和体征与所显示的腰椎间盘退变和突出不相符。

7. 影像学检查提示椎间盘退变并不构成椎管和神经根管重要的压迫因素。

8. 诊断为椎间盘源性腰背痛,而无下肢放射痛,单纯椎间盘切除可能加重症状。

9. 患者有神经精神性疾病或有法律纠纷,在有明显的症状和体征出现前,不应考虑手术治疗。

三、手术率

腰椎间盘突出症是引起腰腿痛最常见的疾病,有关它的发病率尚没有精确的统计,但是尸检及手术统计等方法,也反映了一些腰椎间盘突出症的发病率情况。Haley 和 Perry 进行尸检 99 例,发现腰椎间盘突出 27 例。368 例尸检中,发现 15.2% 有椎间盘突出。在 40 岁以上的尸检中,发现约 1/3 有椎间盘突出。尸检中发现椎间盘突出率较高,而生前产生临床椎间盘突出症状的人却很少。Anderson 对有腰腿痛或其他风湿痛的 2 684 名工作人员进行调查,其中有椎间盘病变的占 12.2%。腰椎间盘突出症的发病率在美国为 1.6%,英国为 2.2%,芬兰为 1.2%。20 世纪 60 年代,美国腰椎间盘突出症的发病人数为 300 万以上,占总人口的 1%~2%。

青岛医学院附属医院骨科 1958—1981 年住院患者共 12 420 例,其中因腰椎间盘突出症住院 281 例,占住院总数的 2.3%。门诊中骨科患者占外科门诊总量的 1/3 左右,而腰腿痛患者占骨科患者的 3/10～2/5。统计 500 例腰腿痛患者,腰椎间盘突出症占 18.0%。20 世纪 80 年代腰椎间盘突出症的住院率为(110～125)人/10 万人·年。

据统计,当临床诊断腰椎间盘突出症后有 10%～20% 的患者需经手术治疗。瑞典研究院报道一组 583 例首次发作坐骨神经痛的患者,有 28% 的患者日后需进行手术治疗。不同国家和种族手术率各异,20 世纪 60 年代腰椎间盘突出症手术率在不同国家和地区不尽相同:英国 80 人/100 万人·年,以色列 125 人/100 万人·年,瑞典 180 人/100 万人·年,加拿大 540 人/100 万人·年,美国 700 人/100 万人·年,南非白人 360 人/100 万人·年、黑人 1 人/100 万人·年。男性为女性的 2 倍。20 世纪 70—80 年代,美国为 69 人/10 万人·年,英国为 10 人/10 万人·年,芬兰为 41 人/10 万人·年。Le Vay 发信给英国及爱尔兰所有的神经外科和骨科医师进行咨询,在 5 800 万的总人数中,1 年内因腰椎间盘突出症手术者有 6 917 人次,亦即约每 10 万人中 10 人次接受椎间盘手术。两组人数分别为 16 412 例和 21 424 例的手术病例中,男性分别为 66% 和 61%,而年龄在 16 岁以下者,女性较男性略高。

中华医学会骨科学分会脊柱外科学组于 1996 年统计 1986 年至 1996 年 10 年中 14 个省市 608 所医院腰椎间盘突出症手术共 485 000 例次,以此推断,全国每年约有 100 万例次,即每百万人手术约 120 人。

随着社会因素、生活因素、人口增长因素等变化,腰椎间盘突出症病例明显增多。瑞典统计 1987—1999 年瑞典腰椎间盘突出症共 25 247 例,年增长率 17.3%～31.0%,平均年增长率 13.7%(表 19-2)。

表 19-2　腰椎间盘突出症年增长率

年份/年	患者例数/例	年增长率/%	年份/年	患者例数/例	年增长率/%
1987—1989	4 771	17.3	1997—1999	8 532	31.0
1991—1993	6 323	22.9	1987—1999	平均年增长率为 13.7	
1994—1996	7 950	28.8			

青岛大学附属医院骨科统计,进入 20 世纪末腰椎间盘突出症发病率增加。腰椎间盘突出症住院人数由 2004 年的 182 人增至 2011 年的最多 379 人(图 19-1)。腰椎间盘突出症手术以 2004 年为基数,此后 10 年内,年增长率为 20.0%～33.2%(图 19-2)。

Tohoku 大学脊柱外科学会统计 1988—2015 年其附属医院和 Miyagi 府地区脊柱退行性疾病手术患者 56 744 例,每年脊柱手术增加近 4 倍,在老年人群中每年增加近 5 倍,其中腰椎管狭窄症占 35.9%,腰椎间盘突出症占 27.7%。

20 世纪,美国每年有 20 万人行腰椎间盘手术,进入 21 世纪,美国每年行椎间盘切除术 30 余万例,2015 年报道美国每年腰椎间盘切除术达 100 万例以上。

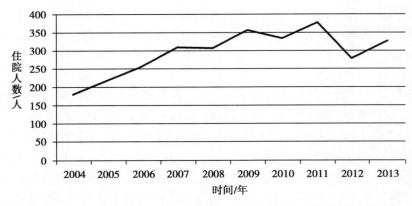

图 19-1　青岛大学附属医院 2004—2013 年腰椎间盘突出症住院人数统计

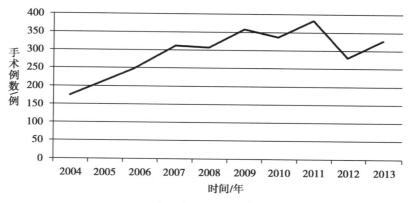

图 19-2　青岛大学附属医院 2004—2013 年腰椎间盘突出症手术年例数统计

四、不同情况的手术治疗计划

依据手术患者的症状、体征和影像学检查归纳如下 11 种情况,并依此制订治疗计划。

1. **单节段症状与影像学表现一致**　此为临床上最常见的类型,可按病变节段施行手术(图 19-3、图 19-4)。

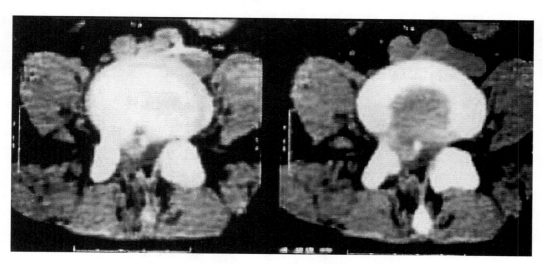

图 19-3　$L_{4/5}$ 右侧 Ⅰ~Ⅱ 层面、2c 域椎间盘突出

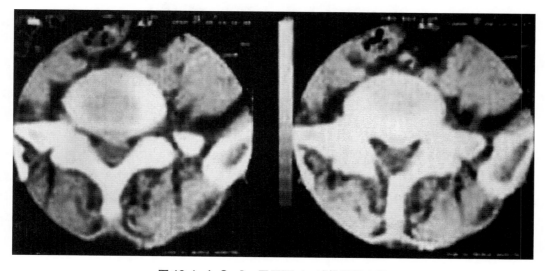

图 19-4　L_5S_1　Ⅰ~Ⅲ 层面、1a 域椎间盘突出

2. **同侧单节段症状和体征与同侧双节段影像学表现异常** 此时双节段影像学表现异常,首先需确定哪个节段引起的症状和体征。在未出现症状与体征的节段,其 MR 或 CT 检查甚为重要,应进行突出椎间盘区域定位检查。若退变较严重,突出物波及两个层面或突出程度超过 b 域则需行两个节段手术。若突出物仅为 1 个层面且在 a 域,此节段则无手术必要(图 19-5)。国外早期,在无 CT 和 MR 检查手段时,腰椎间盘突出症手术曾常规行腰椎间盘突出症的两个好发节段——$L_{4/5}$ 和 L_5S_1 同期手术。

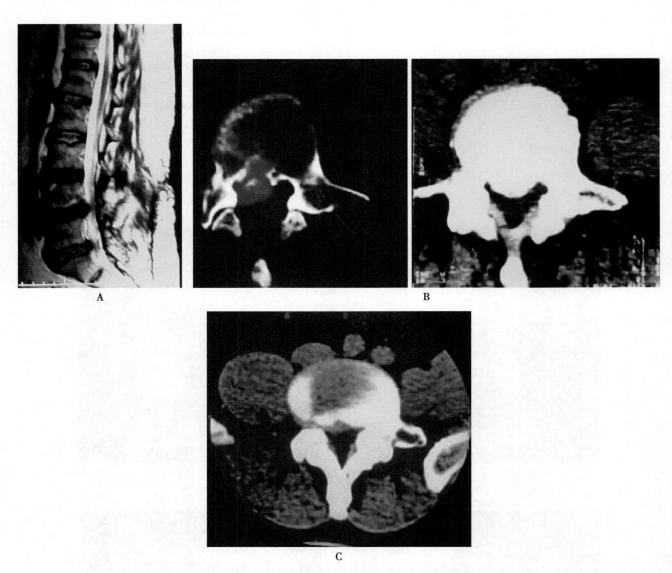

图 19-5 同侧单节段症状和体征与同侧双节段影像学表现异常
A. MRI 示 $L_{4/5}$ 和 L_5S_1 椎间盘突出;B. $L_{4/5}$ 右侧 Ⅰ~Ⅲ 层面、2b 域椎间盘突出;C. L_5S_1 右侧 Ⅰ 层面、2a 域椎间盘突出。

3. **单侧症状和体征与同节段双侧影像学表现异常** ①此类患者常有较长病史,先为一侧症状后又转为另一侧症状,原先侧症状消失。此类情况可行现有症状节段侧手术。②影像学示单节段双侧突出,症状侧影像学示突出较大,无症状侧突出较小,表现为 Ⅰ 层面和 a 域,后者可不手术。③症状侧影像学示突出较小,无症状侧突出较大,先行症状侧手术,依据所取椎间盘量的多少而决定对侧是否需要手术,若取出椎间盘量较少,则行对侧手术;若所取量较多,则不需行对侧手术。亦可同时进行两侧手术。笔者曾遇到一病例,其突出小的一侧下肢 $L_{4/5}$ 神经完全瘫痪,而对侧突出甚大(图 19-6)。

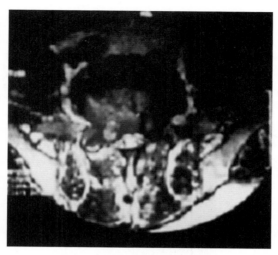

图 19-6　单侧症状和体征与同节段双侧影像学表现异常

4. 单侧症状与影像学提示为中央型突出　影像学检查提示为中央型突出,多有略偏向于症状侧突出物,手术可经症状侧入路,无须行中央全椎板切除术(图 19-7)。

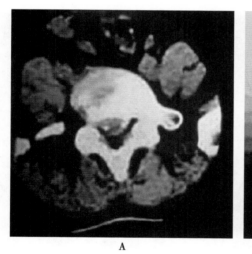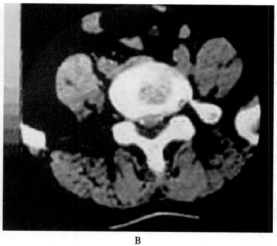

A　　　　　　　　　　　　　　　　B

图 19-7　L_5S_1 中央型突出
A. Ⅲ层面偏右突出;B. Ⅰ层面略偏右突出。

5. 马尾综合征与影像学提示为中央型突出　突出的椎间盘组织多为游离状态,仔细观察 MR 和 CT 检查资料,观察所在层面和是否压迫左、右侧向,最好有冠状面 MRI,以便从一侧半椎板或全椎板入路,经硬脊膜外取出椎间盘组织(图 19-8、图 19-9)。在少数情况下,突出游离髓核组织进入蛛网膜下腔,则需切开硬脊膜,于马尾神经纤维之间取出椎间盘组织。

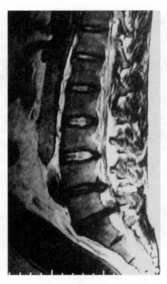

图 19-8　MRI 示 $L_{4/5}$ 和 L_5S_1 巨大突出

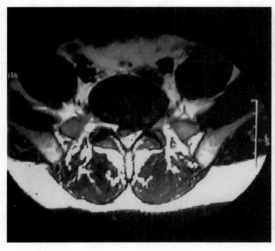 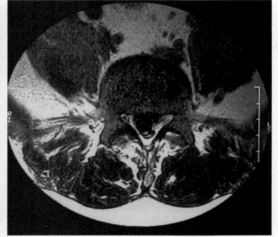

图 19-9　MRI 示 $L_{4/5}$ 和 L_5S_1 均有游离型突出

6. **单节段症状和体征与影像学相邻单节段影像学表现异常**　此时需依据影像学提示异常的节段手术。此种情况常因为神经根变异造成。同时需注意是否合并有少见的突出类型，如极外侧型突出。如 $L_{4/5}$ 极外侧型突出，患者表现为 L_4 神经根受压症状（图 19-10）。

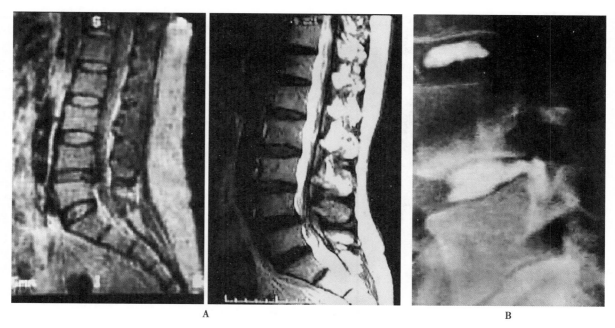

图 19-10　单节段症状和体征与影像学相邻单节段影像学表现异常
A. 患者表现为 L_4 神经根症状, MRI 示 $L_{4/5}$ 椎间盘突出; B. $L_{4/5}$ 椎间盘造影诱发 L_4 神经根症状。

7. **单节段或双节段症状和体征与多节段影像学表现异常**　与症状和体征相符的影像学异常节段需行手术, 而无症状的节段椎间盘多为椎间盘退变呈膨出状。对此情况仅行有症状的单节段或双节段手术。若无症状节段椎间盘退变膨出较重, 显示有椎管狭窄, 则同时行该节段后入路减压、脊柱融合术 (图 19-11)。

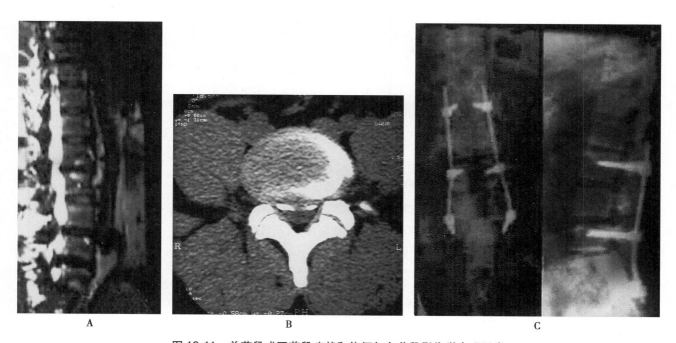

图 19-11　单节段或双节段症状和体征与多节段影像学表现异常
患者表现为 $L_{4/5}$ 和 L_5S_1 症状。A. MRI 示 $L_{2/3}$ 退变, $L_{4/5}$ 和 L_5S_1 椎间盘突出; B. CT 示 $L_{2/3}$ 椎间盘膨出, 椎管狭窄; C. 行 L_{2-5} 椎管减压术、$L_{4/5}$ 和 L_5S_1 椎间盘切除术及腰椎内固定植骨融合术。

8. **影像学提示椎间盘病变节段与无症状相邻节段的游离型突出**　首先在无症状相邻节段取出游离髓核组织, 然后对病变节段椎间盘进行探查 (图 19-12)。游离型突出椎间盘虽游离至其他部位, 但原病变节段仍有

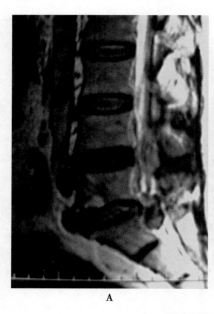
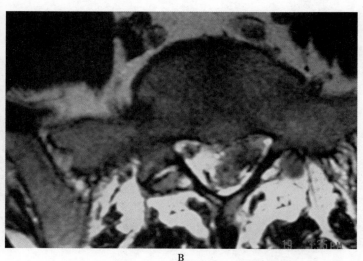

A　　　　　　　　　　　　　　　　　　　　　B

图 19-12　影像学示相邻节段游离型椎间盘突出

A. 矢状面 MRI 示 $L_{4/5}$ 椎间盘 T_2 呈低信号,L_5S_1 下缘骶管内可见游离椎间盘组织;B. 水平面 MRI 示骶管内左侧游离椎间盘组织,手术取出该组织后再取 $L_{4/5}$ 椎间盘。

残留椎间盘变性髓核组织的可能。

9. **影像学提示椎间盘病变节段一侧突出**　症状侧无影像学异常,此种情况为髓核组织的游离移位(图19-13)。

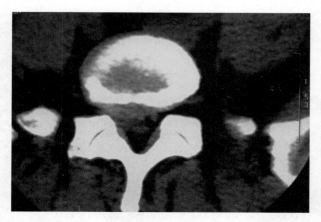

图 19-13　CT 示右侧椎间盘突出,左侧症状侧未见异常

10. **椎间孔处椎间盘突出(3 区)**　多合并有侧隐窝狭窄,手术行关节突切除,暴露侧隐窝,切除突出椎间盘组织,充分松解神经根通道(图 19-14)。

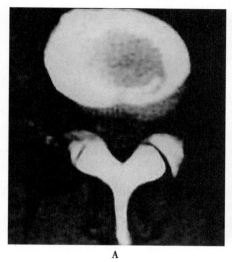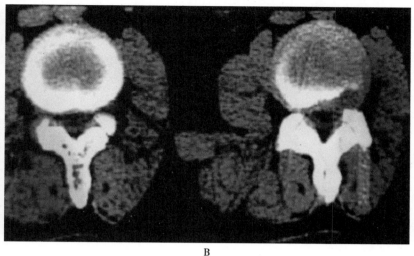

图 19-14　左侧椎间孔处椎间盘突出（3 区）
A. Ⅱ层面左侧 3 区突出；B. Ⅰ层面左侧 3 区突出。

11. 极外侧椎间盘突出（4 区）　常用方法为行一侧上、下关节突切除，于椎间孔外将突出椎间盘切除并行腰椎融合。另可行腰部旁正中横突间入路于椎管外行极外侧椎间盘切除术，此术式不破坏关节突关节，无须行腰椎融合（图 19-15）。

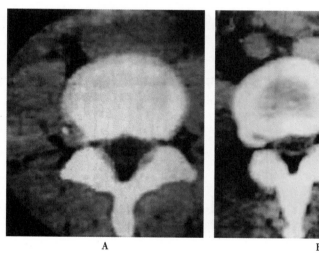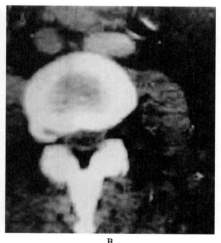

图 19-15　极外侧椎间盘突出（4 区）
A. 右侧 4 区椎间盘突出；B. 右侧 4 区椎间盘突出并钙化。

五、对术者的要求

为了使腰椎间盘突出症的手术治疗达到长期满意的效果，手术者必须注意下列几点。

1. 以高度的责任心，严格掌握手术适应证。

2. **选择手术**　基于患者有下肢放射痛，兼有神经体征及影像学发现，综合考虑做出正确的腰椎间盘突出症的诊断。如果患者无神经症状，直腿抬高试验阴性，仅依靠影像学检查而行手术，则难以保证手术效果。据统计，无腰腿痛症状的患者，脊髓造影异常约占 25%，CT 检查异常约占 35%。腰椎间盘突出症行手术治疗，不存在手术探查的概念。

3. 术前应明确椎间盘的定位诊断和病理诊断，即术前要确定椎间盘的突出部位和受累的神经根及椎间盘突出的病理类型（凸起型、破裂型和游离型），以选择适宜的手术入路及手术方式。

4. 充分了解腰椎间盘退变的各种病理因素。手术着重处理病变椎间盘,但继发的黄韧带肥厚、关节突关节增生、内聚和侧隐窝狭窄等病理因素均需一并处理。

5. 术者首先应掌握腰椎间盘突出症的传统手术方法,要有明确的局部解剖概念。要保证手术疗效,必须找到神经根受压的确实证据。随着手术经验的积累,以最小的手术创伤完成应施行的手术,这对保持术后长期的良好疗效有重要意义。

六、麻醉

麻醉选择各家不一,有采取全身麻醉(简称全麻)、硬脊膜外阻滞、蛛网膜下腔阻滞(俗称腰麻)、局部麻醉(简称局麻)中的一种的,还有采取两种方式复合麻醉,如局麻加腰麻、局麻加全麻等。

麻醉的根本目的是使患者在无痛情况下顺利完成手术,手术者常根据自己的经验和手术方式选择麻醉方法,各种麻醉方法均有优缺点。

1. **全身麻醉**　腰椎间盘突出症手术可取全身麻醉。尤其适用于显微椎间盘切除术或腰椎间盘突出症再次手术或经腹椎间盘切除术。

2. **硬脊膜外阻滞**　硬脊膜外阻滞能使患者在术时无痛,但在牵拉神经根时有镇痛不全的表现。若为中央型椎间盘突出症,需要经切开硬脊膜行椎间盘切除时,则不适宜选用此麻醉方式。因为硬脊膜外高浓度、大剂量麻醉用药进入蛛网膜下腔,将导致用药过度的脊髓麻醉,易发生麻醉意外。

3. **蛛网膜下腔阻滞**　蛛网膜下腔阻滞易产生脊髓麻醉的效果,不仅受累神经麻醉,整个马尾神经也全部被麻醉。

上述三种麻醉,均要求术前和术中准确定位受累神经。同时,术中若误伤神经,也不易为术者所察觉。

4. **局部麻醉**　局部浸润麻醉下进行手术,牵拉神经根时患者甚痛,此时可用2%普鲁卡因0.5ml行神经根阻滞。其优点为患者在清醒状况下,可以正确定位受累的神经根,并能避免误伤神经根。可发现临床和影像学检查遗漏的突出椎间盘。

由于牵拉神经根时局麻的镇痛较差,为此在确定病变部位和范围后、行椎间盘切除时,可用普鲁卡因40mg注入蛛网膜下腔行腰麻或用氯胺酮50mg静脉内注入进行全麻,发挥短暂完全的镇痛作用,在此时间内牵开神经根后切除突出椎间盘组织。

七、围手术期处理

(一) 预防性抗生素的应用

预防性应用抗生素的目的主要是预防手术部位感染,包括浅表切口感染、深部切口感染和手术所涉及的器官/腔隙感染,但不包括与手术无直接关系的、术后可能发生的其他部位感染。

腰椎间盘突出症的手术治疗,存在术后感染的危险性,而一旦发生感染,处理甚为困难,并且明显影响术后的恢复和手术效果。围手术期抗生素的预防性应用根据《抗菌药物临床应用指导原则(2015年版)》所述,脊柱手术推荐于切皮前0.5~1.0小时或麻醉开始时,可能的污染菌为金黄色葡萄球菌、凝固酶阴性葡萄球菌,常规使用第一/二代头孢菌素,手术时间超过3小时或超过所使用药物半衰期2倍以上的,或成人术中出血量超过1 500ml的,术中应追加一次,总的抗生素预防用药时间不超过24小时。

目前已知抗生素进入椎间盘组织受药物的分子量、带电电荷、化学分子结构和其他药代动力学的影响,这些影响因素中以药物的电荷最为重要。从椎间盘的纤维环和髓核溶质运动观察,纤维环为中性电荷,能通过阳性和阴性离子,但髓核带阴性电荷只能通过阳性离子。因此选用带阴性电荷的青霉素和带阳性电荷的庆大霉素,均能进入纤维环,但青霉素不能进入髓核。对头孢菌素过敏者,亦可选用广谱抗生素共同预防感染,针对革兰氏阳性菌可用万古霉素、去甲万古霉素、克林霉素,针对革兰氏阴性杆菌可用氨曲南、磷霉素或氨基糖苷类。不应随意选用广谱抗菌药物作为围手术期的预防用药。鉴于国内大肠埃希菌对氟喹诺酮类药物耐药率高,应严格控制氟喹诺酮类药物作为外科围手术期预防用药。用药的时间参照抗生素在椎间盘中达到最高浓度的时间及其维持时间进行规划。如果手术时间较长、药物的半衰期较短,可追加使用抗生素。对于合并有糖尿病等疾病的患者,预防性抗生素的应用更为重要。

选用克林霉素(clindamycin)、妥布霉素(tobramycin)、万古霉素(vancomycin)和庆大霉素,克林霉素和妥布霉素在注射后 1 小时椎间盘内药物浓度高于血清中药物浓度 50% 以上。替考拉宁(teicoplanin)和万古霉素能有效进入髓核,作用于革兰氏阳性细菌。替考拉宁在注射后 1~2 小时椎间盘内药物浓度最高,万古霉素在注射后 8 小时浓度才达到高峰,庆大霉素在足够大剂量时,在注射后 2 小时药物浓度最高,并可持续 4 小时抵抗革兰氏阴性细菌。头孢唑林(cephazolin,先锋霉素 V)在注射后 1 小时内椎间盘内药物浓度最高,但药物易进入纤维环而难以进入髓核。药物用量为:克林霉素,成人 0.6~1.2g/d,儿童 15~25mg/(kg·d);妥布霉素,成人 4.5mg/(kg·d),儿童 3mg/(kg·d);替考拉宁,成人 6mg/(kg·d),儿童 10mg/(kg·d);万古霉素,成人 2g/d,儿童 10mg/(kg·d);先锋霉素 V,成人 2~4g/d,儿童 20mg/(kg·d)。

有学者比较腰椎间盘突出症围手术期预防性抗生素应用对腰椎间盘突出症术后感染的影响,将手术患者分为两组,一组(201 例)术前预防性抗生素应用 1 次,另一组(409 例)术前预防性抗生素应用 1 次并术后至少应用 3 次。先锋霉素 V 1gm 525 例;克林霉素 600mg 15 例;万古霉素 1gm 24 例和万古霉素 1gm 加克林霉素 600mg 46 例。结果显示,术前预防性抗生素应用 1 次组感染率为 1.49%,术前预防性抗生素应用 1 次并术后至少应用 3 次组感染率为 1.49%,经统计学处理,两组腰椎间盘突出症术后感染率无明显差异,因此他们主张术前半小时预防性抗生素应用 1 次。有学者认为,预防性抗生素应用在切皮前 2 小时进行对抗感染最有效。

(二) 术前定位

腰椎间盘突出症手术治疗的术前定位十分重要,可以防止手术节段错误,亦可减少不必要的扩大手术范围造成的创伤。

1. **X 线片定位**　术前应有腰椎和骶椎正位 X 线片,观察有无腰椎结构性异常,特别是腰椎骶化或骶椎腰化,出现 4 个或 6 个腰椎的情况(图 19-16、图 19-17)。据统计,腰椎间盘突出症合并有腰椎骶化或骶椎腰化的发生率为 14%~50%。为了确定腰椎顺序,应首先观察骶椎正位 X 线片,正常时 S_3 骶孔平小骨盆上缘,由此向近端观察 S_2 孔和 S_1 孔,向头端方向确定腰椎序列(图 19-18)。

在 S_1 孔以上的腰骶间隙,头端为 L_5,S_1 孔为骶椎。依据此标志向头端数腰椎序列,可确定是 L_5 骶化的 4 个腰椎,或是因 T_{12} 肋骨发育不全或 S_1 腰化出现的 6 个腰椎。此外,亦可通过观察腰椎正位 X 线片中的横突特点来确定,一般 L_3 横突最长,可依此特征确定腰椎序列。

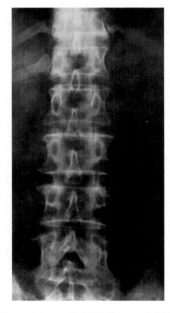

图 19-16　正位 X 线片示 4 个腰椎

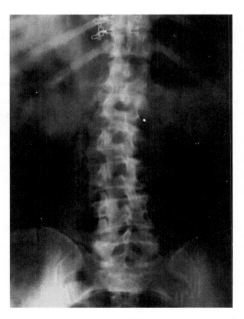

图 19-17　正位 X 线片示 6 个腰椎

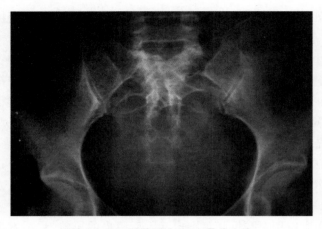

图 19-18　骶骨骶孔，平小骨盆上缘

2. 术前体表标志定位方法

（1）腰骶部髂后上棘解剖位置固定，在一般人能很容易扪及此骨性突起。在肥胖者髂后上棘部位亦可显示，因为此处皮下脂肪组织较其他部位少，而局部略显凹陷。将两侧髂后上棘上缘骨性标志做一连线，此连线上方即为 L_5S_1 间隙。在此间隙以上腰背部正中能扪及 L_5 棘突。

（2）依据正位 X 线片，两侧髂嵴连线称为 Tuffier 线。以 Tuffier 线通过腰背部中线腰椎棘突的位置定位。较常见的情况是此线通过 $L_{4/5}$ 棘突间隙或 L_4 棘突，少见在 $L_{3/4}$ 间隙，但一般不会在 L_5S_1 间隙。Snider 等报道对 200 例站立位和 60 例俯卧位 Tuffier 线的观察。发现 Tuffier 线男性大多通过 L_4 椎体或 L_4 下终板，女性大多通过 L_5 椎体或 L_5 上终板。由于 Tuffier 线变化较大，认为不能作为腰椎节段水平的精确定位。此外，L_4、L_5 棘突亦非完全一致，L_5 棘突较 L_4 棘突偏大，此可作为参考。

（3）若患者术前近期做过腰椎间盘造影或脊髓造影，穿刺针眼可作为体表定位标志。

（4）亦有介绍为了准确定位，将注射针头插入棘突注射亚甲蓝摄片定位的，术时可根据棘突或椎板上的亚甲蓝染色定位，但此法一般没有必要。

（5）移动 C 臂透视，此方法不仅可在术前定位，亦可在术中定位，在微创手术中尤为重要。

根据上述方法定位后，在皮肤消毒前确定 $L_{4/5}$ 和 L_5S_1 间隙，用甲紫液分别画两条横线标志，再用 4% 的碘酊涂拭固定甲紫色，以便术时定位。

八、腰椎间盘突出症手术体位

腰椎间盘突出症手术体位，依据术者和术式所好选择。常用的有四种体位。

1. 俯卧位　患者俯卧位于特制的气垫上或脊柱手术架上，可以避免腹部和胸部受压，并可增大椎板间隙。此体位适用于经后入路行各种类型的腰椎间盘突出症手术（图 19-19）。

2. 侧卧腰过伸位　患侧肢体在上，加大患侧椎间隙（图 19-20）。

3. 胸膝卧位　患者屈膝俯卧位，椎板间隙可以得到良好暴露，下腔静脉压力比其他体位低，因而可降低硬脊膜外及椎静脉压力，减少椎管内出血（图 19-21）。腰椎间盘突出症手术时取折刀位（屈膝卧位）较俯卧

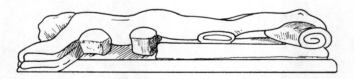

图 19-19　腰椎间盘突出症手术体位（俯卧位）

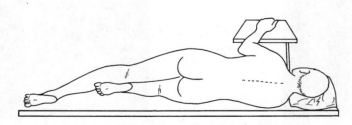

图 19-20　腰椎间盘突出症手术体位（侧卧腰过伸位）

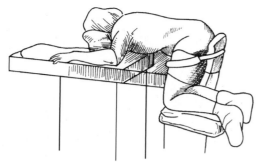

图 19-21 腰椎间盘突出症手术体位（胸膝卧位）

位术中出血减少，因为该体位减少了腹压。此法对于患者疼痛重，需取跪位缓解疼痛者尤为合适。有学者在全麻插管下取此体位进行手术 151 例，也曾在局麻下胸膝卧位施行手术。但此体位手术的缺点是，术后患者感到腘绳肌受压和膝部不适。如果手术时间过长，由于极度屈曲膝关节，可使小腿的肌肉血运受到影响，当伸腿后肌球蛋白释放回流到体内，引起肾功能损伤。有学者报道 1 例取胸膝卧位做脊柱融合术的病例，手术约进行 4 小时，术后发生急性肾衰竭（图 19-21）。

4. 仰卧位 患侧垫高 30°，适用于从前侧腹膜外入路或经腹行椎间盘切除并行椎体间融合术者。

九、腰椎间盘突出症手术方法的选择

腰椎间盘突出症手术分为腰椎间盘突出症手术和特殊类型腰椎间盘突出症手术两类。特殊类型腰椎间盘突出症有高位腰椎间盘突出症、青少年腰椎间盘突出症、多节段腰椎间盘突出症、腰椎管狭窄症合并腰椎间盘突出症、腰椎后缘骺环离断和腰椎间盘突出症术后再突出等。特殊类型腰椎间盘突出症的手术原则和方法基本上取得共识。如青少年腰椎间盘突出症，腰椎间盘切除应为有限腰椎间盘切除；腰椎管狭窄症合并腰椎间盘突出症，行椎间盘切除的同时重点需处置腰椎管狭窄的因素等。

基于各种手术方法均有较好的疗效，腰椎间盘突出症手术方案的确定应依据以下四项进行考虑。

（一）腰椎间盘突出症的病理分型、临床分型、影像学检查与手术方案制定

1. 腰椎间盘突出症手术方案制定，应依据椎间盘突出的病理分型、临床分型和影像学检查三项结合进行。依据影像学检查结果对腰椎间盘突出症进行区域定位（详见第十章和第十一章）。腰椎间盘突出的病理分型有膨出型、凸起型、突出型、脱出型和游离型。腰椎间盘突出的临床分型有包容型和破裂型。

2. 依据区域定位进行手术方法的选择，即根据 CT 影像和 MRI 显示椎间盘突出在腰椎矢状面和水平面所示的突出的层面、区和域，选择不同的术式（表 19-3～表 19-5）。

表 19-3 不同层面、不同临床分型的椎间盘突出症与手术方案选择的关系

层面	临床分型	手术方案	层面	临床分型	手术方案
I 层面	包容型	微创手术-1 微创手术-2 微创手术-3 微创手术-4	I～III 层面	破裂型	开放性手术 微创手术-2 微创手术-3 微创手术-4
I～II 层面	破裂型	开放性手术 微创手术-1 微创手术-2 微创手术-3 微创手术-4	I～III 层面	破裂型	开放性手术 微创手术-2

表 19-4 不同区的椎间盘突出症与手术方案选择的关系

区	手术方案	区	手术方案
1 区	开放性手术 微创手术-2	2 区	微创手术-3 微创手术-4
2 区	开放性手术 微创手术-1 微创手术-2	3 区	开放性手术 微创手术-3
		4 区	微创手术-3

表 19-5 不同域、不同临床分型的椎间盘突出症与手术方案选择的关系

域	临床分型	手术方案	域	临床分型	手术方案
a 域	包容型	微创手术-1	b 域	破裂型	微创手术-3
		微创手术-2			微创手术-4
		微创手术-3	c 域	破裂型	开放性手术
		微创手术-4			微创手术-2
b 域	破裂型	开放性手术	d 域	破裂型	开放性手术
		微创手术-2			微创手术-2

(二) 突出腰椎间盘的处理方式和手术方案

1. 突出腰椎间盘的处理方式

（1）突出腰椎间盘有限切除术：切除突出的椎间盘组织、切除突出椎间盘游离组织和切除突出椎间盘部分髓核。

（2）突出腰椎间盘切除术：切除突出的椎间盘组织、切除椎间盘中央和对侧、后外侧组织，但不损伤软骨终板并尽量保留腰椎后侧结构。

（3）突出腰椎间盘全切术：切除突出的椎间盘组织、切除椎间盘中央和对侧、后外侧组织并刮除软骨终板。

2. 突出椎间盘的手术方案

根据突出腰椎间盘的不同处理方式,采取不同的术式(表 19-6)。

(三) 手术技术的选择

自 1934 年 Mixter 和 Barr 开展腰椎间盘突出症手术至今已有 87 年,国内自 1949 年天津医院方先之教授开展腰椎间盘手术至今已有 72 年。随着腰椎间盘突出症手术临床经验的累积,以及医学与其他学科领域的发展如物理学、化学和器械设计等各方面成果,腰椎间盘突出症的手术方式也一直不断发展。1967 年,Smith 首先开展腰椎间盘突出症微创手术,至今已有 54 年。当前,腰椎间盘突出症已由开放性手术趋向于微创手术,以使手术达到最小的创伤、最少的解剖结构破坏和术后最快的临床康复,显示出腰椎间盘突出症微创手术巨大的优势。

表 19-6 腰椎间盘处理方式与手术方案选择的关系

腰椎间盘处理方式	手术方案
突出腰椎间盘有限切除术	开放性手术
	微创手术-1
	微创手术-2
	微创手术-3
	微创手术-4
突出腰椎间盘切除术	开放性手术
	微创手术-1
	微创手术-2
	微创手术-3
	微创手术-4
突出腰椎间盘全切术	开放性手术

腰椎间盘突出症微创手术的开展需要经历一个较长的学习曲线,同时需要特殊的设备,随着临床医师和相关工程技术人员的设计,微创手术将有不断的创新。然而,当前微创手术尚不能完全替代开放性手术,在相当多的基层医院,对于腰椎间盘突出症的手术治疗仍以开放性手术为主。

(四) 各类手术方法的利弊权衡

治疗腰椎间盘突出症的各类手术均获得较满意的效果,但选择手术方案时仍需关注手术中远期效果、技术难度和重大手术并发症,以权衡其利弊关系。

1. 手术效果

随着术后随访时间的延长,腰椎间盘突出症的手术疗效有所下降。腰椎间盘突出症的手术即时和早期的优良率为 70% ~ 95%。显微腰椎间盘切除术,术后 6 个月内再突出的发生率为 21%。

腰椎间盘突出症术式的选择更需关切其手术中、远期效果,以尽量避免腰椎间盘突出症的再突出或二次手术。文献报道各种手术方式的优良率为：经典手术 51.8% ~ 98.0%,经典腰椎间盘切除术(随访 4 ~ 10 年)85% ~ 91%。微创手术(随访 2 ~ 5 年)86% ~ 97%,微创手术-1 显微腰椎间盘切除术 75.6% ~ 91.4%、显

微腰椎间盘切除术(随访 5~15 年)86.0%~98.8%,微创手术-2 50%~84%,微创手术-3 70%~80%,微创手术-484.7%~96.0%。腰椎间盘假体置换(随访 4~9 年)63%~85%,人工腰椎间盘置换 69.6%~73.0%,人工髓核置换 78.3%~88.0%。经腹腰椎间盘切除术 71.3%~86.3%。应选择有优良远期效果的术式行腰椎间盘突出症手术。

2. **技术难度**　如前所述,微创手术为当前腰椎间盘突出症手术的发展趋向,但其技术难度大于开放性手术,应在相关专家指导下逐步开展。对于腰椎间盘假体置换术、人工腰椎间盘置换术和髓核置换术,在国外主要的适应证为椎间盘源性腰痛。国内人工腰椎间盘置换术开展至今,仅进行 400 余例,主要适应证为腰椎间盘突出症,但由于术后远期效果不好,因此未能广泛推广。人工腰椎间盘置换术和髓核置换术的技术难度远大于腰椎间盘全切术后行腰椎椎间植骨融合内固定术的方法,故人工腰椎间盘置换术和髓核置换术应严格掌握其适应证。

3. **重大手术并发症**　由于微创手术的技术难度较高,国内已有多起大血管损伤或神经损伤的报道,导致神经损伤所致功能障碍,甚至引起造成患者死亡。腰椎间盘假体置换术翻修率远高于微创手术和开放性手术,由此表明此类手术的技术尚待完善。

总之,腰椎间盘突出症手术技术的选择,应在 CT 影像和 MRI 显示突出腰椎间盘病理分型和临床分型的基础上,依据医师的临床实践和经验选择相应的手术。

(胡有谷　陈伯华)

参 考 文 献

[1] HALEY J C,PERRY J H. Protrusions of intervertebral discs:study of their distribution,characteristics and effects on the nervous system[J]. Am J Surg,1950,80(4):394-404.

[2] ARMSTRONG J R. The causes of unsatisfactory results from the operative treatment of lumbar disc lesions[J]. J Bone Joint Surg (Br),1951,33(1):31-33.

[3] BADDLEY H. Radiology of lumbar spinal stenosis[M]. New York:Grune & Stratton,1976:151.

[4] ANDERSON J A D. Back pain in industry[M]. New York:Grune & Stratton,1976:29.

[5] DEYO R A,TSUI-WU Y J. Descriptive epidemiology of low-back pain and its related medical care in the United States[J]. Spine, 1987,12(3):264.

[6] HELIÖVAARA M,KNEKT P,AROMAA A. Incidence and risk factors of herniated lumbar intervertebral disc or sciatica leading to hospitalization[J]. J Chronic Dis,1987,40(3):251-258.

[7] HART F D. Rheumatism in populations[J]. Ann Rheum Dis,1977,1(6060):587.

[8] MCCULLOCH J A. Focus issue on lumbar disc herniation:macro-and microdiscectomy[J]. Spine,1996,21(24 Suppl):45S-56S.

[9] KOZAK J L,MOIEN M. Detailed diagnoses and surgical procedures for patients discharged from short-stay hospital,United States, 1983[J]. Vital Health Stat 13. 1985(82):i-iii,1-278.

[10] POPE M H,BEVINS T,WILDER D,et al. The relationship between anthropometric,postural,muscular,and mobility characteristics of males ages 18-55[J]. Spine,1985,10(7):644-648.

[11] BENN R T,WOOD P H N. Pain in the back:An attempt to estimate the size of the problem[J]. Rheumatol Rehabil,1975,14 (3):121-128.

[12] LE VAY D. A survey of surgical management of lumbar disc prolapse in the United Kingdom and Erie[J]. Lancet,1967,289 (7501):1211-1213.

[13] JANSSON K A,NÉMETH G,GRANATH F,et al. Surgery for herniation of a lumbar disc in Sweden between 1987 and 1999[J]. J Bone Joint Surg,2004,86(6):841-847.

[14] AIZAWA T,KOKUBUN S,OZAWA H,et al. Increasing incidence of degenerative spinal diseases in Japan during 25 years:the registration system of spinal surgery in Tohoku University Spine Society[J]. Tohoku J Exp Med,2016,238(2):153-163.

[15] MLYSLIWIEC L W,CHOLEWICKI J,WINKELPLECK M D,et al. Classification for herniated lumbar discs on MRI:toward developing objective criteria for surgical selection[J]. Eur Spine J,2010,19(7):1087-1093.

[16] AKINCI I O,TUNALI U,KYZY A A,et al. Effects of prone and jackknife positioning on lumbar disc herniation surgery[J]. J

Neurosurg Anesthesiol,2011,23(4):318-322.

[17] PAPPAS C T E,HARRINGTON T,SONNTAG V K H,et al. Outcome analysis in 654 surgically treated lumbar disc herniations [J]. Neurosurgery,1992,30(6):862-866.

[18] 陈伯华,陈福令,胡有谷.腰椎间盘突出症术后的中远期疗效分析[J].中华骨科杂志,2009,29(7):630-633.

[19] ROUBEN D,CASNELLIE M,FERGUSON M. Long-termdurability of minimal invasive posterior transforaminal lumbar interbody fusion:A clinical and radiographic follow-up[J]. J Spinal Disord Tech,2011,24(5):288-296.

[20] TOBLER W D,GERSZTEN P C,BRADLEY W D,et al. Minimally invasive axial presacral L5-S1 interbody fusion:two-year clinical and radiographic outcomes[J]. Spine,2011,36(20):E1296.

[21] WILLIAMS R W,MCCULLOCH J A,YOUNG P H. Microsurgery of the lumbar spine[M]. Rockville:Aspen Publishers,1990.

[22] CHOI J Y,CHOI Y W,SUNG K H. Anterior lumbar interbody fusion in patients with a previous discectomy:minimum 2-year follow-up[J]. Clin Spine Surg,2005,18(4):347-352.

[23] LI J,DUMONSKI M L,LIU Q,et al. A multicenter study to evaluate the safety and efficacy of a stand-alone anterior carbon I/F 椎间融合器 for anterior lumbar interbody fusion:two-year results from a Food and Drug Administration investigational device exemption clinical trial[J]. Spine,2010,35(26):1564-1570.

[24] 海涌.腰椎间盘置换术:中国大陆的经验.第二届首都骨科高峰论坛:腰椎外科前言与焦点会刊,2010:81.

第二十章

腰椎间盘突出症手术治疗

第一节　腰椎间盘突出症经典手术方法

　　尽管有如此多的手术治疗方法,但 1939 年 Love 所介绍的经后入路腰椎管硬脊膜外腰椎间盘切除术(Love 手术)仍作为经典传统手术方法被应用至今。1952 年,有学者在国内首先报道了 47 例腰椎间盘突出症的手术治疗,其中对手术体位、手术器械、手术步骤、术中所见和术后处理等做了详尽介绍,手术应用并改进至今已逾半个世纪,仍为有效的腰椎间盘突出症手术治疗方法,故冠以传统经典手术方法之名。

一、腰椎间盘突出症手术切口

　　取背部正中切口,切口位置及长度取临床诊断病变椎间盘上、下各一腰椎范围:在 L_5S_1 椎间盘,上为 L_5 棘突上方,向下延伸至 S_2 水平。$L_{4/5}$ 椎间盘以 L_4 棘突为中心上、下各延长 3~4cm。若病变为一个单侧椎间盘,一般切口长 7~8cm,若为两个单侧椎间盘或为一个中央型椎间盘,则切口长 8~10cm。

二、术中定位

　　术前正确定位后,一般术中不再定位。但有部分患者仍需通过 C 臂透视再次术中定位,特别是高位腰椎间盘突出病例,或当发现所做手术间隙未发现有椎间盘突出者,或在半椎板暴露的情况下不能肯定所施手术部位者。

　　1. L_5S_1 椎板间隙定位　　L_5S_1 椎板间隙为最下位间隙。一侧椎板暴露时,椎板间隙间有黄韧带相连。暴露 L_5S_1 关节突关节的远端可见 S_1 孔。此孔较一侧椎板间隙小并且没有黄韧带覆盖。当两侧椎板均暴露时,用持骨器钳持 L_5 棘突可发现腰骶间隙有活动,同时亦可见向背侧成角的骶骨。L_5 的棘突通常亦较 L_4 的棘突大,骶椎无单独的棘突,只有骶正中嵴。

　　2. $L_{4/5}$ 椎板间隙定位　　在无腰骶移行椎的情况下,$L_{4/5}$ 间隙通过前述确定 L_5 棘突的方法可以正确定位。然而临床上最常见的定位错误为将 $L_{3/4}$ 间隙定为 $L_{4/5}$ 间隙,常见定位错误的原因为:①可以以髂嵴连线平 $L_{4/5}$ 间隙进行定位,但因髂嵴骨性标志在肥胖人群中不清晰,因此连线误差较大;②$L_{4/5}$ 棘突间隙甚窄,将 L_4 和 L_5 两个棘突误认为是 1 个棘突,而实际进入 $L_{3/4}$ 棘突间隙;③L_4 椎板宽度较正常小,易将 L_4 和 L_5 两个椎板误认为一个椎板,从而误入 $L_{3/4}$ 椎板间隙。因为 $L_{4/5}$ 定位错误而误入 L_5S_1 椎间隙的情况较少。

　　为了避免错误,术者应在术前仔细阅读腰、骶椎正位 X 线片,观察双侧髂嵴连线通过何部位。在侧位 X 线片观察棘突与相应椎间隙的关系,一般情况下,棘突间隙低于椎间隙水平。此外,用椎板拉钩钩尖固定在上关节突外方,牵开椎旁肌肉,对 $L_{4/5}$ 和 L_5S_1 所用的椎板拉钩牵拉力的强度要较 $L_{3/4}$ 为大。

　　3. $L_{3/4}$ 椎板间隙定位　　$L_{3/4}$ 椎板间隙常在双侧髂嵴连线的上端,椎板间隙通常较 $L_{4/5}$ 和 L_5S_1 宽,这些解剖征象在术中难以明确,所以为了避免定位错误,手术切口可偏向尾端扩大一些,暴露 $L_{3/4}$ 的同时显露 $L_{4/5}$ 椎板间隙,通过确定较大的 L_5 棘突来明确定位。

三、分离腰背部软组织

　　切开皮肤、皮下组织后,单侧病变行单侧椎板切除暴露,中央型或双侧椎间盘病变则行双侧半椎板切除暴露,保留棘突或全椎板暴露。在病变椎间隙之上、下棘突,正中切开棘上韧带,用利刀将棘上韧带从棘突膨大部向棘突两侧方向剥离约1.0cm,然后用电刀在骨膜剥离器辅助下将附着于椎板上的竖脊肌剥离,一直分离到关节突关节部位。椎板与肌肉间填以干纱布压迫止血。按照上述方法,依据术前诊断,选择暴露多个单侧椎板或全椎板。椎板肌肉剥离后,抽出干纱布,观察肌肉在经压迫止血后是否仍有少量出血点,若有可用电凝止血。将破碎的肌肉及韧带剪除,以免有碍手术视野。

四、暴露椎板

软组织剥离后,用Taylor半椎板拉钩或半椎板撑开器显露半椎板。半椎板拉钩的尖端固定在一个或两个关节突关节外侧,依靠杠杆力量牵开竖脊肌。半椎板撑开器的长柄将竖脊肌拉向外侧,短柄固定在近棘突的椎板上。显露椎板时也要显露出关节突关节。全椎板暴露可用一般脊柱自动拉钩牵开两侧竖脊肌。

五、椎管进入

(一)切除椎骨后结构

1. **椎板间隙进入** 适用于椎板间隙较宽、腋部或偏中央型椎间盘突出。术时患者俯卧于腰椎手术架或取侧卧屈髋、屈膝位,或胸膝卧位加大腰椎后侧间隙。

2. **椎板开窗术** 有限地切除两个相邻的部分椎板,一般切除椎板的1/3~1/2后进入椎管。除切除两相邻椎板外,还可切除下关节突内侧部分,需保留上关节突(图20-1)。

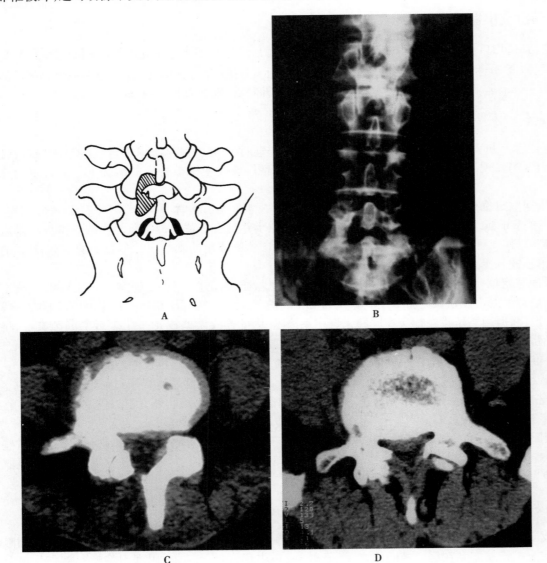

图20-1 椎板开窗术示意及举例
A. $L_{4/5}$ 上、下椎板部分切除示意,画线区域为切除区域;B. X线片示 L_5S_1 右侧椎板部分切除;C. CT 示右侧椎板开窗;D. CT 示双侧椎板开窗。

3. **半椎板切除术**　又称单侧椎板切除术,将单侧椎板切除,椎板切除范围从下关节突内侧到棘突基底部,切除一侧完整椎板(图20-2)。

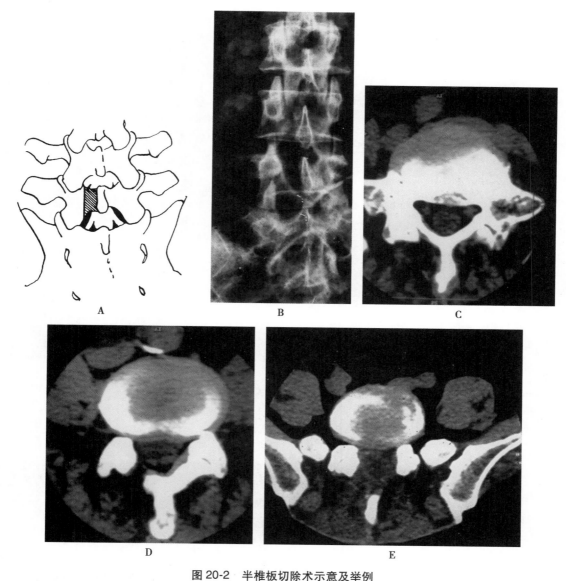

图20-2　半椎板切除术示意及举例

A. L₅ 右侧椎板切除示意,画线区域为切除区域;B. X 线片示 L₅ 右侧椎板切除;C. CT 示右侧椎板切除术前;D. CT 示右侧椎板切除术后;E. CT 示右侧椎板开窗,左侧椎板切除。

4. **全椎板切除术**　将两侧下关节突内侧 0.5cm 之间的椎板和棘突切除(图20-3、图20-4)。

5. **单侧椎板并关节突切除术**　一侧椎板切除并上、下关节突切除(图20-5)。

6. **椎间孔开窗术**　半椎板切除并部分关节突关节和椎弓根切除(图20-6)。

7. **椎间孔扩大术**　适用于腰椎间盘突出并假性腰椎滑脱,神经根嵌于上一椎体的后下缘与下一椎体的上关节突之间的病例。经前外侧入路切除椎体后外侧部分骨突,将构成椎间孔后壁的上行关节突的前壁切除(图20-7)。

8. **椎间孔切除术**　完全切除构成椎间孔后壁的关节突关节。

(二)　处理黄韧带

黄韧带位于两相邻椎板之间,韧带厚而坚实。黄韧带远端附于下一椎板的上缘,并向外延伸到此椎骨上关节突的前上方,参与关节突关节囊的组成(图20-8)。黄韧带的近端附于上一椎板前面的中下 1/3 至中

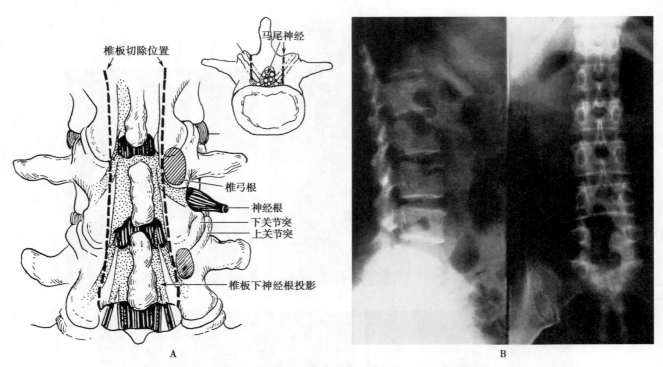

图 20-3 全椎板切除术并关节突切除术示意及术后影像

A. 全椎板切除示意。虚线：椎板切除位置；斜线区域：椎弓根投影；点区域：椎管内神经投影；小图中灰色区域：马尾神经；B. L$_5$ 全椎板切除术并右侧关节突切除术后正侧位 X 线片表现。

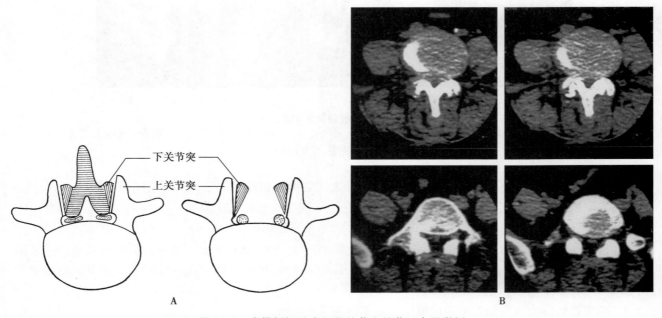

图 20-4 全椎板切除术保留关节突关节示意及举例

A. 全椎板切除并保留关节突关节示意，画线区域为切除区域；B. CT 示全椎板切除并保留关节突关节。

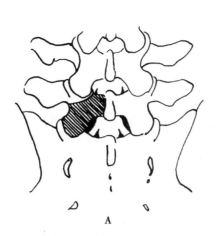
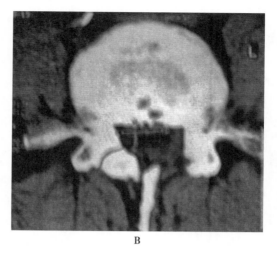

图 20-5　单侧椎板并关节突切除术示意及举例

A. L_5 单侧椎板并关节突切除术示意,画线区域为切除区域;B. CT 示 L_5 左侧椎板切除并 L_4 下关节突切除。

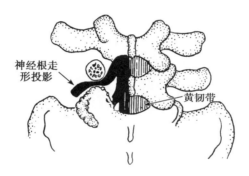

图 20-6　椎间孔开窗术示意

竖线区域:黄韧带;黑色区域:神经根走形投影。
半椎板切除加部分关节突关节和椎弓根切除,
解除神经根嵌压。

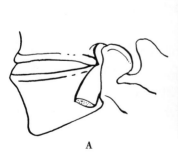
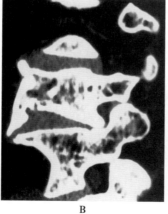
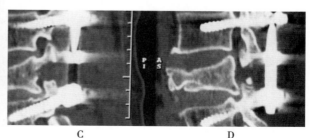

图 20-7　椎间孔扩大术示意及举例

神经根嵌压(A)经椎间孔扩大后,神经根得到松解(B);C. CT 示 $L_{4/5}$ 椎间孔较 L_5S_1 明显减小;D. 切除上关节突,扩大椎间孔并行脊柱内固定融合术。

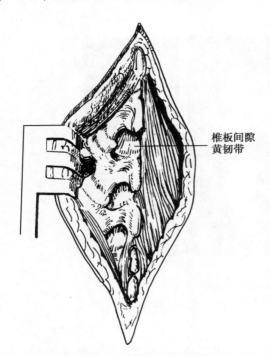

图 20-8 暴露椎板间隙,显露黄韧带示意

下 1/2 前面,向外延伸至下关节突构成关节突关节囊的组成部分。黄韧带的外侧缘游离,构成椎间孔后界。两侧黄韧带在棘突根部前方正中有一裂隙,有少许脂肪相连,黄韧带占椎管后壁的 3/4。

依据黄韧带的解剖特点,切除黄韧带有以下四种方法。

1. 用刮匙在上一椎板下缘刮除疏松结缔组织,露出黄韧带与上一椎板下缘之间隙。然后用小型椎板咬骨钳逐步咬除上一椎板,直到黄韧带在椎板的止点。此时黄韧带上端游离,用神经根钩和神经剥离器保护黄韧带深部的硬脊膜囊,切除黄韧带(图 20-9)。

2. 在上、下棘突根部的棘突之间,切开棘间韧带,向深部正中分离至黄韧带处,用神经根钩或尖刀略切开小口,使神经根钩进入椎管,先纵行在正中处切开黄韧带,然后在神经剥离器的保护下,横行切开上、下椎板附着处的黄韧带。

3. 在下一椎板的上缘,用尖刀切开黄韧带。切黄韧带时由浅至深逐步进行,并不时用神经根钩钝性分离黄韧带。当黄韧带有一点全层断裂时,将神经根钩伸入椎管内,在保护深部硬脊膜囊不被损伤的前提下,切断附着于下一椎板上缘的黄韧带,然后再切开中线的黄韧带,以及上一椎板下缘及外侧的黄韧带。

4. 在并有椎管狭窄,关节突关节增生、内聚时,为了获得充足的暴露,需切除上一椎骨的下关节突兼或下一椎骨的上关节突。当切除上关节突时,黄韧带的外侧附着点断裂,由此点进入椎管。在神经剥离器的保护下,用小号椎板咬骨钳向椎板间隙上、下缘切除黄韧带及侧隐窝狭窄部分。正常黄韧带厚度为 4mm 左右,在椎间盘突出时或并有椎管狭窄时,黄韧带厚度可达 8~10mm。

由于黄韧带具有在腰椎间盘突出症术后防止粘连的作用,因此对于非增生肥厚的黄韧带,在不压迫椎管的情况下,可予以保留。隋国侠等介绍了骨-黄韧带瓣重建腰椎管的方法。患者取俯卧位,硬脊膜外阻滞麻醉。后入路正中切口,长 3~4cm,显露病变椎板间隙,切除黄韧带外的筋膜组织,用椎板咬骨钳酌情咬除上位椎板下缘骨质至深层黄韧带附着处,以扩大开窗范围利于椎管减压。在距离下位椎板头侧 3~4mm 处(黄韧带与椎板附着处以远)用骨刀向头端(与椎板约呈 45°角)斜断椎板(图 20-10)。小刮匙沿小关节突内侧缘剥离深层黄韧带的外侧附着缘,使黄韧带外侧缘游离。用小圆刀纵行劈开深层黄韧带,使黄韧带形成内、外、下侧缘游离的瓣状结构。在骨-黄韧带瓣交界处缝入两根 1-0 号可吸收线并向头端牵拉固定,以显露椎管内手术野。切除髓核组织后,探查神经根管,确定无致压物存留,神经根松弛、活动度大于 1cm,彻底止血。在下椎板距椎板断端约 2mm 处用直径 1~2mm 的骨钻打两个孔,将骨-黄韧带瓣复位于小关节囊上。放置引流管,关闭切口。

(三) 扩大骨窗

前述椎板切除或关节突切除,一般情况下因椎板暴露较浅,可用咬骨钳或椎板咬骨钳扩大骨窗。上、下关节突等部位较深,除用咬骨钳外,可用骨凿。但需注意在关节突深面常为椎间盘顶压神经根的所在部位,若术者无经验,不能掌握骨凿应进深度,可能损伤神经根。骨窗边缘有渗血应以骨蜡止血。

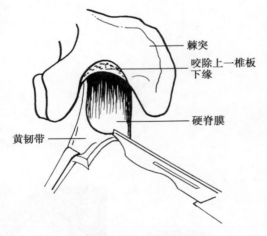

图 20-9 咬除上一椎板下缘至黄韧带止点,黄韧带上端游离后切除黄韧带

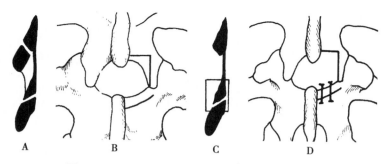

图 20-10　腰椎间盘突出症保留黄韧带术式示意

A.上(白线)为上位椎板下缘骨质切除范围,下(白线)为下位椎板斜行切断方式的侧位示意;B.上(实线)为上位椎板下缘切除范围,下(虚线)为下位椎板斜行切断位置的正位示意;C.骨-黄韧带瓣原位缝合的侧位示意(方框中的白线);D.骨-黄韧带瓣原位缝合的正位示意。

骨窗扩大的重点在外侧。向外侧扩大甚为重要,因突出的椎间盘常在关节突关节的前方,故骨窗如果向外侧扩大不够,常会找不到突出的椎间盘。此外,充分暴露可避免向内牵拉神经根或硬脊膜囊时其受到的过度牵扯,同时也起到扩大神经根管的作用,可使神经根得到充分减压(图 20-11)。

六、显露神经根

局麻手术时或在硬脊膜外阻滞麻醉较浅的情况下,椎板间隙用手按压可引起患者下肢的疼痛。此压痛点即为腰椎间盘突出致使神经根受压的部位。

当后侧骨性结构和黄韧带切除后,进入椎管首先可见硬脊膜囊正后方和侧方。沿硬脊膜囊向近端探查神经根自硬脊膜囊发出的神经根袖部分,找到神经根的起点,然后向远端观察神经根的走向。以常见的 $L_{4/5}$ 和 L_5S_1 椎间盘突出所累及的 L_5 神经根和 S_1 神经根从硬脊膜囊发出的部位为例,L_5 神经根多对应于 L_5 椎体上部或中部,S_1 神经根多对应于 L_5S_1 椎间盘处。寻找受累神经根甚为重要,既可避免手术损伤,亦可避免遗漏病变。

受累神经根确定后,检查突出的椎间盘组织与受累神经根的相对关系。它们一般有这样几种关系:①椎间盘突出在神经根外侧,称为肩上部突出。②椎间盘突出在神经根前方,称为肩部突出。③椎间盘突出在神经根内侧,称为腋部突出。④椎间盘经后纵韧带向后突出,压迫马尾神经,称为中央型突出。⑤椎间盘突出在神经根袖位置,称为根袖部突出(图 20-12)。⑥椎间盘向外突出入椎间孔,神经根嵌压于椎间孔出口处和突出的椎间盘之间。⑦椎间盘突出至椎间孔外,在椎管内并不能发现椎间盘压迫神经根,在椎间孔外可见椎间盘压迫上一神经根。⑧受压神经根痛觉极为敏感,形态大多增粗、充血和水肿,但在神经根严重受压嵌于侧隐窝和关节突关节之间时,神经根受压部变细,受压部位近端肿胀,形成假性神经纤维瘤。神经根的正常光泽消失变暗。病史长者神经根常与周围结缔组织有粘连。

以上这些情况均为椎间盘在椎管前方向后突出压迫神经根。因此手术野在椎管后方显露时,可见神经根的移位及受压情况。在少数椎间盘巨大突出的情况下,突出的椎间盘可将神经根压至椎管前壁或侧隐窝内,椎间盘组织掩盖了神经根,不能在椎管后方见到受累神经根,此时需向近端扩大术野尽可能找出受累神经根的根袖部位,由此向远端扩大术野找出下位正常神经根。此时需仔细分离出巨大椎间盘组织与硬脊膜粘连处,分块切除取出椎间盘组织后才能见到受累神经根。此时神经根由于受压严重可很细,有的似纤维

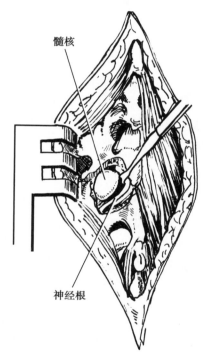

髓核

神经根

图 20-11　骨窗扩大及黄韧带切除术后显露神经根和髓核示意

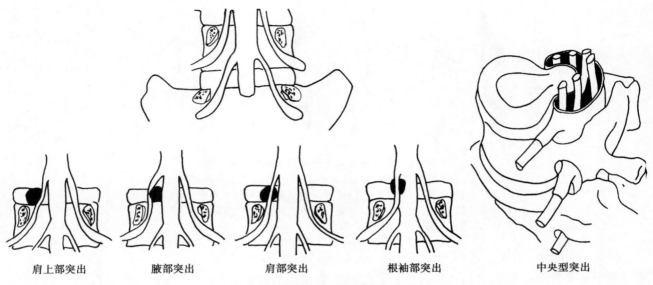

| 肩上部突出 | 腋部突出 | 肩部突出 | 根袖部突出 | 中央型突出 |

图 20-12　神经根与突出椎间盘的关系

束带状,需确认后保护。取出残余椎间盘组织,彻底松解神经根。

韩德韬等提出,为了松解神经根、改善其血液循环,可行神经根外膜切开术:暴露受累神经根后,观察神经根有无瘢痕、苍白或粗细不均,若有此病理变化,在此神经根外膜自近端向远端做一 S 形切口,约 1.5cm。此时的神经根较原来变粗并可见血运明显改善。

七、切除椎间盘

椎间盘切除之前,必须明确突出的椎间盘与神经根的关系。充分暴露突出的椎间盘与受压神经根,强调不见神经根决不切开纤维环取髓核组织。突出的椎间盘组织分两类:①纤维环部分破裂,外观完整,呈圆形或卵圆形突出,大小从直径 0.5cm 至 1.5cm 不等,扪之有硬橡皮感,略有弹性、张力较大,难以用手或器械将其直接推回椎间隙内,称为包容性椎间盘突出。②纤维环破裂,髓核组织在硬脊膜外隙,个别情况亦可突入蛛网膜下腔,这种髓核组织较大,为整块的致密结缔组织。纤维环破裂口处清晰,可见部分髓核仍留在椎间隙内。完全突出的髓核组织,其纤维环破裂口周围组织粘连较广泛,有瘢痕形成。少数情况下突入椎管内的髓核组织可将神经包绕,以致寻找神经根很困难。突出的椎间盘组织压迫硬脊膜和马尾神经,使硬脊膜外脂肪一般都消失。在病变部位以下,椎管内静脉扩张,尤以 L_5S_1 间隙处为著,其原因可能是腰骶角角度大及椎管内静脉回流受阻。

为了避免椎间盘切除时损伤神经根,可用硬脊膜剥离器将神经根轻拉至突出椎间盘的内侧(图 20-13),此操作在肩上部突出和肩部突出较容易,然后行椎间盘切除。但在腋部突出时,将神经根牵至椎间盘内侧较为困难,尤其在椎间盘较大突出时,应将神经根牵向外侧,在腋部突出部位切除。

突出椎间盘切除有三种方式:①突出腰椎间盘有限切除术。切除突出椎间盘组织,切除突出椎间盘游离组织和切除突出椎间盘部分髓核。②突出腰椎间盘切除术。切除突出椎间盘组织,切除椎间盘中央和对侧、后外侧组织,不损伤软骨终板和尽量保留腰椎后侧结构。③突出腰椎间盘全切术。切除突出椎间盘组织,切除椎间盘中央和对侧、后外侧组织,刮除软骨终板,保留纤维环。

突出腰椎间盘有限切除术和突出腰椎间盘切除术属于腰椎间盘部分切除术,也就是将退变和突出压迫神经根引起症状的椎间盘组织

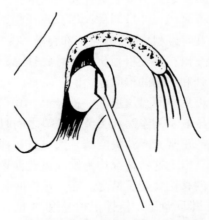

图 20-13　将神经根牵向突出椎间盘的内侧,显露髓核组织

切除。突出腰椎间盘全切术不能作为一般的腰椎间盘突出症的标准手术,此手术方式是作为腰椎间盘切除后行腰椎椎间植骨融合内固定术或行人工腰椎间盘置换术的手术步骤。若单纯行腰椎间盘全切术,将导致腰椎不稳,术后严重腰痛。腰椎间盘部分切除术,在切除腰椎间盘突出组织后,应仔细探查椎间盘上、下端和中央区,以防此部位残余退变椎间盘组织未能取出,导致术后仍存有症状。

暴露突出的椎间盘和神经根,直视下在硬脊膜剥离器的保护下牵开神经根。将椎间盘周围的椎管内静脉丛,用双极电凝阻断止血,在确保无血清晰的视野下,切开椎间盘。纤维环完整者,用小尖刀片在纤维环隆起处做直径为 0.5~0.8cm 的环形切开(图 20-14)。

椎间盘退变严重者,在纤维环切开后,由于椎间隙内压力较大,髓核可自行脱出一部分。用长柄髓核钳夹住髓核组织,可比较轻松地取出髓核。若髓核不自行突出,可用髓核钳从椎间盘内取出髓核组织(图20-15)。应用髓核钳夹取髓核组织时,必须将器械插入椎间盘内再张口夹取,而不能未进入椎间隙在椎管内就张开钳夹,以免损伤神经根。椎间盘退变较轻者,髓核组织较软,呈白色黏胶状,取出的量较少。通常在 $L_{4/5}$ 所取髓核组织直径为 1.5~2.0cm,在 L_5S_1 所取髓核组织直径为 1.0~1.5cm。游离型椎间盘突出,自行突入椎管内的髓核组织,由于失去了大部分水分而呈致密结缔组织状,取出的量较大,也较完整,甚至可取出 5.0cm×1.5cm×0.3cm 的完整退变椎间盘组织。应耐心将变性的髓核组织尽量取出。陈文红等报道对犬腰椎间盘行部分髓核切除术和全部髓核切除术两种手术,在术后不同时间行光镜、电镜检查,并在术后 3 个月行生物力学测试。全部髓核切除术组软骨细胞部分退化坏死并有增殖,出现功能活跃的成纤维细胞,可能为软骨样细胞转变而来,并能转变为纤维细胞。部分髓核切除术组剩余髓核中脊索细胞及胶原网状结构消失,胶原纤维增粗,排列方向趋向一致。实验结果表明,手术后椎间盘发生了明显的退行性改变,退变随时间的增加而加重,而全部髓核切除术较部分髓核切除术后的椎间盘退变更快、更重,纤维化程度更高。全部髓核切除术组,椎间盘内压为零,椎间盘内主要承受纵向压应力,因此原髓核部位及软骨终板区的胶原纤维呈直排。部分髓核切除术组,形成的空余由椎间盘组织重新充填,有一定的椎间盘内压,相对地保存了椎间盘的结构,因而术后椎间盘退变较轻、较慢。

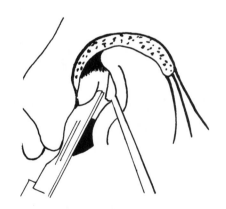

图 20-14 保护神经根后切开纤维环

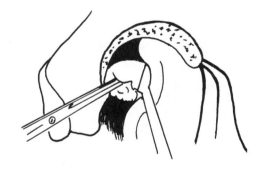

图 20-15 切开椎间盘后取出髓核组织

取髓核时,髓核钳进入椎间隙的深度,在成人椎间隙直向不超过 3.0cm,斜向不超过 3.5cm,以免髓核钳穿过前侧纤维环而损伤椎间盘前方的腹主动脉、下腔静脉或髂总动、静脉。

髓核摘除术后应严格止血,硬脊膜外椎静脉出血一般可压迫止血或用双极电凝止血,肌肉出血可用电凝止血。止血后行生理盐水冲洗。术中椎间隙冲洗,有助于改善患者 VAS 和 ODI。缝合肌肉后,硬脊膜外置橡皮管引流。

八、术时注意事项

术前定位的椎间盘突出病变节段,而术中未发现椎间盘突出时,首先行术中 C 臂透视,确定施术部位是否正确。然后依据椎间盘突出病变节段,找出相应的神经根。观察该神经根的改变和神经根出椎间孔处,观察神经根有无嵌压、有无神经纤维瘤和脊膜囊肿等类似腰椎间盘突出症的疾病。

椎间盘突出和合并椎管狭窄的因素,如黄韧带肥厚、关节突关节肥大和侧隐窝狭窄,必须在切除椎间盘的同时予以解决,特别对年龄在40岁以上,病史较长者。早期椎间盘压迫神经根是主要矛盾,后期神经根管通道狭窄,是不可忽视的因素。只有神经根充分减压,才能获得较好的术后效果。手术取出椎间盘组织后,神经根压迫消除,神经根松解应由神经根袖处追踪至神经根在椎间孔出口处,使神经根左、右活动能达1cm左右范围,确认无神经受压征象。

九、术后处理

术后24~48小时拔除引流,传统椎间盘手术后卧床的时间,应参考手术方式来决定。

(一) 术后卧床2周

椎间盘手术仅经一侧椎板间开窗,而未涉及关节突关节的切除,卧床时间较短,一般在软组织愈合的时间,即2周后即可下床活动。

(二) 术后卧床4周

1. 全椎板切除,卧床时间需加以延长。因棘突、棘上韧带和棘间韧带切除后,再加之前方椎间盘的切除,腰椎活动度明显增加。

2. 一侧椎板切除并一侧关节突关节切除。

(三) 术后卧床6周

双侧半椎板切除并关节突切除的患者及全椎板切除并关节突切除的患者需在术后卧床6周。

术后卧床6周的原因主要是考虑到患者脊柱后结构切除范围广泛,腰椎运动单位中三关节复合体中的三个关节均已被破坏。此时需依靠软组织的修复及瘢痕组织的形成来维持手术节段的稳定性,同时亦应避免过早负重,使残留的椎间盘组织退变发生再突出。此外,卧床较久,在椎间盘内可形成较坚实的瘢痕,起到维持椎间隙高度的作用。患者卧床期间鼓励做直腿抬高运动,防止神经根粘连,亦鼓励患者卧床改变体位,侧卧、仰卧、俯卧和平卧,患者处于卧床状态下,在手术椎间盘区域承受压力最小。在术后长期随访观察中发现,卧床时间较长的患者,腰背痛者较少。为了减少术后卧床时间,可行腰椎间盘切除并腰椎椎间植骨融合内固定术。

腰椎间盘突出症术后,亦有学者不依据手术方式而鼓励患者术后早期下床活动。术后第1天引流拔除后,即鼓励患者下床活动,每日2~4次,每次数分钟,以后逐日增加。术后3~4天出院。术后4~10天,每日下床活动8~10次,每次10~30分钟。术后12天拆线后进行康复治疗。术后不主张患者戴腰围固定保护。田伟等报道改良微创Love手术373例。手术在C臂定位准确后,于病变椎间隙处取长2.5~3.5cm的后正中切口。保留棘上和棘间韧带,放置显微椎间盘拉钩撑开手术野,用骨刀于病变间隙的上位椎板下缘开窗,不超过椎板高度的1/2,并保留相邻小关节结构的完整。用刮匙去除黄韧带,将突出的椎间盘组织与神经根和硬脊膜分离并摘除,对同时存在侧隐窝狭窄的病变一并充分减压,直至探查神经根完全松弛。术后第2天即下床活动,术后2周拆线。佩戴支具3个月后,再开始功能锻炼。

上述术后的下床时间,根据不同医师的临床经验和认识而有所不同。现尚无卧床时间长短对手术效果的比较报告。本院趋向于手术后卧床时间较长为宜。

第二节　经腹腰椎间盘切除术

经腹腰椎间盘切除术包括经前入路腰椎间盘切除术和经前侧入路腰椎间盘切除术。由于经后入路腰椎间盘切除术的某些缺点,如不能完全切除病变的椎间盘,手术部位会引起神经根粘连,以及后路的骨结构被破坏可导致脊柱不稳定等,因此提出经前侧入路行腰椎间盘切除术。其优点在于:①不损伤背部肌肉,不累及椎管;②能良好地暴露整个椎间隙,完全切除病变椎间盘;③可同时处理$L_{4/5}$和L_5S_1椎间盘;④椎间盘切除后行植骨融合固定,可保持椎间隙宽度并能达到骨性融合;⑤避免损伤椎管内椎静脉导致其出血,减少椎管内瘢痕形成;⑥可同时处理退行性腰椎滑脱。其缺点在于手术创伤较经后入路手术大,术后恢复期较长;经腹手术,可损伤腹下神经丛,在男性易引起性功能障碍,逆行射精;亦有可能损伤输尿管和髂血管及发生术后腹腔粘连等并发症。经腹手术可分为腹膜后入路和腹膜内入路,当前以腹膜后入路为主,腹膜内入路已少用。

在正常椎间盘,富含水分的髓核可以产生足够的张力来抵抗脊柱受到的轴向压力,同时向外支撑纤维环使其处于紧张状态,以维持整个椎间的稳定性。当腰椎间盘发生退变时,髓核因脱水而降低了抵抗轴向压力的能力,在 X 线片上表现为椎间盘间隙变窄,从而使得原来处于紧张状态的纤维环变松弛,失去其维持椎间隙稳定的功能,整个椎间隙在外力作用下易于移位,形成椎间隙不稳定,而松弛的纤维环会突向椎管内造成压迫。基于此分析,通过前入路手术重建椎间盘高度可以使纤维环再度紧张,恢复其维持椎间隙稳定性的作用,同时可以解除因纤维环松弛突入椎管造成的压迫。由腰椎间盘退变引起的临床问题包括椎间隙不稳定、腰痛,以及由于神经组织受到突出的椎间盘或增生之骨质及韧带的压迫而出现的神经症状等。在情况严重而需要手术治疗时,可通过后入路或前入路进行单纯减压或减压加融合固定术。经后入路进行椎间盘减压是最为常用的手术方式,但也存在术后椎旁肌肉去神经化、慢性腰痛及椎间隙迅速变窄等问题,而椎间盘突出的再发生率则为 1% ~ 4%。有学者对接受单纯椎间盘切除减压术及椎间盘切除减压伴融合术的 85 例患者进行平均长达 7.3 年的随访,显示手术效果满意率在减压伴融合组达到 85%,而在单纯减压组则仅为 39%;而再次手术率在前者为 3.0%,而在后者则高达 13.5%。以上证据充分说明在椎间盘切除术的同时施行腰椎椎间植骨融合内固定术的重要性。另外,有学者在 1999 年的国际腰椎学会(the International Society for the Study of the Lumbar Spine,ISSLS)上指出:如果在切开纤维环后不能取出单一巨大髓核块,则手术效果通常不良,且再次手术的机会较高。与后入路手术相比,经前入路椎间盘切除术能够更彻底地取出髓核组织,因而应该较后入路手术有更好的效果及更低的再次手术率。

经前入路进行腰椎椎间植骨融合内固定术最早于 1933 年由 Burn 报道用于腰椎滑脱的治疗。手术目的包括:①椎间盘切除;②椎间融合固定;③重建椎间盘高度。

一、适应证及禁忌证

1. 适应证　①椎间盘突出;②椎间盘源性腰痛;③椎间盘炎;④由创伤、退变和医源性等原因所致腰椎不稳定。

除此之外,我们选择经前入路腰椎椎间植骨融合内固定术时还应注意以下几点:①患者相对年轻;②突出的椎间盘仍处于包容状态,无游离髓核进入椎管内;③椎间盘间隙狭窄,但在俯卧位牵引像上可完全或部分恢复椎间盘高度,牵引下椎间盘间隙无变化者行原位融合;④日常工作时腰部负担较大。

2. 禁忌证:①游离型椎间盘突出,因髓核脱落入椎管而不易由前方取出;②由关节突关节及黄韧带增生等脊椎后柱病理所导致椎管明显狭窄;③前方既往有手术史。

二、手术步骤

全麻下,患者取右侧卧位固定于带肾桥的手术台上,肾桥的位置应在欲施行腰椎融合节段的下方,以便术中通过升起肾桥打开欲融合之椎间隙,增加显露以方便手术操作。轻度弯曲左侧髋及膝关节以松弛腰大肌。手术切口由耻骨联合中点起,斜向左侧肋骨下缘及髂前上棘的中点止,长约 12cm(图 20-16)。如需要显露 L_5S_1 椎间盘,则应将切口轻度偏向垂直方向以方便显露。沿切口依次切开腹外斜肌、腹内斜肌及腹横肌,直到腹直肌前鞘的外侧 1/3 处(图 20-17)。将腹直肌拉向内侧,在确认并保护腹壁下血管后,切开腹直肌后鞘的外侧 1/3。此时,将腹膜小心地从腹横肌后壁的前外侧、腹直肌后鞘的内侧及腰大肌的后外侧剥离。将输尿管与腹膜及腹腔内脏器一起向前内推向右侧(图 20-18)。如不慎穿破腹膜,应立即以可吸收线修补。继续沿腹膜后入路向内侧分离则会在腰大肌及脊柱之间见到交感神经。术中可以骶骨岬为标志向上计数椎间盘位置。暴露髂总血管时使用钝性分离,并轻轻地将其拉向右侧以显露腰神经节段静脉,将这些节段静脉结扎后切断。然后进一步将大血管及腹膜推向椎体右侧,并以一深拉开器固定。有时经腹主动脉分叉下方能更好地显露 L_5S_1 椎间盘。但应加倍小心避免损伤髂内动脉,因其出血非常难以控制。采用此入路一般不会暴露腹下神经丛,所以不需采取特殊保护措施(图 20-19)。

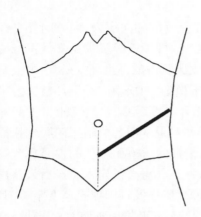

图 20-16　手术切口示意

手术切口由耻骨联合与脐连线的中点起,斜向左侧肋骨下缘与髂前上棘连线的中点止。

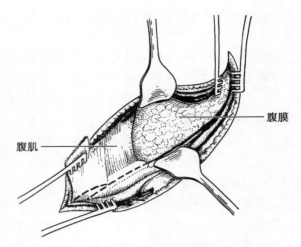

腹肌

腹膜

图 20-17　切开腹膜肌层显露腹膜

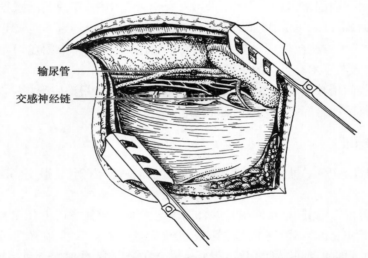

输尿管

交感神经链

图 20-18　暴露输尿管及交感神经链,将输尿管、腹膜及腹腔内脏器推向右侧

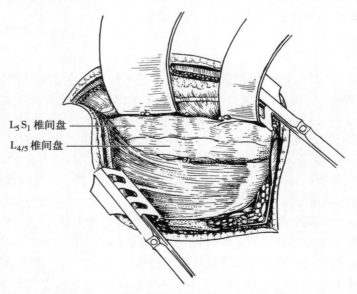

L_5S_1 椎间盘

$L_{4/5}$ 椎间盘

图 20-19　结扎腰神经节段的动静脉后,暴露 $L_{4/5}$ 椎间盘和 L_5S_1 椎间盘

　　在充分显露椎间盘后,于纤维环的前外侧将其切开,然后使用髓核钳取出大部分椎间盘内组织,以保证不会有椎间盘突出再发生的可能。对于后方纤维环也应予以部分切除直至后纵韧带完全得到显露,此时经常可以见到突出的髓核在纤维环的后外侧留下的缺损。进行此步骤时如将肾桥升起可使操作更为便利。制作植骨床时,以骨凿除去相邻椎体的软骨终板直至出血为止,但应注意适可而止,以免引起椎体中央静脉窦的大出血。椎间隙上、下植骨床表面应平行且光滑以使植骨块与之接触良好、稳固。在测量植骨间隙的尺寸后,降下肾桥并临时关闭腹部切口,取移植用骨块。

　　在髂前上棘近端沿前方髂嵴做一长约5cm切口,于骨膜下暴露髂骨,然后采取两块由三面骨皮质及一面骨松质组成的髂骨移植骨块。截骨时应注意保持上、下截骨面的平行及平坦。另外,为防止损伤股外侧皮神经及腹股沟韧带的附着点,第1块髂骨移植骨块的采取位置应至少离开髂前上棘1cm。取骨后,应将骨膜再度缝合,并放置引流管引流。

　　重新打开腹部切口,将肾桥升到最高,将两块植骨块并排植入预先准备好的间隙。植骨的深度应为椎体前后径的2/3或以上,植骨块前缘应与相邻之椎体前缘平齐。放低肾桥后,植骨块即可被压紧、固定,不需要采用任何内固定器材(图20-20)。但当存在椎弓峡部裂而加重了椎间隙不稳定时,应考虑同时进行后方内固定术。

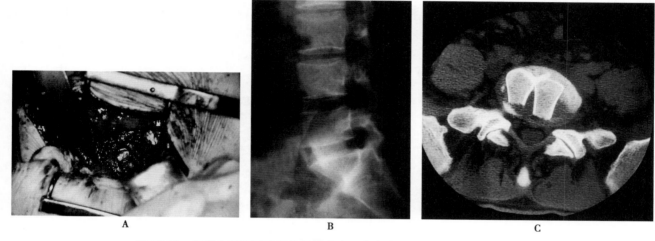

图 20-20　经前入路腰椎椎间植骨融合内固定术术中所见及术后影像学表现
A.术中椎间隙植骨术中所见;B.经前入路腰椎椎间植骨融合内固定术后X线所见;C.经前入路腰椎椎间植骨融合内固定术后CT所见。

　　在放置腹膜后引流管后,可使腹膜及腹腔内容物恢复原位。将腹内斜肌及腹横肌一层缝合,腹外斜肌作为第二层缝合,最后缝合皮下组织及皮肤切口。一般来讲,单一椎间隙植骨无合并症者出血量不应超过300ml。

三、术后处理

　　在过去数十年的临床实践中,我们不断改进术后处理的程序。在20世纪60年代,一般要求患者术后卧床3~6周,70年代减为2~3周,80年代再减为卧床1周,90年代以后直至现在仅要求患者在术后卧床1~2天,然后可以戴软腰围下地活动,但应在围手术期应进行等长性腹肌及背肌锻炼。

四、手术效果评价

　　1983年,我们对1959至1970年间在我科接受该术式治疗的40例患者进行了总结,其平均随访时间为12.7年,最长随访时间达到20年。结果显示,91.0%的患者术后腰痛完全消失或明显减轻,92.5%的患者坐骨神经痛术后完全或明显改善。单椎间隙融合的融合率为83%,而双椎间隙融合的融合率为57%,术后不愈合与术后临床症状之间无关联。除2人以外,其他患者均恢复术前工作,术后恢复中及重体力工作的时间平均为 12.3 个月,而恢复轻体力工作仅需平均 4.1 个月。

有学者随后对 126 例(男性 82 例,女性 44 例)接受前入路腰椎椎间植骨融合内固定术的患者进行了总结,平均随访时间为 7.6 年,最长为 20 年。接受手术时患者的平均年龄为 39.3 岁,最小的患者年龄为 17 岁,最大的 65 岁。其中从事重体力工作 50 人,中等程度体力工作 50 人,从事轻体力劳动 26 人。手术后腰痛缓解率为 83.2%(术前腰痛 113 人,其中 94 人缓解),坐骨神经痛缓解率为 95.7%(术前坐骨神经痛 115 人,其中 110 例缓解)。而神经症状缓解率为:运动神经损害缓解率 84.1%(63 人中 53 人缓解);感觉神经损害缓解率为 79.1%(43 人中 34 人缓解);直腿抬高试验改善率为 88.6%(105 人中 93 人得到改善);术前膝反射消失的 3 人中 2 人术后得到恢复,踝反射消失的 18 人中 16 人术后得到恢复。无一人术后出现症状加重现象。

植骨后的融合状态通过 X 线片所见分为完全融合、功能性融合及完全不融合三类。其中功能性融合指虽然可在 X 线片上见到透亮线,但在过伸、过屈位 X 线片上植骨间隙无活动存在。植骨融合率的结果为:单椎间隙融合术后完全融合率为 89.1%,功能性融合率为 6.0%,完全不融合率为 4.7%。双椎间隙融合术后两个椎间隙同时完全融合者为 46.8%,同时为功能性融合者为 1.6%,同时完全不融合者为 6.5%。两个椎间隙中任一椎间隙达到完全融合者为 45.2%,功能性融合者为 40.3%,完全不融合者为 4.8%。单椎间隙融合术的融合率明显高于双椎间隙融合术。这一结果与最近研究的最新数据相吻合,该数据指出单椎间融合术的术后融合率为 91%,而双椎间融合术的术后融合率为 51%。而融合率的高低与术后临床症状的缓解率之间无明显关联。在本组中,术前从事重体力劳动的 50 人中 43 人术后恢复了原工作,从事中等程度体力工作的 50 人中 45 人恢复了原工作,而从事轻体力工作的 26 人中 25 人恢复了原工作。术后再次手术的比率为 4.8%(表 20-1)。

表 20-1　不同作者所报道之经前入路腰椎椎间植骨融合内固定术术后症状改善率及融合率

作者 (报道年份)	Goldner (1971)	Stauffer (1972)	Crock (1982)	Leong (1983)	Inoue (1984)	Luk (1984)	Penta (1997)
患者例数/例	100	77	150	40	350	126	87
症状改善率/%	70.0	56.0	90.0	92.5	73.0	95.7	78.0
融合率/%	91.0	56.0	96.0	单椎间 83.0 双椎间 57.0	94.0	单椎间 95.3 双椎间 45.4	单椎间 91.0 多椎间 51.0

在总数 126 例接受经前入路腰椎椎间植骨融合内固定术的患者中,发生术后并发症的情况如下:尿潴留 36 例,左下肢温暖感 8 例,肠麻痹 7 例,髂骨供骨处疼痛 7 例,表浅感染 3 例,深部感染 1 例,瘢痕增生 3 例,心肌梗死 1 例,深静脉血栓形成 1 例,阳痿 4 例。

经前入路腰椎椎间植骨融合内固定术后的椎间盘间隙变窄现象曾被广泛提及,但变窄的程度、时间,对临床结果的影响及其预后因子如何,均无确切答案。为回答这些问题,我们对 67 例椎间盘退变及突出患者因保守治疗失败而接受 L$_{4/5}$ 单椎间隙融合术的手术效果进行了回顾性研究。患者的平均年龄为 31 岁(18~60 岁),平均随访时间为 14 年(2.5~32.0 年)。X 线片显示对腰椎椎间植骨融合内固定术术后效果的判定需满足以下条件:在植骨块的上下界面均有骨小梁通过,或虽有透亮线但在过伸、过屈位 X 线片上无活动性发现。为检查融合后椎间盘间隙变窄的情况,其中 3 例术后出现不融合的病例被除外,其余 64 例患者(融合率 96%)的平均融合时间为 9 个月(5~14 个月)。椎间盘间隙的术前平均高度为 12.1mm,在术后早期(1 个月内)增高到平均 16.2mm,增加了 4.1mm(34%);两者相比较有显著性差异(P<0.05);而在融合确认时(平均为术后 9 个月),椎间盘高度恢复到平均 12.9mm,与术后早期相比降低了 20%;而在最后随访时(平均为 14 年)的椎间盘高度平均为 12.6mm,与术前及融合时相比无显著性差异(P>0.05)。因在本研究中椎间盘高度的测量误差为 2mm,我们将椎间盘高度降低 2mm 或以上,定义为真性椎间盘间隙降低。在研究中的全部 64 名接受手术的患者中有 55 人(86%)椎间盘高度降低超过 2mm,其中 10 人(16%)椎间盘高度降低超过 5mm。不同随访时期 X 线片的测量结果显示,椎间盘高度的降低主要发生在术后 3 个月内。伴随椎间盘高度的变化,融合椎间隙的腰椎前凸角度在术前为平均14°,术后早期为平均18°,融合时为平均15°,最后随访时则为平均14°,与椎间盘高度的变化规律一致。

出现椎间盘间隙变窄的55名患者其临床症状在手术后均得到缓解,其中42人在最终随访时仍无任何临床症状,10人偶有下肢痛但无阳性体征,另外3人分别在术后7年、10年及26年出现坐骨神经痛再发,但无再次手术之需要。以上术后出现的临床症状均非发生于术后3个月内,提示临床症状的出现与椎间隙再狭窄无关。

术后椎间隙变窄可受到移植骨及骨床的质量、外科医师的技术水平及患者本身因素的影响。骨的质量不好可引起移植骨塌陷、骨折及终板骨折,外科医师技术不良可导致移植骨采取不当、移植骨床准备不当和移植骨放置不当及不愈合。而患者因素则包括不遵守术后医嘱,吸烟及服用类固醇类激素等。本研究发现椎间隙术后变窄程度与植骨后椎间盘撑开的程度无关,也不受性别影响,但与年龄显著相关,50岁以上的患者术后椎间隙变窄的程度较大。另外,本研究一个有趣的发现是椎间隙术后变窄的程度很少超过术前椎间隙的狭窄程度,其原因可能与后柱有关。手术前退变的椎间关节突关节相互接触,将椎间隙固定在某一特定的高度,手术植骨将椎间隙撑高,椎间关节突关节也失去其支撑作用,而移植骨与骨床的接触面因应力的作用而发生塑形适应,并出现椎间隙变窄,当狭窄程度达到术前水平时,椎间关节突关节重新接触并恢复其支撑椎间隙高度的作用,使椎间隙稳定在术前的水平。

采用腰椎椎间融合器代替自身移植骨在理论上可避免移植骨供骨处疼痛,同时提供足够的力学强度以防止塌陷的发生。但另一方面也存在着人工移植物与植骨床之间融合困难,仍需从患者自身采取骨松质,以及价格较高等不足。至于能否防止椎间隙再狭窄则尚待证明。目前,尚无足够数据反映采用椎间融合器进行经前入路腰椎椎间植骨融合内固定术后的骨融合率,以及椎间融合器是否更适合用于骨质疏松症患者。

经前入路腰椎椎间植骨融合内固定术的另一可能问题为其对邻近椎间隙的影响。笔者对40例患者进行的长达平均12.7年的随访表明,无可靠证据显示经前入路腰椎椎间植骨融合内固定术具有增强椎间盘退变的效果。另外,笔者对经前入路腰椎椎间植骨融合内固定术后的生物力学进行测定的结果显示单椎间隙或双椎间隙植骨固定后,在正常前屈及后伸时相邻椎间隙的变形增加,但仍限于生理范围内,无证据显示融合的相邻椎间隙存在过度活动,不能证实与临床上观察到的椎间盘退变有关。

五、小结

经腹膜后入路腰椎间盘切除术并经前入路腰椎椎间植骨融合内固定术可以有效缓解腰痛及坐骨神经痛,提供稳定强壮的腰部以应付重体力工作。术后绝大多数患者均可恢复原工作,其恢复工作的时间按照工作强度的不同而不同。单椎间隙融合的术后融合率可达96%,双椎间隙融合的融合率低于单椎间隙融合,但融合率的高低与术后症状的改善程度无关。本研究的结果显示经前入路腰椎椎间植骨融合内固定术术后确实存在椎间隙变窄的现象,但大部分程度轻微,且狭窄程度不会超过术前原有椎间隙高度。狭窄的发生主要在术后3个月之内,再狭窄的发生及其程度与临床效果无关。经前入路腰椎椎间植骨融合内固定术对于邻近椎间隙存在一定影响,但是否具有促进邻近椎间盘退变则尚未得到证明。

第三节　特殊类型腰椎间盘突出症的手术治疗方法

特殊类型腰椎间盘突出症的手术,在其手术方法、要点和是否并行腰椎椎间植骨融合内固定术等方面都有一定的要求。

一、腰椎椎体后缘骺环离断

腰椎椎体后缘骺环离断,常合并有椎间盘突出或腰椎间盘软骨终板破裂。椎体后缘骺环离断向后移位兼或后纵韧带骨化时,形成骨赘称为硬性椎间盘。此手术较困难(图20-21~图21-23)。

患者取俯卧位,全麻下取正中切口8~10cm。腰椎椎体后缘骺环离断,多发生在椎管前方中央并骨化。多取全椎板切除兼或上、下关节突切除,充分显露硬脊膜、神经根和硬性椎间盘。从左、右两侧分别向内牵

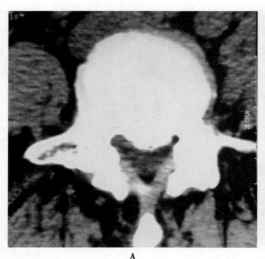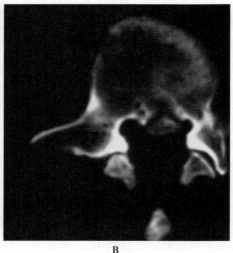

A   B

图 20-21 L$_{4/5}$ 椎体后缘骺环离断

A. CT 软组织窗；B. CT 骨窗。

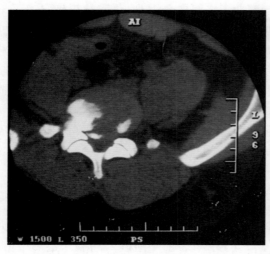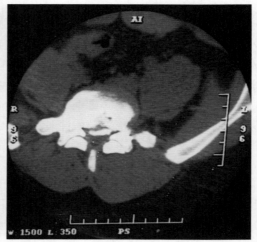

图 20-22 L$_5$S$_1$ 椎体后缘骺环离断

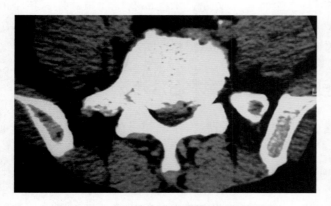

图 20-23 左侧椎体后缘骨赘并侧隐窝狭窄

开神经根,将硬性椎间盘凿除或部分凿除,减除对硬脊膜囊和马尾神经的压迫。腰椎椎体后缘骺环离断之硬性椎间盘偏向外侧时,切除一侧椎板及该侧下关节突和上关节突内侧部分,将神经根牵向内侧,于神经根的外侧将硬性椎间盘凿除。凿除椎间盘时,用特制微型半弧形峨眉凿,围绕硬性椎间盘四周予以凿除,凿除时应包括相邻之上、下软骨终板。凿除硬性椎间盘后用髓核钳取出椎间盘内髓核组织。此种硬性椎间盘在椎管前方的骨性突起很难被完全凿除,可残留小部分或将残留之部分用细长的骨块打入器打入椎间隙,消除椎管前方的压迫。若硬性椎间盘较小,椎板切除并椎管减压后症状可改善,不一定强调硬性椎间盘被完全切除,以免因手术操作而加重神经症状。

腰椎椎体后缘骺环离断切除后,由于腰椎三关节复合体中至少两个关节结构被破坏,需并行腰椎椎间植骨融合内固定术。

二、椎间孔内型腰椎间盘突出症

椎间孔内型腰椎间盘突出症即 3 区椎间盘突出。椎间盘突出组织位于椎间孔内,压迫出椎间孔的神经根。

患者取俯卧位,在全麻下取正中切口 8～10cm。手术行病变节段半椎板切除进入椎管,探查病变节段上位神经根即出口根,沿该神经根向外下方向至关节突关节处。此时可发现神经根紧张或下关节突紧压神经根。从下关节突根部切除下关节突,即见位于其深部的上关节突,将上关节突内侧缘 1/2 或上关节突全部切除,显露位于上位椎弓根下方之神经根。在神经根的深部即为突出的椎间盘,神经根在神经根拉钩的保护下切除突出的椎间盘组织。由于椎间关节和关节突关节受到破坏,需并行腰椎椎间植骨融合内固定术。

三、极外侧型腰椎间盘突出症

极外侧型腰椎间盘突出症即椎间孔外 4 区突出。此部位椎间盘突出组织压迫上位神经根即出口根。手术入路有两种方式。

(一) 经椎管手术

患者取俯卧位,在全麻下取正中切口 8～10cm。行病变节段半椎板切除后进入椎管。在病变节段椎管内椎间盘无突出,亦未发现有突出椎间盘组织压迫神经根的征象。在病变节段相对应之神经根即行走根正常,如 $L_{4/5}$ 椎间盘之行走根——L_5 神经根正常,L_5S_1 椎间盘之行走根——S_1 神经根正常。依据影像学所示确定病变椎间盘节段,将该节段病变侧的上、下关节突切除,沿所见正常的神经根向外出椎间孔,此时可见此神经根的前方有突出的椎间盘组织。沿此部位向外可见神经根被椎间盘组织压迫顶向外前方或外后方。在神经根拉钩保护下,将椎间盘组织切除,可见破裂的纤维环,用髓核钳取出椎间盘内的髓核组织。

此手术方式由于切除骨性结构较多,一侧关节突关节完全缺如,需并行腰椎椎间植骨融合内固定术(图20-24、图 20-25)。

有学者报道 41 例应用单侧关节突关节全切除术治疗极外侧型腰椎间盘突出症的病例,随访 4～60 个月,平均 22.4 个月。手术疗效优 35 例,良 3 例,中 2 例,差 1 例。所有病例均拍摄腰椎伸屈动态位 X 线片,除 1 例示脊柱不稳外,余均正常。经单侧关节突关节切除术治疗极外侧型腰椎间盘突出症,能良好地显露受累神经根和突出椎间盘,术后脊柱不稳发生率很低。

(二) 椎管外入路

椎管外入路主要用于椎间孔外型腰椎间盘突出症,亦可用于椎间孔内型腰椎间盘突出症。椎管外入路有关节突旁入路、椎旁入路和椎旁外侧入路。

腰椎管外横截面肌肉分布及肌肉间隔见图 20-26、图 20-27。

1. 关节突旁入路　1984 年和 1987 年分别由 Ebiling 和 Reulen 介绍。在病变椎间盘节段于中线或旁中线 2～3cm 做长 10cm 切口。于中线旁 1cm 切开腰背筋膜,以减少向外侧牵拉肌肉的张力。将切口内侧的皮瓣牵向健侧。将术侧的椎旁肌从棘突和椎板处剥离,尽可能向外暴露出关节突关节的外侧方。$L_{4/5}$ 椎间盘突出需暴露 $L_{3/4}$ 关节突关节和 $L_{4/5}$ 关节突关节,沿 L_4 和 L_5 上关节突向外用骨膜剥离器剥离,显露出 L_4 横突和 L_5 横突。然后用 C 臂定位确定病变间隙无误。暴露 L_5S_1 间隙侧需显露 L_5 横突。横突向外暴露至横突尖部,向内暴露至椎弓峡部。用自动拉钩

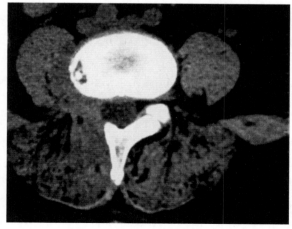

图 20-24　经椎管行右侧关节突关节切除及极外侧突出的腰椎间盘切除术后,CT 示右侧关节突缺如

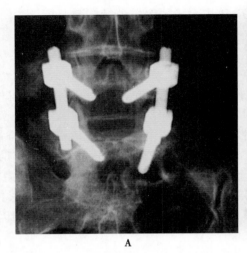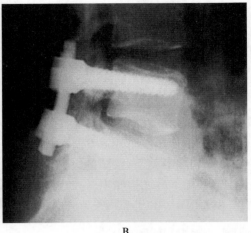

图 20-25　行左侧关节突关节切除术并椎弓根钉固定植骨融合术后 X 线片

A. 正位 X 线片；B. 侧位 X 线片。

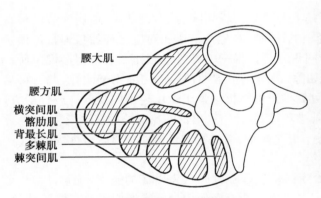

图 20-26　腰椎管外横截面肌肉分布

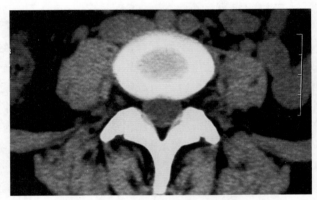

图 20-27　CT 示腰部肌肉间隔

牵开,将横突间韧带和横突间肌切除,兼或切除部分横突,扩大术野,此时可见上位神经根被突出的椎间盘组织压迫。在神经根拉钩的保护下牵开神经根,切除突出椎间盘组织。在 L_5S_1 节段或 L_5 横突较大时,需将 L_5 横突切除,以便有更好的手术视野(图 20-28)。

2. **椎旁入路**　此入路 1968 年 Wiltse 首先介绍用于横突间融合,1988 年作者介绍用于椎弓根外、神经根减压或椎间孔内型及椎间孔外型的腰椎间盘突出症的椎间盘切除术。

C 臂透视确定病变位置无误后,在背部中线或旁中线 3~5cm 做长 8cm 切口,如需双侧手术则双侧皮下游离 2.5cm,中线外侧 2cm 纵向切开竖脊肌筋膜。切开皮肤后距棘突外侧 2cm 切开腰背筋膜。将腰背筋膜向外侧牵开确定多裂肌和背最长肌,多裂肌向外斜行止于背最长肌和髂肋肌组成的腱膜上。内侧的多裂肌与外侧的背最长肌和髂肋肌之间有一自然分界线,在两肌之间用手指钝性分离,由浅至深斜向外侧直至 $L_{4/5}$ 关节突关

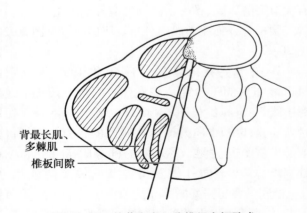

图 20-28　关节突旁入路椎间盘切除术

节。从 $L_{4/5}$ 关节突开始向远端扩展,用电刀很容易将多裂肌从腱膜上分开。然后继续向外分离至病变椎间盘头、尾侧两相应椎骨之横突。用自动拉钩或普通椎板拉钩内侧向中线牵开,外侧顶在横突尖端也能获得

比较满意的显露。骨膜剥离器剥离横突全长、关节突关节和椎弓峡部。在 L$_{4/5}$ 间隙切除横突间肌和韧带的内侧 1/2 或 2/3，切除 L$_5$ 上关节突和椎弓峡部外侧少量骨质，扩大术野，即能暴露椎间孔外的突出椎间盘组织和受压 L$_4$ 神经根。如有出血用双极电凝止血。在 L$_5$S$_1$ 间隙除切除少部分椎弓峡部及 S$_1$ 上关节突外，还要向下切除骶骨翼约 1cm 才能充分暴露突出的椎间盘组织和 L$_5$ 神经根。在神经根拉钩保护下牵开神经根，将突出椎间盘组织取出（图 20-29）。

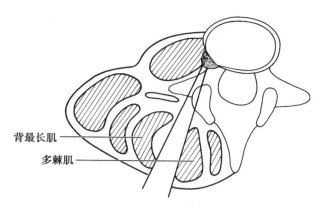

背最长肌
多棘肌

图 20-29 椎旁入路椎间盘切除术

3. 椎旁外侧入路 1983 年，Ray 介绍椎旁外侧入路。在病变椎间盘节段于距背部中线外侧 10～16cm 处扪及竖脊肌外缘，或在 CT 水平面图像上确定棘突与竖脊肌外缘之宽度。在竖脊肌外缘与腰方肌之间做纵形略向外的弧形切口，长约 8cm。

如为 L$_5$S$_1$ 椎间盘切除术，则将切口形状改为 J 形，切口的弧形部分平髂嵴。切开皮肤、皮下组织及腰背筋膜，确定骶棘外侧缘。在竖脊肌与腰方肌之间钝性向深部分离，直至扪及横突尖部。用 C 臂确定病变部位无误，用自动拉钩将竖脊肌牵向内侧，腰方肌牵向外侧，暴露横突、关节突关节及椎弓峡部。然后切除横突间韧带、横突间肌和部分横突，显露突出椎间盘组织及上位神经根。在神经根拉钩保护下，牵开神经根切除突出椎间盘组织。

在显露 L$_5$S$_1$ 椎间隙时，需将病变侧 L$_5$ 横突切除或切除少许髂嵴，才能使术野暴露清晰（图 20-30）。作者介绍极外侧腰椎间盘突出症 33 例，经后侧横突间入路，显露椎间孔外侧行椎间盘切除，以避免关节突切除造成脊柱不稳。

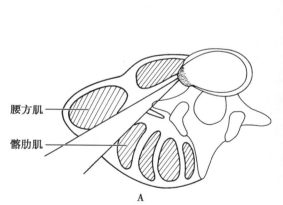
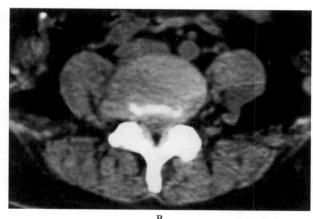

腰方肌
髂肋肌

A
B

图 20-30 椎旁外侧入路椎间盘切除术
A. 椎旁外侧入路示意；B. CT 示椎旁外侧入路。

上述三种椎管外入路行椎间盘切除的方法治疗极外侧型 4 区腰椎间盘突出症，以椎旁外侧入路和椎旁入路较容易，术野清晰并出血甚少。关节突旁入路并非如上述两法从肌间隙进入，而是将竖脊肌由棘突和椎板分离，出血较多，将肌肉向外侧牵拉暴露横突时肌肉紧张，显露欠佳。

为了保证暴露术野时的光照，可将手术台略倾向对侧。在暴露横突和横突间韧带及横突间肌后，用椎板咬骨钳咬除关节突关节外侧和椎弓根外侧的 1/3，然后切除部分横突和横突间韧带及横突间肌。在切除横突间韧带时注意腰动脉背支在横突的内上方通过，予以电凝止血。椎间孔外显露时可见神经根和背根神经节。将神经根向头端方向牵拉，显露椎间盘并切除。如椎间孔外突出并有椎间盘组织向椎间孔内延伸者,则需切除部分椎弓峡部及关节突关节骨性结构,才能清晰显示突出椎间盘组织的全貌。取出椎间盘组织后应向头、尾端探查有无游离椎间盘组织碎块。

由于在椎管外切除极外侧型腰椎间盘突出,不破坏腰椎后结构的稳定性,因此无须做腰椎椎间融合手术,手术后康复迅速。

四、高位腰椎间盘突出症

高位腰椎间盘突出症为 T_{12}/L_1、$L_{1/2}$ 和 $L_{2/3}$ 椎间盘突出症。T_{12}/L_1 椎间盘突出症,突出的椎间盘组织压迫脊髓;$L_{1/2}$ 椎间盘突出症,突出的椎间盘组织压迫脊髓圆锥;$L_{2/3}$ 椎间盘突出症,突出的椎间盘组织压迫马尾神经。不同节段的高位腰椎间盘突出症压迫的神经组织不同,所采取的手术方法各异。T_{12}/L_1 和 $L_{1/2}$ 椎间盘突出症的手术入路取前外侧入路和后侧入路,$L_{2/3}$ 椎间盘突出与前面介绍的 $L_{4/5}$ 腰椎间盘突出症的手术方法一致。由于高位腰椎间盘突出症位于胸椎和腰椎之间,处于脊柱胸段后凸和腰段前凸的交界处,因此活动范围和载荷较大。当 T_{12}/L_1 和 $L_{1/2}$ 椎间盘切除后,因生物力学原因处于胸腰交界处,运动范围较大,原节段易复发或其相邻节段易发生椎间盘突出。王全平等报道高位腰椎间盘突出症多次手术率为 26.7%。高位腰椎间盘突出症手术时,应并行脊柱内固定植骨融合术。

1. **T_{12}/L_1 和 $L_{1/2}$ 侧前方入路手术方法** 患者取 90°侧卧位,腰椎间盘突出侧在上。手术床的腰桥对向胸、腰椎交界处,以便术时抬高腰桥后加宽肋弓与髂嵴之间的距离,便于手术深部操作。

全麻下做肾切口,切口始于第 11 肋平面距棘突旁 5cm 处,至第 12 肋时沿肋骨方向斜向腹部腋前线或腋中线处。沿切口上部切开皮肤、深筋膜,切断背阔肌和下后锯肌,在竖脊肌的外侧暴露 T_{12} 横突。切口下部沿第 12 肋切开肋间内、外肌,沿第 12 肋骨床向后上方分离游离第 12 肋,将第 12 肋切除。保护第 12 肋下缘肋间动静脉和神经,即 L_1 神经。沿切口下部方向分层切开腹外斜肌、腹内斜肌和腹横肌即进入后腹膜区。用深拉钩牵开后腹膜,将肾脂肪囊连同输尿管等推向中线。此时,显露腰大肌及前纵韧带,T_{12}、L_1 和 L_2 椎体及其椎间隙。显露 T_{12}/L_1 和 $L_{1/2}$ 椎间隙时,需将膈肌脚从前纵韧带上分离。沿 L_1 神经由前向后追踪该神经至椎间孔处。椎间孔相对应的即为 T_{12}/L_1 椎间盘。在此游离结扎 T_{12}/L_1 肋间动静脉后,在 L_1 神经出椎间孔处,探查此部位向椎管内突入压迫脊髓的椎间盘组织。在 T_{12}/L_1 椎间盘前外侧方切开纤维环,用髓核钳取出椎间盘组织直至 L_1 神经根和椎管内脊髓压迫解除。当有椎体后外缘骨赘形成时,需在椎管前方将骨赘切除减压。

$L_{1/2}$ 椎间盘切除亦取上述术式切除第 12 肋,使术野显露清晰。但 L_2 神经根暴露不如 L_1 神经根暴露清晰。因为腰大肌起始于 T_{12} 横突,腰大肌可覆盖 L_2 神经根大部。但此手术入路因能确定 L_1 神经根及 T_{12}/L_1 椎间盘,其下方即为 $L_{1/2}$ 椎间盘,在此椎间盘的后方近椎间孔处能找出 L_2 神经根,然后按上述方法处理病变椎间盘。切除椎间盘及软骨终板显露侧后方硬脊膜囊,取自体髂骨或剪除的肋骨植入椎间隙,相邻椎体侧方行内固定,关闭切口。

2. **T_{12}/L_1 和 $L_{1/2}$ 后入路手术方法** 患者取俯卧位,在连续硬脊膜外阻滞麻醉或全麻下,常规暴露棘突及病变节段双侧上下位椎体关节突,在 X 线透视指导下置入椎弓根螺钉,切除病变节段棘突、椎板及关节突关节并扩大神经根管,松解受压的神经根。$L_{1/2}$ 或 $L_{2/3}$ 经关节突入路,在保护硬脊膜及神经根的情况下,切除椎间盘及软骨终板,保留骨性终板。利用所切除的椎板及关节突骨质,修成小粒状置入椎间隙前方及两侧,并斜行置入 1 枚椎间融合器,椎间融合器距椎管前缘 3~5mm。

齐强等研究表明,经侧前方入路行胸腰段椎间盘切除术,术中可清晰直视椎间盘的位置,相对安全,是胸腰段椎间盘突出症的首选术式。

有学者认为,经侧前方入路手术不暴露椎管,不触动硬脊膜及神经根,避免了损伤性炎症的发生;还可避免硬脊膜外及神经根周围血肿、瘢痕和粘连。不破坏脊柱后方结构,可减少术后腰椎不稳而引起的腰痛。术后护理方便,可提前锻炼活动。但此术式有时无法准确判断椎间盘的突出情况、椎管、神经根管和神经的具体情况;无法切除脱入椎管内的椎间盘组织,亦不能切除肥厚的黄韧带及增生的关节突,对椎管和神经根管狭窄的解除有限。手术切口一般较大,对患者创伤大,有造成腹膜、输尿管、肾脏、腹后壁血管及交感神经丛损伤的可能性。$L_{1/2}$ 椎间盘突出症手术时如刺激膈肌,容易引起难以控制的呃逆。经前入路手术对术者的操作技术要求较高。经后入路行全椎板切除减压可彻底切除肥厚的黄韧带及增生的关节突关节,扩大神经根管,彻底解除椎管狭窄及神经根压迫的因素,在保护硬脊膜及神经根的情况下,直视切除椎间盘。由于高位腰神经根由硬脊膜囊发出后在椎管内走行距离较短,而且位置深而固定,致使神经根不易牵开,用力过大容易造成神经损伤。因此,经后入路时,应将两侧关节突关节切除,可使手术视野更为广阔,有利于椎间盘的切除及神经根管的减压,为椎间植骨提供更大空间以增大椎管暴露范围。经后入路有发生硬脊膜、神经根损伤及损伤性炎症的概率,亦可造成硬脊膜外血肿、瘢痕和粘连,以及破坏脊柱后方结构引起术后腰痛、术后植骨不融合、假关节形成等。

五、中央型腰椎间盘突出症

中央型腰椎间盘突出症除产生两侧下肢症状外,常因压迫马尾神经而致马尾神经麻痹。因此手术要求取出椎间盘组织,解除马尾神经压迫。手术方法可取经硬脊膜外和硬脊膜内途径切除突出的椎间盘组织。

（一）硬脊膜外椎间盘切除方法

硬脊膜外椎间盘切除可行双侧开窗方法或取全椎板切除方法。

1. 双侧开窗中央型腰椎间盘突出手术　此术式的选择基于患者症状多起始于一侧后发展至两侧,或起病为两侧但一侧较重。中央型腰椎间盘突出并非突出椎间盘组织绝对位于正中,突出组织通常为一侧较大,另一侧较小。为了减少对腰椎组织结构的破坏,保留腰椎中线结构,取双侧开窗中央型突出椎间盘切除术。因为全椎板切除后易影响术后疗效,故除合并有腰椎管狭窄时,尽量少做全椎板切除入路。

首先由症状较重的一侧进入。切除病变部位之上椎板下缘及下椎板上缘及上、下关节突,形成一 2.0cm×2.5cm 的骨窗,切除肥厚的黄韧带。于上关节突深面找出神经根,此时即可见神经根腋部突出膨隆的椎间盘组织。椎间盘既压迫硬脊膜囊亦压迫神经根。用尖刀切开纤维环后,用髓核钳取出髓核组织。由于中央型椎间盘突出较大,常为游离型椎间盘突出,髓核组织在椎管内、硬脊膜外,即可用髓核钳将组织钳夹取出。取出椎间盘组织后,硬脊膜囊前侧及神经根明显减压。大部分椎间盘组织可经此间隙取出。因硬脊膜囊受双侧神经根固定,难以充分牵开暴露对侧椎间盘组织。故需在对侧按上述方法开窗取出椎间盘髓核组织及切除破裂的纤维环,同时行神经根管减压。双侧开窗中央型突出椎间盘切除术对手术技术要求较高,手术时间较长。双侧开窗术保留了棘突、部分椎板和关节突,有利于维持腰椎的稳定性,不强调行腰椎内固定植骨融合术。

2. 全椎板切除中央型腰椎间盘突出手术　此术式主要适用于巨大型或游离型中央型腰椎间盘突出症。手术过程包括全椎板切除一并行关节突关节切除。术野暴露充分,能减少对神经根和硬脊膜囊的牵扯和干扰,利于由一侧或左、右两侧取出突出椎间盘组织。亦可避免原有的中央型椎间盘突出症状加重。此术式椎间盘切除后,术后常致腰椎不稳,应行腰椎内固定植骨融合术。

（二）经硬脊膜内椎间盘切除方法

患者取侧卧位或俯卧位。做背部正中切口。全椎板切除病变椎间盘上、下各一椎板,两侧关节突关节保留或切除下关节突。切除肥厚之黄韧带后,即可发现椎间盘突出区域硬脊膜外脂肪减少,硬脊膜缺乏随心跳的正常搏动。有时可见硬脊膜外血管扩张纡曲,扪之在硬脊膜前方有如硬橡皮般的肿物,此即突出的椎间盘组织。中央型突出椎间盘常突入椎管内引起马尾神经麻痹,突出的椎间盘组织较大,甚至可突入蛛网膜下腔中。在突出的椎间盘组织和受压的马尾神经远、近两端之硬脊膜的左、右两侧,用 0 号丝线各缝 2~4 针牵引线。远、近两端硬脊膜外隙填以脑棉压迫,以防切开硬脊膜和蛛网膜后,脑脊液流失过多。在牵引线之间切开硬脊膜和蛛网膜,流出的脑脊液进入蛛网膜下腔。可见马尾神经被前方硬脊膜外的突出椎间盘组织顶向后方。将马尾神经分别向左、右两侧分离牵开,保护马尾神经,露出前方突出的椎间盘组织。用尖刀将前方的蛛网膜和硬脊膜纵行切开,此时可见突出的椎间盘组织。中央型椎间盘突出较小时,纤维环外层纤维尚可完整,需用尖刀切开纤维环后取出椎间盘组织。椎间盘纤维环和后纵韧带破裂时,椎间盘组织突入椎管内,切开前方硬脊膜,即可见突出的椎间盘组织。如椎间盘组织突入蛛网膜下腔,在切开硬脊膜和蛛网膜后,即可见突出的椎间盘组织位于马尾神经之间,甚而位于马尾神经后方,此种突出的椎间盘组织一般较大,完全脱离病变节段椎间隙。青岛大学附属医院曾遇到 1 例几乎整个椎间盘组织突入到椎管内,2 例椎间盘组织突入蛛网膜下腔的病例。此种情况,能够较容易地将突出椎间盘组织完全取出。取出髓核组织后,前方的硬脊膜因缝合操作困难,加之其日后将与后纵韧带粘连,可不予缝合;后方的硬脊膜应用 0 号线缝合，以避免术后发生脑脊液漏，或形成腰骶部假性脊膜囊肿。硬脊膜外置引流管 1 根，24 小时后拔除，逐层缝合各层组织。

经硬脊膜内途径便于取前方硬脊膜外突出的椎间盘组织，但易造成术后蛛网膜粘连或蛛网膜炎。经硬脊膜外取突出的椎间盘组织，术后不会发生蛛网膜炎，但暴露较困难，强行将硬脊膜牵向一侧，反而易加重原马尾神经的损伤。青岛医学院附属医院 20 世纪 70 年代共遇腰椎间盘突出症所致马尾神经瘫 32 例，经硬脊膜内切除突出椎间盘组织 14 例；经硬脊膜外切除突出椎间盘组织 18 例。两种术式的术后疗效相似。

六、儿童和青少年腰椎间盘突出症

儿童和青少年腰椎间盘突出症行手术治疗，占腰椎间盘突出症手术病例中的 0.2% ~ 3.2%。

儿童和青少年腰椎间盘突出症多因外伤因素造成椎体后缘骨骺离断和纤维环破裂。当后侧纤维环未完全断裂时，髓核并不突出，此时主要为软骨源性骨块压迫硬脊膜或神经根。当后侧纤维环完全断裂时，可有髓核突出。由于儿童和青少年腰椎间盘突出症症状重，当诊断明确时，不宜行保守治疗观察而需行手术治疗。

手术应减少创伤，保持较完整的脊柱后结构。儿童和青少年腰椎间盘突出症的手术入路，因椎板间隙较宽，椎管容量较大，应从一侧或两侧椎板间隙入路，必要时扩大术野，可将上椎板下缘或下椎板上缘部分切除。由于椎体后缘骨骺离断兼或有椎间盘组织突出，多位于中央或偏向一侧，故一般无须向椎管外侧扩大，尽量保持其关节突关节的完整性。因而当手术完成后，腰椎后结构仍有棘突和两侧的关节突关节，可保持腰椎的稳定性，无须行腰椎椎间植骨融合内固定术。

儿童和青少年的腰椎间盘突出与成人不同，并非为椎间盘退变所致，故手术时不宜尽量取出椎间盘组织，而应行突出髓核组织的有限切除。基于此种病理情况，儿童和青少年腰椎间盘突出症术后不宜早期下地活动，需卧床 2 ~ 3 个月，希望椎体后缘离断部分经纤维性瘢痕组织修复，加强椎间盘后侧纤维环的功能。Parisini 等主张儿童和青少年腰椎间盘突出症行经典腰椎间盘切除术后，行支具或石膏固定 30 天。栗景峰等认为对于诊断明确、MRI 或 CT 影像显示椎管内突出物严重压迫神经根的青少年腰椎间盘突出症患者，若经 3 个月正规保守治疗症状仍无明显缓解，应尽早采取手术减压治疗，否则愈后情况差。关于手术中椎间盘纤维环及髓核的切除范围存在许多争论，目前主流观点是应解除突出物对神经根的压迫，手术时应将突入椎管的髓核、纤维环、破碎的骺环及软骨板一并摘除，同时尽量减少对正常组织的破坏，不提倡过度切除剩余的纤维环及髓核组织。手术方式的选择上，传统术式比如椎板开窗、半椎板切除减压或者全椎板切除减压均可达到手术治疗的目的。近年来运用内镜技术开展的各类微创术式，比如椎间盘镜、椎间孔镜等经后入路或经后旁侧入路经皮髓核切除椎管减压术在治疗青少年腰椎间盘突出症方面获得了较突出的成果，但长期疗效仍需要严格的随机队列研究进行确证。

七、老年腰椎间盘突出症

老年腰椎间盘突出症的治疗主要为保守治疗，保守治疗无效者应早期手术。Barr 对 100 例 60 岁以上的腰痛和坐骨神经痛患者行保守治疗，包括卧床休息、口服非甾体类解热镇痛药、牵引、支具固定、封闭、热敷和推拿等，均可得到不同程度的症状缓解。经严格保守治疗无效的情况下，共有 9 例患者行手术治疗。

应严格掌握手术指征，有学者指出老年腰椎间盘突出症的手术适应证：①出现马尾综合征或急性严重肌肉瘫痪；②伴有顽固的神经根性痛，应用吗啡不能缓解；③经系统的保守治疗 6 ~ 8 周症状仍不能缓解；④老年腰椎间盘突出症合并腰椎管狭窄症，如症状体征明显，严重影响日常生活者。

老年腰椎间盘突出症可分为两型：单纯腰椎间盘突出症和腰椎间盘突出症合并腰椎管狭窄症。单纯腰椎间盘突出症较少。老年腰椎间盘突出症多为在原有的腰椎管狭窄的基础上并发腰椎间盘突出产生腰椎间盘突出症。影像学所示的腰椎管狭窄，如出现不同程度的黄韧带及椎板增厚、关节突关节肥大和内聚明显、椎间盘膨出和椎体后缘骨赘等腰椎管狭窄征象，但可无典型的腰椎管狭窄症的症状，仅表现为典型的腰椎间盘突出症症状、体征。

老年腰椎间盘突出症手术依据分型进行手术。

1. **单纯腰椎间盘突出症**　可行腰椎间盘突出症经典手术治疗。

老年性腰椎间盘突出症的手术治疗应遵循有限手术的原则。手术方法的选择和设计应以不破坏脊柱稳定为前提。即能做开窗髓核取出术者,不做半椎板切除减压术;能做半椎板切除减压术者,不做全椎板切除减压术,这样也为复发病例的二次手术减小了难度。全椎板切除应尽量保留 50% 以上的小关节突,无论采用何种术式都应注意神经根管的减压。有学者指出,腰椎间盘突出症手术失败的重要原因之一是未注意到椎管狭窄。全椎板切除是否应用内固定系统仍存在争议,老年患者脊柱负荷日趋减少,随着椎间盘退变,椎体间骨质增生、关节突关节增生和骨桥形成也是一种适应性再稳定的过程。故老年患者单节段椎间盘突出可行全椎板切除髓核摘除,如术前无腰椎不稳,可不应用内固定融合。如术前即有腰椎不稳或术中小关节突明显遭到破坏,则建议行融合内固定术。

2. 腰椎间盘突出症合并腰椎管狭窄　此型手术包括腰椎间盘突出和腰椎管狭窄的处理,前者解决腰椎间盘突出症症状,后者解决腰椎管狭窄日后发展为腰椎管狭窄症和继发性腰椎间盘突出症。腰椎管狭窄的手术处理参见下文"腰椎管狭窄症合并腰椎间盘突出症手术方法"。老年腰椎间盘突出症术前应注意老年患者的全身情况,检查有无冠心病或高血压等疾病,重视围手术期管理。术中应注意监护,由于老年人腰椎多退变较重,术后仍可保持腰椎结构稳定,全椎板切除减压也不强调植骨融合。

八、腰椎管狭窄症合并腰椎间盘突出症

腰椎管狭窄症合并腰椎间盘突出症的手术应包括两个部分,即腰椎管狭窄和腰椎间盘突出的处理。

(一) 腰椎管狭窄和腰椎间盘处理的原则

1. 腰椎管狭窄的处理　腰椎管狭窄症手术,应对引发症状的腰椎节段的骨性结构、神经致压因素包括关节突关节、黄韧带肥厚予以切除。若为中央椎管狭窄应行全椎板切除、关节突切除。若为侧隐窝狭窄、神经根管狭窄和椎间孔狭窄,则行椎板切除,关节突关节切除。均需暴露狭窄椎管上位神经根出口根直至出椎间孔和下位神经根行走根出下一椎间孔。

2. 腰椎间盘的处理

(1) 腰椎间盘膨出的处理:腰椎管狭窄的椎间盘更常见为腰椎间盘膨出,此膨出本身也是构成腰椎管狭窄的因素之一。对于此种腰椎间盘膨出的处理可按下述方式进行。

1) 腰椎间盘膨出并不是椎管狭窄所引起神经根症状的主要因素,膨出的椎间盘无须切除(图 20-31)。

2) 腰椎间盘膨出较轻,椎间盘组织较硬,能维持椎间隙稳定性,膨出的椎间盘无须切除。

3) 腰椎间盘膨出较明显,椎间盘组织较软,膨出的椎间盘需切除。行此椎间盘切除可取双侧开窗方法,既切除侧方骨性椎管狭窄结构,同时亦将退变椎间盘组织切除。若此种膨出椎间盘不切除,仍可压迫硬脊膜囊,以后有可能由膨出转变为突出。

4) 腰椎间盘膨出并突出应行椎间盘切除(图 20-32)。

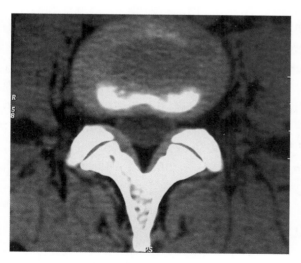

图 20-31　腰椎间盘膨出

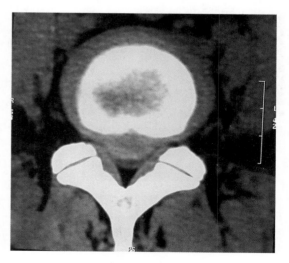

图 20-32　腰椎间盘膨出并突出

　5）多节段腰椎间盘膨出时,仅选择上述第3条所述,切除该节段膨出的椎间盘。

　（2）腰椎间盘突出的处理:腰椎管狭窄症合并腰椎间盘突出,此突出可呈局限性小的后外侧突出,邻近于椎管的后外侧方、侧隐窝附近。手术时应将此侧的半椎板和下行关节突切除,以及上行关节突部分切除,显露神经根。在神经根保护下将局限突出的椎间盘切除,并将神经根充分松解直至神经根出椎间孔处。

（二）腰椎椎间植骨融合内固定术

　腰椎管狭窄合并腰椎间盘突出,常为多节段椎管狭窄。当脊柱后结构切除范围较广,影响腰椎的稳定性时,应并行腰椎内固定植骨融合术,以保持腰椎运动节段的稳定(图20-33、图20-34)。

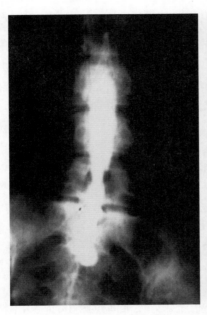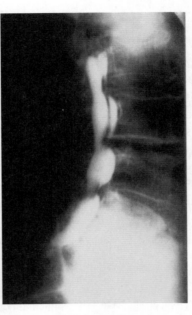

图 20-33　多节段腰椎管狭窄并腰椎间盘突出(椎管造影正侧位)

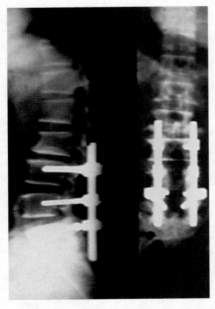

图 20-34　多节段腰椎管狭窄并腰椎间盘膨出行 L₃～L₅ 椎板切除减压,椎弓根螺钉固定植骨融合术(正侧位 X 线片)

（三）腰椎管减压后腰椎管重建并腰椎间盘切除术

1. 保留腰椎棘突并腰椎管重建的腰椎间盘切除术　中国医科大学介绍腰椎管狭窄症合并腰椎间盘突出,行保留腰椎棘突并腰椎管重建的腰椎间盘切除术。手术中劈开腰椎棘突,并行椎板截骨,暴露椎管行椎间盘切除术。椎间盘切除后,以黄韧带为轴进行椎板回植,保留棘突、椎板和外层黄韧带,重建腰椎管后部结构和硬脊膜外隙。

　（1）手术方法:患者取俯卧位或斜卧位。全麻或硬脊膜外阻滞麻醉。后正中切口,纵行切开棘间韧带后,骨刀向症状重的一侧斜20°劈开棘突,约占棘突全长的2/3。沿棘间韧带连续劈下一侧棘突。剥离棘突根部和椎板表面的骨膜,将一侧劈下的棘突与棘间韧带连同肌肉一起推向关节突关节外侧。在棘突根部向对侧横行截骨,剥离椎板表面软组织,用自动牵开器向两侧牵开软组织(图20-35、图20-36)。

　咬平截骨棘突根部,在两侧关节突关节内侧由外向内倾斜30°截骨。将下1/2椎板呈梯形截断,截骨可由头侧向尾侧倾斜45°,以防止重建时椎板骨块进入椎管(图20-37)。切开黄韧带外侧附着点,以黄韧带尾侧附着点为轴,将截断之椎板连同黄韧带浅层一起向尾侧翻开,同时深浅层黄韧带之间分离至其尾侧附着点,丝线经黄韧带中央纵行绕过向尾侧翻开的椎板块,并向尾侧牵拉固定(图20-38、图20-39)。切除深层黄韧带,切除两侧侧隐窝椎板的内层和增生的关节突,向外侧椎管潜行扩大根管(图20-40)。

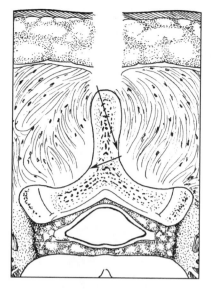

图 20-35　沿箭头方向劈开棘突和棘突根部

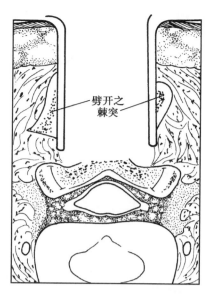

图 20-36　用拉钩将劈开的棘突和附着于棘突和椎板的肌肉向两侧牵开

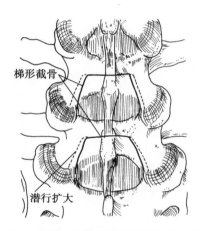

图 20-37　梯形椎板截骨后行两侧潜行扩大减压

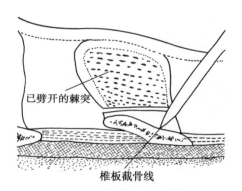

图 20-38　椎板截骨线

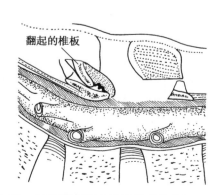

图 20-39　椎板梯形截骨后保留黄韧带附着于下一椎板处,将此游离的椎板向尾侧翻转

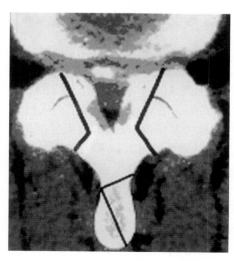

图 20-40　水平面 CT 所示椎板截骨部位及关节突关节内侧减压范围(粗黑线)

　　保护神经组织,切除突出的椎间盘。检查神经根游离程度及椎管和神经根管扩大程度满意后,用透明质酸凝胶注入椎间隙、神经根管和硬脊膜表面。用丝线将翻开的椎板块拉向头侧,于棘突根部缝合椎板,使椎管闭合(图 20-41)。缝合劈开的棘突(图 20-42)。椎管重建后形态见图 20-43、图 20-44。

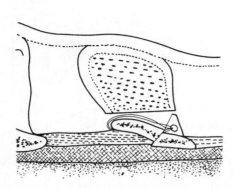

图 20-41　将原本向尾侧翻转的椎板复位并固定于内侧椎管

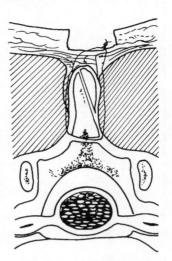

图 20-42　缝合劈开的棘突

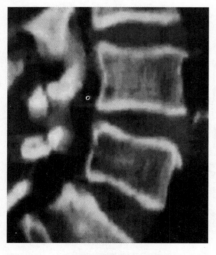

图 20-43　CT 所示椎管矢状面重建形态

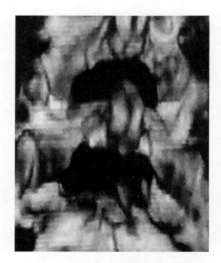

图 20-44　CT 三维重建示椎板愈合

　　(2) 术后处理:术后仰卧 4~6 小时,之后患者可以被动翻身或主动翻身。视患者腰、腿痛恢复情况可进行直腿抬高和腰背伸肌收缩训练。当患者无腰痛时,可在床上仰卧屈髋、屈膝,双足支撑使腰部和臀部离床,逐渐增加腰部和臀部离床的高度和时间。术后 3 天以上,患者可以自行翻身,在床上活动无妨碍且不伴腰痛和腿痛时,可以俯式下床活动,戴软性腰围离床行走。下床活动后增加俯卧"燕飞"腰背肌训练,禁止其久坐或弯腰。3 周后根据恢复情况,在医师或康复师指导下开始腰部活动训练,由后伸、侧弯和旋转逐渐增加活动范围。术后 3 个月避免腰椎前屈和久坐。术后 CT 显示椎板原位固定融合,黄韧带愈合(图 20-45、图 20-46)。

　　(3) 手术疗效:有学者报道"棘突 L 形截骨并椎板梯形截骨"重建椎管后部结构疗效。术后 3 个月复查 CT 示 87.2%(34/39)的椎板和棘突已骨性融合;术后 1 年复查 CT 及其三维重建示椎板均原位融合,黄韧带愈合,无再狭窄。

　　(4) 手术特点

　　1) 椎板梯形截骨可以防止椎小关节骨折。有学者报道了椎板切除时下关节突损伤或骨折,成为术后腰痛的原因之一。腰椎椎板成形术的术后骨再生是椎管狭窄复发的原因之一,特别是有腰椎不稳的情况。选择椎板梯形截骨线可防止术后骨再生形成根管狭窄。

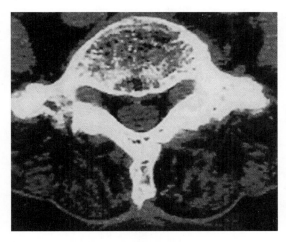

图 20-45　CT 示截骨椎板复位固定后椎板骨性融合

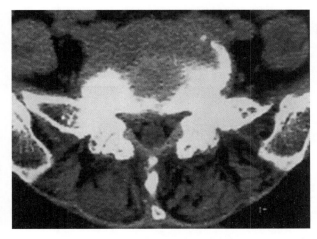

图 20-46　CT 示椎管重建后黄韧带愈合

2）棘突劈开后视野显露清楚，沿梯形潜行扩大根管，不易损伤神经根和椎小关节，容易完成椎间盘切除。截骨和固定方法操作简单。

3）黄韧带分为深、浅两层。浅层与椎小关节囊相连，由头侧椎板腹侧起，至尾侧椎板背侧。腰椎管狭窄症的黄韧带钙化的比例较高，弹性纤维比例减少，为对照组的 32.4%。由于深层黄韧带肥厚是形成神经根管狭窄的主要原因，因此椎管、神经根管扩大需要切除肥厚的深层黄韧带。保留浅层黄韧带，重建它与椎板构成的椎管，可阻挡肌肉与神经组织的瘢痕粘连。

4）裸露和牵拉肌肉少，保持了棘突、棘间韧带及棘上韧带的连续性；直接缝合纵行劈开的棘突和棘间韧带，棘突间没有死腔；术后腰椎稳定；可以术后早期康复。

5）保留了骨和韧带的血液供给，椎板截骨开门时，可见与黄韧带相连的椎板块骨松质有渗血，该骨有充分的血液供给，术后 CT 证实截骨愈合。

2. 腰椎椎板截骨回植椎管成形腰椎间盘切除术　1990 年，王永惕等在国内率先开展腰椎椎板截骨原位回植术治疗腰椎管狭窄症。郑燕平等设计相邻 1/2 棘突、椎板间的椎板棘突截骨原位回植术和相邻 1/4 棘突椎板截骨原位回植椎管成形术治疗腰椎间盘突出症，并获得良好的临床疗效。

此手术适应证为单节段或多节段腰椎间盘突出症兼或腰椎管狭窄症。麻醉取全身麻醉或持续性硬脊膜外阻滞麻醉，体位取俯卧位。

（1）手术方法

1）切口：后正中切口。

2）显露椎板及关节突关节，保留棘上韧带和棘间韧带。在显露关节突关节时，注意尽可能减少对关节突关节外关节囊的剥离，以免椎板截骨后下关节突游离脱落。

3）在关节突关节内侧截断椎板，将椎弓后侧部分整块取下或掀开，切除突出的椎间盘组织。切除部分增生内聚的关节突、扩大神经根管或完成其他处理后，将椎板回植，用丝线妥善固定，恢复管状结构。

（2）椎板截骨技术要点：骨刀或摆锯在关节突内侧自后外向前内斜行截断椎板；双侧椎板截骨水平面呈倒八字形（图 20-47），防止椎板回植后下沉。

（3）截骨方式

1）全椎板截骨：将椎板全部截断后，切断截骨节段上下相邻的棘上韧带、棘间韧带和黄韧带，完整取下截骨-韧带复合体，或保留一端的棘上韧带和棘间韧带、黄韧带，将截骨-韧带复合体向头侧或尾侧翻转（图 20-48）。适用于中央型腰椎间盘突出症和双侧侧隐窝狭窄。

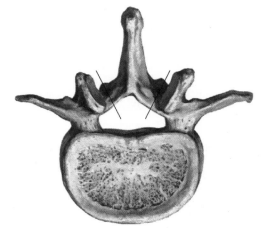

图 20-47　椎板倒八字形截骨

2）相邻 1/2 棘突椎板截骨：骨刀分别于上下相邻棘突的中部水平切断棘上韧带、棘突及椎弓，截断两侧对应椎板，取下棘突、椎板的骨-韧带复合体（图 20-49）。适用于中央型腰椎间盘突出症和双侧侧隐窝狭窄。

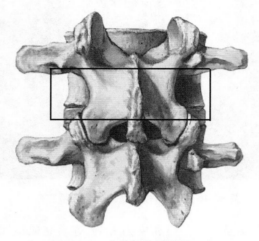

图 20-48 全椎板截骨范围示意

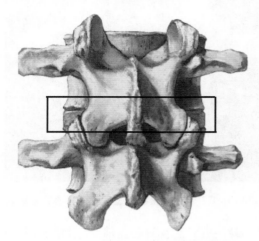

图 20-49 相邻 1/2 棘突椎板截骨示意

3）相邻 1/4 棘突椎板截骨：骨刀分别自棘突上位下方、下位上方 1/2 处正中纵行劈开，截断一侧对应的椎板，保留相邻棘突及椎板间韧带连接，完整取下相邻 1/4 棘突、椎板的骨-韧带复合体（图 20-50）。适用于单侧腰椎间盘突出症和单侧侧隐窝狭窄。

4）半棘突椎板截骨：将棘上韧带游离并向健侧牵开。用宽锐刃骨刀自棘突正中纵行劈开，截断一侧对应椎板，切断上、下方的黄韧带，取下半棘突椎板（图 20-51）。上位椎间盘显露时，应将上位椎板的下缘做拱形小范围切除后即可显露。适用于相邻两个同侧椎间盘突出症。

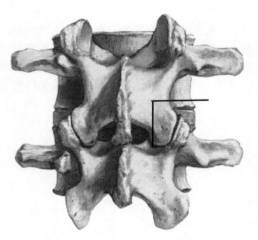

图 20-50 相邻 1/4 棘突椎板截骨示意

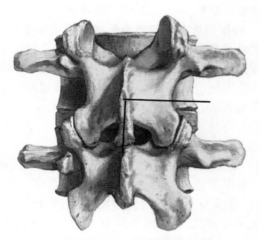

图 20-51 半棘突椎板截骨示意

（4）截骨回植方法

1）原位回植

A. 全椎板截骨和相邻 1/2 椎板棘突截骨：在椎板两侧边缘四角处打孔穿 10 号丝线，并在椎间黄韧带处穿线。骨-韧带复合体原位回植后，横行固定于两侧关节突或残留的黄韧带上。在截骨棘突和相邻棘突打孔后，用 10 号丝线进行纵向固定，缝合切断的两端棘上韧带。

B. 半侧棘突椎板截骨和相邻 1/4 椎板棘突截骨：椎板固定同全椎板截骨。骨-韧带复合体回植后，棘突打孔穿线纵向固定。对于中央管狭窄病例，可切除椎板内板回植以扩大椎管。对多节段椎管狭窄的处理，可同法切下相应的几个椎板作为一个整体打开椎管并回植。

2）侧方旋转回植：椎板截骨后丢失过多，回植时易发生下沉。将棘突椎板骨-韧带复合体侧方旋转回植，使棘突和一侧的椎板跨于椎管后方，以覆盖硬脊膜。

3）棘突基底部纵向劈开回植：将截下的棘突椎板在棘突基底部椎管面向棘突表面方向纵行劈开，保持棘突尖部相连，使棘突向两侧张开4~6mm，呈人字形，增加其跨度，回植覆盖椎管后方。各椎板打孔后用10号丝线固定于周围的关节突关节囊上，防止劈开的棘突回缩。适用于椎板短、关节突靠近棘突和中央管狭窄者。此术式的最大特点是，从椎管内面人字形劈开棘突，可直接加大椎管的矢状径线，扩大椎管容积；同时恢复了椎管骨性结构的完整性，增加术后腰椎的稳定性。

4）棘突平置回植：对于发育性椎管狭窄、几乎无椎板者，可将棘突自其基底部一次性切下，行全椎板切除及椎管潜行扩大术，将截下的棘突稍做修整后在其四角用巾钳打孔，平置后桥架于椎板缺失处，用粗丝线固定。亦可将多个棘突一并取下保留其间的连接韧带，将其一同平置后回植。

（5）术后指导：全椎板截骨和相邻1/2椎板棘突截骨，术后卧床4~6周后佩戴护具下地。半椎板截骨和相邻1/4椎板棘突截骨，术后卧床2周后佩戴护具下地。3个月内避免腰部承重与过度活动，卧床期间加强下肢活动并进行腰背肌锻炼。

（6）临床疗效：传统的经后入路进入腰椎管的方式包括全椎板切除、半椎板切除和部分椎板切除开窗三种方式。椎板切除近期效果满意，但远期效果报道常导致腰椎不稳、硬脊膜外粘连，进而引起腰痛等症状，称之为腰椎手术失败综合征，其发生率为6%~20%。此外，后部结构切除可引起腰椎过度活动和对应力分布产生明显不利的影响。郑燕平等报道了一组152例腰椎管狭窄症患者采用全椎板截骨回植术的疗效，平均随访6.9年。末次随访显示患者满意率为94.4%；JOA评分、ODI及腰腿痛VAS均获显著改善，疗效满意。术后随访X线片及CT可见回植椎板均为一期愈合，无骨痂突入椎管内、棘突及椎板移位等情况（图20-52），重建椎管椎板骨性融合良好，未见腰椎不稳现象。

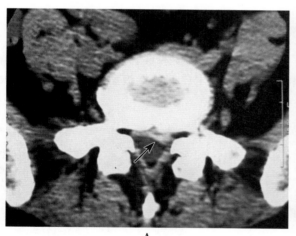

A

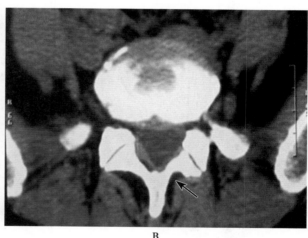

B

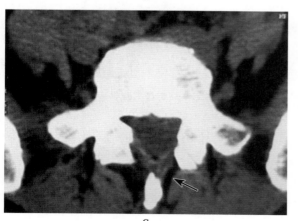

C

图 20-52 患者女性，23 岁，L₅S₁ 椎间盘突出症

A.采用相邻 1/2 棘突、椎板间的椎板棘突截骨原位回植术；术后 4 年复查 CT 示棘突及左侧椎板已愈合（B），黄韧带（箭头）得以保留（C）。

有学者报道 43 例单节段腰椎间盘突出症行腰椎间盘切除术和半椎板回植成形术。此半椎板回植成形术,能增加临床效果,防止硬脊膜外瘢痕形成,保持腰椎正常曲度。

（7）椎板截骨回植法的优点

1）恢复脊柱和椎管的完整性。

2）采用磨薄的骨刀截骨,使回植椎板的截骨面整齐紧密地连接,有利于椎板愈合,并能避免和减少椎板下沉。相邻 1/2 椎板棘突截骨和相邻 1/4 椎板棘突截骨四周连接皆为骨面连接,截骨面骨愈合为直接愈合,有利于保持脊柱的稳定性。

3）缝合切断的棘上、棘间韧带,可以重建后部软组织结构,进一步加强脊柱稳定性。

4）防止硬脊膜外粘连:回植椎板避免椎板切除后的骨缺损,防止硬脊膜与竖脊肌粘连。

5）椎板截骨椎管内显露充分,可在直视下操作,减少对硬脊膜和神经根的损伤。

（8）椎板回植术的技术进展:脊柱显微镜、超声骨刀和微型钢板的临床应用,有效克服了椎板回植术的技术难点,为该技术的推广和应用创造了良好的技术条件。下面通过临床实例简要介绍改进后的椎板回植要点。

1）设计椎板切除方案:显微镜下清晰显露棘突、椎板及关节突关节,根据需要精准设计椎板切除范围,预先设计成型钛板的钉道位置,提高手术效率（图 20-53）。

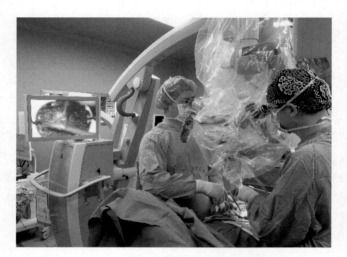

图 20-53　显微镜下清晰显露棘突、椎板及关节突关节,根据需要精准设计椎板切除范围

2）超声骨刀截骨:超声骨刀的临床应用,极大提高了手术效率,对本技术重要的贡献是能够实现精准切除椎板,且最大程度保留骨质,确保回植的椎板能够紧密对合,提高术后回植椎板愈合率,并缩短椎板愈合时间（图 20-54、图 20-55）。

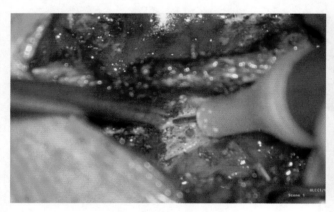

图 20-54　超声骨刀截骨

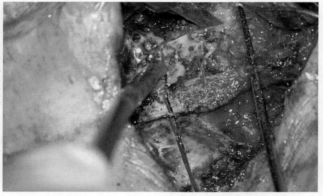

图 20-55　超声骨刀截骨后切开椎板

3）切断黄韧带:骨性部分椎板采用超声骨刀切除至黄韧带表面,采用骨凿逐步松解四周,显露黄韧带,采用神经剥离器将深层黄韧带同硬脊膜分离后小心切断（图 20-56）。

4）安全取下椎板:巾钳夹持棘突椎板结合部,适当牵引保持张力,采用骨凿分离骨块周边,助手使用神经钩保持持续牵引,稳定截开的椎板。分离椎板和硬脊膜之间可能存在的粘连,将椎板块完整取下（图 20-57）。

5）修整椎板:将取下的椎板翻转,用咬骨钳和磨钻清除椎板内面残留的黄韧带及增生的骨赘（图 20-58）。

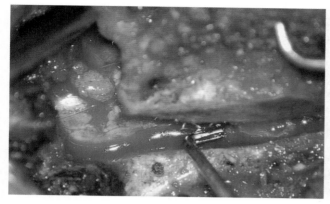

图 20-56　切开椎板后切断黄韧带,用神经剥离器将深层黄韧带同硬脊膜分离

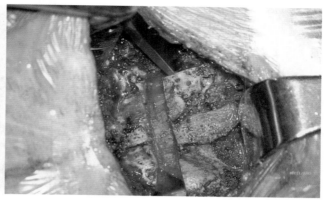

图 20-57　安全取下椎板

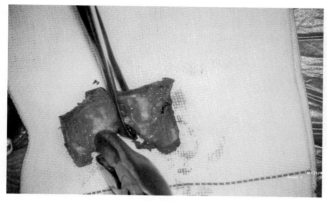

图 20-58　将取下的椎板进行翻转、修整

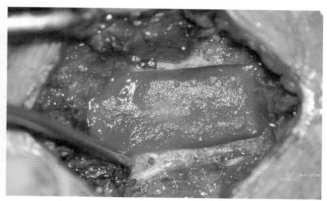

图 20-59　覆盖人工硬脊膜

6)覆盖人工硬脊膜:减压区域硬脊膜表面覆盖人工硬脊膜,减少术后粘连的发生率(图 20-59)。

7)椎板回植:将修整后的椎板按截骨前的形态原位回植,确保截骨面对合满意(图 20-60)。

8)钢板固定:按照预先设计好的钉道拧入合适大小的钛钉,一般长 4~6mm。也可提前在截骨块上拧入两枚螺钉,回植后再拧入另一半椎板上的螺钉。在此过程中,助手可协助挟持棘突根部,保证截骨块的稳定性(图 20-61)。

9)双椎板回植:对于两个椎板切除回植的病例,截骨和回植过程与单椎板回植相似,最后用四块钛板固定(图 20-62)。

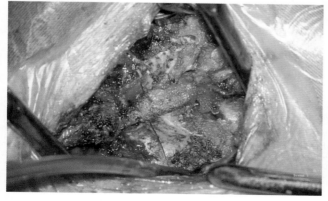

图 20-60　将修整后的椎板按截骨前的形态原位回植

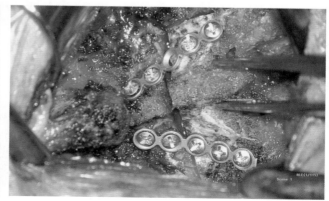

图 20-61　按照预先设计进行钢板固定

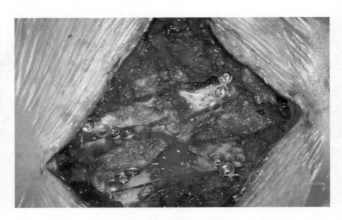

图 20-62　双椎板回植

10）术后早期影像学检查：术后 1 周复查三维重建 CT 显示椎板位置良好，截骨面对合满意，椎管实现重塑（图 20-63）。

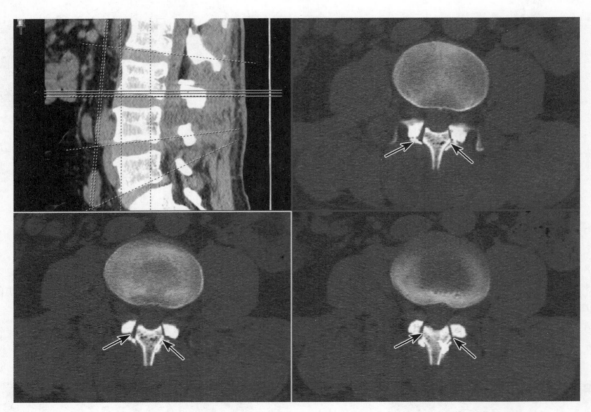

图 20-63　术后 1 周复查 CT 三维重建显示椎板位置良好（箭头），截骨面对合满意，椎管实现重塑

术后随访影像学检查：术后 3 个月，CT 显示回植椎板双侧完全愈合（图 20-64）。

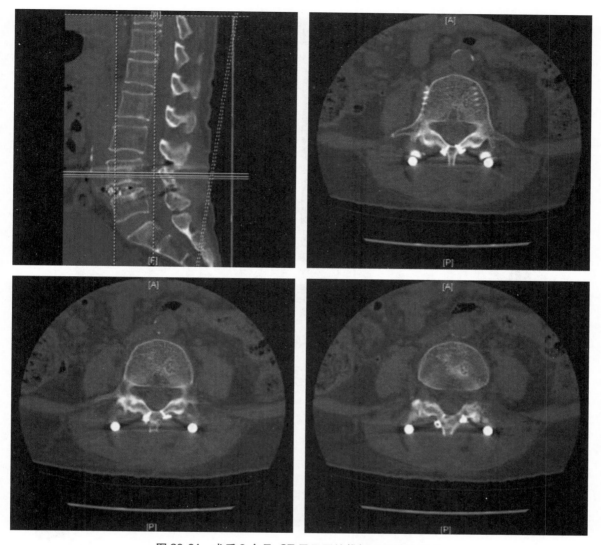

图 20-64　术后 3 个月,CT 显示回植椎板双侧完全愈合

九、腰椎间盘突出症合并腰椎滑脱

腰椎间盘突出症合并腰椎滑脱可分为两类。

(一) 腰椎间盘突出症并退行性腰椎滑脱

在腰椎间盘退变的基础上发生腰椎间盘突出,由于椎间盘退变突出后椎间隙高度降低,影响椎间盘纤维环张力和关节突关节的稳定性,造成腰椎不稳(图 20-65),可表现为腰椎的前滑脱或后滑脱(图 20-66、图 20-67)。

腰椎间盘切除手术入路,依据椎间盘突出类型采取不同的手术方法。

腰椎滑脱的处理考虑下列因素。

1. 若退行性腰椎滑脱为 Ⅱ 度以上或合并有严重的椎管狭窄,应行全椎板切除并关节突关节部分切除及神经根管松解。此种情况行腰椎间盘切除术后,由于进一步破坏了腰椎后结构,必将使腰椎不稳加重,因此需并行腰椎椎间植骨融合内固定术。

2. 由于合并退行性腰椎滑脱的椎间盘突出较少有游离型突出,均可取开窗手术入路方式完成椎间盘切除。

开窗手术是否并行腰椎椎间植骨融合内固定术,参照以下情况。

(1) 患者有慢性腰背痛,或腰椎滑脱节段在屈、伸位 X 线片有不稳现象,椎间盘突出对侧无明显的椎管

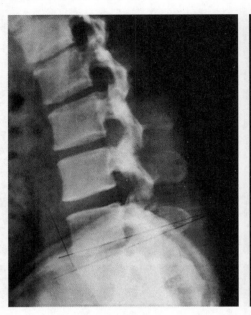
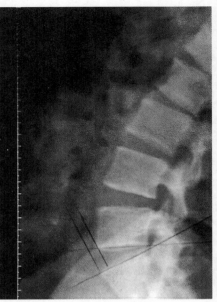

图 20-65　L₅S₁ 过伸、过屈位椎体位移超过 3mm

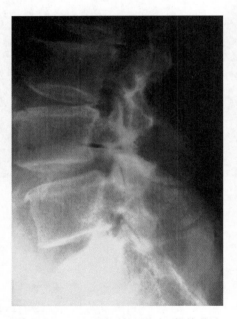
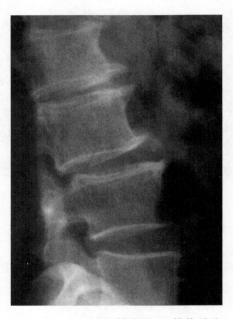

图 20-66　L₄/₅ 退行性滑脱，L₄ 椎体前移　　　　图 20-67　L₃/₄ 退行性滑脱，L₃ 椎体后移

狭窄或神经根性症状，在行一侧开窗手术和椎间盘切除时，应行腰椎椎间植骨融合内固定术。

（2）椎间盘突出对侧椎管狭窄，或双侧椎间盘突出或中央型突出，在双侧开窗手术入路行一侧或双侧椎间盘切除后，应行腰椎椎间植骨融合内固定术。

（3）腰椎间盘突出并腰椎滑脱的相邻节段椎间盘有明显的退变，则腰椎滑脱节段椎间盘切除术后需行腰椎椎间植骨融合内固定术。

（4）患者无慢性腰背痛，在椎间盘突出对侧有轻、中度的椎管狭窄，腰椎滑脱轻度、腰椎屈伸位 X 线片无不稳现象，或者手术相邻节段椎间盘无明显的退行性改变，无须行腰椎椎间植骨融合内固定术，在双侧开窗手术入路行一侧椎间盘切除后，无须行腰椎椎间植骨融合内固定术。

在行腰椎椎间植骨融合内固定术时可取椎弓根螺钉短节段固定并横突间植骨。对于退行性腰椎滑脱行腰椎后外侧融合,不强调滑脱复位。退行性滑脱复位与不复位的腰椎融合后,临床疗效无区别。

（二）椎弓峡部裂腰椎滑脱并腰椎间盘突出

由于此类型腰椎间盘突出多在腰椎滑脱平面以上节段或以下节段,而且突出范围较小,严重程度较轻,可采用经皮穿刺髓核化学溶解疗法。在腰椎滑脱节段亦可合并有较大腰椎间盘突出。（图 20-68）

腰椎弓峡部裂并腰椎间盘切除术,手术方法与前述相同。椎间盘切除后是否并行腰椎椎间植骨融合内固定术需参考以下几方面因素。

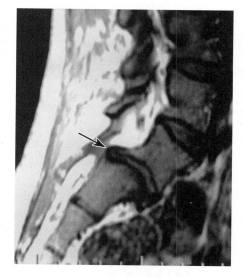

图 20-68　L_5S_1 腰椎滑脱并腰椎间盘突出（黑箭头）

1. 不需行腰椎椎间植骨融合内固定术的指征

（1）患者无腰背痛或偶有轻度腰背痛。

（2）L_5 椎弓峡部裂较 L_4 椎弓峡部裂稳定,在行 L_5S_1 或 $L_{4/5}$ 椎间盘切除后稳定性仍较好。

（3）腰椎滑脱节段腰椎屈伸位 X 线片未显示有明显不稳现象。

（4）腰椎间盘突出节段,椎间隙明显狭窄,在行椎间盘切除后,腰椎滑脱度并不会明显增加。

（5）术前 MRI 示在椎间盘突出节段上或下椎间盘退变,行腰椎椎间植骨融合内固定术后会加重退变。

2. 需行腰椎椎间植骨融合内固定术指征

（1）间隙性腰背痛数年或数十年。

（2）椎间盘突出部位椎间隙轻度狭窄,椎弓峡部裂节段在腰椎屈伸位 X 线片显示有不稳现象。

（3）邻近于腰椎滑脱节段的椎间盘无退行性变。若上述情况不并行腰椎椎间植骨融合内固定术,在椎间盘切除后将增加腰椎不稳,加重腰背痛。

（4）椎弓峡部裂腰椎Ⅲ度或Ⅳ度滑脱,术中可进行部分复位,复位后行椎弓根螺钉固定后外侧植骨并椎体间融合（图 20-69～图 20-72）。

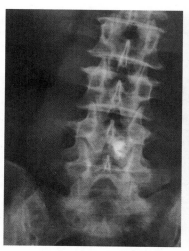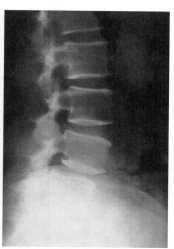

图 20-69　腰椎退行性滑脱并腰椎间盘突出（术前）

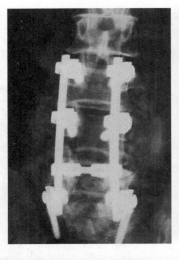
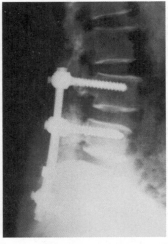

图 20-70 腰椎退行性滑脱
并腰椎间盘突出（术后）

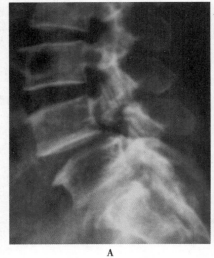
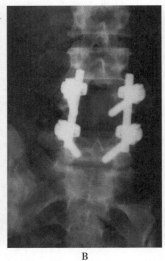
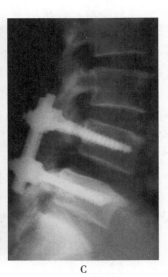

A　　　　　　　　　　　B　　　　　　　　　　　C

图 20-71 腰椎崩裂滑脱术术前与术后影像对比

A. L₄ 椎弓根崩裂并Ⅰ度滑脱;腰椎崩裂滑脱术后正位(B)及侧位(C)X线片示滑脱复位且椎间隙高度恢复,经后入路椎弓根钉棒系统固定植骨融合。

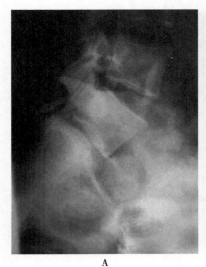
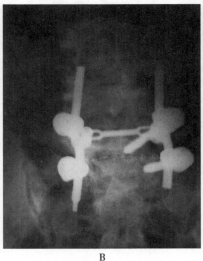
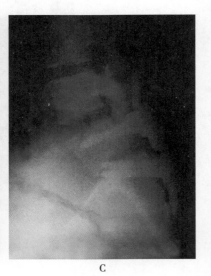

A　　　　　　　　　　　B　　　　　　　　　　　C

图 20-72 L₅S₁ 椎弓崩裂并腰椎滑脱给予复位固定

A. L₅S₁ 椎弓崩裂并Ⅲ度滑脱;复位固定术后正位(B)及侧位(C)X线片。

十、颈腰综合征

颈腰综合征的手术应取决于患者的症状、体征及电生理检查。通常情况下,颈椎间盘突出和腰椎间盘突出中仅有一处病变导致患者出现主要的症状而需进行手术治疗。若考虑颈椎间盘和腰椎间盘病变均与目前患者的主要症状有关,或考虑颈椎间盘突出掩盖了腰椎间盘突出的症状,颈椎和腰椎均需行手术治疗时,手术的先后次序以颈椎为先,腰椎为后。

颈椎手术治疗方法的选择依据其为单节段还是多节段颈椎间盘突出,以及有无颈椎管狭窄因素,选择是从颈椎前入路行颈椎间盘切除并椎间融合术,或是从颈椎后入路行椎管减压术,或是行颈椎管扩大成形术。术前体感诱发电位和运动诱发电位有异常者,手术麻醉不用全麻,防止在手术中因体位变动导致原有的颈髓损伤加重。此种颈髓病变可为脊髓的血供障碍、缺血或水肿,有条件者应在脊髓监护下进行手术。

对于颈腰综合征主要症状为腰椎间盘突出所致者,腰椎间盘按传统手术处理。

(陈伯华　胡有谷　陈晓亮　陆尔骥　郑燕平　王欢　马学晓)

参 考 文 献

[1] 隋国侠,庄青山,徐兆万,等.骨-黄韧带瓣重建在腰椎间盘髓核切除术中的应用[J].中国脊柱脊髓杂志,2008,18(7): 485-488.

[2] 韩德韬,张昌茂,廖忠,等.神经根外膜切开术在椎间盘手术中的应用[J].中国脊柱脊髓杂志,2000,10(6):352-353.

[3] 陈文红,李稔生,韩一生.髓核部分切除与全切除术后组织学与生物力学变化的比较研究[J].中国脊柱脊髓杂志,2000, 10(1):27-29.

[4] ZHU R S,REN Y M,YUAN J J,et al. Does local lavage influence functional recovery during lumber discectomy of disc herniation? [J]. Medicine(Baltimore),2016,95(42):e5022.

[5] 李楠,田伟,张贵林,等.改良微创 Love 手术治疗腰椎间盘突出症的远期疗效分析[J].中华外科杂志,2008,46(11): 813-815.

[6] CHEUNG K M C,ZHANG Y G,LU D S,et al. Reduction of disc space distraction after anterior lumbar interbody fusion with autologous iliac crest graft[J]. Spine,2003,28(13):1385-1389.

[7] 方国华.极外型腰椎间盘突出症手术入路[J].中国脊柱脊髓杂志,2000,26(6):358-359.

[8] CELIKOGLU E,KIRAZ I,IS M,et al. The surgical treatment of far lateral lumbar disc herniation:33 cases[J]. Acta Orthopaedica Belgica,2014,80(4):468-476.

[9] 胡有谷,陈伯华.腰椎间盘突出症经典手术时行腰椎融合的指征[J].中国脊柱脊髓杂志,2006,16(4):247-248.

[10] 申勇,曹俊明,杨大龙,等.高位腰椎间盘突出症的手术治疗[J].中国脊柱脊髓杂志,2008,18(7):498-501.

[11] 齐强,陈仲强,刘忠军.胸腰段椎间盘突出症的手术治疗及入路选择[J].中国脊柱脊髓杂志,2006,16(2):133-137.

[12] 申勇,曹俊明,杨大龙,等.高位腰椎间盘突出症的手术治疗[J].中国脊柱脊髓杂志,2008,18(7):498-501.

[13] PARISINI P,DI SILVESTRE M,GREGGI T,et al. Lumbar disc excision in children and adolescents[J]. Spine,2001,26(18): 1997-2000.

[14] 栗景峰,沈洪兴,赵杰,等.青少年型腰椎间盘突出症的诊断及治疗(附 40 例临床分析)[J].第二军医大学学报,2005,26 (9):1053-1056.

[15] 赵廷宝,范清宇,刘晓平,等.青少年腰椎间盘突出症的诊断与治疗[J].颈腰痛杂志,2001,22(3):190-192.

[16] 韩长旭,贾长青,刘振宁,等.青少年腰椎间盘切除术后的中远期疗效观察[J].中国骨伤,2008,21(2):142-143.

[17] 欧裕福,李荣祝,韦建勋,等.椎间盘镜术与传统椎板间隙开窗术治疗青少年腰椎间盘突出症的比较研究[J].中国矫形外科杂志,2012,291(1):18-20.

[18] 肖文德,刘午阳,高辉,等.两种手术方式治疗青少年腰椎间盘突出症的疗效比较[J].中国矫形外科杂志,2011,19(1): 64-66.

[19] 吴华荣,王会旺,吴占勇,等.侧后路椎间孔镜下髓核摘除术治疗青少年腰椎间盘突出症的早期疗效观察[J].生物骨科材料与临床研究,2014,11(3):30-34.

[20] KOES B W,VAN TULDER M W,PEUL W C. Diagnosis and treatment of sciatica[J]. BMJ,2007,334(7607):1313-1317.

［21］王欢,崔少千,王海义,等.重建椎管后部结构治疗腰椎管狭窄症［J］.中国修复重建外科杂志,2005,19(12):982-985.

［22］郑燕平.相邻1/4棘突椎板截骨原位再植椎管成形术治疗腰椎间盘突出症［J］.中国脊柱脊髓杂志,2001,11(3):192-192.

［23］郑燕平,李伟,刘新宇,等.椎板截骨原位回植术治疗腰椎管狭窄症远期疗效分析［J］.中国骨肿瘤骨病,2009,8(1):3-5,14.

［24］XINYU L,YANPING Z,JIANMIN L,et al. Hemilaminoplasty for the treatment of lumbar disc herniation［J］. Int Orthop,2009,33(5):1323-1327.

第二十一章

腰椎间盘突出症微创手术治疗

第一节　经皮穿刺经后外侧入路腰椎间盘切吸术

　　1975 年,有学者率先采用经皮腰椎间盘切吸术的方法治疗腰椎间盘突出症获得成功。之后,其他学者等也相继报道了通过经皮穿刺途径所施行的摘除髓核的方法及其临床应用效果。目前,已有许多国家推广应用此技术治疗腰椎间盘突出症,文献报道其成功率为 70%～94%。有学者复习了 19 篇应用经皮穿刺髓核切除的方法治疗腰椎间盘突出症的文献,总病例数为 3 865 例。其中有 12 篇文献报道成功率超过 80%,6 篇文献报道成功率在 70%～80%。我国应用这项技术,初步观察的结果,优良率在 80%～97%。国内外临床应用结果表明,经皮腰椎间盘切吸术与传统的手术方式相比,具有创伤小、恢复快、不干扰椎管内结构、不影响脊柱稳定性、并发症发生率低、操作简单的优点,疗效亦较满意,值得推广应用。

　　目前,有关经皮腰椎间盘切除技术的名称较多,所用器械与技术细节亦各有不同,但是它们的治疗机制、穿刺途径与主要操作方法,以及适应证的选择是相同的。

一、治疗机制

　　关于腰椎间盘突出症的外科治疗,传统的手术方式是通过椎板间开窗或椎板切除后,摘除压迫神经根的髓核而达到治疗的目的。而经皮腰椎间盘切吸术是一种局限于椎间盘内的治疗,髓核化学溶解术和经皮激光椎间盘减压术也属此类。然而,它们的作用机制与方式有所不同。一般认为,经皮腰椎间盘切吸术是通过在纤维环钻孔并切除一定量的髓核,显著降低椎间盘内压,使突出的椎间盘的表面张力减小、软化和缩小,进而缓解或消除其对神经根及周围痛觉感受器的压迫和刺激。经皮腰椎间盘切吸术通过下面三种方式发挥其疗效。

　　1. **显著降低椎间盘内压**　椎间盘自身具有明显的体积弹性模量特性,所谓体积弹性模量是用以描述一特定密闭腔隙内压力体积变化关系的函数。明显的体积弹性模量特性即指很小的体积改变就可导致较大的压力变化。因而,当在纤维环钻孔并切除或用激光气化一定量的髓核后,椎间盘内压可显著下降。由于椎间盘内压的显著减小,加上纤维环钻孔后还使椎间盘内压力的方向转向纤维环更薄弱的区域,即钻孔的部位,从而使突出的椎间盘表面压力下降,缓解了对神经根的损害。当纤维环破裂、髓核脱出、纤维环钙化或椎间隙明显狭窄、椎间盘退变严重时,椎间盘的弹性模量特性显著减退,切除椎间盘内髓核并不能有效地降低椎间盘内压力,因而在上述情况下,采用经皮腰椎间盘切吸术治疗的效果不好。

　　2. **减少突出椎间盘的体积**　在行经皮腰椎间盘切除时,不但可以切除椎间盘中央部位的髓核,有时也可以切除椎间盘突出部位内的部分髓核,甚至是较大的髓核碎裂块,从而获得部分类似切开手术直接减压的效果。采用可屈性髓核钳及负压吸引操作均有助于达到此目的。对于更靠外侧的椎间盘突出,纤维环钻孔部位与其越接近时,也就越有可能切除突出部位内的椎间盘组织。

　　3. **减弱或消除神经根损害的张力机制**　在正常情况下,Hoffmann 韧带将神经根固着于椎管的腹侧壁,限制硬脊膜囊和神经根的后移。当椎间盘突出时,则神经与椎间盘接触的部位遭受压迫;神经与椎间盘接触部位远近端之间的张力增加,此即为神经根损害的张力机制(图 21-1)。如果神经根管狭窄、突出物较大时,可将神经根挤压在根管后壁而产生症状,此即为神经根损害的嵌压机制(图 21-2)。对于腰椎间盘突出

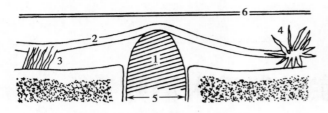

图 21-1　神经根损害的张力机制
1-椎间盘；2-神经根；3-Hoffmann 韧带；4-椎管间的附着组织；5-椎间盘高度；6-神经根管壁。

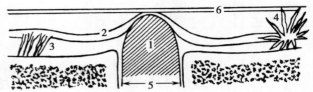

图 21-2　神经根损害的嵌压机制
1-椎间盘；2-神经根；3-Hoffmann 韧带；4-椎管间的附着组织；5-椎间盘高度；6-神经根管壁。

症患者，当不合并腰椎退行性变时，神经根症状多仅由张力机制产生。经皮椎间盘治疗后，椎间盘高度降低，椎间隙变窄，从而减轻或消除了突出椎间盘对神经根的张力性损害。有学者认为，这是椎间盘内治疗的作用机制。临床观察已证实，髓核化学溶解术后椎间隙可以变窄，但缺乏对经皮腰椎间盘切吸术后椎间隙改变的观察报告。有少数患者经术后 6~8 周症状方明显缓解，可能与减弱或消除了神经根损害的张力机制有关。

二、局部应用解剖与穿刺途径

腰脊神经根从相应椎体的椎弓根下方出椎间管后，向前、向下斜行越过椎间盘纤维环，它与下一椎体的上缘及其上关节突的前外侧面构成一无重要组织结构的安全三角区，椎间盘纤维环的后外侧部即位于此区内，且表面无骨性结构遮挡（图 21-3）。附着于腰椎的肌肉有后方的竖脊肌、侧方的腰方肌及前侧方的腰大肌。腰椎前方有腹主动脉及下腔静脉、前侧方有交感神经链。从腰部的侧位投影看，结肠多位于腰大肌的前方。但在腰椎生理前凸加大等情况下，结肠的投影位置可在腰大肌的后方。

后外侧穿刺途径的穿刺点位于椎间隙水平、棘突连线侧方 8~10cm 处，穿刺方向与躯干矢状面呈 45°~60°角。途经皮肤、皮下脂肪、深筋膜、竖脊肌外侧部、腰方肌及腰大肌，从神经根的下方抵达安全三角区内的椎间盘纤维环后外侧表面，其延长线通过椎间盘的中心（图 21-4）。后外侧穿刺途径十分安全，目前应用最多。但是必须掌握好穿刺点位置与穿刺方向，穿刺方向与矢状面的夹角过小的话，有穿入腹腔、损伤肠管的可能（图 21-5）。当穿刺方向与椎间隙存在较明显的不平行时，则刺激、损伤神经根的机会增加。

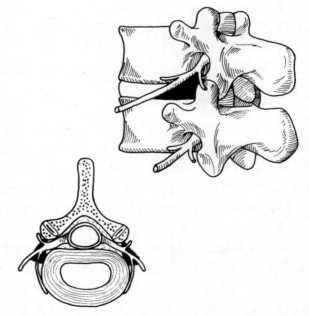

图 21-3　椎间盘纤维环后外侧阴影部位为穿刺的安全三角区

有人采用经外侧穿刺途径，则穿刺点更为靠外，穿刺方向与躯干几乎呈 0°角或夹角很小，途径腹膜后方，腰大肌至纤维环表面。然而，有少数人的结肠投影位于腰大肌后方，所以采用此入路损伤肠管的潜在危险较大，不应当将其作为常规途径使用。

三、适应证

1. 腰椎间盘突出症病史较长（超过 3 个月），经系统保守治疗无效者。

2. 病史虽短，但痛苦重，严重影响日常工作和生活，且坚决要求外科治疗者。

3. 影像学检查证实椎间盘为轻到中度的局限性突出或膨出，或虽有椎体后缘骨赘增生或关节突增生，但仍以椎间盘突出或膨出为主要的压迫因素，且与临床表现相符合者。

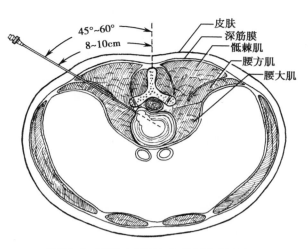
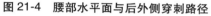

图 21-4　腰部水平面与后外侧穿刺路径

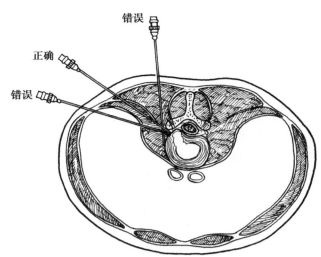

图 21-5　穿刺点位置与穿刺方向

4. 具备外科手术治疗指征,其中 20% 的患者适合采用经皮腰椎间盘切吸术治疗。

四、相对禁忌证与禁忌证

1. 椎间盘髓核脱出或游离。
2. 椎间盘纤维环钙化。
3. 腰椎有明显不稳定。
4. 影像学虽然显示有椎间盘突出,而症状主要为腰痛,无下肢根性放射痛。
5. 腰椎退行性病变严重,如椎间隙严重狭窄、侧隐窝狭窄、骨赘增生及黄韧带肥厚与骨化等构成神经根和硬脊膜囊致压的主要因素。
6. 合并有马尾神经损害。
7. 肌力严重减退、足下垂。
8. 存在显著社会、心理因素。

其中,第 1~5 项采用经皮腰椎间盘切吸术治疗效果差,属相对禁忌证;第 6~8 项采用此方法治疗非但无效,反而会延误疾病的治疗,后果严重,属绝对禁忌证。此外,当合并有严重的全身重要脏器疾病及穿刺部位皮肤有破溃或身体有感染灶时,亦不适用于此治疗。

五、术前准备

（一）影像学检查
为了正确地选择患者,除进行认真全面的体格检查外,还应常规进行下列影像学检查。

1. X 线检查　腰椎正、侧位 X 线片及侧位的过伸、过屈位 X 线片。了解有无椎间隙狭窄、骨赘增生、椎间盘钙化、腰椎不稳定、移行椎等,以及了解拟穿刺椎间隙与髂嵴相对位置,判定穿刺有无困难。

2. CT 检查　确定椎间盘突出的部位、病理类型及程度。椎间盘局限性突出或膨出时,其边缘较连续光滑、突出的中心位于椎间隙水平。当椎间盘突出的中心较多移向椎体上缘或下缘时,或突出的椎间盘边缘不连续,呈锐利改变时,则提示有髓核脱出或游离。当 CT 显示椎间盘突出较大时,应当想到可能存在纤维环破裂,髓核脱出。观察显示,椎间盘突出大小超过硬脊膜囊矢状径 1/2 的病例中,有 90% 为髓核脱出或游离。另外,CT 检查可明确有无纤维钙化、骨赘增生、侧隐窝狭窄等问题。当 CT 平扫显示不清楚时,可进一步行 CTM 检查。椎间盘造影对于除外是否有髓核的脱出有较大帮助。

3. MR 检查　可以清楚地显示椎间盘突出的病理类型。

（二）术前患者准备

1. 术前应向患者讲明手术的主要方法，可能出现的情况及如何配合，并打消患者的恐惧心理。
2. 术前 1 天洗澡，清洁腰背部皮肤。
3. 术前 12~24 小时内禁食。在术中常采用 B 超监视的方法。

六、手术方法

（一）手术器械及设备

1. **手术器械**　主要有穿刺针、导丝、套管、纤维环切割器（环锯）及髓核钳（图 21-6）。

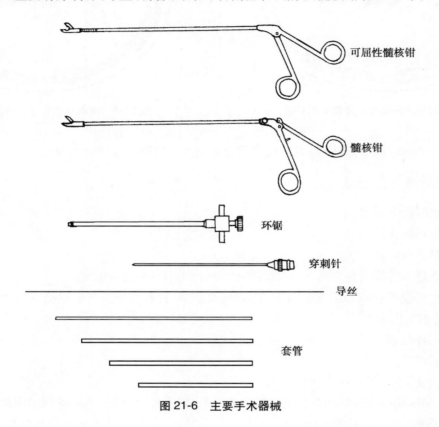

图 21-6　主要手术器械

2. **手术设备**　C 臂，可穿透 X 线的手术台（图 21-7）。

（二）手术步骤

1. **体位**　患者取侧卧位。患侧或症状重的一侧下肢在下方，屈髋、屈膝并后弓腰部，腰下方垫枕，以使椎间隙张开，利于穿刺（图 21-7）。

2. **确定穿刺点**　在 X 线透视下首先确定 S_1，并以此为标志找到准备穿刺的椎间隙。将一克氏针放置在腰上方，使其刚好通过此间隙的中心并与其平行。自棘突连线向患侧旁开 8~10cm，平行于此椎间隙处定为穿刺点，然后画出标记。当患者较瘦时，穿刺点略向内移；较胖时，则穿刺点略向外移（图 21-8）。

3. **消毒及铺单**　皮肤消毒、铺无菌单，C 臂影像增强器亦应用无菌单包好（图 21-9）。

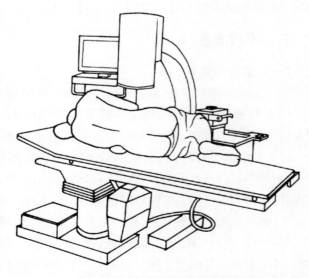

图 21-7　经皮穿刺经后外侧入路腰椎间盘切吸术患者体位

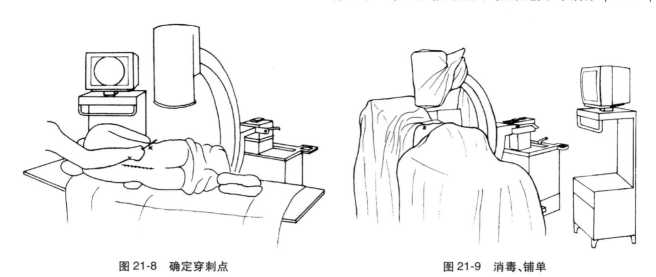

图 21-8　确定穿刺点　　　　　　　　　　图 21-9　消毒、铺单

4. **麻醉与穿刺**　用 0.5% 的普鲁卡因行穿刺点部位皮肤至深筋膜的浸润麻醉。然后自此点与躯干矢状面呈 45°～60°角,与椎间隙平行穿刺,一边注入麻药,一边旋入穿刺针,直到纤维环后外侧(图 21-10)。

此时,轻推穿刺针有韧性感,透视确定穿刺针针尖位置是否正确。较为理想的穿刺针针尖位置,在侧位像上不超过或接近椎体后缘的连线,在正位像上应在椎弓根内缘连线的外侧,这样才能更接近椎间盘突出部位而又不损伤硬脊膜囊(图 21-11)。

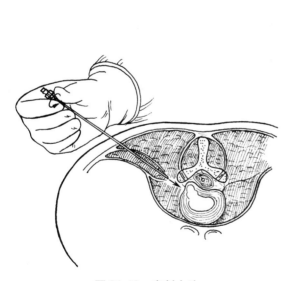

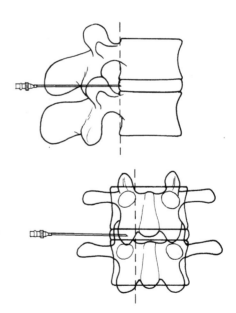

图 21-10　穿刺方法　　　　　　　图 21-11　透视下所见穿刺针针尖的正确位置示意

如针尖位于椎体后缘连线的前方较多,则穿刺途径的延长线不经过椎间盘中央而偏于外侧,将影响髓核的充分切除。证实针尖位置满意后,将穿刺针插入椎间盘内 1cm 左右。穿刺过程中如果出现下肢的根性放射痛或臀部及大腿后侧痛,应部分拔出穿刺针,调整穿刺的方向后再进针,或重新穿刺。

5. **放置导丝与套管**　经穿刺针插入导丝至椎间盘中央部,然后用一手固定导丝,用另一手退出穿刺针(图 21-12)。

以导丝为中心横行切开皮肤及深筋膜 1cm 长,沿导丝先旋入最细的一根套管,然后由细到粗旋入另外三根套管,均使管端触及纤维环(图 21-13)。透视证实套管尖位置无误后,用一手固定最外层套管,以另一手拔出导丝和其余套管。

6. **纤维环钻孔及髓核切除**　经套管插入环锯并轻轻挤压纤维环,如无神经根刺激症状,便可转动环锯

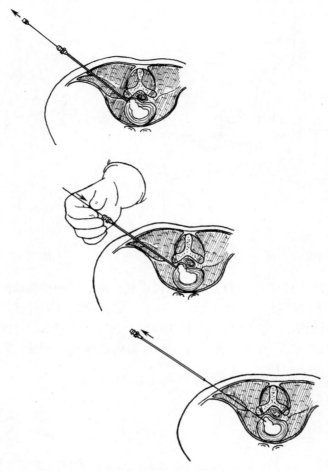

图 21-12 插入导丝与退出穿刺针

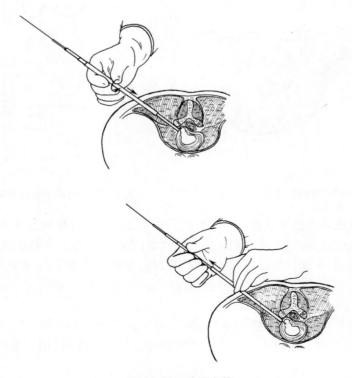

图 21-13 放置套管

切割纤维环(图 21-14)。

退出环锯,用髓核钳夹出切割掉的纤维环后,由浅至深咬除髓核组织。可不断变换髓核钳的开口方向,有助于较充分地咬除不同部位的髓核组织。如有可屈性髓核钳及应用负压吸引则能更有效地达到这一目的(图 21-15)。

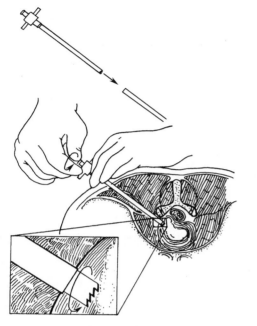

图 21-14　切割纤维环

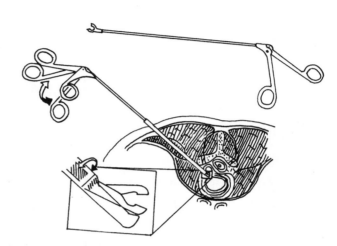

图 21-15　咬除椎间盘髓核

多数人主张尽量多地切除髓核组织,但并无可靠的统计学资料证实疗效与髓核切除量呈正相关。应注意,操作过程中要始终固定好套管,避免过深地插入髓核钳,并不断用 X 线透视监视器械的位置,防止损伤椎体前方的大血管。如果采用 B 超监视,则可减少 X 线的辐射损害。

7. 退管与缝合　冲洗伤口,退出套管,皮肤缝合 1 针。

8. L_5S_1 椎间隙穿刺点定位与穿刺　此椎间隙的穿刺较为困难。因髂骨的阻挡,皮肤穿刺点需向内移,一般距棘突连线 6~8cm,且高于 L_5S_1 椎间隙水平,甚至接近 $L_{4/5}$ 椎间隙水平。因而,穿刺针针尾要向头侧倾斜才能进入,同时穿刺针与此间隙水平面的夹角应尽量小,以便能较有效地咬除髓核组织。当 L_5 椎体低位,或有高耸髂骨时,最好放弃此方法。为了克服此障碍,有人从器械方面进行改造,设计呈弧形的穿刺针,专用于 L_5S_1 间隙;亦有行髂骨钻孔,经骨孔进入手术器械,与 L_5S_1 呈同一平面手术操作。

七、术后处理

1. 口服抗生素 3 天。

2. 术后第 1 天开始下地活动,逐渐增加活动量。

3. 指导患者腰背肌及下肢功能锻炼。

八、并发症及其防治

经皮腰椎间盘切吸术的并发症发生率非常低,报道有椎间盘炎、神经根损伤、腰大肌血肿,术后背肌痉挛,血管、肠管损伤等。相比之下,以椎间盘炎及神经根损伤较为多见。

1. 椎间盘炎　发生率在 1% 左右。在学者复习了 19 篇文献,其中提到椎间盘炎的发生率仅为 0.2%。细菌感染及化学性刺激均可引起椎间盘炎,在临床上常难以区别。感染性的椎间盘炎除因椎间盘结构特点及血液循环差而抗感染能力弱等因素外,操作时,髓核被多次插入与抽出可能是导致椎间盘污染的重要原因。因而,一定要对手术器械及手术间进行严格的灭菌消毒,并严格按无菌操作原则施行手术。多数椎间盘炎可经非手术治疗而愈,包括应用抗生素、卧床、石膏或支具固定腰椎及髋部。病变严重时,可行手术治疗。

2. **神经根损伤** 主要为挫伤,多于术后1~2个月内逐渐恢复,粗暴操作或在出现神经刺激症状时,仍勉强穿刺放置套管是根本原因。预防此并发症的关键在于操作要轻柔,动作不要过猛、过快,遇有根性痛出现时,停止进针并稍微将针退出,调整方向后,再继续穿刺。此外,在操作中应始终固定好套管,否则穿刺针针尖的位置可能改变,在钳夹髓核时就可能损伤神经和血管。

3. **腰大肌血肿** 很少发生,表现为术后腰大肌部位疼痛与压痛。向后牵拉,伸展患侧下肢时,疼痛加重。一般对症处理即可。1~3个月后自愈。

4. **其他** 其他并发症还有大血管损伤、肠管损伤等,尽管极少发生,但是后果较为严重,常需要紧急处理。其发生的根本原因是操作不正确,只要熟练掌握正确的穿刺技术,严格按规程操作,并注意术中X线透视或B超监视,完全可以避免这些并发症的发生。

第二节 显微腰椎间盘切除术

一、发展历程

腰椎间盘突出症手术治疗的目的是解除突出的椎间盘对神经根及马尾神经的压迫,消除神经根刺激症状,同时维护脊柱的稳定性。由于辅助检查设备的缺乏,20世纪初期针对腰椎间盘突出症的手术通常需要暴露至少2个节段的腰椎并进行椎板切除术,这种手术方式破坏了脊柱的后柱结构,易造成医源性不稳,对神经根及硬脊膜囊干扰多,术后神经根及硬脊膜周围瘢痕形成会造成椎管狭窄。由于CT及MR检查的精确定位,可以使用专用器械建立有限的工作通道,采用专用显微镜改善手术视野,以最小的组织损害达到椎间盘切除的目的,对脊髓或神经根进行有效减压。

1977年有学者首先描述了显微椎间盘切除术(microdiscectomy,MD),1978年该学者也报道了他的临床经验和显微椎间盘切除技术,取得了良好的临床效果,这些结果后来也被证实。MD是传统经后入路椎板开窗技术与显微外科技术的结合,使用深部术野的良好照明系统和放大设备,能够使手术视野更清晰,易于辨别突出甚至游离至椎管内的髓核组织与硬脊膜囊、神经根及静脉丛的关系,因而使神经周围操作能够更轻柔、安全,不但创伤小、出血少,而且术后疼痛轻、能迅速恢复活动,还可以降低硬脊膜外瘢痕的形成,可有效预防腰椎手术失败综合征的发生。MD已经成为目前国际上治疗腰椎间盘突出症的常用手术方式之一,而且是其他腰椎间盘切除技术必须进行比较的金标准。相对于传统MD对肌肉的剥离损伤,在20世纪90年代出现了微创通道下的MD,进一步减少了手术的创伤。近期关于传统MD和微创通道下MD的比较研究表明,微创技术在MD中的应用是安全有效的。

二、适应证和禁忌证

(一)适应证

术前需要详尽询问病史并查体。显微镜下微创手术并不会改变腰椎间盘切除术的适应证或手术时机。对于稳定性神经功能受损,手术的紧迫性存在争议。在没有严重或进展性的神经功能损害的情况下,多数患者都可以尝试非手术方法进行治疗。至少90%的首次急性发作的腰椎间盘突出症患者通过保守治疗,都可以改善症状。科学掌握适应证是椎间盘手术成功的关键因素。

理想的显微椎间盘切除术的适应证为:①年龄18~65岁;②明确诊断的各型腰椎间盘突出,如中央型、后外侧型、椎间孔型和椎间孔外侧型;③明确诊断的病理类型,如膨出型、突出型、脱出型和游离型;④经严格保守治疗至少6周无效者;⑤显微椎间盘切除术后复发。

同时临床表现典型:以下肢放射性麻痛症状为主,且疼痛程度通常重于腰背痛;影像学所见与临床症状相吻合。

切忌仅凭借影像学特征作为手术依据,而忽视临床表现,因为部分无症状人群中也存在椎间盘突出的影像学表现。

（二）禁忌证

虽然没有绝对的禁忌证，但对于马尾综合征或大范围中央型游离椎间盘突出导致的严重神经功能损害，通过微创通道下的 MD 手术有进一步损伤神经结构的可能，或者是合并以下情况：①明显腰椎不稳；②腰椎滑脱（≥Ⅱ度）；③腰椎管狭窄症，通常需要加做椎管减压及节段固定融合术。

三、术前计划

（一）腰椎间盘突出区域定位

微创通道辅助下的显微腰椎间盘切除术系精准微创手术，通常在可扩张通道下，借助显微镜冷光源良好的照明条件及放大视野精确实施手术，因此手术入路需进行精确设计和病变的精确定位。1998 年，胡有谷提出的腰椎间盘突出区域定位方法，即从三维立体来描述突出的椎间盘组织在矢状面、水平面和冠状面相应的位置。

1. **矢状面分层面**　矢状面分为三个层面：①椎间盘层面称为Ⅰ层面；②椎间盘上层面即上一椎体的椎弓根下切迹椎体平面至椎间盘上界，此层高约为椎体高度的 1/3，称为Ⅱ层面；③椎间盘下层面为椎间盘下界至下一椎体的椎弓根下切迹椎体平面，此层高约为椎体高度的 2/3，亦称为Ⅲ层面（图 21-16）。

2. **水平面分区**　水平面以椎体后缘为界分为四个区：1、2、3、4 区。1、2 区为两侧椎弓根内界，即椎管前界，将此分为三等份，中 1/3 即为 1 区，左、右 1/3 为左、右侧 2 区。1 区称为中央区；2 区称为旁中央区；3 区称为外侧区，为椎弓根内、外界之间，亦即在椎间孔界之间；4 区称为极外侧区，为椎弓根外侧以外。旁中央区、外侧区和极外侧区均有左、右侧之分（图 21-17）。

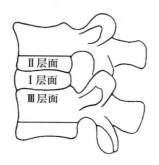

图 21-16　区域定位：矢状面分层面

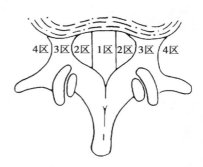

图 21-17　区域定位：水平面分区

3. **冠状面分域**　从椎体后缘中线至棘突椎板前缘骨界为骨性椎管矢状径，将此矢状径分为四等份，分别命名为 a 域、b 域、c 域和 d 域（图 21-18）。Ⅰ层面和Ⅱ层面均有相同的区和域。Ⅲ层面即椎间盘下层面，该处的外侧区即 3 区被椎弓根所占，为无实际区域的空间区。

腰椎间盘突出区域定位法可以很好地反映突出物的形态、位置及其与神经根的关系，尤其是在特定部位、在极为狭小的空间内突出椎间盘组织对神经根造成严重卡压的情况下，该方法可以在三维空间上对突出物的特征进行描述，对于术前针对不同类型的突出物制定不同入路的个性化靶点治疗方案具有重要的指导意义，从而确保显微镜微创工作通道能够精确置入到需要减压的范围内，充分发挥工作通道的使用空间，在有限的区域内彻底摘除突出物、松解神经根、解除椎管内压迫，减少不必要的手术操作，达到"事半功倍"的效果。

（二）切口设计

要直接到达病变椎间盘，手术切口的设计应考虑椎板与椎间隙的关系。设计皮肤切口时，通常以

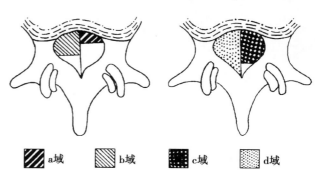

图 21-18　区域定位：冠状面分域

椎间隙为中心。对于 $L_{4/5}$ 以下的椎间盘突出切口,中心应定位于棘突下方;对于 $L_{4/5}$ 以上的椎间盘突出切口,中心应定位于棘突。通常在术前分析 CT 检查结果,进一步明确椎间隙、椎间盘突出部位与对应椎板间隙的关系,设计一个能够最直接到达病变部位的精确的手术通道,指导术中显露范围和骨切除范围(图 21-19)。也可根据 X 线片估计椎板间窗口的大小及形状。一般来说,在侧位 X 线片上可见上方椎体的椎板宽度均不同程度地超越了椎间盘平面,因此 $L_{3/4}$、$L_{4/5}$ 节段需要进行椎板切开才能进入椎间盘,而在 L_5S_1 节段,椎板宽度未超越椎间盘平面,椎板间隙很大(图 21-20)。在正位 X 线片上,椎板间隙从 L_5S_1 向上逐渐减小,椎板间角度也逐渐减小,所以 L_5S_1 间隙基本不需要进行椎板开窗即可进行椎间盘切除。之后确定突出椎间盘所对应的区域,为选择适当的入路和切除最少骨性结构达到病变椎间盘提供依据。

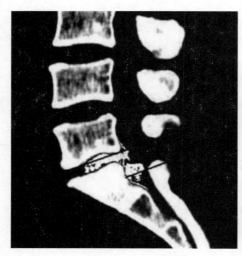
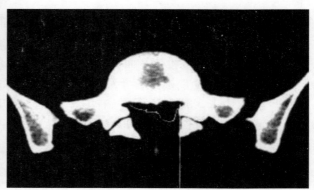

图 21-19　从矢状面和水平面对病变椎间盘定位,从解剖结构观察、切除突出和游离的椎间盘,无须切除骨结构

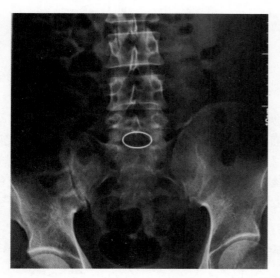

图 21-20　L_5S_1 椎板间隙

(三) 患者准备及显微镜准备

侧位 X 线片可了解腰椎的矢状面曲度,椎间盘高度,骨赘和椎体后缘唇样变的存在等。如果患者陈述有明显的腰痛,需要进行屈伸动力位和双斜位 X 线检查以鉴定是否存在腰椎不稳。如果存在退变性腰椎不稳或峡部裂,则提示需要并行脊柱稳定性手术的可能性。CT 可用于判断椎间盘突出的钙化情况。MR 检查是发现并评估椎间盘突出的金标准,其提供了椎间盘突出的特点,以及椎间孔、侧隐窝、椎管等解剖信息。如果近期症状出现变化,或前次 MR 检查在 3 个月以上,需要重新进行 MR 检查。患者还应当接受全面的医学检查,评估全身状况及他们对于全麻的适应程度。逐级导棒扩张技术的发明者 Foley 医师提出:微创通道下的 MD 手术在局麻和硬脊膜外阻滞麻醉下完成虽然可行,但是采取全麻下手术更加安全。

术前显微镜的准备包括:术者瞳距的调节;对焦系统的测试;显微镜悬挂机械臂按钮的测试;在对焦状态下工作距离的测试,这确保了在手术区域使用长柄工具时具有良好的工作空间;无菌保护套的准备。

四、手术方法

1. **麻醉与体位**　全麻。患者取俯卧位,背部平行地面。在骨性突起部位分别垫软垫,腹部应当避免受到挤压,从而避免压迫下腔静脉,减少术中静脉出血。也有学者提倡胸膝卧位,使髋关节和膝关节屈曲,最大限度地减少腰椎前凸和对腹腔血管的压迫。

2. **术前定位**　以 C 臂或 G 臂定位。在对应手术节段椎间隙,皮下插注射针头定位并在棘突中线旁开1.5cm 处标记纵向皮肤切口(图 21-21)。皮肤切口和手术通道必须满足两个要求:①椎间隙尽量位于切口的中心;②根据病变位置适当上下调整切口,使病变位于切口和术野的中央。建议将针插入椎间盘切除术的对侧,避免在手术侧形成血肿或带入细菌。定位针必须垂直于手术床面,皮肤进入点应严格位于针尖上方,如果针向头侧或尾侧成角,则有可能出现间隙错误。

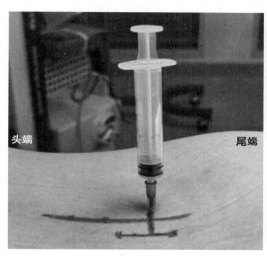
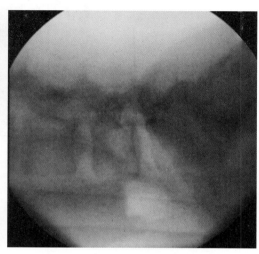

图 21-21　插针定位并标记皮肤切口

3. **手术入路**　沿着设计好的切口线切开皮肤、皮下组织及筋膜层。用双极电凝止血,尽量避免使用电刀。根据突出椎间盘的位置,可以采用通过椎板间、跨椎板或是远外侧入路。中央区采用后正中切口经棘突、椎板骨膜下入路。椎间孔和椎间孔外侧区采用椎旁切口经椎旁肌间隙入路。后外侧区两种入路均可选择。对于向头侧位移的游离椎间盘采用椎间孔扩大切开入路。常见椎间盘突出采用常规的椎板间入路,对椎间孔外椎间盘突出采用侧方入路。

目前,显微镜下微创通道系统主要是采用逐级导棒扩张技术(图 21-22),然后配以适当大小的操作通道。就目前与显微镜配合的微创操作通道而言,大致分为可扩张的拉钩系统和不可扩张的管型通道系统。其中,ZISTA 通道因为其锥形的设计,更加便于显微镜的放大照明系统的射入。相较于手术器械在传统圆柱形通道中直上直下的操作,器械在锥形设计的通道中操作的角度更大,双手更加自由舒适。在MD 手术中,通常使用下口为 20mm、上口为 24mm 的 ZISTA 通道(图 21-23)。如需行微创融合手术,则一般采用 22～26mm的 ZISTA 通道。以初级扩张导棒适当分离棘突旁肌肉,并放置在目标椎间隙上位椎板下缘,然后进行逐级导棒扩张,最后放置工作通道,并用微创通道固定臂固定在手术床上(图 21-24)。常用的微创通道固定臂有铰链式和蛇形臂等。再次透视侧位影像以确定通道所在节段位置准确(图 21-25)。

4. **椎板开窗**　此时引入显微镜,清理覆盖的残留软组织并识别骨性标志,如上位椎板下缘、椎板间隙和小关节突等。以金刚砂磨钻头磨除上位椎板的下缘部分及下关节突内侧缘,显露黄韧带近端附着点(图 21-26)。对于 $L_{4/5}$、L_5S_1 突出,只需切除极少量的椎板,而高位腰椎间盘突出、神经根管狭窄、突出的椎间盘向远或近端移行时,往往需要切除较多的椎板甚至行半椎

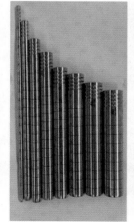
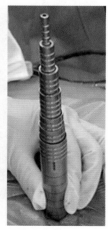

图 21-22　逐级导棒扩张

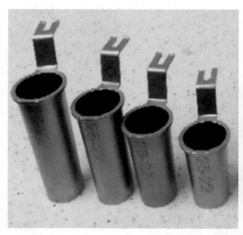
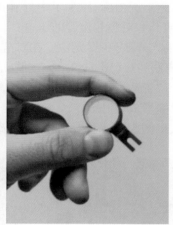

图 21-23　ZISTA 锥形微创通道

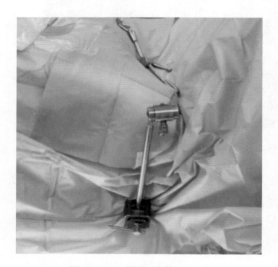

图 21-24　微创通道固定臂

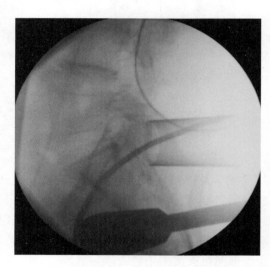

图 21-25　透视侧位影像以确定通道所在节段位置准确

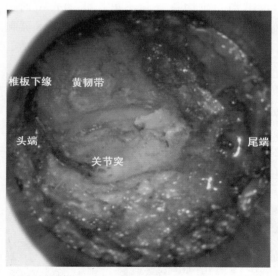

图 21-26　磨除上位椎板的下缘部分及下关节突内侧缘,显露黄韧带近端附着点

板切除,此时应注意保留 6~7mm 宽的椎弓峡部骨质,以避免医源性峡部骨折导致潜在的远期不稳。在使用磨钻过程中,助手需用生理盐水冲洗去除磨除的骨屑并降温。以刮匙分离黄韧带,利用向上成角的刮匙,滑入上位椎板下方(图 21-27),然后向尾端旋转刮匙,将黄韧带从硬脊膜上安全剥离(图 21-28)。以 Kerrison 咬骨钳移除部分黄韧带以暴露硬脊膜囊。也可以不分离黄韧带,通过切除黄韧带浅层,保留纸样薄的黄韧带深层,将其在靠近侧方垂直劈开后向两侧牵开,即可提供一个足够大的窗口显露椎管。在停止牵开后,纵行的黄韧带裂口又可恢复原貌从而关闭手术的窗口,手术应尽可能保证黄韧带完整以降低手术后粘连的发生。利用双极电凝清理硬脊膜外脂肪和硬脊膜外静脉。适当保留硬脊膜外脂肪,可以减少粘连和瘢痕。

5. 探查并识别神经结构　识别硬脊膜囊的外侧边缘及神经根的肩部。顺着硬脊膜囊从头端向尾端探查,避

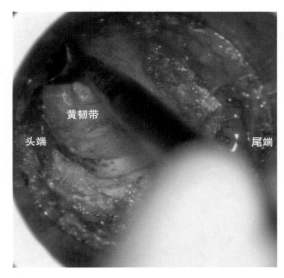

图 21-27　以刮匙在上位椎板下缘刺破黄韧带

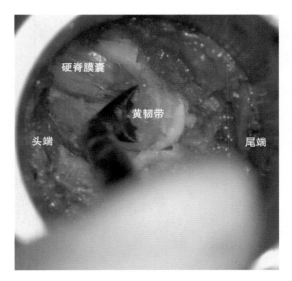

图 21-28　剥离黄韧带,暴露硬脊膜囊

免进入神经根腋部。在神经根探钩的帮助下,小心松动并取出游离的椎间盘碎片。适当打开侧隐窝骨性结构后,紧贴神经根肩部以神经根牵引器或神经根探钩缓慢向内侧牵拉。

腰骶神经根可分为硬脊膜内和硬脊膜外两部分,后者即为游离神经根。每根神经根在硬脊膜内的部分通过腰椎椎体及出椎间孔以上的腰椎间盘,然后此神经根在硬脊膜的前外角稍偏内处离开硬脊膜进入其单独的鞘中,在根袖中成为游离神经根绕下一椎弓根下缘出椎间孔。硬脊膜内神经根进入根袖鞘处内侧称为腋部。腰骶神经根的大部分在硬脊膜内,硬脊膜内神经根的垂直部分通常在 2 区、a 域。腰骶神经根绕椎弓根下缘出椎间孔,此神经根与腰椎同序。L_5 神经根自 $L_{4/5}$ 椎间盘水平或其下缘处发出,即在椎间盘层面向下越过 L_5 椎体后上部,绕椎弓根达椎间孔内口上缘。L_4 及 L_3 神经根皆发自同序数的椎弓根内侧,相当于同一椎体上或中 1/3 水平即椎间盘下层面发出,紧贴椎弓根入椎间孔,也就是说此神经根在椎间盘上层面出椎间孔,在椎管内不与椎间盘相接触,直到出椎间孔或以后才跨越同序数椎间盘,因而,$L_{2/3}$、$L_{3/4}$ 和 $L_{4/5}$ 椎间盘突出多不能直接压迫椎间孔上部的同序数神经根,只有在椎间孔外的极外侧型突出时,才可压迫同序数神经根。S_1 神经根发自 L_5S_1 椎间盘的外 1/3 或下缘即椎间盘层面,绕 S_1 椎弓根进入骶孔,因而 L_5S_1 椎间盘突出可在 I 层面直接压迫 S_1 神经根(图 21-29)。

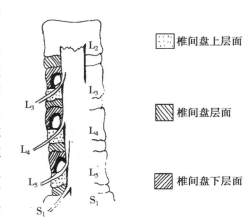

图 21-29　腰骶神经根发出位置示意

L_3 神经根发自 $L_{2/3}$ 椎间盘下层面;L_4 神经根发自 $L_{3/4}$ 椎间盘下层面;L_5 神经根发自 $L_{4/5}$ 椎间盘层面或 $L_{4/5}$ 椎间盘下层面;S_1 神经根发自 L_5S_1 椎间盘层面。

6. 切除椎间盘　神经根被拉开后,可见硬脊膜外静脉覆盖的突出椎间盘(图 21-30)。利用双极电凝小心烧闭静脉。对于椎管内难止性静脉丛出血,可用含凝血酶的凝胶海绵和小棉片压迫止血。同时使用吸引器,保持术野清晰,先切除椎间盘,待有充足的空间后再用双极电凝进行止血。切开纤维环后,椎间盘内容物在压力作用下常常从开口处膨出(图 21-31)。使用髓核钳进入椎间隙前,要注意合拢钳尖。较大的椎间盘碎片不能用暴力拉出,因为这可能牵拉神经根造成不可逆的神经损伤。不建议在椎间盘内采用刮匙等激进的椎间盘切除方法(aggressive discectomy,AD)。研究表明,与适当的椎间盘切除方法(limited discectomy,LD)比较,AD 有更高的腰腿痛复发率。生物力学研究支持椎间盘的破坏将加重其退变,而退变塌陷的椎间盘高度可能造成椎间孔高度减小,最终导致下肢痛复发。过度的盘内操作也会增加椎间隙感染的风险。取出突出的椎间盘后,应当最后检查神经根的活动度并探查神经根管,并从纤维环前方及椎间隙上下两侧检查是否存在游离的椎间盘组织,以确认神经根完全减压(图 21-32)。若突出偏向

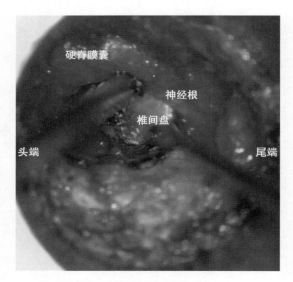

图 21-30　暴露突出椎间盘

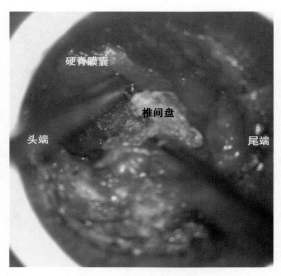

图 21-31　切开纤维环后,椎间盘内容物在压力作用下从开口处膨出

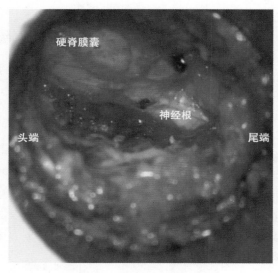

图 21-32　确认神经根完全松解

椎间盘一侧且症状为单侧者,实施单侧减压髓核切除术;若突出偏中央且症状为双侧者,实施双侧减压髓核切除术。双极电凝充分止血,放置引流,逐层关闭术口。

有些病例根据 MRI 提示的椎间盘突出形态,术前需考虑神经根腋部卡压的可能性(图 21-33)。在术中牵拉神经根的过程中出现任何异常困难,也应考虑神经根腋部有突出椎间盘卡压的可能,特别是巨大椎间盘突出,在牵开神经根时,腋部最易撕裂,所以尽量不要试图在神经根的腋下完全切除突出的椎间盘。此时要先探查神经根腋侧(图 21-34),优先减压腋侧后再向中间牵拉神经根,进入椎间隙。椎间盘切除后的缺损纤维环即便形成了瘢痕愈合,其力学强度仍低于正常纤维环,这也是髓核再次突出的原因之一。显微镜下通过缝线或纤维织物等将破损的纤维环边缘拉合、对拢,促进愈合,并增加破损部位纤维环抗张强度,由于术后纤维环的连续性存在,不仅有

效防止了再突出,而且保留了椎间盘的功能,增强了脊柱的稳定性(图 21-35)。因此纤维环修复技术理论上是降低再突出风险的可行途径。缝合的线结修剪整齐后可覆盖上少许脂肪组织。如果椎间盘膨出并不严重,在神经根已经彻底松解的情况下,可考虑尽量保留纤维环的完整性,不切开后纵韧带和纤维环。

7. 再次探查神经根　显微腰椎间盘切除术的最终目的是神经根的完全减压,因此切除突出椎间盘后应当最后检查神经根的活动度并探查神经根管,并从纤维环前方及椎间隙上下两侧检查是否存在游离的椎间盘组织。

8. 关闭切口　椎间盘切除完成后,用含抗生素的生理盐水冲洗椎间隙和手术切口,预防感染,同时用双极电凝或止血剂进行硬脊膜外椎管内和切口止血。使用止血剂者,在关闭伤口前要再次冲洗干净。疑有根袖或硬脊膜损伤者,行增加腹压试验以确定有无脑脊液外溢。有作者在切口关闭前,进行神经根封闭,这有助于术后镇痛。关闭手术切口时不缝合肌肉,腰背筋膜和真皮深层用可吸收缝线间断缝合。如果存在脑脊液漏,用尼龙线逐层间断缝合腰背筋膜、皮下组织和皮肤。

9. 术后处理　患者接受围手术期预防性抗炎治疗。常规给予非甾体抗炎药用于术后镇痛,可减少麻醉类药物的用量,降低神经根周围的炎症反应。鼓励患者术后早期进行功能锻炼,缩短住院时间,降低医疗费

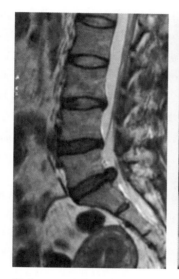
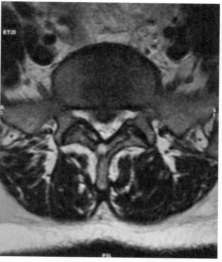

图 21-33 中年女性,右侧小腿后方疼痛及右侧足底麻木 1 年,右侧跟腱反射消失,MRI 提示 L_5S_1 椎间盘突出(中央偏右)

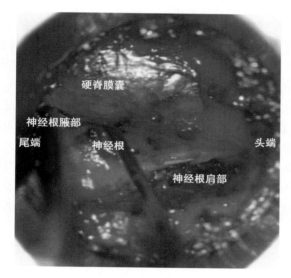

图 21-34 用神经根探钩探查神经根腋部

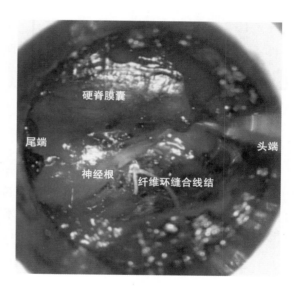

图 21-35 纤维环缝合,线结待修剪

用,尽快恢复自主活动和回到工作岗位。

五、并发症及防治措施

1. **定位错误** 同一手术切口,微创通道和显微镜角度的细微变化,容易导致手术者到达错误的相邻节段(图 21-36),特别是 $L_{4/5}$ 和 L_5S_1 节段。避免这种情况的方法是放置好通道后,进行影像学定位。精密的术前计划是腰椎显微椎间盘切除术成功和避免节段错误的最主要的前提之一。其中,突出病变定位方法最重要。同时要注意有无腰骶解剖变异,如 L_5 或 S_1 移行椎等。术前皮肤切口的精确定位,术中椎板与椎间隙的再次定位,椎弓根的辨认都有利于降低术中节段错误。

2. **硬脊膜外出血和血肿** 在微创手术过程中,即使少量的硬脊膜外静脉出血也会模糊视野,增加手术风险。避免出血:术前控制有导致出血倾向药物的使用;检测凝血系统;术中正确摆好患者的体位,让其腹部不受压迫;精准轻柔的操作,避免硬脊膜外静脉被拉伸和出血;如果预估手术时间较长,可在术中使用氨甲环酸。在少数情况下,术后硬脊膜外血肿引起严重的神经压迫,造成马尾综合征。必须尽快进行 MR 检

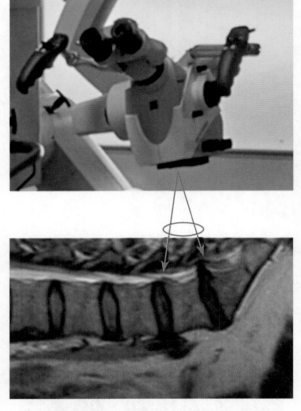

图 21-36　相同的皮肤切口（红色圆圈），微创通道和显微镜角度的细微变化，可能导致术者到达相邻的错误节段

查；如果诊断明确，需要急症手术以解除马尾压迫。

3. 硬脊膜撕裂　硬脊膜囊撕裂更多地发生在腰椎间盘再次手术时、老年患者及术者缺乏经验时。硬脊膜撕裂后脑脊液漏可以导致中枢神经系统感染、伤口愈合延迟、伤口感染或迟发型假性脑脊膜膨出等。如果硬脊膜破口很小，可以采用防水硬脊膜补片保守处理；当出现较大破口时，往往需要进行显微缝合。术后脑脊液漏也无须特殊处理，一般 2~4 周内可自行闭合。

4. 神经根损伤　术中出血造成的视野能见度低、过度神经根牵拉、神经周围粘连及先天性神经根异常是神经根损伤的常见原因。在尝试进入椎间隙之前，必须清楚地确定硬脊膜囊边缘和神经根肩部。当发现椎间盘从腋部突出，妨碍向中间牵拉神经根时，可先行神经根腋部减压，然后再向中间牵拉神经根进入椎间隙。在手术过程中，间歇性地释放牵拉的神经根，避免神经长时间受压。

5. 前方血管和内脏损伤　如果髓核钳刺穿了前纤维环和前纵韧带，可能损伤前方的大血管和内脏。手术中在椎间隙内进行髓核摘除时不要使用暴力。如果出现重要血管损伤的情况，必须立即进行紧急剖腹探查。如果患者麻醉苏醒后出现血压不稳定或腹膜炎体征，应当进行超声或 CT 扫描检查，确定是否存在血管或内脏损伤。

6. 术后感染　微创通道下的腰椎间盘手术，伤口感染的发生率较低。但是显微镜的使用增加了伤口感染的风险。建议在手术前就调节好显微镜的基本设定，如果在手术操作中需要调节显微镜，每一次调节后最好都能更换无菌手套。一般单纯减压手术围手术期不建议预防性使用抗生素。如果出现表层感染，通常口服抗生素就可以控制，而深部感染则需要彻底清创。

六、手术优缺点

（一）优点

1. 可通过手术显微镜的调节放大手术视野及调整照明。因此，和微创通道相互配合，可在皮肤切口较小、椎旁肌肉损伤较轻的情况下安全精细地完成手术，从而加快康复过程。

2. 显微镜的使用，减少了对椎板和小关节的损伤，减少了对脊柱稳定性的破坏。

3. 手术视野清晰，对深层结构辨识度高，利于减压过程中对神经结构的保护。

4. 加强了对椎管内血管的识别和凝血，可以更好地减少失血和有效止血。

5. 对肥胖或肌肉发达的患者，微创通道保证了更好的术野暴露。

6. 有利于助手在手术中配合和学习，有利于手术过程的记录和改良。

（二）缺点

1. 显微手术视野是对局部手术关注部位的放大，无法观察手术视野范围以外的解剖结构。如果对解剖不够熟悉，初学者有可能在手术中因位置迷失而损伤重要组织。要求术者必须对脊柱三维解剖有透彻的认识。

2. 显微外科手术需要良好的手眼配合能力，规范化的训练对于初学者十分必要，因此会有一定的学习曲线。

3. 如果术者在手术操作中调节显微镜，会增加创口感染风险。

4. 微创通道下一旦发生硬脊膜破裂,修补较为困难。

七、与显微内镜手术的比较

显微腰椎间盘切除术(MD)和显微内镜腰椎间盘切除术(MED)是目前治疗腰椎间盘突出症的常用微创减压手术方式,它们之间并不仅仅是选用放大照明工具的不同,两者各有其优缺点(表 21-1)。

表 21-1　显微腰椎间盘切除术(MD)与显微内镜腰椎间盘切除术(MED)比较

特点	MD	MED	特点	MD	MED
清晰度	3D	2D	调节机器对术区的污染	有风险	基本不存在
放大倍数	可调	固定	工作距离	受限	不受限
镜头与通道是否一体	不一体	一体	磨钻使用对镜头沾染	无	时有发生
通道下调节视野的便利度	需同轴调节	便利	器械/手对视野的遮挡	时有发生	基本不存在
景深调节	便利	繁琐	主刀医师的舒适度	好	好
镜头损毁	较少发生	时有发生	助手的舒适度	好	差
放大照明系统的准备	简单	较为繁琐	教学价值	更佳	佳

八、优势与前景

微创通道辅助下显微腰椎间盘切除术的适应证较广,尤其对游离型、钙化型、复发性椎间盘及椎间植骨融合术的治疗更加适用。由于使用小器械操作(刮勺、髓核钳、椎板钳均为直径 1mm),显微镜放大下椎板等骨性结构切除范围更小,在椎板间隙较大的节段中甚至不必咬除椎板上、下缘。术中微创通道置入不需广泛剥离椎旁肌,对棘上韧带、棘间韧带予以保留,不破坏关节突关节,保留了腰椎原有的生物力学特征,充分保护了脊柱的稳定性,减少了医源性腰椎不稳的发生。能够使手术视野更清晰,具有较好的可视化效果,易于辨别游离至椎管内的髓核与硬脊膜囊、神经根及静脉丛的关系,立体感强,操作的创伤减至最低,充分显示了显微的优势。在保证了手术疗效的同时,不但创伤小、出血量少,术后疼痛轻、可迅速恢复活动,而且减少硬脊膜外瘢痕的形成,预防腰椎手术失败综合征的发生。在腰椎间盘突出症复发的手术中,也可以安全地切除硬脊膜外的粘连和瘢痕组织。但显微镜下手术术野局限,很小的解剖角度变化就有可能导致手术平面的错误,而且镜下手术和直视下手术感不同,需要良好的手眼协调性,存在一定的学习曲线。手术成功的关键在于患者的仔细选择、术前和术中的精确定位,显微镜下操作对神经根和椎间盘及周围组织仔细地解剖,对突出椎间盘彻底切除及精细地止血。随着显微镜的熟练使用和手术经验的增加,操作时间将更短,不延长手术时间。微创通道辅助下显微腰椎间盘切除术将会成为治疗腰椎间盘突出症的重要技术。

第三节　腰椎间盘切除内镜手术

一、显微内镜腰椎间盘切除术

显微内镜腰椎间盘切除术(microendoscopic disecectomy,MED)是由 Foley 教授首先在 1997 年报道的,2 年后美国枢法模公司推出了第二代的 MED 系统,即 METRx 系统(图 21-37),国内刘尚礼、李春海教授等在 1999 年将这一技术引进中国并在全国进行推广。该手术系统主要由显示系统、手术通道及手术器械组成,在图像质量、操作空间及器械上与第一代相比都有明显改进。该技术采用后方经椎板间入路,在 1.6 ~ 1.8cm 直径的工作通道下导入内镜,通过显微器械直接开窗切除突出病变的椎间盘,不广泛剥离椎旁肌,完全保留脊柱中后柱结构,对正常脊柱生物力学结构几乎无干扰。随着近年来手术技术的提高和器械的改进,MED 可以完成与开放减压相同适应证的各种类型的腰椎间盘突出症。

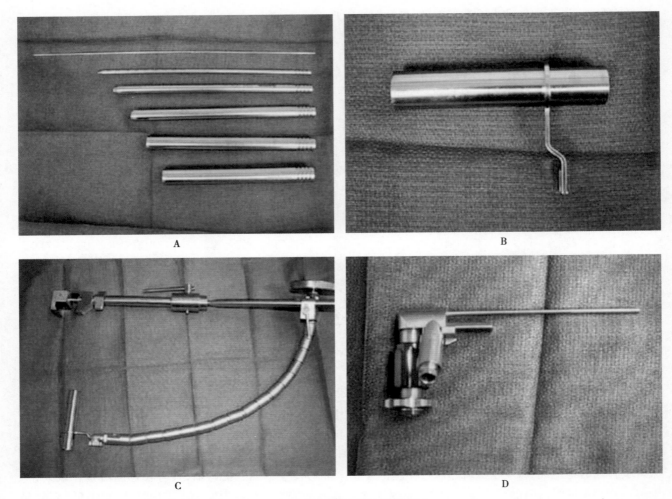

图 21-37 METRx 系统所用器械
A. 扩张通道;B. 工作通道;C. 固定臂;D. 30°角内镜。

(一) 手术适应证和禁忌证

MED 技术与传统椎板开窗减压手术的入路基本相同,因此手术适应证也基本相同。对病史超过 3 个月、严格保守治疗无效,或病史较长、对生活工作产生严重影响的腰椎间盘突出症患者,应考虑手术治疗。随着微创技术的不断进步和医师对微创器械操作水平的提高,MED 目前不仅可治疗不同类型的腰椎间盘突出症,还可有效治疗包括侧隐窝狭窄、椎间盘及后纵韧带钙化及黄韧带肥厚等疾病。然而 MED 显露范围有限,因此它更适用于单节段的椎体病变。

MED 禁忌证或相对禁忌证:①老年患者广泛或重度腰椎管狭窄,或严重骨质疏松患者;②腰椎间盘突出症合并腰椎不稳;③局部解剖层次不清,如峡部裂、二次手术局部粘连严重者;④巨大椎间盘突出致马尾综合征者;⑤明显椎体终板硬化者;⑥活动性椎间盘炎、蛛网膜炎者;⑦多节段的椎间盘病变(超过三个节段)者等。

(二) MED 操作要点

1. 麻醉与体位 可以选择硬脊膜外阻滞麻醉或全身麻醉。常规选择硬脊膜外阻滞麻醉,一来可以避免全身麻醉带来的相关风险和并发症,二来在神经根受到刺激时患者可以给医师实时反馈,从而避免神经根的损伤。全身麻醉通常适用于紧张或者难度较大的病例。

患者取俯卧位,卧于可透视的 Wilson 架上,也可以在胸部和两侧髂前上棘处分别垫软垫,悬空腹部以避免受压,减少静脉出血量,同时可以使患者腰椎前屈,张开椎板间隙,利于手术操作。也有部分学者提倡胸膝卧位,使髋关节和膝关节屈曲,最大限度地减少腰椎前凸和对腹腔血管的压迫。

2. 手术步骤 切口术野消毒、铺单后确定椎间隙,在棘突旁开 1.5cm 处插入 9 号定位针至椎板,透视下确认穿刺针位于手术间隙,以穿刺点为中心做长约2cm的皮肤切口。暴露切开皮肤及筋膜,插入最小扩张管,此时可探及台阶感,即为上位椎板下缘,紧贴椎板间隙逐级插入扩张管,扩张肌肉、软组织至椎板,用扩张管头部沿着椎板剥离下缘附着的肌肉,最后插入操作通道管并连接手术床上的自由臂(图21-38、图21-39)。放置通道管使其与椎板紧密接触,减少软组织滑入通道中。再次摄片确定无误,用髓核钳取出残留在通道中的软组织,以免阻挡内镜影响视野。连接好摄像系统及光源后,对白平衡,将内镜插入通道中并锁定,调节焦距以获得清晰图像,术中也应随时根据情况调节内镜保持理想的图像。

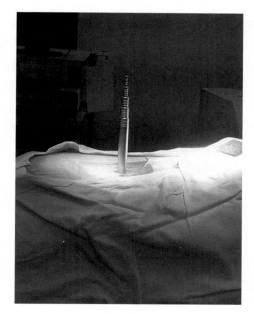

图 21-38　逐级插入扩张管

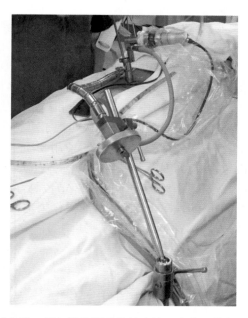

图 21-39　插入操作通道管并连接手术床上的自由臂

用电凝和髓核钳清除椎板和小关节上的软组织,显示上位椎板下缘和黄韧带,若有出血可用长的双极电凝止血。用刮匙解剖出上位椎板下缘,咬除部分上位椎板,从上位椎板下缘开始剥离黄韧带。插入神经钩,分离黄韧带与硬脊膜外脂肪的粘连,去除部分黄韧带。尽量保留硬脊膜外脂肪,以减少术后硬脊膜外粘连。可见硬脊膜及硬脊膜外脂肪。

尽量靠近中央的椎板扩大开窗,充分显露神经根和硬脊膜囊,探明硬脊膜与黄韧带及椎板的关系,显露硬脊膜囊并牵向中线,探明椎间盘突出和根管狭窄的情况。用带钩吸引器牵开、保护神经根,尖刀切开后纵韧带及纤维环。摘除髓核,在后纵韧带和硬脊膜下探查以确定是否还有游离的椎间盘碎片存在。切除椎间盘后应对神经根彻底减压,减压神经根管,探查侧隐窝是否通畅。当神经根完全显露,能自如移动1cm时,可认为神经根减压已充分。双极电凝确切止血,术野冲洗,放置乳胶管引流,逐层缝合腰背筋膜1~2针、皮下组织及皮肤,无菌敷料覆盖伤口。

（三）术后处理

术后次日拔除引流管,应用抗生素3天。术后次日床上练习直腿抬高。2~3天后,根据患者感觉情况,在床上练习腰背肌,并视患者情况可戴腰围下床活动。1周后拆线,可予出院,嘱出院后循序渐进增加站立、行走的时间,继续腰背肌锻炼。1个月后可恢复轻体力劳动,3个月内应避免重体力劳动。

与传统的开放手术方法相比,MED具有切口小、肌肉和软组织损伤小、患者住院时间短、恢复快等特点,但MED技术本身存在一定局限性,术中视频为二维图像,缺乏立体感,且视野有限,手术医师手眼分离需要一定的适应过程,因此MED技术也可能出现神经根损伤、脑脊液漏、髓核残留等并发症,而显微腰椎间盘切除能提供三维影像,结构显示更加清晰,详见第二十一章第二节。陆军军医大学第二附属医院(新桥医院)应用MED技术治疗近4 000例腰椎间盘突出症患者,术后优良率达到95%以上,其中151例患者随访10年以上,根据改良MacNab标准,优良率达91.9%,但其中有111例患者因复发再次接受手术治疗。一项多中心前瞻性研究表明,MED 技术治疗腰椎间盘突出症,术后 13 个月随访满意度为 97%。因此,MED 是治疗腰椎间盘突出症安全有效的术式,我们认为可完全替代传统开放髓核摘除术,但微创脊柱外科医师的临床经验和充足的微创技术训练是必不可少的条件,另外,严格把握手术适应证也是手术成功的关键。

二、经皮内镜技术治疗腰椎间盘突出症

经皮内镜技术是目前治疗腰椎间盘突出症经典的外科治疗手段。其具有手术创伤小、疗效好、并发症少和术后康复快等优势,可分为经皮椎间孔镜技术和经椎板间入路技术。经皮椎间孔镜技术走过了近半个世纪的发展。Kambin 教授在 1970 年,首次经腰椎侧外方入路进行腰椎间盘摘除术。1975 年,日本的学者首次进行了一项关于后外侧入路腰椎间盘切除术的病例系列报道。随后,在 20 世纪 80 年代,有学者从解剖学上描述了内镜下经椎间孔入路的解剖结构,首次提出了"Kambin 三角"的解剖学概念,即出口神经根、下位椎体后缘及硬脊膜囊外侧缘所组成的三角形区域,为经皮椎间孔镜技术提供了坚实的理论依据(图 21-40)。但是,此前的工作通道中并没有光源和内镜系统,所以无法达到可视化的目的。1996 年,有学者使用纤维软镜进行经椎间孔髓核摘除术,首次实现了可视化通道下的手术,大大提高了手术的安全性与可操作性。1997 年,有学者研发了 YESS 内镜系统,使用硬质工作通道进行经椎间孔髓核摘除术,并且该工作通道集合了冷光源、摄像系统、水及操作系统,将经皮内镜技术带向了新的时代。此后,经椎间孔髓核摘除术均采用 Yeung 使用的工作通道系统。由于在 L_5S_1 节段骨性结构的遮挡造成经皮内镜腰椎间盘切除术(percutaneous endoscopic lumbar discectomy,PELD)的操作困难,2006 年韩国的 Choi 教授开创了经椎板间入路的髓核摘除术,该技术有效地弥补了 PELD 这一缺陷。

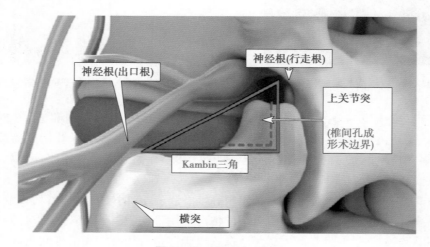

图 21-40　Kambin 三角

(一) 经皮椎间孔镜下髓核摘除术

1. 经皮椎间孔镜下髓核摘除术的相关解剖

(1) 椎间孔:经皮椎间孔镜下髓核摘除术是通过椎间孔入路的一种手术。熟悉椎间孔的解剖对手术能够安全顺利地完成有着重要的作用,椎间孔是脊柱中一个重要的结构,其上缘是上位椎弓根下缘及黄韧带的外缘,下缘是下位椎弓根上缘,前缘是椎体和椎间盘的后缘,后缘是上下关节突的前侧面(图 21-41)。

椎间孔内最重要的结构就是出行神经根,这也是我们在进行关节突成形时需要避免损伤的结构。Choi 教授通过研究发现,出行神经根与上关节突的距离越短,发生出行神经根损伤的可能性越大。所以,术前仔细分析患者出行神经根与椎间孔

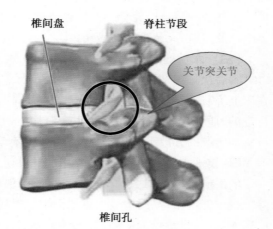

图 21-41　椎间孔解剖

的关系极其重要。

椎间孔内有三层韧带附着,以固定出行神经根及穿行的动静脉。椎间孔内的血管是腰动脉、髂腰动脉、骶正中动脉及骶外侧动脉的分支。在椎间孔处,该分支血管又可分为三支:一支向前到椎体;一支向后到椎弓;中间的一支沿脊神经根走行称根动脉,根动脉又分为前根动脉和后根动脉,供应脊神经前、后根和脊神经节的营养。

(2)椎管:腰椎管内容纳了硬脊膜囊、神经根及其伴行的血管。硬脊膜囊内主要是脊髓和马尾神经,而脊髓终止于 L_1 后方,所以下腰椎的硬脊膜囊内全部为马尾神经。硬脊膜囊的两侧为走行神经根,走行神经根发出的位置存在较大的个体差异。腰神经出椎间管后即分为前支和后支,后支及其分支在行程中有数处穿过骨性纤维管,在其内可受到卡压。 $L_1 \sim L_4$ 神经后支穿过骨性纤维管的位置位于椎间孔的后外方、横突根部上缘处; L_5 神经后支穿过骨性纤维管分前、后两段。硬脊膜囊的后方是黄韧带,其为后方保护椎管的韧带结构;其前方是后纵韧带和椎间盘,这也是我们在术中需要重点处理的解剖结构。在某些椎间盘突出的患者中,其突出的髓核与硬脊膜囊和神经根可能产生粘连,术中需仔细分离粘连,以免损伤硬脊膜囊及马尾神经。

腰椎神经根管在上腰椎($L_1 \sim L_3$)和下腰椎存在明显的区别。在上腰椎中,神经根管可分为椎管内段与椎间孔段。在椎管内段,神经根离开硬脊膜囊后,以>45°的倾斜角向外下走行,然后进入椎间孔段,向外离开椎间孔。在下腰椎中,神经根离开硬脊膜囊后向下走行较长的距离,通过椎间盘后段的神经根管,然后进入侧隐窝段,最后通过椎间孔离开腰椎。

侧隐窝在 $L_{4/5}$ 和 L_5S_1 最为明显,偶在 $L_{3/4}$ 可见,其可分为骨关节部分和骨性部分。侧隐窝骨关节部分的前方为纤维环、椎体后上缘,后方为关节突及黄韧带,外侧即椎间孔。而骨性侧隐窝的前方为椎体后缘,外侧是椎弓根。侧隐窝是走行神经根通过的最狭窄的位置,黄韧带增厚、上关节突增生等都可能造成其狭窄,卡压神经根造成症状,所以必须引起术者的高度重视。

2. 经皮椎间孔镜下髓核摘除术的手术规范及技术要点

(1)麻醉:经椎间孔入路髓核摘除术可在全身麻醉、椎管内麻醉及局部浸润麻醉下进行。但是,由于内镜手术无法观察到内镜外的解剖结构,特别是患者存在低位神经根或在上腰椎出口神经根发出位置偏尾侧和背侧的情况下,可能存在神经根损伤的风险。故若采用全身麻醉,需严格配合神经电生理检测。椎管内麻醉通常无法满足手术的需求,因为腰椎椎旁肌的肌肉由多个节段的脊神经后内侧支支配,而单纯椎管内麻醉又无法浸润多个神经根,故不作为推荐。局部浸润麻醉相对安全,但是注意在穿刺的过程中需逐层麻醉深筋膜及椎旁肌,以减轻患者的痛苦。局部浸润麻醉的同时辅以全身性的镇静、镇痛药物,可有效地减轻患者术中的紧张和不适。因此,我们推荐使用局部浸润麻醉联合全身镇静、镇痛药物。

(2)术中体位:经椎间孔入路手术主要采用俯卧位和侧卧位两种体位。在俯卧位的手术中,患者屈膝屈髋,于患者腹部垫入 U 形垫以减轻腹压,可减少术中出血(图 21-42)。如患者取侧卧位,需垫入软枕使患

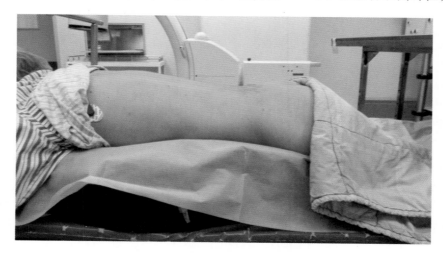

图 21-42　经皮椎间孔镜下髓核摘除术体位
患者取屈髋屈膝俯卧位,腹部用 U 形垫支撑。

者腰椎向健侧侧弯。一般采用俯卧位行手术,但是若患者无法耐受俯卧位或患者伴有严重心肺疾病时,可采用侧卧位手术。

(3) 定位:首先用正位 X 线片定位后正中线(图 21-43)、患侧髂棘(图 21-44)及病变椎间隙(图 21-45)。于靶向椎间隙头倾 10°～15°,后正中线旁开 8～14cm 作为进针点(图 21-46)。

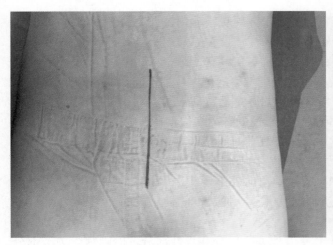

图 21-43　标记后正中线

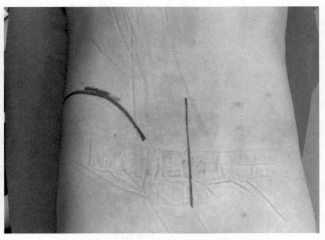

图 21-44　标记患者患侧髂棘

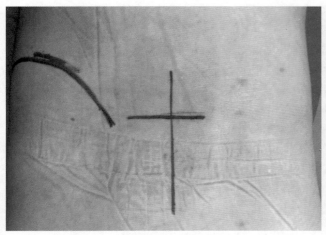

图 21-45　术中定位病变椎间隙

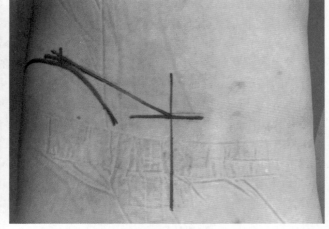

图 21-46　以髂棘最高点,或头倾 10°～15°、后正中线旁开 8～14cm 作为进针点

(4) 穿刺:以进针点向腹侧及尾侧进针,进针过程中逐层麻醉,并穿刺至靶点(图 21-47、图 21-48)。

(5) 关节突成形:关节突成形是经椎间孔入路髓核摘除术最关键的步骤之一。关节突成形质量的高低直接决定了是否能够顺利地进行减压环节的手术。目前,关节突成形可主要分为 YESS 技术、TESSYS 技术及靶向穿刺技术。

1) YESS 技术:严格意义上讲,YESS 技术不能算关节突成形的一部分。YESS 技术是一种"inside-out"(由内向外技术)的方法,即通过穿刺入椎间盘进行盘内减压,而不是直接进入椎管减压。盘内压力的减小,使椎管内突出的椎间盘"回弹"入盘内,达到椎管内减压的目的。由于其是间接减压,故目前除在椎间盘造影术中运用外,已不作为常规手段。

2) TESSYS 技术:TESSYS 技术是由 Hoogland 教授于 2003 年提出的。他是通过直接切除部分关节突,以达到关节突成形的目的,然后将工作通道直接放置于椎管内,直接切除突出的椎间盘。

TESSYS 技术是第一项完全经椎间孔入路的椎间孔成形方法。其首先将穿刺针尽量向椎管内穿刺,然

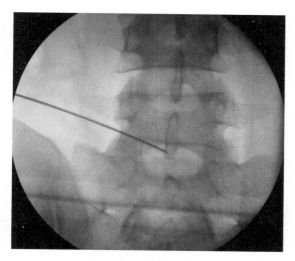

图 21-47 穿刺至中线

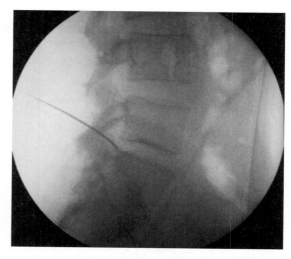

图 21-48 穿刺至下位椎体后缘

后逐级安放扩张套管(图 21-49),再逐级使用环锯磨除关节突(图 21-50、图 21-51)。注意环锯不可放置过深,以免损伤神经根和硬脊膜囊,环锯的前段位于椎弓根内侧缘为最佳(图 21-52)。最后放入工作管道(图 21-53)。经典的 TESSYS 技术是采用同轴关节突成形技术,这与下文所述的偏心环锯技术有所不同。同轴关节突成形技术效率较低,且对于上关节突明显增生的患者,成形效果较差。但是其作为第一个经椎间孔入路的经皮内镜手术技术,具有开创性的意义。

3) 靶向穿刺技术:靶向穿刺技术与经典的 TESSYS 方法不同,其穿刺点取决于具体需要减压的部位。对于腰椎间盘突出症的患者,在矢状面上存在椎间盘平面突出、头端游离或尾端游离等类型,在水平面上有肩上型、肩前型和腋下型。根据不同类型的椎间盘突出,需选择不同的穿刺靶点,用最小的损伤达到最大的减压效果。

A. 偏心环锯技术:偏心环锯技术是由靶向穿刺技术发展而来的。其原理是使用小型号的扩张通道与大型号的环锯匹配,通过术者需要成形的范围移动环锯,使环锯在需要的方向上移动,从而达到更大范围的成形。该技术具体的操作方法如下:首先将穿刺针穿刺到上关节突腹侧,逐级放入扩张套管扩张肌肉。然后撤出扩张套管,剩下一级导棒,此时放入二级或三级甚至四级环锯。根据需要成形的方向,向反方向移动环锯的末端,使尖端向需要的方向移动(图 21-54~图 21-56)。然后进行关节突成形。同时,在每一次成形后,更换导棒,逐步达到靶向穿刺的位置。该技术的运用有效地扩大了关节突成形的范围,特别是在上关节突增生使穿刺针无法进入椎管的情况下,可以成功地进行关节突成形,达到靶点位置。

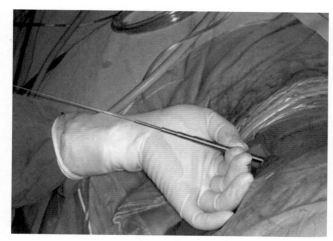

图 21-49 逐级安放扩张套管

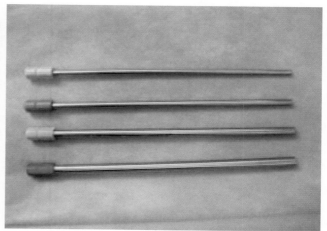

图 21-50 不同大小的环锯

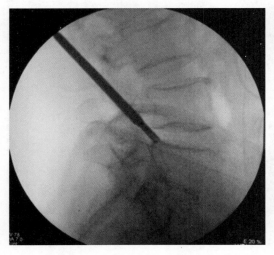

图 21-51　逐级使用环锯磨除关节突

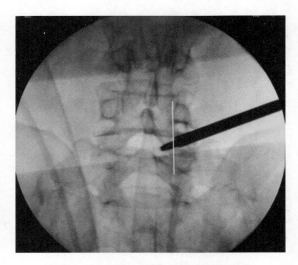

图 21-52　环锯不可超过椎弓根内侧缘

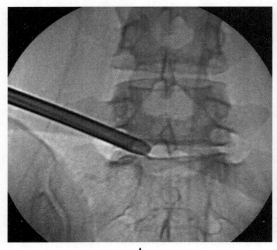

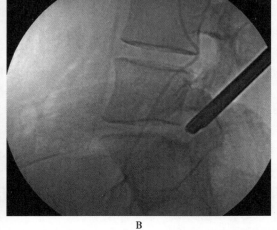

A

B

图 21-53　安放工作管道
A.正位透视所见；B.侧位透视所见。

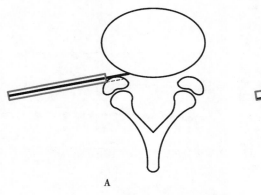

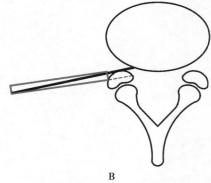

A

B

图 21-54　同轴关节突成形技术与偏心环锯技术区别示意
A.同轴关节突成形技术示意；B.偏心环锯成形（黑色为导棒，红色为环锯）。

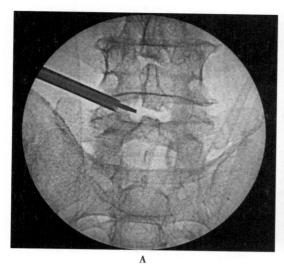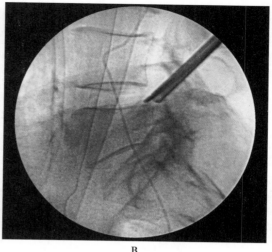

图 21-55　偏心环锯技术术中透视所见
A. 可见环锯的尖端向尾侧移动;B. 可见环锯的尖端向背侧移动。

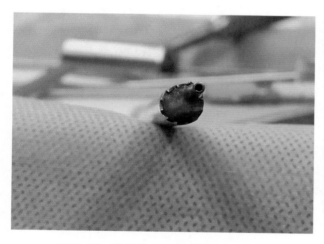

图 21-56　使用偏心环锯法磨除的关节突

B. Zessys 系统:Zessys 技术的核心仍然是靶向穿刺技术。Zessys 通道与其他的通道系统均不相同,其有两个粗细不同的管道(图 21-57~图 21-60)。该技术的具体要点如下:首先将穿刺针穿刺到靶点,逐层扩张肌肉,然后取出一级导棒,换直径 2.5mm 的克氏针固定于靶点,取出扩张管道,放入合适直径的 Zessys 通道,然后放入匹配大小的环锯。以克氏针作为轴心,转动通道,使其向需要的方向移动。然后放入相应的环锯,进行关节突成形。在此过程中使用克氏针可以固定 Zessys 通道,同时作为转动 Zessys 通道的轴心。

(6) 椎管内减压:椎管内减压是决定手术效果最直接的一步。经皮内镜技术和传统的经后入路手术不一样,其通过侧方的椎间孔逐步进入椎管,所以大部分外科医师对结构的辨识感到极为困难。但是,清晰地辨认解剖结构是手术成功的首要保证,所以在最初学习椎间孔镜手术时,切忌贸然锐性操作,以免造成重要结构的损伤。其次,与开放手术相同,椎管内减压时需逐层向内推进,避免贸然推进工作管道造成神经根损伤。

盘黄间隙是黄韧带与椎间盘之间的一个潜在间隙,其内为椎管,其外是椎间孔,是椎管内外的重要解剖

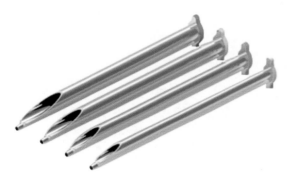

图 21-57　Zessys 系统

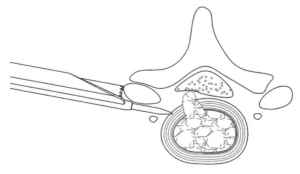

图 21-58　Zessys 系统的工作原理

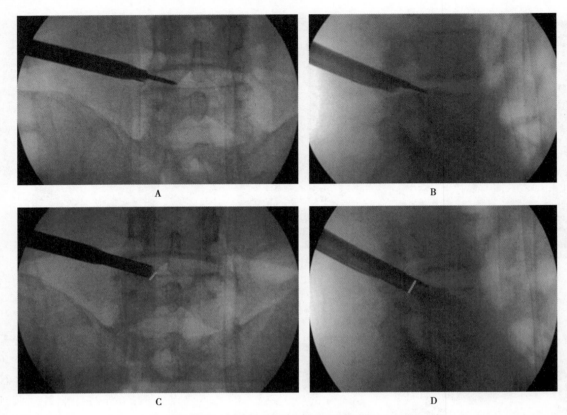

图 21-59　第一次成形术前与术后正侧位透视对比
A、B. 第一次成形前正侧位透视所见；C、D. 第一次成形后正侧位透视所见，红线表示成形范围。

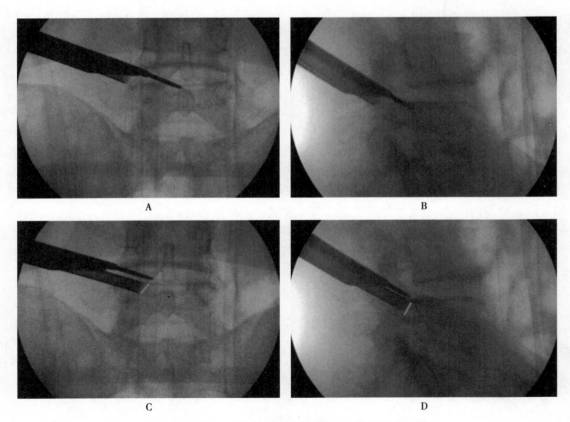

图 21-60　第二次成形术前与术后正侧位透视对比
A、B. 第二次成形前正侧位透视所见；C、D. 第二次成形后正侧位透视所见，红线表示成形范围。

标志。盘黄间隙是椎管内减压时遇到的第一个解剖结构,小心切除部分黄韧带,打开盘黄间隙(图 21-61、图 21-62)。对于单纯腰椎间盘突出症患者,由于黄韧带无明显压迫,故不需要完整切除黄韧带。打开盘黄间隙后,即进入椎管。此时,我们推荐首先处理椎间盘组织(图 21-63)。该方法有以下好处:第一,对盘内减压后,突出于椎管的椎间盘可向盘内适度回缩,减轻神经根的压迫,使神经根向腹侧移动,方便减压操作;第二,首先处理盘内,可避免解除椎管内压迫后引起的后静脉丛撕裂导致的出血。盘内需适度减压,特别是年轻的患者,若过度处理间隙,会造成术后间隙塌陷,导致术后顽固性腰痛的发生。

　　间隙处理完成后,继续向椎管内推送工作管道。首先沿纤维环后缘向内探查,找到后纵韧带外侧缘(图 21-64)。后纵韧带在经椎间孔入路手术中有着重要的地位。部分类型的椎间盘是通过突破后纵韧带向后突出的。所以,找到后纵韧带的破裂口,对辨认椎管内结构及进行彻底的椎管内减压都有极重要的作用。并且,部分患者磁共振上的 HIZ 信号,可能是由于后纵韧带上的破口产生的。我们知道,HIZ 与腰痛有密切的关系。所以,处理此破裂口,可清除炎性组织,达到减轻腰痛的目的。找到后纵韧带外侧缘后,用射频刀头止血,并切除部分后纵韧带,向内探查。同时,切除突出于椎管内的椎间盘组织(图 21-65)。

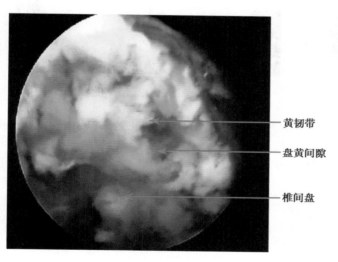

黄韧带

盘黄间隙

椎间盘

图 21-61　盘黄间隙(部分打开)

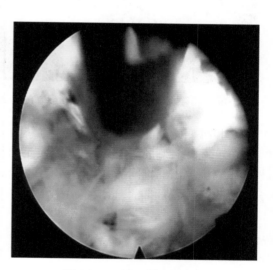

图 21-62　切除部分黄韧带

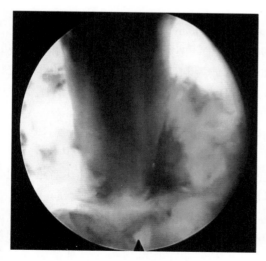

图 21-63　切除椎间盘内的髓核组织

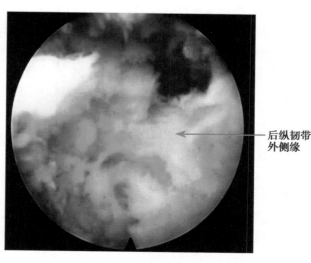

后纵韧带
外侧缘

图 21-64　切除椎管内的髓核组织

彻底减压后,术者需对椎管内各处进行探查。首先探查神经根的腋下,在腋下型椎间盘突出或肩上型椎间盘突出向内推进工作管道时,可能在此处遗留椎间盘。其次就是侧隐窝,侧隐窝是行走神经根通过的骨性管道,其本身空间较小,故少量的椎间盘突出于此处即可引起严重的症状。有文献报道,57%的下腰椎手术失败综合征的患者均是由于未充分探查侧隐窝所导致。最后是头侧椎管,此处较少出现残留,但是在突出的椎间盘向头侧游离时,应仔细探查摘除(图21-66)。

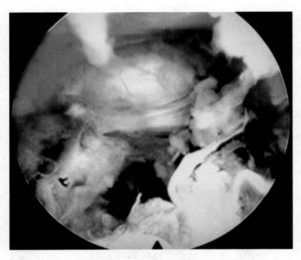

图 21-65　切除椎间盘组织后在内镜下显露的神经结构

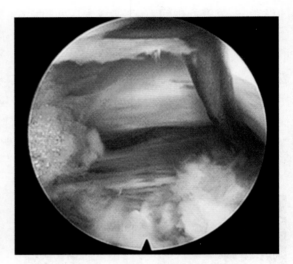

图 21-66　探查侧隐窝及神经根腋下

对于极外侧腰椎间盘突出症,探查椎管内的情况后,需将工作管道退出至椎间孔区,并转向头侧。此时可见到椎间孔外头侧的脂肪组织,此处便是出行神经根的位置。通过与术前影像学资料结合,仔细探查出行神经根周围突出的椎间盘并摘除。需注意此处不可过分干扰出行神经根,因为此处多为神经节分布的区域,过度侵扰神经节可能会造成术后感觉异常等并发症。

在整个减压过程中,需注意以下两点:第一,所有器械的前端在椎管内操作时需在术者的视野范围内,以避免损伤神经根、硬脊膜囊或后方静脉丛;第二,在使用双极电凝时,应尽量采用"点射"的方式,避免长时间使用,造成术后神经根炎的发生。

彻底止血后,局部注射倍他米松 1ml+1% 利多卡因 1ml,缝合伤口。

(7) 术后处理:术后 3 小时,患者可在硬质腰围的保护下下床活动。3 周后可开始腰背肌锻炼。

(二) 经椎板间入路髓核摘除术

经椎板间入路髓核摘除术(percutaneous endoscopic interlaminar discectomy,PEID)是由 Choi 教授首先在 2006 年提出的,他提出在 L_5S_1 节段中,髂嵴较高可能导致穿刺置管困难,在这种情况下可以采用经椎板间入路以降低手术难度,避免髓核残留等并发症的发生。此后,Ruetten 教授和四川大学华西医院的孔清泉教授分别进行了临床随访,发现在 L_5S_1 节段中,PEID 可以获得与 PELD 相同的临床疗效,并且具有减少术中放射线剂量等优势。

1. PEID 的相关解剖　PEID 手术的解剖与传统经后入路内镜手术相同。

2. PEID 的技术要点

(1) 手术体位:与 PELD 相同,PEID 手术同样采用俯卧位,使患者屈髋屈膝。但是为了使患者椎板间孔完全打开,故腰椎多采用过伸位。腹部用 U 形软垫支撑以降低腹压,减少术中出血(图 21-67)。

(2) 麻醉:PEID 同样存在多种麻醉方式。陆军军医大学第二附属医院(新桥医院)于 2010 年开展 PEID 手术开始,均采用硬脊膜外分离麻醉进行。该麻醉的优势在于达到麻醉效果的同时,并不会对运动神经元产生影响,所以术中可以实时观察患者双下肢运动情况,以降低神经根损伤的风险。其他的方式还包括局部麻醉辅助全身镇静药物,作者认为,该麻醉方式同样可以达到理想的麻醉效果。

(3) 手术方式:术中正位 X 线片定位病变的椎间隙。手术切口于椎间隙平面,棘突旁开 0.5cm 处,长度

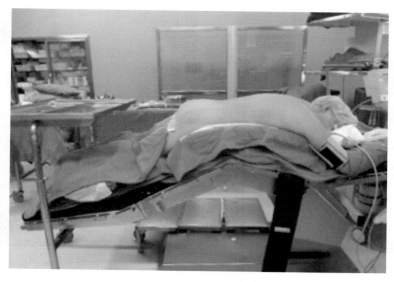

图 21-67　经椎板间入路髓核摘除术体位

约 8mm,切开皮肤、皮下组织及腰背筋膜。安放铅笔头状扩张导管至黄韧带表面,轻轻地分离黄韧带表面周围软组织(图 21-68)。与 PELD 一样,同样需要根据突出类型选择安放工作通道的位置,若突出的髓核位于椎间隙平面或以下,则需将导管置于 S_1 椎板上缘;若突出的髓核位于椎间盘平面以上,则需将通道放置于 L_5 椎板的下缘。安放工作通道后,接入内镜系统。在内镜下清除软组织后,暴露黄韧带。小心使用双极电凝刺穿黄韧带,感到明显的落空感时即停止(图 21-69)。进行该步骤时,切忌使用过大的力量,以免造成椎管内结构的损伤。用黄韧带钳切除部分黄韧带。仔细用神经剥离器剥离硬脊膜囊与黄韧带之间的粘连后,用枪钳切除黄韧带,打开椎管。此时可看到硬脊膜外脂肪,当看到硬脊膜外脂肪时,需小心操作,避免损伤神经根和硬脊膜囊。小心止血后,仔细分离脂肪,寻找神经根和突出的髓核组织(图 21-70)。此时,根据神经根和突出髓核组织的关系转动工作通道,使神经根位于工作通道外侧,而突出的髓核位于工作通道内(图 21-71)。此时,可切除突出的髓核,并且沿此路径摘除椎间隙内游离的髓核组织。清除完毕后,需对神经根肩上、腋下及侧隐窝内进行彻底探查,确认无游离椎间盘后方可结束手术(图 21-72)。

3. **并发症及处理**　经椎板间入路髓核摘除术的并发症主要包括以下几个方面。

(1)颈痛及癫痫样发作:主要由于术中水压持续灌注,冲击硬脊膜囊,压力增高所致。Choi 教授报道颈痛的发生率为 2%~24%,主要出现在术中 30 分钟后。癫痫样发作的发生率为 0.02%,大约在术中 96 分钟后出现,同时可能伴有血压增高。并且,颈痛和癫痫样发作与手术时间的延长有明显的关系。该并发症在

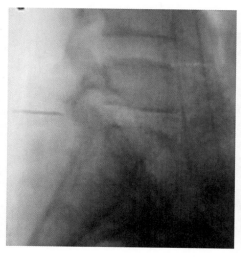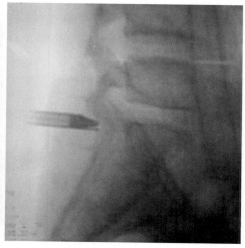

图 21-68　穿刺至椎间隙,放入铅笔头状导管

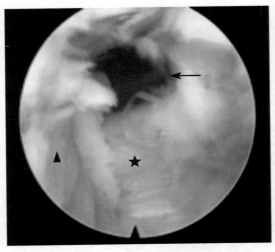

图 21-69　在内镜下打开黄韧带

箭头所指为黄韧带破口;星形所指为残留的薄层黄韧带;三角所指为未切除的黄韧带。

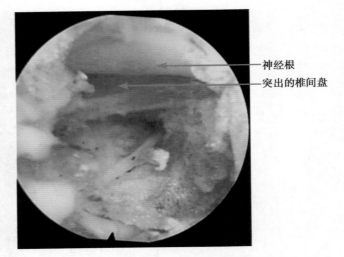

神经根
突出的椎间盘

图 21-70　内镜下显示神经根与突出的髓核组织

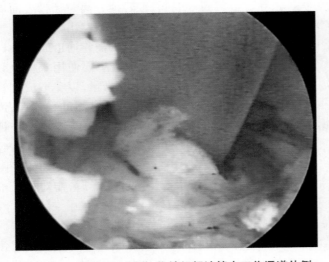

图 21-71　转动工作通道,将神经根遮挡在工作通道外侧

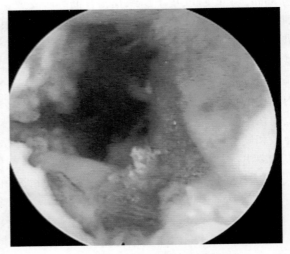

图 21-72　摘除椎间盘后的椎管

PEID 中的发生率明显高于 PELD 中,可能是由于 PEID 中硬脊膜囊承受的水压更高。术中需缩短手术时间,降低灌洗速度,避免使用加压泵,术中加强监护。若出现颈痛,可适当降低水压,但是出现癫痫样发作,则需及时终止手术。

（2）髓核残留:有文献报道,髓核残留的发生率为 0.64% ~ 4.45%。该并发症的发生与术者的经验有明显关系。术者经验不足,可能造成关节突成形范围较小;并且,在内镜下操作,初学者对结构辨识不清,可能造成髓核残留(图 21-73)。所以,术者术前需要准确判断突出椎间盘的位置、是否存在游离髓核及其位置,判断自己的技术水平,选择合适的穿刺靶点,准确判断手术结束的时机等。出现髓核残留时,需与患者充分沟通,再次进行翻修手术。

（3）神经损伤:发生率为 0.3%。与同时处理

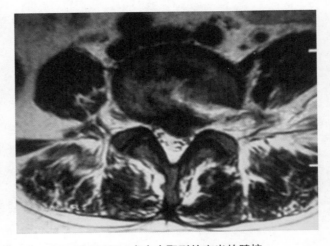

图 21-73　术中未取到的突出的髓核

神经根的椎管内段和椎间孔段有明显关系,如同时处理 $L_{3/4}$ 的椎管内段和 $L_{4/5}$ 的极外侧区域,则会对 L_4 神经根造成持续性刺激。该并发症好发于上腰椎。如出现神经损伤,应结合影像学准确诊断,避免进行第二次手术。

(4) 硬脊膜囊撕裂(图 21-74、图 21-75):文献统计硬脊膜囊撕裂的发生率为 1%~4%。但是,由于椎间孔镜手术是在生理盐水持续灌洗中完成的,所以有 70% 的硬脊膜囊撕裂在术中无法发现。症状主要出现在术后 3 天,表现为下肢放射痛进行性加重,并且对脱水等保守治疗无明显疗效。术中切忌粗暴操作,取出髓核时切忌生拉硬拽,特别是在复发型腰椎间盘突出症中,椎管内粘连明显,应小心分离粘连后取出突出的髓核。并且,手术器械避免盲操作。如发生硬脊膜囊撕裂,且患者有明显下肢症状时,需行手术修补。

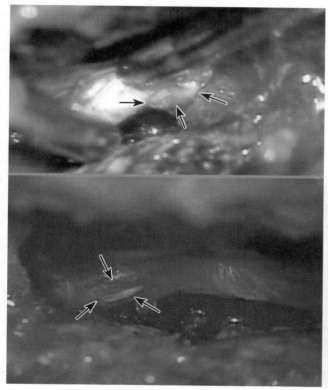

图 21-74　硬脊膜囊破裂,马尾神经疝出(箭头所示)

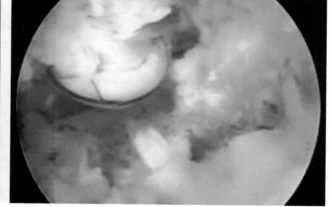

图 21-75　神经鞘膜破裂,神经根裸露形成神经根疝

(5) 血肿:血肿可分为椎管内血肿和腹膜后血肿(图 21-76、图 21-77)。椎管内血肿的发生率为 0.20%~2.25%,主要是由于术中椎管静脉丛损伤,且术中止血不彻底造成。腹膜后血肿发生率较低,主要是损伤了腰横血管终末支。如患者有明显出血倾向,术前应仔细评估;结束手术前仔细观察是否有活动性出血;切忌穿刺偏向椎体中份损伤血管。血肿一旦发生,极有可能压迫神经产生相应的症状。并且,如体内为活动性出血,压迫症状可能日益加重,故应早期手术清除血肿。

(6) 术后感觉异常:术后感觉异常的发生率为 3%~9%,术后 2~3 天出现,主要表现为神经分布区域灼烧样疼痛,无肌力改变。发生原因主要是由于术中过度刺激神经节所致。术前仔细进行影像学评估,选择恰当的方式;对椎间孔进行适当的扩大,避免强行置管。一旦患者出现类似症状,需复查 MR,判断是否有椎间盘突出的复发。排除复发后,避免再次手术对神经根进行二次干扰,只需行选择性神经根封闭术,该症状一般在 1~3 个月内自行缓解。

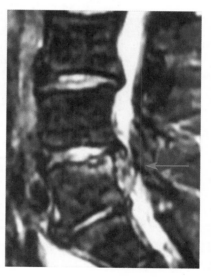

图 21-76　术后椎管内硬脊膜外血肿(红色箭头)

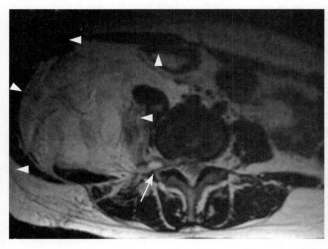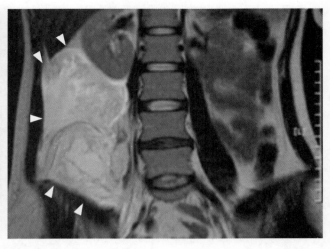

图 21-77　腹膜后巨大血肿（箭头）

（7）术后椎间盘假性囊肿（图 21-78）：发生率为 0.3%～1.0%。发生原因不明。由于假性囊肿可以压迫神经，故主要表现为术后下肢放射性疼痛。对假性囊肿的处理需行选择性神经根封闭及抽吸囊液。

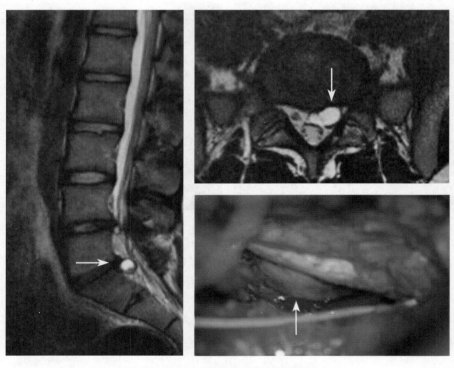

图 21-78　术后椎间盘假性囊肿（箭头）

（8）椎间隙感染（图 21-79）：由于 PELD 术中生理盐水持续灌洗，所以感染的发生率较其他椎间盘摘除术低，发生率为 0.12%～1.00%。感染的发生与术中反复穿刺，穿刺针进入腹腔，器械污染等有关。表现为剧烈腰痛，可有下肢疼痛、颈部强直。发热，红细胞沉降率及 C 反应蛋白增高，白细胞总数及中性粒细胞增加。MRI 在 5 天左右可有阳性表现。若感染局限于椎间盘内，可给予敏感抗生素，并嘱患者卧床休息即可。根据血常规、红细胞沉降率和 C 反应蛋白的检查结果调整抗生素使用方案。若感染进一步扩散，椎旁出现脓肿，或脓液侵犯椎管应及时手术清创，术后给予敏感抗生素治疗。

（9）术后椎间盘突出复发：复发的定义目前尚无明确定论，较公认的定义为首次手术 6 个月后出现同节段的椎间盘突出（图 21-80）。文献中发生率的差异较大。目前所公认的高危因素包括肥胖、老龄、Modic

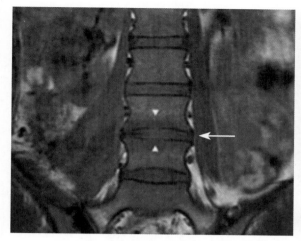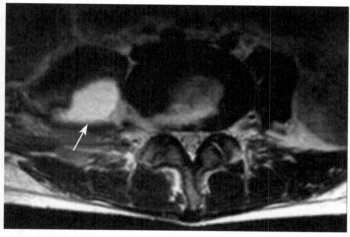

图 21-79　术后椎间隙感染(箭头)

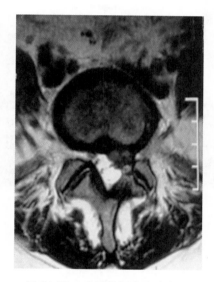

图 21-80　术后椎间盘突出复发

征阳性等。术后复发多采用手术治疗缓解症状。手术方案可选择在此节段单纯减压,也可选择融合内固定术。

三、电磁导航引导下经皮内镜技术治疗腰椎间盘突出症

(一)发展背景与设计理念

随着经皮脊柱内镜技术的发展,经皮椎间孔镜技术已成为治疗腰椎间盘突出症的金标准。该手术可以通过局部麻醉进行,特别有益于合并有多种其他系统疾病而无法耐受全身麻醉的老年患者。该技术术前需要规划穿刺的轨迹和最佳的穿刺进针点,然后在透视辅助下进行解剖标志的定位。而传统的透视引导下经皮椎间孔镜技术需要较长的学习曲线,术中穿刺轨迹的设计和椎间孔的穿刺成形对医师的经验和技术要求很高,往往需要反复透视才能完成手术。对于髂嵴较高或合并椎间盘突出重度游离的患者更会增加穿刺的难度。

随着数字医学技术的不断发展,术中 CT 辅助下的计算机导航技术已在脊柱手术中得到广泛应用。术中导航技术的优势在于能够有效提高术中定位的精准性,减少并发症和手术的翻修率,同时降低医护人员的辐射暴露。但是术中 CT 扫描仍然存在流程复杂、注册匹配时间较长等特点,而且对患者的辐射仍然较大。因此利用术中透视影像和术前 CT 的快速融合实现术中三维影像导航,能够进一步减少患者的辐射暴露,简化导航手术流程,极大地提升导航的实用性。

(二)电磁导航引导下经皮内镜技术的原理与特点

电磁内镜导航系统由磁场发生器、传感器、导航主机和导航专用的椎间孔镜器械等组成。电磁导航技术具有与光学导航相同的高精度,同时可以避免光学导航术中因器械操作造成的视线遮挡,出现导航位置偏移等问题。电磁导航技术的原理是通过追踪器械的尖端实现导航定位,无须预先建模,可以和非刚性器械完美地匹配,如穿刺针等。电磁导航相关的手术器械可以不受弯曲、变形等影响,因而在微创、经皮手术中具备广泛的应用空间。在电磁导航系统的引导下,医师可以获取脊柱的三维重建解剖结构和多层面重建结构,手术器械可以在三维空间内实现实时追踪。手术医师能够同时获取局部放大的手术视野和整体的减压范围,完成减压操作更高效,并且辐射暴露更低。

该技术主要的限制在于术中电磁场可能会出现失真、扭曲,所以需要准备无铁磁性的器械和碳纤床。对于铁磁性或不锈钢的器械远离电磁导航器械或设备 10cm 以上才能最大地减少电磁干扰。当电磁发生器

出现位移或铁磁性物质接近磁场时会引起磁场的畸变,进而影响电磁导航精度。

（三）手术技术操作规范与技术要点

1. **影像融合与靶点选择**　患者常规俯卧于碳纤床上,U 形垫将腹部悬空。将磁场发生器置于臀部或手术区域的腹部,确保手术区域被磁场完全覆盖(50cm×50cm×50cm)(图 21-81)。常规消毒铺巾。术前将患者的 CT 资料通过 U 盘或光盘拷贝至导航主机,自动三维重建,在矢状面、冠状面和水平面设定手术靶点和穿刺靶点。1% 利多卡因局部浸润麻醉后,将克氏针固定于紧邻手术节段的下位棘突上,将定位器与克氏针锁定(图 21-82)。将映射桥平行放置于手术节段,进行正、侧位透视,确保 17 个映射点均位于图像中(图 21-83)。然后将具有映射点的正侧位图像传输至导航主机,撤走映射桥。在 CT 影像中设定手术区域,确认后融合图像,生成术中即时三维成像。

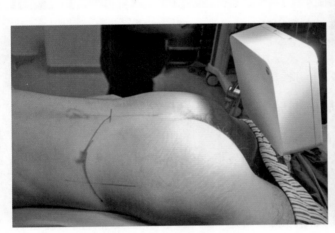

图 21-81　磁场发生器位置

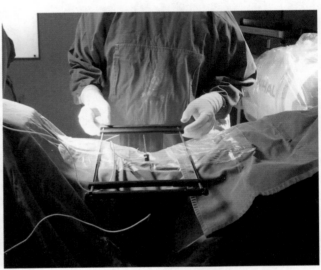

图 21-82　定位器与克氏针锁定

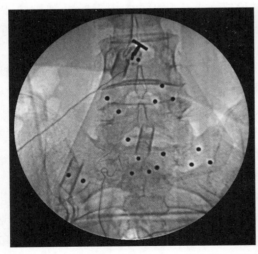

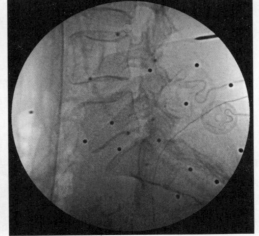

图 21-83　正、侧位透视定位

手术中,在导航重建的矢状面图像的辅助下规划目标靶点为上关节突,水平面图像上显示为关节突的前外侧缘,这样就可以精准设计定位于上关节突尖部的穿刺轨迹,也可以很容易地选择合适的皮肤进针点。穿刺过程中可能的骨性遮挡,包括高髂嵴和肥大的横突,能够在导航的引导下很好地避开。

2. **手术操作流程**　全程手术在局麻和麻醉医师的监护下进行。将 18G 穿刺针的针芯取出后,将传感器置入穿刺针,然后将穿刺针尖端对准校准器,同时导航主机会自动识别设备,当显示为绿色时则提示注册完成(图21-84)。用0.5%利多卡因15~30ml沿着穿刺轨迹进行局部浸润麻醉(图21-85)。然后在实时图像的引导下,穿刺针朝向已选定的靶点穿刺,整个过程操作简单(图21-86)。当穿刺到达手术所需穿刺靶点区域时,导航主机提示图像为绿色。然后取出穿刺针内的传感器,置入导丝。在导丝的附近做1.5cm的切口。将导航导杆连接传感器进行注册校准,然后将导杆沿导丝插入,接触骨质后停止,移除导丝,插入传感器,进一步在导航实时引导下确认导杆需要的位置。将传感器插入黄色导杆,并与工作套管组装进行校准。然后再逐级扩张管道下置入带锯齿斜面的工作套管,可再次用导航导杆配调整器确认工作套管的位置,敲击固定于骨质。选择合适的环锯,将传感器沿内镜左侧灌注孔插入,与手柄、环锯一起注册校准,然后插入工作套管内,在导航引导下完成椎间孔成形(图21-87)。椎间孔成形完成后,替换常规工作套管,然后用带导航的内镜确认套管的最终位置。内镜视野下操作切除同侧的黄韧带,摘除突出的椎间盘髓核组织,完成神经的减压(图21-88)。

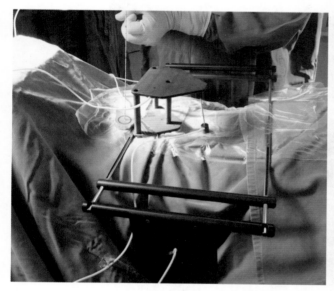

图21-84　注册

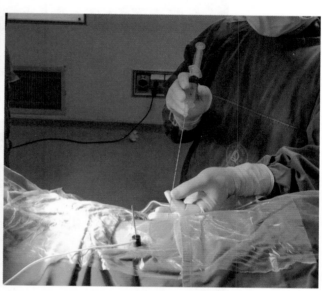

图21-85　局部浸润麻醉

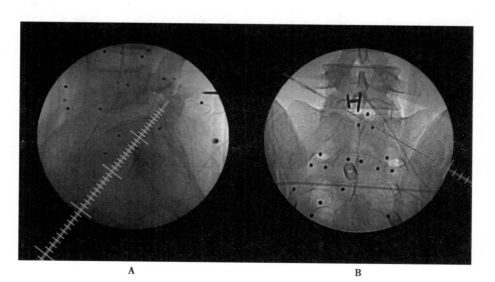

图21-86　导航引导下穿刺
A. 侧位示意;B. 正位示意。

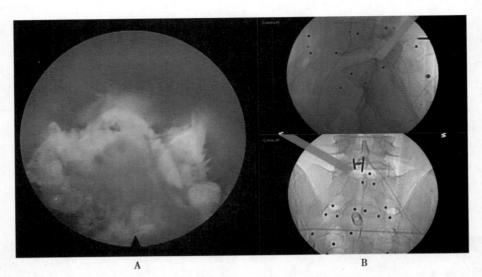

图 21-87　在导航引导下完成椎间孔成形
A. 镜下所见；B. 导航显示侧位与正位示意。

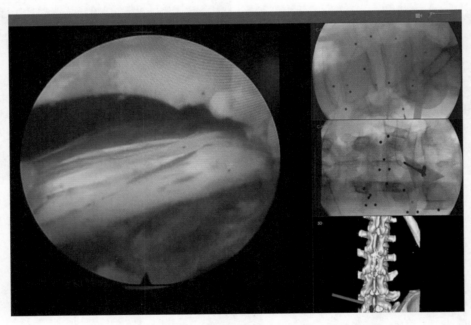

图 21-88　导航下确认套管的最终位置，并在内镜下减压

3. **术后处理**　术后 3 小时，患者可在硬质腰围的保护下下床活动。3 周后可开始腰背肌锻炼。

第四节　微创手术器械通道辅助腰椎间盘切除术

一、X-Tube 系统腰椎间盘切除术

自 1997 年 Foley 和 Smith 首次报道应用经后入路显微内镜腰椎间盘切除术（microendoscopic discectomy，MED）治疗腰椎间盘突出症以来，相继又有多种微创脊柱手术设备问世，其中 X-Tube 是把 MED 工作通道下端变成两叶片状可扩张通道，拓宽了通道下端的工作空间（图 21-89）。

（一）基本组成和特点

X-Tube 系统是在 MED 系统的技术基础上研制而成的下端可扩张的通道系统。其由扩张叶片和扩张支架组成，通过自由臂固定在手术区内，匹配环形导光束将冷光源引入术区，光束满足全手术视野照明（图 21-90）。光源系统可与关节镜、椎间盘镜、胸腔镜、腹腔镜或其他标准通用接口的冷光源系统兼容，并可用等离子法消毒。

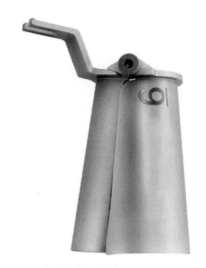

图 21-89 X-Tube 系统

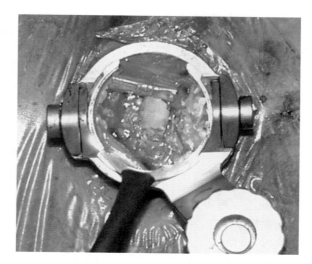

图 21-90 X-Tube 系统导光束

（二）手术适应证及禁忌证

1. **适应证** 单节段腰椎间盘突出症及腰椎间盘突出症再次手术者。

2. **相对禁忌证** 两个及两个节段以上的椎间盘突出症。

（三）手术方法

1. **体外定位** 根据体表解剖特征放置定位器（图 21-91），透视定位（图 21-92）。

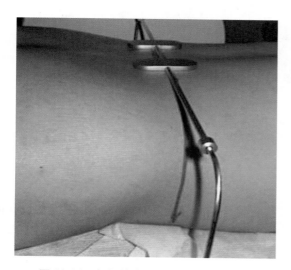

图 21-91 根据体表解剖特征放置定位器

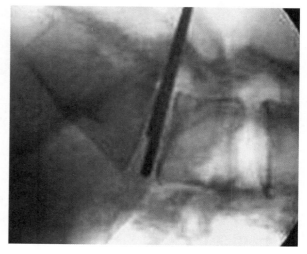

图 21-92 透视定位

2. **建立工作通道** 根据体表定位，于棘突旁 1cm 纵行切开皮肤和深筋膜，切口长 2.5cm，如需椎弓根钉内固定，切口宜选上下椎弓根连线处（经多裂肌间隙）。插入首根扩张管，因导针太细易伤神经，不建议用。依次套进扩张管，最后套入 X-Tube 通道，撑开器撑开 X-Tube 的两个叶片扩大通道下端，自由臂固定通道，连接纤维光源和内镜系统。X-Tube 工作通道上口内径为 25mm，下口撑开时内径为 4mm（图 21-93）。

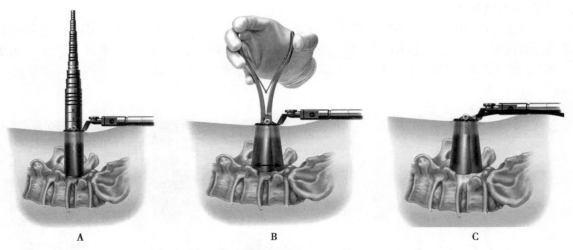

图 21-93　建立 X-Tube 工作通道
A. 套入 X-Tube 通道；B. 撑开工作通道下端；C. 接入冷光源。

　　3. 开窗减压　椎板开窗，神经根减压，可进行单节段减压融合内固定（图 21-94）。椎间盘切除及植骨融合内固定同常规手术。

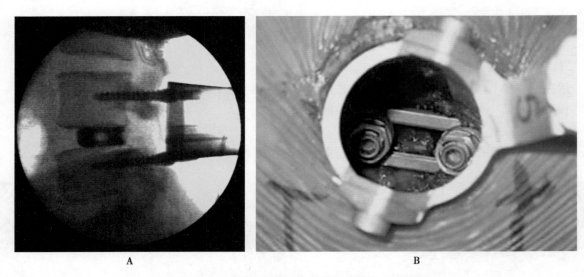

图 21-94　X-Tube 通道下行单节段减压融合内固定
A. 椎间盘切除融合内固定术后侧位 X 线片；B. 通道内融合内固定外观。

二、Quadrant 系统腰椎间盘切除术

　　Quadrant 系统是在 X-Tube 系统的技术基础上研制而成的可扩张拉钩系统。Quadrant 系统技术是直视微创手术，简单易学，学习曲线短，具有创伤小、出血少和适应证多的特点。应用 Quadrant 系统微创手术治疗腰椎间盘突出症疗效满意。

（一）基本组成和特点

　　Quadrant 系统由扩张叶片和扩张支架组成，通过自由臂固定在手术区内（图 21-95）。匹配 Y 形导光束将冷光源引入术区，光束满足全手术视野照明，对手术操作无遮挡。光源系统可与关节镜、椎间盘镜、胸腔镜、腹腔镜或其他标准通用接口的冷光源系统兼容，并可用浸泡、熏蒸和等离子法消毒。扩张管叶片有40mm、50mm、60mm、70mm 和 80mm 五个不同长度，适合不同体型的患者。扩张管叶片未撑开时，工作通道内径为22mm；撑开时，上部宽达 50～55mm，下部为 80～100mm。单侧应用 Quadrant 系统时，可同时切除相邻

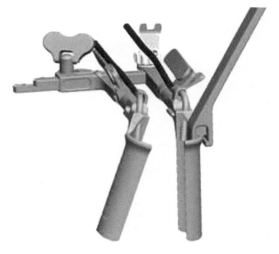

图 21-95　Quadrant 系统

两个椎间盘,也可以做单侧内固定融合,植入 3 枚椎弓根螺钉、2 个椎间融合器并用纵棒相连。

（二）手术适应证及禁忌证

1. **适应证**　腰椎间盘突出症、腰椎管狭窄症合并腰椎间盘突出、腰椎间盘突出症合并腰椎滑脱和腰椎间盘突出症再次手术者。对于极外侧型椎间盘突出症,可经过小关节外缘和下个横突上缘入路,手术微创、安全有效。

2. **禁忌证**　三个以上的椎间盘突出症。

（三）手术方法

1. **体外定位**　根据体表解剖特征放置定位器（图 21-96）,透视定位（图 21-97）。

2. **建立工作通道**　根据体表定位切开皮肤及深筋膜 2.5cm。插入首根扩张管（图 21-98）,因插入导针太细易伤神经,建议不用。在最长肌和多裂肌间隙用扩张管逐级扩张至 22mm（图 21-99）。将合适长度的扩张叶片装在撑开的支架上,将其组成的工作通道套在扩张管外,拔除扩张管。再次透视确定位置准确后（图 21-100）,通过撑开支架及自由臂将工作通道固定于手术台边（图 21-101）。

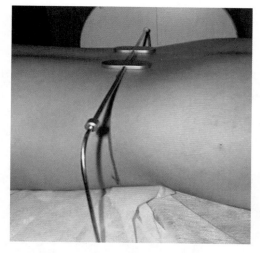

图 21-96　根据体表解剖特征放置定位器

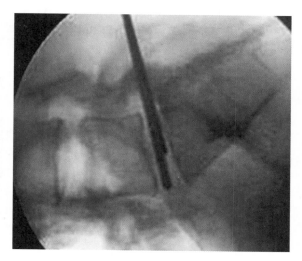

图 21-97　透视定位

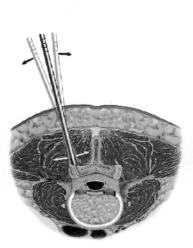

图 21-98　插入首根扩张管

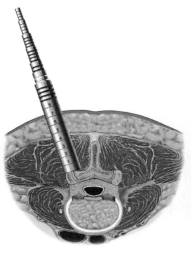

图 21-99　逐级套入扩张管

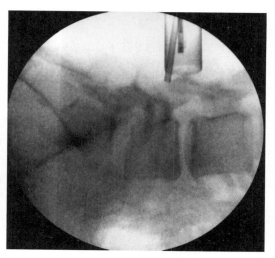

图 21-100　套入并建立工作通道

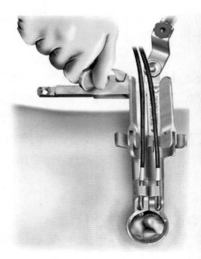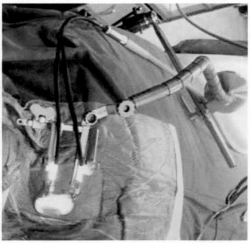

图 21-101　工作通道建立后,通过撑开支架及自由臂将工作通道固定于手术台边

3. **插入导光束**　将导光束从扩张叶片上方插入光纤孔内,导光束与冷光源连接。

4. **扩展工作通道**　取逆时针方向旋转短柄,以撑开两扩张叶片。在撑开扩张叶片时,相应延长皮肤切口。借助辅助扳手扳动扩张叶片可使扩张叶片下端进一步扩张(图 21-102)。

5. **椎板开窗及椎间盘切除**　去除椎板表面软组织(图 21-103),辨认椎板后行椎板开窗,显露硬脊膜、神经根和突出的椎间盘组织。按常规方法切除突出的椎间盘组织。

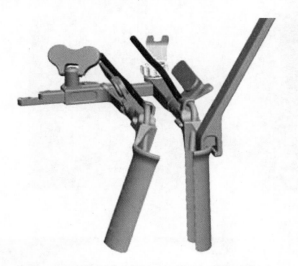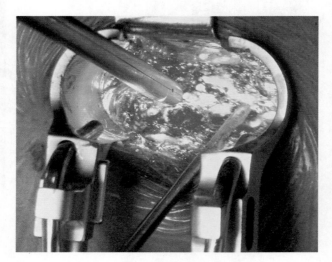

图 21-102　借助辅助扳手扳动扩张叶片,使扩张叶片下端进一步扩张

图 21-103　去除椎板表面软组织

6. **融合固定**　切除突出的椎间盘组织并行经后入路腰椎椎间植骨融合内固定术(posterior lumber interbody fusion,PLIF)或 TLIF,在 Quadrant 系统通道内,行单侧椎弓根螺钉内固定和椎间植骨融合 1~2 个节段,按常规方法手术(图 21-104~图 21-108)。

7. **闭合切口**　去除 Quadrant 系统,闭合切口同常规手术。

8. **术后处理**　同常规手术,相关并发症及其对策参照常规手术处理。

三、Pipeline 系统治疗腰椎间盘突出症

Pipeline 系统(pipeline expandable access system)是可三维撑开独立伸缩的拉钩系统。借助 Pipeline 系统可在直视下行微创手术治疗腰椎间盘突出症。

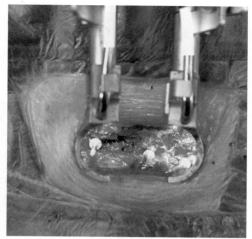

图 21-104　椎弓根内插入 3 根定位针

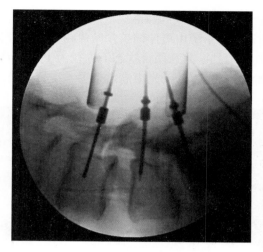

图 21-105　透视定位

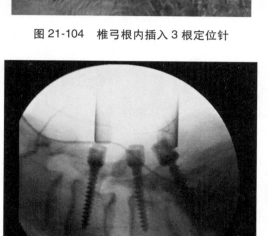

图 21-106　椎弓根螺钉透视定位

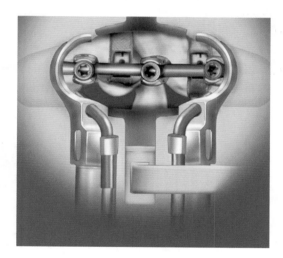

图 21-107　纵棒连接椎弓根螺钉固定示意

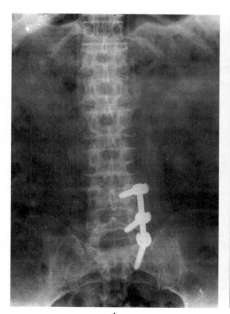

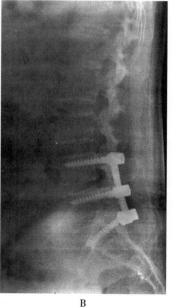

A　　　　　　　　　　　　　　　B

图 21-108　术后正位（A）及侧位（B）X 线片所见

（一）基本组成和特点

Pipeline 系统由可伸缩扩张叶片和带齿扩张支架组成（图 21-109A），通过自由臂固定在手术区内，对手术操作无遮挡。其在闭合状态下内径为 19mm（图 21-109B），可最大限度地减少肌肉创伤，撑开可达 95mm。匹配冷光源引入术区，光束满足全手术视野照明（图 21-109C）。

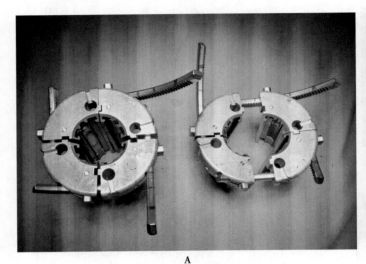
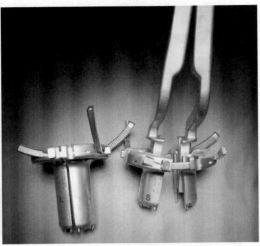

A

B

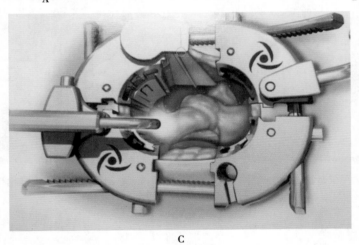

C

图 21-109　Pipeline 系统
A. 通道撑开示意（上、下面）；B. 通道撑开示意（前、后面）；C. 手术操作示意。

（二）手术适应证及禁忌证

1. 适应证　腰椎间盘突出症，腰椎管狭窄症合并腰椎间盘突出，腰椎间盘突出症合并腰椎滑脱和腰椎间盘突出症再次手术者。可通过 Pipeline 系统进行 1~2 个椎间隙的内固定融合。

2. 禁忌证　3 个节段以上的椎间盘突出症。

（三）手术方法

参考 Quadrant 手术。

（周跃　马学晓　张国庆　周传利　陈仲强　胡建中　汤宇　张亚庆　李海音）

参 考 文 献

［1］ FESSLER R G，O'TOOLE J E，EICHHOLZ K M，et al. The development of minimally invasive spine surgery［J］. Neurosurg Clin N Am，2006，17（4）：401-409.

［2］SACHDEV V P. Microsurgical lumbar discectomy：A personal series of 300 patients with at least 1 year of follow-up［J］. Microsurgery，2010，7（2）：55-62.

［3］MAJEED S A，VIKRAMAN C S，VIVEK M，et al. Comparison of outcomes between conventional lumbar fenestration discectomy and minimally invasive lumbar discectomy：An observational study with a minimum 2-year follow-up［J］. J Orthop Surg Res，2013，8：34.

［4］RASOULI M R，RAHIMI-MOVAGHAR V，SHOKRANEH F，et al. Minimally invasive discectomy versus microdiscectomy/open discectomy for symptomatic lumbar disc herniation［J］. Cochrane Database Syst Rev，2014（9）：CD010328.

［5］ARTS M P，BRAND R，ME V D A，et al. Tubular discectomy versus conventional microdiscectomy for the treatment of lumbar disc herniation：two-year results of a double-blind randomised controlled trial［J］. Neurosurgery，2011，69（1）：135-44；discussion 144.

［6］PARIKH K，TOMASINO A，KNOPMAN J，et al. Operative results and learning curve：Microscope-assisted tubular microsurgery for 1-and 2-level discectomies and laminectomies［J］. Neurosurg Focus，2008，25（2）：E14.

［7］MCGIRT M J，AMBROSSI G L，DATOO G，et al. Recurrent disc herniation and long-term back pain after primary lumbar discectomy：review of outcomes reported for limited versus aggressive disc removal［J］. Neurosurgery，2009，64（2）：338-344.

［8］SHOUSHA M，CIROVIC D，BOEHM H，et al. Infection rate after minimally invasive noninstrumented spinal surgery based on 4350 procedures［J］. Spine，2015，40（3）：201-205.

［9］FREEMAN A L，BUTTERMANN G R，BEAUBIEN B P，et al. Compressive properties of fibrous repair tissue compared to nucleus and annulus［J］. J Biomech，2013，46（10）：1714-1721.

［10］SCHULZ G，BEYER J，HOGAN M. Effect of annular defects on intradiscal pressures in the lumbar spine：an in vitro biomechanical study of diskectomy and annular repair［J］. J Neurol Surg A Cent Eur Neurosurg，2016，78（1）：46-52.

［11］BATEMAN A H，BALKOVEC C，AKENS M K，et al. Closure of the annulus fibrosus of the intervertebral disc using a novel suture application device-in vivo porcine and ex vivo biomechanical evaluation［J］. Spine J，2016，16（7）：889-895.

［12］KARST M，KEGEL T，LUKAS A，et al. Effect of celecoxib and dexamethasone on postoperative pain after lumbar disc surgery-Comments［J］. Neurosurgery，2003，53（2）：336-337.

［13］CHIN K R，SUNDRAM H，MARCOTTE P. Bleeding risk with ketorolac after lumbar microdiscectomy［J］. J Spinal Disord Tech，2007，20（2）：123-126.

［14］WEINER B K，KILGORE W B. Bacterial shedding in common spine surgical procedures：Headlamp/loupes and the operative microscope［J］. Spine，2007，32（8）：918-920.

［15］BIBLE J E，ONEILL K R，CROSBY C G，et al. Microscope sterility during spine surgery［J］. Spine，2012，37（7）：623-627.

［16］CLARK A J，SAFAEE M M，KHAN N R，et al. Tubular microdiscectomy：Techniques，complication avoidance，and review of the literature［J］. Neurosurg Focus，2017，43（2）：E7.

［17］JACOBS W C H，ARTS M P，MAURITS W，et al. Surgical techniques for sciatica due to herniated disc，a systematic review［J］. Eur Spine J，2012，21（11）：2232-2251.

［18］PORCHET F，BARTANUSZ V，KLEINSTUECK F S，et al. Microdiscectomy compared with standard discectomy：an old problem revisited with new outcome measures within the framework of a spine surgical registry［J］. Eur Spine J，2009，18 Suppl 3（Suppl 3）：360-366.

［19］DUNSTAN D W，MORI T A，PUDDEY I B，et al. A 10-yearfollow-up study on long-term clinical outcomes of lumbar microendoscopic discectomy［J］. J Neurol Surg Part A Cent Eur Neurosurg，2012，73（4）：195-198.

［20］YAO Y，LIU H，ZHANG H，et al. Risk factors for the recurrent herniation after microendoscopic discectomy［J］. World Neurosurg，2016，95：451-455.

［21］YAO Y，ZHANG H，WU J，et al. Minimally invasive transforaminal lumbar interbody fusion versus percutaneous endoscopic lumbar discectomy：Revision surgery for recurrent herniation after microendoscopic discectomy［J］. World Neurosurg，2017，99：89-95.

［22］CHOI I，AHN J O，SO W S，et al. Exiting root injury in transforaminal endoscopic discectomy：Preoperative image considerations for safety［J］. Eur Spine J，2013，22（11）：2481-2487.

［23］RUETTEN S，KOMP M，GODOLIAS G. A New full-endoscopic technique for the interlaminar operation of lumbar disc herniations using 6-mm endoscopes：Prospective 2-year results of 331 patients［J］. Minim Invasive Neurosurg，2006，49（2）：80-87.

［24］NIE H，ZENG J，SONG Y，et al. Percutaneous endoscopic lumbar discectomy for L_5-S_1 disc herniation via an interlaminar approach versus a transforaminal approach：A prospective randomized controlled study with 2-year follow up［J］. Spine，2016，41

Suppl 19:B30-B37.

[25] CHOI G,KANG H Y,MODI H N,et al. Risk of developing seizure after percutaneous endoscopic lumbar discectomy[J]. J Spinal Disord Tech,2011,24(2):83-92.

[26] AHN Y,LEE H Y,LEE S H,et al. Dural tears in percutaneous endoscopic lumbar discectomy[J]. Eur Spine J,2011,20(1):58-64.

[27] YAO Y,ZHANG H,WU J,et al. Comparison of three minimally invasive spine surgery methods for revision surgery for recurrent herniation after percutaneous endoscopic lumbar discectomy[J]. World Neurosurg,2017,100:641-647. e1

[28] RUETTEN S,KOMP M,MERK H,et al. Full-endoscopic interlaminar and transforaminal lumbar discectomy versus conventional microsurgical technique:A prospective,randomized,controlled study[J]. Spine,2008,33(9):931-939.

[29] AHN S S,KIM S H,KIM D W,et al. Comparison of outcomes ofpercutaneous endoscopic lumbar discectomy and open lumbar microdiscectomy for young adults:A retrospective matched cohort study[J]. World Neurosurg,2016,86:250-258.

[30] AHN Y,LEE S H. Postoperative spondylodiscitis following transforaminal percutaneous endoscopic lumbar discectomy:Clinical characteristics and preventive strategies[J]. Br J Neurosurg,2012,26(4):482-486.

[31] YAO Y,LIU H,ZHANG H,et al. Risk factors for recurrent herniation after percutaneous endoscopic lumbar discectomy[J]. World Neurosurg,2017,100:1-6.

[32] LIU X,YUAN S,TIAN Y,et al. Comparison of percutaneous endoscopic transforaminal discectomy,microendoscopic discectomy, and microdiscectomy for symptomatic lumbar disc herniation:Minimum 2-year follow-up results[J]. J Neurosurg Spine,2018,28(3):317-325.

[33] HE J,XIAO S,WU Z,et al. Microendoscopic discectomy versus open discectomy for lumbar disc herniation:A meta-analysis[J]. Eur Spine J,2016,25(5):1373-1381.

[34] SAIRYO K,CHIKAWA T,NAGAMACHI A. State-of-the-art transforaminal percutaneous endoscopic lumbar surgery under local anesthesia:Discectomy,foraminoplasty,and ventral facetectomy[J]. J Orthop Sci,2018,23(2):229-236.

[35] WU J,ZHANG C,ZHENG W,et al. Analysis of the characteristics and clinical outcomes of percutaneous endoscopic lumbar discectomy for upper lumbar disc herniation[J]. World Neurosurg,2016,92:142-147.

[36] AO S,WU J,ZHENG W,et al. A novel targeted foraminoplasty device improves the efficacy and safety of foraminoplasty in percutaneous endoscopic lumbar discectomy:Preliminary clinical application of 70 cases[J]. World Neurosurg, 2018, 115:e263-e271.

[37] HELM P A,TEICHMAN R,HARTMANN S L,et al. Spinal navigation and imaging:History,trends,and future[J]. IEEE Trans Med Imaging,2015,34(8):1738-1746.

[38] RAHMATHULLA G,NOTTMEIER E W,PIRRIS S M,et al. Intraoperative image-guided spinal navigation:Technical pitfalls and their avoidance[J]. Neurosurg Focus,2014,36(3):E3.

[39] OVERLEY S C,CHO S K,MEHTA A I,et al. Navigation and robotics in spinal surgery:Where are we now? [J]. Neurosurgery, 2017,80(3S):S86-S99.

[40] PATRICK H,SEMIH O,MARTIN K,et al. Navigation of pedicle screws in the thoracic spine with a new electromagnetic navigation system:A human cadaver study[J]. Biomed Res Int,2015,2015:183586.

[41] HAHN P,OEZDEMIR S,KOMP M,et al. A new electromagnetic navigation system for pedicle screws placement:A human cadaver study at the lumbar spine[J]. PLoS One,2015,10(7):e0133708.

[42] RICCI W M,RUSSELL A,KAHLER D M,et al. A comparison of optical and electromagnetic computer-assisted navigation systems for fluoroscopic targeting[J]. J Orthop Trauma,2008,22(3):190-194.

[43] STEVENS F,CONDITT M A,KULKARNI N,et al. Minimizing electromagnetic interference from surgical instruments on electromagnetic surgical navigation[J]. Clin Orthop Relat Res,2010,468(8):2244-2250.

[44] SAGI H C,MANOS R,BENZ R,et al. Electromagnetic field-based image-guided spine surgery part one:Results of a cadaveric study evaluating lumbar pedicle screw placement[J]. Spine,2003,28(17):2013-2018.

[45] 张亚东,王嘉,蔡振宇,等. X-Tube下后路腰椎间融合治疗腰椎退变性疾病[J]. 中国脊柱脊髓杂志,2007,17(5):337-340.

[46] MUSACCHIO M,PATEL N,BAGAN B,et al. Minimally invasive lumbar laminectomy via a dual-tube technique:Evaluation in a cadaver model[J]. Surg Neurol,2007,67(4):348-352.

[47] SIU T L T,LIN K. Direct tubular lumbar microdisecedomy for laterol disc herniation:A modified approach[J]. Orthop Surg, 2016,8(3):301-308.

第二十二章

人工腰椎间盘置换术

人体椎间盘是一个黏弹性组织,连接着上、下椎体。不但有稳定脊柱、吸收震荡、传递载荷和分布应力的作用,而且对脊柱的活动具有既能保证脊柱有一定的运动范围,又能限制脊柱的过度运动的作用。脊柱椎间关节是脊柱运动产生的部位,包括椎间盘、关节突关节及一些特殊关节。腰椎间盘是腰椎三关节复合体中的重要结构,生物力学、生物材料学及其他相关领域的发展,为置换或部分置换严重退变和丧失功能的腰椎间盘的理念创造了条件,开创了脊柱外科的新技术——脊柱关节成形术。当前,腰椎三关节复合体中腰椎间盘可行人工腰椎间盘置换,腰椎关节突关节置换也亦初步开展。人工腰椎间盘置换术为腰椎间盘退变和腰椎间盘突出症提供了新的治疗方法。

人工腰椎间盘置换术(total lumbar disc replacement,TLDR)也称腰椎椎间关节成形术(lumbar arthroplasty),为腰椎非融合技术的一个主要组成部分。

第一节　人工腰椎间盘置换术的发展历史

1956 年,最早的人工腰椎间盘假体出现在法国,但从未应用于实际工作中,故而缺乏当时的记录。1966年,Fernstrom 发表了一篇关于腰椎间盘摘除术后椎间隙置放不锈钢球的经验报道,此装置被称为"Fernstrom Ball",被应用于近 250 例患者中,随后也报道了术后运动节段的过度活动和明显的假体下沉进入椎体终板的并发症。1970 年,一个新的概念问世,即通过一个由多种成分组成的表面凹凸的关节结构来达到保留活动的目的。新的假体材料涉及金属结合陶瓷或其他附带硅胶的弹性材料等承重材料、橡胶,以及流体充填的生物膜。多数设计以球、臼关节或滑动板构成,使用螺钉将假体固定在椎体上。但材料缺乏耐久性、生物相容性较差、移植物迁移、疲劳断裂、承重面材料耗损及经腰椎后入路放置假体困难等,均造成当时腰椎间盘假体临床应用的失败。即便如此,仍有很多学者致力于研究动态稳定的人工椎间盘假体,使其更符合人体正常的腰椎活动模式。

国内中山大学孙逸仙纪念医院(中山大学附属第二医院)自 1993 年开始进行人工腰椎间盘的系列研究。与第一军医大学临床解剖生物力学实验室和国防科技大学材料力学实验室携手合作,结合中国人椎体及椎间盘解剖生理及生物力学的特点,在 SB Charité 假体的基础上进行改进,1998 年开始应用自行研制的产品在临床试用。1999 年,引进 SB Charité 第三代假体行人工腰椎间盘置换术。至今,全国开展人工腰椎间盘置换术 400 余例,其中以中山大学孙逸仙纪念医院、首都医科大学附属北京朝阳医院、中南大学湘雅医院、天津医院和南华大学附属第一医院行人工腰椎间盘置换术较多。

第二节　人工腰椎间盘置换术的生物力学

人工腰椎间盘置换术的目的是保留节段运动,降低或延迟相邻节段退变的发生。节段椎间盘置换后能调节腰椎矢状立线而顺应生物力学功能,并去除致痛的退变椎间盘。由于人工腰椎间盘置换仅保留前柱运动,故而椎间盘退变伴有中度或重度关节突关节退变是人工腰椎间盘置换术的禁忌证。人工腰椎间盘置换术的生物力学要求:①至少 30 年或更长时间内能够承受生理循环载荷,且无力学或材料耗损导致的失败;②假体的动力学不能导致或加重置换节段关节突关节进行性退变;③假体需保持合理的活动范围来降低相邻节段退变;④假体终板与椎体骨性终板的融合可靠且尺寸匹配,避免假体下沉和松脱;⑤腰椎正常的三关节复合体结构由椎间关节和后部的两个关节突关节构成,允许腰椎进行不同程度的前屈、后伸,左、右侧弯及左、右轴向旋转。

人工腰椎间盘假体可分为三类:①在某种运动方式下,假体活动允许超出生理活动范围,且无力学制约称为无限制型假体;②在某几种运动模式下,假体活动在生理活动范围内不受限制,而能制约其他运动模式下活动范围,称为半限制型假体;③在单一运动模式下,假体活动被制约在生理活动范围内,称为限制型假体。目前,临床应用中 SB Charité 是无限制型假体,既可前屈、后伸、侧弯,又允许一定量的前后移动。Prodisc-L 和 Maverick 是典型的半限制型假体,可前屈、后伸、侧弯,但限制前后移动。

人工腰椎间盘假体生物力学运动模式的限制度,极大地影响着同节段关节突关节的运动。腰椎后伸加重关节突关节载荷,而前屈则卸载关节突关节载荷。椎间运动向前滑移趋于加重关节突关节载荷,向后滑移卸载关节突关节载荷。人工腰椎间盘假体生物力学属性,很大程度上取决于瞬时旋转轴(instantaneous axis of rotation,IAR)或是旋转中心(center of rotation,COR)的位置和假体内关节结构模式的曲率半径。相对后置的 IAR 能较好地接近正常生理活动模式,且产生较大的活动范围。假体内球臼关节结构模式的曲率半径较大,则会产生一定量的旋转活动。限制运动模式的人工腰椎间盘假体,摆动着运动节段旋转弧,其受到来自后柱解剖结构的阻力越大,产生的运动受限就越多。目前尚无一种人工腰椎间盘假体的设计能够完全复制正常腰椎间盘的生理功能。

第三节　人工腰椎间盘假体的主要类型

目前应用的人工椎间盘假体可分为两种:金属和聚酯材料结合的关节表面结构和金属对金属组成的关节表面结构。

1. **SB Charité 人工腰椎间盘假体**　1982 年,德国的 Schellnack 和 Büttner-Janz 设计的 SB Charité 第一代人工腰椎间盘假体问世。该假体属于非受限活动模式,金属和聚酯材料结合的关节表面结构。椎间盘假体由两个高度磨光的不锈钢金属终板和带有 11 个固定作用的金属齿及位于中间的超高分子量的聚酯滑动核组成。在椎间盘纤维环限制下模仿椎间盘髓核的运动模式。1984 年 9 月,于德国柏林 Charité 医院在临床上正式应用 SB Charité 第一代人工腰椎间盘假体。1985 年,由于假体发生轴向迁移,故在 SB Charité 第一代的基础上设计出 SB Charité 第二代人工腰椎间盘假体,假体添加两侧金属翼,并将假体金属终板尺寸增大,从而改善椎体骨性终板对假体的支撑,进而对抗假体在骨性终板上的下沉和迁移。SB Charité 第三代人工腰椎间盘假体被设计为钴、铬铸造合金构成的金属终板和结合超高分子量的聚酯滑动核。在上、下金属终板表面覆以钛金属和羟磷灰石涂层来增强与椎体骨性终板的结合,达到长期的稳定性。SB Charité 第三代人工腰椎间盘假体在欧洲被广泛应用,且成为最早进入美国食品药品监督管理局(FDA)临床实验研究的人工腰椎间盘假体。2004 年,SB Charité 第三代人工腰椎间盘假体获得美国 FDA 正式批准,在临床应用于 $L_{4/5}$ 或 L_5S_1 单节段椎间盘退变的患者(图 22-1)。

2. **Prodisc-L 人工腰椎间盘假体**　20 世纪 80 年代后期,法国医师 Thierry Marnay 设计并完成了 Prodisc-L 人工腰椎间盘假体的实验研究,并于 1990 年在法国应用第一例 Prodics-L 人工腰椎间盘假体。此后的 3 年间,共有 64 例患者接受了 Prodics-L 人工腰椎间盘假体置换术。Prodics-L 人工腰椎间盘假体属于半限制活动模式,由金属和聚酯材料结合的球状关节表面结构构成。分为三个组成部分:①钴铬钼合金的上、下金属终板和中间的上端单方向凸起形状的超高分子聚酯核;②中间的聚酯核以弹簧锁扣的机制镶嵌在下终板内,以保证聚酯核的稳定

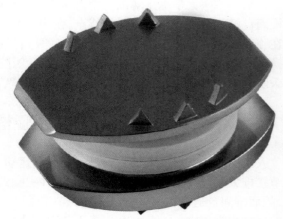

图 22-1　SB Charité 第三代人工腰椎间盘假体

性;③上、下金属终板双侧有四个金属齿插入上、下椎体内,以保证假体在椎体内的即刻稳定,旋转中心位于椎间隙后方。此种人工间盘假体共有三种高度,10mm、12mm 和 14mm。1999 年,Prodisc-L 上、下金属终板双侧由原有的四个金属齿改为中央单侧上、下两个金属齿,被称为第二代 Prodisc-L 人工腰椎间盘假体。2006 年,该假体获得美国 FDA 批准,可临床应用于 $L_{4/5}$ 或 L_5S_1 单节段椎间盘退变患者(图 22-2)。

3. **Maverick 人工腰椎间盘假体** 2001 年,四名欧、美脊柱外科医师设计出 Maverick 人工腰椎间盘假体。该假体属于半限制型活动模式,金属与金属组成的关节表面结构,外观呈球臼关节外形,由钴铬铸造合金构成的金属终板组成。金属终板上、下中央分别有两个金属齿插入上、下椎体内,以保证假体在椎体内的即刻稳定。金属终板表面覆以羟磷灰石涂层以促进成骨作用,使金属终板向骨内生长达到与上、下椎体骨性终板的融合,保证假体的长期稳定性。2002 年,Maverick 人工腰椎间盘假体在德国、法国和比利时相继临床应用于腰椎间盘退行性疾病的治疗。2003 年,研究者对 Maverick 人工腰椎间盘假体进行了修改,降低了上、下金属终板中央两个金属齿的高度以避免发生椎体骨折的风险。Maverick 人工腰椎间盘假体主要应用在欧洲地区。2004 年该假体进入美国 FDA 临床实验研究(图 22-3)。

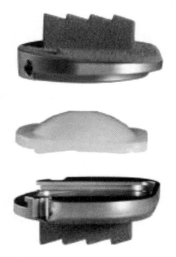

图 22-2　第二代 Prodisc-L 人工腰椎间盘假体

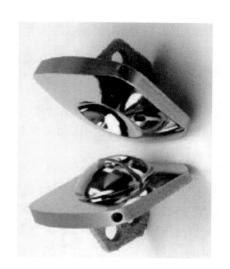

图 22-3　Maverick 人工腰椎间盘假体(A-MAV)

第四节　人工腰椎间盘置换术临床应用

一、手术病例选择

(一) 手术适应证

1. 椎间盘源性腰痛,病史 1 年以上,至少 6 个月的非手术保守治疗无效。保守治疗包括物理治疗、关节突关节注射封闭、硬脊膜外皮质类固醇注射治疗、针灸、腰部训练、抗炎镇痛药物的应用、椎旁肌松解、腰椎支具应用和其他非手术降低力学性腰部失能的各种尝试。

2. 中央型腰椎间盘突出症。

3. 男女性别无限制,年龄为 18~60 岁,最佳年龄<50 岁,精神状态评估正常。

4. **影像学检查**

(1) X 线片:正位 X 线片无脊柱侧凸畸形,侧位 X 线片示椎间高度丢失>0.5cm,前屈、后伸位示无明显节段不稳定,并保持一定的关节活动度(range of motion,ROM)。

(2) CT:三维血管造影显示腹部血管无畸形及变异,血管无明显钙化及硬化。

(3) MRI:T_2WI 示退变椎间盘呈低信号,即黑椎间盘影像,常伴有椎体的 Modic Ⅰ度或Ⅱ度改变。有时伴椎体前或后缘骨赘。

（4）椎间盘造影：在多节段的置换术中，McAfee等提出行椎间盘造影以确定责任椎间盘的必要性。但是由于椎间盘造影具有一定的假阳性率，主观性因素影响较大，还会发生椎间隙感染和诱发椎间盘突出等相关并发症，因此椎间盘造影是否为诊断椎间盘源性疾病的"金标准"目前仍存在争议，所以更倾向于依赖临床查体结合MR检查。

5. 骨密度值正常　这一点尤其在女性患者中尤为重要，例如孕后及卵巢切除术后的患者。

6. 体重及身体承重评估在正常范围内。

（二）手术禁忌证

1. 游离型腰椎间盘突出症。

2. 神经根卡压综合征。

3. 腰椎管狭窄症。

4. 单纯腰椎关节突关节诱发的疼痛。

5. 影像学检查

（1）X线片：退变椎间隙的高度<0.4cm，该节段无ROM。提示骨质病变、脊柱肿瘤、脊柱侧凸畸形、脊柱骨折或骨折术后、腰椎滑脱、腰椎后柱结构缺如。

（2）MRI：T_2WI示退变的黑椎间盘影像，伴有椎体的Modic Ⅲ度改变，或伴有巨大的椎体前缘或后缘骨赘，严重的腰椎关节突关节退变。

6. 骨量减少和骨质疏松患者。

7. 其他　过度肥胖如体重指数测量超过一个标准偏差。相对肥胖或伴有腹部手术史的患者考虑为相对禁忌证，此取决于术者前入路暴露和腹部血管修复的能力。

（三）患者筛选标准

1. 理想标准　①单节段的腰椎间盘源性退变，伴Modic Ⅰ度改变；②伴有大的中央型腰椎间盘突出；③腰椎间盘退变，Pfirrmann MR分级Ⅲ度（椎间盘结构非均匀分布，中等强度灰信号，模糊的髓核和纤维环边界，椎间隙高度正常或轻度降低）和Ⅳ度（椎间盘结构非均匀分布，中等至低信号，髓核和纤维环边界消失，椎间隙高度正常或中等降低）；④腰部椎旁肌退变程度，Goutallier肌肉退变分类的Ⅰ度（肌肉内无脂肪浸润）；⑤Weishaupt关节突关节退变分类的0度（正常，关节突间隙2~4mm）；⑥无任何腰部及腹部手术史。

2. 可接受标准　①双节段腰椎间盘退变，有或无椎间盘突出并Modic Ⅱ度改变；②无椎板切除的单纯椎间盘摘除手术史并有残留症状，无明显关节突关节的改变。

3. 扩大标准　①相邻节段融合术后，如$L_{4/5}$椎间盘源性退变伴有L_5S_1融合术后；②轻度退行性脊柱侧凸，但Cobb角<15°；③轻度的腰椎后滑脱。

二、手术步骤

1. 体位　患者仰卧位，双腿并拢，腰部保持正常曲度（图22-4），术者站立于患者右侧。也有部分医师选

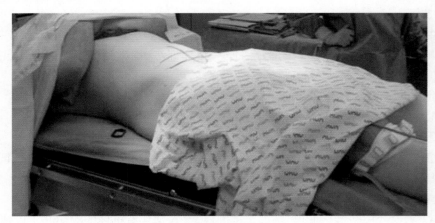

图22-4　人工腰椎间盘置换术体位

择患者仰卧位,两腿分开的达·芬奇体位或称法式体位,术者站立于患者两腿之间。

2. **麻醉**　全麻。

3. **切口**　手术入路均取腹膜后入路。切口长度根据置换节段数的不同,单节段 5~7cm,双节段或多节段 6~12cm(图 22-5)。为了避免对于下腹交感神经丛的损伤,L_5S_1 节段尽量采用右侧或腹部横切口,双节段或多节段均取下腹部脐左侧旁开约 2cm,长约 10cm 的弧形切口。逐层切开皮肤及皮下组织,暴露病变椎间盘及上、下椎体。

4. **显露**　首先暴露腹直肌鞘,可用电刀游离腹直肌鞘周围的脂肪及软组织,并纵向由头侧至尾侧切开腹直肌鞘(图 22-6),长度等同皮肤切口。显露腹直肌后,助手上提左侧腹直肌鞘,使腹直肌与左侧腹直肌鞘处于高张力状态,充分暴露腹直肌与左侧腹直肌鞘之间的筋膜组织,小心保护进入腹直肌的血管神经束(图 22-7),跳跃性切断 1~2 束,避免术后可能并发的腹直肌瘫。暴露腹直肌后壁与内壁连接线,以此为标志,锐性切开腹直肌后壁与内壁,显露腹膜后间隙,可见腹膜后脂肪组织及内侧的腹膜。钝性分离腹膜后脂肪组织,显露左侧的腰大肌,直视下可见腰大肌外侧的腹股沟神经,腰大肌内侧的生殖股神经。腰大肌内侧依次

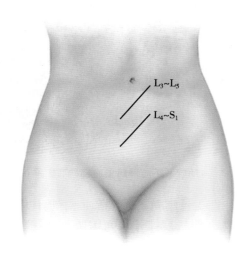

图 22-5　手术切口

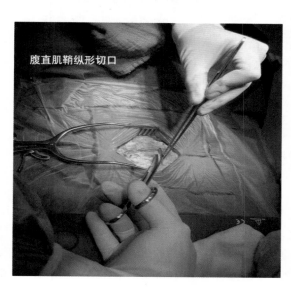

图 22-6　切开腹直肌肌鞘

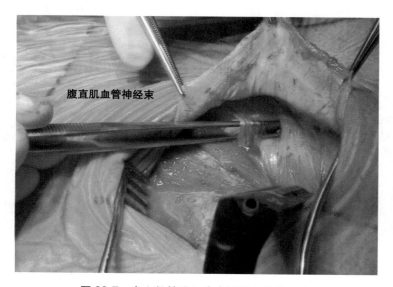

图 22-7　小心保护进入腹直肌的血管神经束

为髂总动脉及向内侧走行的髂内动脉,向外侧走行的髂外动脉及位于下方伴行的髂总静脉(图22-8)。同时显露腰大肌内侧的尿道。L_5S_1 常位于血管分叉处下方,相对较易显露。$L_{4/5}$ 节段常位于血管分叉处上方,腰椎前入路暴露最大的困难集中在 $L_{4/5}$ 节段的血管处理,需仔细辨认下腔静脉在 $L_{4/5}$ 节段处的腰升静脉走行的变异。于腹主动脉与腰大肌之间钝性分离显露 $L_{4/5}$ 间隙,可触及 L_4 及 L_5 椎体。游离椎间隙左侧的脂肪组织,显露同侧的腰升静脉及左侧的 L_4 神经根。钛制血管夹及缝合线阻断腰升静脉自髂总静脉分出的近端及远端。剪断腰升静脉后继续钝性游离,充分暴露 $L_{4/5}$ 间隙、L_4 及 L_5 椎体。暴露病变椎间盘及上、下椎体。双极电凝阻断椎体前侧的小静脉。直视下保护椎体左侧的交感神经链。通常将动脉及下腔静脉由左侧向右侧牵拉(图22-9)。向两侧充分剥离椎前筋膜,顺时针方向依次放置专用定位拉钩保护血管、周围组织及腹膜。

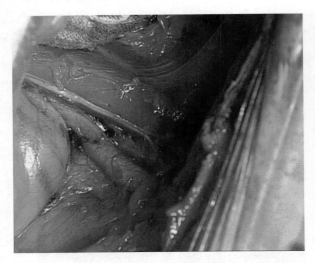

图 22-8 髂外动脉和髂总静脉

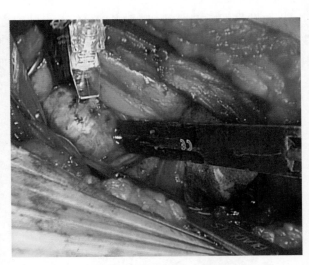

图 22-9 将动脉及下腔静脉由左侧向右侧牵拉

5. **处理退变的椎间隙** 所有病变椎间盘的前纤维环均被切除,圆头骨膜剥离器切除上、下软骨终板,最大限度去除退变椎间盘的软骨终板,但保存骨性终板的完整性。撑开钳适度撑开椎间隙两侧,髓核钳摘除残存的髓核组织,Kerrson 钳咬除椎体后缘骨刺,尽可能保护后纵韧带的完整性(图22-10、图22-11)。术中应避免过度撑开椎间隙,以防止神经根牵拉及破坏骨性终板,造成术后移植物假体下沉。术中有限减压两侧

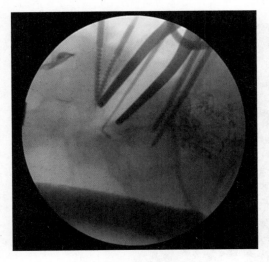

图 22-10 撑开椎间隙

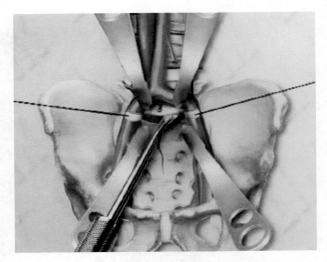

图 22-11 切除椎间盘髓核组织及纤维环
在拟切除椎间盘的上、下椎体各插入两把 Hohmann 拉钩,在前方纤维环表面行瓣形切开,向两侧形成纤维环瓣,并将相应椎间盘髓核及纤维环切除干净。

的神经根管,最大限度地保存神经根管的骨性结构和椎间隙撑开后的稳定性(图 22-12)。

6. **放置假体**　在 C 臂监测下,假体模板放置的中点应位于上、下棘突的连线中点并与两侧椎弓根等距。依照模板尺寸并参照上下椎体的大小、外部轮廓及该节段的前凸角选择假体(图 22-13、图 22-14)。用专用骨刀在上、下椎体内沿中线凿取骨道。将金属盖板放进置入钳并对椎间隙进行适当撑开(图 22-15),将合适的椎间盘假体置入相应的椎间隙(图 22-16、图 22-17),假体应尽量放置于接近下位椎体的后缘,并最大限度重建该节段前屈、后伸的旋转中心(图 22-18、图 22-19)。C 臂侧位像监测,避免假体进入腰椎管内过深(图 22-20)。术后放置引流管,逐层缝合伤口,无菌敷料包扎。

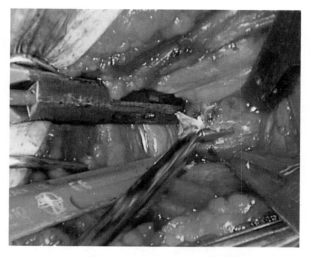

图 22-12　最大限度地保存神经根管的骨性结构

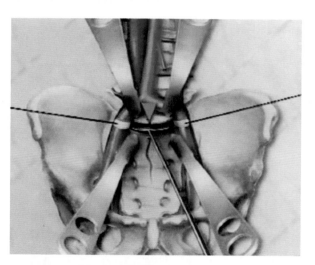

图 22-13　用尺寸模板测量所需椎间盘假体的大小,注意椎体边缘至少要留有宽度 3mm 的骨质

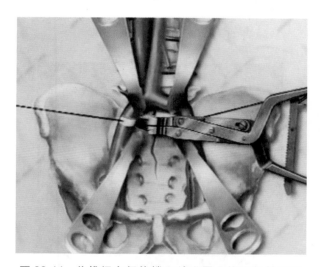

图 22-14　将椎间盘假体撑开放进置入钳进行椎间隙试模

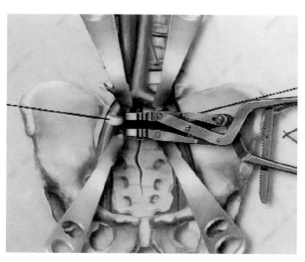

图 22-15　将金属盖板放进置入钳并对椎间盘进行适当撑开

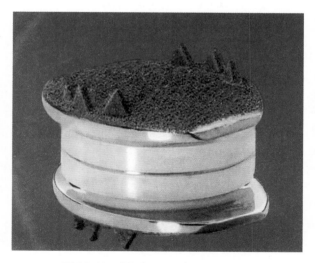

图 22-16　SB Charité 人工腰椎间盘

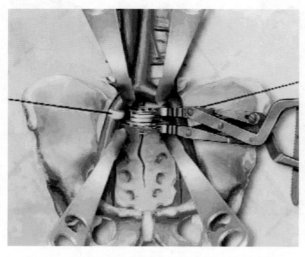

图 22-17　将合适的椎间盘假体置入相应的椎间隙

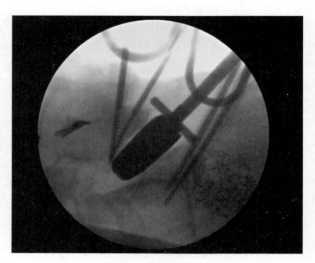

图 22-18　假体模板放置

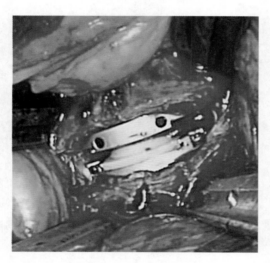

图 22-19　人工椎间盘放置

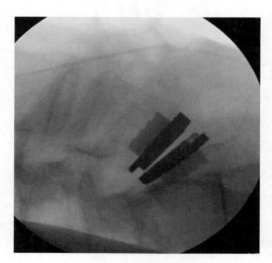

图 22-20　术后即时影像

三、术后处理

术后 24~48 小时拔除引流管并复查 X 线片。术后患者下床活动前常规下肢穿弹力袜以预防深静脉血栓形成。术后第 2 天,患者佩戴保护性腰围下地行走。术后 1 个月内不要过度活动腰部。术后 2 个月可进行跑步、跳跃、腰部承重、腰部旋转和侧弯运动。术后第 1 年,每 3 个月复查 1 次腰椎正侧位 X 线片及功能位 X 线片,以后每年复查 1 次。

四、典型病例

病例 1:单节段人工腰椎间盘置换术。

患者男性,35 岁。主因"腰痛且放散至臀部 1 年"入院。术前 T_2WI 显示 L_5S_1 节段椎间盘呈水分丢失的低信号改变(椎间盘影像),椎间隙降低,提示典型的椎间盘源性退变,诊断为 L_5S_1 椎间盘源性退变伴腰椎间盘突出症。行 L_5S_1 单节段人工腰椎间盘置换术(图 22-21)。

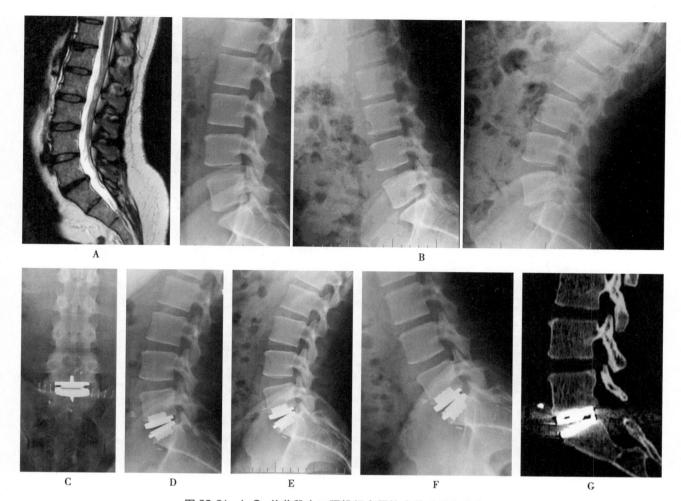

图 22-21　L_5S_1 单节段人工腰椎间盘置换术前后影像学表现

A. 术前 T_2WI；B. 术前腰椎侧位 X 线片测量 L_5S_1 节段间隙，后高度为 0.5cm，前高度为 1.0cm；术后腰椎正（C）侧位（D）X 线片，即时测量 L_5S_1 节段间隙，后高度为 1.3cm，中间高度为 1.6cm，前高度为 2.2cm；术后 52 周 X 线片测量 L_5S_1 节段间隙，后高度为 1.1cm、前高度为 2.3cm，过伸位（E）过屈位（F）测量 $L_{4/5}$ 节段活动度 11.7°、L_5S_1 节段活动度为 6.4°；G. 术后 52 周 CT 显示椎体呈正常形态，假体周围无骨吸收，假体无下沉。

病例 2：多节段人工腰椎间盘置换术。

患者男性，38 岁。主因"腰痛且放射至臀部 2 年"入院。诊断为 $L_{3/4}$、$L_{4/5}$、L_5S_1 腰椎间盘源性退变。拟行 3 个节段 Maverick 人工腰椎间盘置换术（图 22-22）。

五、临床疗效

（一）临床疗效评估方法

1. **视觉模拟评分**（visual analogue scale，VAS）　对疼痛的严重程度进行术前、术后评价。

2. **影像学测量**　比较腰椎术前、术后活动范围度，并及时发现异常影像学表现（如假体位置、异位骨化、腰椎立线等）。

3. **术前、术后综合功能评估**　如 Oswestry 功能障碍指数（Oswestry disability index，ODI）、健康调查简表（the short form-36 health survey，SF-36）和 Odom 等评估方法。

（二）疗效的流行病学统计

遵从循证医学观点，通常证据的说服力前瞻性研究大于回顾性研究，有对照研究大于无对照研究。

1. **临床回顾性研究**（retrospective studies）　2005 年，Tropiano 等报道了 64 例患者使用 Prodisc-L 第一代假体，其中 55 例 8.7 年的随访结果为：优 34 例、良 8 例、差 14 例，术后影像学检查未发现假体松脱或迁移

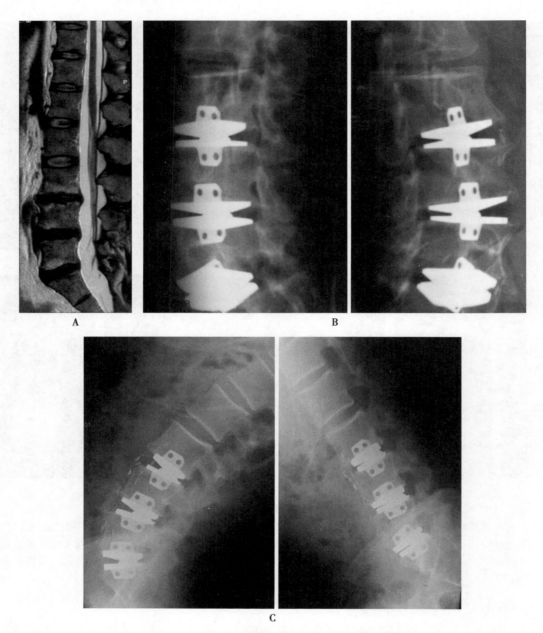

图 22-22　多节段人工腰椎间盘置换术前后影像学表现

A. 术前 T_2WI 显示 $L_{3/4}$、$L_{4/5}$、L_5S_1 节段椎间盘呈低信号改变（黑椎间盘影像），椎间隙高度降低，提示典型的椎间盘源性退变伴有 Modic Ⅱ 度改变；B. 术后 12 个月双斜位 X 线片显示神经根管高度恢复无改变；C. 术后 12 个月前屈和后伸位 X 线片显示腰椎保持了正常的活动度：$L_{3/4}$ 为 11.4°、$L_{4/5}$ 为 17.6°、L_5S_1 为 8.7°。

等；5 例出现与手术入路相关的并发症包括深静脉血栓、髂静脉撕裂、射精迟滞和手术切口疝。Huang 报道了 34 例 50 个人工腰椎间盘置换术后 7~10 年的随访，平均 8.6 年，置换节段涉及 $L_{2/3}$、$L_{3/4}$、$L_{4/5}$ 和 L_5S_1，腰椎前屈、后伸平均活动范围分别为 3.5°、4.0°、4.5° 和 3.2°。

50 个置换节段中有 4 个节段出现自发性融合但无假体下沉或其他力学并发症。该研究显示，人工腰椎间盘置换术术后椎间活动度仍能在较长时间内得到较好的维持。2007 年，David 报道了应用 SB Charité 第三代人工腰间盘置换术 10 年以上的 106 例患者，平均随访期为 13.2 年，优良率为 82.1%，87 例重返工作岗位，8 例需要二次行经后入路腰椎椎间植骨融合内固定术，5 例出现术后同节段关节突关节退变，3 例假体下沉，3 例出现置换相邻节段的退变，2 例（1.9%）出现假体中心滑动核半脱位。

鲁世保等行 SB Charité 第三代人工腰椎间盘置换术 65 例,平均随访 5.8 年,对 48 例 52 个假体进行疗效评价分析。末次随访时 VAS 1.8 分,ODI8.2%,保留假体活动度平均 5.5°,无假体移位、松动及下沉,满意率为 98%,由此认为人工腰椎间盘置换术是治疗腰椎间盘退变的有效方法之一,其远期疗效有待进一步观察。黄东生等报道 165 例 78 个椎间隙,进行 SB Charité 第三代人工腰椎间盘置换术。共有 9 例患者的 10 个椎间隙发生了不同程度的异位骨化。Ⅰ级异位骨化 7 例,发生于术后平均 2.1 年,手术节段活动度正常。3 例于此后 2.5 年内发展为Ⅱ～Ⅲ级,平均活动度为 10°。2 例术前已有纤维环钙化的患者,术后 2 年发现Ⅲ级异位骨化,平均活动度为 9°,但在术后 6 年发展为Ⅳ级,活动度分别为 0°和 4°。可能诱发异位骨化的危险因素有术前纤维环钙化、终板损伤、假体下沉及假体植入位置严重偏斜。康南等报道对 17 例多节段或一般影像学检查不能明确的腰椎退行性变患者的 34 个椎间盘行造影检查。根据注入对比剂的量、注入时阻力、是否诱发出患者原有症状等确定责任椎间盘,并对相应节段行人工腰椎间盘置换术。结果 19 个椎间隙造影诱发出患者原有症状,进行了人工腰椎间盘置换术。随访 16～42 个月,平均 30.4 个月,术前患者 JOA 评分 7～17 分,平均 9.9 分,术后 JOA 评分 20～29 分,平均 26.6 分,差异有显著性($P<0.01$)。作者认为椎间盘造影对准确选择人工腰椎间盘置换节段能够提供重要的指导作用。

2. **临床前瞻性研究**(prospective studies)　2005 年,Le Huec 报道了 64 例 Maverick 人工腰椎间盘置换术 2 年的临床前瞻性研究结果。术后临床症状改善程度与腰椎前入路椎间融合术相同,75% 的患者术后 ODI 得到改善。2006 年,Bertagnoli 等报道了应用人工腰椎间盘置换术治疗腰椎节段融合后相邻节段出现退变的 20 例患者,24 个月的随访期 ODI 从术前的平均 65.4% 改善至术后的平均 29.9%,腰痛 VAS 由术前的平均 7.7 分改善至术后的平均 3.5 分。作者认为,人工腰椎间盘置换术是处理腰椎节段融合后相邻节段退变有效的治疗手段。需要指出的是,仍需长期随机对照研究证实此结果。

3. **临床随机对照研究**(randomised controlled trials)　迄今为止,SB Charité 第三代和 Prodisc-L 第二代椎间盘假体进行了人工腰椎间盘置换术和腰椎椎间植骨融合内固定术的临床随机对照研究。250 例患者随机接受了 SB Charité 第三代人工腰椎间盘置换术,99 例患者随机接受了腰椎前入路自体或椎间融合器置入融合术。术后 24 个月的评估显示:人工腰椎间盘置换术组的 ODI,从术前的平均 50.6% 改善至术后的平均 25.8%,共改善 24.8%;腰椎椎间融合数组的 ODI,从术前的平均 52.1% 改善至术后的平均 30.1%,改善 22.1%;12 个月或 24 个月随访期内,两组之间的 ODI 无显著性差异。在严格的手术指征选择下,椎间盘假体的理想放置也是保证术后疗效的重要因素之一,未达最佳标准和位置较差的患者术后疗效也较差。

Harrop 等综合 5 篇人工腰椎间盘置换术文章(共 313 例患者)和 14 篇腰椎椎间植骨融合内固定术文章(共 926 例患者),比较人工腰椎间盘置换术和腰椎椎间植骨融合内固定术后腰椎相邻节段退变的发生率。另综合 4 篇人工腰椎间盘置换术文章(共 595 例患者)和 12 篇腰椎椎间植骨融合内固定术文章(共 1 216 例患者),比较人工腰椎间盘置换术和腰椎椎间植骨融合内固定术后腰椎相邻节段病的发生率。腰椎相邻节段退变发生率,在人工腰椎间盘置换术组为 31 例(10%),在腰椎椎间植骨融合内固定术组为 314 例(34%)。腰椎相邻节段病的发生率,在人工腰椎间盘置换术组为 7 例(1%),在腰椎椎间植骨融合内固定术组为 173 例(14%)。

第五节　人工腰椎间盘置换术的并发症及其防范

人工腰椎间盘置换术的并发症可以归纳为四个相关因素:手术入路相关因素、术者相关因素、患者相关因素及移植物假体相关因素。腰椎前入路可能发生如伤口感染、腹膜后血肿、术后肠梗阻、尿道损伤等并发症。人工腰椎间盘置换术男性患者术后逆行射精和大血管损伤则是最危险的并发症。

一、血管损伤

经腹前入路暴露腰椎间盘时,血管损伤较常见。腰椎前入路手术血管损伤的发生率为 1.9%,也有报道高达 8.0%。术中下腔静脉和侧方腰静脉的撕裂是最常见的血管损伤。血管损伤的机制包括长时间的血管牵拉和游离血管时发生血管壁撕裂。最大风险节段为 $L_{4/5}$，即位于该节段的腰升静脉分支的损伤。血管损伤可致失血性休克甚至死亡。血管损伤后期可引起血栓、肺栓塞、假性动脉瘤和动静脉瘘等。术中操作时应正确使用血管牵开器以避免术后动静脉血栓。术前存在血管疾病，如深静脉血栓病史，应使用 CT 和 MR 评估术区血管周围炎性状态。术前通过腰椎侧位 X 线片评估椎间盘周围血管的钙化和假体置换节段椎体前缘增生性骨刺和血管的关系，以避免血管损伤的风险。对于血管损伤的修复，除了使用吸引器清晰暴露术野及血管吻合口外，术中止血材料的应用也十分必要。在双节段置换术中，术后深静脉血栓呈现出较高的发病率，建议手术超过 1 小时后，应松开血管牵开器恢复血流的灌注。

二、神经系统损伤

1. 交感神经丛损伤　经腹膜入路发生下腹交感神经丛损伤并发症的概率要高于经腹膜后入路，其中最常见的并发症是男性患者术后逆行射精。逆行射精发生的主要病理机制是在射精过程中，受下腹交感神经丛（hypogastric plexus）支配的膀胱内括约肌失神经支配。下腹交感神经丛通常位于腹膜后 L_5S_1 间隙前方，在暴露 L_5S_1 节段椎间盘时，容易损伤该神经造成膀胱颈部括约肌失神经支配而导致逆行射精。腰椎前入路手术造成的逆行射精发生率为 0.42%～5.90%。L_5S_1 节段发生该并发症的概率要高于 $L_{4/5}$ 节段。为避免此并发症的发生，建议暴露腹膜后间隙后，钝性剥离覆盖 $L_{4/5}$ 或 L_5S_1 间隙的前方组织，避免使用单极电刀而常规使用双极电凝。显露 L_5S_1 间隙时，交感神经复合体应自左向右钝性剥离。术前、术后与男性患者就该并发症的出现及可能自发性恢复的交流非常重要，以增强患者恢复的信心。

2. 神经根损伤　前文提到腰升静脉存在分支的变异，其中一支较大的分支穿行在 L_5 椎体的侧方，L_4 神经根行走在腰升静脉分支近端的下方，当术中结扎该分支近端时，极易造成 L_4 神经根的钳夹伤。

三、椎间隙过度撑开

过度撑开椎间隙会牵拉该节段的神经根，导致术后残存肢体放射痛症状。此外，撑开钳的不当使用也会造成骨性椎板或椎体前缘骨折，造成术中人工腰椎间盘置换术失败。撑开钳的放置应当充分进入椎间隙并完全匹配椎间隙的前后径。

四、椎体及终板骨折

人工腰椎间盘置换术中引起椎体骨折较少，在放置带有金属终板固定钉的人工腰椎间盘假体时，将固定钉击打进入椎体内以保证假体的初期稳定，此时可能会发生椎体或骨性终板纵向劈裂性骨折。随着假体设计的改进，如固定钉高度的降低，降低了该并发症出现的概率。

五、假体位置不良

假体位置的放置关键是椎间隙中点的定位。目前有三种方式来决定椎间隙中点的定位：①在术中 C 臂正位像监测下，置换节段棘突和相邻节段棘突的连线；②在术中 C 臂正位像监测下，置换节段两侧椎弓根等距线的中点；③术中置换节段前纵韧带的解剖中点。据文献报道和我们的经验，由于腰椎曲度可能存在的旋转畸形、棘突的解剖改变及术中患者体位摆放的差异，置换节段棘突和相邻节段棘突的连线定位法是最不可靠的，我们推荐采用后二者的结合。假体位置不良即偏离中点可以挤压一侧的神经根管，导致背侧神经节和神经根的机械性卡压，术后产生神经根压迫症状。假体位置不良也可致腰椎局部受力不均匀，使一侧椎体应力提高，远期金属终板和椎体骨性终板融合不良产生腰椎间盘假体的微动，继而术后残存腰痛。

六、假体下沉

所有类型的假体应用中，术后假体下沉陷入椎体是最普遍的并发症之一。术前患者的骨质量评估很重要。通常是术后3个月内出现假体下沉。假体下沉的原因除了术前患者的筛选不当外,还有两种原因:①骨性终板被破坏,提高了术后假体下沉的概率。终板处理的原则是最大限度去除软骨终板,最大限度保留骨性终板。②假体尺寸选择不当。选择较小尺寸的假体将增大术后假体下沉陷入椎体的概率。假体尺寸应当覆盖置换节段上下椎体的前后径和椎体宽度,同时也要避免对两侧神经根管的卡压。出现假体下沉后,是否要翻修及如何选择翻修策略,取决于两个基本发现:①患者的相关症状;②假体下沉具体情形和位置。

七、关节突关节过度撑开

人工腰椎间盘置换术后可出现关节突关节来源的腰痛。结合术中即时及术后随访影像学资料,显示术后关节突关节间隙增大,上、下关节突覆盖面积减少。分析其原因应当是术中椎间隙过度撑开导致关节突关节半脱位。在术中椎间隙撑开和假体尺寸选择上要结合相邻节段的高度,以避免关节突关节过度撑开导致术后残存腰痛。

第六节　腹腔镜下人工腰椎间盘置换术

自1991年Obenchain首次报道应用腹腔镜技术行经前入路腰椎间盘切除术以来,腹腔镜技术在脊柱外科的应用越来越受到重视,手术适用范围亦不断扩大;另一方面,脊柱非融合的发展也异常迅速,其代表性的技术——人工椎间盘置换术的报道日益增多。此两项技术的结合使用给腰椎疾病患者带来了另一个全新的选择。

一、适应证和禁忌证

（一）适应证

1. 具有椎间盘源性腰痛或腰椎间盘突出症的典型症状和体征,经椎间盘造影、CT或MR检查确诊为椎间盘源性腰痛或腰椎间盘突出症的患者。
2. 非手术治疗6个月以上无效。
3. 年龄18~60岁。

（二）禁忌证

1. 非椎间盘源性的腰腿痛伴椎管狭窄症患者。
2. 医院条件不足尤其是不具备腔镜技术或者手术医师对腰椎前入路手术不熟悉。
3. 既往有腹部开放手术或腰椎椎间植骨融合内固定术病史。
4. 过度肥胖或骨质疏松症患者。
5. 对假体中任何一材料过敏者。
6. 多节段椎间盘突出者暂时不选用。
7. 重度椎间盘源性腰痛且椎间活动度差的患者。
8. 合并下肢放射痛的腰椎间盘突出症、腰椎不稳者。

二、器械

腹腔镜系统、腹腔镜器械、气腹机、高频电凝机、超声刀、Active-L人工椎间盘置入全套器械(图22-23)等。

三、手术方法

1. **麻醉、体位及建立气腹**　患者仰卧,呈头低脚高Trendelenburg位。插管全麻。在腹壁上共开4个孔道:脐部为光源镜头孔,放置10mm Trocar,注入CO_2气体形成人工气腹;然后于髂前上棘内上2~3横指处做操作分离孔,左右各一,左侧放置5mm Trocar、右侧放置10mm Trocar;在相应椎间隙的平行线与腹正中线交

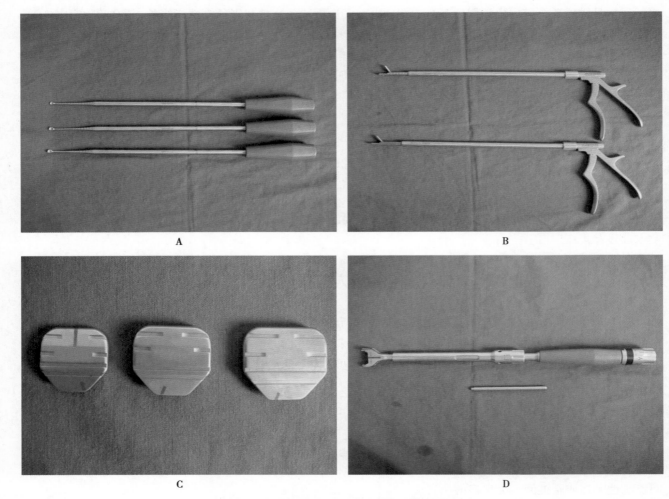

图 22-23　Active-L 人工椎间盘置入部分器械
A. 刮匙；B. 髓核钳；C. 假体适模；D. 持放器。

点处做主操作孔,放置 18mm Trocar,经此行椎间盘摘除和椎间隙的处理(图 22-24)。

2. **显露病变椎间盘**　$L_{4/5}$ 椎间隙的显露步骤为在腹腔镜下使用分离钳及电凝钩切开后腹膜,从左向右分离血管周围疏松结缔组织显露腹主动脉及髂血管,并将血管牵向右侧显露下腰段脊柱前缘,C 臂透视定位后分别在 L_4 椎体下缘和 L_5 椎体上缘的右侧各植入一枚直径 1mm 的克氏针牵引血管。L_5S_1 椎间隙的显露步骤基本同 $L_{4/5}$ 椎间隙,但在左右两髂血管分叉下操作能获得足够的空间和视野,不需要行腹主动脉及髂血管的显露,可能需结扎骶正中血管(图 22-25)。

3. **处理病变椎间隙**　电刀切开纤维环,用片状铰刀和终板刮匙彻底清除变性髓核及软骨终板。对于椎间盘突出症患者,将光源从右侧分离操作孔置入,直视下取出突出的但未游离的髓核组织,生理盐水冲洗椎间隙(图 22-26)。

4. **置入人工椎间盘**　C 臂透视下标记病变间隙的横向中点,根据试模的大小选择合适规格的人工椎间盘假体。将主操作管道取出并将皮肤切口扩大至 2.5cm 左右,将假体在体外组装好后用持放器将其旋转进入腹腔,然后在镜下置入假体(图 22-27)。

5. **关闭切口**　C 臂透视确定假体位置良好后,冲洗创口,彻底止血,经左侧或右侧的操作分离孔放置引流管,关闭切口,皮肤层可用生物胶黏合。

6. **术后处理**　术后常规使用抗生素 3 天,卧床休息。术后 2~3 天拔除腹腔引流管后佩戴腰围下床活动,佩戴腰围 1 个月。术后 3 天、1 个月、3 个月、1 年复查腰椎正侧位、动力位 X 线片及 CT 平扫加三维重建。

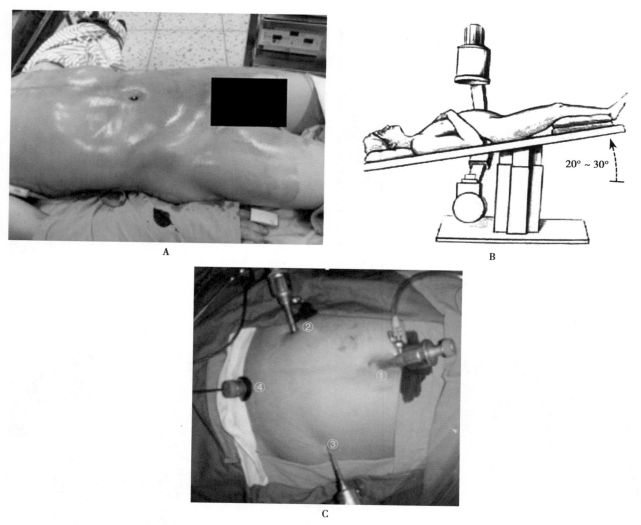

图 22-24　腹腔镜下人工腰椎间盘置换术患者体位及腹壁工作管道放置
A、B. 头低足高位；C. 腹壁工作管道。①-光源镜头孔；②、③-操作分离孔；④-主操作孔。

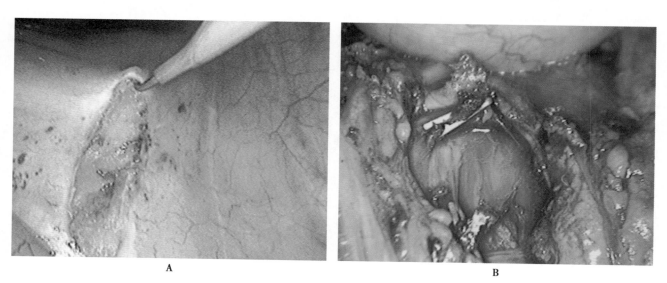

图 22-25　显露病变椎间盘
A. 切开后腹膜；B. 用钛夹处理椎前血管。

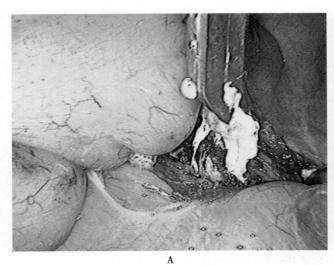 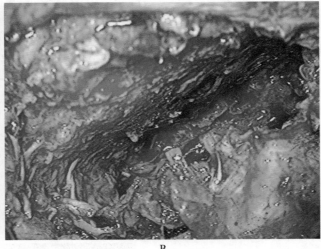

图 22-26 清除变性髓核和椎间盘
A. 摘除髓核;B. 椎间盘切除后。

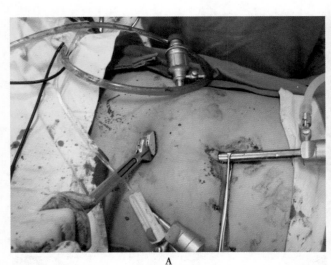 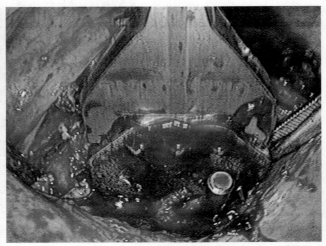

图 22-27 置入假体
A. 假体进入腹腔;B. 置入假体。

四、并发症

近期临床疗效满意,文献描述的腹腔血管损伤、输尿管损伤、异位骨化、坐骨神经痛、假体脱出、逆行射精等并发症由于随访时间短尚需进一步跟踪观察。

五、典型病例

病例 1:患者男性,29 岁。主因"反复腰痛 5 年,加重 2 个月"入院行腹腔镜下人工腰椎间盘置换术(图 22-28)。

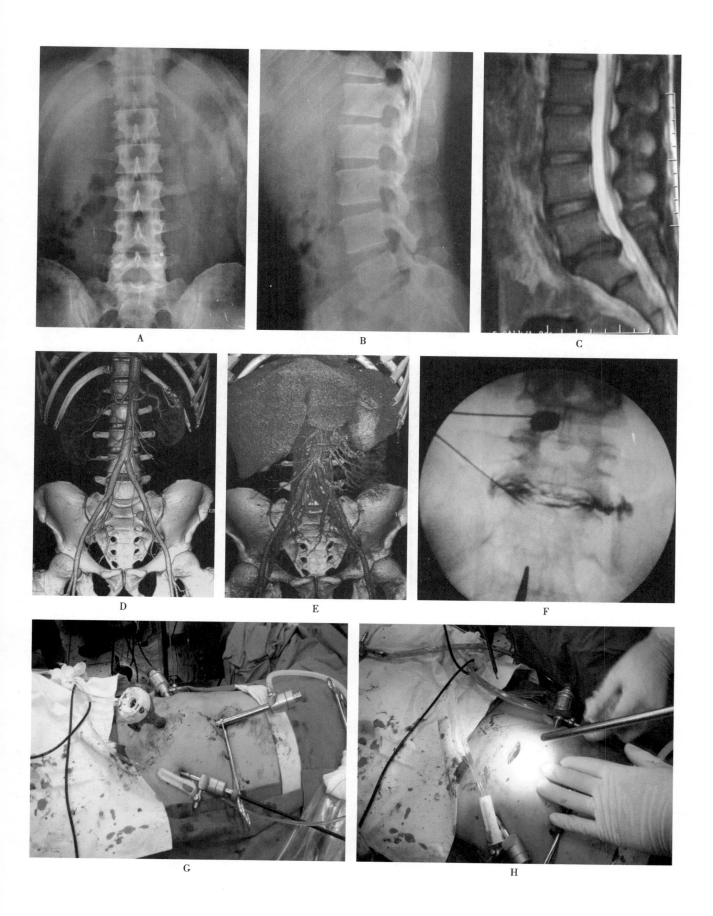

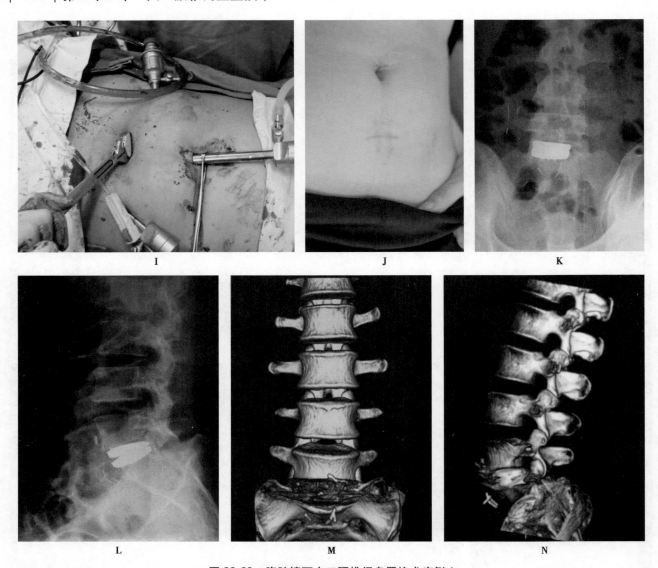

图 22-28　腹腔镜下人工腰椎间盘置换术病例 1

A、B. 术前正侧位 X 线片,腰椎无滑脱不稳;C. 术前 MRI 显示 L_5S_1 椎间盘变性;D、E. 术前腹腔 3D-CTA 了解大血管与相应椎间盘的对应关系;F. 椎间盘造影提示 L_5S_1 为责任椎间盘;G. 腹腔镜系统的安置情况;H. 取下主操作管道后的腹部情况;I. 置入人工椎间盘;J. 术后腹部切口情况;K~N. 术后 1 个月正侧位 X 线片及 CT 三维重建提示假体位置尚可。

病例 2:患者女性,45 岁。主因"间断性腰痛 5 年,加重 3 个月"入院行腹腔镜下人工腰椎间盘置换术(图 22-29)。

六、经验与体会

人工椎间盘置换术因其保留运动节段功能、重建椎间隙高度和防止或延缓相邻节段退变等优点成为治疗腰椎间盘突出症较有前途的方法之一。2 年以上的随访结果表明,以人工腰椎间盘置换术为代表的非融合技术能取得和融合术相似的临床疗效。目前应用较多的人工腰椎间盘假体是第三代 Charite 假体(Charite Ⅲ)和第二代 Prodisc-L 假体(Prodisc-L Ⅱ)两种。欧洲随访超过 10 年获得的长期数据认为,人工腰椎间盘假体是安全有效的。

(一) 手术注意事项

1. 术前与常规腹腔镜手术类似,需进行清洁灌肠的肠道准备。

2. 术前通过正侧位、动力位 X 线片、CT 和 MR 检查及椎间盘造影等手段明确责任椎间盘、决定手术方式。

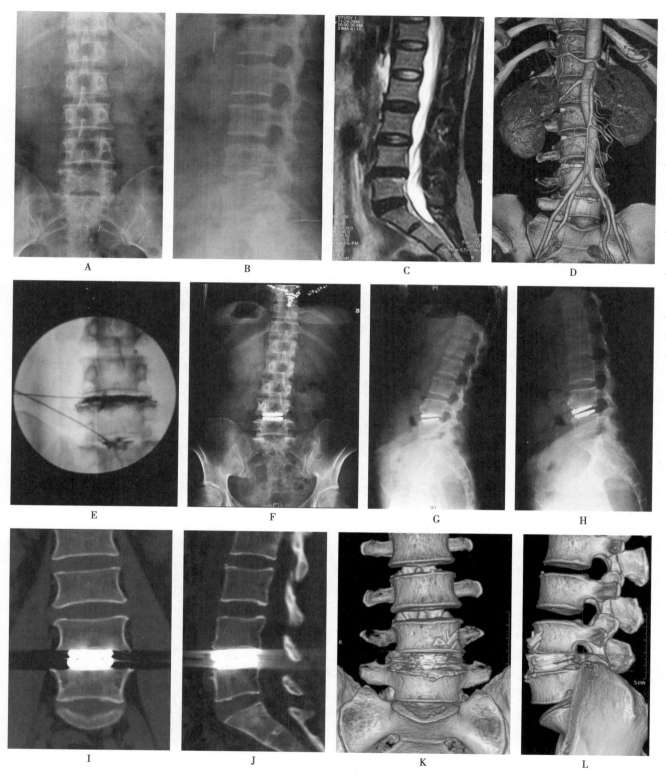

图 22-29　腹腔镜下人工腰椎间盘置换术病例 2

A、B. 术前正侧位 X 线片；C. 术前 T_2WI 表现为 $L_{4/5}$、L_5S_1 低信号改变，$L_{4/5}$ 明显；D. 术前腹腔 3D-CTA 了解大血管与 $L_{4/5}$ 椎间盘的对应关系；E. 椎间盘造影提示 $L_{4/5}$ 为责任椎间盘；F~H. 术后 1 年腰椎正位、动力位 X 线片，提示 $L_{4/5}$ 椎间隙活动度可；I~L. 术后 1 年正侧位 CT 及三维重建提示假体位置良好。

3. 左右两侧的分离操作孔应适当偏腹外侧,以提供中间足够的操作空间。

4. 腰椎前方血管解剖位置具有多变性,以腹主动脉分叉点和下腔静脉会合点为甚。术前常规行腰椎腹侧大血管三维 CT 血管造影(3D-CTA),能够明确血管与病变椎间隙的位置对应关系,提供最佳手术路径,同时明确血管有无畸形变异,避免术中盲目切开分离而导致其损伤及大出血。

5. 要分离显露出足够宽度的椎间盘,以便于椎间盘的摘除和假体的置入,同时注意对外侧输尿管与神经丛的保护。

6. 需要注意对 L_5S_1 节段手术中,对于骶正中血管的分离和结扎,以减少其出血。

7. 血管分离清楚后,要应用克氏针经腹壁固定于椎体,对血管进行牵拉保护,避免损伤。

8. 假体安装尽量简单,减少手术步骤。南华大学附属第一医院选取 Active-L 人工椎间盘假体是因为相对 Charite Ⅲ 和 Prodisc-L Ⅱ 两种假体而言,Active-L 可以整体置入,操作更为简便。同时早期结果显示,Active-L 在椎体间运动和置入物稳定性间达到了一个安全有效的平衡,且 Active-L 可以允许半限制性的屈伸、旋转和平移活动。

9. 需在 C 臂透视监视下置入假体,避免置入方向错误而损伤上下骨性终板,最终导致假体位置不良。

(二) 手术的可行性分析

编者曾对 60 例(男、女各 30 例)患下腰椎疾病需行经前入路手术治疗的患者行下腰椎 3D-CTA 检查,观察下腰椎前方血管在椎体前的走行,测量与腰椎前方血管位置相关的解剖学参数,发现腹主动脉分叉点变异较多,髂总静脉会合点相对恒定。腹主动脉分叉点到 L_5 椎体下缘的距离,男性平均为 39.1mm,女性平均为 37.4mm;髂总静脉会合点到 L_5 椎体下缘的距离,男性平均为 27.1mm,女性平均为 25.9mm;L_5S_1 椎间隙手术窗大小,男性平均为 36.7mm,女性平均为 34.6mm;满足 L_5S_1 椎间盘切除假体置入的要求。在 $L_{4/5}$ 椎间隙,结果显示腹主动脉分叉点 74.9% 分布在 $L_{4/5}$ 椎间隙及 L_4 椎体下半部,髂总静脉会合点主要分布在 $L_{4/5}$ 椎间隙及 L_5 椎体上半部(90.0%),手术难度较 L_5S_1 节段大,手术入路可选择左髂总动脉和下腔静脉之间、分叉下方或腹主动脉与左髂总动脉左侧等。

编者曾完成 28 例腹腔镜下 L_5S_1 前入路椎间融合器椎间融合术,除 1 例早期患者出现了髂静脉损伤外,均顺利完成手术。在此经验积累的基础上,本组开展腹腔镜下人工腰椎间盘置换术。腹腔镜下人工腰椎间盘置换术与腹腔镜下前入路椎间融合器椎间融合术的手术步骤基本一样,唯一区别在于所置入的内置物。腹腔镜下前入路椎间融合器椎间融合术应用的椎间融合器为前入路块状碳素纤维椎间融合器,大小与人工椎间盘相仿,同时 Active-L 人工腰椎间盘为整体置入,因而腹腔镜下人工腰椎间盘置换术在技术上没有困难。目前完成的一组病例中,17 例患者均顺利完成手术,无手术相关近期并发症。

(三) 手术的特点

本术式既是微创又是非融合技术。腹腔镜下腰椎手术具有显露清晰、损伤小、恢复快、并发症少且患者易于接受等特点。本组结果表明腹腔镜下可以顺利完成 Active-L 腰椎人工椎间盘的植入,且不需要新的特殊器械,便于推广应用;手术时间短,平均 136 分钟,尤其在 L_5S_1 椎间隙,手术时间更短;术中失血量少,本组病例平均出血量为 120ml,随着手术组成员操作技术的熟练和配合默契程度的提高,手术时间短和出血量少的优点将更加明显。本组患者无术中血管损伤等并发症出现,5 例随访超过 1 年的患者术后 1 年时其手术节段 ROM 7°~9°,平均 8.2°,短期随访活动度良好,远期并发症与疗效有待进一步观察。

(四) 手术的不足

腹腔镜技术的学习曲线常是本术式的不足之一,早期专科医师的协助是必不可少的,同时需要具备开放人工腰椎间盘置换术的手术基础。

第七节　小　结

通过人工腰椎间盘置换术中长期回顾性、前瞻性及初期随机对照研究的临床结果,在一定程度上支持了使用人工腰椎间盘置换技术治疗腰椎间盘退变的有效性和安全性,尤其是对于单节段置换术后保留前屈、后伸运动范围效果较好。对于人工腰椎间盘置换术能够预防或延迟相邻节段退变的有效性,从目前的文献报道中并没有得到确切证实。人工腰椎间盘置换术的并发症涉及术后肢体放射痛、感染、血管损伤、男性患者交感神经损伤导致的射精迟滞等较难处理的问题。此外,人工腰椎间盘置换术后失败翻修手术存在着极大的困难和血管损伤的风险,且翻修术后的疗效仍未可知。目前,人工腰椎间盘置换术费用较高也是该技术发展的障碍之一。掌握人工腰椎间盘置换技术存在着不容忽视的较长的学习曲线,缩短该技术的学习曲线和不断探索、改善手术质量,以及客观、理性地引进国外新技术并适应中国国情甚至是局部区情,从而得到较高的人工腰椎间盘置换术的成功率,是我们目前的工作方向和重点。我们应重视张光铂教授对于开展人工腰椎间盘置换术做出的阐述:创新是骨科发展的动力,但每项新技术在初创阶段不可能十分完美,需要通过不断总结、不断改进才能获得广大医师的认可。在这一过程中严格掌握手术适应证、规范手术操作、实事求是地评价效果和并发症是非常重要的。

(刘尚礼　黄东生　刘宝戈)

参 考 文 献

[1] FERNSTROM U. Arthroplasty with intercorporal endoprothesis in herniated disc and in painful disc[J]. Acta Chir Scand Suppl, 1966,357:154-159.

[2] SZPALSKI M,GUNZBURG R,MAYER M. Spine arthroplasty:a historical review[J]. Eur Spine J,2002,11 Suppl 2(Suppl 2): S65-S84.

[3] 黄东生,刘尚礼,朱青安. 尸体植入新型人工腰椎间盘腰椎节段生物力学测试[J]. 中山大学学报(医学科学版),1999,20 (4):280-283.

[4] 黄东生,郝松林,刘尚礼,等. 新型人工腰椎间盘的研制及其静态力学性能[J]. 中山大学学报(医学科学版),1998,19 (2):124-127.

[5] MCAFEE P C. The indications for lumbar and cervical disc replacement[J]. Spine J,2004,4(6 suppl):177S-181S.

[6] PFIRRMANN C W A,METZDORF A,ZANETTI M,et al. Magnetic resonance classification of lumbar intervertebral disc degeneration[J]. Spine,2001,26(17):1873-1878.

[7] 刘宝戈,GIOVANNI A,DE WAELE L F. 全椎间盘置换术治疗腰椎间盘源性退行性疾病[J]. 中华骨科杂志,2008,28(7): 529-534.

[8] TROPIANO P,HUANG R C,GIRARDI F P,et al. Lumbar total disc replacement. Seven to eleven-year follow-up[J]. J Bone Joint Surg,2005,87(3):490-496.

[9] HUANG R C,TROPIANO P,MARNAY T,et al. Range of motion and adjacent level degeneration after lumbar total disc replacement[J]. Spine J,2006,6(3):242-247.

[10] 刘宝戈,孙志明,胡永成,等. 2007 年欧洲脊柱外科学会年会纪要[J]. 中华骨科杂志,2008,28(3):251-252.

[11] 鲁世保,王庆一,海涌,等. 人工腰椎间盘置换术中期疗效分析[J]. 中华外科杂志,2008,46(5):342-345.

[12] 黄东生,梁安靖,叶伟,等. 人工腰椎间盘置换术后异位骨化的危险因素及其对策[J]. 中华外科杂志,2006,44(4): 242-245.

[13] 康南,王庆一,曲铁兵,等. 腰椎间盘造影对人工椎间盘置换术的意义[J]. 中国脊柱脊髓杂志,2005,15(9):535-538.

[14] LE HUEC J C,MATHEWS H,BASSO Y,et al. Clinical results of Maverick lumbar total disc replacement:two-year prospective follow-up[J]. Orthop Clin North Am,2005,36(3):315-322.

[15] BERTAGNOLI R,YUE J J,FENKMAYER A,et al. Treatment of symptomatic adjacent-segment degeneration after lumbar fusion with total disc arthroplasty by using the prodisc prosthesis:a prospective study with 2-year minimum follow up[J]. J Neurosurg Spine,2006,4(2):91-97.

[16] ALESSI G,LIU B,NOENS B,et al. Is there a need for navigation guided disc replacement? [J]. Surg Neurol, 2009,71 (1):149.

[17] HARROP J S,YOUSSEF J A,MALTENFORT M,et al. Lumbar adjacent segment degeneration and disease after arthrodesis and total disc arthroplasty[J]. Spine,2008,33(15):1701-1707.

[18] GUYER R D,MCAFEE PC,BANCO R J,et al. Prospective,randomized,multicenter Food and Drug Administrational device exemption study of lumbar total disc replacement with the Charite artificial disc versus lumbar fusion:Five-year follow-up[J]. Spine J,2009,9(5):374-375.

[19] BRAU S A,DE LAMARTER R B,SCHIFFMAN M L,et al. Vascular injury during anterior lumbar surgery[J]. Spine J,2004,4(4):409-451.

[20] BIRCH N,SHAW M. Retrograde ejaculation after anterior lumbar interbody fusion[J]. Spine,2004,29(1):106-109.

[21] OBENCHAIN T G. Laparoscopic lumbar discectomy:case report[J]. J Laparoendosc Surg,1991,1(3):145-149.

[22] 王文军,晏怡果,贺更生,等. 腹腔镜辅助下 L_5S_1 前路椎间融合器椎间融合术的临床应用[J]. 中国脊柱脊髓杂志,2009,19(5):350-352.

[23] ZEEGERS W S,BOHNEN L M,LAAPER M,et al. Artificial disc replacement with the modular type SB Charité Ⅲ:2-year results in 50 prospectively studied patients[J]. Eur Spine J,1999,8(3):210-217.

[24] DIWAN A D,PARVATANENI H K,KHAN S N,et al. Current concepts in intervertebral disc restoration[J]. Orthop Clin North Am,2000,31(3):453-464.

[25] KLEUVER M D,ONER F,JACOBS W. Total disc replacement for chronic low back pain:background and a systematic review of the literature[J]. Eur Spine J,2003,12(2):108-116.

[26] GERMAN J W,FOLEY K T. Disc arthroplasty in the management of the painful lumbar motion segment[J]. Spine,2005,30(16 Suppl):S60-S67.

[27] LEMAIRE J P,CARRIER H,SARIALI E H,et al. Clinical and radiological outcomes with the Charité artificial disc:a 10-year minimum follow-up[J]. J Spinal Disord Tech,2005,18(4):353-359.

[28] 康忠山,王文军,曹琼钦,等. 下腰椎前方三维 CT 血管造影重建及其意义[J]. 中国脊柱脊髓杂志,2009,19(7):540-543.

第二十三章

腰椎间盘突出症腰椎椎间植骨
融合内固定术

　　腰椎间盘突出症在手术前和手术后都可能存在腰椎运动单位不稳的可能。这是腰椎间盘突出症术后出现临床症状和体征,以及腰椎间盘突出症复发的原因。为了达到腰椎术后的稳定,应行腰椎椎间植骨融合内固定术。

第一节　腰椎间盘突出症腰椎椎间植骨融合内固定术机制

　　自 1911 年 Albee 和 Hibbs 做脊柱融合手术,至今已有 110 年的历史。脊柱融合术的主要指征为脊柱畸形矫正、脊柱损伤、其他疾病所致脊柱不稳和医源性脊柱不稳等。脊柱融合术的首要目的是稳定脊柱结构,同时将病变的椎间关节融合固定以达到消除症状的效果。美国每年腰椎间盘手术约 300 000 例,脊柱融合术约 700 000 例。脊柱融合术中包括腰椎间盘疾病行腰椎椎间植骨融合内固定术。1945 年,Cloward 首先提出在经后入路腰椎间盘突出症手术的同时行椎体间植骨融合术。1952 年,他又指出单纯切除椎间盘只能解决坐骨神经疼痛而不能缓解腰背疼痛,并于 1985 年将融合方式定型为将椎间隙上、下椎体软骨板去除,显露出骨创面,用同种库存骨做椎间植骨融合。1983 年,Hutter 提出并在临床广泛应用了自体骨移植行椎间融合术。Lin 采用单层骨皮质植骨行椎间融合术。Simmons 采用了大块骨加碎骨块植骨行椎间融合术。1985 年,Blume 等介绍了单侧部分植骨椎间融合术。

　　腰椎间盘突出症行腰椎椎间植骨融合内固定术的目的是消除腰椎间盘手术后,腰椎三关节复合体中骨和关节突及椎间盘结构受到破坏的不稳状态;消除由腰椎不稳而导致的关节突关节囊滑膜、椎间盘后方后纵韧带和硬脊膜前方中的窦椎神经疼痛神经末梢刺激产生的术后腰背痛。腰椎间盘突出症行腰椎椎间植骨融合内固定术的另一目的是避免腰椎间盘切除术后复发。腰椎间盘突出症术后复发率为 5%~11%。腰椎间盘切除术后行腰椎椎间植骨融合内固定术将丧失该节段运动功能单位,并有可能加速相邻腰椎间盘的退变。腰骶椎融合的生物力学研究显示,在融合相邻节段椎间盘内压力和椎间盘运动均增加,其中融合节段数与相邻椎间盘内压力增加呈正相关。融合相邻节段椎间盘内压力和椎间盘运动均增加会促进相邻节段椎间盘退变,表现为椎间盘退变加重、腰椎间盘突出、腰椎运动节段不稳、腰椎管狭窄和关节突关节骨关节炎,这称为相邻节段病(adjacent segment disease,ASD),相邻节段病发生率为 5.2%~49%。

　　Yang 等报道 217 例退行性腰椎滑脱、腰椎管狭窄和退行性腰椎侧后凸患者行椎弓根螺钉固定术、后外侧自体骨植骨融合术。其中腰椎椎间融合 1 个运动节段者,相邻节段病的发生率为 11.6%;腰椎椎间融合 2 个运动节段者,相邻节段病发生率为 14.5%;腰椎椎间融合 3 个运动节段者,相邻节段病发生率为 16.3%。此组发生相邻节段病 29 例,26 例发生于融合节段以上,3 例发生于融合节段以下。腰椎融合以后不仅可以发生加速相邻腰椎间盘退变或相邻节段病,亦可发生相邻节段椎间盘突出症。研究者报道 601 例腰椎椎间植骨融合内固定术后随访 8 年,有 8 例在腰椎融合节段以上发生腰椎间盘突出(发生率为 1.3%),6 例保守治疗失败后,2 例行单纯椎间盘切除术,4 例行椎间盘切除并腰椎椎间植骨融合内固定术。

　　Martin 等统计美国华盛顿州 1990—1993 年行腰椎手术后 11 年累积腰椎再次手术率,其中腰椎间盘突出症首次手术并行腰椎椎间植骨融合内固定术 462 例,再次手术 115 例,再次手术率为 24.9%。腰椎间盘突出症首次手术未行腰椎椎间植骨融合内固定术 16 670 例,再次手术 3 226 例,再次手术率为 19.4%。由此可见,腰椎间盘突出症首次手术并行腰椎椎间植骨融合内固定术并不能降低腰椎间盘突出症的再次手术率。因此,腰椎间盘突出症行腰椎椎间植骨融合内固定术应严格掌握指征。

第二节　腰椎间盘突出症行腰椎椎间植骨融合内固定术的适应证

腰椎间盘突出症并行腰椎融合的适应证有以下四种情况：①特殊类型的腰椎间盘突出症；②腰椎间盘突出症合并其他病理情况；③因手术破坏腰椎稳定结构；④腰椎间盘突出症再次手术。

一、特殊类型的腰椎间盘突出症

1. 高位腰椎间盘突出症　高位腰椎间盘突出症，胸腰椎交界处脊柱应力集中。T_{12}/L_1 或 $L_{1/2}$ 椎间盘切除后，该运动节段极易不稳，使残余椎间盘组织退变，再突出。故需行同节段椎间融合，防止原节段椎间盘再突出（图 23-1）。

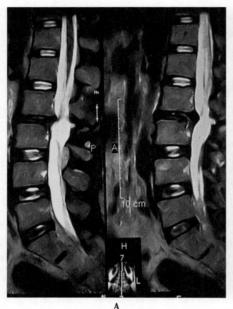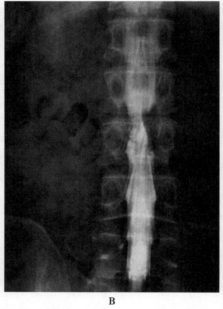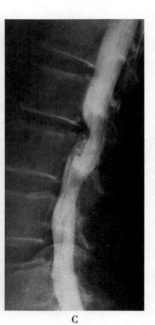

图 23-1　$L_{2/3}$ 椎间盘突出术后复发
A. 术后复发 MRI；B、C. 术后复发脊髓造影正侧位影像。

2. 多节段腰椎间盘突出症　切除 2 个节段或 2 个节段以上腰椎间盘者，腰椎解剖结构破坏过多，影响腰椎的稳定性，需做腰椎椎间植骨融合内固定术（图 23-2）。

3. 巨大腰椎间盘突出症　巨大腰椎间盘突出，多为椎间盘组织大部脱出或兼有破裂之椎间盘软骨终板。取出大部分椎间盘组织后，影响腰椎的稳定性，需做腰椎椎间植骨融合内固定术。

4. 游离型腰椎间盘突出症　游离型腰椎间盘突出症均为严重退变，取出大部分椎间盘组织，椎间关节严重不稳（图 23-3、图 23-4）。

5. 椎体后缘骺环离断　椎体后缘骺环断裂骨块同椎间盘组织一起突入椎管。此时相邻两椎体间除前方和侧方有椎间盘纤维环外，后方呈空虚状态腰椎不稳，需行椎间融合术（图 23-5）。

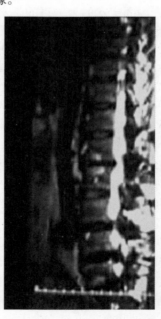

图 23-2　$L_{1/2}$、$L_{3/4}$ 和 $L_{4/5}$ 椎间盘突出

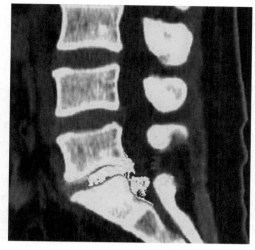

图 23-3　矢状面对游离椎间盘定位
游离椎间盘位于区域定位Ⅰ、Ⅲ层面，后外侧区。
从解剖结构观察切除突出和游离的椎间盘，无须
切除骨结构。

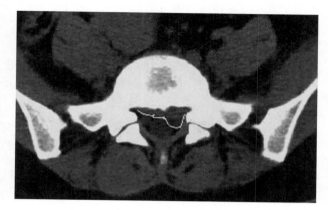

图 23-4　水平面对游离椎间盘定位
游离椎间盘位于区域定位Ⅰ、Ⅲ层面，后外侧区。从
解剖结构观察切除突出和游离的椎间盘，无须切除
骨结构。

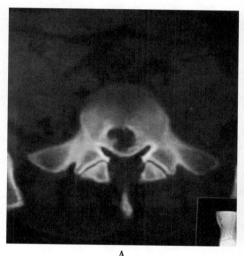
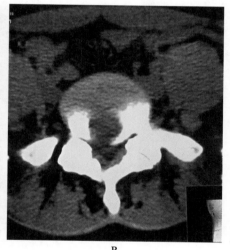

A B

图 23-5　L₅椎体后缘骺环离断并椎间盘突出
A. 椎体后缘骺环离断；B. 椎间盘突出。

二、腰椎间盘突出症合并其他病理情况

1. **腰椎管狭窄症并腰椎间盘突出**　在多节段腰椎管狭窄症并有一或两节段椎间盘突出，行手术时需腰椎广泛多节段减压。当以关节突增生的椎管狭窄为主时，更需将关节突切除并行腰椎间盘突出组织切除，神经根管松解。此种腰椎管后结构广泛切除后必然腰椎不稳，将导致术后腰痛。此种情况需并行脊柱融合术（图 23-6）。

2. **腰椎间盘突出症合并腰椎滑脱**　腰椎间盘突出时，椎间盘高度降低，纤维环松弛，关节突关节发生移位，影响腰椎三关节复合体的稳定性，表现为上一椎体相对下一椎体向前移位，称为腰椎退行性滑脱或称假性滑脱。此种现象的存在说明腰椎间盘退变较为严重，手术治疗需要切除的椎间盘量较大，进一步减少了关节复合体稳定性结构，因而需在腰椎间盘切除术时并行腰椎椎间植骨融合内固定术（图 23-7）。

3. **腰椎间盘突出症合并腰骶移行椎**　临床报告显示，有腰骶移行椎者发生腰椎间盘突出症较多，其主要原因为，腰骶移行椎特别是单侧腰骶移行椎所致下腰椎生物力学异常，促使腰椎间盘退变后椎间盘突出。

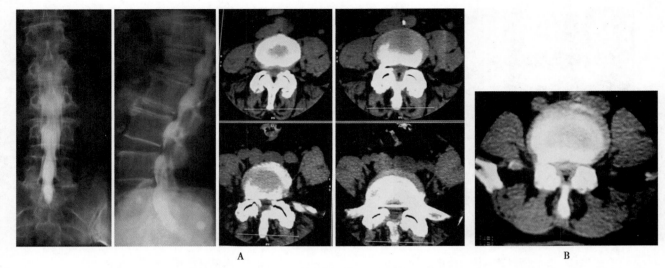

图 23-6 L₁~L₅ 椎管狭窄,L₅S₁ 椎间盘突出
A. 腰椎管造影和 CT 示多节段腰椎管狭窄;B. L₅S₁ 椎间盘突出。

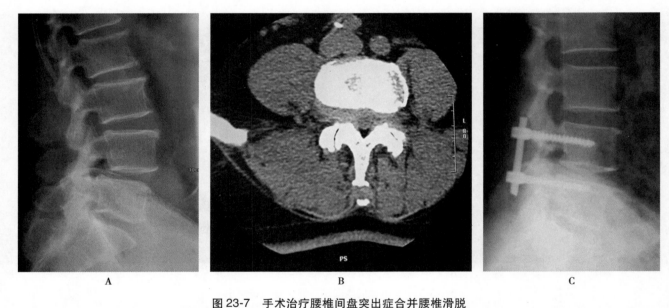

图 23-7 手术治疗腰椎间盘突出症合并腰椎滑脱
A、B. X 线和 CT 示 L₄/₅ 腰椎滑脱并椎间盘突出;C. 后路椎弓根钉棒系统固定,横突间植骨恢复 L₄/₅ 椎间盘高度。

Castellvi 将腰骶移行椎分为四种类型:Ⅰ型为大的三角形横突,宽度至少 19mm,单侧为ⅠA 型,双侧为ⅠB 型;Ⅱ型为大的横突与骶骨形成假关节,单侧为ⅡA 型,双侧为ⅡB 型;Ⅲ型为横突与骶骨骨性融合,单侧为 ⅢA 型,双侧为ⅢB 型;Ⅳ型为混合型,一侧横突与骶骨形成假关节,另一侧为骨性融合。鉴于Ⅱ型,尤其ⅡA 型为腰椎间盘突出症的诱发因素,当Ⅱ型腰骶移行椎行椎间盘切除术后,加重了下腰椎生物力学异常,易发生原节段原侧或对侧再突出及相邻节段腰椎间盘突出。为此,需行腰椎椎间植骨融合内固定术(图 23-8)。

4. **腰椎间盘突出症合并关节突关节炎** 关节突关节退变是导致腰痛的原因之一。腰椎间盘突出常累及三关节复合体中的关节突关节。45 岁以上的人群中 50%~90% 的人有关节突关节退变,但关节突关节退变与椎间盘突出的因果关系,以及对关节突关节生理退变的严重程度判断较为困难。考虑到关节突退变的因素,在做腰椎椎间植骨融合内固定术时,应包括该节段椎间盘和相邻节段严重退变的关节突关节。当先天性关节突关节畸形且年龄 45 岁左右的腰椎间盘突出症患者有严重腰痛时,在行椎间盘切除术的同时应做腰椎椎间植骨融合内固定术(图 23-9)。

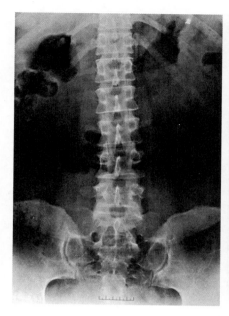
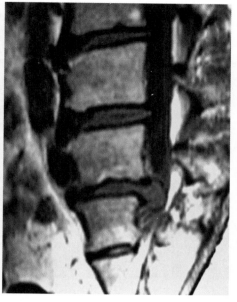

图 23-8　ⅡB 型腰骶移行椎合并 L$_5$S$_1$ 椎间盘突出

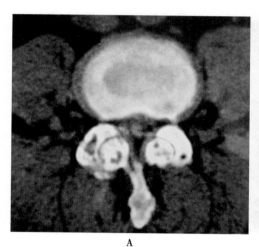
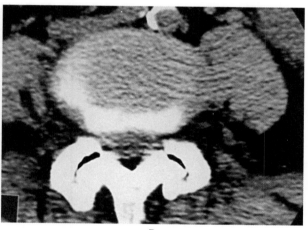

图 23-9　关节突关节退变
A. CT 示关节突关节囊性改变；B. CT 示关节突关节间真空征。

三、手术破坏腰椎稳定结构

1. 腰椎间盘突出症腰椎间盘切除术经全椎板切除或全椎板切除兼部分关节突关节切除手术入路，破坏了关节突关节腰椎后稳定结构，当椎间盘切除时腰椎三关节复合体被破坏，术后易发生腰椎不稳而致腰背痛或医源性腰椎滑脱及腰椎间盘原节段再突出（图 23-10）。

2. 椎间孔外型或椎间孔型腰椎间盘突出症，若经单侧关节突关节切除手术入路，亦易导致腰椎不稳。因而腰椎间盘突出症手术破坏关节突关节者，需行腰椎融合（图 23-11）。

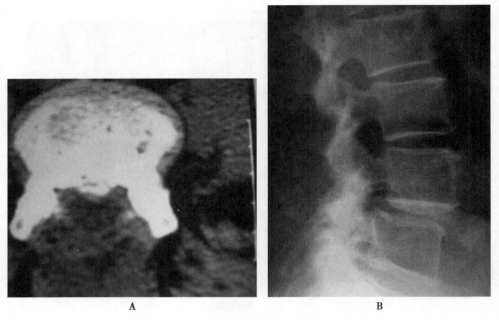

图 23-10　全椎板切除术后腰椎滑脱
A. CT 示腰椎全椎板并关节突切除术；B. X 线示 $L_{4/5}$ 腰椎滑脱。

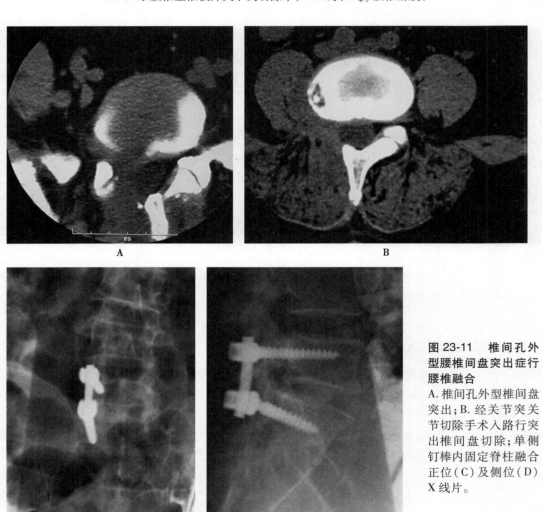

图 23-11　椎间孔外型腰椎间盘突出症行腰椎融合
A. 椎间孔外型椎间盘突出；B. 经关节突关节切除手术入路行突出椎间盘切除；单侧钉棒内固定脊柱融合正位（C）及侧位（D）X 线片。

3. 腰椎间盘突出症椎间盘切除术多为部分切除。若行经前入路腰椎间盘切除术则需将椎间盘全部切除,然后行相邻两椎体间的植骨融合。若行经后入路腰椎间盘大部切除,亦需行椎间融合。

四、腰椎间盘突出症再次手术

1. **腰椎间盘突出症原节段复发** 腰椎间盘突出症原节段复发,除外原手术节段椎间盘组织切除不彻底,其主要原因为此手术节段不稳定,使首次手术时无严重退变的椎间盘组织继续发生退变、坏死、突出、游离或脱出,此时椎间盘组织的突出部位可在原手术侧亦可在对侧或中央。此种情况特别容易发生在高位腰椎间盘突出时,再次手术取出椎间盘组织后需行腰椎椎间植骨融合内固定术。

2. **腰椎间盘突出症另节段复发** 腰椎间盘突出症术后另节段复发可发生于原手术节段相邻节段的头侧或尾侧。再次手术常涉及前次手术腰椎三关节复合体结构的损伤,需做腰椎椎间植骨融合内固定术。车艳军等认为,腰椎间盘突出症复发,术前无腰椎不稳、退变性滑脱或椎管狭窄,可再次行椎间盘摘除术,其优良率为73%。

3. **腰椎间盘术后腰椎不稳** 腰椎间盘突出症手术应尽量少破坏腰椎后侧骨性稳定结构,因而椎间盘手术提倡微创手术,或在传统手术中尽量采用开窗或半椎板切除术式,但某些病例需行全椎板切除并关节突关节切除才能切除病变椎间盘,此种术式极易造成腰椎不稳,需并行腰椎椎间植骨融合内固定术。

腰椎不稳的测定:拍摄腰椎过伸位和过屈位 X 线片,然后测定屈曲位∠A 和过伸位∠B,∠A−∠B 等于腰椎稳定度。腰椎不稳的诊断:$L_{1/2}$,$L_{2/3}$,$L_{3/4}>15°$;$L_{4/5}>20°$;$L_5S_1>25°$。

第三节 腰椎间盘突出症行腰椎椎间植骨融合内固定术的禁忌证

1. 儿童和青少年腰椎间盘突出症应行髓核有限切除术,禁忌并行腰椎椎间植骨融合内固定术。

2. 65 岁以上的腰椎间盘突出症由于其体力活动减少,椎骨结构退变加重,趋向脊柱不稳减轻,很少需要做脊柱融合。

3. 腰椎间盘突出症合并骨质疏松症患者为相对禁忌,可采用改良的固定技术,如皮质骨轨迹技术(cortical bone trajectory,CBT)、骨水泥椎体强化等。根据骨质疏松的严重程度,行手术前后规范的抗骨质疏松治疗。

第四节 开放腰椎椎间融合手术方法

一、腰椎椎弓根螺钉短节段内固定并横突间植骨融合术

腰椎椎弓根螺钉短节段内固定并横突间植骨融合术,亦称腰椎后外侧融合术(posterior-lateral fusion,PLF)。

1911 年,Hibbs 介绍脊柱后外侧融合术,由于单纯用此方法,植骨的假关节形成率甚高,故当前已很少单独应用,而改为与椎弓根螺钉短节段内固定并用的脊柱后外侧融合术。

椎弓根螺钉内固定系统种类很多,基本上可分为钉板系统和钉棒系统。常用的有 AF、RF、Steefee、CD、TSRH 和 Moss Miami 等,并且此种内固定仍在不断改进和创新。

椎弓根螺钉短节段内固定,关键在于螺钉的置入,而其他的棒、板、横联等部件的联结,不同器械其方法各异。

（一）L_4、L_5 和 S_1 椎弓根螺钉置入方法

1. **术前准备** 术前应通过拍摄腰椎侧位 X 线片确定腰椎前凸曲度,并通过 CT 确定椎弓根进钉点和角度,以及估计椎弓根螺钉的直径长度(图 23-12)。

2. **体位和手术入路** 患者取俯卧位,用标准的腰背部中线切口直至暴露棘突,常需融合的节段为 L_4～

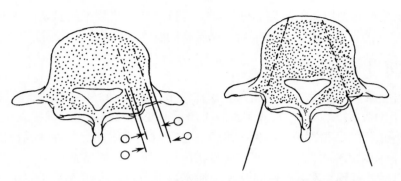

图 23-12　术前通过 CT 测定椎弓根螺钉进钉角度和深度示意

S_1，切口应足够长，以充分暴露 L_3~S_2。

3. **术中暴露**　椎旁肌肉骨膜下剥离，分离至横突的外侧缘。经半椎板切除或全椎板切除进入椎管，切除椎间盘后，在椎管内沿着侧隐窝至椎间孔进行软组织和骨性减压，松解受压的神经根。

确认 L_4 和 L_5 椎弓根位于三个独特的生理结构的交汇处：①横突根部；②上关节面；③上、下关节突之间。腰椎椎弓根的进钉点为上关节突外缘的切线与横突水平平分线的交点。L_4 和 L_5 椎弓根螺钉应与矢状面呈 15°~20°的内倾夹角（图 23-13）。

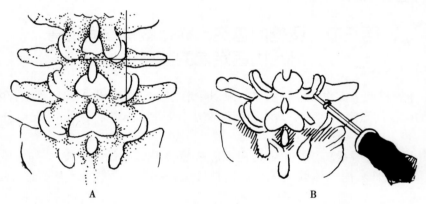

图 23-13　椎弓根进钉点
A.上关节突外缘与横突水平平分线；B.开路锥进钉点。

S_1 椎弓根通常选取 S_1 关节突外缘切线和关节突下缘切线的交点作为 S_1 的进钉点，即 S_1 关节突外缘与 S_1 孔之间。螺钉向中线倾斜，并瞄向骶骨岬，进入软骨下骨（图 23-14）。S_1 椎弓根螺钉应与矢状面呈 15°~25°的内倾夹角。

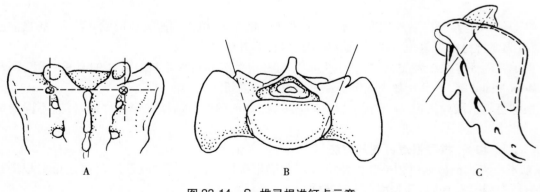

图 23-14　S_1 椎弓根进钉点示意
A.冠状面；B.水平面；C.矢状面。

4. 置入螺钉　使用开路锥穿透椎弓根皮质,使用开路器顺着椎弓根进入椎体。在插入进程中,医师应有明显的穿过骨松质的手感。如果手感受阻,则应考虑进钉点和进钉角度错误。开路锥和开路器不能穿破椎弓根内、外壁,否则会损伤邻近椎骨的神经和血管。进钉角度应随着椎弓根的角度而变化。使用探针探测椎弓根壁四周,以确认没有穿破皮质。选择合适的丝攻,沿着已开的椎弓根钉道攻丝。使用螺钉起子将合适的螺钉旋入已经准备好的螺钉孔道。L$_4$ 和 L$_5$ 椎弓根螺钉直径 55~65mm,S$_1$ 椎弓根螺钉直径 60~70mm。L$_4$ 和 L$_5$ 椎弓根长度为 40~45mm,S$_1$ 椎弓根螺钉长度为 30~35mm。注意螺钉应完全置入,螺钉必须进入椎体 50%~80%,并且与终板平行,应避免穿透椎体前面的骨皮质,以免损伤椎体附近的大血管。将钉板或钉棒系统与螺钉相连,用横联相接左、右两侧固定系统,保持脊柱稳定(图 23-15)。

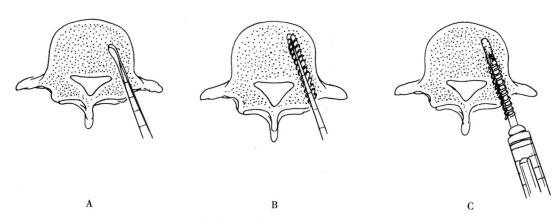

图 23-15　椎弓根螺钉置入的准备
A. 开路锥穿透椎弓根;B. 沿椎弓根钉道攻丝;C. 置入椎弓根螺钉。

(二) 植骨床的准备及植骨

切除融合范围内的关节突关节囊和关节软骨,去除腰椎横突背侧皮质、上关节突外侧面或骶骨翼的骨皮质。在内固定完成后,用取自腰椎间盘手术中切除的骨松质组织和髂骨取骨行大面积横突间植骨。融合骨床的准备和自体植骨量非常重要,其为实现牢固腰椎椎间融合的保证(图 23-16)。

二、经后入路腰椎椎间植骨融合内固定术

(一) 椎间植骨融合

1990 年,Cloward 报道经后入路椎间植骨融合的方法,此后有些作者对植骨方法有些改良。

取腰背部后路正中切口,在病变椎间盘部位切除棘突和双侧椎板及部分关节突关节。显露上、下位神经根及硬脊膜囊。牵开保护神经根和硬脊膜囊后,显露前方椎间盘,从左右两侧切除椎间盘。用刮匙刮除软骨终板。在一侧椎间隙插入椎间扩张器,在对侧用刮匙刮除椎体终板直至出血。椎间隙前后深度不超过 3cm。髂骨全层

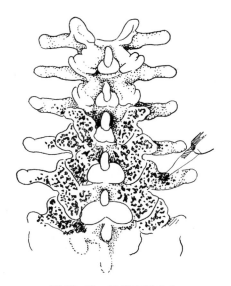

图 23-16　植骨床的准备

取骨做成三面骨皮质块,高度与椎间隙相当,为 1.0~11.2cm,骨松质面对向上、下椎体植骨创面。将 2~4 块骨块植入椎间隙。Cloward 主张用 4 块骨块。香港大学陆瓞骥报道用 2 块骨块做椎间融合(图 23-17)。Simmon 用碎骨植于椎间隙中(图 23-18),然后将关节突关节和横突去除骨皮质,将所余植骨碎块植于横突间和关节突关节外侧,同时做后外侧融合。

(二) 经后入路椎间融合器

20 世纪 80 年代,美国明尼苏达州 Ray 发明螺纹椎间融合器(threaded fusion cage,TFC)。TFC 为纯钛(titanium 6A1-4VEL)制成的柱形空心假体,内外均有螺纹,以便于手术置入。两端有高分子聚合物制成的盖

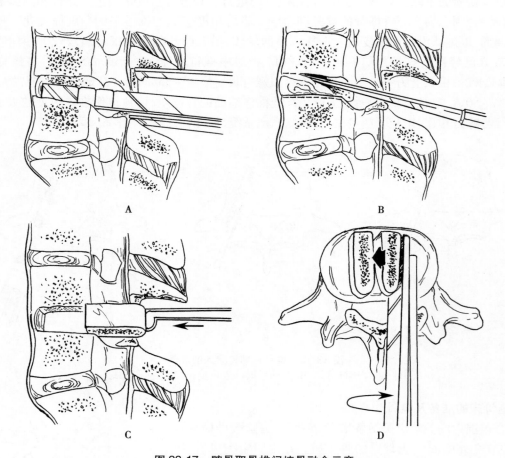

图 23-17 髂骨取骨椎间植骨融合示意
A. 一侧椎间隙插入椎间扩张器；B. 对侧切除椎间盘；C. 椎间植入骨块；D. 植入骨块后用插入器按旋转方向将骨块推向中央。

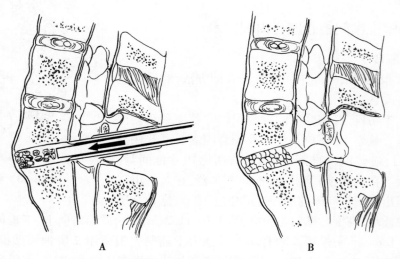

图 23-18 碎骨块椎间植骨示意
A. 椎间隙植入碎骨块；B. 椎间植骨融合。

塞,以便假体内放入骨松质后不至于向外移动,但由于 TFC 在置入过程中对终板下骨造成切割,椎间高度和椎间孔高度恢复不足,后入路钉棒加压过程中对腰椎前凸的恢复不佳,长期随访椎间融合器下沉和内固定相关的并发症多,因此逐渐被弃用。

目前,临床上广泛使用的椎间融合器是可透 X 线的聚醚醚酮(polyetheretherketone,PEEK)材料(图 23-19)。该类型的椎间融合器具有以下特点:①满足患者椎间盘解剖特征的不同尺寸的设计;②可透 X 线的 PEEK 材料,其弹性模量与骨相似,生物相容性好,不易下沉;③弹头外形设计利于置入,前凸的设计利于恢复椎间隙高度和腰椎节段前凸;④防止椎间融合器脱出的倒齿状设计和大的植骨空间;⑤可透视定位的钛标记,术中可正确判断其位置。

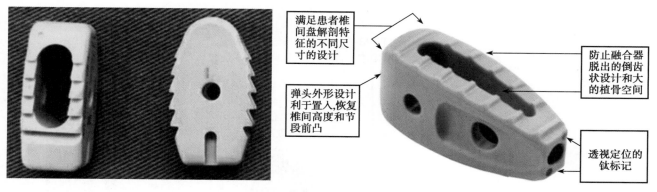

满足患者椎间盘解剖特征的不同尺寸的设计

弹头外形设计利于置入,恢复椎间高度和节段前凸

防止融合器脱出的倒齿状设计和大的植骨空间

透视定位的钛标记

图 23-19 可透 X 线的聚醚醚酮(PEEK)材料

具体手术方法如下。

1. **体位** 患者取俯卧位,手术过程在 C 臂监控下进行。

2. **显露和椎间盘切除** 腰背部后正中入路,保留棘上和棘间韧带及双侧横突的根部,切除椎板和黄韧带,进行椎管减压。将相邻的上腰椎椎板下缘约 1/3 的部分切除,包括切除下关节突兼或下腰椎上关节突至与椎弓根平齐。保留上关节突外侧以便于后外侧植骨,进行椎管充分减压。暴露硬脊膜囊及上、下位神经根时必须在视野之内,注意对神经根的分离,确保硬脊膜囊和神经根不受压迫和过度牵拉,左右交替将硬脊膜囊往中间牵拉以暴露出双侧椎间盘。将硬脊膜外静脉血管丛用双极电凝止血,用刀从后纵韧带和椎间盘的纤维环上、下缘左右对称各开一矩形切口。用咬骨钳或刮匙进一步修整椎间盘切口(图 23-20)。

3. **椎间融合器的置入**

(1)插入撑开器:用神经根拉钩和神经根剥离器将硬脊膜囊和

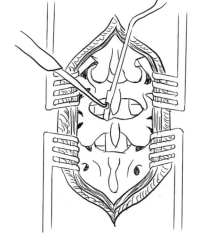

图 23-20 切除腰椎椎板及部分关节突关节,切除椎间盘

神经根牵开并加以保护,先将短撑开器沿扁平方向插入椎间盘的矩形切口内。将短撑开器旋转 90°,以恢复椎间盘的高度。将短撑开器暂时留在椎间盘内,用与插入短撑开器相同的方法在对侧的另一矩形切口插入长撑开器保持椎间隙平行。确认神经和硬脊膜囊保护完好,把保护套筒套入长撑开器,并且将保护套筒上的刀刃插入椎间盘。把冲击帽套在保护套上,取出长撑开器,确定椎间融合器的置入路径并保护周围的神经根(图 23-21)。

(2)准备终板植骨床:用不同型号的椎间盘铰刀,以及不同角度和型号的刮匙刮除椎间盘和软骨终板,保护软骨下骨(图 23-22)。

(3)通过试模选择合适大小的椎间融合器,椎间融合器与置入器组装,将手术过程中切除的骨松质置入椎间融合器内填满和压紧。在置入椎间融合器前连接钉棒系统适度撑开锁紧螺母临时固定,将手术过程中自体骨粒植入椎间隙的前方和对侧,将椎间融合器轻轻打入椎间隙,椎间融合器后缘距离椎间隙

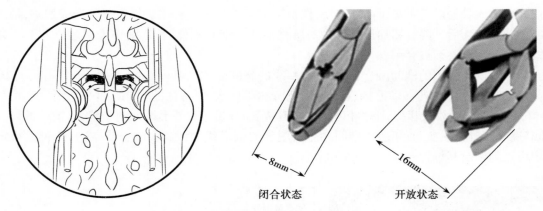

图 23-21　插入撑开器

椎间隙用椎间撑开器顺序撑开,直到恢复椎间高度和椎间孔的高度。

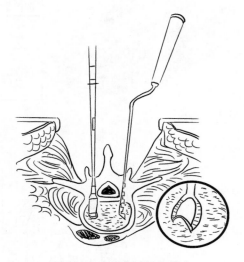

图 23-22　准备终板植骨床

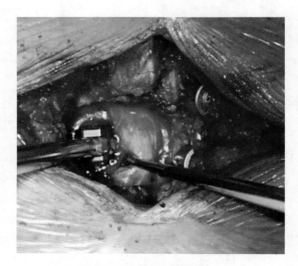

图 23-23　椎间融合器置入

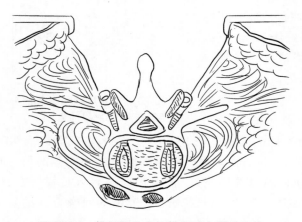

图 23-24　椎间置入 2 枚椎间融合器并植骨

后缘 3~4mm,确保椎间融合器上下面与终板下骨充分接触。如单枚椎间融合器,尽量置于中央;如双枚椎间融合器,尽量对称放于两侧,大小一致,防止两侧受力不均,造成一侧脱出。透视定位椎间融合器位置良好,双侧钉棒系统适度加压,使椎间融合器牢固固定,并恢复腰椎节段前凸。进一步探查硬脊膜外和神经根管,确保减压彻底,无骨碎屑残留(图 23-23、图 23-24)。

(4)术后康复:根据术中出血情况,可放或不放置引流。不放置引流者,术中第 1 天在腰围保护下下床活动;放置引流者,拔除引流后当天在腰围保护下下床活动。

三、经椎间孔腰椎椎间植骨融合内固定术

经椎间孔腰椎椎间植骨融合内固定术(transforaminal lumbar interbody fusion,TLIF)主要适用于椎间孔型和椎间孔外型腰椎间盘突出症(图 23-25、图 23-26)。

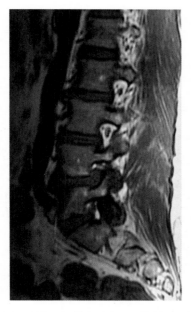

图 23-25 矢状面 MRI 示椎间孔型腰椎间盘突出症

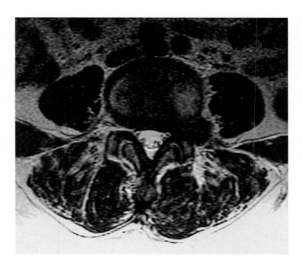

图 23-26 水平面 MRI 示左侧极外型腰椎间盘突出症

手术方法:连续性硬脊膜外阻滞麻醉或全身麻醉后,患者取俯卧位,腹部悬空。术前 C 臂 X 线定位并于体表画线标记。常规消毒铺巾,旁正中切口,切开皮肤、筋膜,钝性分离多裂肌间隙达突出节段关节突关节(图 23-27、图 23-28),再次透视定位核实椎间盘突出节段,于椎间盘突出节段相邻椎常规置入椎弓根钉。用骨凿、咬骨钳或磨钻切除整个下关节突和上关节突的上部,切除黄韧带后显露深面的椎间盘,同时辨认出神经根管内的行走根和出椎间孔的出口根并加以保护,以免误伤。在 Kambin 三角区内纤维环上开一矩形窗口,窗口内侧边缘是硬脊膜囊的侧向边缘,而外侧边缘可见纤维环的侧边缘,用髓核钳、钝头而边缘锐利的铰刀及不同大小和角度设计的刮匙等工具将椎间盘及软骨终板予以切除并进行终板准备(图 23-29)。用椎间撑开器逐级撑开椎间隙以获得椎间隙和椎间孔足够的高度。置入椎弓根螺钉和棒,撑开椎间隙,锁紧螺母以维持椎间隙手术操作的空间。取髂骨或术中切除的骨块行椎间植骨或并用椎间融合器。如选用椎间融合器,应用试模选择合适尺寸的椎间融合器。在置入椎间融合器前,将自体骨粒植入椎间隙的前方和对侧及椎间融合器内,将椎间融合器打入椎间隙内,置入深度以椎间融合器离纤维环后缘 3~4mm 为宜(图 23-30)。置入椎间融合器后,连接椎弓根钉棒系统,进行加压,以夹紧椎间植骨或椎间融合器,并恢复腰椎前凸。再次探查硬脊膜外隙、椎间孔以确保无椎间盘残余或骨块压迫。

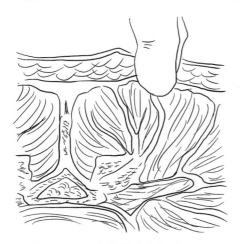

图 23-27 手指钝性分离多裂肌间隙

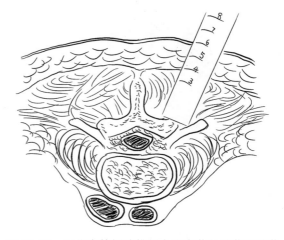

图 23-28 工作套管抵达椎间盘突出节段关节突关节

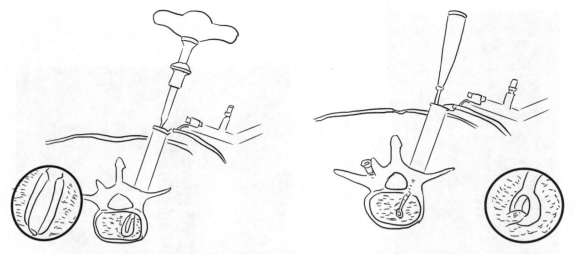

图 23-29 用特殊设计的带角度的刮匙进行椎间盘的切除和终板的准备

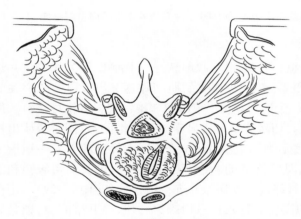

图 23-30 椎间植骨和椎间融合器置入

根据患者的经济状况、工作性质、年龄、椎骨质量及腰椎稳定性等,必要时可行对侧椎弓根钉固定加关节突关节融合。用生理盐水冲洗切口,放置引流管引流,缝合切口。

术后处理:根据引流情况,引流管 48 小时内拔除。为加快患者术后康复,减少相关的并发症,术后第 1 天即可在腰围或支具保护下下床活动。如有条件,可行微创 TLIF 手术,在 Quadrant 或 X-Tube 通道下手术(图 23-31、图 23-32)效果更好,根据术中出血情况,可放或不放引流。TLIF 手术具有如下优点:经椎间孔入路不破坏椎板和后纵韧带,仅需进入侧方椎管,减少了组织损伤,术中出血少,对硬脊膜及神经根的侵扰少,术后恢复更快。

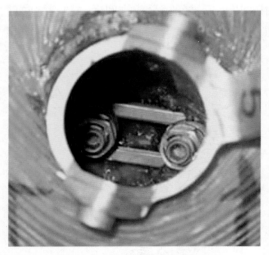

图 23-31 在 X-Tube 通道下行单侧经椎间孔腰椎椎间植骨融合内固定术

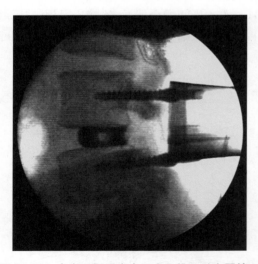

图 23-32 术中透视观察内固定和椎间融合器情况

四、经椎间孔腰椎椎间植骨融合内固定术和经后入路腰椎椎间植骨融合内固定术的改良

1. **经后入路腰椎椎间植骨融合内固定术**（posterior lumber interbody fusion，PLIF）　早期仅行植骨融合，术后可发生植骨块移位至椎管内，造成神经损害。此外，仅行植骨融合，其腰椎融合率低。为此，经后入路腰椎椎间植骨融合内固定术均并行腰椎椎弓根螺钉内固定腰椎间植骨融合术。

2. **腰椎内固定椎间植骨融合并行横突间植骨融合**　由于腰椎椎弓根螺钉的置入需暴露横突和关节突关节外侧，为腰椎后外侧植骨融合提供了植骨条件。由此，经后入路腰椎椎间融合并腰椎后外侧植骨融合形成所谓的360°融合，明显地提高了腰椎融合率。Simmons 用碎骨植于椎间隙中，然后将关节突关节和横突去除骨皮质，将所余的植骨碎块植于横突间和关节突关节外侧，即同时行后外侧植骨融合。

3. **椎间融合器材质的改进**　早期的椎间融合器如 TFC 和 BAK 的材质均为合金材质，其弹性模量、刚度均高于椎骨的软骨终板和骨终板。TFC 和 BAK 置入后，长期随访发现有椎间融合器沉陷于椎体间的病例。有研究报道 72 例单纯 TFC 腰椎后入路融合术，其中 3 例发生 TFC 移位突入椎管或沉陷于椎体间。故当前多用 PEEK 材质的椎间融合器，PEEK 材质的弹性模量与骨终板的弹性模量相当。

4. 经后入路内固定并用椎间融合器，原为置入两个椎间融合器，亦可行经后入路椎弓根螺钉系统固定并椎间斜向置入一个椎间融合器，经生物力学测定和临床融合率比较，应用一个椎间融合器和两个椎间融合器的治疗结果无统计学意义。

5. 椎间植骨融合植骨床的准备颇为重要。有学者报道在腰椎间盘突出症切除椎间盘时，遗留少许髓核组织不影响植骨融合。

6. 腰椎内固定椎间植骨融合，其椎弓根螺钉内固定为双侧对称置入，现国内亦有提倡 TLIF 腰椎内固定在病变侧行单侧 1 节段或 2 节段内固定（图 23-33～图 23-35）。

1991 年，Goel 首先做单侧内固定的生物力学试验研究，单侧椎弓根螺钉固定强度只相当于双侧椎弓根螺钉固定的 57%，认为单侧内固定可减少内固定对椎骨的应力遮挡，并降低相邻椎骨融合时的应力峰值。

1992 年国外学者报道了腰椎单侧内固定植骨融合术，1993 年国内报道腰椎单侧内固定植骨融合术，植骨融合率为 93.1%。

2007 年，Femandez-Fairen 等报道了 40 例单侧内固定植骨融合术和 42 例双侧内固定植骨融合术的两组对照研究，两组的融合率结果相似。单侧内固定植骨融合术减少了创伤，缩短了手术时间，减少了内固定的并发症，降低置钉失败率并节省了医疗费用。单侧内固定取直径 6.5mm 的椎弓根螺钉，行 1~2 运动节段固定，范围可为 L_2~S_1。

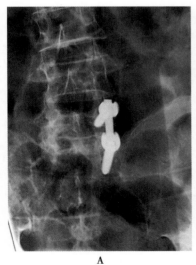
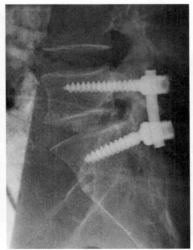
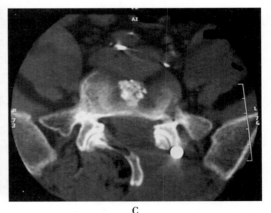

A   B   C

图 23-33　L_5S_1 单侧内固定椎间植骨融骨
A、B. 腰椎正侧位 X 线片示 L_5S_1 单侧内固定；C. CT 示 L_5S_1 椎间植骨融骨。

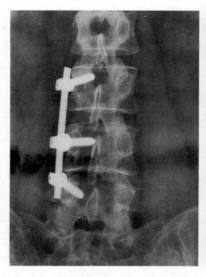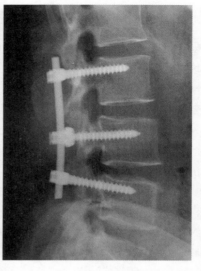

图 23-34　腰椎正侧位 X 线片示 L$_{3\sim5}$ 单侧内固定，对侧椎板间植骨融合

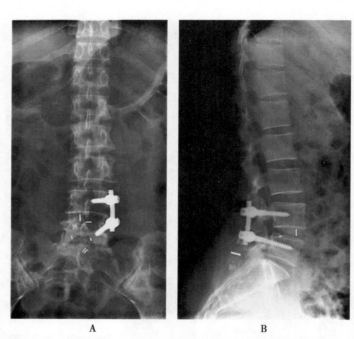

A　　　　　　　　　　　B

图 23-35　腰椎正侧位 X 线片示 L$_{4/5}$ 单侧内固定椎间融合器植骨，
L$_5$S$_1$ 棘突间内固定系统

A. 正位 X 线片；B. 侧位 X 线片。

五、骨皮质螺钉中线固定和融合技术

椎弓根螺钉固定是常见和可靠的脊柱固定技术，传统的椎弓根螺钉固定存在一些缺点，包括需要广泛的肌肉剥离、创伤大、术后肌肉失神经支配及骨质疏松症患者螺钉容易松动等。近 10 年来，尽管微创技术取得了巨大进展，其中也包括微创经皮椎弓根螺钉置入术，但微创置钉和融合需要不同的手术入路来完成减压和融合，以及存在过多射线暴露等缺点。2009 年，Santoni 等提出了一种骨皮质轨迹（cortical bone trajectory，CBT）固定技术，应用其进行中线入路的固定和融合（minimal access spinal technologies-midline lumbar fusion，MAST MIDLF）。MAST MIDLF 是一种沿关节突方向避开肌肉与神经血管、对椎管进行减压和融合的中线小切口手术技术，其技术要点包括中线后入路、微创椎板开窗椎间盘切除术和骨皮质螺钉固定术。

（一）MAST MIDLF 的主要操作器械

MAST MIDLF 的主要操作器械包括中线牵开器、张口器、挡板和照明系统（图 23-36）。

（二）MAST MIDLF 的具体操作步骤

1. **显露**　确定目标间隙，做 3~5cm 的切口，中线后入路，切开腰背筋膜，沿棘突剥离椎板，显露峡部及关节突中份。沿棘突旁插入张开器至椎板位置，90°旋转张口器手柄，挤压手柄，将挡板滑入，显露视野，挡板上滑入光源（图 23-37、图 23-38）。

2. **进钉点和钉道轨迹**　骨皮质螺钉的进钉点位于横突下缘平面，峡部外侧向内移动 3~5mm，相当于上一椎体关节突中线的投影点（图 23-39），X 线投影左侧椎弓根投影于 5 点位置，右侧椎弓根则投影于 7 点位置（图 23-40）。骨皮质螺钉钉道轨迹为向外侧大约成角 20°，尾端向头端大约成角 30°~40°（图 23-41）。注意：相对尾侧椎体，头侧螺钉入钉点相对偏低。

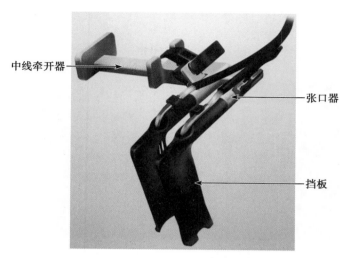

图 23-36　中线牵开器、张口器和挡板

3. **钻孔、攻丝**　用直径 2~3mm 的磨钻钻孔，勿用开路锥开路，防止在打孔过程中峡部劈裂。选用与螺钉直径相同的丝攻，攻丝的深度要与螺钉长度一致，建立钉道，于减压完成后置入骨皮质螺钉，防止减压操作过程中钉头影响操作（图 23-42）。

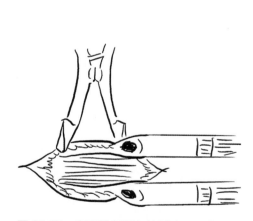

图 23-37　应用撑开器和挡板建立工作通道

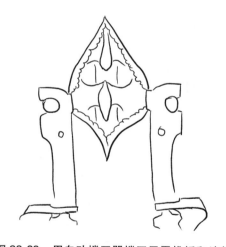

图 23-38　用自动撑开器撑开显露椎板和峡部

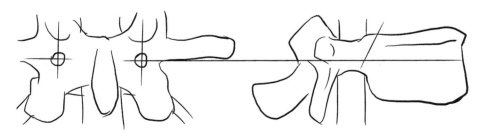

图 23-39　进钉点位置

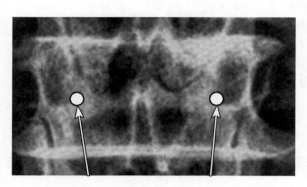

图23-40　进钉点在X线的投影位置(箭头)

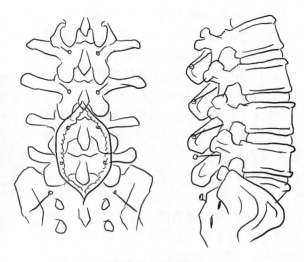

图23-41　钉道轨迹

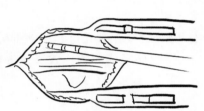

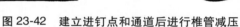

图23-42　建立进钉点和通道后进行椎管减压

4. 椎间盘切除术　切除关节突下缘和椎板边缘,暴露 L_5 关节突的软骨面。切除 L_5 关节突上缘至椎弓根上方,暴露椎间盘上的静脉丛和脂肪,对小血管进行凝血和分离,显露椎间盘(图23-43)。行椎间盘切除,使用铰刀、刮匙、刮刀及锉处理椎间隙。注意:进行减压时,应保持入钉点和减压窗口至少有3mm的距离。

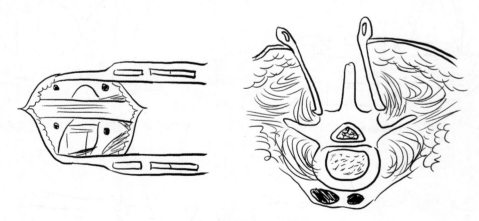

图23-43　椎间盘显露

5. 选择椎间融合器　椎间融合器可以与自体骨或者异体骨一起使用,行椎体间的融合。椎间融合器需植骨并与后入路钉棒一同固定。椎间融合器有不同的设计,详见图23-44。

(1) CAPSTONE脊柱系统:凸型设计,能更好地适应患者解剖;置入物设计允许手术中调整术式;置入时,子弹头设计有助于快速进入椎间隙。

(2) CRESCENT脊柱系统:置入物设计允许进入到椎体前缘,有6°的前凸。

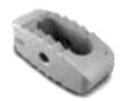
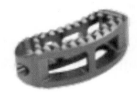

图 23-44　不同的椎间融合器设计
A. CAPSTONE 脊柱系统；B. CRESCENT 脊柱系统。

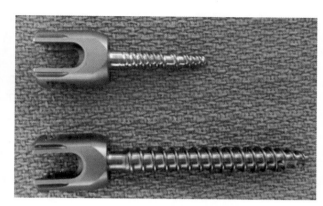

图 23-45　骨皮质螺钉

6. 骨皮质螺钉的置入　使用探针确认深度并测量螺钉长度。常用螺钉长度为 25～30mm（图 23-45）。
置入螺钉应该留出足够的空间，以防止钉头触碰到
邻近的关节囊，置入固定棒，锁紧螺母（图 23-46、图
23-47）。注意：头侧螺钉比尾侧螺钉多突出 2～
3mm，以避免接触关节囊。

Masaki 研究显示，MAST MIDLF 是一项安全有
效的微创技术。与传统的椎弓根固定技术相比，其
术后恢复更快，炎性标记物肌酸激酶和白细胞水平
在术后 1 周恢复到正常水平。实验和临床研究证
实了其技术的可靠性，且具有以下优点：①钉道方
向自内向外、自下而上，降低了硬脊膜神经损伤风
险；②更小的切口显露和肌肉剥离，出血少，术后恢
复快；③经过骨皮质固定，螺钉周围被致密的骨皮

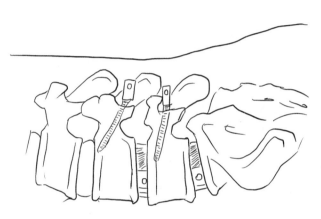

图 23-46　矢状面骨皮质螺钉钉道方向

质包围，有更强的螺钉把持力（图 23-48）；④骨皮质不会随着退变发生形变和退化，特别适合骨质疏松症患
者；⑤置钉更容易，以及更加被脊柱外科医师所熟悉的术中减压方式，适合于肥胖患者；⑥双钉道技术，固定

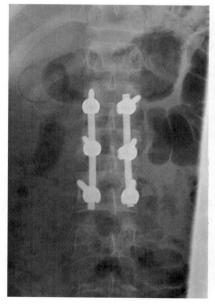
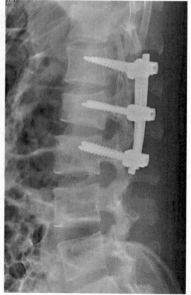

图 23-47　骨皮质螺钉置入术后正侧位 X 线片

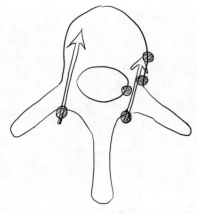

图 23-48　与椎弓根螺钉相比,骨皮质螺钉钉道经过三面骨皮质

更坚强,翻修或内固定取出更容易。但是,MAST MIDLF 是一项新的微创技术,置钉过程中术中需要多平面透视,有射线暴露风险,另外螺钉置入过程中有骨皮质骨折的风险,需要严格按照操作规程进行,少数情况下由于螺钉置入角度过于偏上,有损伤上位神经根的可能。总之,结合 CBT 的 MAST MIDLF 作为一项微创技术,为脊柱外科医师提供了更多的手术选择。

六、经前入路腰椎椎间植骨融合内固定术

（一）经前入路腰椎椎间植骨融合内固定术

见第二十章经腹腰椎间盘切除术。

（二）经前入路腰椎椎间植骨融合内固定术并椎间融合器置入术

经前入路腹膜外置入椎间融合器与经后入路置入椎间融合器相比,操作较为简便,但应注意置入物的位置及方向。

1. **环锯钻孔**　取外径为 11mm 或 13mm 的环锯(前者与小号 TFC 相配合,后者用于中号或大号者),于前纵韧带后方钻入椎体中部切取椎间盘组织及上下终板和部分骨松质。而后将取出之组织进行观察,并将骨组织留作植骨用。

2. **旋出椎体内阴槽**　选用与置入物大小相当的螺纹模具沿环锯钻孔方向均匀用力向深部钻入,上下椎体两侧呈对称状。

3. **旋入 TFC 装置**　将相应型号 TFC 装置套至装入器上,按顺时针方向钻至深部,并使其恰巧卧于椎体中部,并注意上下、左右及前后方向的对称。

每个椎间隙置入 1 枚 TFC 即可。个别病例亦可似后入路手术状分左、右两侧各置入 1 枚 TFC。但手术操作需将椎体前方血管牵向左侧,切开前纵韧带,自椎体前方锯骨、置入。

4. **植入骨条**　同后入路手术或将骨条(片)植入 TGC 空芯内。

5. **缝合切开的前纵韧带**　将聚乙烯盖盖至置入物后方后,留置明胶海绵,将切开的前纵韧带用粗丝线缝合。

6. **术后处理**　除按后入路手术要求定期观察外,应按下腹部手术术后处理,3~6 周后戴石膏腰围起床活动。

第五节　微创腰椎椎间融合手术方法

一、微创经椎间孔腰椎椎间植骨融合内固定术

（一）发展历史与概况

微创通道技术的诞生,为微创经椎间孔腰椎椎间植骨融合内固定术(minimally invasive transforaminal lumbar interbody fusion, MIS-TLIF)的发展奠定了基础。1997 年,Foley 和 Smith 提出管状牵开器技术,解决了微创腰椎后入路的问题,减少了常规腰椎后入路手术对于椎旁肌的牵拉和剥离。2001 年,Foley 提出经皮椎弓根螺钉技术,微创腰椎椎间融合技术应运而生。2002 年 Koo 首先报道了微创经后入路腰椎椎间植骨融合内固定术(minimally invasive posterior lumbar interbody fusion, MIS-PLIF),2003 年 Foley 首先报道了 MIS-TLIF。

（二）适应证与禁忌证

1. **适应证**　MIS-TLIF 的适应证比较广泛,其中与腰椎间盘突出症相关的适应证包括:

（1）腰椎间盘突出症合并腰椎不稳。

（2）腰椎间盘突出症合并腰椎管狭窄。

（3）巨大腰椎间盘突出合并马尾综合征。

（4）腰椎间盘突出症术后复发合并下腰痛。

2. 相对禁忌证

（1）多节段椎间盘受累（≥3 节段）。

（2）椎间盘突出症合并严重骨质疏松。

（3）单节段椎间盘退变导致神经症状，但无腰椎不稳证据。

（三）手术要点

1. 术前规划　根据患者的身体状况、病史特点、术前诊断、责任节段等综合判断并制定手术方案。尤其需要确定的是双侧减压的必要性，再就是内固定的置入方式及通道类型的选取。

2. 手术器械　目前比较流行的是管型通道（如 Quadrant 通道、X-Tube、Vista、Pipeline 等）（图 23-49），具有操作简单、稳定性高、可撑开等优势。一个长 2.0~2.5cm 的切口内可实现 2 个节段的手术；可借助显微镜、冷光源、Loop 等设备改善手术视野。手术操作除了常规的椎板咬骨钳、髓核钳、骨凿等之外，通常需要手柄更长、枪刺状的微创外科器械，以及高速磨钻系统甚至超声骨刀等特殊工具，以提高手术的效率和安全性。一侧入路双侧减压则需要配备更加专业的微创工具，如弧形椎板咬骨钳、带角度的神经剥离器等。椎间融合器选择，通常是同开放手术一样选择自体骨+PEEK 材料的椎间融合器。数字医学与人工智能能够大大提高手术效率，如脊柱机器人、电磁导航等，在协助制定手术方案与椎弓根置钉方面有独到的优势。

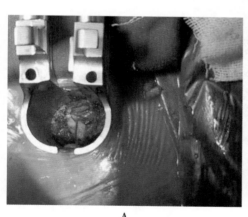
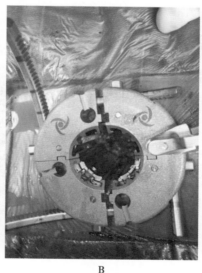
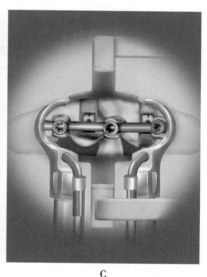

图 23-49　管型通道

A. Quadrant；B. Pipeline；C. X-Tube。

3. 术中体位　全麻成功后，患者常规取俯卧位，可以适当屈髋屈膝，避免腹部受压，尽力保持或恢复腰椎正常生理前凸。如有条件可以考虑术中神经根电生理监护。C 臂套无菌显微镜套后，以侧位透视位置放置于手术床两侧，便于术中透视。在床边轨上放置固定臂，与手术区域距离要适中，便于固定蛇形臂和撑开页片（图 23-50）。

4. 皮肤标记点及切口选择　对于 $L_{4/5}$ 节段，C 臂可垂直地面透视 L_4 和 L_5 椎弓根位置，然后标记体表投影点；对于 L_5S_1 节段，C 臂则需要头倾一定的角度来标记椎弓根体表投影点，否则切口误差会比较大。沿椎弓根体表投影连线做纵形切口，长 2.0~2.5cm，旁开距离需要根据患者体型、减压位置、双侧减压与否、椎弓根螺钉置入等综合考虑，一般在 2~5cm（图 23-51）。

5. 责任节段定位　无菌消毒，铺无菌巾、单后，沿一侧皮肤切口垂直插入克氏针或者粗针头，C 臂侧位透视，确定克氏针沿平行于责任椎间隙的方向放置（图 23-52），必要时可正位透视再次确定。

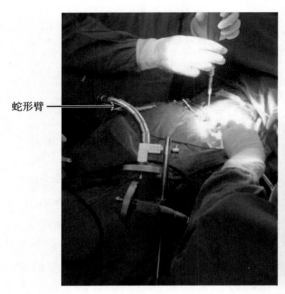

蛇形臂

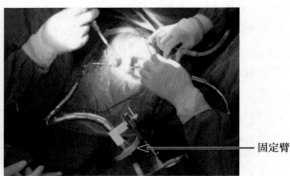

固定臂

图 23-50　固定臂与蛇形臂的放置

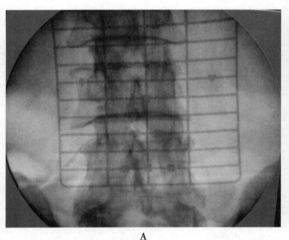

A

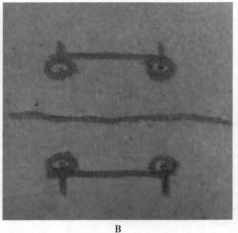

B

图 23-51　椎弓根投影（A）及切口选择（B）

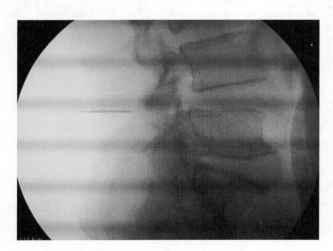

图 23-52　C 臂侧位透视可见克氏针平行责任椎间隙放置

6. **逐层切开及放置通道**　切开皮肤长 2.0～2.5cm，分离皮下脂肪直至腰背筋膜层，锐利切开腰背筋膜长约 3.0cm；标准术式在椎旁肌外侧沿 Wiltse 入路，钝性分离至关节突关节放置扩张通道；也可直接经肌肉钝性分离，逐级扩张，骨膜下剥离能够尽可能去除椎板表面软组织。根据通道刻度选取合适长度的撑开叶片，连接蛇形臂固定于减压侧床旁，C 臂再次透视确定责任节段位置无误，并适当撑开叶片以便于椎弓根螺钉置入和进行椎间孔/椎管减压（图 23-53）。

7. **椎间孔/椎管减压**　连接冷光源、显微镜或头戴式放大镜等设备，清理关节突关节软组织（图 23-54）。凿除症状侧下关节突、上关节突尖部，显露椎间孔，清理黄韧带，减压出口神经根。如需要减压行走根，则沿上关节突根部内缘，显露侧隐窝，去除黄

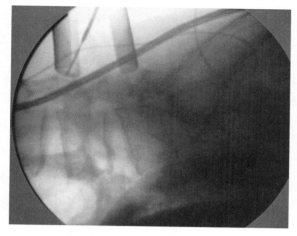

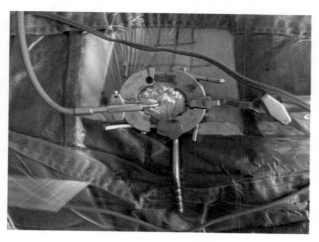

图 23-53　平行责任椎间隙放置可扩张通道,适当撑开

图 23-54　连接冷光源行椎管减压

韧带,显露神经根。如需要行一侧入路双侧减压,则将手术床向对侧倾斜,同时将工作通道向内倾斜,清晰显露椎管中线结构,以弧形椎板咬骨钳或带弧度的高速磨钻潜行减压至对侧。

8. **椎间盘准备与终板处理**　保护好神经根及硬脊膜后,显露椎间盘,电凝止血,用小圆刀片切开纤维环,小型和中型骨凿适当松解椎间隙,应用髓核钳等器械取出髓核,终板处理器刮除软骨终板,显露骨性终板,必要时可用直刮匙和带角度刮匙进一步去除边缘残余的软骨终板,操作需轻柔,避免损伤终板,避免椎间融合器下沉。最后用椎板咬骨钳咬除更多纤维环以便于椎间融合器的置入。

9. **植骨与椎间融合器置入**　椎间隙处理完毕后,用生理盐水适当冲洗。根据减压碎骨量决定是否需要同种异体骨或人工骨。参考术中透视中手术节段的椎间隙高度,试模确定椎间融合器大小,先植入减压碎骨,然后保护好神经根及硬脊膜后,置入椎间融合器。矢状面及冠状面透视显示椎间融合器位置满意。

10. **经皮椎弓根螺钉内固定**　根据手术需要决定椎弓根螺钉的置入方式。减压侧可借助通道行螺钉置入,对侧可行经皮椎弓根螺钉置入或仍借助通道完成置钉。传统方法均是在 C 臂透视辅助下置入螺钉(图23-55),有条件的医院可以借助骨科手术机器人或导航等设备辅助置钉。安装合适长度的固定棒,锁紧螺钉,去除钉尾。个别情况下,需要先放置对侧椎弓根螺钉并撑开椎间隙后临时固定,再行同侧减压和椎弓根螺钉置入。术后切口见图23-56。

（四）临床疗效与并发症

一般而言,MIS-TLIF 的疗效与常规 TLIF 手术相当,但在手术创伤、术中出血、住院时间、术后康复与预

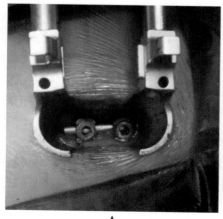

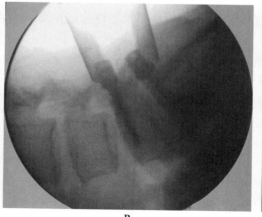

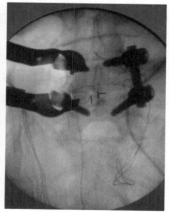

A

B

C

图 23-55　椎弓根螺钉置入
A. 术中所见;B、C.C 臂透视下所见。

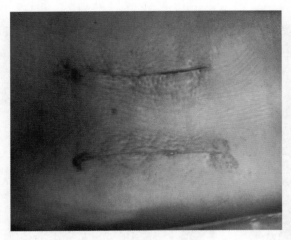

图 23-56　术后切口

防切口感染等方面有明显的优势。主要并发症是神经根或硬脊膜损伤，发生的原因是早期对器械及手术入路不熟悉，置入通道位置不佳，术中不能够很好地显露椎间孔，椎间融合器置入过程中对出口神经根造成挤压。在翻修的患者中，硬脊膜撕裂及脑脊液漏的风险增加，需要经验丰富的医师来完成。

二、脊柱手术机器人系统辅助脊柱内固定技术

（一）概述

当椎间盘突出存在节段不稳定、合并韧带骨化、椎管狭窄，或巨大椎间盘造成马尾综合征等情况下，减压范围的增加和稳定性结构的破坏使融合内固定手术成为必要的手术选择。对于目前最为常用的椎弓根螺钉内固定系统，传统的徒手置钉在面临椎弓根发育异常、腰椎滑脱较重、合并腰椎侧凸等复杂情况时，置钉准确性显著下降，相关并发症的发生率明显增加。近年来，随着数字医学、影像医学和人工智能技术的发展融合，脊柱手术机器人系统辅助内固定技术得到了快速推广。目前的脊柱手术机器人系统通过术前或术中薄层 CT 影像数据导入内置软件并设计最佳路径和内固定规格（直径、长度），通过术中简单的透视与术前影像配准，确定机器人机械臂固定架与患者的相对位置，利用内置的复杂算法调整机械臂的位置和相应的套管组件，完成与规划一致的钉道，并最终指导置入螺钉，其准确性和安全性在临床应用中得到验证，并在国内外多家医院成熟应用。下面以编者较为熟悉的 Renaissance 脊柱手术机器人为例，介绍这一技术的特点及主要操作步骤。

机器人辅助置钉具有置钉准确率高，可降低神经损伤并发症的优点。文献报道准确率可达 93.4% ~ 98.9%，而徒手置钉则为 84.7% ~ 91.3%。尤其对于脊柱侧凸、椎体旋转、椎弓根发育畸形和翻修手术的病例，机器人辅助置钉的优势更加明显。更快速的学习曲线、简便的操作步骤可使操作者尤其是中青年医师在短时间内快速学习掌握，完成之前难以完成的手术，快速成为技术骨干。术前规划可对术中可能出现的困难置钉情况做出提前规划和充分准备，设计合理的钉道路径，减少术中反复操作和临时调整带来的额外风险。减少对近端关节面的干扰和破坏，有潜在地降低相邻节段退变的优势。减少射线暴露，尤其是对于微创经皮置钉操作，明显减少了术者和患者的射线暴露量。引导手术医师选择最佳入路的手术切口，减小手术创伤和皮肤切口。减少术后镇痛药物的使用，缩短住院时间，降低围手术期并发症。

（二）设备组成及主要操作步骤

1. 设备组成　Renaissance 脊柱手术机器人系统主要由手术计划软件、机器人工作站、机器人三大部分组成，另外机器人固定装置和配套的机械臂等手术器械也是完成一台手术所必备的（图 23-57）。

2. 操作步骤

（1）术前计划：如图 23-58 所示，将不超过 1mm 层厚的患者 CT 扫描原始数据（Dicom 格式）载入安装有机器人手术计划软件的个人电脑上，重建脊柱三维模型。术者或助手在电脑模型上进行椎弓根螺钉置入，并最终生成脊柱整体和各节段内置物的相关信息（置入螺钉直径、长度和角度，连接棒长度和角度）。确认无误后，在手术开始前将术前计划传输至工作站。

此步骤需要注意的是，应在术前钉道设计时就避免引起机械性轨道偏移（打滑）的各种因素。进钉点在胸椎受横突角度影响、腰椎受上关节突形态影响，若设计在斜坡角度较大处，则有增加导钻工具滑动的可能性。因此，在保证钉道安全的前提下，需要尽可能避开关节突斜坡。另外，矢状面进钉角度过小也容易造成打滑，这种情况也应尽量避免。

（2）架设固定平台：机器人固定平台和患者之间的牢固连接是确保整个手术过程最大精度的前提。根据患者的手术部位和范围选择合适的固定方法，Renaissance 脊柱手术机器人提供四种固定平台：①棘突夹（clamp）平台；②Hover-T 平台；③床边轨（bed mount）平台；④多功能床边轨（multi-directional bridge）平台（图

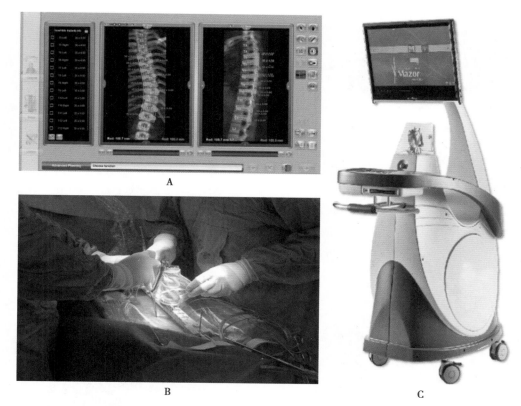

图 23-57　Renaissance 脊柱手术机器人系统核心组成部分
A. 手术计划软件；B. 机器人（图中蓝色柱状物）及固定装置；C. 机器人工作站。

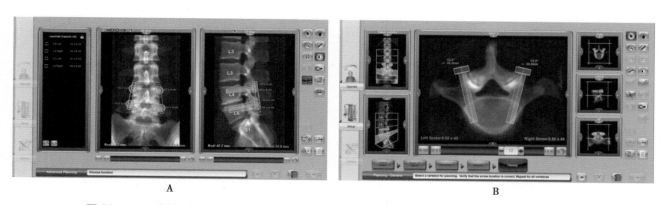

图 23-58　手术计划软件显示正侧位（A）和水平面（B）椎弓根钉道位置及螺钉规格（长度、直径）

23-59）。

（3）图像匹配：当完成平台固定后，两个术中荧光透视影像（正位和 45°斜位，图 23-60）自动注册至术前 CT，与术前规划所使用的 CT 影像相匹配（matching）。此步骤用于确定每个脊柱节段在三维空间中相对于安装平台的位置。对于超过 4 个腰椎节段的内固定手术，可能需要分节段多次注册才能完成全部内固定的置入。

术中图像匹配和注册的顺利完成，取决于多方面因素，包括：使用完全可透射线的手术床；图像校准后勿调整任何 C 臂参数；移开线路、电缆和电极等不透 X 线的物体，使其不会出现在正位或斜位透视影像中；对于严重脊柱畸形、翻修、肥胖、骨质疏松等情况的患者，需格外注意注册环节，必要时通过调整体位、增大 X 线透视剂量等方式改善图像质量，提高注册成功率。

（4）机器人操作：术中透视影像与术前 CT 匹配成功后，根据工作台指示将机器人安置于合适的固定支架轨道位置。工作站根据导入的手术计划将机器人精确引导到预定位置，随后放置相应的机械臂及套管组件，电钻钻孔、放置导丝，正侧位透视确认导丝位置无误后，常规步骤进行攻丝扩孔和空心螺钉置入（经皮微

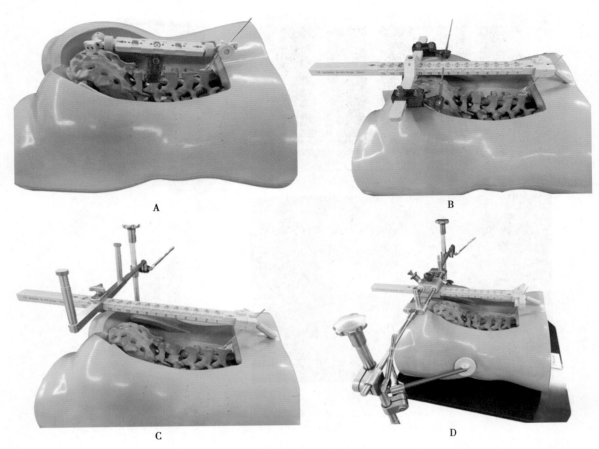

图 23-59 机器人固定平台
A. 棘突夹平台；B. Hover-T 平台；C. 床边轨平台；D. 多功能床边轨平台。

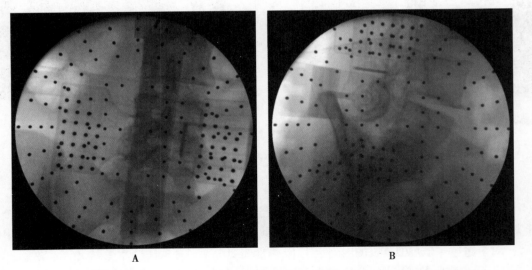

图 23-60 正位（A）和 45°斜位（B）透视提供术中影像，与术前 CT 匹配完成注册

创手术，图 23-61）或常规螺钉置入（传统开放手术）。

如前所述，机器人辅助置钉技术的精确性和安全性非常高。理论上讲，只要术前规划正确，严格按照工作台指示按步骤操作，就不应该出问题。唯一需要注意的是要避免工作通道打滑，偏离预定路径而导致置钉不准确。采用的应对策略主要有如下几点：①设计时进钉点尽量选择平坦的部位打入，避免选择易滑斜坡；②进钉点部位的整平处理，对于开放手术可用高速磨钻或用咬骨钳机械打磨、整平进钉点，经皮手术则

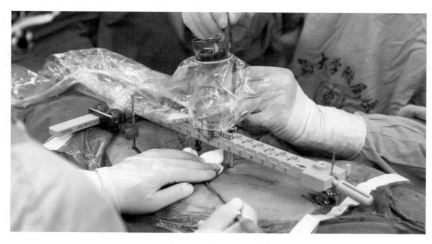

图 23-61　按机器人规划路径经皮建立钉道

常规使用整平器以利于钻导引管（drill guide），远端齿尖牢固咬合于进钉点周围骨面；③避免对外套管（cannula）施加垂直压力，因为套管与骨面之间的接触会导致套管的滑动和移位。对于小切口开放手术，同时需避免皮肤或者软组织对外套管的横向压力。需要注意的是，机器人在特定固定平台下存在角度极限，术前规划的路径在术中可能存在轻度偏倚而无法实现（工作站螺钉显示为红色），此时需微调螺钉方向，直至螺钉颜色变为绿色方可进行下一步操作。

（三）典型病例

1. 腰椎间盘突出症（椎间孔型）　患者女性，38 岁。主因"腰痛伴右下肢麻木、疼痛 3 个月"入院。入院查体发现疼痛沿右侧 L₅ 支配区分布。腰椎 CT 示 L_{4/5} 右侧旁中央型巨大突出并进入椎间孔区（图 23-62A、

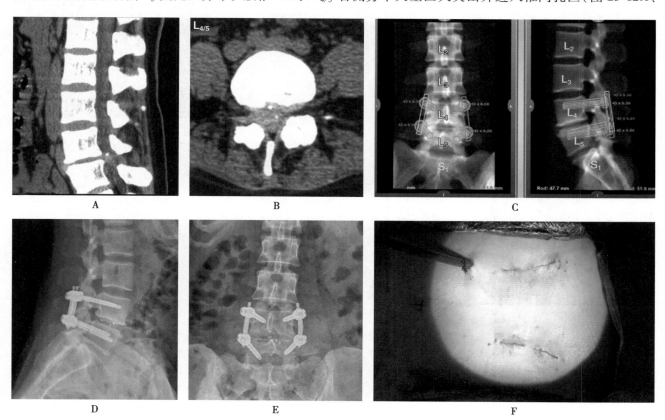

图 23-62　腰椎间盘突出症（椎间孔型）影像学资料及手术相关示意

A. 腰椎矢状面 CT 影像；B. 腰椎水平面 CT 影像；C. 机器人设计椎弓根螺钉置入位置；D. 术后侧位 X 线片；E. 术后 X 线正位 X 线片；F. 术后切口照片。

B）。手术计划为右侧 Quadrant 通道下 MIS-TLIF+机器人辅助经皮置钉固定术。机器人术前设计如图 23-62C 所示，术后复查腰椎正侧位 X 线片（图 23-62D、E）及手术切口大体照（图 23-62F）。

　　2. 腰椎间盘突出症合并腰椎管狭窄（椎弓根变异）　　患者男性，70 岁。主因"右下肢疼痛 3 月余，加重 20 天，伴间歇性跛行"入院。患者跛行距离约 200m。腰椎正侧位 X 线片（图 23-63A、B）可见腰椎轻度侧凸伴旋转，L_5 左侧椎弓根显示欠清。腰椎水平面 CT（图 23-63C、D）及矢状面 MRI（图 23-63E）、水平面 MRI（图 23-63F、G）示 $L_{3/4}$、$L_{4/5}$ 节段椎管狭窄。腰椎 CT 骨窗同时发现 L_5 左侧椎弓根变异，常规椎弓根螺钉路径无法实现（跨越髂骨，图 23-63H）。机器人术前计划改用变异的经横突基底部路径，局部置钉路径及整体术前规划路径正侧位见图 23-63I、J。术后腰椎正侧位 X 线片示螺钉位置满意，与术前规划一致（图 23-63K、L），腰椎水平面 CT（图 23-63M）示 L_5 左侧螺钉位置。

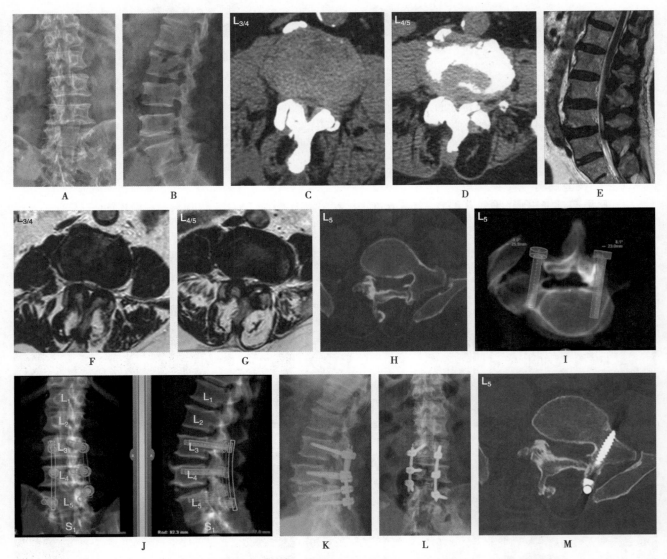

图 23-63　腰椎间盘突出症合并腰椎管狭窄（椎弓根变异）影像学资料及手术相关示意

A. 术前正位 X 线片；B. 术前侧位 X 线片；C. $L_{3/4}$ 水平面 CT 影像；D. $L_{4/5}$ 水平面 CT 影像；E. 腰椎矢状面 MRI；F. $L_{3/4}$ 水平面 MRI；G. $L_{4/5}$ 水平面 MRI；H. 腰椎 CT 骨窗同时发现 L_5 左侧椎弓根变异；I. 机器人术前规划的局部置钉路径；J. 机器人整体术前规划；K. 术后腰椎侧位 X 线片；L. 术后腰椎正位 X 线片；M. 术后腰椎水平面 CT 示 L_5 左侧螺钉位置。

（四）展望

　　尽管 Renaissance 机器人的全球临床应用资料已进一步验证了其可靠性和精确性，但其设计形态和必需的固定平台决定了其设计钉道角度存在"死角"，在某些情况下可能无法完成特定内固定物的设计置入。另外,钉道建立和螺钉置入的过程没有实时影像反馈,完全凭借机器人导引和术者手感,也是产生潜在误差的重要原因。基于以上两点,Mazor 公司于 2016 年改进推出的新一代 Mazor X 手术机器人系统,结合了机器人和导航技术的优点,在提供更加灵活多变的角度的同时,使用实时成像反馈来确保手术时刻按计划进行,使整个手术过程具有更高的准确性。目前,限制脊柱手术机器人技术推广的主要壁垒是其高昂的设备价格。随着精准医疗理念的推广和规模制造成本的下降,以脊柱手术机器人为代表的手术智能化、数字化、精准化必将成为未来脊柱外科的重要发展方向,其研究和转化有着光明的发展前景。

三、经皮腰骶椎间轴向融合术

2004 年,Cragg 首次报道经皮前入路腰骶椎间轴向融合内固定系统——AxiaLIF 系统。其作为新型的微创手术系统,提供了一种全新的腰骶椎融合内固定方式,即微创经骶骨前入路腰骶椎中轴融合内固定术。该手术方式经骶骨前方入路,进行 L_5S_1 中轴融合内固定,最大限度减少了手术对入路组织、椎旁软组织及脊柱结构的损伤,具有较强的生物力学优势。该技术先后于 2004 年、2006 年分别在美国及欧洲进行临床应用,取得较好的效果。目前已有 8 600 例患者行此手术,融合率 90%,并发症 1%。

(一) AxiaLIF 技术的原理

微创经骶骨前入路腰骶椎中轴融合内固定术的核心目的,是沿 L_5S_1 中轴线把 L_5 和 S_1 垂直撑开,切除 L_5S_1 椎间盘,行椎间植骨融合固定。脊柱是一轴向柱状结构,屈曲、侧弯和扭转运动时均有互相垂直的轴。轴向入路的设计符合脊柱生物力学特征,改善了融合率并保留了活动结构的生物力学特征。通过此入路,一轴向结构物能通过最小的解剖损伤和术后疼痛而被置入。轴向椎间隙入路简化了为融合而做的终板准备,因此是另一重要的微创技术。

由于中国人与欧美人腰骶椎的解剖差异较大,因此,对于国人腰骶椎影像学测量、尸体标本模拟手术与解剖学测量和探讨至关重要。

曾德辉等通过对国人直肠后间隙入路轴向行腰骶椎融合的影像学与解剖学测量,认为国人应用直肠后间隙入路轴向行腰骶椎融合术的骶骨进入点位置应该在 S_1 椎体正中的中下份,国人经直肠后间隙入路放置 1.2cm 直径的工作管道及从骶骨进入点处穿刺、钻孔是安全可行的。

(二) AxiaLIF 技术的具体操作步骤

1. AxiaLIF 手术需要特殊器械配套设备进行。

2. 患者取俯卧位,全麻后于左侧或右侧尾骨切迹处做一长约 2cm 的手术切口,但不切开深筋膜。用一钝头套针经该切口钝性分开深筋膜,进入骶前直肠后间隙,在双向 X 线透视引导下,钝头套针紧贴骶骨面并沿骶骨中线缓慢前进,直至骶骨手术进入点止,即 $S_{1/2}$ 椎连接处,并固定其内芯导针穿过骶骨和 L_5S_1 椎间盘到达 L_5 椎体下终板(图 23-64、图 23-65)。

3. 将多级扩张通道沿导针依次缓慢插入,将骶前软组织推至前方,并最终固定于骶骨上,建立贯穿骶前直肠后间隙的工作通道(图 23-66)。

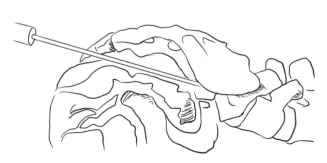

图 23-64　用钝头套针钝性分离骶前直肠后间隙到达骶骨手术进入点

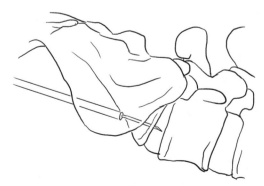

图 23-65　导针穿过骶骨和 L_5S_1 椎间盘到达 L_5 椎体下终板

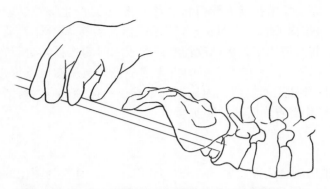

图 23-66　沿导针置入多级扩张通道钻入骶骨

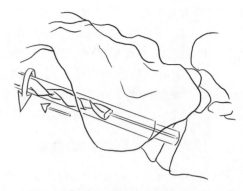

图 23-67　钻头钻透骶骨及 L_5S_1 椎间盘至 L_5 椎体下缘后方约 1cm 终板处

4. 沿扩张工作通道用手术器械钻头自 $S_{1/2}$ 椎连接处钻入骶骨，建立骶骨骨性通道，钻头钻透骶骨及 L_5S_1 椎间盘至 L_5 椎体下缘后方约 1cm 终板处止（图 23-67）。

5. 利用专用工具，通过骶骨骨性工作通道，完成 L_5S_1 椎间盘切除、减压和融合材料的置入（图 23-68、图 23-69）。

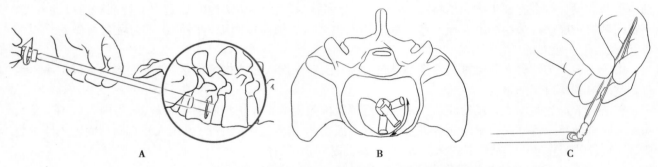

图 23-68　通过骶骨骨性工作通道完成椎间盘切除、减压

A. 通过骨性工作通道置入椎间盘切除器；B. 椎间盘切除器；C. 取出椎间盘组织。

6. 将一体空心固定螺钉沿通道置入，固定螺钉分为三部分，分别位于 L_5 椎体、L_5S_1 椎间隙和骶骨体内。上、下两部分带有螺纹，从而完成 L_5 椎体与 S_1 椎体的固定（图 23-70）。

7. AxiaLIF 术后进行影像学检查（图 23-71、图 23-72）。

（三）AxiaLIF 技术的优势

在脊椎外科中，腰骶段脊柱融合一直是富有挑战性的外科手术。局部区域复杂的解剖、独特的生物力学特征及腰骶较差的骨质质量，均为腰骶段脊柱难以融合的原因。在一些常规的腰椎椎间植骨融合内固定术中，经前入路腰椎椎间植骨融合内固定术（anterior lumbar interbody fusion，ALIF）最早被应用于临床，该技术不破坏脊柱后方稳定结构，融合率高。但腰骶椎前方血管神经丰富，极易受到损伤。经后入路腰椎椎间植骨融合内固定术（posterior lumber interbody fusion，PLIF）重建脊柱稳定

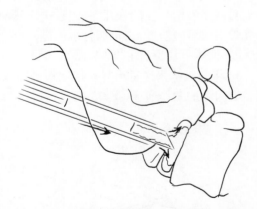

图 23-69　用椎间处理器磨切 L_5S_1 椎间盘并经通道在 L_5S_1 椎间隙注入同种异体骨松质

性，可同时行椎体间融合和椎管减压而不损伤脊柱前方结构，但术中须将神经根和硬脊膜囊牵拉过中线，可能造成神经根和硬脊膜囊的损伤。后外侧融合（posterior lateral fusion，PLF）操作相对简单、费用低，节约手术时间，减少术中出血，降低手术风险，并可保证一定的融合效果，但是重建脊柱稳定性要逊于 PLIF，且并发症多。TLIF 术中保留棘突、棘间韧带和棘上韧带的完整性，融合效果好，但操作复杂，手术范围小，易损伤神

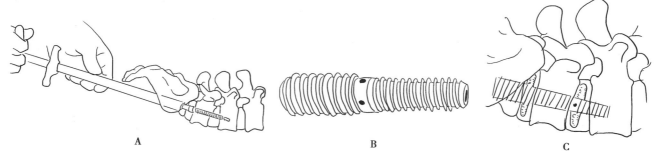

图 23-70　空心固定螺钉沿通道置入
A. 拧入中轴固定螺钉，穿过 $L_{4/5}$ 和 L_5S_1 间隙；B. 中轴固定螺钉；C. 中轴固定螺钉和 $L_{4/5}$ 和 L_5S_1 椎间植骨融合。

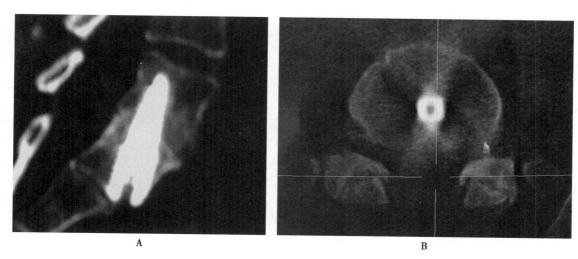

图 23-71　AxiaLIF 单节段固定
A. CT 示 L_5S_1 椎间融合；B. 水平面 CT 示螺钉位于 L_5 椎体中央。

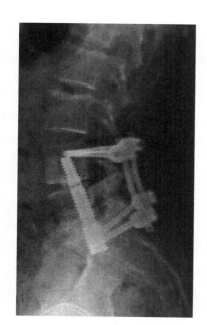

图 23-72　AxiaLIF 双节段固定
$L_{4/5}$ 和 L_5S_1

经和硬脊膜囊。AxiaLIF 技术可避免切开脊柱的前后及外侧，经骶骨前入路和中轴融合固定，依据内固定螺钉的独特设计撑开椎间隙，起到真正微创的目的。因骶前直肠后间隙主要为脂肪组织，又是在腰椎中轴进行手术，从而可以最大限度减少手术损伤，降低脊柱融合病的发生。

Cragg 最早应用 AxiaLIF 技术对 15 具新鲜尸体标本和 6 头猪进行相关试验操作。随后对 3 例需行 L_5S_1 椎间盘和 L_5 椎体活检的患者进行手术，术后均无大量出血、直肠和神经损伤等并发症，亦无明显疼痛。随后 Aryan 等对 35 例行 AxiaLIF 的患者进行术后 1 年的随访，显示疗效肯定，无明显并发症发生。AxiaLIF 融合结合椎弓根内固定的融合率为 100%。Anand 等对 12 例退变性脊柱侧凸行 L_5S_1 节段 AxiaLIF，并辅以经皮椎弓根内固定，与开放性手术相比，出血量及并发症发生率明显减少，未发生肠道、血管神经损伤和切口感染等并发症。

（四）AxiaLIF 技术的缺陷

该手术操作要求对骶前间隙的解剖结构熟练掌握。在直肠后壁深筋膜和骶尾骨前表面 Waldeyer 筋膜之间有一薄层软组织间隙，即骶前直肠后间隙。其上方与直接延续的腹膜后组织相连，并以直肠乙状结肠连接段分界。此骶前区域内，存有重要的神经、血管和肠道等结构，手术操作应避免损伤，尤其是髂内外大血管。此外，管道还有可能会引起感染,如果到脊柱椎间隙的通道不恰当或旋转刮刀工具过大,也会存在风险。术中及时透视、直肠注气、器械钝性分离、熟悉解剖结构能降低这些风险。

综上所述,经皮前入路腰骶椎间轴向融合术融合了经典手术理念和微创新技术,同时置入生物力学优良的新型椎间融合假体,却无开放手术和其他微创手术的并发症。肌肉和纤维环的保留能减少术后疼痛,促进愈合,消除术后瘢痕,可以避免切除纤维环后所产生的问题。当然,AxiaLIF 存在一些潜在的并发症,有些甚至是致命性的,临床医师必须非常熟悉和掌握骶前直肠后间隙的组织结构,来确保手术的安全性和有效性。文献中有报道 AxiaLIF 造成高位直肠损伤的案例。

四、极外侧椎间融合术

(一) 发展历史与概况

极外侧椎间融合术(extreme lateral interbody fusion,XLIF)是经腰部外侧穿过腹膜后间隙和腰大肌,进行腰椎椎间融合的技术,2006 年被美国 Ozgur 等医师首先报道。Ozgur 等对 13 例患者实施了腰椎 XLIF,其手术方式属管状撑开器方式。该手术入路系从腰椎的侧方做小切口进入,经过腹膜后间隙,穿过腰大肌进入椎间盘,切除病变组织,手术通过专用微创拉钩进行。该手术入路经椎体的侧方进行手术,避免了对椎管内结构的干扰,手术创伤小,术后恢复快,避免了传统前入路手术后引起的血管损伤、肠粘连、逆行射精等并发症的发生。

2003 年,Moro 针对腹膜后内镜下腰椎手术做了相关解剖研究。取 30 具药物防腐尸体,6 具用于研究腰神经丛和神经根的位置。将尸体冰冻至 $-80^\circ C$,然后将尸体沿腰椎椎间隙、椎体上 1/3 处及椎体下 1/3 处水平切开,将每个切面的腰神经丛和神经根的分布拍照并输入计算机,通过计算机图像分析每个区内腰神经丛和神经根的分布。另外 24 具尸体用于解剖,观察生殖股神经和腰大肌的位置关系。结果显示,生殖股神经斜行向前下降穿过腰大肌,在 L_3 椎体的上 1/3 处和 L_4 椎体的下 1/3 处行于腰大肌腹侧表面。他们认为,在不考虑损伤生殖股神经的情况下,内镜下经腰大肌入路的安全区为 $L_{4/5}$ 椎间隙及以上区域。

2007 年,张峰等对下腰椎 XLIF 进行应用解剖研究,认为 XLIF 在 $L_{3/4}$、$L_{4/5}$ 椎间隙可以顺利进行。

(二) 适应证和禁忌证

1. **XLIF 的适应证**　①需要 2 次腰椎椎体间融合的患者;②腰椎间盘源性疼痛;③椎间盘退变性疾病;④退变性滑脱;⑤无腰椎椎弓峡部裂的腰椎不稳。

2. **XLIF 的禁忌证**　①腰椎管狭窄;②腰椎崩裂滑脱大于Ⅱ度;③旋转性脊柱侧凸。

(三) 手术方法

在可透 X 线的手术台上,患者取右侧卧位(左侧向上,有的医师也应用左侧卧位),身体侧面与手术台垂直并固定于此体位,右侧肋腹面用圆枕垫高以增加左侧肋弓和髂嵴之间的距离。消毒皮肤后,用一金属标记通过侧位透视确定病变椎间隙水平,标记物正对病变椎间隙中心,在标记位置做 1cm 长的皮肤切口(图 23-73)。插入无创扩张器和撑开器,作为工作通道。第 2 个标记置于第 1 个标记之后,介于竖脊肌和腹内、外斜肌之间。在第 2 个标记的位置做 2cm 长纵切口,以术者示指向前插入穿过肌层来确定腹膜后间隙,

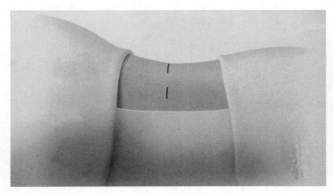

图 23-73　体位和手术切口

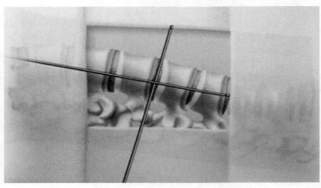

图 23-74　穿刺插入导针

钝性分离肌纤维直至腹膜后间隙,用示指向前推开腹膜,并向深层触摸到腰大肌,随后示指向上摸向第一切口,从第一切口插入导针并保护其安全地通过腹膜后间隙直至腰大肌。导针穿过腰大肌中前 1/3 处至病变椎间盘表面并进入病变椎间隙,并用前后位和侧位透视加以证实(图 23-74、图 23-75);在神经肌电的监测下,插入逐级增大的扩张器,从腰大肌中前 1/3 处分开腰大肌纤维,直至能够插入 MaXcess 管状撑开器并连接上冷光源(图 23-76),建立工作通道。首先行椎间盘切除和放置椎间融合器(图 23-77、图 23-78);然后将患者置于标准侧位,经椎体侧方行钢板螺钉内固定(图 22-79)。关闭切口前,行正侧位 X 线透视,确定内固定的正确位置(图 23-80、图 23-81)。

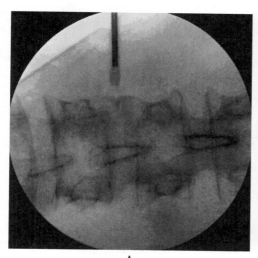
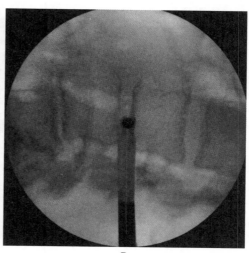

A　　　　　　　　　　　　　　B

图 23-75　经腹膜后沿穿刺点插入导针并通过正、侧位 X 线透视定位

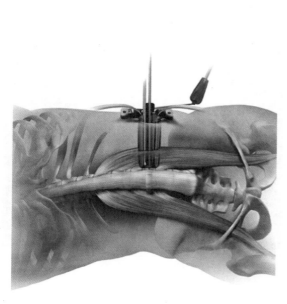

图 23-76　安装扩张通道和照明系统

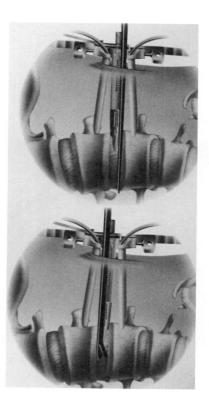

图 23-77　处理椎间隙

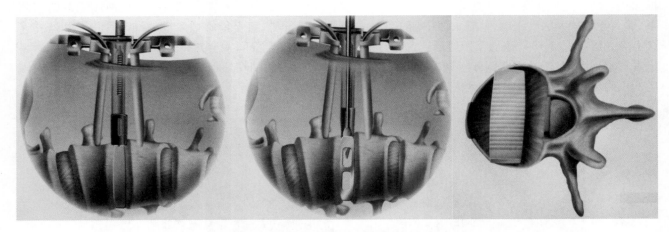

图 23-78　打入合适大小的椎间融合器

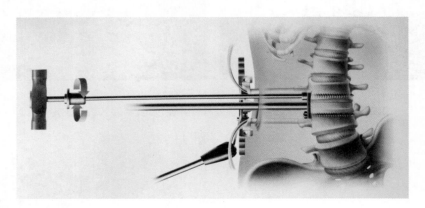

图 23-79　钢板螺钉内固定

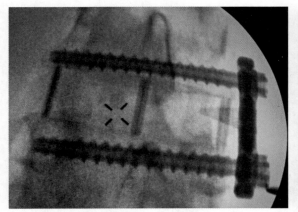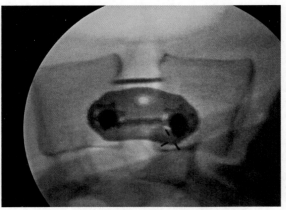

图 23-80　极外侧椎间融合术术中正侧位 X 线片

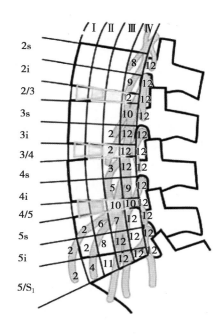

图 23-81　腰椎椎体分区
在矢状面上将腰椎椎体从前至后分为 4 个区间（Ⅰ、Ⅱ、Ⅲ、Ⅳ），黄色区域为 OLIF 操作通道的区域，蓝色区域为 XLIF/DLIF 操作通道的区域。2s:L_2 椎体的上半部分;2i:L_2 椎体下半部分投影;2/3:$L_{2/3}$ 椎间隙投影位置;3s:L_3 椎体的上半部分;3i:L_3 椎体下半部分投影;3/4:$L_{3/4}$ 椎间隙投影位置;4s:L_4 椎体的上半部分;4i:L_4 椎体下半部分投影;4/5:$L_{4/5}$ 椎间隙投影位置;5s:L_5 椎体的上半部分;5i:L_5 椎体下半部分投影;5/S_1:L_5S_1 椎间隙投影位置。

（四）XLIF 的优点

①不进入腹膜腔、不需要分离大血管和神经丛,因而大大减少了腹膜粘连、大血管损伤、逆行射精等并发症的发生。操作方向正对脊柱侧方而不是后方椎管,减小损伤脊髓的风险。②手术在直视下和 X 线辅助下进行,操作安全。③手术时间短、恢复快,是一项新型的微创技术。

（五）手术注意事项

术中必须注意经腰大肌前中 1/3 交界处分开,时刻注意肌电监测系统的报告,防止造成神经损伤。调整暴露切口时,应先调整撑开器前叶,以免相对固定的后叶压伤后份腰大肌内的神经。术中导针在椎间盘的穿刺点极为重要,如过度偏前,扩张器扩张时易伤及大血管,引起生命危险。

（六）临床疗效

2008 年,Rodgers 等报道对 43 例体态肥胖患者（体重指数>38kg/m²）实施了 XLIF,结果无一例患者因体型肥胖而无法完成手术,所有患者无输血或感染,住院时间为平均 1.67 天,椎间隙高度平均增加 4.5mm,椎体滑脱者术后移位平均减少 2.4mm,VAS 疼痛评分平均降低 7.1 分,术后 3 个月 Lenke 融合评分为平均 1.96 分。

五、斜外侧腰椎椎间植骨融合内固定术

（一）发展历史与概况

腰椎椎间植骨融合内固定术是指通过腰椎前后联合入路手术在关节突关节、横突间植骨、椎间植骨或置入椎间融合器并植骨等方法使腰椎椎间关节发生骨性结合,从而建立和维持腰椎稳定性的手术技术。自首次报道腰椎后侧融合术后,经前入路、后入路、经椎间孔入路、经腰大肌入路等多种椎间融合术相继应用于临床并广泛开展。应用较为广泛的经前入路、经后入路、经椎间孔入路等技术相对更成熟,但对椎体稳定结构破坏较大,术后并发症也相对较多,如经前入路腰椎椎间植骨融合内固定术（anterior lumbar interbody fusion,ALIF）逐渐成熟完善,可以有效避免对椎旁肌的损伤,但手术中腹膜后重要血管的损伤风险始终无法得到解决。而极外侧椎融合术/直接外侧椎间融合术（extreme lateral interbody fusion/direct lateral interbody-fusion,XLIF/DLIF）有效保护了腹膜后血管,且创伤更小、恢复更快,但由于腰大肌破坏和腰丛神经的损伤,往往造成术后屈髋和股四头肌无力及腰背痛等症状。

2012 年斜外侧腰椎椎间植骨融合内固定术（oblique lumbar interbody fusion,OLIF）问世,而后随着临床应用的开展,临床研究证实 OLIF 手术节段可有效骨性融合。OLIF 技术在保证与传统手术融合效果相当的基础上,保留了关节突关节、椎旁肌肉等组织结构,可以最大程度地维持椎体稳定性并避免神经损伤。由于

OLIF 技术由腰大肌与腹主动脉的间隙达到椎间盘,避免了腰大肌的破坏与损伤,手术恢复更快,并发症往往更少。而融合率多与椎间融合器的选择及椎弓根螺钉固定相关,各类融合技术的融合率并无明显差异。因此,准确把握手术技术适应证,手术过程中规范精准的操作及术后并发症的防治成为充分发挥微创腰椎椎间融合技术优势的关键。

与传统的经后入路手术不同,OLIF 技术不需要俯卧位而是采取侧卧位,在不破坏椎板、关节突关节及椎旁肌肉的情况下进行手术,而后经侧腹部切口,穿过腹主动脉与腰大肌间隙到达椎间盘。因此可应用于 L_2~L_5 节段的病变。而正是因为无须剥离脊旁肌、不侵入腰大肌,OLIF 技术与其他微创融合技术相比也有着损伤小、出血少、神经损伤率低、术后恢复快等优势。值得一提的是,在与 XLIF/DLIF 技术的对比中,OLIF 保护腰丛神经的优势尤为明显。根据 Uribe 等对腰椎在矢状面上的划分,将腰椎椎体从前至后分为 4 个区间(图 23-81)。从图 23-81 中可见,在 L_2~L_5 节段腰丛神经多走行于Ⅲ区和Ⅳ区两个区间,因此 XLIF/DLIF 操作区域伤及腰丛神经的风险较高。而 OLIF 本身的操作通道更为靠前,又可通过分离牵拉血管和腰大肌获得更大的安全操作区域,因而可以有效地减少对腰丛神经的损伤。

（二）适应证与禁忌证

OLIF 的适应证主要包括腰椎退行性病变,包括腰椎间盘突出、椎间盘源性疼痛、腰椎节段不稳症和轻中度腰椎管狭窄症等,对于矫正矢状面及冠状面脊柱失衡或畸形也有着较好的疗效,特别是退行性腰椎滑脱及腰椎侧后凸畸形。根据 OLIF 技术的入路特点,在处理脊柱感染、术后邻近椎体退行性病变、融合术后假关节形成等情况时,也得到了尝试性的应用,并取得了一定的成效。

OLIF 凭借其微创的特点、较好的矫形效果、较高的融合率受到临床医师及学者的认可,但在临床应用中也有一定的局限性。除了有明确腰椎手术禁忌的患者外,为避免椎间融合器塌陷,重度骨质疏松症患者不主张应用 OLIF 技术。重度腰椎间盘突出症,特别是髓核突出并游离于椎管内者,OLIF 的手术效果往往并不理想。而合并有重度腰椎滑脱椎体明显不稳的患者,以及伴有韧带增生骨化、重度关节突关节退变、严重椎管狭窄表现等需要行神经根减压探查的病例,也不推荐应用 OLIF 治疗。

（三）手术要点

1. **术前规划**　依据影像学检查数据测量,确定髂肌和肋骨下缘的位置及其与目标椎间隙的关系,腰肌位置、前方血管、后方神经、肾脏位置、进入椎间盘的倾斜角及脊柱的生理弯曲弧度。明确解剖结构位置后,应确认腹部血管与腰大肌之间的间隙,并选择间隙明显的一侧,从而降低因牵拉腰大肌造成挤压而导致神经和肌肉损伤的风险。也正因为如此,考虑到下腔静脉和腹主动脉的位置大多偏向身体右侧,OLIF 技术常规采用右侧卧位,即身体左侧向上。进入路径范围,一般选择椎间盘中点与腹主动脉外侧缘连线至椎间盘中点与左侧腰大肌内侧缘连线中间的扇形区域,进而确认手术可行性并选择合理的手术路径(图 23-82)。

2. **手术器械**　除了常规应用的腹腔拉钩、探针、通道套管、终板刨刀、髓核钳等器械外,OLIF 有一套独立的通道和侧路牵开系统。特别是撑开器及其配套固定装置和挡板可以为手术提供稳定安全的操作空间,再配合双光源的照明,可以提供清晰的术野,提高操作的准确性(图 23-83A)。而植骨椎间融合器及其配套的插入器也在临床实践中得以改善,使操作更为方便(图 23-83B)。

3. **术中体位**　患者取标准右侧卧位(左侧向上),注意腋下置垫,从而保护腋下血管及神经丛,双臂之间、双膝之间及腿下放置衬垫。为防止患者滑动,可使下肢稍弯曲,但不宜过度屈曲而过度放松腰肌(图 23-84A)。取四个部位行胶带固定,分别为:肩下胸部;髂嵴下方;从胫骨固定至手术台后;从手术台后、踝关节上方,绕过膝关节到手术台前固定(图 23-

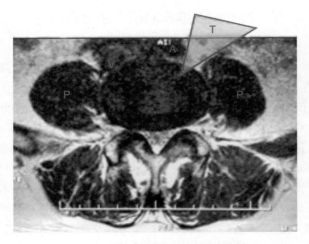

图 23-82　术前影像学检查确认术前规划
A-腹主动脉;V-下腔静脉;P-腰大肌;T-规划后选择的手术入路区域(黄色三角形区域)。

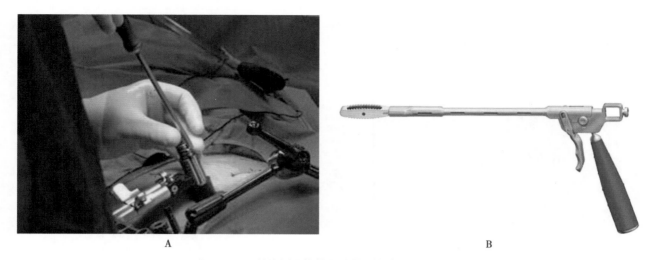

图 23-83　斜外侧腰椎椎间植骨融合内固定术器械
A. 撑开器、挡板及其配套固定装置,可为手术提供稳定安全的操作空间及清晰的术野;B. 植骨椎间融合器及其配套的插入器。

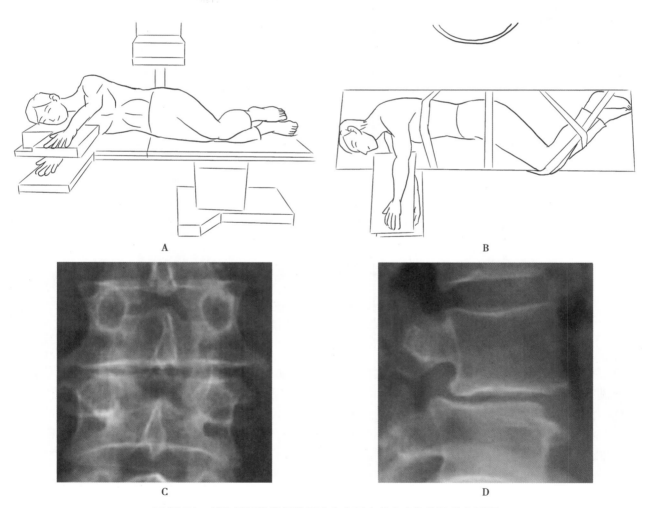

图 23-84　斜外侧腰椎椎间植骨融合内固定术患者体位及术中透视
A. 患者右侧卧位;B. 四点胶带固定;C、D. 术中正位透视显示椎体终板成像为一直线,在正位像中(C)双侧椎弓根影与棘突距离相等,在侧位像中(D)两者完全重叠。

84B）。需要注意的是，术前定位及术中透视应为标准的正侧位影像，以保证透视影像及手术操作的准确性，即椎体终板在正侧位影像中成像为一直线，同时双侧椎弓根影在正位像中与棘突距离相等，在侧位像中两者完全重叠（图23-84C、D）。

　　4. **责任节段定位**　术中利用克氏针透视成像确定责任节段位置，在皮肤上标记出责任节段椎间隙和髂骨的位置。如单节段手术，可选取责任节段椎间盘中部向前6cm处做一长3~4cm的切口即可（图23-85）。

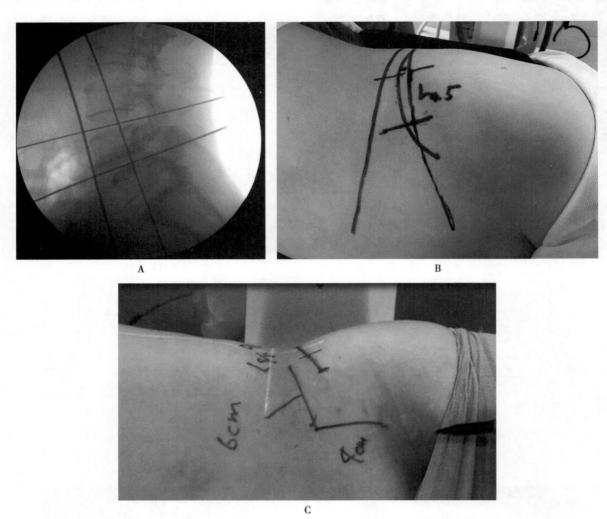

图23-85　术中定位
A. 利用克氏针透视成像确定责任节段位置；B. 在皮肤上标记出责任节段椎间隙和髂骨的位置；C. 确定切口位置，在责任节段椎间盘中部向前6cm处做一长3~4cm的切口。

　　5. **逐层切开**　依照定位切开皮肤，然后逐层分离皮下脂肪直至腹部肌肉层，锐利切开腹外斜肌筋膜，钝性分离腹外斜肌、腹内斜肌及腹横肌，钝性穿过腹横筋膜后可见腹膜后脂肪。进入腹膜后间隙，术者用示指沿腹壁内侧向后追踪腰大肌，用示指或器械钝性清扫腹膜组织，注意保护输尿管等前方结构（图23-86）。

　　6. **放置初始探针**　在直视下建立通向腰肌前部的安全腹膜后通道，在C臂引导下插入探针至腰肌前方的椎间隙，同时利用手指或牵开器保护腹膜并牵开腹膜后脂肪（图23-87A）。此时需注意，探针在椎间隙的理想起始位置为腰肌前缘并远离血管，以保证探针安全穿过腰肌前部且尽量远离腰肌，避免损伤腰肌及其中的神经。探针进入椎间盘的理想位置为中点稍靠前，以减少后续操作对对侧椎间孔的损伤（图23-87B）。在放置探针的过程中应注意术中透视以保证探针位置的准确性。

　　7. **牵开器的放置和扩张**　使用扩张器组件，通过来回扭动法序贯撑开腹部肌肉纤维，使通道直径达到约22mm。再选择合适的牵开挡板固定到撑开器支架上，此时应注意对准牵开挡板的位置，使其开口与椎间

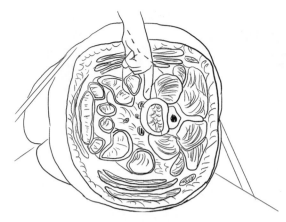

图 23-86　应用示指逐层分离皮下脂肪直至腹部肌肉层，钝性分离肌肉

隙平行，从而有利于椎间融合器的置入。此时需根据探针置入的实际情况灵活应用挡板。如探针置入点靠近上位椎体，则可先固定上位挡板而后调节下位挡板，反之则先固定下位挡板再向上调节上位挡板。如果探针置入位置位于椎间隙中央，则可同时调整上、下挡板，位置满意后固定。如此可以保证操作空间尽量位于椎间隙中央，以提高操作的准确性。固定挡板时应拧入最靠近终板的稳定钉，避免损伤血管。而后逐层移除导管，只保留牵开器组件和导丝，打开光源，确认术野清晰，再次透视确定位置（图 23-88）。

8. 椎间盘准备与终板处理　首先用偏体刀部分切除纤维环，再用椎板咬骨钳咬除更多的纤维环以便于椎间融合器的定位和置入（图 23-89A）。应用髓核钳等器械

取出髓核（图 23-89B）。应用 Cobb 钳穿过两侧终板间隙，到达对侧纤维环，适度撑开。之后应用桨式刨刀在椎间隙中旋转清扫终板，此过程中注意术中透视以确保刨刀位于椎间隙中央，避免损伤终板（图 23-89C）。

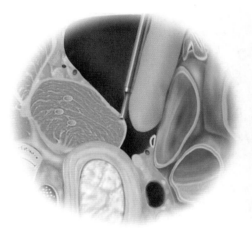

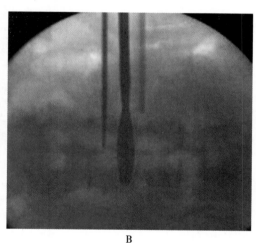

A　　　　　　　　　　　　　　　B

图 23-87　放置初始探针并透视其位置

A. 插入探针的同时用手指或牵开器保护腹膜并牵开腹膜后脂肪；B. 术中透视确定探针进入椎间隙位置。

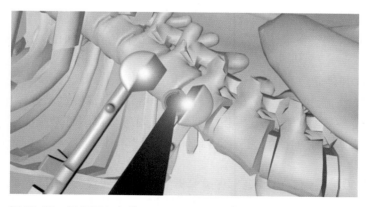

图 23-88　逐层置入套管，拧入最靠近终板的稳定钉以固定挡板，开启光源

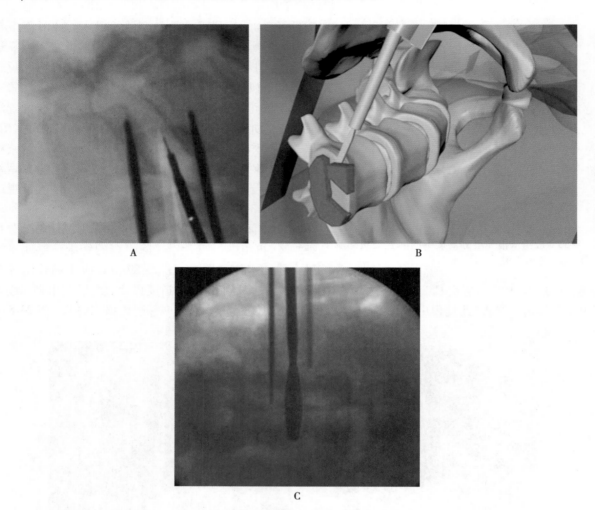

图 23-89 椎间盘准备与终板处理
A. 部分切除纤维环；B. 取出髓核；C. 桨式刨刀在椎间隙中旋转清扫终板。

值得一提的是,应用刮匙进一步清扫终板,此时应注意尽量清除椎间盘软骨以利于椎间融合,但不要损伤终板皮质,否则置入椎间融合器后容易造成塌陷。

9. **试模撑开与椎间融合器置入** 在撑开椎间隙和选择椎间融合器时,应参考透视像中相邻节段的椎间隙高度,选择相对稍小型号的试模组件撑开。例如相邻节段椎间隙高度约为 12mm,试模组件应选择 10mm 组逐步进行撑开。而椎间融合器的选择范围应为 12~16mm,直至透视显示矢状面及冠状面各角度椎体位置满意。此处建议选择相对较大号的椎间融合器,有利于间接减压。而椎间融合器的宽度也建议选择 45~50mm 的,较大的接触面更有利于在保证融合效果及稳定性的同时,达到间接减压、复位滑脱、改善脊柱矢状面及冠状面力线的目的。

序贯应用试模组件撑开椎间隙,直至满意高度,并使椎间孔扩大到满意大小。置入过程中应斜行置入,进程过半时进行旋转,以便其能够垂直置入椎间隙(图 23-90A)。当试模置于椎体中央,可覆盖整个环形骨突及椎体终板时试模完成。完成试模后,选择相应型号的椎间融合器用钉锤小心置入。此过程也应注意斜行进入,然后垂直旋转,以便椎间融合器能够置于椎体中央(图 23-90B)。最后行透视确定椎间融合器位置满意(图 23-90C)。

10. **缝合切口与经皮椎弓根螺钉内固定** 移除牵开器及固定装置,逐层缝合肌肉及皮肤。而后患者可翻身取俯卧位,行经皮椎弓根螺钉内固定术,以进一步保证融合效果及椎体稳定性(图 23-91)。

(四) 常见并发症及预防策略

与其他腰椎手术类似,OLIF 术后也有相应并发症发生的可能。已有研究表明,OLIF 术后并发症发生率

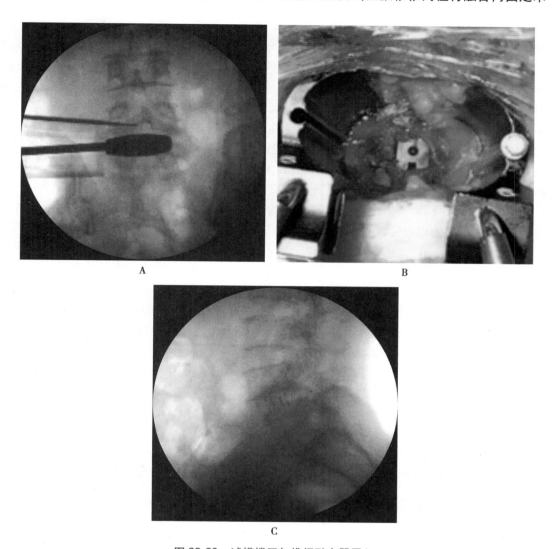

图 23-90　试模撑开与椎间融合器置入

A. 序贯应用试模组件撑开椎间隙至满意高度并使椎间孔扩大到满意大小；B. 置入椎间融合器；C. 术中透视确认椎间融合器位置。

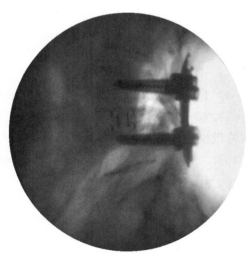

图 23-91　经皮椎弓根螺钉内固定术术中透视

为 3.7% ~ 11.2%。各研究纳入患者情况与评价标准并不一致，所以研究统计结果间存在较大差异，但多以切口疼痛、腰大肌损伤、交感神经系统损伤、深静脉血栓形成/下肢缺血、神经病变最为常见。由于 OLIF 与其他腰椎融合技术最本质的差别在于其手术入路的选择，因此手术入路相关并发症需要引起临床医师的足够重视。如腰大肌或腰丛神经的损伤，其发生率为 0.25% ~ 8.30%。而据 Silvestre 等报道，OLIF 术后交感神经损伤的发生率为 1.7%。如前文所述，OLIF 可以有效降低腰丛神经损伤的风险，但 $L_{4/5}$ 节段的腰丛神经分布更加靠近前端，此处又有交感链神经分布，因此仍需注意保护腰丛神经和交感链神经。此时可以通过完备的术前影像学评估规划入路，术中全程直视下操作保证准确性，以及术中神经监护等技术手段减少腰丛及交感链等神经的损伤风险。腹主动脉、下腔静脉、腰椎节段动脉等血管损伤在 OLIF 手术中并不常见,但由于其后果的严重性,也需特别关注。Mehren 等研究发现,OLIF 血管损伤的发生率约为 0.37%。为避免损伤血管,手术中精准规范的操作就尤为重要,如置入探针时,椎间隙的理想起始位置为腰肌前缘,进入椎间盘的理想位置为中点稍靠前并远离血管,固定挡板时应拧入上位且最靠近终板的稳定钉,避免损伤腰椎节段动脉等血管。当然腹腔脏器损伤及腰椎手术特别是腰椎椎间融合手术都可能发生的并发症也应在手术中注意预防和及时处理,如感染、切口疼痛、腰背部疼痛、深静脉血栓形成、假关节形成、术后相邻节段退变等。值得注意的是,因患者骨质疏松症或终板过度破坏,导致术后椎间融合器沉降甚至塌陷,其发生率为 8.3%~9.4%。因此,我们在手术中处理椎间盘时,应注意术中透视确保刨刀位于椎间隙中央,避免损伤终板;应用刮匙清扫终板,尽量清除椎间盘软骨以利于椎间融合,但不要损伤终板皮质,否则椎间融合器容易塌陷;中重度骨质疏松症或术中终板处理不满意的患者,应行椎体内固定术。另外,由于 OLIF 技术多选用尺寸较大的椎间融合器,所以椎间融合器移位的发生率很低,应注意在置入椎间融合器时尽量将椎间融合器置于椎间隙中央的理想位置。

(五)体会

随着 OLIF 手术在临床开展的增多,相关体会与研究也有所增加,在临床实践中技术的改良与创新应用也相继引起医师与学者的关注。对于无骨质疏松症且终板处理满意,椎体椎间融合器塌陷风险极小,符合 OLIF 适应证的患者,只行单纯的椎间融合间接减压,而不行椎体后入路内固定的可行性已在临床治疗实践中得到尝试。虽然术后随访时间还相对较短,但已有研究表明,轻度滑脱或畸形的患者经单纯椎间融合术后症状可明显改善,同时可以减轻患者手术经济负担,椎间融合器偶有下陷多与患者骨质疏松相关。而合理应用较宽、较高的椎间融合器可在一定程度上减少后入路固定的使用。目前认为,中重度畸形、严重骨质疏松、腰椎明显不稳患者不适宜行单纯椎间融合术,还应并行椎体内固定术以保障术后椎体的稳定性。

利用 OLIF 技术不但可以实现腰椎滑脱症的复位及间接减压,而且减少了椎体骨性结构及周围肌肉韧带等软组织损伤,节省了手术时间,缩短了患者术后恢复时间。但其适应证还存在一定局限性,在临床实践中还应注意适应证的把握、手术关键步骤的学习,以及对注意事项的掌握,以减少并发症的发生。在今后的临床研究中,还需大样本、大数据、长期随访的研究,以便更好地指导临床治疗与技术创新。

六、经皮脊柱内镜下腰椎椎间植骨融合内固定术

(一)发展历史与概况

随着脊柱内镜技术与理念的不断进步,手术设备的深入研发和应用,脊柱内镜的应用范畴不断拓展。从早期的单纯椎间盘突出症,到各种复杂类型的椎间盘突出症、腰椎管狭窄症,再到神经根型颈椎病、合并后方压迫的短节段脊髓型颈椎病、致压物来自背侧的胸椎管狭窄症等,均可借助内镜技术获得满意的临床疗效,且创伤小、术后康复快。脊柱内镜技术之所以能被广泛推广,主要是因为微创神经根或椎管减压在获得开放手术同等疗效的同时,避免了节段的固定融合。而对于某些合并脊柱不稳的情况,是否可以用内镜技术获得满意减压的同时恢复脊柱的稳定性,是目前临床的热点问题。早在 2012 年,国外学者 Said G 团队即采用内镜技术进行患侧内镜下减压,对侧经 Kambin 三角通过撑开器恢复椎间隙高度,并置入椎间融合器,最先实现了内镜下融合技术,但遗憾的是该术式并发症发生率太高,达 20%,尤以出口神经根损伤为著。2013 年,Frederic Jacquot 团队对 57 例患者采用了内镜下融合技术,统计发现并发症发生率高达 36%,其中有临床症状的椎间融合器移位发生率达 23%(13/57),其结论是除非有镜下椎间融合器械的根本性变革,否则不建议采用内镜下融合技术。接下来的几年内,包括周跃、张西峰教授在内的国内外广大学者共同努力,使内镜下融合相关器械和工具有了显著改进。以此为基础,内镜下融合技术的安全性被大大提高,并发症显著减少,该技术逐渐显示出良好的发展前景。

(二)适应证与禁忌证

1. 适应证

(1)退变性腰椎滑脱症。

(2)Meyerding Ⅰ/Ⅱ度峡部裂性腰椎滑脱症。

(3)单节段腰椎管狭窄症。

（4）合并严重退变的腰椎间盘突出症。

（5）下腰痛症状较重的腰椎间盘突出症。

2. 相对禁忌证

（1）多节段椎间盘受累（≥3 节段）。

（2）严重骨质疏松症。

（3）单节段椎间盘退变导致神经症状，但无腰椎不稳证据。

（4）Meyerding Ⅲ度以上的腰椎滑脱症。

（三）手术要点

1. 术前规划　根据患者身体状况、病史特点、术前诊断、责任节段等综合判断手术方案。尤其需要确定是否行双侧减压、减压范围、减压顺序、内固定置入方式及选取通道类型。

2. 手术器械　目前比较流行的是 TESSYS ISee、Endo-surgi Plus、Delta 大通道镜外环锯等可视化成形环锯，能够多次对关节突关节进行切除，同时需要配备放置各种型号椎间融合器的工作套管。椎间隙处理可以采用工作套管旋切的方式，也可以在盲视下采用开放手术的工具如铰刀、刮匙等。内镜下超声骨刀及终板刮匙等目前也在研发中，钛激光对软组织具有高效处理能力，这些新型设备和工具均能显著提高手术效率和安全性。经皮椎弓根螺钉是内镜下融合最常用的内固定方式，另外还有椎板螺钉、棘突椎板关节突椎弓根横突复合体螺钉，均可满足坚强内固定的要求；另外一侧经皮螺钉联合对侧棘突椎板关节突椎弓根横突复合体螺钉，可以不损伤减压对侧的正常结构，更能够体现其优势。椎间融合器的选择，通常是同开放手术一样选择自体骨+PEEK 材料椎间融合器，但镜下置入有时比较困难，可撑开椎间融合器成为一种选择，当然目前也有更符合生物力学设计的小牛骨椎间融合器等。数字医学与人工智能能够大大提高手术效率，如脊柱机器人、电磁导航等，在协助制定手术方案与椎弓根置钉方面有其独特的优势。

3. 术中体位　全麻成功后，患者常规俯卧位，可以适当屈髋屈膝，避免腹部受压，保持或恢复腰椎正常生理前凸（图 23-92）。在开展此技术的早期，建议术中进行神经根监护，尤其重视对出口神经根的监护。C臂套无菌显微镜套后，以侧位透视位置放置于手术床两侧，便于术中透视。

4. 皮肤标记点及切口选择　对于 L$_{4/5}$ 节段，C 臂可垂直地面透视 L$_4$ 和 L$_5$ 椎弓根螺钉，然后标记体表投影点；对于 L$_5$S$_1$ 节段，C 臂则需要头倾一定的度数来标记椎弓根体表投影点，否则切口误差会比较大。沿责任椎间盘中点平行线向外 4~6cm 标记，作为减压工作套管的切口，此切口同时作为下位椎弓根螺钉皮肤切口，旁开距离需要根据患者体型、减压位置、双侧减压与否、椎弓根螺钉是否可顺利置入等因素综合考虑（图 23-93）。

5. 穿刺及责任节段定位　常规消毒，铺无菌巾、单后，根据术前皮肤标记线置入穿刺针，到达关节突关节，C 臂侧位透视确认责任节段，调整穿刺针，使其平行于椎间隙方向（图 23-94）。

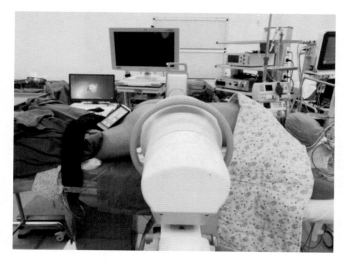

图 23-92　经皮脊柱内镜下腰椎椎间植骨融合内固定术患者体位

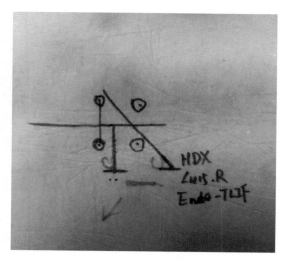

图 23-93　皮肤定位

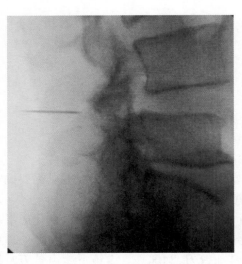

图 23-94　术中 C 臂侧位透视确认穿刺针方向平行于椎间隙方向,且在上关节突外侧缘

6. 逐层切开及通道放置　沿穿刺针插入导丝,纵行切开皮肤长约 1.5cm,逐级扩张皮下、腰背筋膜至关节突关节,放入半齿工作套管或 U 形工作套管等,C 臂再次透视确认套管位置位于上关节突腹侧,尖端到达椎间盘表面(图 23-95)。

7. 镜下鉴别关节突关节,确定环锯第一锯位置　连接内镜主机及冷光源,两路 3L 袋装盐水同时灌注,打开射频刀头调整至安全强度。置入 T 型工作套管,镜下清理关节突关节软组织并充分止血。清晰显露关节突关节非常重要,必要时需显露关节间隙,此处也是第一锯应该放置的位置(图 23-96)。

8. 减压顺序　使用环锯第一锯去除上关节突尖部连同部分下关节突,这一点较为重要,此操作能够直接显露腹侧黄韧带结构,依次向中心、头、尾及背侧充分减压。头侧注意出口根伴行血管,尾侧注意避免头倾过大而直接锯入椎弓根上缘,这两种情况均会导致大量出血,建议按照图 23-97 中所示,由头侧向尾侧,由外侧向内侧,逐步扩大椎间孔区并行椎管减压;清晰显露黄韧带的头、尾端止点及外侧止点,既可明确减压范围,也便于黄韧带的去除(图 23-98),同时充分减压可获得椎间融合所需的自体骨块(图 23-99)。内侧显露范围根据减压需求来决定,必要时可减压到对侧黄韧带的外侧止点。是否显露行走根与出口根,根据手术需要来决定,一般来讲,L₅S₁节段需要显露出口根。

9. 椎间隙准备与终板处理　神经减压充分后,术野电凝止血,充分显露椎间隙后外侧,用蓝钳或弧形骨凿锐性剪开纤维环,显露椎间盘;对于椎间盘的处理可以采用多种工具,如 U-T 形双套管组合对软骨终板的

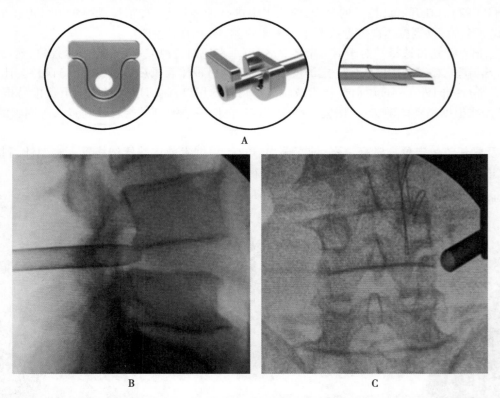

图 23-95　U 形-T 形工作套管(简称 U-T 套管)方向平行于椎间隙方向,且在上关节突腹侧外侧缘

A. U-T 套管的设计(顶部、侧面及前方外观);B. C 臂透视下侧位显示套管位置;C. C 臂透视下正位显示套管位置。

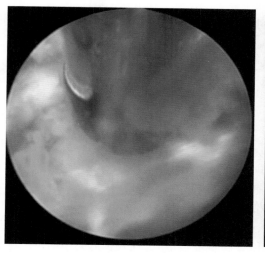
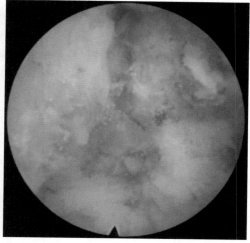

图 23-96　清理软组织,显露关节突关节

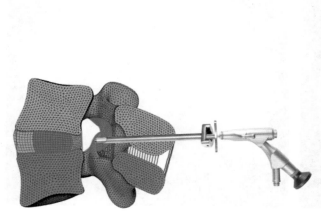
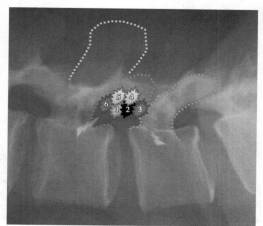

图 23-97　可视化环锯及减压顺序按照 1-2-3-4-5-6 的顺序进行

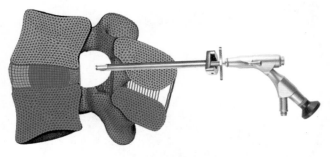

图 23-98　减压范围

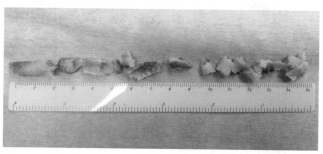

图 23-99　减压后得到的自体骨块

旋切,可以在直视下整块切除软骨终板至软骨终板下骨,前方至前纵韧带,保证植骨面的充足(图23-100、图23-101)。如果椎间隙严重狭窄,还可以采用开放手术的工具如铰刀、椎间隙处理工具等在盲视下处理,最后通过内镜来检查处理的效果。操作轻柔,避免损伤终板,是减少椎间融合器下沉、移位的重要环节。另外,行走根及硬膜腹侧的纤维环结构需要部分切除,以便于放置保护行走根的舌形工作套管(图23-102)。

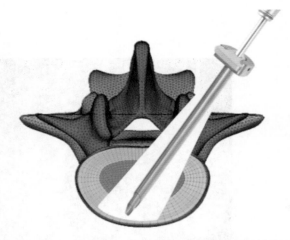

图23-100　U-T形双套管组合处理软骨终板呈扇形

10. 植骨与椎间融合器置入　椎间隙处理完毕后,根据减压碎骨量决定是否需要补充同种异体骨或人工骨。置换舌形工作套管,在内镜直视下逆时针旋转,将套管的舌形部分插入到行走根腹侧,并轻轻敲击固定。选择合适大小的试模,C臂正侧位透视下确定试模的大小及位置(图23-103)。将减压骨块修整成合适的大小后植入椎间隙,并敲实。再次内镜下探查,确认植骨块无脱落(图23-104),神经结构被保护良好,确定舌形工作套管位置满意及稳定后,置入合适大小的椎间融合器。矢状面及冠状面透视显示椎间融合器位置满意(图23-105)。

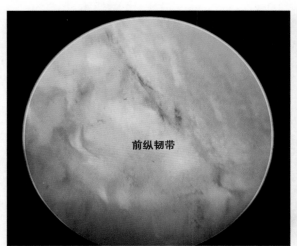

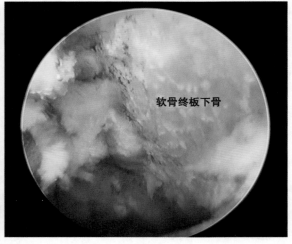

图23-101　显露软骨终板下骨及前纵韧带

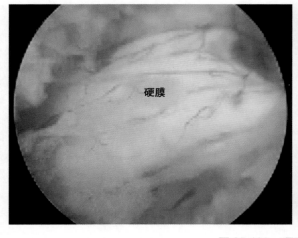

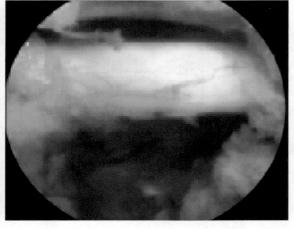

图23-102　硬膜及神经根显露

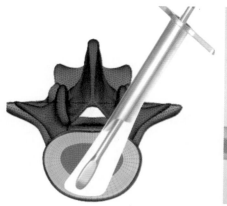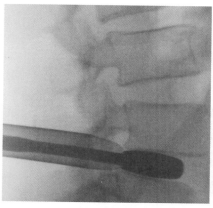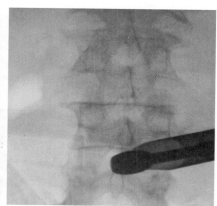

图 23-103　在舌形工作套管保护下置入试模

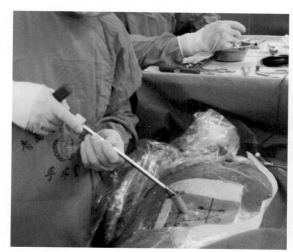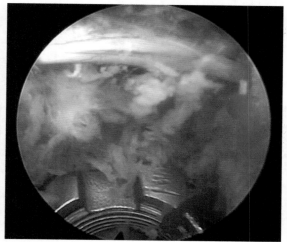

图 23-104　植骨及镜下探查植骨块位置

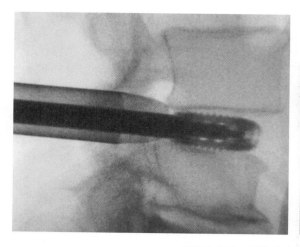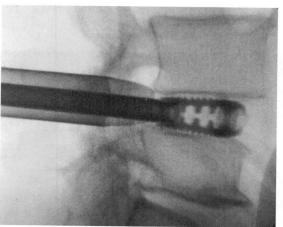

图 23-105　透视确定椎间融合器位置满意

11. 经皮椎弓根螺钉内固定　根据手术需要决定采用何种内固定方式。常规行双侧经皮椎弓根钉棒固定。也可选择减压侧 2 枚经皮螺钉+1 枚对侧棘突椎板关节突复合体螺钉的三钉设计,均能符合生物力学要求(图 23-106)。减压侧 2 枚经皮螺钉单边固定,或者 1 枚棘突椎板关节突复合体螺钉,适应证较窄,选择需慎重。传统方法均是在 C 臂透视辅助下,置入螺钉,有条件的医院可以借助骨科手术机器人或导航等辅助置钉。安装合适长度的固定棒,锁紧螺钉(图 23-107、图 23-108)。对腰椎滑脱或椎间隙较窄的病例,可先放置对侧椎弓根螺钉并撑开椎间隙后暂时固定,再行同侧减压和椎间隙置入。

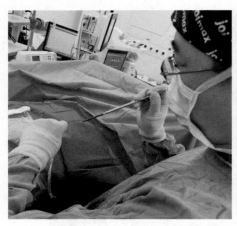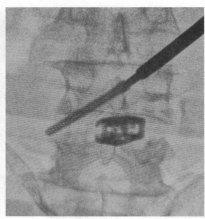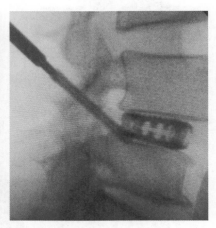

图 23-106　透视确定椎间融合器及对侧棘突椎板关节突复合体螺钉位置满意

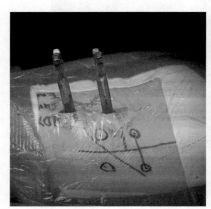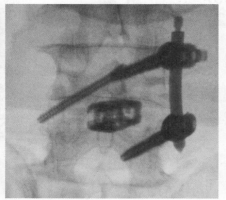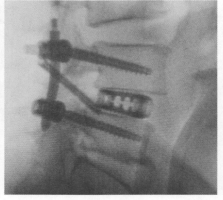

图 23-107　透视确定椎间融合器及螺钉位置满意

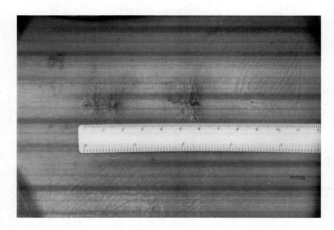

图 23-108　术后切口为 2 个 1.5cm 纵形切口

12. 脊柱机器人及电磁导航在内镜辅助下腰椎椎间植骨融合内固定术中的应用　以脊柱机器人及电磁导航为代表的数字医学技术能够大大提高手术的效率,尤其体现在置钉的精准度方面,同时对于术前手术设计也能提供很大的帮助(图 23-109、图 23-110)。

（四）总结

经皮脊柱内镜下腰椎椎间植骨融合内固定术(endoscopic lumbar interbody fusion,Endo-LIF)能够达到与 MIS-TLIF 同等的临床疗效;能够实现一侧入路双侧减压,能够完全保护对侧软组织及骨性结构;术后无引流,切口更小,康复更快,局麻下可完

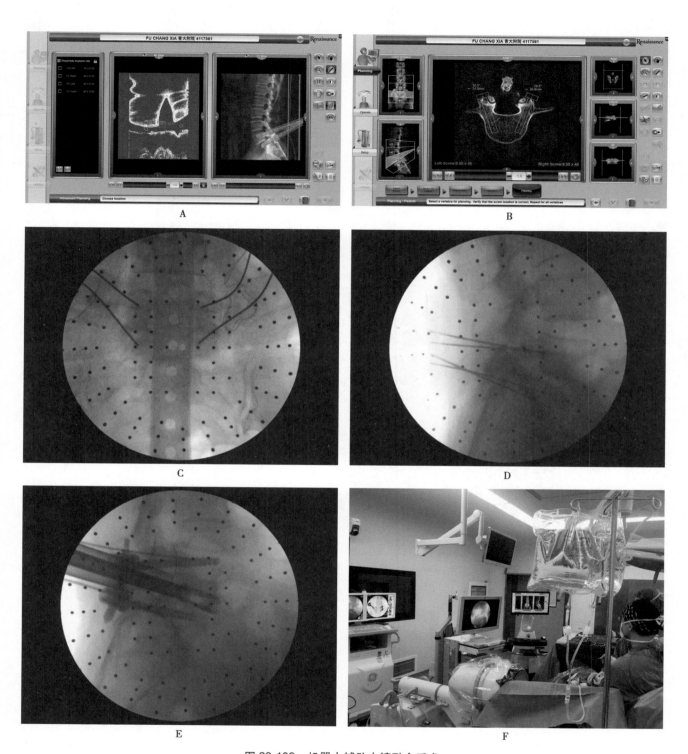

图 23-109 机器人辅助内镜融合手术
A. 机器人术前整体规划；B. 机器人术前 L_5 椎弓根螺钉规划；C. 机器人辅助置入经皮螺钉导丝（正位）；D. 机器人辅助置入经皮螺钉导丝（侧位）；E. 螺钉及椎间融合器置入位置良好；F. 手术操作示意。

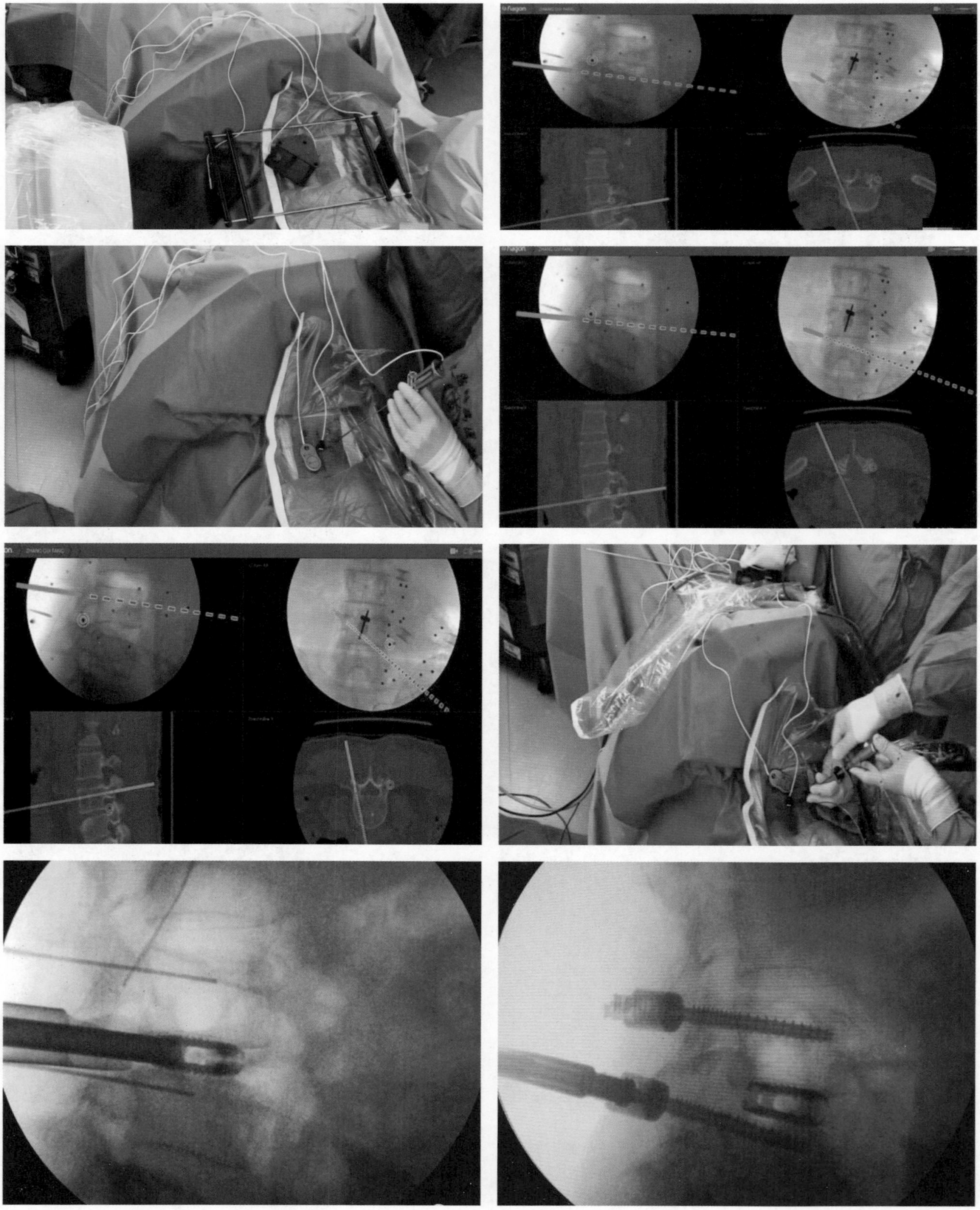

图 23-110　电磁导航辅助内镜融合手术

成；术中可以在直视下处理软骨终板，减少损伤，提高融合速度；术中神经电生理监测有重要的价值；借助机器人或导航技术能够实现微创技术与智能技术的完美结合，提高手术效率。

然而，目前内镜下融合技术还需进一步改进，其中包括：①内镜下融合尚处于内镜辅助阶段，还未实现全内镜下操作；②椎间融合器的置入过程中对行走根和出口根不能实现直视下保护；③软骨终板处理效率仍不高；④手术时间仍较长；⑤适应证选择相对较窄。

第六节　腰椎后入路融合技术的并发症

腰椎后入路融合技术（PLIF 和 TLIF 等）目前广泛用于治疗腰椎退行性疾病，由于其彻底地减压并可提供即刻及长期的局部稳定性，有较好的临床疗效。由于患者自身因素、手术医师经验及适应证选择等因素的影响，手术并发症发生率较高，包括术中置钉过程中造成硬脊膜神经损伤、围手术期切口感染、晚期的螺钉松动、椎间融合器移位、假关节形成和相邻节段退变等。

一、螺钉位置不佳

螺钉位置不佳是内固定融合术中最常见的并发症之一。椎弓根螺钉突破外侧或上方皮质一般不会引起神经损伤，但可降低螺钉把持力，晚期有出现螺钉松动和形成假关节的风险（图 23-111）。螺钉突破内侧或下方皮质可造成硬脊膜或神经根损伤引起神经症状，常需要行翻修手术（图 23-112）。

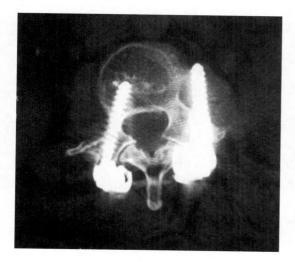

图 23-111　左侧椎弓根螺钉位置偏外

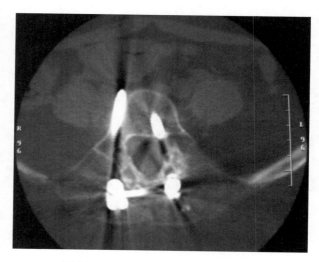

图 23-112　左侧椎弓根螺钉位置偏内

关于椎弓根螺钉位置不佳有不同的定义。Kim 等通过水平面 CT 扫描，如果椎弓根螺钉的中轴线超过椎弓根皮质即认为其位置不佳。Wiesner 等根据椎弓根螺纹螺钉突破椎弓根内侧皮质的距离分为三级：<2mm 为 1 级；2~4mm 为 2 级；突破距离>4mm 或大于椎弓根螺钉直径为 3 级（图 23-113、图 23-114）。应用传统椎弓根螺钉置入技术，胸腰椎螺钉位置不佳的发生率最高达 42%。Victor 等对 1966—2006 年间共 130 篇相关文献进行荟萃分析，总共置入 37 337 枚螺钉，螺钉位置不佳的发生率为 8.7%。Lonstein 对 4 790 枚螺钉置入进行研究，位置不佳的发生率为 5.1%。以上研究由于研究对象、固定技术、螺钉材质、固定节段、医师经验和影像学评价方法存在较大差异，不同的报道中螺钉的误置率差异也较大。Vincenzo 等对一组腰椎椎弓根螺钉置入后 48 小时内进行 CT 扫描，椎弓根螺钉穿透皮质的发生率为 5.0%，其中 2 级和 3 级者发生率为 3.6%。由于腰椎椎弓根内侧和下方皮质与硬脊膜囊和神经根直径有一定的距离，椎弓根与硬脊膜囊的平均距离为 0.9~2.1mm，与出口神经根的距离为 0.8~2.8mm，椎弓根螺钉轻微地突破骨皮质很少引起神经症状，2 级和 3 级以上者神经症状发生率高，神经并发症发生率为 2%~11%。

椎弓根螺钉置入位置不佳与许多因素有关，包括术前是否仔细判读影像学资料，是否存在椎弓根发

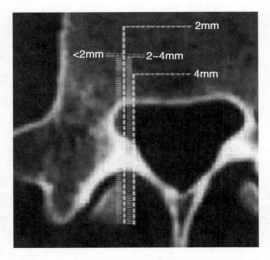

图 23-113　水平面 CT 中根据螺钉螺纹突破椎弓根内侧皮质的距离进行分级<2mm 为 1 级；2~4mm 为 2 级；突破距离>4mm 或大于椎弓根螺钉直径为 3 级。

育不良、局部畸形，医师的经验和采用的固定技术等。目前，一些技术的应用大大提高了椎弓根螺钉置入的准确率，椎弓根螺钉徒手置入技术的准确率为 69%~94%，在 X 线透视下置钉的准确率为 81%~92%，在 CT 导航下置钉的准确率为%~100%，在机器人辅助系统（包括 Renaissance 和 ROSA Spine 系统）的辅助下置钉的准确率为 98%。Barry 等首次应用术中诱发肌电图（triggered eectromyography，TrgEMG）技术评估椎弓根螺钉的位置，通过电刺激椎弓根螺钉，记录诱发的 EMG 反应，根据刺激的阈值判断椎弓根螺钉是否突破内侧皮质。刺激阈值 2~4mA 高度怀疑突破内侧皮质，>4mA 为可能，>8mA 说明内侧皮质完整。通过 TrgEMG 可实时得到神经功能的反馈，提高了螺钉置入的准确性。总之，充分的术前影像学评估、对局部解剖变异的了解、术者的置钉经验，再结合一些置钉技术（3D 导航、机器人辅助系统和 TrgEMG 等）可提高置钉的准确性，降低神经损伤并发症。

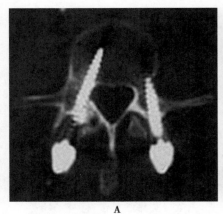 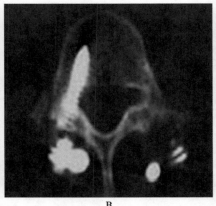 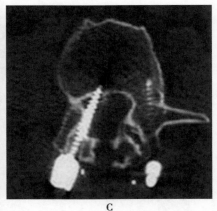

A　　　　　　　　　　　B　　　　　　　　　　　C

图 23-114　水平面 CT 中椎管内螺钉突破皮质分级
A. 1 级，右侧椎弓根螺钉突破椎弓根内壁<2mm；B. 2 级，椎弓根螺钉突破椎弓根内壁 2~4mm；C. 3 级，椎弓根螺钉突破椎弓根内壁>4mm。

二、术后感染

腰椎手术部位感染（surgical site infection，SSI）是围手术期严重的并发症，1955 年 Ford 等首次对术后椎间隙感染病例进行报道。文献报道术后切口部位感染率为 0.20%~2.75%。造成脊柱术后感染的原因是多因素的，包括患者因素、手术操作因素、手术类型、手术时间及各种内置物的应用等。Veeravagu 等对国家外科质量改进计划（national surgical quality improvement program，NSQIP）数据库中的 24 744 例患者脊柱手术术后 SSI 危险因素进行分析，SSI 的总发生率为 1.84%，深部感染率为 0.87%，浅表感染率为 1.89%，相关的独立危险因素包括年龄（>60 岁）、糖尿病、吸烟、体重过轻、体重指数（body mass index，BMI）>30kg/m^2、血细胞比容<36%、内固定使用、手术时间长（>3 小时）、切口分级、术中输血、免疫抑制剂使用、美国麻醉医师协会（American Society of Anesthesiologists，ASA）评分和全身功能状态等。Hikata 等回顾性分析了 345 例胸腰椎后入路内固定手术病例，结果发现，深部感染率为 16.7%，非糖尿患者的深部感染率 3.2%，糖尿病患者血糖控制不良是 SSI 的危险因素。Kurtz 等对胸腰椎手术患者进行分析发现融合≥3 个节段，深部感染率明显增加；手术时间≥6 小时和出血量≥1 000ml，感染率增加。腰椎术后感染的早期诊断和及时治疗可降低再次手术率。术后感染早期的主要症状、体征包括局部疼痛、体温升高、切口局部压痛和渗液等。实验室检查红细胞沉降率和 C 反应蛋白水平升高,如果红细胞沉降率>45mm/h、C 反应蛋白>25mg/L 应考虑感染。经皮穿刺活检和培养可利于明确诊断和选择敏感抗生素,但假阴性率高。早期的 X 线检查不敏感,常在发病数周甚至数月后出现异常。MR 检查是早期诊断术后感染的敏感手段,发病 3~5 天即可有异常表现。为进一步鉴别脓肿、血肿和金属伪影,Kimura 等提出了 MRI 炎症征象——"椎弓根螺钉流体征"(图 23-115)。"椎弓根螺钉流体征"是椎弓根螺钉头周围的液体聚集,提示有脓肿存在。高度怀疑感染者应尽早行保守治疗,包括镇痛、制动、选择敏感的抗生素和改善全身基础状况等。如果保守治疗失败,顽固性局部疼痛,脓肿形成,进行性神经压迫症状,终板下骨或椎体破坏造成局部不稳和畸形时,需及时手术治疗(图 23-116)。通过手术治疗可早期缓解疼痛症状,加速椎间融合,缩短康复期,提高治疗效果。术中彻底清除脓肿、炎性和坏死组织,直至健康的渗血骨面。椎间植骨尽量应用自体或异体三面骨皮质块。根据青岛大学附属医院脊柱外科的经验,我们常规在硬脊膜两侧椎间隙内置入细直径的硅胶管作为冲洗的进水管,在创口内置入 2 根稍粗的硅胶管作为引流出水管。术后生理盐水持续伤口内冲洗。停止冲洗和拔出引流的指征:症状消失,引流液清,引流液连续 3 次细菌培养阴性。拔除引流后继续应用敏感抗生素 2 周,直至炎性指标正常后继续口服抗生素 2 周。

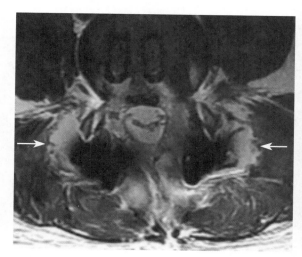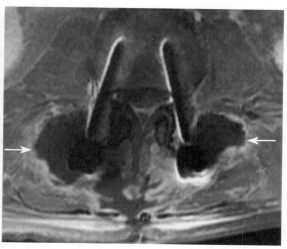

图 23-115　椎弓根螺钉流体征(箭头)

三、椎间融合器的下沉和移位

后入路腰椎椎间植骨融合内固定术(PLIF 或 TLIF)是目前常见的融合技术之一,1945 年由 Colward 首次报道,由于当时技术单纯地采用植骨而无内固定辅助,相关并发症多。1988 年,Steffee 对技术进行了改良,采用椎弓根固定进行椎间融合,大大减少了并发症,特别是椎弓根固定结合椎间融合器的使用,显著提高了临床疗效。应用椎间融合器具有以下优点:前入路支撑可提供稳定性;减轻后入路椎弓根钉棒系统的应力,融合率高;恢复和维持椎间隙和椎间孔高度,间接解除神经根和硬脊膜囊的压迫等。近年来,椎间融合器的广泛使用也随之带来一些相关的并发症,包括椎间融合器置入造成的神经损伤,椎间融合器下沉(图 23-117),椎间融合器向椎管移位造成硬脊膜和神经根压迫(图 23-118),向前方脱出造成血管压迫损伤(图 23-119),以及由于椎间融合器移位后局部力学的不稳定造成内固定失败、腰椎前凸的丢失和假关节形成等并发症。移位椎间融合器造成神经、血管的压迫症状,常需要进行翻修手术,由于局部纤维化和贴附瘢痕形成,翻修手术困难,并发症较多。在以上相关并发症中,其中最常见的是椎间融合器向椎管内后移位,Pan 等报道后入路椎间融合后椎间融合器脱出的发生率为 0.90%(6/665);Lee 等报道 MIS-TLIF 手术后椎间融合器移位的发生率为 0.35%~6.00%。

Wang 等从患者、影像学和外科技术等方面分析了椎间融合器脱出的相关危险因素。患者因素包括年龄、性别、BMI、骨骼质量、是否合并糖尿病及吸烟等。高龄和高 BMI 是发生脱位的危险因素;老年骨质疏松症患者移位或下沉的发生率高,术前骨密度测定和抗骨质疏松治疗可降低移位或下沉风险。影像学因素:

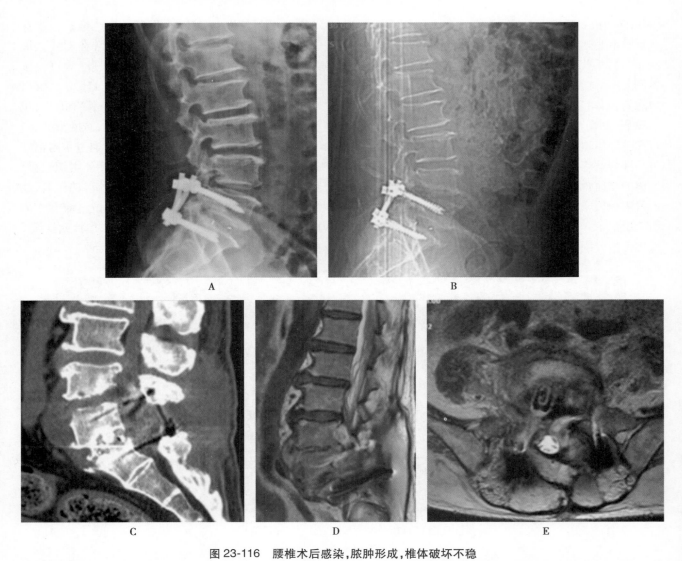

图 23-116 腰椎术后感染,脓肿形成,椎体破坏不稳

A. L₅S₁ 椎间融合术后;B. 术后 1 个月 X 线表现;C. 术后 1 个月 CT 示 L$_{4/5}$ 间隙破坏,椎体前方软组织影;D、E. MR 检查示椎旁和椎板内脓肿形成。

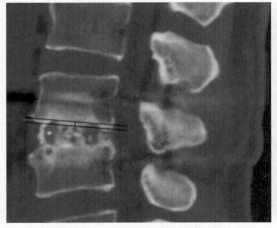

图 23-117 椎间融合器下沉

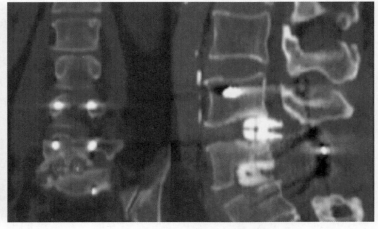

图 23-118 椎间融合器向后移位至椎管

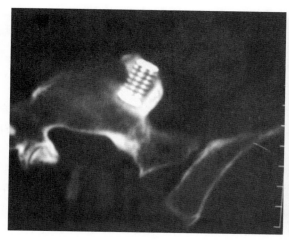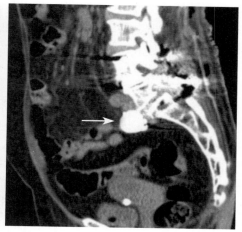

图 23-119 椎间融合器向前方脱出

术前椎间隙后方高,存在大于 10°的侧凸,病变节段椎间隙活动范围大,椎间隙高度高,椎间盘 Modic Ⅲ 型改变等术后移位发生率高;L₅S₁ 节段,特别是倾斜角度大及梨形椎间隙外形也是术后椎间融合器脱出的风险因素(图 23-120)。技术因素包括椎间融合器的选择、终板准备、融合节段和内固定方式等。20 世纪 80 年代,美国明尼苏达州的 Ray 发明螺旋推进式椎间融合器(TFC),因为置入过程中对终板下骨造成切割,术后椎间融合器下沉率高(8%),逐渐弃用。目前,椎间融合器多使用碳纤维和 PEEK 材料。钛合金材料由于硬度和弹性模量与人体骨差异大,术后移位发生率高。椎间融合器的尺寸大小、外形设计和置入位置也是重要的因素。小尺寸的椎间融合器脱出发生率高;闭合椎间融合器较开放椎间融合器移位发生率高;椎间融合器置入位置越偏内、偏中央,术后脱出率越高;一个间隙同时置入 2 个椎间融合器,由于 2 个椎间融合器受力不均匀,一侧脱出的风险高。关于固定和减压方式的风险因素包括:广泛的椎板和关节突加压切除加重了节段的不稳;单独置入椎间融合器不辅以后入路固定及单侧的固定;多节段固定等均与椎间融合器移位有关。关于椎间隙的处理,Kimura 等主张椎间盘和软骨层应彻底清除,要保留软骨下骨的完整性,利于骨的融合,另一方面可保持骨的支撑强度。为减少后入路腰椎融合后椎间融合器的相关并发症,Kimura 等提出了后入路腰椎融合的相关基本技术:①彻底清除椎间盘组织和软骨层,保留软骨下骨的完整性;②椎间融合

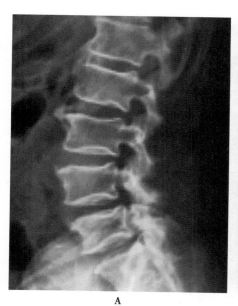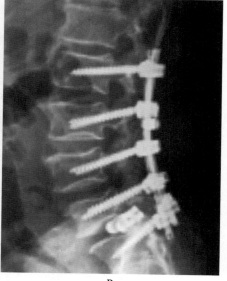

A   B

图 23-120 L₅S₁ 椎间融合手术前(A)及手术后(B)X 线片可见梨形的椎间隙外形术后椎间融合器脱出

器置入时尽量不破坏软骨下骨；③尽量选择大号、外形与软骨终板匹配的椎间融合器；④椎间足量植骨；⑤撑开状态下置入椎间融合器，通过椎弓根钉适度加压；⑥不建议单独使用椎间融合器；⑦术后早期活动和抗骨质疏松治疗等。

四、相邻节段退变

腰椎椎间融合牺牲了固定节段的活动性，相邻节段生物力学发生改变，应力集中传递到相邻的节段，使相邻节段活动度增加及椎间盘内压增加，进而加速相邻节段退变（adjacent segment degeneration，ASD）。文献报道椎间融合术后相邻节段退变的发生率为14%~70%，融合节段的近端较远端常见。Hilibrand 根据相邻节段退变是否引起临床症状分为：影像学 ASD（R-ASD）和症状性 ASD（S-ASD），R-ASD 的发生率为100%，S-ASD 的发生率为27.5%。Levin 等对一组腰椎椎间融合病例术后长期随访观察发现，R-ASD 和 S-ASD 的发生率分别为16.20%和8.55%。相邻节段退变除与年龄老化和节段融合固定加速退变外，还与其他一些因素密切相关。肥胖、BMI 和骨质疏松等是相邻节段退变的风险因素。相邻节段退变与外科策略选择和技术有关：①融合节段越多风险越大，Tai 报道单节段融合 ASD 的发生率为32%，超过3个节段以上的融合 ASD 的发生率为66%；固定节段下方是否保留活动节段与上方 ASD 的发生率相关，下方保留活动节段可降低近端 ASD 的发生率（图23-121）。②固定棒硬度越大，ASD 发生率越高。③近端棒预弯角度（proximal rod contouring angle，PRCA）应与固定近端两螺钉的角度一致，以防止棒与上端螺钉之间存在向后的拔出应力。④固定方式的选择。固定水平的相邻节段已经出现退变的征象，如要减少融合节段，同时防止相邻节段病的发生，Topping-off 技术（腰椎融合+上位相邻节段动态问题技术）作为从融合节段向活动节段过渡的手术，理论上可称为双节段或长节段融合术的替代选择。⑤术中后部韧带复合体（棘突、棘上韧带和棘间韧带）的完整性及近端小关节的保护与 ASD 相关。研究发现，保留后部韧带复合体的 TLIF 手术较全椎板切除的 PLIF 手术，其 ASD 的发生率明显降低（图23-122）。手术前后的脊柱骨盆参数与 ASD 也有密切关系：手术前后的矢状面力线（sagittal vertical axis，SVA）越大，特别是术后仍存在矢状面失平衡者，ASD 发生率高，且手术翻修率增加；椎间融合术后骨盆投射角（pelvic incidence，PI）-腰椎前凸角（lumbar lordosis，LL）>15°是 ASD 的风险因素；骨盆投射角（pelvic incidence，PI）和骨盆倾斜角（pelvic tilt，PT）越大，骶骨倾斜角（sacral slope，SS）越小，ASD 发生率越高；恢复椎间融合水平的腰椎前凸可减少 ASD 的发生风险，研究发现 ALIF、LLIF 和 OLIF 手术相邻节段退变发生率要低于 PLIF 手术，可能与前者对腰椎前凸恢复得更好有关。因此，减少或选择合适的椎间融合节段，术中注意韧带复合体和小关节的保护，正确预弯棒，Topping-off 技术的应用，恢复良好的脊柱骨盆参数（SVA 和 PI-LL 匹配）等技术因素是降低 ASD 发生率和手术翻修率的重要措施。无症状的 ASD 无须治疗，对于严重相邻节段退变、突出或狭窄引起神经症状者常需手术治疗（图23-123）。

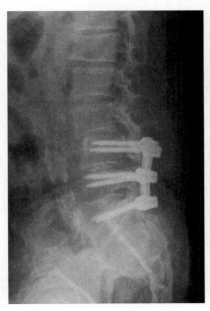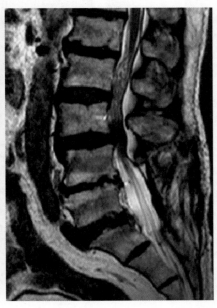

图23-121　2个节段的固定融合，下方固定到 S_1，出现 $L_{3/4}$ 的退变、滑脱和椎管狭窄

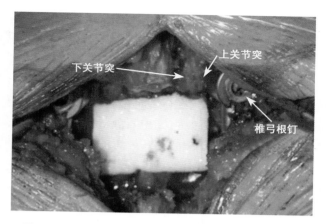

图 23-122　在椎间融合节段上方保留小关节的完整性

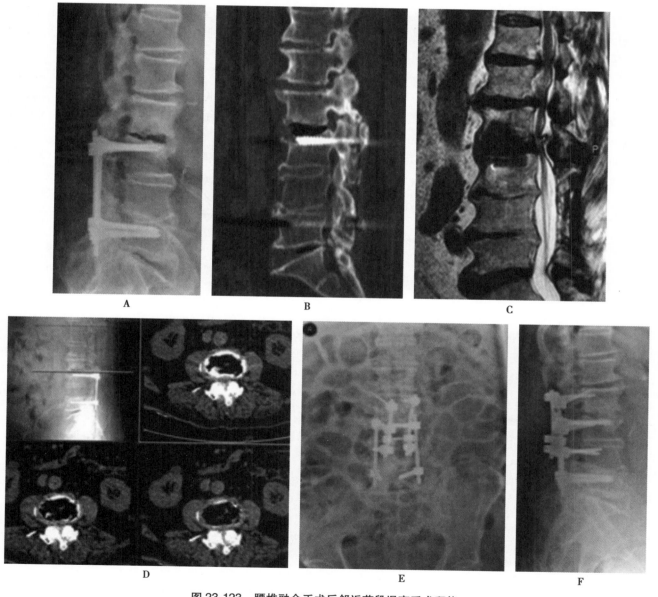

图 23-123　腰椎融合手术后邻近节段退变手术翻修

A~D. L$_{3/4}$、L$_{4/5}$ 融合后出现 L$_{2/3}$ 退变、局部不稳和椎管狭窄,硬脊膜囊明显受压;E、F. 行翻修手术后(L$_{3/4}$ 全椎板切除减压,骨皮质螺钉固定融合术)。

第七节　腰椎椎间植骨融合内固定术疗效

1. Vaughan 报道腰椎间盘切除术并腰椎椎间植骨融合内固定术的结果。一组病例为 $L_{4/5}$ 椎间盘突出，椎间盘造影示病变椎间盘的上、下椎间盘均正常，在行 $L_{4/5}$ 椎间盘切除的同时行腰椎椎间融合；另一组仅做腰椎间盘切除术。随访时间平均 7.3 年。其结果为：腰椎间盘切除术并腰椎椎间植骨融合内固定术组的满意率为 85%，而单纯椎间盘切除术组的满意率仅为 39%，后者的主要问题为椎间盘继续退变及原椎间盘突出复发。

2. Postacchini 的报道亦认为椎间盘切除术并腰椎椎间植骨融合内固定术后腰背痛效果将有明显改善。但若术前腰椎椎间融合指征选择不当或腰椎椎间融合失败，出现假关节形成则效果欠佳。但亦有人认为腰椎椎间融合失败、假关节形成与临床效果欠佳并不存在必然关系。

3. Frymoyer 报道一组腰椎间盘切除术后并行腰椎椎间融合和未行腰椎椎间融合的病例，观察腰椎椎间融合后相邻节段的变化。经 10 年随访发现，在腰椎椎间融合节段的近端运动节段有很高的退变发生率，如骨赘形成、椎间盘高度降低和腰椎活动度增加等。此种现象在 $L_{4/5}$ 融合时，出现上述退变表现为 L_5S_1 融合的 4 倍，当 $L_{4/5}$ 和 L_5S_1 同时融合时，$L_{3/4}$ 更容易发生退变，但这些患者很多并无症状。

Lehman 报道 62 例腰椎椎间植骨融合内固定术患者，术后平均随访 33 年，X 线检查和 CT 检查的结果显示 45% 的病例融合节段以上有节段性不稳，42% 有椎管狭窄，其中 1/3 病例严重，但患者大多数感觉原先的手术效果满意。这些融合部位相邻节段的退变性改变，其原因为椎骨融合以后，除有腰椎生物力学改变的因素外，也不可忽略随着年龄的增长，特别是长期随访中，生理性退变的进展。

4. **后入路腰椎椎间植骨融合内固定术（PLIF）的成功率**　Simmons 综合各家 PLIF 的报道总结见表 23-1。

表 23-1　后入路腰椎椎间植骨融合内固定术后融合率

作者	病例数/例	融合率/%	作者	病例数/例	融合率/%
Lin	465	88.0	Hutter	142	91.0
Rish	250	86.0	Simmons	113	91.0
Mooney	195	50.0~92.6	Cloward	97	66.0

PLIF 有许多优点，包括椎间盘大部切除，可恢复椎间盘高度，解除侧隐窝狭窄，扩大神经根管，以及腰椎椎间融合率高。其主要缺点为可发生植骨块移位。Lin 综合复习 5 组 2 000 个病例，有症状的植骨块后移的发生率为 0.3%~2.4%，其他为神经损伤和假关节形成。PLIF 加用后入路器械内固定可减少并发症的发生，提高腰椎椎间融合率。PLIF 提供了前柱支撑，对运动节段的融合增加了稳定性。Tokuhashi 等报道 769 例椎弓根螺钉固定后侧腰椎椎间植骨融合，随访 2 年，56 例（7.3%）发生延迟融合，其中 8 例再次手术，其余 48 例无症状或轻度症状者再随访至少 3 年，约 30% 无新骨形成。此 48 例的临床结果均为优、良，与已腰椎植骨融合组（713 例）无明显差异。

5. **前入路腰椎椎间植骨融合内固定术（ALIF）**　ALIF 与 PLIF 比较，其优点为暴露充分，手术时间短，出血量较少，不累及椎管内神经结构，避免了椎管内瘢痕的形成。在骨质疏松症病例，不能用 PLIF 行椎弓根螺钉固定时，可行 ALIF。但合并有腰椎管狭窄症时，ALIF 不能解除脊柱后结构对神经的压迫。

（西永明　马学晓　冯世庆　张国庆　陈伯华　胡有谷　周传利　相宏飞）

参 考 文 献

[1] YANG J Y, LEE J K, SONG H. The impact of adjacent segment degeneration on the clinical outcome after lumbar spinal fusion [J]. Spine, 2008, 33(5): 503-507.

［2］ MARTIN B I,MIRZA S K,COMSTOCK B A,et al. Reoperation rates following lumbar spine surgery and the influence of spinal fusion pocedures［J］. Spine,2007,32(3):382-387.

［3］ 车艳军,陈亮,杨惠林,等.复发性腰椎间盘突出症再次手术的术式选择及疗效分析［J］.中国脊柱脊髓杂志,2010,20(9):730-735.

［4］ COLE C D,MCCALL T D,SCHMIDT M H,et al. Comparison of low back fusion techniques:transforaminal lumbar interbody fusion(TLIF)or posterior lumbar interbody fusion(PLIF)approaches［J］. Curr Rev Musculoskelet Med,2009,2(2):118-126.

［5］ TUTTLE J,SHAKIR A,CHOUDHRI H F. Paramedian approach for transforaminal lumbar interbody fusion with unilateral pedicle screw fixation. Technical note and preliminary report on 47 cases［J］. Neurosurg Focus,2006,20(3):E5.

［6］ DEUTSCH H,MUSACCHIO M J. Minimally invasive transforaminal lumbar interbody fusion with unilateral pedicle screw fixation［J］. Neurosurg Focus,2006,20(3):E10.

［7］ HOLLY L T,SCHWENDER J D,ROUBEN D P,et al. Minimally invasive transforaminal lumbar interbody fusion:indications,technique,and complications［J］. Neurosurg Focus,2006,20(3):E6.

［8］ SCHWENDER J D,HOLLY L T,ROUBEN D P,et al. Minimally invasive transforaminal lumbar interbody fusion(TLIF):technical feasibility and initial results［J］. J Spinal Disord Tech,2005,18 Suppl:S1-S6.

［9］ VILLAVICENCIO A T,BURNEIKIENE S,ROECA C M,et al. Minimally invasive versus open transforaminal lumbar interbody fusion［J］. Surg Neurol Int,2010,1(1):12.

［10］ OZGUR B M,YOO K,RODRIGUEZ G,et al. Minimally-invasive technique for transforaminal lumbar interbody fusion(TLIF)［J］. Eur Spine J,2005,14(9):887-894.

［11］ 范顺武,方向前,赵兴,等.微创经椎间孔腰椎椎体间融合术治疗下腰椎疾病［J］.中华骨科杂志,2007,27(2):81-85.

［12］ 张绍东,王宸,陈辉,等.微创经椎间孔椎间融合术治疗腰椎退行性疾病［J］.中华外科杂志,2009,47(2):112-115.

［13］ 刘涛,李长青,周跃,等.微创单侧椎弓根螺钉固定、椎体间融合治疗腰椎疾患所致腰痛的临床观察［J］.中国脊柱脊髓杂志,2010,20(3):224-227.

［14］ FERNÁNDEZ-FAIREN M,SALA P,RAMÍREZ H,et al. A prospective randomized study of unilateral versus bilateral instrumented posterolateral lumbar fusion in degenerative spondylolisthesis［J］. Spine,2007,32(4):395-401.

［15］ CHO W,CHO S K,WU C. The biomechanics of pedicle screw-based instrumentation［J］. J Bone Joint Surg Br,2010,92(8):1061-1065.

［16］ MOBBS R J,SIVABALAN P,LI J. Minimally invasive surgery compared to open spinal fusion for the treatment of degenerative lumbar spine pathologies［J］. J Clin Neurosci,2012,19(6):829-835.

［17］ SANTONI B G,HYNES R A,MCGILVRAY K C,et al. Cortical bone trajectory for lumbar pedicle screws［J］. Spine J,2009,9(5):366-373.

［18］ MIZUNO M,KURAISHI K,UMEDA Y,et al. Midline lumbar fusion with cortical bone trajectory screw［J］. Neurol Med Chir,2014,54(9):716-721.

［19］ TSUTSUMIMOTO T,SHIMOGATA M,OHTA H,et al. Mini-open versus conventional open posterior lumbar interbody fusion for the treatment of lumbar degenerative spondylolisthesis:comparison of paraspinal muscle damage and slip reduction.［J］. Spine,2009,34(18):1923-1928.

［20］ PEREZ-ORRIBO L,KALB S,REYES P M,et al. Biomechanics of lumbar cortical screw-rod fixation versus pedicle screw-rod fixation with and without interbody support.［J］. Spine,2013,38(8):635-641.

［21］ MOBBS R J. The "Medio-Latero-Superior Trajectory Technique":an alternative cortical trajectory for pedicle fixation［J］. Orthop Surg,2013,5(1):56-59.

［22］ INCEOǦLU S,MONTGOMERY W H,CLAIR S S,et al. Pedicle screw insertion angle and pullout strength:comparison of 2 proposed strategies［J］. J Neurosurg Spine,2011,14(5):670-676.

［23］ TAN J H,LIU G,NG R,et al. Is MIS-TLIF superior to open TLIF in obese patients?:A systematic review and meta-analysis［J］. Eur Spine J,2018,27(8):1877-1886.

［24］ KHECHEN B,HAWS B E,PATEL D V,et al. Comparison of postoperative outcomes between primary MIS TLIF and MIS TLIF as a revision procedure to primary decompression［J］. Spine,2018,44(2):1.

［25］ GE D H,STEKAS N D,VARLOTTA C G,et al. Comparative analysis of two transforaminal lumbar interbody fusion techniques:open TLIF versus Wiltse MIS TLIF［J］. Spine,2019,44(9):E555-E560.

［26］ ZHAO Y,LIANG Y,MAO K. Radiographic and clinical outcomes following MIS-TLIF in patients with adult lumbar degenerative scoliosis[J]. J Orthop Surg Res,2018,13(1):93.

[27] CANNESTRA A F,PETERSON M D,PARKER S R,et al. MIS expandable interbody spacers a literature review and biomechanical comparison of an expandable MIS TLIF with conventional TLIF and ALIF[J]. Spine,2016,41 Suppl 8:S44-S49.

[28] THAN K D,MUMMANENI P V. Unilateral approach for bilateral decompression with MIS TLIF[J]. World Neurosurg,2014,82(5):646-647.

[29] LEE K H,YEO W,SOEHARNO H,et al. Learning curve of a complex surgical technique:minimally invasive transforaminal lumbar interbody fusion(MIS TLIF)[J]. J Spinal Disord Tech,2014,27(7):E234-E240.

[30] SENG C,SIDDIQUI M A,WONG K P,et al. Five-year outcomes of minimally invasive versus open transforaminal lumbar interbody fusion:a matched-pair comparison study[J]. Spine,2013,38(23):2049-2055.

[31] KANTELHARDT S R,MARTINEZ R,BAERWINKEL S,et al. Perioperative course and accuracy of screw positioning in conventional,open robotic-guided and percutaneous robotic-guided,pedicle screw placement[J]. Eur Spine J,2011,20(6):860-868.

[32] LIU H,CHEN W,WANG Z,et al. Comparison of the accuracy between robot-assisted and conventional freehand pedicle screw placement:a systematic review and meta-analysis[J]. Int J Comput Assist Radiol Surg,2016,11(12):2273-2281.

[33] PECHLIVANIS I,KIRIYANTHAN G,ENGELHARDT M,et al. Percutaneous placement of pedicle screws in the lumbar spine using a bone mounted miniature robotic system:first experiences and accuracy of screw placement[J]. Spine,2009,34(4):392-398.

[34] TSAI T H,TZOU R D,SU Y F,et al. Pedicle screw placement accuracy of bone-mounted miniature robot system[J]. Medicine,2017,96(3):e5835.

[35] VAN DIJK J D,VAN DEN ENDE RP,STRAMIGIOLI S,et al. Clinical pedicle screw accuracy and deviation from planning in robot-guided spine surgery:robot-guided pedicle screw accuracy[J]. Spine,2015,40(17):E986-E991.

[36] DEVITO D P,KAPLAN L,DIETL R,et al. Clinical acceptance and accuracy assessment of spinal implants guided with Spine Assist surgical robot:retrospective study[J]. Spine,2010,35(24):2109-2115.

[37] HU X,OHNMEISS D D,LIEBERMAN I H. Robotic-assisted pedicle screw placement:lessons learned from the first 102 patients[J]. Eur Spine J,2013,22(3):661-666.

[38] MOLLIQAJ G,SCHATLO B,ALAID A,et al. Accuracy of robot-guided versus freehand fluoroscopy-assisted pedicle screw insertion in thoracolumbar spinal surgery[J]. Neurosurg Focus,2017,42(5):E14.

[39] FUJISHIRO T,YOSHIHARU N,FUKUMOTO S,et al. Accuracy of pedicle screw placement with robotic guidance system:a cadaveric study. [J]. Spine,2015,40(24):1882-1889.

[40] KERIC N,DOENITZ C,HAJ A,et al. Evaluation of robot-guided minimally invasive implantation of 2067 pedicle screws[J]. Neurosurg Focus,2017,42(5):E11.

[41] AOUDE A A,FORTIN M,FIGUEIREDO R,et al. Methods to determine pedicle screw placement accuracy in spine surgery:a systematic review[J]. Eur Spine J,2015,24(5):990-1004.

[42] VERMA R,KRISHAN S,HAENDLMAYER K,et al. Functional outcome of computer-assisted spinal pedicle screw placement:a systematic review and meta-analysis of 23 studies including 5 992 pedicle screws[J]. Eur Spine J,2010,19(3):370-375.

[43] LIEBERMAN I H,HARDENBROOK M A,WANG J C,et al. Assessment of pedicle screw placement accuracy,procedure time,and radiation exposure using a miniature robotic guidance system[J]. J Spinal Disord Tech,2012,25(5):241-248.

[44] HU X,LIEBERMAN I H. What is the learning curve for robotic-assisted pedicle screw placement in spine surgery? [J]. Clin Orthop Relat Res,2014,472(6):1839-1844.

[45] KIM H J,JUNG W I,CHANG B S,et al. A prospective,randomized,controlled trial of robot-assisted vs freehand pedicle screw fixation in spine surgery[J]. Int J Med Robot,2017,13(3).

[46] BARZILAY Y,SCHROEDER J,HILLER N,et al. Robot-assisted vertebral body augmentation:a radiation reduction tool[J]. Spine,2014,39(2):153-157.

[47] HYUN S J,KIM K J,JAHNG T A,et al. Minimally invasive robotic versus open fluoroscopic-guided spinal instrumented fusions a randomized controlled trial[J]. Spine,2017,42(6):353-358.

[48] JOSEPH J R,SMITH B W,LIU X,et al. Current applications of robotics in spine surgery:a systematic review of the literature[J]. Neurosurg Focus,2017,42(5):E2.

[49] KHAN A,MEYERS J E,SIASIOS I,et al. Next-generation robotic spine surgery:first report on feasibility,safety,and learning curve[J]. Oper Neurosurg(Hagerstown),2019,17(1):61-69.

［50］ ROSER F,TATAGIBA M,MAIER G. Spinal robotics：current applications and future perspectives［J］. Neurosurgery,2013,72 Suppl 1：12-18.

［51］ MAROTTA N,COSAR M,PIMENTA L,et al. A novel minimally invasive presacral approach and instrumentation technique for anterior L_5-S_1 intervertebral discectomy and fusion：technical description and case presentations［J］. Neurosurg Focus,2006,20 (1)：E9.

［52］ DEUKMEDJIAN A R,ELIAS D,AMIR A,et al. Early outcomes of minimally invasive anterior longitudinal ligament release for correction of sagittal imbalance in patients with adult spinal deformity［J］. Scientific World J,2012,2012：789698.

［53］ 吕宏琳,周跃,郝勇,等. 国人应用新式微创经骶骨前入路腰骶椎融合术的影像学可行性分析［J］. 脊柱外科杂志,2008,6 (2)：65-67.

［54］ 庞彬,邓忠良,曾希银. 经骶前间隙轴向腰骶椎间融合入路的解剖学和影像学测量［J］. 中国脊柱脊髓杂志,2008,18(5)：381-384.

［55］ 曾德辉,王文军,张卫,等. 国人直肠后间隙入路轴向行腰骶椎融合的影像学与解剖学测量［J］. 中国脊柱脊髓杂志,2011,21(5)：390-394.

［56］ LEE J Y,HILIBRAND A S,LIM M R,et al. Characterization of neurophysiologic alerts during anterior cervical spine surgery［M］. Spine,2006,31(17)：1916-1922.

［57］ LEDET E H,CARL A L,CRAGG A. Novel lumbosacral axial fixation techniques［J］. Expert Rev Medl Devices,2006,3(3)：327-334.

［58］ CHOI W S,KIM J S,RYU K S,et al. Minimally invasive transforaminal lumbar interbody fusion at L_5-S_1 through a unilateral approach：technical feasibility and outcomes［J］. Biomed Res Int,2016,2016：2518394.

［59］ BAUMEIER C,KAISER D,JOOST H G,et al. Percutaneous axial lumbar interbody fusion(AxiaLIF)of the L_5-S_1 segment：initial clinical and radiographic experience［J］. Minim Invasive Neurosurg,2008,51(4)：225-230.

［60］ ANAND N,BARON E M,THAIYANANTHAN G,et al. Minimally invasive multilevel percutaneous correction and fusion for adult lumbar degenerative scoliosis：a technique and feasibility study［J］. J Spinal Disord Tech,2008,21(7)：459-467.

［61］ 吴天亮,徐宏光. 经皮前路腰骶椎间轴向融合术研究进展［J］. 国际骨科学杂志,2009,30(4)：229-231.

［62］ BOTOLIN S,AGUDELO J,DWYER A,et al. High rectal injury during trans-1 axial lumbar interbody fusion L_5-S_1 fixation：a case report.［J］. Spine,2010,35(4)：144-148.

［63］ OZGUR B M,ARYAN H E,PIMENTA L,et al. Extreme Lateral Interbody Fusion(XLIF)：a novel surgical technique for anterior lumbar interbody fusion［J］. Spine J,2006,6(4)：435-443.

［64］ 张烽,段广超,金国华. 下腰椎极外侧椎体间融合术的应用解剖［J］. 中国脊柱脊髓杂志,2007,17(11)：859-861.

［65］ RODGERS W B,COX C S,GERBER E J. Extreme Lateral Interbody Fusion(XLIF)in the morbidly obese［J］. Spine J,2008,8 (5 Suppl)：10S-10S.

［66］ MUMMANENI P V,DHALL S S,ECK J C,et al. Guideline update for the performance of fusion procedures for degenerative disease of the lumbar spine. Part 11：interbody techniques for lumbar fusion［J］. J Neurosurg Spine,2014,21(1)：67-74.

［67］ MOBBS R J,PHAN K,MALHAM G,et al. Lumbar interbody fusion：techniques,indications and comparison of interbody fusion options including PLIF,TLIF,MI-TLIF,OLIF/ATP,LLIF and ALIF［J］. J Spine Surg,2015,1(1)：2-18.

［68］ 范顺武,方向前,赵兴,等. 微创经椎间孔腰椎椎体间融合术治疗下腰椎疾病［J］. 中华骨科杂志,2007,27(2)：81-85.

［69］ FLOUZAT-LACHANIETTE C H,DELBLOND W,POIGNARD A,et al. Analysis of intraoperative difficulties and management of operative complications in revision anterior exposure of the lumbar spine：a report of 25 consecutive cases［J］. Eur Spine J,2013,22(4)：766-774.

［70］ LYKISSAS M G,AICHMAIR A,HUGHES A P,et al. Nerve injury after lateral lumbar interbody fusion：a review of 919 treated levels with identification of risk factors［J］. Spine J,2014,14(5)：749-758.

［71］ SILVESTRE C,MAC-THIONG J M,HILMI R,et al. Complications and morbidities of mini-open anterior retroperitoneal lumbar interbody fusion：oblique lumbar interbody fusion in 179 patients［J］. Asian Spine J,2012,6(2)：89-97.

［72］ 张建锋,范顺武,方向前,等. 斜外侧椎间融合术在单节段腰椎间盘退行性疾病中的应用［J］. 中华骨科杂志,2017,37 (2)：80-88.

［73］ OHTORI S,ORITA S,YAMAUCHI K,et al. Mini-open anterior retroperitoneal lumbar interbody fusion：oblique lateral interbody fusion for lumbar spinal degeneration disease［J］. Yonsei Med J,2015,56(4)：1051-1059.

［74］ ANJARWALLA N K,MORCOM R K,FRASER R D. Supplementary stabilization with anterior lumbar intervertebral fusion--a radiologic review[J]. Spine,2006,31(11):1281-1287.

[75] URIBE J S,ARREDONDO N,DAKWAR E,et al. Defining the sate working zones using the minimally invasive lateral retroperito-nealtranspsoas approach:an anatomical study[J]. J Neurosurg Spine,2010,13(2):260-266.

[76] PHAN K,MAHARAJ M,ASSEM Y,et al. Review of early clinical results and complications associated with oblique lumbar inter-body fusion(OLIF)[J]. J Clin Neurosci,2016,31:23-29.

[77] MEHREN C,MAYER H M,ZANDANELL C,et al. The oblique anterolateral approach to the lumbar spine provides access to the lumbar spine with few early complications[J]. Clin Orthop Relat Res,2016,474(9):2020-2027.

[78] AHMADIAN A,BACH K,BOLINGER B,et al. Stand-alone minimally invasive lateral lumbar interbody fusion:multicenter clini-cal outcomes[J]. J Clin Neurosci,2015,22(4):740-746.

[79] MARCHI L,ABDALA N,OLIVEIRA L,et al. Radiographic and clinical evaluation of cage subsidence after stand-alone lateral interbody fusion[J]. J Neurosurg Spine,2013,19(1):110-118.

[80] MARCHI L,ABDALA N,OLIVEIRA L,et al. Stand-alone lateral interbody fusion for the treatment of low-grade degenerative spondylolisthesis[J]. Scientific World J,2020,2012:456346.

[81] PIMENTA L,TURNER A W,DOOLEY Z A,et al. Biomechanics of lateral interbody spacers:going wider for going stiffer[J]. Scientific World J,2012,2012:381814.

[82] OSMAN S G. Endoscopic transforaminal decompression,interbody fusion,and percutaneous pedicle screw implantation of the lumbar spine:A case series report[J]. Int J Spine Surg,2012,6:157-166.

[83] JACQUOT F,GASTAMBIDE D. Percutaneous endoscopic transforaminal lumbar interbody fusion:is it worth it? [J]. Int Orthop (SICOT),2013,37(8):1507-1510.

[84] KIM Y J,LENKE L G,CHEH G,et al. Evaluation of pedicle screw placement in the deformed spine using intraoperative plain ra-diographs:a comparison with computerized tomography[J]. Spine,2005,30(18):2084-2088.

[85] WEISE L,SUESS O,PICHT T,et al. Transpedicular screw fixation in the thoracic and lumbar spine with a novel cannulated po-lyaxial screw system[J]. Med Devices(Auckl),2008,1:33-39.

[86] KOSMOPOULOS V,SCHIZAS C. Pedicle screw placement accuracy[J]. Spine,2007,32(3):E111-E120.

[87] AMATO V,GIANNACHI L,IRACE L,et al. Accuracy of pedicle scew placement in the lumbosacral spine using conventional technique:computed tomography postoperative assessment in 102 consecutive patients[J]. J Neurosurg Spine,2010,12(3):306-313.

[88] HOSONO N,NAMEKATA M,MAKINO T,et al. Perioperative complications of primary posterior lumbar interbody fusion for non-isthmic spondylolisthesis:analysis of risk factors[J]. J Neurosurg Spine,2008,9(5):403-407.

[89] SCHRÖDER M L,STAARTJES V E. osition and clinical outcomes after robot-guided lumbar fusion for spondylolisthesis[J]. Neurosurg Focus,2017,42(5):E12.

[90] RAYNOR B L,LENKE L G,BRIDWELL K H,et al. Correlation between low triggered electromyographic thresholds and lumbar pedicle screw malposition:analysis of 4857 screws[J]. Spine,2007,32(24):2673-2678.

[91] HEGDE V,MEREDITH D S,KEPLER C K,et al. Management of postopera-tive spinal infections[J]. World J Orthop,2012,3(11):182-189.

[92] OLSEN M A,NEPPLE J J,RIEW K D,et al. Risk factors for surgical site infection fol-lowing orthopaedic spinal operations[J]. J Bone Joint Surg Am,2008,90(1):62-69.

[93] VEERAVAGU A,PATIL C G,LAD S P,et al. Risk factors for postoperative spinal wound infections after spinal decompression and fusion surgeries[J]. Spine,2009,34(17):1869-1872.

[94] HIKATA T,IWANAMI A,HOSOGANE N,et al. High preoperative hemoglobin A1c is a risk factor for surgical site infection after posterior thoracic and lumbar spinal instrumentation surgery[J]. J Orthop Sci,2014,19(2):223-228.

[95] KURTZ S M,LAU E,ONG K L,et al. Infection risk for primary and revision instrumented lumbar spine fusion in the Medicare population[J]. J Neurosurg Spine,2012,17(4):342-347.

[96] MIKHAEL M M,HUDDLESTON P M,NASSR A. Postoperative cul-ture positive surgical site infections after the use of irradi-ated allograft,nonirradiated allograft,or autograft for spinal fusion[J]. Spine,2009,34(22):2466-2468.

[97] OLSEN M A,NEPPLE J J,RIEW K D,et al. Risk factors for surgical site infection following orthopaedic spinal operations[J]. J Bone Joint Surg Am,2008,90(1):62-69.

[98] KIMURA H,SHIKATA J,ODATE S,et al. Pedicle Screw Fluid Sign:An indication on magnetic resonance imaging of a deep in-

fection after posterior spinal instrumentation[J]. Clin Spine Surg,2017,30(4):169-175.

[99] Wang X,Tao H,Zhu Y,et al. Management of postoperative spondylodiscitis with and without internal fixation[J]. Turk Neurosurg,2015,25(4):513-518.

[100] ZHAO F D,YANG W,SHAN Z,et al. cage migration after transforaminal lumbar interbody fusion and factors related to it[J]. Orthop Surg,2012,4(4):227-232.

[101] SMITH A J,ARGINTEANU M,MOORE F,et al. Increased incidence of cage migration and nonunion in instrumented transforaminal lumbar interbody fusion with bioabsorbable cages[J]. J Neurosurg Spine,2010,13(3):388-393.

[102] PAN F M,WANG S J,YONG Z Y,et al. Risk factors for cage retropulsion after lumbar interbody fusion surgery:series of cases and literature review[J]. Int J Surg,2016,30:56-62.

[103] LEE K H,YUE W M,YEO W,et al. Clinical and radiological outcomes of open versus minimally invasive transforaminal lumbar interbody fusion[J]. Eur Spine J,2012,21(11):2265-2270.

[104] WANG H,MA L,YANG D,et al. Incidence and risk factors of adjacent segment disease following posterior decompression and instrumented fusion for degenerative lumbar disorders[J]. Medicine(Baltimore),2017,96(5):e6032.

[105] AOKI Y,YAMAGATA M,NAKAJIMA F,et al. Examining risk factors for posterior migration of fusion cages following transforaminal lumbar interbody fusion:a possible limitation of unilateral pedicle screw fixation[J]. J Neurosurg Spine,2010,13(3):381-387.

[106] KIMURA H,SHIKATA J,ODATE S,et al. Risk factors for cage retropulsion after posterior lumbar interbody fusion:analysis of 1070 cases[J]. Spine,2012,37(13):1164.

[107] RUBERTE L M,NATARAJAN R N,ANDERSSON G B. Influence of single-level degenerative lumbare disc disease on the behavior of the adjacent segments-a finite element model study[J]. J Biomech,2009,42(3):341-348.

[108] DOBRAN M,NASI D,BRUNOZZI D,et al. Treatment of unstable thoracolumbar junction fractures:shortsegment pedicle fixation with inclusion of the fracture level versus long-segment instrumentation[J]. Acta Neurochir(Wien),2016,158(10):1883-1893.

[109] KIM C H,CHUNG C K,JAHNG T A. Comparisons of outcomes after single or multilevel dynamic stabilization:effects on adjacent segment[J]. J Spinal Disord Tech,2011,24(1):60-67.

[110] WU J C,HUANG W C,TSAI H W,et al. Pedicle screw loosening in dynamic stabilization:incidence,risk,and outcome in 126 patients[J]. Neurosurg Focus,2011,31(4):E9.

[111] HARROP J S,YOUSSEF J A,MALTENFORT M,et al. Lumbar adjacent segment degeneration and disease after arthrodesis and total disc arthroplasty[J]. Spine,2008,33(15):1701-1707.

[112] TAI C L,HSIEH P H,CHEN W P,et al. Biomechanical comparison of lumbar spine instability between laminectomy and bilateral laminotomy for spinal stenosis syndrome:an experimental study in porcine model[J]. BMC Musculoskelet Disord,2008,9:84.

[113] LIU H,WU W,LI Y,et al. Protective effects of preserving the posterior complex on the development of adjacent-segment degeneration after lumbar fusion[J]. J Neurosurg Spine,2013,19(2):201-206.

[114] SENTELER M,WEISSE B,SNEDEKER J G,et al. Pelvic incidence-lumbar lordosis mismatch results in increased segmental joint loads in the unfused and fused lumbar spine[J]. Eur Spine J,2014,23(7):1384-1393.

[115] TOKUHASHI Y,AJIRO Y,UMEZAWA N. Follow-up of patients with delayed union after posterior fusion with pedicle screw fixation[J]. Spine,2008,33(7):786-791.

[116] 吴晓淋,丛文斌,钟鑫,等. 微创经椎间孔入路腰椎椎体间融合术(MIS-TLIF)对腰椎多裂肌影响的 MRI 评估[J]. 中华骨科杂志,2020,40(14):902-910.

第二十四章

腰椎间盘突出症手术并发症的
防范及处理

腰椎间盘突出症行腰椎间盘切除术,要求术者熟悉局部解剖,严格无菌操作,掌握轻柔而精细的手术技巧,以及具备能够随机应变处理意外或非常情况的能力,只有这样才能顺利完成手术,取得较为满意的手术效果。然而,自开展腰椎间盘摘除术以来,不时有并发症报告,甚至有的患者因手术并发症而死亡。65 岁以上的并发症发生率较 40 岁以下者多 2 倍,75 岁以上并发症的发生率为 0.6%,在再次手术或并行腰椎椎间融合的病例中并发症发生率较高,国外并发症发生率为 0.1% ~ 0.3%(表 24-1)。

表 24-1　腰椎间盘突出症手术并发症发生率

作者	病例数/例	发生率/%	作者	病例数/例	发生率/%
Love	1 217	0.2	Oppel 等	3 032	0.29
Busch 等	1 200	0.3	Roberts	17 058	0.017
Gurdjiam 等	1 176	0.2	Ramirez 等	28 392	0.059
Semmes	5 000	0.0	Wildforster	68 329	0.013
Spangfort	2 504	0.1	Deyo 等	18 122	0.07

我国有学者报道 1983—2003 年手术治疗腰椎间盘突出症 7 235 例,患者中因术后出现并发症而再次手术的 313 例,以及同期因此类疾病在外院手术疗效欠佳而入院再次手术的 552 例,对以上患者的病历进行回顾性分析并进行对比性研究。此为国内最大一宗腰椎间盘突出症手术并发症的报告(表 24-2、表 24-3)。

表 24-2　腰椎间盘突出症术后早期并发症发生情况

[单位:例(%)]

并发症	第一军医大学珠江医院[*]组	外院组	并发症	第一军医大学珠江医院[*]组	外院组
再突出或髓核摘除	49(36.84)	28(8.96)	马尾或神经根损伤	3(2.26)	82(26.20)
椎间盘炎	37(27.52)	69(22.04)	椎管内异物存留	0(0.00)	17(5.43)
椎管内血肿形成	34(25.56)	42(14.42)	下肢静脉血栓	1(0.75)	1(0.32)
间隙突出,术中遗漏	5(3.76)	16(5.11)	感染性蛛网膜炎	1(0.75)	2(0.64)
病变椎间隙定位错误	3(2.26)	56(17.89)	合计	133(100.00)	313(100.00)

注:[*]现为南方医科大学珠江医院。

表 24-3　腰椎间盘突出症术后中远期并发症发生情况

[单位:例(%)]

并发症	第一军医大学珠江医院*组	外院组	并发症	第一军医大学珠江医院*组	外院组
神经根粘连	63(34.05)	96(40.17)	医源性椎管狭窄	36(19.46)	26(10.88)
椎间盘再突出	47(25.41)	75(31.38)	合计	185(100.00)	239(100.00)
腰椎不稳	39(21.08)	42(17.57)			

注:*现为南方医科大学珠江医院。

第一节　感　染

一、感染率

椎间盘摘除术后的感染最早由 Wilward 报道,此后各家报道不一。Gunne 等报道 1 组 3 174 例脊柱手术病例,术后感染 132 例,感染率为 4.2%,其中腰椎间盘突出症术后感染 10 例,感染率为 7.6%,其中深部感染率 6.0%,浅部感染率 10.2%。

腰椎间盘摘除术后感染率,国外为 0.1%~4.0%,国内为 1.0%~12.5%,青岛大学附属医院为 0.9%。

二、感染原因

感染的原因除无菌操作不严格外,多因手术操作粗暴,损伤腰背部软组织较多,组织坏死后感染。此外,手术中出血、止血不严格导致血肿形成也易引起术后感染。在腰椎间盘突出症手术后再次或多次手术,感染机会亦较多。青岛大学附属医院有 1 例在行第 3 次椎管探查、椎间盘切除后发生感染。当前引起感染的一个重要原因是腰椎间盘突出症微创治疗中未严格按无菌原则操作,如经皮穿刺腰椎间盘切吸术,或经皮穿刺椎间盘内胶原酶注射。在一些基层医疗单位由于手术室中无 C 臂定位而改在放射科的普通 X 线机房和 CT 机房间进行,不具备无菌环境。另外,无菌操作原则执行不够严格也容易引起感染。椎间隙感染的主要病原菌为金黄色葡萄球菌,其次为表皮葡萄球菌,革兰氏阴性杆菌、溶血性链球菌、肺炎球菌、大肠埃希菌和铜绿假单胞菌等也有报道。也有报道椎间盘术后感染为血源性感染,即发生术后感染的患者在术前多有泌尿系统或呼吸道感染的情况存在。有学者报道真菌感染椎间盘炎 4 例,认为可能与机体抵抗力低,长期使用广谱抗生素导致菌群失调有关。

另有学者报道了 2 531 例腰椎间盘突出症手术患者,其中发生椎间盘炎共 14 例。术后椎间盘炎与尿中白细胞数量、椎间软骨终板破裂及 IgG 有显著相关性。血源性感染是术后椎间盘炎重要的发病因素,术前控制感染可预防术后椎间盘炎,其免疫源性因素不容忽视。

由于手术创伤,机体抵抗力下降,糖尿病患者或行器官移植的患者也存在诱发椎间盘感染的情况。有学者分析了 1 345 例手术后 16 例发生感染的原因,认为可能与术后患者延长应用皮质类激素有关。丹麦学者分析了 15 例椎间盘术后感染的患者,其中 14 例术前 1~28 天曾行椎管造影,感染率高达 2.8%。术后感染与手术方式无关,国内外均有各种手术方式引起感染的报道。

三、临床表现

腰椎间盘术后感染的临床表现分为两大类。

1. 患者术后全身寒颤、发热、体温明显增高,诉腰背部手术切口疼痛明显,同时亦感原下肢坐骨神经痛,术后不见减轻甚而较术前加重。因疼痛翻身极为困难,每当咳嗽、排便等腹压增加时疼痛更著。检查手术切口处肿胀,皮肤略红,周围软组织有凹陷性水肿,此时做分层穿刺涂片可发现细菌。随着病情发展,手术切口处即有蜂窝织炎的表现。血白细胞明显增加,拆除缝线可有脓液流出。

2. 患者术后即时或短期内情况良好。原术前的坐骨神经痛明显减轻或消失。但于术后 1~8 周,通常在

1～2周,又复出现不明原因的腰痛和坐骨神经痛。此种疼痛日益加重,原先术后能翻身活动或离床活动,逐渐变为活动明显受限。最后因疼痛严重而不能活动,当别人行走或触及病床轻微震动时可导致剧烈腰痛。另有一部分病例表现为腹痛或下腹部放射痛。有学者5年内遇到48例椎间盘感染的患者,29例诉说不同程度的腹痛,其中3例疼痛明显,误认为是急腹症需要剖腹探查。患者诉说的严重疼痛可超过客观体征,以致被诊断为神经官能症。患者无寒颤、发热,体温、脉搏正常,但腰背部肌肉痉挛明显,局部组织无凹陷性水肿,但有深压痛。伤口无感染征象。试探穿刺无阳性发现。白细胞计数和分类均正常,但红细胞沉降率明显增快,C反应蛋白增高。特别在术后2周时,这具有很大的诊断意义。如丹麦学者报道的15例患者中,只有1例红细胞沉降率未增快,6例红细胞沉降率达100mm/h以上,6例红细胞沉降率达50mm/h以上,2例红细胞沉降率为50mm/h以下。

这两类腰椎间盘术后感染的临床表现,以后一类为多见。因此,在腰椎间盘术后短期内又复出现严重的腰痛及坐骨神经痛,化验血常规正常,但红细胞沉降率明显增快(达60～120mm/h)和C反应蛋白增高,应考虑到感染的可能。

腰椎间盘术后感染红细胞沉降率明显增高具有重要的诊断价值。国内学者对56例腰椎间盘手术均未发生术后感染的患者进行了术前及术后4周的红细胞沉降率追踪观察(表24-4)。由表24-4可知,术后1周数值与术前相比,差异有非常显著的统计学意义($P<0.01$);术后2周、3周与术前相比,红细胞沉降率增快,差异亦有统计学意义($P<0.05$)。由此可见,腰椎间盘手术后3周内红细胞沉降率应恢复正常。

表 24-4　腰椎间盘手术前后红细胞沉降率观察

时间	红细胞沉降率/$(mm \cdot h^{-1})$	时间	红细胞沉降率/$(mm \cdot h^{-1})$
术前	6.4±3.7	术后3周	11.4±5.3
术后1周	39.8±17.7	术后4周	7.2±2.9
术后2周	19.7±11.8		

当怀疑椎间隙感染时可行椎间隙穿刺,但穿刺物行细菌培养结果多为阴性。正常腰椎间盘突出症术后C反应蛋白可增高,一则对149例脊柱手术病例的报道,将C反应蛋白与红细胞沉降率作为在脊柱手术术后早期感染的指标,并对术前及术后这两个指标进行比较。术前,C反应蛋白正常值为6.2mg/L,红细胞沉降率为0～15mm/h。在149例病例中,100例(67%)C反应蛋白增高,达(165.8±69.0)mg/L,61例(41%)红细胞沉降率增快,达(67.9±21.3)mm/h;C反应蛋白增高平均持续(7.2±3.0)天,红细胞沉降率增快平均持续(8.0±3.2)天。由此认为,C反应蛋白在术后居高不降或降低后再次增高表明出现感染,C反应蛋白的术后变化在诊断早期术后感染较红细胞沉降率更有意义。1例腰椎间盘突出症术后脊髓内脓肿合并颅内高压的病例,在术后第20天出现膝平面以下的瘫痪及颅内高压的症状和体征,最终于术后4个月死亡。

四、影像学表现

1. **X线表现**　腰椎间盘术后感染的X线诊断,在早期没有意义。X线检查改变一般在术后1～3个月开始有所表现。X线检查可见相邻的椎间隙变窄,椎体破坏、硬化,椎体前、后缘有骨赘形成,最终椎体融合。术后椎间盘炎,可通过椎静脉系统将感染扩散至其他椎体,可发生多发性化脓性脊椎炎。

2. **CT表现**　早期表现为椎间隙的密度减低,后期可出现椎间隙的狭窄及硬化。

3. **MRI表现**　对诊断椎间盘炎较为敏感,其诊断的敏感度为93%,特异度为97%,而准确度为95%。表现为在T_1WI中椎间盘及其邻近椎体的信号减低,在T_2WI中则信号增强。但有时不易与椎间盘退变相鉴别,一般在发病3周后MRI能明确诊断。采用比较可靠的MR增强剂Gd-DTPA进行检查,则可与椎间盘退变相鉴别。

所有相关影像学表现见图24-1～图24-8。

有学者用放射性核素[67]镓(gallium-67)进行骨扫描,用于早期诊断椎间盘感染,对比用放射性核素[99m]锝(technetium-99m)做骨扫描的结果,发现用[67]镓显示异常,而[99m]锝显示正常。经此方法早期诊断的病例,在8周后X线检查才证实为椎间盘感染。

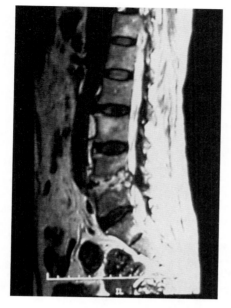

图 24-1　T₂WI 示 L₄/₅ 间隙高信号

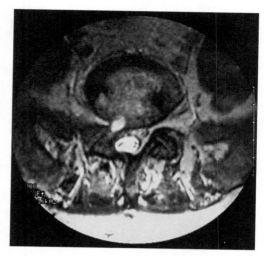

图 24-2　T₂WI 示右侧高信号区，脓肿形成

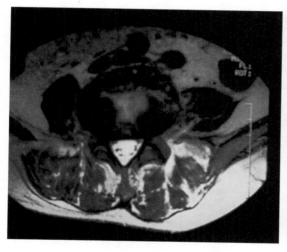

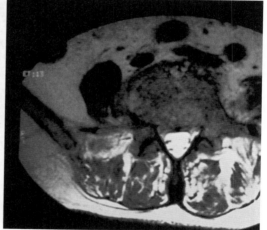

图 24-3　MR Gd-DTPA 增强检查示椎间盘中央呈高信号

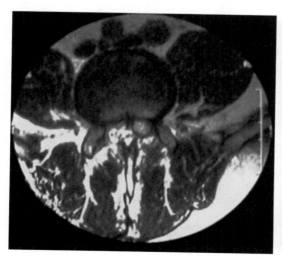

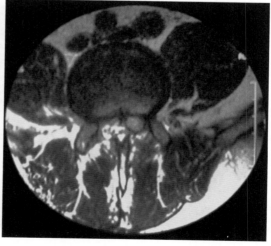

图 24-4　T₂WI 示椎管内脓肿

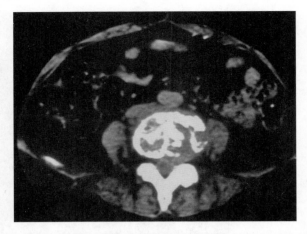

图 24-5　CT 软组织窗示椎间盘及椎体下缘不规则破坏影

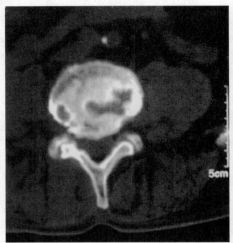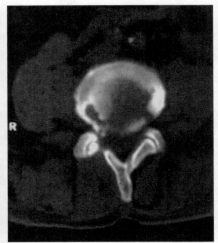

图 24-6　CT 骨窗示椎体不规则破坏影

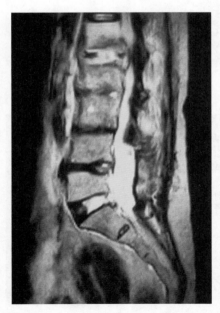

图 24-7　$L_{4/5}$ 椎间盘突出经皮穿刺切吸术后感染波及 $L_{3/4}$、$L_{2/3}$、$L_{1/2}$ MRI 示 $L_{2/3}$ 椎间隙消失，$L_{3/4}$ 椎间隙明显狭窄，$L_{1/2}$ 椎间隙明显增宽，呈高信号。

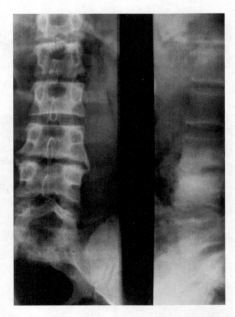

图 24-8　X 线片示 $L_{3/4}$ 椎间盘感染治愈后椎间盘狭窄、骨桥形成

五、治疗

椎间盘术后感染的治疗,主要应按一般手术后感染的处理原则进行,即全身应用抗生素和局部制动。若椎间隙穿刺细菌培养阳性,可根据药敏试验结果给予抗生素,应用抗生素应持续6周。有学者认为,是否使用抗生素结果无明显差别,在报道的15例病例中,9例应用抗生素、6例未应用抗生素,另外发现感染椎间隙的细菌,经培养大多不生长。另有学者发现,用抗生素可延长受累椎体的自行融合。静脉用药4小时后取椎间盘测定,未检出抗生素。在一项动物实验中发现林可霉素及妥布霉素(tobramycin)可进入椎间盘。许多作者还发现头孢唑啉(cefazolin)可渗透进入椎间盘,而在用药后15~80分钟时达到足够的浓度。克林霉素对椎间盘髓核的渗透率为38.7%~49.0%,平均渗透率为(43.3±3.9)%;青霉素的渗透率为0~1.2%,平均渗透率为(0.7±0.5)%,两者比较有显著性差异(P<0.0001),克林霉素渗透椎间盘髓核的能力比青霉素强。目前,多种不同种类的抗生素被应用于临床预防和治疗椎间隙感染。抗生素要发挥抗菌作用必须要达到最低抑菌浓度(minimum inhibitory concentration,MIC)。由于不同抗生素的MIC有所不同,所以它们被传送和运输进入椎间盘的能力就显得尤为重要。抗生素的渗透力越强,就越容易存在椎间盘髓核内达到MIC,发挥有效的抗菌作用。

有学者采用放射性[125]碘标记的庆大霉素来研究其对兔髓核的渗透性,发现庆大霉素能有效渗透椎间盘,在静脉注射2小时后达到峰浓度,并维持峰值水平至少6小时。

抗生素进入椎间盘绝大多数是通过终板途径实现的,终板途径的重要性,就在于它几乎可以被看作是抗生素进入椎间盘的唯一途径。我们的意见是静脉用药直至临床症状消失,应用足量、有效的抗生素4~8周控制病情,使红细胞沉降率恢复正常,腰痛症状明显缓解。

常用的抗生素为克林霉素(clindmycin)、妥布霉素、肽可霉素(teicomycin)、万古霉素(vancomycin)和头孢唑林。其用药剂量如下。

1. **克林霉素**　肌内注射或静脉滴注,治疗轻中度感染,成人0.6~1.2g/d,分2~4次给药,儿童15~25mg/kg,分2~4次给药;治疗重度感染,成人1.2~2.7g/d,分2~4次给药,儿童25~40mg/kg,分2~4次给药。

2. **妥布霉素**　肌内注射或静脉滴注,3~5mg/kg,2~3次/d。

3. **肽可霉素**　静脉滴注或静脉注射,6~7mg/kg,开始2次/d,后改为1次/d。

4. **万古霉素**　成人2g/d,可分为每6小时500mg或每12小时1g静脉滴注;儿童每日静脉注射的剂量为每次10mg/kg,每6小时静脉滴注1次。肾功能不全患者及老年人剂量需调整。

所有保守治疗的患者均应腰背部制动,至少应严格卧床或腰围固定。固定时间一般为4~6周,一直固定到疼痛症状完全缓解,以达到防止炎症进一步扩散、利于椎体融合的目的。椎体骨性融合的时间一般在3~4个月。当椎体融合后,患者即无腰背痛症状。

Adam等报道4 698例腰椎手术,其中24例腰椎间盘突出症术后发生椎间盘炎,行背部支具和抗葡萄球菌抗生素治疗,或行细菌培养、敏感抗生素治疗。其中5例行手术清创和细菌培养、敏感抗生素治疗。

国内学者报道了21例经皮病灶清除持续灌注冲洗治疗腰椎间隙感染,获得了优良效果。其方法为根据MRI和/或CT表现确定病灶所在的椎间隙,在局部麻醉下经C臂或CT引导,常规行经皮椎间隙穿刺,留置工作套管,经工作套管清除椎间隙内的病变组织,送普通细菌培养、厌氧菌细菌培养和涂片检查。通过影像学检查判断病灶深度,从各个角度清除椎间隙内的坏死和炎性组织,用大量抗生素及生理盐水冲洗。术毕放置自制双腔冲洗引流管。术后接广谱抗生素及生理盐水,每日1 500ml,24小时持续灌注冲洗,同时全身应用抗生素。3~5天后根据细菌培养结果更换灌注冲洗和全身应用的抗生素种类。灌注冲洗的时间一般为7~50天,平均21天。全身应用抗生素的时间为2~7周。停止灌注冲洗的标准为临床症状完全消失,冲洗液体清亮,两次培养无菌生长,红细胞沉降率在4~6周、C反应蛋白在2~4周恢复正常。

腰椎间盘突出症行椎间盘切除术并行内固定融合术后发生感染,亦可参照脊柱内固定融合术后并发感染的处理,行彻底清创后闭式灌注冲洗治疗。Rohmiler等报道21例脊柱内固定融合术后急性感染和7例术后超过6个月的迟发感染,行彻底清创后,闭式灌注冲洗治疗。经随访1~86个月(平均22.3个月),75%的病例无感染复发,25%的病例需二次治疗。对于急性感染病例,无须取出内置物。

有学者对 15 例重症腰椎间盘炎病例进行了报道,比较经前入路腹膜后入路病变间隙残余椎间盘切除和传统的保守治疗,认为手术组能迅速解除症状,降低费用和缩短住院时间。

第二节 血 管 损 伤

腰椎间盘突出症手术时血管损伤,主要发生在经后入路手术摘除椎间盘的术式中。若经前入路腹膜内或腹膜外摘取椎间盘,则由于暴露腹主动脉和下腔静脉或髂总动、静脉,反而不易误伤这些大血管。1945 年首见报道 $L_{4/5}$ 椎间盘手术,致使右髂总动脉和下腔静脉撕裂形成动静脉瘘的血管损伤。

一、发生率

国外有关血管损伤的发生率为 0.04%~0.06%,死亡率高达 15%~61%。有学者联合了美国骨科协会 2 288 名会员及 739 名神经外科医师,统计征询腰椎间盘突出手术时的血管损伤。所得的结果为,有 106 次手术时损伤血管。近 6 000 例腰椎间盘手术,发生 1 例血管损伤并发症,发生率为 0.017%。血管损伤发生平面:L_3 椎间盘 3 例,L_4 椎间盘 44 例,L_5 椎间盘 35 例,多个平面血管损伤为 72 例。回顾文献发现,动静脉瘘、血管撕裂和假性动脉瘤的发生率为(1~55)/10 000。其中动静脉瘘最常见,约占 67%;动脉撕裂占 30%。国内腰椎间盘突出症无论经典手术还是内镜手术所导致的中、大血管损伤也并非罕见。国内文献回顾,有学者报道了腰椎间盘突出症术中损伤髂内动脉 1 例,髂动脉损伤 2 例,髂总动脉损伤 1 例。

二、损伤原因

腰椎间盘突出症经后入路经典手术或内镜手术,切开纤维环后在非直视下用髓核钳伸向前方切除椎间盘组织时,如果伸入得过深,穿透前侧纤维环及前纵韧带,钳夹到大血管则会造成血管损伤。内镜下椎间盘切除术已得到广泛应用。对于缺乏经验的医师,镜下操作可能会错误估计椎间隙的深度,导致手术器械过度深入,穿透前方纤维环和前纵韧带,造成血管损伤。血管损伤包括腹主动脉、下腔静脉、髂动静脉等。由于此血管损伤多为髓核钳钳夹血管壁所致的撕裂伤和个别情况因手术刀片造成的切割伤,因而此类血管损伤出血凶猛,较难自行终止出血。对于有动脉硬化的患者经前入路手术应注意动脉硬化和假性动脉瘤的形成,以免损伤腹主动脉(图 24-9)。

腰椎间盘突出症治疗中造成血管损伤多发生在开放性手术,也有应用 CO_2 激光行腰椎间盘切除术造成髂动脉损伤的。

三、临床表现

腰椎间盘切除时,突然从椎间隙涌出较多的鲜血并伴有急骤的血压下降,心动过速、血细胞比容降低等低血容量表现,经过积极输血、输液治疗后症状不能改善,常提示有大血管损伤。若患者有休克症状和体征,同时腹部能扪及包块则诊断大血管损伤无疑。有学者认为,不能解释的低血压和心动过速是血管撕裂最常见的征象。单纯椎间隙渗血而无血压改变,不一定是大血管损伤,但此类患者需留手术室密切观察,以便及时处理。此外,有些大血管损伤时椎间隙可无出血。有报道统计,有椎间隙出血的有 43 例,无椎间隙出血的有 58 例,这种情况给即时诊断大血管损伤造成一定的困难,大、中血管小的损伤常在之后造成动静脉瘘。1945 年,有学者首次报道了腰椎间盘手术所致动静脉瘘,至 1977 年在英文文献报道中累积共有 77 例报道。最常发生动静脉瘘的部位在右侧髂总动、静脉间。L_5 椎间盘手术部位发生血管损伤者占 73%,术时见椎间隙出血者仅占 28%,有低血压者仅占 27%,有 55% 的患者在椎间盘术后 1 个月内出现动静脉瘘的症状,最长者在术后 9 年发生。由于大血管的动静脉瘘,患者可早期表现出心血管症状,63% 的患者心脏扩大,同时患者可出现一侧或两侧下肢水肿。

Cape 等报道 1 例腰椎间盘突出症手术后 6 个月出现运动耐力下降,检查发现右侧髂总动脉与下腔静脉形成巨大动静脉瘘,导致高排血量心力衰竭,后经血管内手术治疗动静脉瘘。

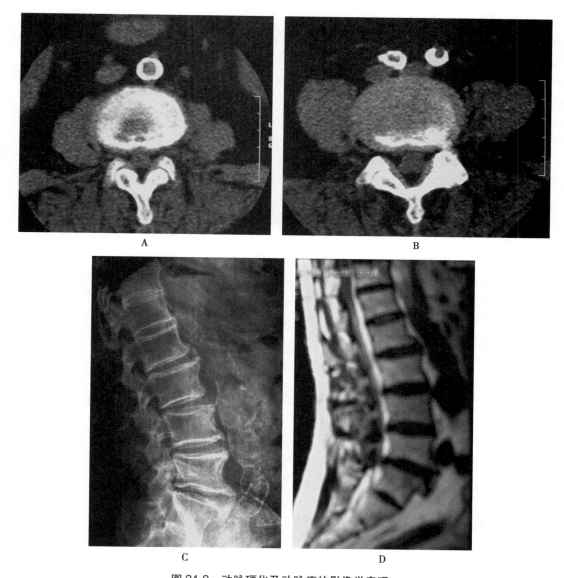

图 24-9　动脉硬化及动脉瘤的影像学表现

A. CT 示腹主动脉硬化；B. CT 示髂总动脉硬化；C. 侧位 X 线片示腰椎前方巨大腹主动脉瘤；D. MRI 示腰椎前方巨大腹主动脉瘤。

四、预防和治疗

了解腹部大血管与腰椎间盘之间的关系，在术中避免大血管损伤具有意义。在一项研究中，对 50 名正常成人做腰椎 CT 检查，观察椎旁的血管结构，发现大部分成人的下腔静脉在平 $L_{3/4}$ 椎间盘处邻近腹主动脉，2/3 的人右侧髂总动脉与下腔静脉完全前后重叠，或为左侧髂总动脉部分覆盖下腔静脉。在 $L_{3/4}$ 椎间盘的前侧大部分被血管覆盖。在 L_5S_1 椎间盘处，髂总动静脉位于此间隙的前侧至前外侧。此外，另有研究报道了术中椎间盘造影 25 例，发现有 2 例对比剂从纤维环前方溢出，表明纤维环前方破裂，这类情况在取椎间盘时就有可能从此破口向前损伤血管。在 L_5 椎间盘平面较易损伤髂总动脉；若在 L_4 椎间盘平面以上，则左侧易损伤腹主动脉，右侧易损伤下腔静脉（见图 3-42）。

在行经后入路腰椎间盘切除手术时，非直视下向前方切除椎间盘要适可而止。髓核组织钳进入深度斜向不超过 3cm，纵向不超过 2cm。一旦术中发现椎间盘中出现鲜血，不要用明胶海绵、脑棉等填塞压迫止血，不要以侥幸心理用此法处理大血管损伤。如有条件从前入路行椎间盘摘除并椎体融合术，不失为避免损伤大血管的良好方法。一旦疑有大血管损伤，应取积极态度，及时、早期行手术探查修补血管损伤。有学者认为,腰椎间盘突出症手术治疗效果的好坏取决于神经根管和椎管减压是否彻底,椎间隙内遗留少量髓核组织并无妨碍。遵循椎间盘髓核组织有限摘除的原则,可以减少大血管损伤。此外,腰椎间盘突出症手术并行经后入路腰椎椎间植骨融合内固定术时,在切开纤维环取出后方浅层椎间盘组织后,将原先置入的椎弓根螺钉和连接棒予以撑开,增高椎间隙,在直视下向前方切除椎间盘组织,以避免损伤前方纤维环。

椎间盘手术如有大血管损伤,要求即时处理,挽救生命。试图通过后方压迫止血的想法和操作非常危险,将延误治疗,增加死亡率。单纯的大动脉或大静脉损伤,死亡率可高达78%~89%。有研究统计了及时发现大血管损伤,早期手术者31例,死亡率为24%,延期手术者5例,死亡率高达40%。中、大血管损伤,动静脉瘘形成后的死亡率较低,为9%~11%。当发现动静脉瘘形成时,必须手术处理,以免严重扰乱循环功能。手术修补动静脉瘘的死亡率为6.9%。另有研究统计分析,发现腹主动脉损伤的死亡率为78%,左髂总动脉损伤的死亡率为42%,动静脉瘘的死亡率为9%。急性血管损伤早期诊断但延迟手术治疗,死亡率为40%。早期诊断并早期手术的死亡率为24%,延误诊断并早期手术,死亡率仍高达50%,但如不行手术治疗,死亡率为100%。

因此,一旦怀疑中、大血管损伤,应采取积极、有效的措施进行诊断和手术治疗。怀疑中、大血管损伤应积极组织抢救。患者由俯卧位改为仰卧位。全身麻醉,建立多个输液和输血通道,行腹腔穿刺或B超检查,确定为腹膜后血肿或腹腔内大出血后,应请腹部外科和血管外科医师处理。对于怀疑有小血管损伤者,在患者情况允许和具有血管造影的条件下,行血管造影确定损伤血管部位和性质以便处理。Karaikovic等报道1例45岁的女性,因$L_{4/5}$腰椎间盘突出症行椎间盘切除术,术中发生出血,请放射科医师行血管造影,显示右侧L_3动脉损伤,行腰动脉栓塞止血成功。

第三节　神经损伤

腰椎间盘突出症时,受压神经根因椎间盘组织压迫及髓核组织化学性刺激,可有充血、水肿、粘连等不同程度的神经损伤,因此手术后有神经症状较前加重的可能,有的可因技术操作失误而引起神经损伤。

一、周围神经损伤的原因

国内有学者报道腰椎间盘突出症手术1069例,发生腰骶神经根损伤10例。其中,有因腰骶神经根解剖异常而误切神经的,有切除黄韧带时损伤神经根的,有咬骨钳撕裂硬脊膜的,有切椎间盘时部分切断神经根的,有髓核钳误伤神经根的,还有因静脉丛出血用明胶海绵压迫止血伤及神经根的。神经损伤可分为硬脊膜外单根或多根神经损伤和硬脊膜内马尾神经或神经根损伤。其原因常见以下数种。

1. 神经根牵拉伤　手术中探查神经根,或在取出椎间盘时将神经根牵拉得时间过长,使神经出现麻痹。因此手术中牵拉神经根要间歇性松弛,使供应神经根的血运在牵拉过程中不至于阻断时间过长。神经完全缺血15~20分钟后,神经缺氧即可出现麻木、感觉减退或消失。此种感觉障碍以每分钟4cm的速度,由远端向近端发展。这种神经障碍相当于神经损伤的轴突断伤(axonotmesis)或神经失用(neurapraxia)。一般在术后数日或数月内恢复。

2. 神经根周围瘢痕形成　手术后局部积血可在硬脊膜与神经根上产生纤维化,形成瘢痕组织。显然,纤维化与瘢痕组织对手术切口的愈合是必不可少的,但也是产生神经根压迫的原因之一。其表现为,在术后早期,原先的神经痛症状明显减轻,不久又复加重。有学者报道了均经再次手术探查的32例患者,多系手术区域瘢痕形成压迫神经根或马尾神经,甚至形成蛛网膜炎。有学者用30只狗做动物实验,观察瘢痕组织对神经粘连形成的作用,发现从生物学反应来看,瘢痕主要在背面竖脊肌处形成,并向两侧延伸,与硬脊膜、神经根粘连,实验中还试用明胶海绵及硅胶膜保护神经根,防止瘢痕形成造成粘连。青岛大学附属医院骨科采用兔进行了有关预防粘连的动物实验研究,发现硬脊膜外瘢痕形成主要是损伤组织多,血肿形成所致,其实验观察认为瘢痕来自椎板外肌肉组织。有学者提议,对再次手术探查的病例,再次手术前行脊髓造影,84%的病例可显示典型的神经受压形态,64%的病例术后症状可得到明显缓解。CT与MRI的出现,为瘢痕组织所致的神经根压迫提供了准确诊断的有效手段。

此类病例的发生,主要是由于在第一次手术时操作不细致、损伤组织较多、止血不严密而致血肿机化形成瘢痕压迫神经,故手术的细致操作甚为重要,术后可在肌间隙中留置橡皮条引流,防止血肿形成。在手术区域内,采用自体脂肪块覆盖椎板缺损处,可起到防止粘连的作用。也有报道,明胶海绵也有此作用。青岛大学附属医院采用动物实验的方法,对比了几种对神经及硬脊膜进行保护和预防粘连的方法,分别用明胶海绵、游离脂肪块及硅胶膜覆盖硬脊膜与神经根进行比较,发现其中明胶海绵的效果最差,而游离脂肪块次之,以硅胶膜预防粘连的效果最好。但由于硅胶膜无法吸收,长期放置于体内仍为异物,因而,推荐用游离脂肪块覆盖。

3. **手术器械误伤**　当椎间盘突出在关节突关节深面或合并有侧隐窝狭窄时,常需将关节突切除。此时用咬骨钳或骨凿切除关节突,常可伤及其下受压的神经根,尤其当用骨凿不能掌握深度时更易发生。此种损伤多系神经根严重挫伤或神经断裂,神经功能难以恢复。但也曾听闻术时神经根断裂而没有出现肢体部分瘫痪的病例,推测其是因为神经根有异常变异。有学者曾报道2例将异常神经根切断的患者,1例无神经症状,另1例出现足下垂。另有研究报道了腰椎间盘手术并发神经损伤7例,其中4例为手术器械误伤造成。

4. **神经灼伤**　术时椎管内神经根静脉或椎前静脉损伤出血时,不宜使用一般的电凝止血,它常能灼伤邻近神经根而使其功能难以恢复。最好的方法还是用双极电凝止血或明胶海绵并脑棉压迫止血,压迫止血时仅将脑棉置于出血处,不要用过大的力量压迫硬脊膜,当出血停止后将明胶海绵取出,以免引起马尾神经受压。

5. **硬脊膜内蛛网膜粘连**　蛛网膜是机体内最容易粘连的组织之一。即使是硬脊膜外的压迫,同样可以造成蛛网膜粘连,尤其是经硬脊膜内切除椎间盘时。经硬脊膜内行椎间盘切除,大多为中央型椎间盘突出,此型椎间盘突出的组织较多,多在术前马尾神经已严重受压,表现为不同程度的马尾神经综合征。由于受压较重,特别是病史较长者,即使摘除椎间盘,马尾神经功能也难以恢复。青岛大学附属医院中央型椎间盘突出32例,术后获得优良结果的仅占8%。从硬脊膜外手术摘除中央型椎间盘,可避免经硬脊膜内摘除造成蛛网膜粘连从而影响马尾神经功能的恢复。但是从硬脊膜外摘除椎间盘的18例及硬脊膜内摘除椎间盘的14例对照,两种手术方法效果相似。由此可说明,中央型椎间盘突出对马尾神经的原始损伤,对预后起着关键作用。我们曾遇到数例椎间盘组织突入到硬脊膜内而致马尾神经瘫痪的患者,其功能一般恢复较差或不能恢复。

6. **麻醉药物**　用普鲁卡因局部浸润麻醉,硬脊膜外阻滞麻醉或者全身麻醉,都不至于引起马尾神经损伤。但是用脊髓麻醉在术后可出现一些神经症状,其原因主要为椎管内麻醉药物的局部浓度过高所致。有学者对576例脊髓麻醉下行腰椎间盘手术的患者进行统计分析,其中术后感觉、运动障碍加重5例,感觉异常5例,尿潴留不足2天17例、2天以上1例,肠麻痹4例。另有团队报道,用脊髓麻醉或脊髓麻醉加局部麻醉共2274例,术后发生足下垂者共14例,占0.5%。青岛大学附属医院曾有1例脊髓麻醉术后发生足下垂的病例,此例在局部麻醉下手术,在脊髓麻醉下保护神经根摘除椎间盘。当时脊髓麻醉用普鲁卡因75mg,遇此麻醉意外病例后,目前已放弃应用脊髓麻醉。

7. **腰椎间盘突出症髓核化学溶解疗法**　用胶原酶在椎间盘内或椎间盘外注射治疗所致有关神经损伤并发症屡见不鲜。有多处发生椎间盘外注射胶原酶的患者出现瘫痪。动物实验胶原酶注射于硬脊膜外不会溶解硬脊膜组织,注射于硬脊膜内则会出现脊髓和神经组织的迅速溶解。因此,在椎管内行椎间盘外胶原酶注射,稍有不慎胶原酶渗入或进入硬脊膜内可导致严重的神经损伤结果,因而没有必要选择此高风险的治疗方法。

硬脊膜外封闭疗法治疗腰椎间盘突出症,注射剂配方除含激素外,亦含有一定量的麻醉药物和其他药物。国内亦有报道经骶管行硬脊膜外封闭治疗的患者发生截瘫。原因可能为经骶管穿破硬脊膜,过量药物进入蛛网膜下腔,造成药物对神经的损伤。

8. **软组织压迫神经**　腰椎间盘切除术时为防止硬脊膜囊粘连常植入游离脂肪片。有国内学者报道了在腰椎间盘切除术中,在切口内切取2mm×10mm×30mm游离脂肪片植于椎板缺损处、硬脊膜囊后方,术后6小时出现马尾神经功能障碍。再次手术探查见游离脂肪片嵌入椎管内,取出水肿的脂肪片,术后56天功能恢复。亦有为了阻止椎管内出血,用明胶海绵留置压迫止血从而造成神经根受压和肿胀,产生神经根性痛或运动障碍的病例(图 24-10)。因此腰椎间盘切除术后应严格止血,不宜放置异物或大块自体组织。

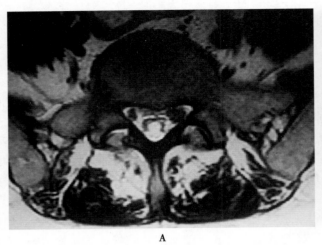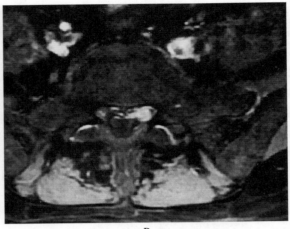

图 24-10　术后神经根水肿增粗影像学表现
A. MRI 示左侧椎管内神经根增粗;B. 增强 MRI 示左侧椎管内神经根呈高信号增粗,证实为神经根水肿。

9. 椎管未充分减压　有学者报道了 5 例腰椎间盘突出症术后并发马尾综合征患者,认为发生马尾综合征与原先并发的先天性或退行性腰椎管狭窄有关。当行腰椎间盘切除术,而未行椎管充分减压时,手术区静脉回流受阻、静脉充血压迫硬脊膜囊内的马尾神经,出现马尾综合征。由于 L_5S_1 椎间盘位于腰椎管末端,静脉回流向一个方向,静脉充血较轻,而其他节段静脉回流向头、尾侧两个方向,则静脉充血较重。此 5 例中无一例发生于 L_5S_1 腰椎间盘突出症病例。CT 或 MRI 神经影像学检查难以确定马尾综合征病因。发生马尾综合征后应在 48 小时内手术,行椎管充分减压兼或腰椎椎间融合。

Jha 等报道经皮内镜椎间孔入路切除巨大椎间盘后出现急性马尾综合征。Maki 等报道腰椎间盘突出症手术后第 2 天出现 S_2 感觉障碍、尿潴留,表现为马尾综合征。经 MR 检查发现 L_5S_1 节段腹侧硬脊膜外静脉丛充血扩张,导致硬脊膜囊被挤入手术所开的骨窗,经再次手术椎板减压后,马尾综合征症状消失。上述 2 例说明了椎管充分减压的重要性。

二、周围神经损伤的防范

避免腰椎间盘手术时的神经损伤应遵循下列注意事项:①术野得到良好暴露;②熟悉神经的局部解剖关系;③不见神经根不切开纤维环取髓核组织;④局部不用浓度过高的麻醉药品或超量应用麻醉药品;⑤适宜的病例可采取显微外科技术操作,以减少对神经根和周围组织的损伤;⑥不过度或长时间牵拉神经根。一旦神经根损伤后,预后欠佳。

神经根损伤可表现为轻度和渐进性神经功能障碍或为完全性神经根麻痹。这种神经障碍的严重度与术前神经功能有关。术后神经功能障碍以 L_5 神经根最常见,L_4 和 S_1 神经根次之。为何 L_5 神经根功能障碍最常见,其原因尚不清楚。由于 L_5 神经支配的肌肉为单根神经支配的肌肉,因此一旦 L_5 神经根功能障碍,其所支配的肌肉不能得到其他神经支配的代偿,术后最轻的神经功能障碍为感觉障碍或原先的感觉障碍加重。正常情况下感觉减退可 1~3 个月后减轻或恢复正常,当术后出现中等的神经功能障碍时,即除有感觉障碍还合并有中度运动障碍,其恢复正常的时间需数周至数月不等。

腰椎间盘突出症手术按正常程序顺利完成,在未感知损伤的情况下出现神经麻痹时,不能排除手术造成的神经缺血,而非明显的机械性压迫导致的功能障碍。此种神经根功能障碍的预后取决于病理机制、患者的年龄和术前神经障碍的严重程度。大多数此类病例可在 2~6 个月恢复,特别是在术前有轻度和中度神经功能障碍的中、青年人,恢复的可能性较大。老年人,特别是严重神经功能障碍和术前长期有神经功能障碍的患者,很少有机会恢复功能。如果完全运动功能丧失 4 个月,很少有功能恢复的可能,运动功能丧失

6 个月几乎没有恢复的可能。

三、交感神经损伤

腰椎前入路手术途径行腰椎间盘切除或人工腰椎间盘置换时,可损伤交感神经引起男性患者术后逆行射精。逆行射精的主要原因是在手术中扰乱了位于腹主动脉和髂总动脉前方的交感射精通道,包括腹主动脉丛(abdominal aortic plexus,AAP)和上腹下丛(superior hypogastric plexus,SHP)。逆行射精的发生率为 $0.42\% \sim 63.00\%$。

腹主动脉丛分布在主动脉侧前方;在上方与腹腔丛、腹腔神经节和主动脉肾节相延续,下方与上腹下丛相延续。在腹主动脉前方有数条交织成网的灰白色纤维,从侧方包绕腹主动脉,在左右髂总动脉之间、L_5 椎体的前面,沿腹主动脉丛向下延续形成上腹下丛。大约在骶岬水平,上腹下丛在尾端分为左、右腹下神经,向两侧进入小骨盆,上腹下丛主干位于左、右髂总动脉形成的三角内。腹主动脉丛和上腹下丛多位于腹膜后一层疏松组织中,可视为神经纤维层。

为避免自主神经的损伤,有学者提出:①右侧切开、剥离后腹膜。切开腰骶岬部的腹膜时,切口应位于右髂内动脉内侧,避免从左侧分离自主神经。②分离时应轻柔地将上腹下丛自右向左沿椎间盘边缘推开;选择外科平面要保证在神经筋膜层下进行分离,可以将位于腹主动脉和腰骶岬部的自主神经层整层掀起,达到保留自主神经的目的。③L_5S_1 椎间盘从右侧切开后腹膜,在椎前分离,神经纤维层向左侧掀开,而不是中断上腹下丛的神经纤维。而 $L_{4/5}$ 椎间盘及以上节段的前方进入明显增加了自主神经损伤的可能性。从解剖学的角度看,暴露目标椎体就不可避免地中断单侧的腰内脏神经,不管是右侧还是左侧。建议切口越过一侧的后腹膜,然后在自主神经层的下方将自主神经层向对侧推开来暴露目标椎体。将损伤限制在单侧的腰内脏神经,避免损伤上腹下丛。

四、术后根性神经痛

腰椎间盘突出症术后有时会出现几天严重根性痛,其原因可能为背根神经节或感觉神经根的炎症刺激。

腰椎间盘突出症手术伤及腰骶神经根之背根神经节,可出现在所支配区域自发性或诱发性的过敏性触痛或灼性神经痛。治疗可口服非甾体抗炎药、中枢性非鸦片类镇痛剂,兼或行病变节段椎间孔阻滞。经治疗 $1 \sim 2$ 个月后疼痛逐渐由近端向远端消退和缓解。此种疼痛呈现背根神经节和脊髓中化学介质信号通路 CCL2 和 CCR2 的 mRNA 的高表达。

有报道称,在对 $L_{4/5}$ 或 L_5S_1 单节段腰椎间盘突出症行手术时,在切皮后,静脉注射地塞米松(dexamethasone)40mg 和雷尼替丁(ranitidine)50mg,术后根性痛平均 VAS 降低 4.26 分,而用安慰剂对照组平均 VAS 降低 2.73 分。由此认为,术中应用地塞米松 40mg 可有效控制腰椎间盘突出症术后根性痛的发生并减少麻醉药用量。

第四节　脏器损伤

腰椎间盘切除时,单纯脏器损伤少见,几乎均为血管损伤伴有其他脏器损伤,如输尿管、膀胱、回肠、阑尾等。有关肠道损伤据统计仅有 3 例。小肠系膜根部由 L_2 前方斜向右侧骶髂关节,因此小肠较大肠更易被损伤。脏器损伤的确定主要依据在用髓核钳取椎间盘组织时,发现有黏膜样组织。若发现此种情况,应立即行剖腹探查。除处理血管损伤外,亦要修补损伤穿孔之脏器,以避免腹膜炎形成。空腔脏器穿孔常致椎间隙感染,可按前述感染处理治疗,等待椎体间融合。

第五节　硬脊膜损伤

腰椎间盘突出症手术硬脊膜损伤并发症常见,发生率在 $1.6\% \sim 7.6\%$。瑞典统计腰椎间盘突出症手术 4 173 例,硬脊膜损伤率为 2.7%,再次手术,硬脊膜损伤率为 5.0%,有或无硬脊膜损伤的手术结果相似。

2009 年,日本统计腰椎间盘突出症手术 136 482 例,发生硬脊膜损伤 2 564 例,硬脊膜损伤率为 1.9%。在腰椎管狭窄症手术治疗中硬脊膜损伤率较高,为 6.3%(4 255/67 982)。在再次手术和显微腰椎间盘切除术中,硬脊膜损伤的发生率更高。另有研究报道了 3 183 例退行性腰椎疾病手术,硬脊膜损伤率在首次手术为 7.6%,在再次手术为 15.9%,是首次手术硬脊膜损伤率的 2 倍。Albayrak 等报道腰椎间盘突出症手术 1 159 例,硬脊膜破裂的发生率为 1.20%,认为再次手术、开放性手术、高位腰椎间盘突出症手术等为硬脊膜破裂的危险因素。

硬脊膜损伤多发生于椎管内粘连严重的病例,如椎管狭窄和再次手术瘢痕较多与硬脊膜粘连紧密的情况下。用椎板咬骨钳和尖刀切除黄韧带时亦可造成硬脊膜损伤。硬脊膜损伤易发生的部位在硬脊膜囊前外侧方或根袖处,多为线形破裂,破裂口一般在 3~5mm。若为硬脊膜撕裂伤,则破裂口不规则。有学者报道首次术中未发现硬脊膜破裂,亦可形成假性脊膜囊肿,此种硬脊膜损伤常位于神经根袖部分,术中不易被发现。

硬脊膜损伤后,术中可见脑脊液溢出。小的硬脊膜破口术中仅有少量脑脊液溢出,用脑棉压迫后不再流脑脊液,但术后引流时,则可见较多血性脑脊液流出。硬脊膜损伤后,在硬脊膜背侧能见部位应予以缝合修补。在根袖处和在前外侧方小的硬脊膜破口不易被发现,亦无须特意扩大手术范围修补硬脊膜,可在此部位覆盖肌肉或少许脂肪软组织,在其上覆盖明胶止血海绵一块,以阻塞硬脊膜破口,并在椎管内置引流管引流,术后患者取平卧位或轻度臀高头低位,或取健侧侧卧位患侧朝上。术后依据脑脊液引流量(一般在 100~300ml),若逐日渐少,在术后 4~6 天拔除引流管。有研究指出,应用纤维凝胶(fibrin glue)置于硬脊膜破裂处和其周围,纤维凝胶覆盖处可形成肉芽组织并能被人体吸收,在硬脊膜缝合修补后再用纤维凝胶效果更佳。硬脊膜损伤破口>5mm,肉眼能见并能缝合者应尽量缝合修补。

硬脊膜破裂致脑脊液漏时,拔除引流管切口愈合后可形成假性脊膜囊肿。此假性脊膜囊肿多不引起症状,个别患者因术后腰痛,行 CT 或 MR 检查时发现。Pagin 首先命名椎间盘切除术后脊膜囊肿为"假性脊膜膨出"。有研究报道,10 例患者中有 8 例因腰椎间盘突出症手术所致,多次手术者更易发生。一半患者是在术后 1 年内出现腰痛和坐骨神经痛,于手术处或腰骶部出现球形囊样肿物,与硬脊膜粘连。肿物囊壁薄而发亮,呈粉红色,边缘增厚,有微孔和椎管内硬脊膜下腔相通,压迫囊样肿物可引起坐骨神经痛,肿物透光试验阳性,局部试探穿刺可抽得正常脑脊液。囊肿的形成与手术有关,如经硬脊膜内手术硬脊膜缝合不严,或硬脊膜切口处不缝合而用明胶海绵覆盖硬脊膜切口,脑脊液经硬脊膜破口处漏至皮下组织,而形成囊肿。国内也有个案报道。发现假性脊膜囊肿,应注意观察,积极处理,防止破溃引起蛛网膜下腔感染,并应行硬脊膜修补。

假性脊膜囊肿修补一般在术后半年以上时进行。有部分患者小的假性脊膜囊肿可自行吸收。原始手术后半年以上,囊肿仍存在者,行手术修补时囊肿壁较厚,易于分离至蒂部。由于硬脊膜可构成蒂部的一部分,可部分切除囊肿壁后,将囊肿壁内翻、缝合消灭囊腔,缝合处覆盖人工硬脊膜或纤维凝胶。术后卧床,取头低足高位 3~5 天,待硬脊膜修补处愈合(图 24-11~图 24-13)。

有学者总结、介绍了处理硬脊膜损伤合并脑脊液漏的方法。在脑脊液漏的近端、$L_{2/3}$ 水平,在蛛网膜下腔插入 22 号或 25 号硬脊膜外导管,导管另一端经脊背部引出体外接无菌引流袋。脑脊液 24 小时的引流量在 100~300ml,脑脊液每日做常规检查,注意有无感染征象。硬脊膜外管置于蛛网膜下腔 4~7 天,然后拔管。另有学者报道用此方法治疗 17 例颈椎、胸椎和腰椎骨折或手术所致脑脊液漏的病例,82% 的病例硬脊膜破口愈合。有研究报道了 1 例 55 岁女性因腰椎手术失败综合征手术造成硬脊膜损伤并进行

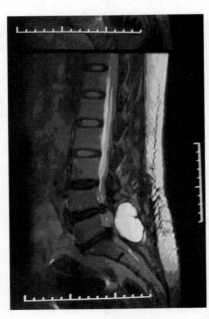

图 24-11　矢状面 MRI 示假性脊膜囊肿

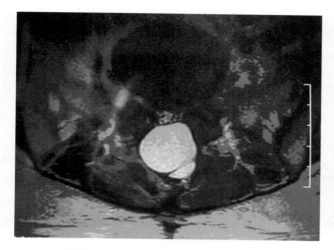

图 24-12　水平面 MRI 示假性脊膜囊肿

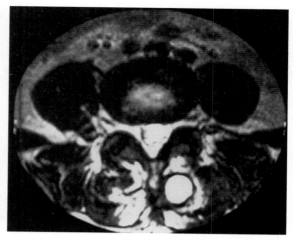

图 24-13　术后假性脊膜囊肿延伸至非手术部位

修补的病例,术后 1 周发现患者失语和脑脊液漏,头部 CT 检查示颅内硬脊膜下血肿占位,行开颅术和硬脊膜下血肿清除术,术中并行腰部硬脊膜修补术。此类情况见于腰穿或脑室引流,蛛网膜下腔大量脑脊液丢失和颅压下降导致出血,因腰椎手术而致颅内硬脊膜下血肿,文献报道仅 2 例。同此,硬脊膜损伤并脑脊液漏仍应予重视。

Tamaki 等报道 1 例 $L_{4/5}$ 腰椎间盘突出症曾两次行内镜手术,第二次手术时硬脊膜破裂,未予修补。术后症状未缓解,第三次手术前行脊髓造影和 MR 检查,发现椎间盘组织进入硬脊膜内,术中见椎间盘组织经原硬脊膜破裂孔进入硬脊膜内。

有关腰椎间盘突出症手术并发硬脊膜损伤后的长期随访,有研究报道了一组 1 280 例腰椎间盘突出症行椎间盘切除术的病例,其中硬脊膜损伤发生率为 3.2%,平均随访 10.2 年,未发生持续性脑脊液漏或假性脊膜囊肿,亦未因硬脊膜损伤行二次手术。但腰椎间盘突出症手术并发硬脊膜损伤者有 24.4% 的患者有不等时间和不同程度的头痛、腰背痛等症状,且恢复工作的时间较长。腰椎间盘突出症手术并发硬脊膜损伤者与无硬脊膜损伤者,在术后更换职业或退休时间上无区别。

第六节　脊　柱　不　稳

在行腰椎间盘切除术的部分患者中,术后坐骨神经痛消失而腰痛持续存在,其中原因之一是脊柱不稳。表现在腰椎运动时出现异常活动。一组 7 235 例大样本腰椎间盘突出症手术结果,脊柱不稳的发生率为 0.54%,继发椎管狭窄为 0.50%。

有学者采用问卷调查、客观评分及动力位 X 线检查等方法分析 150 例患者,影像学结果显示 20%(30 例)的患者存在脊柱不稳,但仅有 6%(9 例)的患者出现症状。

另有研究团队在尸体腰椎上做破坏性试验,将后纵韧带切断,同时将纤维环和髓核一并切除,然后拍摄腰椎 X 线片发现,在正常的腰椎间盘节段示有过度活动的征象。对 1 600 例有腰背痛的患者随访 10 年以上,发现脊柱不稳者占 22.6%。因此对于腰痛症状严重的,在腰椎功能性运动摄片时表现有明显脊柱异常活动的患者,应行脊柱融合,解决脊柱不稳所致腰痛。

腰椎间盘突出症手术应尽量少地破坏腰椎后侧骨性稳定结构,以避免腰椎间盘术后腰椎不稳。因而椎间盘手术提倡微创手术,或在经典手术中尽量采用开窗或半椎板切除术式。但某些病例需行全椎板切除并关节突关节切除或多节段全椎板切除始能切除病变椎间盘时,极易造成腰椎不稳,需并行腰椎椎间植骨融合内固定术(图 24-14)。

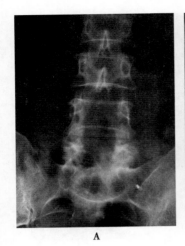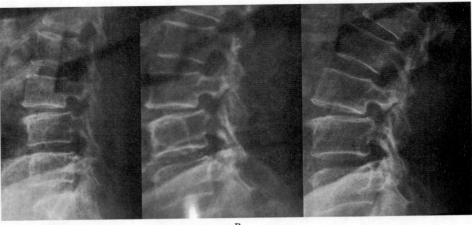

A

B

图 24-14 腰椎全椎板切除术后脊柱不稳

A. $L_{4/5}$ 全椎板切除并关节突关节切除术后；B. 腰椎动力位 X 线片示 $L_{3/4}$ 腰椎不稳。腰椎不稳的测定，拍摄腰椎过伸位和过屈位 X 线片，然后测定其屈曲位 ∠A 和过伸位 ∠B，∠A－∠B 等于腰椎稳定度。腰椎不稳的诊断：$L_{1/2}$、$L_{2/3}$、$L_{3/4}$ > 15°；$L_{4/5}$ > 20°；L_5S_1 > 25°。

第七节　粘连性蛛网膜炎

粘连性蛛网膜炎是蛛网膜和软脊膜的炎症，其使蛛网膜和软脊膜增厚，并使神经根与蛛网膜发生粘连。蛛网膜炎多发生于脊髓造影后，亦可由椎管手术硬脊膜损伤，蛛网膜下腔出血、感染和未知原因引起。脊髓造影后血液进入蛛网膜下腔，或多次脊髓造影特别是用碘油对比剂造影容易引起蛛网膜炎，应用水溶性对比剂则发生较少。自从 MR 和 CT 在临床应用后脊髓造影应用较少，相比之下，手术所致蛛网膜炎较多，主要有手术损伤硬脊膜囊和神经根，中央型椎间盘突出，神经严重受压，多节段全椎板切除，术中硬脊膜破裂及多次手术等原因。这些手术造成的蛛网膜炎原因尚不清楚，很多病例为特发性因素，而手术是诱发或加重的原因。有报道发现在未行脊髓造影行椎间盘切除术的病例中，经 MR 检查发现发生粘连性蛛网膜炎者为 1.6% ~ 3.0%。有学者认为，蛛网膜下腔和全身性溶纤能力下降可能是蛛网膜炎的致病因素。

蛛网膜炎分为三型：Ⅰ型，单根神经根从硬脊膜根袖发出部位蛛网膜炎；Ⅱ型，神经根与硬脊膜囊出现环状粘连，硬脊膜囊中央仍有通畅区；Ⅲ型，硬脊膜囊完全梗阻。

蛛网膜炎范围可波及多个节段，亦可为 1 个节段，通常累及整个硬脊膜囊终端部分。在病史长者可发生蛛网膜钙化和骨化。

脑脊液检查在蛛网膜炎早期表现为脑脊液中淋巴细胞增多，在慢性蛛网膜炎既往淋巴细胞增多，无炎症细胞。

蛛网膜炎典型的症状为一侧或双侧的坐骨神经痛和腰背痛，疼痛可分烧灼痛、针刺痛、麻痛，每因活动而加重，卧床休息不能缓解。神经症状可为根性，亦可为马尾综合征。部分患者为弥漫性痛而无客观的神经体征。这些不同的症状表现与蛛网膜下腔内神经根的血供有关，当发生蛛网膜炎时更加重了神经根的缺血。手术后蛛网膜炎一般发生在半年以内，并可进展 1 年半。症状可为腰背痛。可表现为单根或多根神经痛，感觉障碍麻木，或感觉减退，肌力减退，在少数病例有括约肌功能障碍，少数病例呈上行性发展的趋势，由腰段向胸段或颈段扩展出现症状。然而，有 50% 的蛛网膜炎病例没有症状，或未经特殊治疗症状逐渐消失。同时亦需注意，诊断蛛网膜炎必须在排除其他原因所致的上述症状后，在考虑此诊断时应做影像学检查确诊。

绝大多数病例行保守治疗，包括非甾体抗炎药、理疗、针灸及功能锻炼。有关粘连性蛛网膜炎采取硬脊膜内注射甲泼尼龙的治疗方法尚有争论，有的报道称能缓解症状，有的报道称可以加重神经症状。

对于症状严重者，可行手术治疗，手术指征为严重的腰背痛合并坐骨神经痛，神经症状有进行性加重趋势及对保守治疗无效。在显微镜下行钙化蛛网膜切除术或增厚的蛛网膜切除术,并行神经松解术。但手术能缓解症状者不足 50%,与保守治疗效果相似。有研究报道了腰椎间盘突出症硬脊膜蛛网膜炎 38 例,表现为术后腰痛和坐骨神经痛,持续神经根性痛。检查时神经障碍很轻,没有典型的蛛网膜炎的临床征象。38 例行手术治疗,术中见硬脊膜外有大的瘢痕组织、蛛网膜炎或蛛网膜粘连,术后 13 例效果良好,8 例可,17 例无效。

第八节　竖脊肌疝

国内学者报道了腰椎间盘突出症手术 1 106 例,其中 32 例出现竖脊肌疝,占 2.9%。15 例为全椎板切除术,12 例为半椎板切除术,5 例为双侧开窗术。患者于术后 6~10 周、下床后 2~3 周,手术部位出现大小不等的皮下隆起,大小为 6cm×(8~20)cm×20cm,两侧隆起的竖脊肌与后正中线棘突之间的凹沟消失,患者自述腰部力量减弱。根据症状及主诉,考虑为手术后竖脊肌疝形成,对其中 3 例隆起较明显的患者,经原手术切口进入行探查术,术后随访时间为 9~18 个月,平均 5 个月。术后外观改善不明显,背肌力量的改善有限。

第九节　椎管内血肿

腰椎间盘突出症手术后,椎管内引流不畅常导致血肿形成,多数不引发症状。有国内研究团队报道腰椎间盘突出症早期并发症中椎管内血肿占 25.56%。有国外研究团队报道,腰椎间盘突出症和腰椎减压或并行腰椎椎间融合手术的术后 MRI 观察,发现无症状硬脊膜外血肿的发生率为 33%(单纯椎间盘切除减压)和 58%(并行椎间融合)。对于有心脑血管病史的患者,长期服用抗凝药物者,术后凝血机制降低,有时可在椎管内形成血肿(图 24-15)。文献报道,腰椎术后预防性应用抗凝治疗后硬脊膜外血肿的发生率为 0~0.7%。

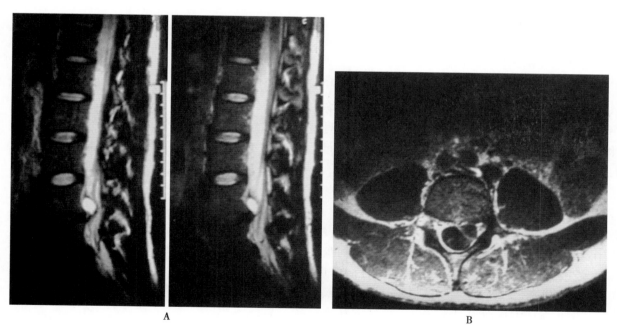

图 24-15　术后椎管内血肿 MRI 表现
A. 矢状面 T_2WI 见 $L_{4/5}$ 有高信号占位;B. 水平面 T_2WI 示低信号占位。

第十节　心、脑血管并发症

对于有冠心病的患者,行腰椎手术时,可因急性发作而致心房、心室节律紊乱,甚而因突发心肌梗死而死亡。缺血性和出血性脑卒中的发生率为 0.020%~0.005%,此在 75 岁以上患者手术后常可发生。

下肢血栓性静脉炎的发生率为 0.1%~1.4%,并行腰椎椎间植骨融合内固定术者较高,此并发症通常在术后 2 周内发生。有报道提到发生血栓性静脉炎的患者,1/3 以上可发生肺栓塞,腰椎间盘手术肺栓塞的发生率为 1.1%,由于血栓性静脉炎发生率很低,无须术后行抗凝药物治疗。对老年人应鼓励早期肢体活动。Huttman 等报道 1 例腰椎间盘突出症手术后 4 天发生肺栓塞,经检查发现栓子来源于右侧髂总动、静脉之动静脉瘘并假性动脉瘤形成。

腰椎间盘突出症手术后小脑出血为少见且严重的并发症,其原因欠清,可能与硬脊膜撕裂脑脊液大量丢失有关。

第十一节 少见并发症

一、腰椎间盘突出症术后阴茎持续异常勃起

有国内学者报道了 1 例 $L_{4/5}$ 腰椎间盘突出症术后第 1 天出现阴茎异常持续勃起,排尿尚正常的患者。检查发现双侧阴茎海绵体肿胀、有淤血,尿道海绵体尚正常,术后第 3 天阴茎仍持续勃起,肿胀、淤血明显加重并呈暗紫色,即行阴茎海绵体内粗针头穿刺抽出血液约 150ml,为暗红色黏稠状血液。给予海绵体内注入间羟胺 4mg 收缩血管,丹参、低分子右旋糖酐、尿激酶静脉滴注改善微循环及镇静等处理后逐渐好转。

二、患侧足底疱疹

有研究团队报道了 2 例 $L_{4/5}$ 腰椎间盘突出症术后患者,分别于入院后第 9 天和术后第 2 天出现患肢剧痛,患肢足底疱疹,疱疹直径 0.1~0.5cm,成簇,选择最大疱疹用无菌针头刺破流出清澈透明液体,检验结果为漏出液。经过止痛、消炎、抗病毒治疗及局部处理后,疱疹消失,无瘢痕及色素沉着。作者考虑与带状疱疹病毒有关。带状疱疹病毒系亲神经性,可长期潜伏于脊神经后根神经节的神经元内。在某些诱因激发下,出现疼痛与疱疹。

三、骨-筋膜室间隔综合征

胸膝卧位长时间手术,长时间压迫大腿和小腿,导致肌肉缺血坏死和形成骨-筋膜室间隔综合征。损伤肌肉释放的肌球蛋白可阻断肾小管导致急性肾衰竭。有学者报道了 1 例腰椎间盘突出症取胸膝卧位腰椎间盘切除术的患者,手术时间近 6 个小时,发生骨-筋膜室间隔综合征合并急性肾衰竭。

四、硬脊膜外积气

文献报道腰椎术后发生硬脊膜外积气引起症状,迄今共有 5 例。其中有研究团队报道了 4 例腰椎间盘突出症术后发生硬脊膜外积气引起腰背痛和根性痛的患者,行 CT 和 MR 检查,发现气体聚积压迫硬脊膜囊兼或神经根处。3 例行保守治疗而愈,1 例行 CT 引导下穿刺抽吸积气,但未能缓解症状,再次行手术治疗而获良好效果,再次术后行 CT 检查示硬脊膜外积气消失(图 24-16)。

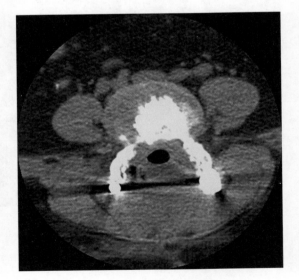

图 24-16 CT 检查示硬脊膜外积气

五、腰椎间盘突出症术后诱发精神性疾病

1. 癔症性瘫痪 Hsieh 等报道 1 例 L_5S_1 腰椎间盘突出症术后 1 小时左下肢瘫痪。手术探查无明显出血或血肿压迫神经,术后肌力恢复,但 10 小时后又再次出现下肢瘫痪,再次手术探查无明显异常,电生理检查体感诱发电位和运动诱发电位亦正常。精神科医师确

定为严重抑郁症并可逆性瘫痪（conversion paralysis）。

癔症性瘫痪为转换性精神病（conversion disorder）的一种。其可表现为四肢瘫、截瘫、偏瘫和单瘫。癔症性瘫痪的诊断需要有价值的检查和时间观察。典型患者为受教育程度较低、社会经济背景较差的女性。转换性精神病的诊断要依据《精神疾病的诊断和统计手册》（DSM-IV-TR）标准。检查时运动功能的丧失和感觉障碍不一致，腱反射正常，大、小便失禁，但肛门括约肌张力正常。电生理和影像学检查无异常发现。治疗上向患者说明正常诊断检查结果，指导患者接受适宜的精神心理治疗，一般患者能很迅速、自发地恢复下地活动，但亦有恢复需 6 个月以上者。

2. 癔症性失语　青岛大学附属医院遇 1 例女性 L_5S_1 腰椎间盘突出症，术后麻醉清醒后意识正常，检查下肢感觉和运动功能正常。然而患者不能语言，神经内科会诊，无脑神经损害，术后 48 小时恢复正常说话。

六、术中椎间盘突出

Berlin 等报道 1 例 L_5S_1 腰椎间盘突出症再次手术，术中患者突发背部和双下肢痉挛，持续约 15 秒，电生理监测双下肢体感诱发电位完全消失。手术探查原手术骨窗中巨大椎间盘突出。取出椎间盘后双下肢体感诱发电位恢复，患者术后神经功能正常。此种术中突发腰椎间盘突出罕见，电生理监测异常时应考虑此情况。

七、继发性血友病

有学者报道 1 例腰椎间盘突出症术后 7 小时手术切口大量渗血的患者，血红蛋白逐渐下降，血小板正常。诊断为继发性第Ⅷ因子缺乏，经血液动力稳定、免疫抑制和人体抗血友病球蛋白等治疗后，出血逐渐停止。继发性血友病系潜在性危及生命的血液病，其在成人和老年人由自身抗体形成拮抗凝血第Ⅷ因子，无个人和家族出血史。误诊或延误诊断，死亡率高，特别在术后。

（胡有谷　陈伯华　张国庆）

参 考 文 献

［1］　PULL T G A F，MOHAMED A S，SKOLASKY R L，et al. The presentation，incidence，etiology，and treatment of surgical site infections after spinal surgery［J］. Spine，2010，35（13）：1323-1328.

［2］　ADAM D，PAPACOCEA T，HORNEA I，et al. Postoperative spondylodiscitis. A review of 24 consecutive patients［J］. Chirurgia（Bucur），2014，109（1）：90-94.

［3］　ROHMILLER M T，AKBARNIA B A，RAISZADEH K，et al. Closed suction irrigation for the treatment of postoperative wound infections following posterior spinal fusion and instrumentation［J］. Spine，2010，35（6）：642-646.

［4］　CAPE H，BALABAN D Y，MOLONEY M，et al. Endovascular repair of arteriovenous fistula after microendoscopic discectomy and lamino-foraminotomy［J］. Vascular，2015，23（1）：93-98.

［5］　赵兴，范顺武. 后路椎间盘切除术并发腹侧大血管损伤的诊断与治疗［J］. 中华骨科杂志，2010，30（9）：906-909.

［6］　KARAIKOVIC E E，RATTNER Z，BILIMORIA M M，et al. Coil embolization of a lumbar artery to control vascular injury during intradiscal surgery［J］. Spine，2010，35（5）：E163.

［7］　SUBASH C J，ICHIRO T，YOICHIRO T，et al. Percutaneous endoscopic lumbar discectomy for a huge herniated disc causing acute cauda equina syndrome：a case report［J］. J Med Invest，2015，62（1/2）：100-102.

［8］　MAKI Y，TAKAYAMA M，HAYASHI H，et al. Cauda equina syndrome due to dural sac shift with engorgement of the epidural venous plexus. Rare complication after lumbar microdiscectomy［J］. World Neurosurg，2017，104：1048. e15-1048. e18.

［9］　WANG H，ZHOU Y，ZHANG Z. Postoperative dysesthesia in minimally invasive transforaminal lumbar interbody fusion：a report of five cases［J］. Eur Spine J，2016，25（5）：1595-1600.

［10］　ZHU X，CAO S，ZHU M D，et al. Contribution of chemokine CCL2/CCR2 signaling in the dorsal root ganglion and spinal cord to the maintenance of neuropathic pain in a rat model of lumbar disc herniation［J］. J Pain，2014，15（5）：516-526.

［11］　STRMQVIST F，JNSSON B，STRMQVIST B，et al. Dural lesions in lumbar disc herniation surgery：incidence，risk factors，and outcome［J］. Eur Spine J，2010，19（3）：439-442.

[12] YOSHIHARA H,YONEOKA D. Incidental dural tear in lumbar spinal decompression and discectomy:analysis of a nationwide database[J]. Arch Orthop Trauma Surg,2013,133(11):1501-1508.

[13] ALBAYRAK S,OZTURK S,AYDEN O,et al. Dural tear:a feared complication of lumbar discectomy[J]. Turk Neurosurg,2016,26(6):918-921.

[14] TAMAKI Y,SAKAI T,MIYAGI R,et al. Intradural lumbar disc herniation after percutaneous endoscopic lumbar discectomy:case report[J]. J Neurosurg Spine,2015,23(3):336-339.

[15] GLOTZBECKER M P,BONO C M,WOOD K B,et al. Postoperative spinal epidural hematoma:a systematic review[J]. Spine (Phila Pa 1976),2010,35(10):E413-E420.

[16] HUTTMAN D,CYRIAC M,YU W,et al. The unusual presentation of a vascular injury after lumbar microdiscectomy:case report [J]. J Neurosurg Spine,2015,24(3):381-384.

[17] ROYON V,RABEHENOINA C,TOURREL F,et al. Remote cerebellar hemorrhage as an early and potentially lethal complication of a discal lumbar herniation surgery[J]. Ann Fr Anesth Reanim,2014,33(1):e19-e21.

[18] HSIEH M K,CHANG C N,HSIAO M C,et al. Conversion Paralysis After Surgery for Lumbar Disc Herniation[J],Spine,2010,35(8):308-310.

[19] BERLIN C D,SESHAN T V,ABRAHAMS J M,et al. Intraoperative herniation of an L_5-S_1 disc during microdiscectomy and transforaminal lumbar interbody fusion:a case report[J]. J Med Case Rep,2015,9:275.

第二十五章

腰椎间盘突出症再次手术

腰椎间盘突出症再次手术被列入腰椎手术失败综合征范畴。国内外文献报道,腰椎间盘突出症再次手术率为 3.20%～14.17%。有报道指出,芬兰 1987—1998 年因腰椎间盘突出症行腰椎间盘切除术的 35 309 例患者中,其中 1 次再次手术者为 4 943 例(14.0%),2 次或 2 次以上再次手术者为 803 例(2.3%)。在首次腰椎间盘切除术后随访 10 年,有 25.1% 行再次手术。距离首次手术时间超过 1 年者,之后多次再次手术的概率减少。第 1 次再次手术者 1 962 例(39.7%)距离首次手术时间短于 1 年者,之后多次再次手术较多(44.7%)。

再次手术的原因主要有以下 10 个方面:①术前诊断错误;②手术指征错误;③手术计划错误;④手术定位错误;⑤椎间盘切除不彻底;⑥手术范围不足;⑦腰椎间盘突出并神经根管狭窄;⑧硬脊膜外纤维性瘢痕形成;⑨腰椎间盘突出复发;⑩腰椎间盘突出术后另节段突出。

第一节　术前诊断错误

腰椎间盘突出症的诊断需要依据病史、体检和影像学检查三方面综合诊断。由于当前影像学技术的进步,MR 和 CT 检查为医师提供了腰椎间盘突出的部位和形态学依据。在有腰腿痛时,依据病史和体征与影像学检查的结果一致,即可做出腰椎间盘突出症的正确诊断。发生错误诊断最常见的原因就是不重视病史和物理检查,而仅依据影像学结果即诊断腰椎间盘突出症,仅凭腰椎影像学检查的异常,不考虑生理性退变突出的严重程度和突出组织是否会产生相应症状等因素,而做出了腰椎间盘突出症的错误诊断。对于在鉴别诊断中所提及的一些疾病,会出现与腰椎间盘突出症相似的症状和体征,更需要通过影像学和其他辅助性检查排除,这需要仔细判断分析,不要将肌筋膜和骨性结构异常所致的腰腿痛诊断为腰椎间盘突出,更不应将骨与椎管的肿瘤或炎症误诊为腰椎间盘突出症。

有研究报道在 1982—1999 年间共施行腰椎间盘切除和/或腰椎管减压术 4 872 例,其中非退变性腰腿痛误行上述手术者 40 例,占 0.82%。其中包括椎管内肿瘤、脊柱转移瘤、后腹膜肿瘤、糖尿病、脉管炎、恶性淋巴瘤、髋关节骨关节病、骶髂关节结核等。行椎间盘切除 26 例,行椎间盘切除加椎管减压 14 例。40 例误诊、误治的经验教训,要求医师必须树立强烈的责任心,严格贯彻腰腿痛的诊断程序和诊断标准,合理选择、评价辅助检查和严格遵守手术指征。

第二节　手术指征错误

一、手术指征不严

腰椎间盘突出症的手术指征在第十九章已列。需再次强调的是腰椎间盘突出症患者仅 10%～15% 需手术治疗,绝大部分患者能按照其自然规律发展经保守治疗而愈。当不严格按照手术指征进行手术时,其结果有以下三种情况。

1. 轻微椎间盘退变经治疗后近期症状缓解,以后症状又复出现。此常见于经皮穿刺切吸术,吸取出大量髓核组织后运动节段不稳,出现腰痛导致相邻节段椎间盘突出。

2. 症状轻微,或仅以腰痛为主,下肢根性痛不明显,无神经根张力性体征,经微创手术或经典手术治疗后症状仍存在,甚至加重。这种患者手术的疼痛原因与原椎间盘退变可有关,也可无关。

3. 可行保守治疗而行手术治疗所导致的手术并发症,这将大大延长病程并可产生一定的后遗症。

二、未掌握手术指征

未按照手术指征及时、正确地进行手术治疗。

1. 当检查有明显的根性运动和感觉障碍时应尽量抓住手术时机,神经功能明显障碍超过半年,神经功能恢复的可能性很少。出现马尾神经综合征、足下垂和提踵无力等,更应抓住手术时机。

2. 当以根性痛或间歇性跛行症状为主时,此椎间盘突出常伴有椎管狭窄或侧隐窝狭窄。手术是能最有效解决症状的方法。手术的范围应不仅局限于椎间盘切除,更应注重受累神经根在神经根管内的松解。

第三节　手术计划错误

腰椎间盘突出症手术时,应在术前参照第十九章所述的手术计划,周详地考虑应手术的部位、手术入路、手术方式和预期对突出椎间盘组织的处理,即对腰椎间盘突出的手术战略方案。对于特殊类型的腰椎间盘突出症,应参照第二十章所介绍的术式、处理要点和注意事项进行。腰椎间盘突出症手术的难易程度不一,对于无丰富临床经验的医师认识这一点尤为重要。

第四节　手术定位错误

手术定位错误是腰椎手术错误最常见的一种。大部分患者在术中即避免了病变定位错误的发生,其主要措施除观察解剖标志和术中 C 臂检查外,还应遵循不见病变不终止手术这一原则。

然而,临床上术后发现定位错误的发生率为 2% ~9%。有报道称在 41 例腰椎间盘突出症再次手术中发现 2 例是因为首次手术定位错误需要行再次手术。张小路等报道腰椎间盘突出症再次手术 37 例,其中 4 例原因为首次手术术中定位错误。

患者表现为术后仍同术前一样的症状,亦有表现为术后症状明显重于术前症状的,这可能是由于术中体位变化、手术部位与椎间盘突出部位邻近和术中出血导致。术后一般都会应用镇痛药物或镇痛泵,因此术后几天症状有所减轻,当停药后又复出现术前症状,此时应疑有定位错误,需拍摄腰椎正位 X 线片和腰椎 CT,观察腰椎后侧结构缺损部位,确定手术部位是否正确。若为定位错误,需即刻再次手术。临床上手术定位错误最常为将 $L_{3/4}$ 误认为 $L_{4/5}$。避免发生此错误应按照第十九章所述的术前和术中定位要求进行。对任何有怀疑的节段,术中用一金属器械(如神经剥离器)插入此节段,再通过 C 臂透视核对,以明确手术部位。术前应仔细阅读该病例影像学资料,特别是存在腰骶移行椎者。

手术中以确定 L_5S_1 间隙的方法作为定位方法。手术切口远端显露并确认后翘的骶骨标志,在其头端椎间隙为 L_5S_1 间隙,依次向头端定位其他椎间隙。L_5S_1 关节突关节常随腰椎前凸的加大和骶骨后翘而形成腰骶角,在放置椎板拉钩后也随之倾斜。L_5 下关节突可活动,S_1 上关节突不活动。通常 L_5S_1 椎板间隙较大,黄韧带较厚,咬除 S_1 椎板上缘较容易,$L_{4/5}$ 椎间隙相对狭小,L_5 椎板较厚,咬除较困难。

第五节　腰椎间盘切除不彻底

腰椎间盘突出症术后患者症状有所改善,但术后不久仍有较重的疼痛,经卧床 2 周并给予非甾体抗炎药或地塞米松仍感疼痛,此时应考虑原手术部位有腰椎间盘组织残留。发生腰椎间盘组织残留可能有以下四种情况。

1. 术前影像学检查未发现有游离性椎间盘组织或神经根管狭窄。此种情况在行 CT 检查时,由于其影像切面局限在椎间盘尤其容易漏诊,而在矢状面 MRI 则显示游离性椎间盘组织并非邻近于椎间盘层面。因此,腰椎间盘突出症手术前影像学检查资料应尽量完整,包括 X 线片、CT 和 MRI,不能仅依靠 CT 检查而遗漏游离型椎间盘突出(图 25-1)。

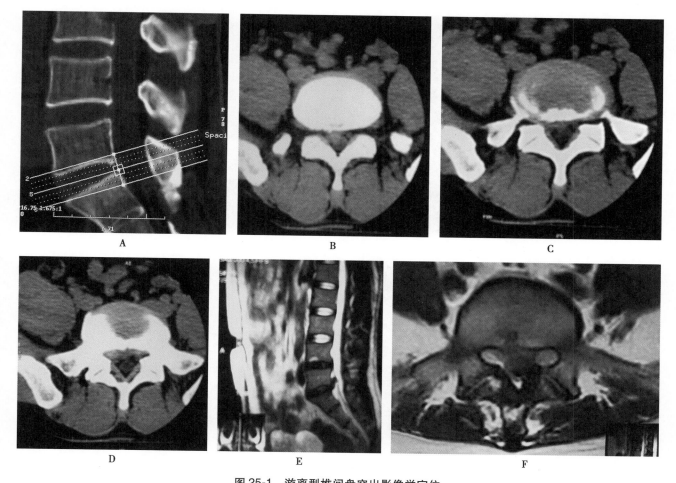

图 25-1　游离型椎间盘突出影像学定位
A. L_5S_1 节段 CT 扫描定位；B~D. CT 示 L_5S_1 右侧 a 域突出；E、F. MRI 示 L_5S_1 椎间盘向头端游离型突出，向头端突出部分不在 L_5S_1 CT 的扫描定位区域内。

2. 术中取出的椎间盘组织为包容性椎间盘突出组织。取出的椎间盘组织较所预期的量少，即 $L_{4/5}$ 椎间盘组织量小于直径 1.5cm，L_5S_1 椎间盘组织量小于直径 1.0cm。此种情况很可能发生残余椎间盘组织突出。

3. 术后患者原根性痛症状消失或明显减轻，当患者离床下地或翻身时突发严重根性痛。此现象有可能是因为在原手术部位椎间隙中的残留游离椎间盘组织脱出，压迫神经根出现症状。青岛大学附属医院曾有1 例患者，术后症状消失，然而术后 4 天在翻身时，又突然出现椎间盘突出症的典型症状及体征，当即手术，发现又有变性的髓核组织由原纤维环破口处突出，压迫神经根。

4. 游离椎间盘组织突入椎管可在同一节段亦可游离至其他节段或向外至椎间孔。椎间盘组织可为一整块亦可为数块，一部分椎间盘组织在后纵韧带深面，或嵌卡在后纵韧带之间。术中取出大部分游离椎间盘组织，而残留了上述术中较难发现的部位的椎间盘组织。此种情况在显微腰椎间盘切除术或内镜腰椎间盘手术中，因其视野有限而更易发生。

当疑有椎间盘组织残留时，应复查 CT 和 MR，特别是 MR 检查能观察椎管矢状面的情况。T_1WI Gd 增强检查可见椎管内占位影像呈高信号影，而椎管硬脊膜囊为低信号影（图 25-2）。腰椎间盘突出症手术的目的是取出突出椎间盘组织并充分减压神经根，因此完全清除残留椎间盘至关重要。有学者介绍腰椎间盘突出症手术中行超声检查 30 例，发现 2 例有残余椎间盘组织，再行切除。

对于术后症状严重并经 MR 检查证实有椎间盘组织残留者应行手术治疗。对于症状有明显减轻，而 MR 检查仅残留小部分椎间盘组织（为原先的 1/4 大小），则可密切观察 3~6 周。小的游离残余椎间盘组织可逐渐吸收，直至症状完全缓解。

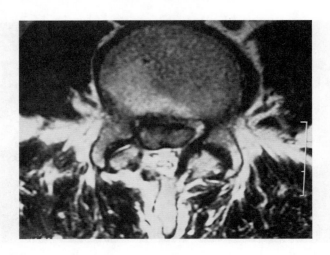

图 25-2　MR Gd 增强检查示组织块未见明显信号增强,为游离椎间盘组织

第六节　手术范围不足

手术范围不足,多见于以下两种情况。

一、腰椎间盘多节段突出

术前确认"责任椎间盘"为单节段椎间盘,术时则将该"责任椎间盘"切除,然而术后患者仍有症状,此症状可较术前减轻或同术前。此类情况常见于 $L_{4/5}$ 和 L_5S_1 双节段椎间盘突出。腰椎间盘突出较大的节段被手术切除,而椎间盘突出较小的节段仍有对神经根的压迫,使症状不能完全缓解。

二、椎间盘同节段双侧突出

此种情况很少压迫双侧神经根,特别是在没有椎管狭窄的情况下。此种双侧突出有三种情况。

1. 腰椎间盘突出一侧较小,术前并未注意。另一侧腰椎间盘突出较大,认为由此侧突出所引起症状,仅行此侧手术(图 25-3)。

2. 术者认为经症状明显侧手术并能将对侧椎间盘切除。

3. 症状侧突出甚小或未见明显突出,无症状侧腰椎间盘组织突出甚大。手术按照影像学显示椎间盘突出大的一侧手术,而对侧遗留不易发现的小的椎间盘组织未行手术。此种情况,患者常有两侧下肢交替出现的症状或先后出现的症状(图 25-4)。

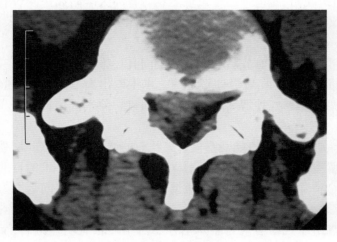

图 25-3　双侧椎间盘突出,右侧突出较大,行右侧手术,术后左侧突出仍引起症状

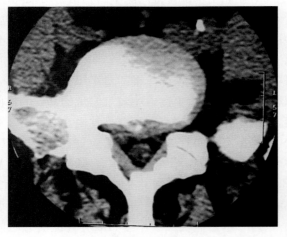

图 25-4　双侧椎间盘突出,右侧突出较大而无症状,左侧较小而症状明显,行右侧手术,术后左侧症状仍存在

此种因手术范围不足而残有症状者,首先在再次手术前行保守治疗,予以卧床,硬脊膜外封闭和服用非甾体抗炎药观察 4~6 周。若手术后症状仍同术前,经上述保守治疗 2 周仍未见改善,经 MR 检查证实仍有突出椎间盘组织者即应行再次手术。

第七节　腰椎间盘突出合并神经根管狭窄

有学者报道了一组 92 例腰椎间盘突出症再次手术的病例,其中 2% 是因为首次手术就存在神经根管狭窄但未行减压并神经根松解。对 41 例再次手术的原因进行分析,其中 5 例因侧隐窝狭窄。这类多为中老年病例,在腰椎间盘退变的同时常合并有腰椎后部结构的退变,包括关节突关节和黄韧带,这些组织均参与神经根管的构成。在手术切除椎间盘组织对神经根管的压迫后,若造成神经根管狭窄的组织未切除,患者仍会存有症状。当术后再有硬脊膜外纤维瘢痕形成时,症状会持续存在,表现在行走、活动甚至卧床休息时,感觉下肢根性痛。

对腰椎间盘突出症神经根管狭窄的病例,术前要仔细阅读 CT 片,因为 CT 所显示的骨性结构狭窄较 MRI 更为清晰。术后出现持续性根性痛症状,应再次行 CT 检查,观察造成神经根管狭窄的骨性结构有无被充分切除,黄韧带增生部分是否被彻底切除。当首次手术后通过临床症状和影像学检查考虑系神经根管所致的持续性疼痛时,应先保守治疗 3 个月,观察效果,若无改善则行再次手术治疗(图 25-5~图 25-7)。

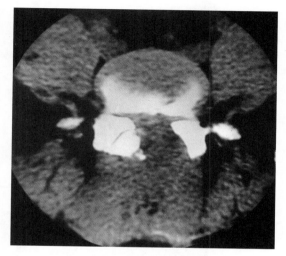

图 25-5　左侧半椎板切除及下关节突切除术后,左侧侧隐窝狭窄未解除,患者仍有症状

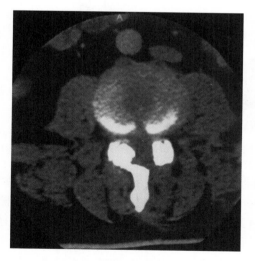

图 25-6　左侧开窗椎间盘切除术,左侧侧隐窝狭窄未解除,患者仍有神经根性症状

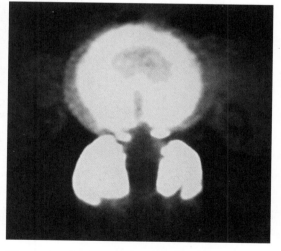

图 25-7　腰椎间盘突出行全椎板切除术,但关节突保留,神经根管未减压,症状持续存在

第八节　硬脊膜外纤维性瘢痕形成

任何椎管手术术后硬脊膜外均有可能形成纤维性瘢痕。腰椎间盘的各类手术对硬脊膜外瘢痕的形成影响不一。微创手术瘢痕形成较小,传统椎间盘切除手术需切除椎板、关节突和韧带,或并行神经根管减

压,在此部位的血肿机化,形成的瘢痕组织则较大。因此,减小手术范围、精细的手术操作、细致的止血、充分的引流等措施,可力求减少瘢痕的形成,临床上也尽管采取一些预防纤维性瘢痕形成的措施,但仍有部分患者发生腰椎术后硬脊膜外瘢痕的形成(图25-8、图25-9)。

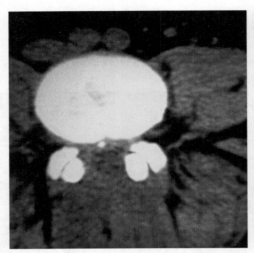
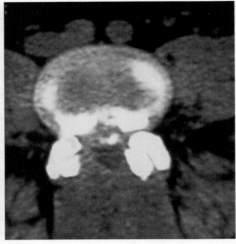

图25-8　全椎板切除术后瘢痕形成

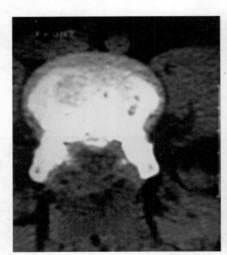
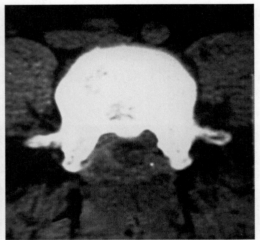

图25-9　全椎板切除术并双侧下关节突切除术后瘢痕形成

硬脊膜外瘢痕组织主要起源于深层椎旁肌的结缔组织细胞。当椎管内减压后空缺部分的成纤维细胞在几周内即可形成纤维膜与硬脊膜囊和神经根发生粘连。粘连最重的部位为神经根及硬脊膜囊后外侧方,椎管前方很少有瘢痕形成,因为椎管腹侧仅有后纵韧带和纤维环结构,成纤维细胞生长较少,不刺激形成瘢痕组织。

这类病例在术后数周和数月后又复出现症状。症状缓解至又复出现症状的间隔时间不同,依据硬脊膜外瘢痕形成的量和速度,硬脊膜粘连压迫马尾神经或瘢痕形成粘连牵扯神经根出现症状。患者诉说会阴部不适感觉,有排便或排尿排不尽感,压迫神经根主诉持续性根性神经痛和麻木,与既往病史的根性痛程度、性质不一样,并且不因卧床休息而有明显的缓解。这些出现马尾神经症状者,是由于硬脊膜外瘢痕形成使硬脊膜囊缩窄而出现神经根性症状,主要是因为瘢痕压迫神经根的营养并影响神经根的传导速度,同时瘢痕亦使神经根运动受限而出现根性痛症状。

为了防止硬脊膜外瘢痕组织的形成,除上述的手术要求外,目前有关此方面硬脊膜外纤维瘢痕粘连的预防研究甚多,有主张用游离脂肪放置隔离的,有主张用几丁糖和高分子量的透明质酸钠的,还有主张用椎板减压后钛网椎管成形术等方法的。

当考虑术后症状为腰椎术后瘢痕形成所导致时,首先应做 MR Gd 增强检查或 MR 脊髓造影检查(图 25-10),以确定是否为瘢痕形成,以及了解瘢痕形成的范围和瘢痕对硬脊膜囊及神经根粘连的影响。

当确定为腰椎间盘切除术后硬脊膜外纤维性瘢痕形成后,其治疗仍首取保守治疗观察数月,期望瘢痕软化或吸收以改善神经症状,但一般很难改善,因为此类患者本身多为瘢痕体质。出于同样原因,在因硬脊膜外瘢痕形成而考虑再次手术者,患者可在再次术后短时间内(几周或几个月)症状有所缓解或改善,当其再次形成瘢痕粘连、压迫神经结构后又会出现症状,甚而较再次手术前更为严重。因此,术后硬脊膜外纤维性瘢痕形成的再次手术效果一般亦较差。各家报道因硬脊膜外纤维性瘢痕形成再次手术的失败率甚高,为 33%～92%。因此,对这类患者行再次手术需慎重。

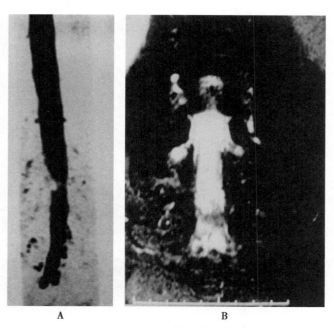

图 25-10　MRI 示硬脊膜囊或神经根粘连
A. MR 脊髓造影示充盈缺损;B. MR Gd 增强检查显示硬脊膜囊有不规则缺损影。

第九节　腰椎间盘突出症复发

一、腰椎间盘突出症复发定义

腰椎间盘突出症复发是指腰椎间盘突出症经首次手术后数月至数年又再次出现与原先相似的症状和体征,原手术节段和部位的椎间盘再突出或手术节段对侧椎间盘突出,患者无痛间歇期大于 6 个月,应考虑椎间盘突出复发。此时需做 CT 检查和 MR 检查,观察原手术部位及相邻节段或其他手术节段有无椎间盘突出征象。在原手术部位有异常征象时,最好做 MR Gd 增强影像或 CT 增强检查,以鉴别是椎间盘组织再突出,还是瘢痕组织兼或有椎间盘突出。MR Gd 增强扫检查后,硬脊膜外瘢痕组织较椎间盘组织显示出更高的信号,可显示出纤维环的后界。CT 增强检查的正确率为 87%,MR Gd 增强检查的正确率为 79%～100%。

腰椎间盘突出早期复发指术后 3 个月至 6 个月内,此常为首次手术有残余的游离髓核组织引起,其可在椎间盘的中央或位于纤维环的纤维层之间。这些组织在以后的活动中自行突出或移至原椎间盘手术纤维环切开部位。其中以术后 6～8 个月复发最多(图 25-11)。

腰椎间盘突出症术后晚期复发指术后 1 年以上。椎间盘切除后髓核为纤维性或纤维软骨性组织所替代。纤维软骨性组织较纤维性组织有更大的趋向穿破首次手术剩余的纤维环或新形成的纤维环手术修复区,出现再次突出。少数患者椎间盘切除术后丰富的新生修复组织生长,可在纤维环的薄弱区突出,因此在再次手术取出的组织较首次手术时多。

腰椎间盘突出症复发的治疗,依据影像学检查较为重要,若较小的突出应行保守治疗 3～6 个月,因为小的突出有吸收的可能,此外也因为小的再突出手术效果不能肯定。若为较大的再突出,这些组织不会被吸收,而可能严重压迫神经,并加重原先手术所致的椎管内纤维粘连,或形成瘢痕限制神经根的活动。这类患者保守治疗观察 1～2 个月,无效时则需手术治疗,其治疗效果多较为满意。

二、腰椎间盘突出症术后复发率

腰椎间盘突出症术后复发汇集多家报道,再突出或新部位突出率为 5.7%～11.0%(表 25-1),其总发生率为 4%～18%。

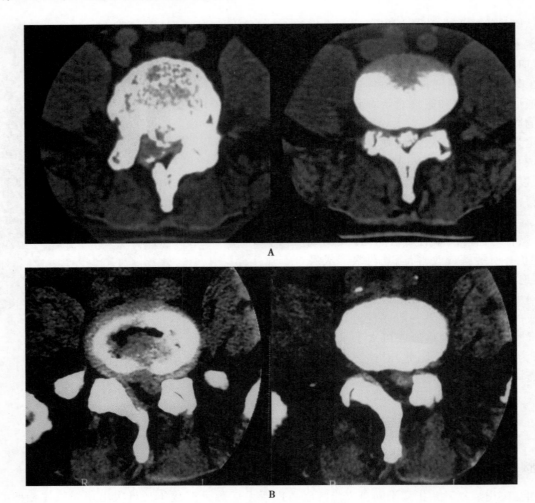

图 25-11 腰椎间盘突出症术后再突出
A. $L_{4/5}$ 椎间盘右侧手术后再突出；B. L_5S_1 椎间盘左侧术后再突出。

表 25-1 腰椎间盘突出症术后复发和新部位突出发生率

作者	病例数/例	发生率/%	作者	病例数/例	发生率/%
Fritzell	13 305	2	Thomalske	1 000	7.1
Aizawa	5 626	0.34	Schramm	3 238	6.4
Virk	4 907	5.6	Ruggieri	872	5.7
Mattmann	4 120	11.0	Keyl	857	8.9
Dalgic	1 898	6.4			

统计大宗病例率：腰椎间盘突出症 1 898 例，再次手术 142 例（7.5%）。原节段突出复发 87 例（61.3%），相邻节段突出 55 例（38.7%）。相邻节段突出组患者年龄（49.4 岁）高于原节段突出复发组患者年龄（42.8 岁）。有报道 4 907 例和 2 613 例腰椎间盘突出症手术患者，术后 7 年随访再次手术分别为 147 例（3.0%）和 305 例（11.7%）。

瑞典脊柱外科登记 2000 年 1 月—2011 年 5 月腰椎间盘突出症手术 13 305 例，术后 1 年内再次手术 257 例（2%）。腰椎间盘突出症术后 2 年内再次手术率为 0.5%~24.0%。

原手术节段对侧突出情况较少，一般在首次手术后数年发生。在首次手术时，临床症状和影像学检查均无突出或提示为偏中央型突出,而当有复发突出症状时,影像学检查显示原手术节段对侧轻度突出或对侧偏中央型突出,个别病例为对侧椎间孔外突出(图25-12)。

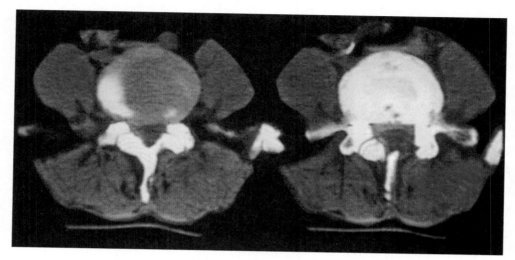

图25-12　L_5S_1 左侧椎间盘突出症术后,出现同节段右侧突出

有学者报道腰椎间盘突出症 5 626 例,再次手术 192 例(3.4%),101 例原部位突出(1.8%),复发突出时间:1 年 0.6%,5 年 2.4%,10 年 4.4%,17 年后 5.9%。有学者报道了 25 例再次手术病例,其中原部位再突出和其他部位突出各 2 例。椎间孔内和极外侧型椎间盘突出与其他部位突出相比,复发率较低。

男性腰椎间盘再突出或新突出病例较女性者多 2~6 倍。与成年人相比,青少年腰椎间盘突出的术后复发率较低。但在长期和超长期随访首次手术为青少年的患者时,发现腰椎间盘突出症至其成年后仍可复发,并且与成年人腰椎间盘突出症手术的复发率相似。

三、腰椎间盘突出症术后复发因素

(一)腰椎间盘突出症手术方式

腰椎间盘突出症术后复发与手术方式有关。有学者报道一组 970 例行传统腰椎间盘切除术的患者,平均随访 10.8 年,其中有 6% 的患者行再次手术,其中 50% 的患者腰椎间盘突出在原手术部位复发,16% 在原手术部位对侧突出。有研究对一组 100 例行传统腰椎间盘切除术的患者随访 10 年,16% 因复发或新的椎间盘突出而行再次手术,其中 68% 为原手术部位突出,12% 为对侧突出,18% 在另外节段突出。腰椎间盘突出症行经典手术时,椎间盘切除量的多少与腰椎间盘再突出有关。另一组病例中,46 例行椎间盘组织有限切除,30 例行椎间盘组织次全切除。有限切除组为取出突出和椎间游离的椎间盘组织,次全切除组为取出突出椎间盘组织和椎间盘内所有髓核或内层纤维环组织,保留软骨终板。术后 6、12 和 24 个月随访,发现腰椎间盘再突出在有限切除组为 18%,在次全切除组为 9%。临床效果 VAS 有限切除组为 1.8 分,次全切除组为 3.0 分;ODI 有限切除组为 24.6%,次全切除组为 17.4%。显微椎间盘切除术的复发率为 3.6%~5.5%。有报道称部分椎间盘切除术后的复发率为 12%,而椎间盘完全切除术则无复发病例。椎间盘切除少于椎间盘总量的 20%,复发率较高。复发率或新部位突出发生最多的时间在首次手术后的 6 个月至 2 年期间,在此后时间椎间盘突出复发即较少。因复发或新的部位突出行第 3 次手术者占 1%~3%。

有学者对腰椎间盘突出症复发病例进行汇总统计报道,一共统计分析 13 359 例腰椎间盘突出症手术时行椎间盘有限切除亦或大部切除对复发的影响。椎间盘有限切除组 6 135 例,椎间盘大部切除组 7 224 例。复发率:有限切除组 2%~18%,平均为 7%;大部切除组 0~9.5%,平均 3.5%(P<0.000 1)。早期复发:有限切除组与大部切除组有差异(P<0.01);术后 2 年复发:有限切除组较大部切除组高近似 2 倍(P<0.000 1)。由此可见,腰椎间盘突出症行椎间盘组织次全切除术(即大部切除)可减少腰椎间盘再突出,因为切除椎间盘较多,其临床效果不如椎间盘组织有限切除术好。

陆军军医大学第二附属医院报道复发腰椎间盘突出症 232 例,其中显微内镜腰椎间盘切除术(MED)术术后复发 119 例,经皮内镜腰椎间盘切除术(percutaneous endoscopic lumbar discectomy,PELD)术后复发 68 例,开放性椎间盘切除术术后复发 45 例。从首次手术至再次手术的间隔时间:MED 组 19.7 个月,PELD 组 8.1 个月,开放性手术组 37.8 个月。表明经皮内镜手术较开放性手术复发率高,且复发间隔时间短。

(二) 腰椎间盘突出症术后复发其他因素

文献中报道腰椎间盘突出症复发率为 5%~15%,复发与生物力学因素有关。针对 157 例 $L_{4/5}$ 腰椎间盘突出症复发病例,分析其生物力学因素,即椎间盘高度指数(disc height index,DHI)和矢状面活动度(sagittal range of motion,sROM)对复发的影响。复发组和对照组 DHI、sROM 有统计学差异($P<0.05$)。

文献报道年龄、体重、是否外伤以及椎间盘突出位置均与复发相关。体力活动和工作类型与复发无明确关系,但是明显的外伤与复发有一定的关系。文献总结 $L_{4/5}$ 腰椎间盘突出症手术 126 例,再次手术者 25 例,认为术前椎间盘高度和体重指数较高是复发的危险因素。Yurac 等报道腰椎间盘突出症复发手术 125 例,年龄<35 岁和后纵韧带下椎间盘突出为复发危险因素,且复发组 Modic 征象明显高于无复发组。

Chang 等报道脊柱侧凸合并腰椎间盘突出症和无脊柱侧凸的腰椎间盘突出症患者行单节段显微腰椎间盘切除术术后复发率,随访 24.6 个月。脊柱侧凸组为 33.3%,无脊柱侧凸组为 2.3%。认为 40 岁以下脊柱侧凸合并腰椎间盘突出症患者存在术后复发的高发因素。

腰椎间盘突出症复发与吸烟和椎间盘退变存在相关性($P<0.05$)。腰椎间盘突出症手术并行非内固定融合术患者随访 4.5 年,再次手术率吸烟者为 17.2%,非吸烟者为 8.2%。

四、腰椎间盘突出症术后复发预防

腰椎间盘突出症上述各种手术方法包括经典手术方法,在切开纤维环、取出髓核组织后均未对纤维环再做处理,仅依靠纤维环破口区新形成的纤维性或纤维软骨性组织充填,此种组织对应力的承受力不能与纤维环相比,此为腰椎间盘突出症术后同节段、同部位椎间盘突出的重要原因。鉴于此椎间盘突出的复发原因,先后有学者报道取出髓核组织行纤维环修复术,以防止腰椎间盘突出症术后复发。早在 1977 年,就有学者提出了纤维环的修补术,利用缝线将纤维环壁进行封闭以阻止椎间盘再度发生髓核突出。之后,在椎间盘裂隙用缝线修补的技术不断进步,虽能早期暂缓椎间盘突出复发的问题,但仍无法完全避免远期复发。

2010 年,由 Tsuang 等人所研发的改良荷包缝合技术(modified purse-string suture,MPSS),用于纤维环修补,并经生物力学测试证实,其使修补后的纤维环在受压状况下抵抗髓核组织溢出的强度得以大幅提升(图 25-13)。Bailey 和郭新军亦报道纤维环修补术。

山东大学齐鲁医院李牧、祁磊等发明了射流引线法纤维环缝合技术,进行 MED 下纤维环的缝合,手术过程如图 25-14~图 25-21 所示。

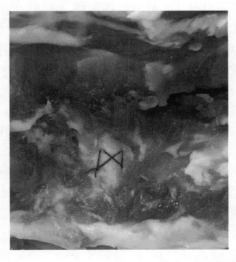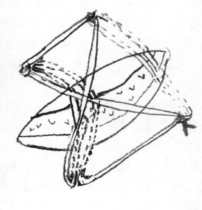

图 25-13 纤维环缝合方法

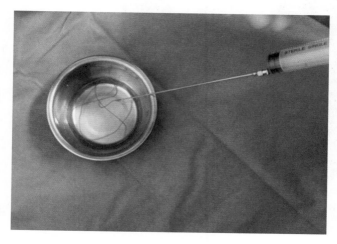

图 25-14 缝合线插入针头内

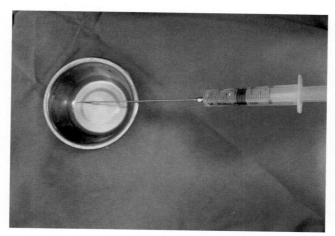
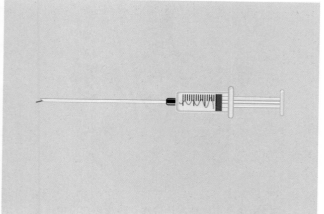

图 25-15 缝合线抽入针管内，针尖处留 0.5cm 的缝合线

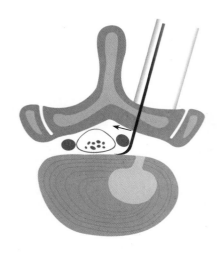

图 25-16 术中显露硬脊膜囊和神经根后加
以保护，纵行切开后纵韧带和纤维环，髓核钳
取出突出的髓核

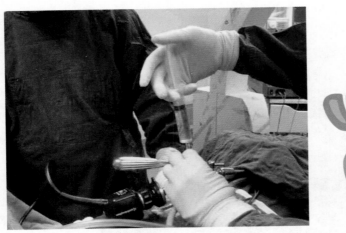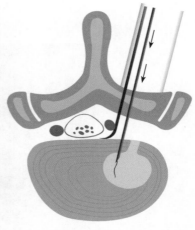

图 25-17　射流引线器针头从纤维环切口的一侧经正常纤维环刺入摘除髓核的残腔内,推动射流引线器活塞产生的射流将引线器内的缝线部分射进椎间隙残腔

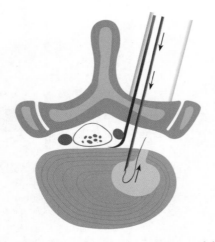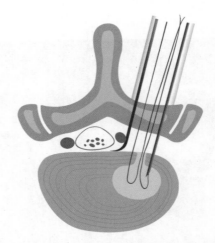

图 25-18　用髓核钳将缝线从纤维环切口中拉出

图 25-19　同样从纤维环切口的另一侧将缝线射入残腔并从切口中拉出

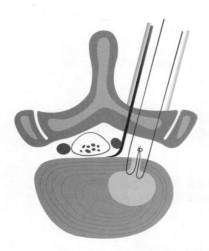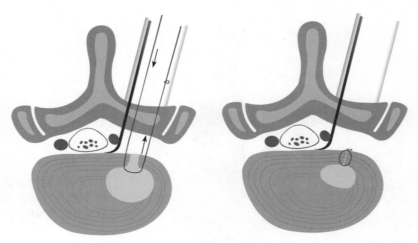

图 25-20　将两根缝线从纤维环切口中拉出的末端打结

图 25-21　通过牵拉另一端完成一根缝线通过纤维环切口,深部打结器打结后完成缝合

朱召银等行显微内镜腰椎间盘切除术（MED）治疗的 290 例腰椎间盘突出症患者，其中 172 例单纯行 MED（对照组），118 例行 MED 联合用 FAST-FIX 缝合器或一次性纤维环缝合器行纤维环缝合术（缝合组）。对照组术后同节段复发 14 例，复发率为 8.14%，再次手术 6 例，再次手术率为 3.49%；缝合组术后 3 例复发，复发率为 2.54%，再次手术 1 例，再次手术率为 0.85%。表明纤维环缝合可有效降低术后复发率及再次手术率。除纤维环缝合可防止术后突出复发外，还有 Barricaid 纤维环假体，其可用作关闭椎间盘切除术后纤维环缺损的装置。

五、腰椎间盘突出症复发手术并行内固定融合术的认识

当前通行在行腰椎间盘突出症复发手术时并行内固定融合术，但亦有不同的认识。Dower 等统计澳大利亚 37 所医院复发腰椎间盘突出症 1 483 例，再次椎间盘突出切除术和再次椎间盘突出切除术并行内固定融合术的优良率相似，前者为 79.5%，后者为 77.8%，仅腰背痛 JOA 评分再次椎间盘突出切除术并行内固定融合术组优于仅行再次椎间盘突出切除术组，认为腰椎间盘突出症复发手术无须常规并行内固定融合术。

第十节　腰椎间盘突出症术后另外节段突出

腰椎间盘突出症术后另外节段突出多发生于原手术节段之上的节段，特别是 L_5S_1 节段手术后 $L_{4/5}$ 又出现椎间盘突出。这与原手术节段术后解剖结构被破坏、椎间盘高度降低，从而增加了手术节段以上脊柱运动单位的应力有关，最终导致此原本正常的节段发生椎间盘退变突出。

临床上较多见的另外节段突出，多为后来发生突出的这些节段在首次手术之前已有退变或轻度突出，但在首次手术时这些节段椎间盘退变突出并未产生临床症状，在首次手术后间隔相当时间后又出现这些节段腰椎间盘突出的症状和影像学征象。

此类另外节段腰椎间盘突出症患者的症状可在首次手术的同侧，也可在其对侧（图 25-22）。如果为原手术同侧，其症状易与腰椎间盘突出术后原部位突出复发相混淆。当行 MR 检查时，如果另外节段椎间盘突出较小，而原手术节段也有轻度椎间盘退变突出异常表现，这将使诊断更为困难，此时建议做椎间盘造影诱发疼痛试验，若出现相应腰骶神经根痛的症状，即可确定病变的节段部位。

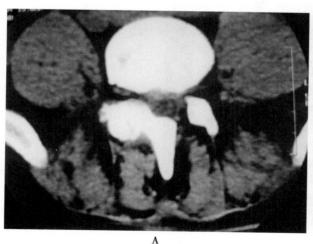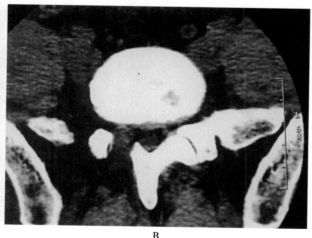

图 25-22　腰椎间盘突出症术后因另外节段突出再次手术
A. CT 示 L_5S_1 右侧椎间盘突出术后（首次手术）；B. CT 示 $L_{4/5}$ 左侧椎间盘突出术后（再次手术）。

另外节段腰椎间盘突出症的治疗，依据症状的严重程度和影像学所显示的椎间盘突出的大小决定：若症状较轻、突出较小，以保守治疗为主；若症状严重，突出较大，应再次手术。但手术效果难以达到首次手术

后的满意效果,这主要是因为再次手术造成后柱结构的破坏导致术后腰背痛,不过也有报道指出另外节段腰椎间盘突出症再次手术效果与首次手术效果相似的(图 25-23、图 25-24)。

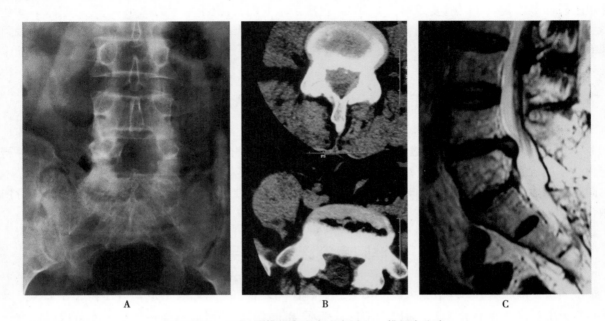

图 25-23　L_5S_1 腰椎间盘突出症术后 $L_{4/5}$ 椎间盘突出

A. 正位 X 线片示 L_5S_1 椎间盘突出术后表现,L_5 椎板缺如;B. CT 示 $L_{4/5}$ 椎间盘突出;C. L_5S_1 全椎板切除术后;D. MRI 示椎管后侧结构缺如,$L_{4/5}$ 椎间盘突出。

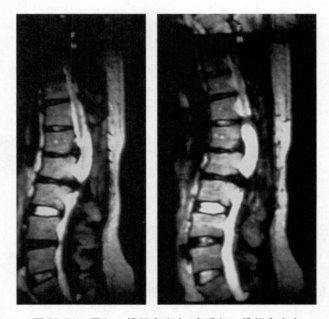

图 25-24　原 $L_{1/2}$ 椎间盘突出,术后 $L_{2/3}$ 椎间盘突出

第十一节　腰椎间盘再次手术方法

一、对首次手术情况的了解

腰椎间盘再次手术,首先应了解首次手术方法,原先不同的手术方法可为再次手术的方式选择提供重要的参考依据。了解首次手术情况,应包括以下几个方面。

1. **首次手术距再次手术时间**　首次手术后数周,椎管内肉芽组织形成,此时行再次手术,组织渗血会较多而影响手术视野;首次手术后半年至 1 年,椎管内瘢痕较致密,与硬脊膜粘连,神经根周围解剖欠清楚;首次手术后 1 年以上,椎管内瘢痕吸收,与硬脊膜囊和神经根粘连较轻。

2. **手术节段范围**　是单节段还是多节段手术。

3. **骨性结构切除范围**　是开窗手术,还是部分椎板切除术或全椎板切除术。

4. **X 线检查**　显示椎骨缺损范围和椎板缺损范围,通过腰椎动力位摄片了解有无腰椎不稳征象。

5. **CT 检查**　了解原手术范围骨结构缺损情况。注意关节突关节骨性缺损情况及有无椎管侧隐窝狭窄。

6. **MR 检查**　观察原手术部位硬脊膜囊和神经根与周围组织的关系,以及有无严重的瘢痕粘连。

二、手术麻醉方法的选择

由于再次手术的复杂性,为获得较好的麻醉效果,应取全身麻醉。

三、再次手术的入路

（一）确定手术入路

患者如为一侧症状,则取左侧或右侧半椎板切除入路;患者如为马尾综合征症状或双侧症状,则取正中入路,全椎板切除。

（二）进入椎管的方法

再次手术由于正常解剖结构缺损,以及椎管内神经根和硬脊膜囊瘢痕粘连、组织结构欠清晰,易造成硬脊膜囊损伤、破裂发生脑脊液漏,或因分辨神经根欠清晰而损伤神经,因此术中显露病变部位,切除骨、韧带和瘢痕组织为再次手术的关键。进入椎管较安全的方法有两种。

1. **正中入路**　依据首次手术切除骨结构的范围,在其上或其下留有正常骨性结构处进入椎管。较常用的为经背部正中入路,在正常棘突和椎板处行全椎板切除显露硬脊膜囊,也可取一侧正常半椎板切除显露硬脊膜囊。然后向远端或近端病变处切除骨性结构,直至原手术部位骨结构缺损部分。正常全椎板切除、硬脊膜囊显露后,在正常硬脊膜囊的侧方由近端或远端分离找出神经根根袖部位,沿神经根管分离出神经根。通常还需将下关节突及上关节突行部分切除,显露病变神经根部位。取全椎板切除并关节突切除,术野显露清晰、广泛,但易致术后腰椎不稳,因而常需并行腰椎椎间融合。

2. **外侧入路**　CT 检查显示原手术部位仍保留关节突关节或部分关节突关节。手术经一侧先显露原手术部位上节段和下节段椎板,将椎板外的竖脊肌向外侧分离至关节突关节部位。然后在病变部位上、下两个关节突关节间用半椎板拉钩牵开分离竖脊肌,病变部位未分离的竖脊肌及瘢痕则用刀锐性在椎管外由内向外分离,直至显露病变节段关节突关节。将前置半椎板拉钩取出,置于病变节段的关节突关节外侧。将此处关节突外的瘢痕组织切除,显露残存的关节突关节。先将下关节突切除,然后仔细地将上关节突切除。上关节突外侧有首次手术遗留的黄韧带,将黄韧带连同瘢痕一并切除。切除上关节突及黄韧带后,在其深面即可发现神经根。L_5 神经根从硬脊膜囊发出处多平 L_5 椎体中、上部,S_1 神经根多平 L_5S_1 椎间盘平面发出。因此,若为 $L_{4/5}$ 椎间盘突出,沿 L_5 神经根向近端寻找 $L_{4/5}$ 椎间盘;若为 L_5S_1 椎间盘突出,在切除关节突关节后见到的 S_1 神经深面即为 L_5S_1 椎间盘。在神经根钩的保护下,将神经根牵向内侧或外侧切除病变椎间盘。

3. **前侧入路**　浙江大学医学院附属邵逸夫医院赵凤东等介绍小切口经腹膜外前入路腰椎椎间植骨融合内固定术治疗复发性腰椎间盘突出症 20 例。患者取仰卧位,全身麻醉后在 C 臂透视下定位手术节段并标记。于腹中线脐下 6~8cm 处取沿皮肤纹理的横形切口,皮下纵向。单节段切口长约 6cm,双节段切口长约 9cm。切开皮肤和皮下组织,辨认腹直肌鞘,沿左侧腹直肌内侧缘切开腹直肌鞘,向外推开腹直肌,沿腹膜外间隙进入,直达病变椎体及椎间盘前方。将腹膜连同腹腔脏器推向右侧,分离左髂总动静脉并牵拉向左侧,向右侧牵拉右侧髂血管,显露病变椎间隙。当血管分叉较病变椎间隙位置低时,可适当向上提拉显露。在 C 臂辅助定位后装配 SynFrame 拉钩系统(图 25-25A、B)。切除病变椎间盘及后纵韧带,充分减压。切开骶正中动脉前先用双极电凝处理,同时注意保护偏左侧的下腹上丛。应用长而细的注射器先于椎前筋膜内注入少许生理盐水,使之显露清晰,再纵向切开椎前筋膜,钝性分离并将神经丛拉向左侧。用长柄手术刀切开前纵韧带和前方纤维环进行椎间盘切除(图 25-25C),联合应用髓核钳、椎板咬骨钳和脑膜钩小心探查、分离突出的髓核和神经根、硬脊膜等结构。减压及处理终板完毕后置入 SynFix-LR 腰椎前入路椎间融合器,并于病变椎间隙上、下椎体各攻入 2 枚螺钉固定(图 25-25D),透视置入物位置满意。

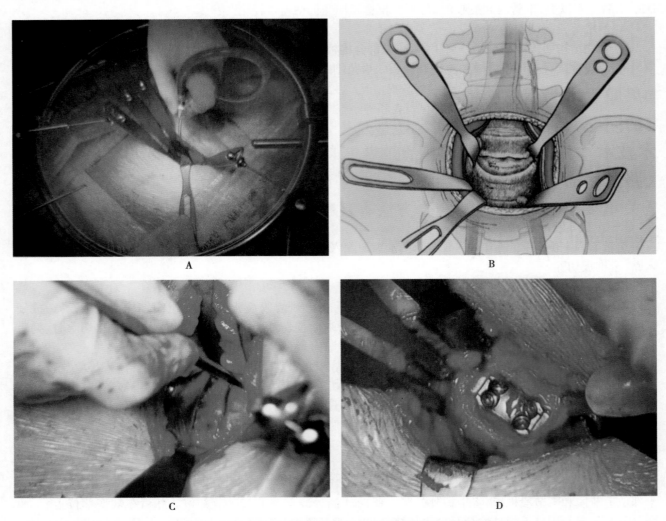

图 25-25　L₅S₁ 小切口经腹膜外前入路腰椎椎间植骨融合内固定术
A. 将 SynFrame 拉钩系统圆环固定于手术台,将骨科拉钩固定于 SynFrame 拉钩圆环上;B. 分离并牵拉血管后显露病变椎间隙;C. 使用长刀柄尖刀片切除椎间盘;D. 装配 SynFix-LR 腰椎椎间融合器。

第十二节　腰椎间盘突出症再次手术腰椎椎间融合的指征

　　腰椎间盘突出症再次手术无须所有病例全部并行腰椎椎间植骨融合内固定术。因为腰椎椎间融合后可能会加重融合节段以上的腰椎间盘的退变,导致再次发生另外节段的突出。腰椎椎间融合的指征见第二十三章。有学者报道了 51 例行第二次开窗腰椎间盘切除术,平均随访 10 年以上。按 MacNab 分类和 JOA 评分标准评价满意度和远期功能,结果:优良率为 70.6%,失败率为 15.7%,总体满意率为 78.4%。手术节段椎间隙高度 X 线测量发现,术后椎间隙高度明显下降,但不影响远期功能结果。手术复杂性高。有学者报道复发性腰椎间盘突出症 43 例,经椎间孔行腰椎椎间植骨融合内固定术(TLIF)并椎弓根螺钉内固定治疗。手术方法:手术暴露范围包括上次施术范围的上、下相邻椎板和关节突外侧,对硬脊膜外的瘢痕组织不做分离,相应节段置入椎弓根螺钉。在有症状侧用骨凿切除上位椎体的下关节突和下位椎体上关节突的上部,暴露前方椎间盘辨认出行走根和出口根两根神经根,重点对神经根管周围进行扩大减压。保护神经根及硬脊膜,彻底取净椎间盘组织,适度撑开椎间隙。将减压取下的碎骨粒填入椎间隙前 1/2 及外侧,取合适大小的单枚椎间融合器填满骨松质颗粒斜向置入两椎体间,最后安装连接杆,加压固定。有研究报道腰椎间盘突出症行腰椎间盘切除术 35 309 例,其中 25.1% 的病例之后行再次手术。第 1 次再次手术者中 3.3% 行腰椎椎间植骨融合内固定术,第 2 次再次手术者中 14.3% 行腰椎椎间植骨融合内固定术,第 3 次再次手术者中 31.4% 行腰椎椎间植骨融合内固定术。在第 1 次再次手术者中行腰椎椎间植骨融合内固定术后,再次手术的概率明显减少。第 2 次再次手术者中有 63% 行椎间盘切除术,14% 行腰椎椎间植骨融合内固定术,23% 行椎间盘切除术并腰椎减压术。因而在腰椎间盘突出症行再次手术时,更推荐行腰椎椎间植骨融合内固定术以减少再次手术概率。举例说明如下几种情况。

1. 首次手术后,在原手术节段或另外节段出现腰椎不稳或腰椎滑脱(图 25-26)。

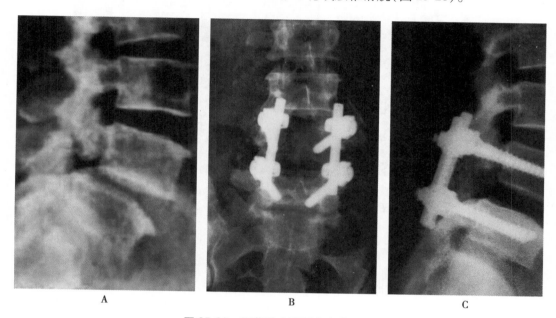

图 25-26　原节段术后再突出并手术
A. $L_{4/5}$ 椎间盘突出术后原节段再突出合并腰椎滑脱;B、C. 正侧位 X 线片示再次手术将 $L_{4/5}$ 椎间盘切除并行腰椎椎间植骨融合内固定术后。

2. 高位腰椎间盘突出胸腰椎交界处脊柱应力集中。T_{12}/L_1 或 $L_{1/2}$ 椎间盘需再次手术(图 25-27)。

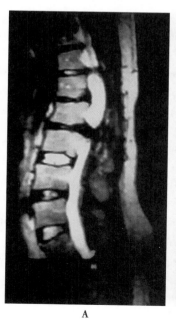
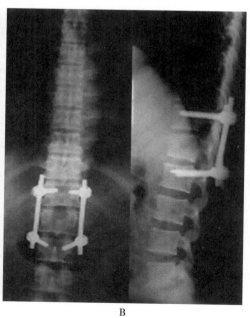

图 25-27　原节段术后相邻节段突出再次手术
A. $T_{12}L_1$ 椎间盘切除术后(首次手术),$L_{1/2}$ 椎间盘再突出;B、C. 正侧位 X 线片示再次手术行 $L_{1/2}$ 椎间盘切除术并行脊柱后入路融合术。

3. 腰椎间盘多节段再突出或合并腰椎管狭窄,需行腰椎后入路广泛减压及椎间盘切除术(图 25-28)。

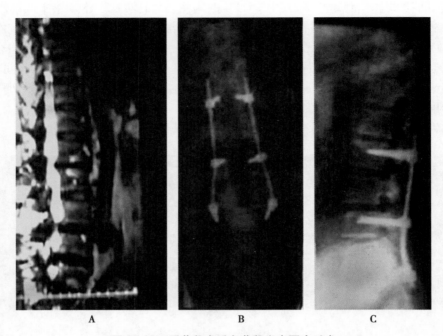

图 25-28　原节段术后多节段突出再次手术

A. L$_{4/5}$ 椎间盘突出术后(首次手术),L$_5$S$_1$、L$_{3/4}$ 突出,原手术节段 L$_{4/5}$ 椎间盘再突出;B、C. 正侧位 X 线片示再次手术行 L$_{3/4}$、L$_{4/5}$、L$_5$S$_1$ 椎间盘切除术及腰椎椎间植骨融合内固定术。

4. 再次手术后另外节段突出或原节段突出,需行第 3 次或更多次手术。

(张国庆　胡有谷　陈伯华　李牧　祁磊　相宏飞)

参 考 文 献

[1] 张小路,林其仁,叶晖. 腰椎间盘突出症再次手术的原因及其处理[J]. 中国脊柱脊髓杂志,2010,20(1):81-82.

[2] DALGIC A,YILDIRIM A E,OKAY O,et al. Initial discectomy associated with aging leading to adjacent disc disease and recurrence[J]. Turk Neurosurg,2016,26(4):595-600.

[3] VIRK S S,DIWAN A,PHILLIPS F M,et al. What is the rate of revision discectomies after primary discectomy on a national scale?[J]. Clin Orthop Relat Res,2017,475(11):2752-2762.

[4] FRITZELL P,KNUTSSON B,SANDEN B,et al. Recurrent versus primary lumbar disc herniation surgery:patient-reported outcomes in the swedish spine register swespine[J]. Clin Orthop Relat Res,2015,473(6):1-3.

[5] AIZAWA T,OZAWA H,KUSAKABE T,et al. Reoperation for recurrent lumbar disc herniation:a study over a 20-year period in a Japanese population[J]. J Orthop Sci,2012,17(2):107-113.

[6] CHENG J,WANG H,ZHENG W,et al. Reoperation after lumbar disc surgery in two hundred and seven patients[J]. Int Orthop,2013,37(8):1511-1517.

[7] YAMAN M E,KAZANC A,YAMAN N D,et al. Factors that influence recurrent lumbar disc herniation[J]. Hong Kong Med J,2017,23(3):258-263.

[8] YURAC R,ZAMORANO J J,LIRA F,et al. Risk factors for the need of surgical treatment of a first recurrent lumbar disc herniation[J]. Eur Spine J,2016,25(5):1-6.

[9] CHANG H K,CHANG H C,WU J C,et al. Scoliosis may increase the risk of recurrence of lumbar disc herniation after microdiscectomy[J]. J Neurosurg Spine,2016,24(4):1-6.

[10] STIENEN M N,JOSWIG H,SMOLL N R,et al. Short-and long-term effects of smoking on pain and health-related quality of life after non-instrumented lumbar spine surgery[J]. Clin Neurol Neurosurg,2016,142:87-92.

［11］ CHIANG C J,CHENG C K,SUN J S,et al. The effect of a new anular repair after discectomy in intervertebral disc degeneration：an experimental study using a porcine spine model［J］. Spine,2011,36(10)：761-769.

［12］ BAILEY A,ARAGHI A,BLUMENTHAL S,et al. Prospective,multicenter,randomized,controlled study of anular repair in lumbar discectomy two-year follow-up［J］. Spine,2013,38(14)：1161-1169.

［13］ 郭新军,朱卉敏,王衡,等. 一次性纤维环缝合器在腰椎间盘突出症髓核摘除术中的应用［J］. 中医正骨,2015,27(3)：59-60.

［14］ QI L,LI M,SI H,et al. The clinical application of "jetting suture" technique in annular repair under microendoscopic discectomy：A prospective single-cohort observational study［J］. Medicine,2016,95(31)：e4503.

［15］ 朱召银,黎庆初,杨洋,等. 显微内窥镜下髓核摘除纤维环缝合治疗腰椎间盘突出症的疗效分析［J］. 中国脊柱脊髓杂志,2017,27(3)：213-219.

［16］ PARKER S L,GRAHOVAC G,VUKAS D,et al. Effect of an annular closure device(barricaid)on same-level recurrent disk herniation and disk height loss after primary lumbar discectomy：two-year results of a multicenter prospective cohort study［J］. Clin Spine Surg,2016,29(10)：454-460.

［17］ DOWER A,CHATTERJI R,SWART A,et al. Surgical management of recurrent lumbar disc herniation and the role of fusion［J］. J Clin Neurosci,2016,23：44-50.

［18］ 赵凤东,苏优乐图,倪东亮,等. 小切口经腹膜外前路腰椎椎间植骨融合内固定术治疗复发性腰椎间盘突出症［J］. 中华骨科杂志,2014,34(3)：258-264.

第二十六章

腰椎间盘突出症的手术治疗效果

第一节　手术疗效评定标准

　　腰背痛的评定标准是对各种手术方法的客观评估,因其具有相互之间的可比性,因而是手术疗效评定需共同遵照的指标,为循证医学的重要依据。腰椎间盘突出症疗效的评定,多依照腰背痛的评定标准。腰背痛的评定标准有多种方法,据不完全统计有 22 种。总的分为两大类:较简单的评定标准和量化评定标准。较简单的评定标准如中华医学会骨科学分会脊柱外科学组腰背痛手术评定标准、视觉模拟评分法(visual analogue scales,VAS)等。量化评定标准多以问卷形式评定,部分尚涉及评定时间项,如 Oswestry 功能障碍指数(Oswestry disability index,ODI),健康调查简表(the short form-36 health survey,SF-36)等。现将国际和国内最常用的临床疗效评定方法予以介绍。

一、中华医学会骨科学分会脊柱外科学组腰背痛手术评定标准

　　中华医学会骨科学分会脊柱外科学组于 1993 年 4 月在苏州召开"腰椎节段性不稳定与腰椎管狭窄专题研讨会",会上制定了腰背痛手术评定标准。

　　优:术前症状缓解,腰椎活动度、直腿抬高试验和神经功能均恢复,并能恢复原来的工作和生活。

　　良:术前症状部分缓解,腰椎活动度、直腿抬高试验和神经功能部分改善,不能恢复原来的工作和生活。

　　差:治疗无效或症状加重,有关体征无改善。

二、MacNab 标准

　　优:腰腿痛、排尿障碍等症状全部消失。腰部活动无自觉障碍,下肢肌力正常,半年内恢复原工作。

　　良:术前症状消失,但劳累或长距离行走后,自感腰部轻度疼痛或下肢酸痛,腰部活动轻度受限,下肢肌力稍弱,但不影响工作。

　　可:术后间断轻度腰腿痛,腰肌力弱,但比术前好转,可参加轻体力工作。

　　差:术前症状未消除或加重。

三、视觉模拟评分法

　　视觉模拟评分法(visual analogue scales,VAS)是作为一种测量疼痛感觉强度的方法。用 10cm 长的直尺,两端标有"0"和"10"(图 26-1)。0 代表"无痛",10 代表"最剧烈疼痛"。让患者在直线或尺上从 0 ~ 10 间标出自己疼痛的相应位置。从 VAS 标尺低端到患者标出点的厘米距离,作为疼痛严重性的数值指标,得分越高说明患者疼痛越严重。

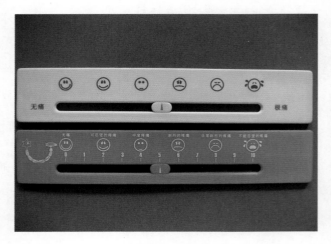

图 26-1　VAS 尺

VAS 适合表达从多时间点或从多个体样本获得的 VAS 数值测量及其差异比较的百分率。VAS 给患者提供了简单易行和概念明确的疼痛评定方法,在临床上应用广泛。

四、日本骨科学会腰背痛手术评分标准

1986 年日本骨科学会(Japanese Orthopaedic Association,JOA)判定腰背痛手术评分标准(35 分),其与 JOA 脊髓型颈椎病评分(17 分)法,在日本或国际上较常应用(表 26-1)。

表 26-1　日本骨科学会(JOA)腰背痛手术评分标准

症状、体征			分值/分
主观症状(最高 9 分)	腰背痛	无	3
		偶有中度疼痛	2
		经常中度疼痛或偶有严重疼痛	1
		经常或持续严重疼痛	0
	腿痛或麻木感	无	3
		偶有轻度症状	2
		经常轻度或偶有严重症状	1
		经常或持续严重症状	0
	步态	正常	3
		能步行 500 米以上,感觉疼痛、麻木兼或肌肉无力	2
		不能步行 500 米以上,因腿痛、麻木兼或肌肉无力	1
		不能步行 50 米以上,因腿痛、麻木兼或肌肉无力	0
客观体征(最高 6 分)	直腿抬高试验(包括腘绳肌紧张试验 Bowstring 试验)	正常	2
		30°~70°	1
		<30°	0
	感觉障碍	无	2
		轻度障碍(非主观感觉障碍)	1
		明显障碍	0
	运动障碍	正常(5 级)	2
		轻度无力(4 级)	1
		明显无力(3 级)	0
日常活动限制情况(最高 14 分)	卧床翻身	无受限	2
		中度受限	1
		严重受限	0
	站立	无受限	2
		中度受限	1
		严重受限	0
	洗刷	无受限	2
		中度受限	1
		严重受限	0
	向前弯腰	无受限	2
		中度受限	1
		严重受限	0
	坐 1 小时	无受限	2
		中度受限	1
		严重受限	0

症状、体征			分值/分
日常活动限制情况（最高 14 分）	提重物	无受限	2
		中度受限	1
		严重受限	0
	行走	无受限	2
		中度受限	1
		严重受限	0
排尿功能（尿失禁或尿潴留）（最高 6 分）	正常		6
	轻度排尿困难		3
	严重排尿困难		0

五、Roland-Morris 功能障碍问卷调查

Roland-Morris 功能障碍问卷调查（Roland Morris Disability Questionnaire，RMDQ）用于评估腰背痛功能。其内容包括 24 项因腰背痛而受限活动的内容。每个问题的分值为 1 分，回答"是"得 1 分，回答"不是"得 0 分，总分最高 24 分，最低 0 分。分数越高表明功能障碍越重（表 26-2）。

表 26-2　Roland-Morris 功能障碍问卷表（描述符合症状的打"√"，反之略过）

□1	因腰背痛，大部分时间不能外出	□13	全天几乎均感腰背痛
□2	为了使腰背部舒服，需要频繁变换体位	□14	因腰背痛，感到在床上翻身困难
□3	因腰背痛，步行较正常时慢了很多	□15	因腰背痛，食欲不佳
□4	因腰背痛，不能从事日常家务活	□16	因腰背痛，感到穿袜困难
□5	因腰背痛，需依靠扶手上楼	□17	因腰背痛，只能行走很短距离
□6	因腰背痛，需经常卧床休息	□18	因腰背痛，睡眠不佳
□7	因腰背痛，坐起时需依靠扶手	□19	因腰背痛，需他人帮助穿衣
□8	因腰背痛，需要他人帮助自己做事	□20	因腰背痛，需大部时间坐位
□9	因腰背痛，穿衣较平时慢了很多	□21	因腰背痛，不能从事重家务活
□10	因腰背痛，只能短时间站立	□22	因腰背痛，感觉自己易于激动和脾气变坏
□11	因腰背痛，不能弯腰或下跪	□23	因腰背痛，上楼时较通常慢很多
□12	因腰背痛，感到由坐站起困难	□24	因腰背痛，需大部时间卧床

六、Oswestry 功能障碍指数

1976 年，John O'Brien 及 Fairbank 开始研究设计 Oswestry 功能障碍指数（Oswestry disability index，ODI）问卷表。1980 年公开发表 ODI 1.0 版本。1981 年在巴黎国际腰椎研究协会会议（the International Society for the Study of the Lumbar Spine，ISSLS）推广。1989 年 ODI 问卷 1.0 版本修订为 ODI 问卷 2.0 版本，成为国际上应用最广的版本。Roland 和 Fairbank 对 ODI 问卷 2.0 版本改动，将其命名为 ODI 问卷 2.1 版本。2005 年 Chow 等首次在中国香港地区应用 ODI 问卷繁体中文版。目前 ODI 问卷被翻译成 12 种以上语言版本。

ODI 问卷包括 10 项内容：疼痛强度、个人生活自理能力（洗漱、穿脱衣服等）、提物、步行、坐位、站立、干扰睡眠、性生活、社会生活和旅行（表 26-3）。

表 26-3　Oswestry 功能障碍指数（ODI）问卷表

项目	评分标准	得分/分
1. 疼痛严重程度	活动时无痛	0
	活动时轻微疼痛	1
	活动时中度疼痛	2
	活动时疼痛比较严重	3
	活动时疼痛极为严重	4
	因疼痛不能做任何事	5
2. 个人自理能力（如洗穿衣、洗刷等）	能正常自理而无疼痛	0
	在谨慎活动疼痛情况下日常自理	1
	日常活动虽能自理,由于活动时腰腿痛加重,以至于动作缓慢、小心	2
	需他人协助下处理大部分日常活动	3
	每日在他人帮助下处理绝大部分个人自理活动	4
	卧床难以穿衣、洗刷	5
3. 提取重物	无痛情况下提取重物	0
	能提重物,但疼痛加重	1
	因疼痛不能提重物,但如物体在桌子上能使重物改变位置	2
	因疼痛不能提重物,但如果物体在适宜位置能提轻的或中等重量的物体	3
	仅能提很轻的重物	4
	不能提物	5
4. 行走	行走任何距离均无疼痛	0
	因疼痛仅能行走 1 英里（1 英里 = 1. 609 344 千米）	1
	因疼痛仅能行走 1/2 英里	2
	因疼痛能行走多于 1/4 英里	3
	依靠手杖或双拐行走	4
	大部分时间卧床,不得不慢慢移动去厕所	5
5. 坐	能坐任何椅子不受时间限制	0
	坐舒服的椅子不受时间限制	1
	因疼痛坐位不能超过 1 小时	2
	因疼痛坐位不能超过半小时	3
	因疼痛坐位不能超过 10 分钟	4
	因疼痛完全不能坐	5
6. 站立	无痛,长时站立	0
	长时站立出现疼痛	1
	因疼痛站立不能超过 1 小时	2
	因疼痛站立不能超过半小时	3
	因疼痛站立不能超过 10 分钟	4
	因疼痛不能站立	5
7. 睡眠	睡眠不受疼痛影响	0
	睡眠偶受疼痛影响	1
	因疼痛睡眠少于 6 小时	2
	因疼痛睡眠少于 4 小时	3
	因疼痛睡眠少于 2 小时	4
	因疼痛不能入眠	5

项目	评分标准	得分/分
8. 性生活	性生活完全正常,决不会导致疼痛加重	0
	性生活完全正常,但会加重疼痛	1
	性生活基本正常,但会很痛	2
	由于疼痛,性生活严重受限	3
	由于疼痛,基本没有性生活	4
	由于疼痛,根本没有性生活	5
9. 社会活动	社会活动完全正常,不会因此疼痛加重	0
	社会活动完全正常,但会加重疼痛	1
	疼痛限制剧烈活动,如运动,但对其他社会活动无明显影响	2
	疼痛限制了正常的社会活动,不能参加某些经常性活动	3
	疼痛限制了社会活动,只能在家从事一些社会活动	4
	由于疼痛,根本无法从事任何社会活动	5
10. 旅行(郊游)	能到任何地方去旅行,腰部或腿不会痛	0
	能到任何地方去旅行,但疼痛会加重	1
	由于疼痛,外出郊游不超过 2 小时	2
	由于疼痛,外出郊游不超过 1 小时	3
	由于疼痛,外出郊游不超过 30 分钟	4
	由于疼痛,除了到医院,根本无法外出	5

1. **ODI 的计算方式**　依据 10 项内容中每一项的 6 个备选答案分为 0~5 分,0 分表示无任何功能障碍,5 分表示出现明显功能障碍。将 10 个项目的答案相应得分累加后为 X,计算其占 10 项最高合计分(50 分)的百分比,得出 ODI。

$$ODI = X 分/50 分 = \underline{\quad}\%$$

2. **ODI 在中国的应用**　鉴于国人的习惯,不太习惯回答性生活方面的问题,中文版 ODI 问卷删除了性生活 1 项,故只有 9 项,韩文版 ODI 问卷同样也删除了性生活方面的内容,只保留 9 项,故 ODI = X 分/45 分 = ____%。《腰椎间盘突出症(第 3 版)》ODI 删除了性生活 1 项,并将旅行与社会活动合并,只有 8 项。故 ODI = X 分/40 分 = ____%。本版采用 ODI 删除了性生活 1 项,只有 9 项的 ODI 改良版。

3. **ODI 的可信度**　ODI 和 VAS、McGill 疼痛问卷等方法有较好的相关性。ODI 与 F-36 功能量表之间存在良好的相关性(相关系数为 0.56~0.78),韩文版 ODI 问卷与世界卫生组织生活质量评估表(WHOQOL-BREF)之间均显著相关。日文版 ODI 问卷的敏感度及特异度较理想,与 SF-36 量表相比更适合用于日本腰痛患者。用中文版 ODI 问卷对手术治疗的腰椎间盘突出症患者评分,可作为一项重要的参考指标。中文版 ODI 问卷是稳定可靠的,可作为综合评定腰痛患者是否需要手术或康复疗效的参考指标。有学者对 52 例腰背痛患者用中文版 ODI 2.1 问卷与 Roland-Morris 功能障碍问卷、SF-36 和 VAS 对照比较,认为中文版 ODI 2.1 问卷是腰背痛患者测定功能状态可靠有效的工具。

七、健康调查简表

健康调查简表(the short form-36 health survey,SF-36),又称简化 36 医疗结果研究量表(medical outcomes study short-form 36,MOS SF-36),是为人群调查或健康政策评价而设计的评价人体整体健康状况的量表,评价内容主要侧重于慢性躯体疾病和精神疾病方面。当今亦用于腰背痛评分。1990—1992 年间 S,F-36 的不同语种版本相继问世,其中以英国发展版和美国标准版应用较多。1998 Ren XS 中文版 SF-36-C 开始在国外和中国香港地区应用。

（一）SF-36 量表的结构和内容

SF-36 量表是一个多条目量表（表 26-4），测量 8 个健康状况和 1 个健康变化自评。其内容包括。

1. 躯体健康总评（physical component summary, PCS）　①躯体功能（physical functioning, PF）；②躯体健康问题导致的角色受限（role limitations due to physical health, RP）；③肌体疼痛（bodily pain, BP）；④总体健康感（general health perceptions, GH）。

2. 精神健康总评（mental component summary, MCS）　①生命活力（vitality, VT）；②社交功能（social functioning, SF）；③情感问题所致的角色受限（role limitations due to emotional problems, RE）；④精神健康（mental health, MH）。

表 26-4　SF-36 量表

1. 通常情况下,你对自己身体健康状况的评价
□非常好　　□很好　　□好　　□一般　　□差

2. 与 1 年前相比,你对现在身体状况的评价
□好了很多　　□有些好转　　□差不多　　□差了些　　□差了很多

3. 有关你平常一天活动情况的问题。你的健康状况限制你的这些活动吗？如果有,程度如何？

	很受限	有些受限	不受限
（1）剧烈运动,如跑步、举重物、参加高强度的体育运动	□	□	□
（2）中等量运动,如搬桌子、打保龄球、高尔夫球	□	□	□
（3）提拿重物	□	□	□
（4）爬多层楼梯	□	□	□
（5）爬一层楼梯	□	□	□
（6）弯腰,屈膝或弯腰拾物	□	□	□
（7）步行超过 1 英里（1 英里 = 1.609 344 千米）	□	□	□
（8）步行几百英尺	□	□	□
（9）步行 100 英尺（1 英尺 = 0.000 304 8 千米）	□	□	□
（10）自己洗澡或穿衣	□	□	□

4. 在过去的 4 个星期中,因体力情况而影响工作或其他日常活动的时间

	全部时间	很大部分时间	一部分时间	一小部分时间	没占用时间
（1）减少工作或其他活动的时间	□	□	□	□	□
（2）完成工作或活动较预计少的时间	□	□	□	□	□
（3）工作或活动受限时间	□	□	□	□	□
（4）完成工作或其他活动困难时,额外所需增加的时间	□	□	□	□	□

5. 在过去的 4 个星期中,因情绪原因如心情压抑或焦虑而影响工作或其他日常活动的时间

	全部时间	很大部分时间	一部分时间	一小部分时间	没占用时间
（1）减少工作或其他活动时间	□	□	□	□	□
（2）完成工作或活动较预计少的时间	□	□	□	□	□
（3）工作或其他活动时不专注的时间	□	□	□	□	□

6. 在过去的 4 个星期中,你的健康状况或情绪对你正常社会活动影响程度
□影响　　□轻微影响　　□中度影响　　□相当影响　　□极度影响

7. 在过去的四个星期中,疼痛程度
□不痛　　□很轻微的疼痛　　□微痛　　□中度疼痛　　□剧烈疼痛

8. 在过去的四个星期中,疼痛对正常工作,包括户外工作和家务的影响:
□没影响　　□轻微影响　　□中度影响　　□相当影响　　□完全影响

9. 在过去的 4 个星期中,发生在你周边的事,而有自身感觉的问题。选择最接近你感觉的答案,并表明持续多少时间。

	全部时间	很大部分时间	一部分时间	一小部分时间	没占用时间
（1）对生活充满信心	☐	☐	☐	☐	☐
（2）非常紧张	☐	☐	☐	☐	☐
（3）心情沮丧,忧郁	☐	☐	☐	☐	☐
（4）感觉心态平静	☐	☐	☐	☐	☐
（5）精力充沛	☐	☐	☐	☐	☐
（6）无精打采,压抑	☐	☐	☐	☐	☐
（7）精疲力竭	☐	☐	☐	☐	☐
（8）心情愉快	☐	☐	☐	☐	☐
（9）感到疲倦	☐	☐	☐	☐	☐

10. 在过去的 4 个星期中,因你的体力和情绪问题,而影响你正常社会活动的时间
　　☐全部时间　　☐很大部分时间　　☐一部分时间　　☐一小部分时间　　☐没占用时间

11. 您符合下列何种状态?

	完全相符	基本相符	不知道	不符合	完全不符
（1）较其他人更易生病	☐	☐	☐	☐	☐
（2）和别人身体一样健康	☐	☐	☐	☐	☐
（3）希望自己身体变坏	☐	☐	☐	☐	☐
（4）自己身体非常好	☐	☐	☐	☐	☐

（二）健康化自评

健康化自评(health transition,HT)是请填表者与 1 年前自己的健康状况相比,这部分内容未被纳入分量表或总量表计分。

八、SF-12 量表

SF-12 量表为 SF-36 量表的简化版本,将 SF-36 量表中的 PF、RP、RE、VT 和 MH 中的 24 个细目删除,缩减成躯体健康总评 4 项和精神健康总评 3 项共 12 个问题,主要目的是节省回答问题的时间,而又不影响整个量表的基本功能(表 26-5)。

表 26-5　SF-12 量表

1. 通常情况下,你对自己身体健康状况的评价
　　☐非常好　　☐很好　　☐好　　☐一般　　☐差
2. 在平日活动时,你的健康状况限制你的这些活动吗? 如果有,程度如何?

	很受限	有些受限	不受限
（1）中等量运动,如搬桌子、推吸尘器、打保龄球、高尔夫	☐	☐	☐
（2）爬几层楼梯	☐	☐	☐

3. 在过去的四个星期中,因体力情况而影响工作或其他日常活动的时间

	全部时间	很大部分时间	一部分时间	一小部分时间	没占用时间
（1）完成的工作或活动较预计少的时间	☐	☐	☐	☐	☐
（2）工作或活动受限时间	☐	☐	☐	☐	☐

续表

4. 在过去的四个星期中,因情绪原因如心情压抑或焦虑而影响工作或其他日常活动的时间

	全部时间	很大部分时间	一部分时间	一小部分时间	没占用时间
(1) 完成的工作或活动较预计少的时间	□	□	□	□	□
(2) 工作或其他活动时不专注的时间	□	□	□	□	□

5. 在过去的四个星期中,疼痛对正常工作,包括户外工作和家务的影响

□没影响　　□轻微影响　　□中度影响　　□相当影响　　□完全影响

6. 在过去的四个星期中,发生在你周边的事,而有自身感觉的问题。选择最接近你感觉的答案,并表明持续多少时间。

	全部时间	很大部分时间	一部分时间	一小部分时间	没占用时间
(1) 感觉心态平静	□	□	□	□	□
(2) 精力充沛	□	□	□	□	□
(3) 心情沮丧,忧郁	□	□	□	□	□

7. 在过去的四个星期中,因你的体力和情绪问题,而影响你正常社会活动的时间

□全部时间　　□很大部分时间　　□一部分时间　　□一小部分时间　　□没占用时间

九、SF-36 量表和 SF-12 量表的评分方法

SF-36 量表和 SF-12 量表的评分方法是根据各条目不同的权重,计算分量表中各条目积分之和,得到分量表的粗积分。SF-36 量表也可通过评分软件网站填表后自动计算得出 SF-36 分值(图 26-2)。

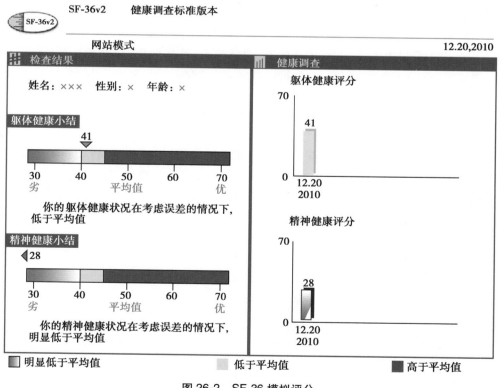

图 26-2　SF-36 模拟评分

SF-12 评分亦可通过在评分软件网站填表后自动计算得出 SF-12 分值(图 26-3)。

将所得 SF-36 分值或 SF-12 分值转换为 0 到 100 的标准分。分值越高,功能效果越好。

健康化自评(health transition,HT)不作为计分,仅作为对照。

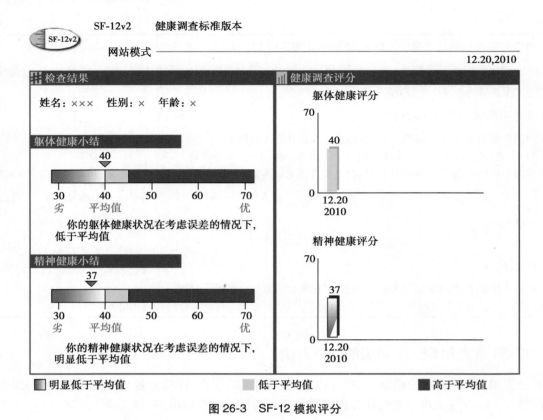

图 26-3 SF-12 模拟评分

McHorney 等认为这个量表可以将有单纯慢性躯体疾病的患者和伴有心理问题的慢性躯体疾病患者区别开来,躯体健康和精神健康量表的特异性相对较好。8 个分量表中的 6 个项目(PF、RP、BP、GH、RE、MH)判别效度高达 90% 以上。8 个分量表的 alpha 系数从 0.78(总体健康)到 0.94(躯体功能),反映量表可信度高。在判别效度方面,测量成功率除 PF 量表仅为 92.5% 外,其余均为 100%。SF-36 量表与 SF-12 量表的可信度相同。

第二节 手术效果预测

治疗结果与神经的压迫程度和手术时间有关。临床症状越重,压迫越重,疗效越差。治疗结果与手术时机密切相关,应尽量早期手术。有学者对 23 例伴有马尾神经损伤的腰椎间盘突出症患者进行了报道,24 小时内进行手术的 8 例,随访 2 年 1 例仍有排尿困难及阴茎勃起不坚,其他 7 例功能完全或接近完全恢复。

关于手术效果,在排除手术者的因素后,依据患者的手术指征即症状、体征及辅助检查结果的严重程度,来预测手术效果。

一、手术效果预测表

Bernard E Finneson 设计了手术效果预测表(表 26-6)。

表 26-6 手术效果预测表

得分条件	得分值	减分因素	减分值
1. 严重的腰痛和坐骨神经痛	5	主要为腰痛	15
2. 坐骨神经痛重于腰痛	15	肥胖体型	10
3. 负重(坐位或立位)时疼痛加重,卧床取某体位时疼痛缓解	5	无器质性症状和体征,整个下肢的麻木,足趾屈伸均无力,难以解释的疼痛范围不佳的精神状态	15

续表

得分条件	得分值	减分因素	减分值
4. 神经系统检查表以为某节段的单根神经症状和体征	25	无手术要求,既往因非器质疾病住院,不明原因的胸腹痛,顽固性的切口疼,酗酒,工作不愉快,工作超过能耐受的体力,工作与家庭不和谐,因为疾病男性离开工作半年,女性4个月	10
5. 脊髓造影示与神经体征相符的阳性发现	25	其他情况,工作中发生意外,车祸,医疗、法律上不利情况,接近退休年龄,如有症状可获得伤残补偿	20
6. 直腿抬高试验阳性 健侧抬高试验阳性	10 20	过去因医疗问题有法律诉讼	10
7. 患者对未来有美好的生活愿望	10		

注:得分总值为115分;减分总值为80分;得分总值−减分总值＝预测分;预测分65~75分,术后效果好;预测分55~65分,术后效果可;预测分<55分,术后效果劣。

二、人工神经网络手术效果预测

Azimi 等建立人工神经网络(artificial neutral network,ANN)以预测腰椎间盘突出症的手术效果。输入腰椎间盘突出症患者术前症状持续时间,是否吸烟,手术节段,腰腿痛 VAS 和 JOA 评分,Zung 抑郁自评量表(Zung self-rating depression scale,SDS),以及 MacNab 优、良、可、劣来评定术后效果,得出相应数据。经腰椎间盘突出症 203 例应用,证实有较高的正确性,正确率为 96%。

三、炎症和溶纤维素标志物预测

Elkan 等报道腰椎间盘突出症术后效果与炎症和溶纤维素标志物之间关系,发现溶纤维素标志物纤溶酶原激活物抑制物 1(plasminogen activator inhibitor 1,PAI-1)增高则术后效果差,而与超敏 C 反应蛋白、纤维蛋白原(fibrinogen)和 D-二聚体无关。

第三节　不同期限的手术效果

依据不同随访时间分为手术即时、术后短期、术后中期、术后长期和术后超长期随访手术效果。

一、手术即时随访(术后3个月内)

有学者对 39 位骨科医师所做的 2 504 例腰椎间盘手术的术后效果进行统计,术后观察少于 15 天的患者占 3.0%,在 15~60 天的占 17.2%,超过 60 天的占 79.8%。其效果主要依据坐骨神经痛的缓解及持续性下腰背痛的存在来评定。坐骨神经痛完全缓解的占 76.9%,部分缓解的占 17.6%,无缓解的占 5.0%,另有 0.5% 的患者疼痛加重。有研究报道了 116 例患者的随访结果,在术后 30 天之内,73% 症状改善或消失,至术后第 2 个月和第 3 个月症状改善或消失率分别为 81% 和 88%。应用激光多普勒血流仪观察 21 例腰椎间盘突出症行腰椎间盘切除术后受累神经根的血流情况,发现 21 例神经根术前的平均血流量为(5.1±2.5)ml/min,椎间盘切除术后神经根的平均血流量为(9.4±4.8)ml/min,有明显差异,并发现 16 例术后症状即刻缓解者较另 5 例术后 8~14 天症状缓解者,神经根血流量多 3 倍。由此认为,神经根性症状的改善与否,与受累神经根的血流情况密切相关。

对 71 例腰椎间盘突出症患者,随访 6 周、4 个月和 12 个月。VAS 下肢痛术前平均 59mm,术后 6 周 15mm。腰背痛 VAS 术前平均 36mm,术后 6 周 11mm。Roland-Morris 功能障碍问卷评分术前 14.4 分,术后 6

周 8.8 分,术后 4 个月和 12 个月 4.7 分。由此可见,腰椎间盘突出症手术后腰背痛和下肢痛症状可迅速缓解,而神经肌肉功能障碍需自术后 4 个月至 1 年逐渐改善。

二、术后短期随访(术后 4 个月至术后 2 年内)

许多作者报道传统手术的优良率在 70%~95%。腰椎间盘突出症患者经腰椎间盘手术后,可残留腰背痛和下肢痛症状,前者发生率为 30%~40%,后者发生率为 10%~30%。

有学者报道了腰椎间盘突出症手术治疗 448 例,术前记录患者身高、体重,并计算 BMI(kg/m²)。根据 BMI 将患者分为三组:正常组(BMI<24kg/m²),超重组(BMI 为 24~28kg/m²)和肥胖组(BMI>28kg/m²),随访时间 2.08~5.16 年(平均 2.48 年),术后在恢复工作能力方面,正常组较肥胖组好;男女患者在改善率、术后腰部疼痛和术后下肢麻木程度上,超重组与正常组有显著差异。

另有研究报道腰椎间盘突出症手术 612 例,采用的方法是切除变性、突出的髓核及碎片组织,而对其深在的未分离的髓核组织不做摘除。其中 574 例获随访观察平均 24 个月,优良率为 86%。随访病例全部复查 X 线片,并与术前比较,手术前后椎间盘高度,两者无显著性差异($P>0.05$)。腰椎伸屈动态摄片共 186 例,其中 14 例(7.5%)显示手术节段有不稳表现。认为无论从腰椎生物力学角度分析,还是从临床实际情况看,这种手术方法既有良好的治疗结果,又可避免过多丧失腰椎整体结构的力学功能。

对 106 例显微腰椎间盘切除术患者进行统计,平均椎间盘切除量为(2.1±0.9)g,随访 2 年,发现 85.40% 获得满意效果,7.54% 同节段、同侧椎间盘再突出和 2.83% 腰椎不稳。认为椎间盘切除量与腰椎间盘切除术效果、椎间盘再突出和腰椎不稳的发生无关。

三、术后中期随访(术后第 3 年至术后 4 年内)

其手术疗效与术后短期相似,优良率仍保持在 80%~90%。有报道发现术后中期随访疗效与职业有关,自由职业和白领工作者的优良率为 96%;而在工人中,优良率为 74%。陈伯华等回顾性分析 273 例接受髓核摘除术的腰椎间盘突出症患者的中远期疗效,按照中华医学会骨科学分会脊柱外科学组腰背痛手术评定标准进行随访,结果显示术后的中期随访组(3~5 年)68 例,优良率为 96.2%。

另有学者报道了四种术式治疗腰椎间盘突出症 440 例的术后中期随访结果,术式包括开窗减压髓核摘除术、半椎板切除术、全椎板切除术和上述三种术式加经后入路椎弓根螺钉系统内固定治疗。按照 ODI 指标随访,术后随访 30~66 个月,(平均 49 个月),四种术式总体优良率分别为 88.76%、83.61%、77.27% 和 90.54%。认为传统经典手术加经后入路椎弓根螺钉系统内固定治疗为腰椎间盘突出症手术彻底减压融合创造了良好的条件,但无论是单节段或双节段病变,加经后入路椎弓根螺钉系统内固定治疗都不能显著提高临床疗效,传统经典手术仍是治疗腰椎间盘突出症的安全、有效方法。

文献中报道,单节段腰椎间盘突出症行手术治疗的成功率为 49%~98%。有学者报道了 55 例相邻双节段腰椎间盘突出症手术治疗平均随访 41 个月的结果,通过 SF-36 量表等评定,优 49%、良 20%、可 15% 和劣 16%,其中仅为双节段腰椎间盘突出症而无腰椎骨性退变者,优良率为 86%,而双节段腰椎间盘突出症合并腰椎骨性退变者,优良率为 57%,此组病例中 15% 再次手术行腰椎椎间植骨融合内固定术。

四、术后长期随访(术后第 5 年至术后 10 年内)

有学者对 59 例术后患者进行 10 年的随访研究,随访 1 年时优良率为 91%,4 年时为 85%,10 年时为 91%,其中优占 1/3,良占 2/3。陈伯华等报道 141 例腰椎间盘突出症手术治疗长期随访(5~10 年)的优良率为 91.5%。另有学者报道对 370 例行不同方式腰椎间盘髓核摘除术的患者,其中行椎板间开窗术者 300 例、半椎板切除术者 40 例、全椎板切除术者 30 例。术前及术后 5~11 年分别进行症状比较和功能测试。三组患者主观感觉优良率分别为 97%、84%、17%。三种术式中椎板间开窗术组的疗效最好,并发症最少;而全椎板切除术组的疗效最差,腰椎不稳、肌萎缩和硬脊膜压迫、粘连等并发症的发生率最高。

Dohrmann 和 Mansour 汇集文献报道腰椎间盘突出症 39 048 例手术患者,平均随访 6.1 年,结果优良率为 78.9%。手术方法中显微腰椎间盘切除术、内镜显微腰椎间盘切除术、经典腰椎间盘切除术均能达到近 79.0% 的优良率。

Dower 等统计澳大利亚 37 所医院复发腰椎间盘突出症 1 483 例,再次椎间盘突出切除术和椎间盘突出切除术并行内固定融合术的优良率相似,前者为 79.5%,后者为 77.8%。仅腰背痛 JOA 评分椎间盘突出切除术并行内固定融合术优于仅行椎间盘突出切除术。认为腰椎间盘突出症复发手术无须常规并行内固定融合术。

腰椎间盘突出症行手术治疗和非手术治疗的随访结果报道甚少。有学者对美国麻省总医院 400 例腰椎间盘突出症行手术治疗和非手术治疗随访 10 年的结果进行对比总结,其中手术治疗 217 例,非手术治疗 183 例,手术治疗组的原始症状和功能障碍较非手术治疗组重。随访结果以腰背痛改善、下肢痛缓解和症状完全消失作为评估标准,手术治疗组分别为 69%、69% 和 56%,而非手术治疗组分别为 59%、61% 和 40%。手术治疗组的治疗满意度为 70.5%,非手术治疗组的治疗满意度为 55.5%。随访 10 年时,手术治疗组有 25% 的患者再次手术,非手术治疗组有 25% 的患者行手术治疗。

五、术后超长期随访(术后 10 年以上)

通过直接查体或调查问卷的方式对已行经典腰椎间盘切除术超过 10 年的患者采用 JOA 评分进行系统性回顾,分析术后残留腰痛或椎间盘突出复发等术后相关问题,发现 JOA 评分平均改善率为 73.5% ± 21.7%;74.6% 的患者有残留腰痛,仅 12.7% 的患者有严重下腰痛。存在严重下腰痛者,大多数接受手术时年龄<35 岁,且术前有进展性椎间盘退变。

对 48 例行腰椎间盘突出症髓核摘除术的病例进行术后随访 10~13 年,平均 11 年 7 个月,JOA 评分术前平均为 5.7 分,随访时平均为 12.6 分,平均恢复率为 74%。

陈伯华等报道 64 例腰椎间盘突出症的手术治疗超长期随访(10 年及 10 年以上)的优良率为 79.7%。但随着时间的延长,优良率下降。作者认为腰椎间盘突出症手术的中、长期疗效好,随着时间的延长,优良率下降,术后 3~5 年手术疗效明显优于 10 年以上。手术方式中开窗髓核减压术的疗效优于半椎板切除减压术和全椎板切除减压术(图 26-4、图 26-5)。

中国人民解放军第三〇四医院(现为中国人民解放军总医院第四医学中心)对 1981—1993 年期间行髓核摘除术治疗的 1 000 例腰椎间盘突出症患者进行信件问卷调查随访,分析复信的 104 例患者的术后症状缓解情况、工作恢复情况及患者对手术的满意程度,并对保留完整放射学资料的患者手术前后的腰

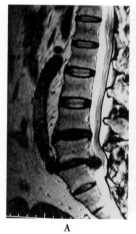
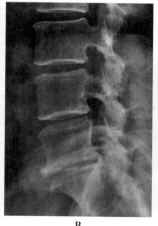
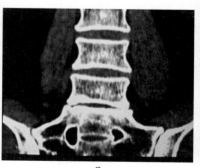
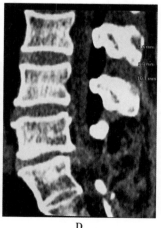

图 26-4　L$_5$S$_1$ 椎间盘突出症行椎间盘切除术后 10 年 CT 表现

A. MRI 示 L$_5$S$_1$ 椎间盘突出;B. 术后 10 年侧位 X 线片示 L$_5$S$_1$ 椎间隙明显狭窄;C. 术后 10 年冠状面 CT 二维重建示 L$_5$S$_1$ 椎间隙明显狭窄;D. 术后 10 年矢状面 CT 二维重建示 L$_5$S$_1$ 椎间隙明显狭窄。

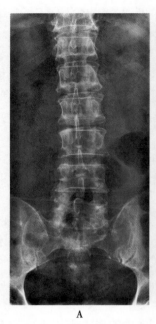
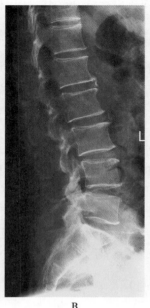
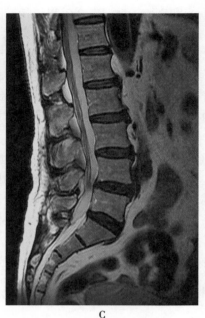

A   B   C

图 26-5 $L_{4/5}$ 椎间盘突出症左侧开窗椎间盘切除术后 13 年 X 线和 MRI 表现

A、B. 正侧位 X 线片示 $L_{4/5}$ 椎间隙无明显狭窄和脊柱不稳；C. MRI 示 $L_{4/5}$ 椎间隙无明显狭窄，椎
间隙信号与相邻 L_5S_1 和 $L_{3/4}$ 信号相等，表明 $L_{4/5}$ 椎间盘无严重退变。

椎间隙高度和稳定性进行了对比分析。随访时间为 8~20 年，平均随访时间 12.66 年，根据患者术后症状
改善程度和功能恢复情况制定疗效判定标准。临床疗效的优良率：开窗组为 83.3%，半椎板组为
77.3%，而全椎板组为 43.5%。开窗组与半椎板组比较，差异无显著性（$P>0.05$），开窗组、半椎板组与
全椎板组比较有非常显著的差异（$P<0.01$，$P<0.05$）。术后工作恢复情况：开窗组平均恢复工作时间和
恢复原工作者率分别为 4.28 个月和 84.6%，半椎板组分别为 4.58 个月和 81.8%，全椎板组分别为 4.4
个月和 77.8%。影像学改变：全部病例的手术腰椎间隙高度在术后均有不同程度的丧失，但绝大多数患
者并未出现局部不稳（图 26-6）。

对 50 例腰椎间盘突出症行标准腰椎间盘切除术，随访时间（25.3±3.0）年，发现椎间盘高度消失 89%，
并发关节突骨关节炎 89%，发生终板改变 57%。有学者认为在椎间盘高度丢失的同时，病变间隙组织在愈
合过程中又重新建立了新的稳定关系。

另有报道对 984 例腰椎间盘突出症手术患者平均随访 10.8 年，其优良率在 80% 左右。但亦有报道，随
着时间的延长优良率下降，其原因为椎间盘突出复发、其他节段椎间盘退变或关节突关节退变等因素。

腰椎间盘突出症行经典手术随访日期最长的报道见于意大利 Mariconda 等于 2006 年发表的报道。Mar-
iconda 等报道一组 201 例腰椎间盘突出症行经典手术，其中单节段 167 例，双节段 34 例。术后随访 25~32
年，平均随访 27.8 年。通过 SF-36 量表、Oswestry 功能障碍指数、器官疾病累积评分和有关日常活动及手术
满意度等特殊调查问卷的评定，201 例中 181 例效果满意，此组再次手术率为 10.4%，再次手术组 76.2% 满
意，23.8% 不满意。

Son 等报道 79 例腰椎间盘突出症行经典手术，术后四个随访时期：①随访 10~14 年；②随访 15~19 年；
③随访 20~24 年；④随访 25 年以上。随访 10~14 年组临床效果最为满意，其他三组随着年限增加而临床效
果变差。X 线检查显示手术节段退变加重，趋于稳定，以第四组最为明显。Burkhardt 等报道 85 例腰椎间
突出症术后随访平均 32.1 年，其中 50 例行显微腰椎间盘切除术，25 例行标准开放性手术。两种术式随访
逾 30 年均获得优良效果，再次手术率为 25%，其中因椎间盘突出复发者占 20%，另外节段退变突出者
占 15%。

另有报道一组 128 例年龄为 9~18 岁的儿童和青少年腰椎间盘突出症行经典腰椎间盘切除术，术后即

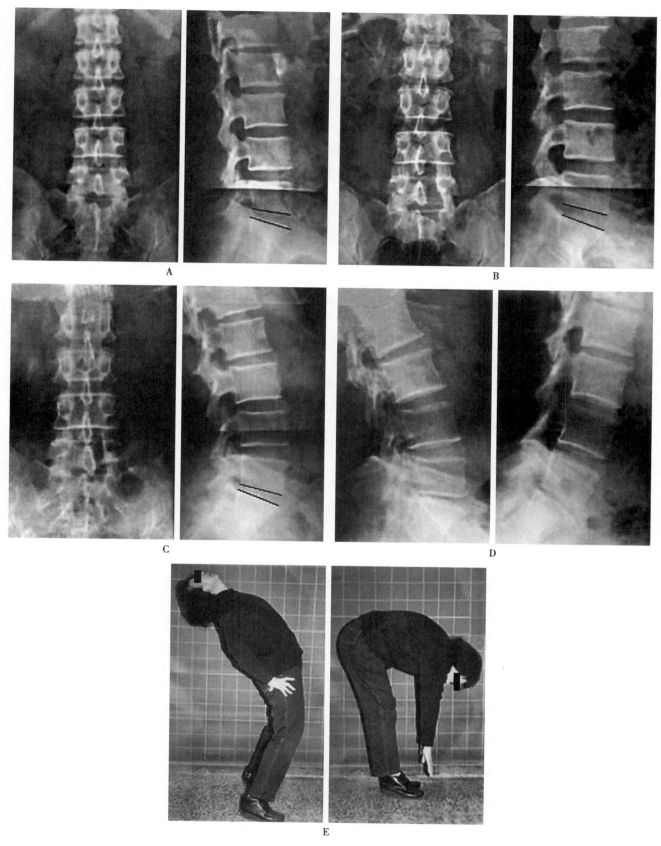

图 26-6　患者女性,44 岁。行 $L_{4/5}$ 髓核摘除术

A. 术前 $L_{4/5}$ 间隙高度 11mm；B. 术后 2 个月 $L_{4/5}$ 间隙高度 10mm；C. 术后 10 年 $L_{4/5}$ 间隙高度降至 6mm,高度丢失率 45% ；D. 术后 10 年侧位动态 X 线片显示 $L_{4/5}$ 间隙无明显不稳；E. 术后 10 年主要症状消失,腰部功能良好,恢复正常工作。

时疗效优良率为 95%，其中 98 例平均随访 12.4 年获得优良结果为 87%（85 例），差 13%（13 例）。效果差的患者中 10 例在术后平均 9 年行再次手术。

因此，认为开窗和半椎板切除髓核摘除术治疗腰椎间盘突出症可获得良好的远期疗效。髓核摘除术术后椎间隙变窄并不一定导致椎间不稳和神经根受压。髓核摘除术仍是一种治疗腰椎间盘突出症可靠而有效的方法。

第四节　腰椎间盘突出症并发神经损害和免疫缺陷疾病等的疗效

一、腰椎间盘突出症合并马尾综合征的疗效

腰椎间盘突出症合并马尾综合征的治疗结果与出现症状至手术治疗的时间有关。有学者汇集 42 篇腰椎间盘突出症合并马尾综合征的文章，以逻辑回归的方式，将腰椎间盘突出症出现马尾综合征症状至手术治疗的时间分为五个时间段：少于 24 小时、24~48 小时、2~10 天、11 天至 1 个月和超过 1 个月。统计结果显示腰椎间盘突出症出现马尾综合征至手术治疗的时间在 48 小时内，效果最佳，而 24 小时内手术与 24~48 内手术效果相似。

另有研究报道了一组 42 例腰椎间盘突出症并马尾综合征行急症手术的结果。随访时间为 25~114 个月，平均随访 60 个月。26 例在出现括约肌症状 48 小时内手术，5 例在出现括约肌症状 24 小时内手术，其余病例手术时间超过出现括约肌症状 48 小时。随访发现疗效结果与括约肌症状出现至行手术的时间，即 24 小时或 48 小时无关。患者中术后发生尿潴留 12%，尿失禁 43%，下肢无力 52%，下肢感觉缺失 46%，踝反射消失 92%，肛周感觉减退 66% 和直肠张力下降 24%。随访男性患者，阴茎完全不能勃起者 30% 和阴茎勃起困难者 17%。依据 ODI、SF-36 量表和 VAS，显示腰椎间盘突出症合并马尾综合征手术后均不能恢复正常状态。

Beculic 等主张在出现马尾综合征 24~48 小时内手术，报道了 25 例的临床结果，其中 9 例患者的小便功能和 11 例患者的大便功能明显恢复。Oruria 等报道在出现马尾综合征 48 小时内手术，肢体运动功能和括约肌排尿功能能获得较大的恢复。

二、腰椎间盘突出症合并足下垂的疗效

腰椎间盘突出症临床表现足下垂时，其肌力均在 3 级以下。有研究对 46 例腰椎间盘退变性疾病所致足下垂行手术治疗的患者进行报道，发现 61% 的病例术后胫前肌肌力恢复至 3~5 级，30% 的病例术后足下垂完全恢复至正常。当胫前肌肌力有 2 级、3 级和出现足下垂至手术时间短者疗效较好。肌力恢复时间在 2 年内。

腰椎间盘突出症出现足下垂多发生于 $L_{4/5}$ 椎间盘突出的病例。术后，足下垂多有一定改善，恢复程度主要取决于术前足背伸肌力。16 例足下垂行胫后肌腱移植恢复足背伸功能，14 例患者获得平均 64 个月的随访，按 Stanmore 评分，优 2 例，良 5 例，可 2 例，差 5 例。主动踝背伸角度平均为 5.7°。

Dubuisson 等报道 24 例腰椎间盘突出症合并严重运动功能障碍，其中 17 例足下垂。9 例 48 小时内手术，出现运动功能障碍症状至手术的时间平均为 20 天。17 例恢复良好，7 例差。未发现延迟手术影响运动功能的恢复。但仍多主张腰椎间盘突出症合并严重运动功能障碍时应尽早手术。

三、艾滋病合并腰椎间盘突出症的疗效

早期报道获得性免疫缺陷综合征（简称艾滋病）患者行外科手术治疗，其并发症高达 140%，死亡率达 55%~70%。

艾滋病患者行外科手术治疗，由于其组织愈合能力差，术后并发症发生率高，术后恢复期长而导致多系统衰竭死亡，因而对于艾滋病患者行外科手术治疗不太积极。近 10 年来，认识到艾滋病不同时期的特性，在

艾滋病表现出症状前10年,即艾滋病的早、中期(CD4计数200~400/mm³)相对无症状,在这10年间行手术与人类免疫缺陷病毒(HIV)感染无关。

有学者报道11例HIV血清阳性而无艾滋病症状的脊柱手术患者,其中3例为腰椎间盘疾病,1例术后发热期延长,3例术后随访13~19个月均无症状。

另有学者报道感染HIV合并腰椎间盘突出症的患者行开放性手术的短期疗效。当今非洲撒哈拉以南地区仍是全世界艾滋病流行最重的区域。Eyenga等报道77例腰椎间盘突出症,其中9例HIV血清学检查阳性,68例HIV血清学检查阴性。术后3个月随访坐骨神经痛缓解率(VAS<4分),HIV阳性组为66.0%,HIV阴性组为70.6%。腰背痛缓解率(VAS<4分),在HIV阳性组为50.0%,在HIV阴性组为55.1%。在随访期间两组疼痛类型的缓解相似。此组艾滋病合并腰椎间盘突出症的疗效报道,对我国相关人群合并腰椎间盘突出症的手术治疗具有参考价值。HIV血清学检查阳性患者可行选择性手术,缓解症状和延长生命。

四、老年腰椎间盘突出症的疗效

Stromqvist等报道腰椎间盘突出症老年组(平均年龄≥65岁)1 250例和中青年组(平均年龄20~64岁)12 840例术后随访1年的结果,发现腰椎间盘突出症老年组疗效较中青年组差。

Gautschi等通过377例平均年龄58.5岁腰椎间盘突出症的手术治疗观察,包括VAS、ODI、Roland-Morris功能障碍指数(RMDI)和EuroQol 5D(EQ-5D)、SF-12量表及客观功能障碍(timed up and go,TUG)试验,认为年轻人腰椎间盘突出症手术治疗效果较老年人好。

Nie等报道84例80岁或以上高龄腰椎间盘突出症患者的手术治疗,与中年组腰椎间盘突出症手术相比,除住院时间长以外,手术时间、术中出血量和并发症发生率无明显差异,关注围手术期处理89.1%获得满意效果。

五、运动员腰椎间盘突出症的疗效

运动员患腰椎间盘突出症的发生率为58%。行非手术治疗或手术治疗后重返赛场率,前者为76%,后者为84%。

美国职业篮球联赛篮球运动员患腰椎间盘突出症并行非手术治疗或手术治疗,其重返赛场率,前者为77.8%,后者为79.4%。

Schroeder等报道美国国家冰球联盟的运动员患腰椎间盘突出症87例,其中行非手术治疗31例,手术治疗56例,其中行椎间盘切除术48例,行椎间盘切除术并行融合术8例。手术治疗的运动员的重返赛场率为85%。认为椎间盘切除术并行融合术更适合冰球运动员。

Hsu等报道1972—2008年北美342名职业运动员患腰椎间盘突出症的结果。行手术治疗226例,非手术治疗116例,随访2年。手术治疗组重返赛场率3.3年为81.1%。此结果与非手术治疗组差异无统计学意义。

腰椎间盘突出症治疗后运动员重返赛场率和重返赛场的平均时间为:保守治疗组78.9%和4.7个月,显微腰椎间盘切除术组85.1%和5.2~5.8个月,经皮椎间盘切除术组69.9%和7周至12个月。

美国全国橄榄球联盟137名运动员患腰椎间盘突出症,130名运动员获得2年以上随访,行手术治疗96例,保守治疗34例,手术治疗组78%重返赛场。

六、高位和腰骶移行椎腰椎间盘突出症的疗效

Awwal等报道了123例高位腰椎间盘突出症的术后效果,优良率83.47%,术中并发症发生率20.32%,术后并发症发生率8.13%。Ahn等评定腰骶移行椎发生腰椎间盘突出症的手术效果。腰骶移行椎按Castellvi分类。作者分别对腰骶移行椎合并腰椎间盘突出症(L₄/₅,31例)和单纯腰椎间盘突出症(L₄/₅,35例)手术后进行随访2年,结果发现腰骶移行椎合并腰椎间盘突出症组术后腰背痛和ODI、SF-12量表评分差,并有2例再突出,发生率为6.5%。

七、症状对腰椎间盘突出症疗效的影响

腰椎间盘突出症发病后 3 个月和超过 3 个月进行手术,两者效果无明显差异。腰椎间盘突出症病史≤6个月 927 例,腰椎间盘突出症病史>6 个月 265 例,随访 4 年的治疗结果,按脊柱疾患疗效研究试验(spine patient outcomes research trial,SPORT)评定。手术治疗病史>6 个月者明显差于病史≤6 个月者。手术治疗优于保守治疗,但与病史长短无关。

Suzuki 等作者报道 76 例 $L_{4/5}$ 腰椎间盘突出症,其中运动障碍系胫前肌肌力小于 4 级 43 例(56.6%)行手术治疗。术后平均 4 个月内 40 例(93.0%)运动障碍完全恢复。非包容性和游离性椎间盘突出是腰椎间盘突出症运动障碍的危险因素。胫前肌肌力≤3 级,运动障碍完全恢复多长于术后 3 个月。

八、Modic 改变对腰椎间盘突出症疗效的影响

腰椎间盘突出症有或无 Modic Ⅰ 型改变,术后随访 12 个月和 24 个月,腰背痛评定无明显差异。腰椎间盘突出症患者有 Modic Ⅰ 型改变者术后 1 年腰背痛改善率差于无 Modic 改变或有其他 Modic 类型改变者,但随着时间的延长将有明显进步,然而 Modic Ⅰ 型改变合并有吸烟习惯是持续性腰背痛不缓解的危险因素。

(陈伯华　胡有谷　侯树勋　郑燕平)

参 考 文 献

[1] AZIMI P,BENZEL E C,SHAHZADI S,et al. The prediction of successful surgery outcome in lumbar disc herniation based on artificial neural networks[J]. J Neurosurg Sci,2016,60(2):173-177.

[2] MATIS G K,CHRYSOU O I,SILVA D,et al. Prediction of lumbar disc herniation patients' satisfaction with the aid of an artificial neural network[J]. Turk Neurosurg,2016,26(2):253-259.

[3] ELKAN P,STEN-LINDER M,HEDLUND R,et al. Markers of inflammation and fibrinolysis in relation to outcome after surgery for lumbar disc herniation. A prospective study on 177 patients[J]. Eur Spine J,2016,25(1):186-191.

[4] 陈伯华,陈福令,胡有谷. 腰椎间盘突出症术后的中远期疗效分析[J]. 中华骨科杂志,2009,29(7):630-633.

[5] DOHRMANN G J,MANSOUR N. Long-term results of various operations for lumbar disc herniation:analysis of over 39,000 patients[J]. Med Princ Pract,2015,24(3):285-290.

[6] DOWER A,CHATTERJI R,SWART A,et al. Surgical management of recurrent lumbar disc herniation and the role of fusion[J]. J Clin Neurosci,2016,23:44-50.

[7] MARICONDA M,GALASSO O,ATTINGENTI P,et al. Frequency and clinical meaning of long-term degenerative changes after lumbar discectomy visualized on imaging tests[J]. Eur Spine J,2010,19(1):136-143.

[8] MARICONDA M,GALASSO O,SECONDULFO V,et al. Minimum 25-year outcome and functional assessment of lumbar discectomy[J]. Spine(Phila Pa 1976),2006,31(22):2593-2601.

[9] SON I N,KIM Y H,HA K Y. Long-term clinical outcomes and radiological findings and their correlation with each other after standard open discectomy for lumbar disc herniation[J]. J Neurosurg Spine,2015,22(2):179-184.

[10] BEČULIĆ H,SKOMORAC R,JUSIĆ A,et al. Impact of timing on surgical outcome in patients with cauda equina syndrome caused by lumbar disc herniation[J]. Med Glas(Zenica),2016,13(2):136-141.

[11] FORURIA X,RUIZ DE GOPEGUI K,GARCÍA-SÁNCHEZ I,et al. Cauda equina syndrome secondary to lumbar disc herniation:Surgical delay and itsrelationship with prognosis[J]. Rev Esp Cir Ortop Traumatol,2016,60(3):153-159.

[12] DUBUISSON A,BORLON S,SCHOLTES F,et al. Paralysing lumbar disc herniation:a surgical emergency? Reflexion about a series of 24 patients and literature data[J]. Neurochirurgie,2013,59(2):64-68.

[13] WANG Y,NATARAJ A. Foot drop resulting from degenerative lumbar spinal diseases:clinical characteristics and prognosis[J]. Clin Neurol Neurosurg,2014,117:33-39.

[14] MEHLING I,LANZ U,PROMMERSBERGER K J,et al. Transfer of the posterior tibialis tendon to restore an active dorsiflexion of the foot[J]. Handchir Mikrochir Plast Chir,2012,44(1):29-34.

[15] STRÖMQVIST F,STRÖMQVIST B,JÖNSSON B,et al. The outcome of lumbar disc herniation surgery is worse in old adults than

in young adults[J]. Acta Orthop,2016,87(5):516-521.

[16] GAUTSCHI O P,SMOLL N R,JOSWIG H,et al. Influence of age on pain intensity,functional impairment and health-related quality of life before and after surgery for lumbar degenerative disc disease[J]. Clin Neurol Neurosurg,2016,150:33-39.

[17] NIE H,HAO J,PENG C,et al. Clinical outcomes of discectomy in octogenarian patients with lumbar disc herniation[J]. J Spinal Disord Tech,2013,26(2):74-78.

[18] REIMAN M P,SYLVAIN J,LOUDON J K,et al. Return to sport after open and microdiscectomy surgery versus conservative treatment for lumbar disc herniation:a systematic review with meta-analysis[J]. Br J Sports Med,2016,50(4):221-230.

[19] MINHAS S V,KESTER B S,HSU W K. Outcomes after lumbar disc herniation in the national basketball association[J]. Sports Health,2016,8(1):43-49.

[20] SCHROEDER G D,MCCARTHY K J,MICEV A J,et al. Performance-based outcomes after nonoperative treatment,discectomy,and/or fusion for a lumbar disc herniation in National Hockey League athletes[J]. Am J Sports Med,2013,41(11):2604-2608.

[21] HSU W K,MCCARTHY K J,SAVAGE J W,et al. The Professional Athlete Spine Initiative:outcomes after lumbar disc herniation in 342 elite professional athletes[J]. Spine J,2011,11(3):180-186.

[22] IWAMOTO J,SATO Y,TAKEDA T,et al. The return to sports activity after conservative or surgical treatment in athletes with lumbar disc herniation[J]. Am J Phys Med Rehabil,2010,89(12):1030-1035.

[23] HSU W K. Performance-based outcomes following lumbar discectomy in professional athletes in the National Football League [J]. Spine(Phila Pa 1976),2010,35(12):1247-1251.

[24] AWWAL M A,AHSAN M K,SAKEB N. Outcome of symptomatic upper lumbar disc herniation[J]. Mymensingh Med J,2014,23(4):742-751.

[25] AHN S S,CHIN D K,KIM S H,et al. The clinical significance of lumbosacral transitional vertebrae on the surgical outcomes of lumbar discectomy:a retrospective cohort study of young adults[J]. World Neurosurg,2017,99:745-750.

[26] AKAGI R,AOKI Y,IKEDA Y,et al. Comparison of early and late surgical intervention for lumbar disc herniation:is earlier better? [J]. J Orthop Sci,2010,15(3):294-298.

[27] RIHN J A,HILIBRAND A S,RADCLIFF K,et al. Duration of symptoms resulting from lumbar disc herniation:effect on treatment outcomes:analysis of the Spine Patient Outcomes Research Trial(SPORT)[J]. J Bone Joint Surg Am,2011,93(20):1906-1914.

[28] SUZUKI A,MATSUMURA A,KONISHI S,et al. Risk factor analysis for motor deficit and delayed recovery associated with $L_{4/5}$ lumbar disc herniation[J]. J Spinal Disord Tech,2011,24(1):1-5.

[29] OHTORI S,YAMASHITA M,YAMAUCHI K,et al. Low back pain after lumbar discectomy in patients showing endplate modic type 1 change[J]. Spine(Phila Pa 1976),2010,35(13):E596-E600.

[30] SØRLIE A,MOHOLDT V,KVISTAD K A,et al. Modic type Ⅰ changes and recovery of back pain after lumbar microdiscectomy [J]. Eur Spine J,2012,21(11):2252-2258.

第二十七章

腰椎间盘突出症围手术期护理

已确诊的腰椎间盘突出症患者,经严格非手术治疗无效,或马尾神经受压者可进行手术治疗。手术前后做好患者的心理及专科护理、加强功能锻炼指导及健康宣教,可使手术患者获得更好的术后疗效。

第一节　腰椎间盘突出症术前护理

一、术前宣教及心理护理

患者病程长,多数由于保守治疗无效或近期症状加重选择手术治疗,他们既希望尽快手术,又担心手术疼痛、手术不顺利、手术效果不理想、手术后肢体残疾等,由于对手术和麻醉知识的缺乏,患者会产生不安和焦虑,需要腰椎置入物的患者还会担心医疗费用问题,因此心理压力很大。心理状态对患者生活质量的影响甚至超过躯体疾病本身。

护士应根据患者的不同情况,如年龄、性别、文化程度、接受能力等采取不同的心理护理措施,对于患者担心的问题和疑虑耐心解答,讲解腰椎间盘突出症的发生机制、治疗方法和预防措施,让患者了解该病发生的普遍性及目前治疗的有效性,消除患者的顾虑。

重点讲解需要患者及家属配合和注意的事项,介绍相同病种手术成功的患者与之交流,以减轻心理负担。运用沟通技巧,让患者了解到医护人员会通过准确实施治疗方案和各种康复护理技术,尽量缩短病程,减轻痛苦,帮助其恢复正常的生活和工作能力,以增加患者战胜疾病的信心。

二、术前评估及机体功能准备

护士为患者进行血压、血糖的监测及既往病史的采集,根据患者的年龄及营养情况,是否吸烟,有无糖尿病、高血压、心脑血管疾病等情况做好充分评估,与医师积极配合进行相应干预措施,提高患者的手术耐受力。

围手术期高血糖会导致术后并发症发生率增高,椎间盘突出复发率增加。《围术期血糖管理专家共识2021》认为空腹血糖应控制在10mmol/L以内,随机血糖应控制在12mmol/L以内。

若患者长期口服抗血小板药物,需权衡停药导致心、脑血管意外的风险和不停药导致围手术期出血的风险。阿司匹林停药7~10天后才可减少脊柱术后引流量和引流管留置时间,所以建议术前至少停药7天。

吸烟可导致腰椎术后融合率下降,影响神经功能恢复,从而延长住院时间、增加术后死亡率,降低患者满意度。有报道指出,术前戒烟4周可降低49%的术后并发症发生风险。长期吸烟的患者,应劝患者戒烟。术前进行呼吸功能练习可改善患者肺功能,有呼吸系统疾病的患者应积极治疗,雾化吸入可以利于消除肺部炎症,稀释肺部黏痰,对于防止术后感染有重要作用。

疼痛是腰椎间盘突出症患者最常见的表现,护士根据医嘱应用镇痛药物对症处理,教会患者通过转移注意力的方法缓解疼痛,如听喜欢的音乐、看电视节目、调整呼吸等。护士根据医嘱给予患者镇静安眠药物,促进患者更好地睡眠。

三、抗菌药物使用与皮肤准备

根据《抗菌药物临床应用指导原则(2015年版)》,脊柱手术推荐切皮前0.5~1.0小时或麻醉开始时常规使用第一/二代头孢菌素,手术时间超过3小时或超过所使用药物半衰期2倍以上,或成人术中出血量超过1 500ml时,术中应追加一次,总的预防用药时间不超过24小时。护士根据医嘱正确进行抗生素皮试及静脉输注。

对于皮肤准备,剃毛备皮法作为传统方法沿用至今,但其备皮效果及安全性缺乏足够的循证支持。剃毛备皮法并不能有效预防术后切口感染,其切口感染发生率要高于不剃毛备皮法或脱毛剂备皮法。国外有研究证明,脱毛剂备皮法与剃毛备皮法相比,具有更为有效、安全、便捷等优点。《中国脊柱手术加速康复——围术期管理策略专家共识》指出,术前可以使用香皂沐浴以降低体表固有的菌落水平。

四、手术体位训练

腰椎间盘突出症手术时间一般在40~150分钟,手术时患者取俯卧位,若不进行术前俯卧位练习,术后患者肌肉酸痛且容易烦躁。术前的手术体位训练方法为:患者取俯卧位,头偏向一侧,在胸下、髋部、小腿下垫软枕,双上肢屈曲放于头的两侧,脚趾悬空,由俯卧2~3分钟开始练习,变为俯卧10分钟逐渐延长至俯卧2小时无不适。

术前告知患者正确的翻身方法以便术后正确配合。翻身时行轴线翻身,由护士及患者家属共同协助患者,保持头、颈、躯干在同一直线,不宜自行强力扭转翻身,以保证腰部的筋膜、韧带、肌肉的良好愈合,避免损伤软组织。

五、床上排便训练

腰椎间盘突出症手术要求患者术后要卧床一段时间,由于体位和习惯的改变,大多数患者不适应床上排便。术前2~3天开始指导患者练习床上排便,并向患者说明训练的必要性。为患者提供隐蔽的环境,多数患者可以在床上排大便,有困难者用开塞露纳肛以助排便成功。床上排小便有困难者,可以让患者多饮水使膀胱充盈,然后给予隐蔽环境,听流水声或温水冲洗会阴,诱导排尿。多数患者可以完成床上排尿,有第一次床上排尿的经历,就可以慢慢养成习惯。

六、手术日患者准备

腰椎间盘突出症手术多采取全身麻醉的方法,传统的术前禁食水时间为6~12小时,可能会导致患者不适,同时增加胰岛素抵抗,增加蛋白质分解。目前,多个国家的麻醉协会已经修改为术前2小时可进食不含固体的流食,术前2小时饮用400ml含12.5%碳水化合物的饮料,以减轻术前饥饿及干渴感,降低术后胰岛素抵抗,维持糖原水平,减少蛋白质分解和增加术后肌力恢复,提高患者满意度。

高血压患者口服降压药,协助患者穿手术服,再次核对腕带信息,携带术前抗生素及CT、X线片、MRI等资料,再次鼓励患者,护送患者入手术室。

第二节　腰椎间盘突出症术后护理

一、体位护理

采取正确体位对术后恢复、防止并发症有重要作用。护士应客观评估麻醉方式、手术方式、患者平卧时体位特点等,以患者为中心,采取最佳的舒适体位。搬运患者时应由2~3人进行,保持躯干与肢体于平直位。为使骶骨部免受压力,减少或避免压力性损伤的发生,在术后应遵医嘱进行翻身,翻身时用力要均匀,方式为轴线式,隔2小时进行1次。

二、生命体征观察

做好患者手术后回病房的交接工作,及时了解手术情况,注意观察患者的意识、面色,测体温、呼吸、脉搏、血压,每1小时1次,直至平稳。如有呼吸抑制,脉搏、血压变化,应及时通知医师,并要求呼吸道顺畅,必要时吸入氧气,注意控制氧流量在1~2L/min。

三、引流管的观察

按时挤压引流管,保持引流管通畅,防止其受压、扭转、逆流。观察引流液的颜色、性质及量。一般引流液为暗红色血性液体,正常量为50~200ml/d,若引流出过多血性液体,可能存在伤口有活动性出血。若引流液颜色变淡,呈淡红色,且引流量在500ml/d以上,患者主诉头痛、头晕,或有呕吐,提示有脑脊液漏,应立即通知医师处理。引流管拔除的时间为术后1~2天,在拔除后需观察伤口是否存在渗血的现象。

四、饮食护理

鼓励患者术后早期多饮水,保持体液量,减少输液。为促进肠蠕动恢复,可进食高蛋白、易消化的食物,保持大便通畅,降低腹压。鼓励患者多饮新鲜果汁,增加维生素,促进伤口愈合。

五、疼痛护理

控制术后疼痛是减少患者卧床及住院时间,加速康复的重要方法。腰椎间盘突出症手术术后疼痛包括切口周围疼痛与神经根性痛,对于围手术期神经根性痛的管理,应在足量、规律使用非甾体抗炎药的基础上,加用神经修复剂、肌松剂及抗惊厥药,可提高总体疗效及患者满意度。患者自控镇痛(patient controlled analgesia,PCA)可获得良好的镇痛效果。术后一段时间,麻醉作用会消失,进而出现伤口疼痛的症状,护士要遵医嘱给予相关处理措施。

六、并发症的护理

1. **马尾神经损伤**　术后观察双下肢及会阴部感觉运动和疼痛缓解情况。双下肢感觉包括痛觉、温觉和触觉,注意观察踝关节背伸及跖屈运动是否正常。若双下肢进行性麻木、小腿肌力减退、大小便失禁、会阴部麻木、足背感觉异常,应高度警惕马尾神经损伤的发生,须立即向医师报告。护理措施为:依据医嘱给予地塞米松、甲泼尼龙和甲钴胺等药物减轻神经根水肿,营养神经,促进功能恢复。有尿失禁或尿潴留症状,给予保留导尿,夹闭尿管,每4~6小时开放1次。协助患者做双下肢主动或被动功能锻炼。

2. **脑脊液漏**　可抬高床尾15cm,密切观察引流量及颜色。引流液超过500ml/d应补入等量生理盐水,引流袋每日更换,以观察引流液的颜色。更换引流袋时要注意无菌操作,避免发生感染。若患者体温高,引流液常规发现有白细胞或脓细胞,需考虑为脑脊液漏感染。切口处有渗出要及时更换敷料。

3. **椎间隙感染**　手术后椎间隙感染率为0.8%~2.5%,与无菌操作不严格、营养不良、年老体弱、合并糖尿病、机体抵抗力降低有关。若术后原腰腿痛症状消失,术后4~10天又出现较前更剧烈的腰痛,红细胞沉降率增快,是椎间隙感染的表现。应依据药敏试验结果使用抗生素。必要时行椎间隙冲洗,清除坏死组织,彻底引流。保持切口敷料干燥,观察切口周围有无红、肿、热、痛、波动感。鼓励患者摄入高蛋白、高热量、富含维生素的食物。合并糖尿病的患者,术前、术后应积极控制血糖,合理膳食,保证营养,增强机体抵抗力,促进切口愈合。

4. **肺栓塞**　静脉血栓形成的常见危险因素是血流缓滞、血管内膜损伤、高凝状态。肺动脉栓塞的栓子大多来自下肢深静脉,长期卧床、手术后、老年患者、心脏病患者、下肢静脉炎的患者易发生肺动脉栓塞。临床表现为突发心悸、胸闷、憋气、心前区不适,甚至猝死。手术后指导患者进行功能锻炼,防止下肢血栓性静脉炎。并发肺栓塞时应绝对卧床休息,避免搬动,保持呼吸道通畅,吸氧、心电监护,控制输液速度,监测血黏滞度。

5. **硬脊膜外血肿**　发生率为0.14%,多于术后2~6小时发生。主要与术中止血不彻底、术后切口引流不畅及翻身不当有关。若术后短期内出现下肢疼痛、肌力下降、感觉减退,应警惕硬脊膜外血肿形成;如血肿压迫马尾神经可致马尾神经损伤,轻者出现暂时性大小便功能障碍,重者出现足下垂、大小便失禁。应尽早发现,及时手术清除血肿,避免神经受压过久致神经纤维变性出现不可逆性损伤。

6. **出血性休克**　患者术后突然发生出血性休克,应考虑腹膜后大血管损伤,此为椎间盘手术最严重的并发症。多因术中损伤腹主动脉、下腔静脉和髂总动脉所致。表现为面色苍白、四肢冰冷、血压骤降,应立即向医师报告。护理措施:查血型、备血、吸氧、心电监护;保持至少两条以上静脉通路的通畅;严密观察意识、面色、血压、脉搏、尿量、皮肤弹性等变化,为再次急症手术做好准备。

第三节　康复锻炼

椎间盘术后康复锻炼的主要目的是使腰骶部和骨盆部等相关部位的软组织具有足够的柔韧性,与下腰部功能相关的肌肉获得或恢复足够的力量,在日常活动中有正确的静态和动态姿势。腰骶部的协同肌包括腹肌、竖脊肌和股四头肌。

一、骨盆的平衡锻炼

1. **仰卧位骨盆平衡锻炼**　练习者平卧,屈髋、屈膝,双足跟及下腰部紧贴床面,臀部逐渐缓慢抬起,抬起的高度因人而异,但下腰部始终不要离开床面,维持 5～10 分钟。初练者可把双手放在腰下,在练习时可时刻觉察出下腰部是否离开床面。这一平板腰练习降低了腰椎的生理前凸,加强了腹部和臀部肌肉的力量(图 27-1)。

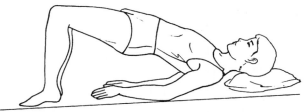

图 27-1　仰卧位骨盆平衡锻炼
腰椎先贴近床面,骨盆逐渐抬起离开床面,此锻炼可减轻腰椎生理前凸,锻炼臀部和腹部肌肉。

2. **站立式骨盆平衡锻炼**　练习者站在墙边,双脚离墙约 30cm,下腰部贴近墙面,双膝缓慢屈曲并逐渐伸直,如此反复进行。同时也加强了股四头肌肌力(图 27-2)。

二、下肢肌肉功能锻炼

1. 屈髋肌锻炼

(1) 练习者仰卧,双小腿垂于床边,用布条把一侧大腿固定于床上,另一侧下肢逐渐、缓慢地屈曲,用力使其贴近胸前并维持 5 分钟,这样可有效牵拉被固定侧的屈髋肌,5 分钟后交替进行(图 27-3)。

(2) 双手抱住一侧下肢固定于胸前,另一侧下肢缓慢地直腿抬高。以牵拉髂腰肌,两侧交替进行(图 27-4)。

2. 股四头肌锻炼

术后 24 小时开始指导患者练习,绷紧大腿可见髌骨上移,大腿肌肉隆起,持续 5～10 秒,放松时可见到髌骨下移,大腿肌肉隆起消失。3 次/d,每次 10～15 分钟。

(1) 直腿抬高运动:术后 48 小时开始指导患者做直腿抬高运动,从 30°开始,逐渐增加抬高幅度,双下肢交替进行。

(2) 卧踢腿法:主动屈髋、屈膝后,再伸腿放下。

(3) 俯卧伸腿法:患者俯卧,保持膝关节不屈曲,交替后伸双下肢。

(4) 侧卧展腿法:患者侧卧,直腿外展下肢。双下肢交替进行,保持膝关节伸直。

3. 腘绳肌锻炼

紧张的腘绳肌可使腰骶部脊柱产生应力,包括椎间盘后方的纤维环和后纵韧带,并使竖脊肌紧张。

练习者坐于床上,一侧下肢屈曲,另一侧下肢完全伸直,身体缓慢前屈,用

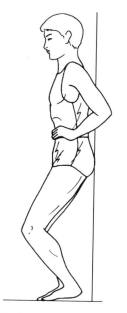

图 27-2　站立式骨盆平衡锻炼
身体轻度前屈,腰椎始终贴近墙面使腰椎生理前凸消失,反复下蹲和起立。

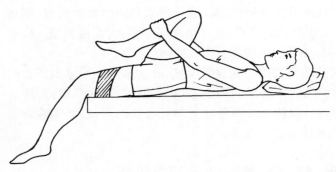

图 27-3　屈髋肌锻炼步骤 1

取仰卧位,一侧大腿用布条固定住,另一侧下肢逐渐缓慢屈曲并贴近胸前。

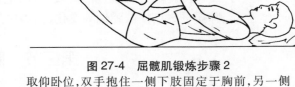

图 27-4　屈髋肌锻炼步骤 2

取仰卧位,双手抱住一侧下肢固定于胸前,另一侧下肢缓慢地直腿抬高。

手尽力触及脚尖,交替进行。一侧下肢屈曲的目的是保护下腰部,避免腰骶部过度屈曲(图 27-5)。

4. 小腿三头肌锻炼

(1)站于墙前,下肢呈弓步状,脚掌紧贴地面,双手用力推墙,以确保伸展小腿三头肌(图 27-6)。

(2)两手扶墙或椅,两膝关节分开并外旋,有节奏地缓慢下蹲和起立,练习时保持脊柱不要屈曲(图 27-7)。

5. 直腿抬高锻炼　聂娜妮等报道患者在术后根据医师的建议进行直腿抬高锻炼,具体方法如下:患者采取仰卧姿势,同时将两臂紧贴身体两侧保持平放状态,将两腿交替伸直向上进行抬高锻炼,每次抬高时间以 3~5 秒为宜,幅度在 30° 左右即可。坚持一段时间后,可根据医嘱将抬高的幅度

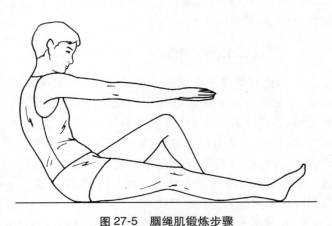

图 27-5　腘绳肌锻炼步骤

练习者坐于床上,一侧下肢屈曲而使骨盆固定,另一侧下肢伸直,身体逐渐前屈并保持。

逐渐增加,最终的抬高幅度达到 75° 左右即可。有困难的患者可由护理人员辅助实施,患者常诉切口疼痛,每次协助抬腿运动后,患者多有轻松感,并能在被动抬腿度数内进行运动。嘱坚持抬腿,60 次/h,每日不少于 500 次。拆线后行腰背伸肌锻炼,4 周后离床。恢复工作时间分别为 9 周(8~12 周)。

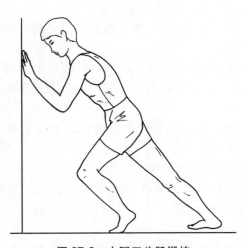

图 27-6　小腿三头肌锻炼

下肢呈弓步状站于墙前,双手用力推墙以锻炼双侧的小腿三头肌。

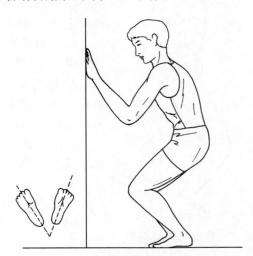

图 27-7　站立位小腿三头肌锻炼

三、腰背肌功能锻炼

1. **五点支撑法**　术后 1 周指导患者练习，取仰卧屈膝位，用头、双肘、双足跟五点支撑，使臀部、胸腰段慢慢离开床面，持续 5~10 秒后慢慢使躯干放平。

2. **俯卧头胸后伸法**　患者俯卧，双上肢置于体侧，抬头挺胸，两臂后伸，使头、胸和上肢离开床面。

3. **飞燕点水法**　术后 5~6 周指导患者练习，患者取俯卧位，颈部后伸，稍用力抬起胸部离开床面，双上肢背伸，两膝伸直，抬起双下肢，以腹部为支撑点，身体上下两头翘起，形似飞燕点水。

4. **倒退行走法**　术后约 1 周，患者下床后可一手扶住栏杆缓慢倒退行走，循序渐进。

四、躯干侧方肌肉锻炼

取站立位，单手扶持一固定物，同侧下肢站立，对侧下肢尽可能地向侧方抬起并保持 3~5 分钟，以锻炼髋外展肌（臀肌）和骨盆旋转肌（图 27-8）。

五、腹肌功能锻炼

腹直肌收缩可抬高骨盆前部，压低胸廓，降低腰的前凸。根据腹内、外斜肌的起止点，可紧张腰背筋膜，旋转躯干，也可使躯干侧弯。

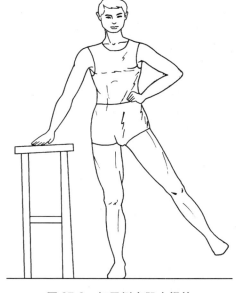

图 27-8　躯干侧方肌肉锻炼
取站立位，用手扶住一高凳或椅子，一侧下肢伸直后逐渐向前外方抬起并持续 3~5 分钟。

1. **仰卧起坐锻炼**　仰卧位后，屈髋屈膝，头部和肩部首先逐渐、缓慢抬起。双手向前伸直，双肩离开地面，双手伸直并向双足尖触及，当触及足尖后，使双手放在头后部，肘部向前。如此反复练习，并在不同的腰椎屈曲角度坚持（图 27-9）。

2. **端坐后仰锻炼**　屈髋屈膝，双手抱头后身体逐渐后仰 25°~30°，初始时肘部位于头的前方，随着后仰角度的加大，肘部逐渐转向头的后方。此外，可把躯干转向左侧或右侧后做后仰练习，以强化腹内、外斜肌（图 27-10）。

康复锻炼的原则：尽早锻炼，因人而异，由少到多，活动幅度由小到大，频率由慢到快，循序渐进，持之以恒。

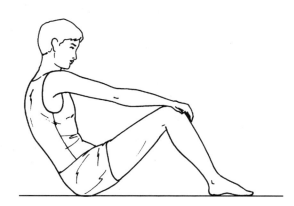

图 27-9　仰卧起坐锻炼
端坐于床上，双下肢屈曲，身体逐渐缓慢后仰，双手始终放在膝关节附近以免身体过度后伸。

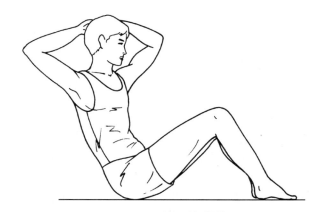

图 27-10　端坐后仰锻炼
端坐于床上，双手抱住身体逐渐后仰并在 25°~30° 持续 3~5 分钟以锻炼腹直肌，把躯干转向一侧可同时锻炼腹外斜肌。

六、综合锻炼

唐晓菊等报道早期训练组 73 例,所有训练动作均由责任护士指导完成。术后第 2、3 天在仰卧位做屈髋 90°的伸膝练习,每天分别做 40~50 次;术后 3~10 天做直腿抬高运动练习,每天做 60 次,使下肢抬高达 60° 以上;术后 10~20 天,在仰卧位做五点支撑,俯卧位做飞燕点水式练习,以训练椎旁肌的背伸运动,每天做 60 次;术后 20~30 天,坐位时做腰椎屈曲练习和站立位时做侧弯练习,每天做 60 次。以上训练过程循序渐进,逐渐增加幅度和次数。术后 5~8 周内仍重复以上练习内容,并增加次数和强度,使腰椎和下肢的活动范围接近或达到正常生理活动范围。术后 10~12 周进行徒步快走,并逐步恢复以往的日常生活和工作。常规对照组 61 例,术后第 1 周内在侧卧位时做适度直腿抬高练习;第 2 周内做仰卧五点式或三点式练习;第 4 周内做脊柱屈曲及侧弯练习,练习的幅度和次数不做具体要求,由患者自觉完成,离院后亦不强调再重复练习。结果随访 2~5 年,显示早期主动训练组治疗效果更好,腰腿痛症状消失较快,手术满意率为 97.26%。

第四节　出院指导

患者出院后仍需进行康复锻炼,强化患者出院后的从医行为,出院前要做好以下指导,使患者出院后自觉按医护人员指导的内容和方法进行康复活动。

1. 继续佩戴腰围 1~3 个月,注意腰部保暖,防止受凉。

2. 教会患者如何下床。患者先侧卧靠近床边,屈膝屈髋,用手将上身撑起,双腿同时从床边滑下,再由家人协助坐起,切不可突然坐起,以免发生意外。

3. 出院后注意休息,避免腰部脊柱屈曲和旋转扭曲。指导患者采取正确的坐、立、行、卧和劳动的姿势。避免长时间坐或站立,3 个月内禁止举重物及负重,半年内避免弯腰、挑担、扛物等重体力活动,同时避免剧烈运动。站立时腰背部要直立,行走时身体重心移动要保持平衡。坐位时髋关节和膝关节屈曲保持脊柱处于端坐位。若必须搬运重物时,应采取适当的姿势:先蹲下,将重物从地上抬起时,用腿部肌肉的力量慢慢站起;当搬物站起时脚放平,以提供更好的支撑。如需弯腰应保持上身直立下蹲再取物。

4. 继续坚持腰背肌锻炼 6 个月以上,以增强腰肌协调性和柔韧性,增强脊柱的稳定性。根据自己的体力增加强度,做到持之以恒。

5. 定期至门诊复查,如有不适随时复诊。建立医患联系卡,行随访调查,了解患者出院后康复过程中随时可能发生的问题,给予及时处理,并可依据患者的情况更改或调整锻炼计划。

(孙月荣　李海燕　宋岩)

参 考 文 献

[1] 吴在德,吴肇汉.外科学[M].7 版.北京:人民卫生出版社,2011:853.

[2] ENGEL-YEGER B,KEREN A,BERKOVICH Y,et al. The role of physical status versus mental status in predicting the quality of life of patients with lumbar disk herniation[J]. Disabil Rehabil,2018,40(3):302-308.

[3] HUANG W,HAN Z,LIU J,et al. Risk factors for recurrent lumbar disc herniation:a systematic review and meta-analysis[J]. Medicine(Baltimore),2016,95(2):e2378.

[4] 孙天胜,沈建雄,刘忠军,等.中国脊柱手术加速康复——围手术期管理策略专家共识[J].中华骨与关节外科杂志,2017,10(4):271-279.

[5] PARK J H,AHN Y,CHOI B S,et al. Antithrombotic effects of aspirin on 1-or 2-level lumbar spinal fusion surgery:a comparison between 2 groups discontinuing aspirin use before and after 7 days prior to surgery[J]. Spine(Phila Pa 1976),2013,38(18):1561-1565.

[6] 孟晶晶.腰椎间盘突出症的术前护理[J].中国实用医药,2015,10(6):234-235.

[7] IMBELLONI L E,POMBO I A,FILHO G B. Reduced fasting time improves comfort and satisfaction of elderly patients undergoing anesthesia for hip fracture[J]. Rev Bras Anestesiol,2015,65(2):117-123.

［8］ 邵长凤. 微创椎间孔镜手术治疗腰椎间盘突出症的护理［J］. 中华现代护理杂志,2016,22(4):553-555.

［9］ 龚向金,黄娟. 循证护理在腰椎间盘突出症手术治疗中的应用［J］. 中外医学研究,2018,16(1):119-120.

［10］ 王志红,乐汉娥,刘文杰,等. 脊柱术后患者医院感染的危险因素分析［J］. 中华医院感染学杂志,2015,25(11):2532-2534.

［11］ 唐晓菊,黄有荣,潘汉升,等. 腰椎间盘突出症术后早期主动训练的临床观察［J］. 中国脊柱脊髓杂志,2004,14(6):369-370.

第二十八章

腰椎间盘退变生物学治疗展望

腰椎间盘突出症的基本病理为椎间盘组织退变,表现为细胞凋亡、细胞数减少,细胞外基质中Ⅱ型胶原和蛋白聚糖降低,以及基质降解酶表达增加等因素。针对此等因素采取细胞学和基因学方法延缓或逆转椎间盘。对于严重椎间盘组织退变则取椎间盘组织工程,构建有正常生理功能的椎间盘组织。

Zhang 等依据椎间盘组织退变程度,提出椎间盘退变生物学治疗方法:①退变早期,Thompson Ⅱ～Ⅲ级,行蛋白质治疗;②退变中期,Thompson Ⅳ级,行细胞和基因治疗;③退变晚期,Thompson Ⅴ级,行椎间盘组织工程治疗。

第一节　椎间盘细胞模型的建立

一、椎间盘组织培养和细胞培养

(一) 动物椎间盘组织培养和细胞培养

1975 年,Herbert 等最早报道了对椎间盘进行组织培养,培养基材料有聚乙烯二醇、藻酸盐凝胶等。椎间盘的组织培养曾多被用来研究椎间盘内蛋白聚糖的合成,研究整个椎间盘组织的代谢机制,但并不能随时间的变化而观察细胞的生长、细胞的形态及细胞的代谢活性情况。日本学者报道对兔的椎间盘细胞进行了培养,并在此基础上进行了环磷酸腺苷(cAMP)对蛋白聚糖合成的研究。对兔的纤维环软骨细胞进行了培养,将 4 个月的日本白兔处死,取出椎间盘后切除髓核及纤维环外层,将保留下的纤维软骨进行接种培养。在犬的椎间盘软骨用透明质酸酶、胶原酶消化法行细胞培养。将椎间盘的髓核及纤维环的内层和中层用胰蛋白酶、胶原酶消化法进行细胞混悬液的孵育。

(二) 人类椎间盘组织培养和细胞培养

1991 年,Liu 等对人类椎间盘进行了组织培养,提出人类椎间盘细胞有能力分泌可在细胞基质中激活的前列环素,该前列环素可导致与年龄相关的椎间盘退变。此后,许多学者对人类椎间盘进行组织培养,将培养所用的培养基收集并进行生化分析,发现突出的椎间盘与对照组相比,其基质金属蛋白酶、一氧化氮、前列腺素 E_2 及白细胞介素-6 的含量均高。对人类非退变的椎间盘髓核和纤维环组织消化、分离得到细胞,利用藻酸盐滴进行培养,培养维持 6 周的时间,但没能获得细胞的传代,发现椎间盘内存在两种不同类型的细胞,纤维环内的主要细胞与髓核内的细胞不同。对人类自然流产的胎儿和成人的椎间盘髓核和纤维环细胞经过酶消化后分别进行了培养,并探讨人类椎间盘细胞的培养条件,观察了培养后的纤维和髓核细胞的光镜及电镜下的形态,并成功地进行了细胞传代。对人类正常的和退变的椎间盘细胞标本进行了组织培养,经与正常的对照组相比,通过对基质金属蛋白酶-3(MMP-3)的免疫染色,发现退变椎间盘细胞的阳性细胞高于正常的对照组,该发现提示,人类椎间盘细胞产生的 MMP-3 参与了椎间盘的退变。此外,将人类椎间盘纤维环的手术标本,用于椎间盘的细胞培养,并观察了人类纤维环细胞对转化生长因子-β_1(TGF-β_1)的反应,探讨了较为成熟的藻酸盐胶中培养椎间盘细胞的方法。2005 年,青岛大附属医院山东省创伤骨科研究所应用微载体细胞培养的方法对人椎间盘细胞进行了三维培养,并对细胞的生物学特性进行了一系列观察和研究。

（三）影响椎间盘细胞培养的因素

1. 培养基　椎间盘纤维环和髓核细胞的培养方法来源于已经被证明是成功的软骨细胞的培养方法。所采用的椎间盘细胞的培养方法不仅要能使椎间盘细胞生长良好,而且也要有利于测量椎间盘细胞分泌的基质成分,而实验发现培养基的类型影响着培养细胞的特性。对鼠的椎间盘细胞进行了培养,探讨了影响细胞培养、蛋白聚糖和 DNA 合成的因素。应用 DMEM 和 Ham F12 两种培养基,发现髓核细胞、细胞数与培养基的类型无关,而在第 6 天和第 9 天时,DMEM 培养基中的纤维环细胞的细胞数明显多于 Ham F12 培养基中的。作为细胞生命力指数的蛋白聚糖的合成能力,在 DMEM 和 Ham F12 两种培养基中均维持良好,培养的髓核细胞和纤维环细胞的形态一致。Ham F12 培养基含有一些微量元素的无机离子,特别适用于单细胞培养,常用作细胞克隆化培养。Chiba 等在应用藻酸盐对兔的椎间盘组织块进行培养时,采用 DMEM/Ham F12 培养基,组织块维持形态良好,组织块内的细胞代谢活跃。山东省创伤骨科研究所应用 Ham F12 培养基对人类胎儿、正常成人和退变的椎间盘髓核和纤维环细胞分别进行了培养,细胞生长良好,并成功地进行了细胞传代。

2. 培养液的 pH　既往的细胞培养均强调培养液的 pH,认为培养的细胞对 pH 变化的耐受性较差。曾报道突出椎间盘的 pH 为 7.0,而非退变椎间盘的 pH 为 7.1。pH 的降低归因于椎间盘中持续的厌氧状态造成的乳酸水平增高。最佳的 pH 为 7.0 似乎是基于体内环境,同样也有报道将培养基的 pH 调整至与体内环境一致时,上皮细胞有最大的增殖能力。而大鼠髓核细胞培养液的 pH 应为 7.0,纤维环细胞的 pH 为 7.0~7.6。山东省创伤骨科研究所将培养的人类椎间盘细胞的培养液的 pH 调至 7.0~7.4 时,细胞增殖旺盛,生长良好。

3. 胎牛血清的浓度　与年龄相关的椎间盘退变的潜在原因有营养缺乏、细胞衰老、活力细胞丧失、基质蛋白转变、降解的基质物质积聚和基质的疲劳性损失等,其中最重要的原因是椎间盘营养缺乏。而血清中含有多种不可缺少的、能维持细胞生长增殖的成分,补充血清后,细胞才能更好地生长增殖和进行一定的功能活动。

Helen 等认为,即使是浓度较高(20%)的胎牛血清,椎间盘细胞也生长缓慢,细胞约需 1 个月的时间才能从最初的组织块中长至第一代。实验中培养髓核和纤维环使用的胎牛血清的浓度均为 10%。山东省创伤骨科研究所对胎儿椎间盘细胞培养使用的血清浓度为 10%,细胞于 12~14 天传一代;对退变的椎间盘细胞,浓度为 10% 的胎牛血清可维持细胞的生长,但细胞仅有轻度增殖,更换为浓度为 20% 的胎牛血清后,细胞的增殖速度明显提高,细胞的生长加快。

4. 组织块培养法与酶消化细胞培养法的比较　由于手术中的椎间盘组织标本较少、手术可用部分的局限性,以及椎间盘中细胞数量较低,使采用酶消化法得到的细胞数常不能满足实验所需。山东省创伤骨科研究所采用的组织块和系列酶消化法两种方法均成功培养了椎间盘细胞,并均获得了细胞的传代。二者相比,组织块培养法细胞游出组织块的时间为 13~14 天,细胞由组织块中游出贴壁的时间虽然较长,但该细胞培养方法操作简单,减少了培养中的污染机会,并且组织块中只要有一部分的组织块有生长能力,细胞即可形成单层,特别适用于退变椎间盘等存活细胞数目较少的组织及大量获得细胞的实验。酶消化法获得细胞贴壁时间较短,虽然获得的细胞数目较少,但 4 天内细胞可全部贴壁,但细胞多呈零星分布,融合成片状生长较为困难。

无论采用消化法还是采用组织块培养法,椎间盘细胞生长到一定程度后,细胞的生长速度都会明显减缓,呈现圆形、放射样、片状生长,基本见不到细胞的增殖。似乎细胞分泌的基质成分对细胞的生长有一定的抑制作用。此时采用 0.25% 的胰蛋白酶消化后,使细胞脱离原先胞间基质获得重新分布,细胞的生长速度明显加快,1 周时间即可长满瓶壁。推测可能是由于细胞分泌的物质限制了细胞的生长,胰蛋白酶消化后破坏了细胞周围的结构网架,使细胞能更好地生长。

5. 单层培养与三维培养的比较　青岛大学附属医院山东省创伤骨科研究所对人腰椎间盘细胞微载体三维培养发现以下特点:髓核细胞指数生长期短,细胞增殖快,最后达到的细胞密度大,可到原始数量的 10 倍;细胞生长的环境(氧张力、剪切力、压力等)更接近于体内微环境。Gruber 等研究发现在藻酸盐三维培养中,细胞形态变圆并形成多聚细胞群,在细胞间及其周围形成细胞外基质成分;利用免疫组化的方法只有在三维培养中才能检测出 I 型和 II 型胶原。将椎间盘细胞单层培养并经 2 次传代后行藻酸盐三维培养,内纤维环细胞和外纤维环细胞聚合素和 II 型原胶原 mRNA 水平重新上升,以上实验给出一种既能扩增纤维环细胞数量又能保持细胞表型的方法。Sato 等用蜂窝状去端肽胶原支架(atelocollage honeycomb shaped scaffold,ACHMS)支架三维培养人的椎间盘细胞,应用蛋白质印迹法(Western blotting)和 RNA 印迹法(Northern blotting)检测经三维培养后的椎间盘细胞的 II 型胶原和它的 mRNA 表达,发现其比单层培养的细胞表达水平高;蛋白质印迹分析显示,三维培养中葡糖胺聚糖的表达、蛋白聚糖的积累明显比单层培养的细胞水平高。动力性三维细胞培养有许多静止细胞培养所不具备的优点:①在三维载体中,能够产生有效的、均匀的细胞种植,允许移植最大数量的细胞;②能够促进氧气和营养物质向载体内部输送,保持载体内部细胞的活性和功能的发挥;③能够促进载体中黏附生长细胞的增殖,分泌更多细胞外基质,促进椎间盘细胞再生;④椎间盘细胞能够沿着三维载体的孔隙生长;⑤能够排出更多的 CO_2,维持生理性 pH,为细胞代谢和功能发挥提供更有利的微环境;⑥培养液流动能够对细胞产生机械应力刺激,调节细胞功能的发挥。

6. 影响椎间盘细胞生物合成的细胞因子 1991 年,Thompson 首次应用成熟的犬椎间盘组织无血清培养报道细胞因子对体外培养的椎间盘细胞生物合成的影响。结果显示,髓核及髓核与纤维环移行区对细胞因子的反应性较纤维环强。表皮生长因子(EGF)、转化生长因子-β(TGF-β)较成纤维细胞生长因子(FGF)可激发更大的反应性,TGF-β 使髓核细胞的生物合成上升了 5 倍,EGF 使交界区细胞的增殖上升了 3 倍。胰岛素样生长因子-1(IGF-1)在髓核产生一定的有意义的反应,而纤维环和髓核与纤维环移行区不产生反应。此外,白细胞介素-1(IL-1)参与椎间盘细胞的代谢调节。总之,不同种类的细胞因子对椎间盘细胞及其代谢表现出不同的作用。青岛大附属医院山东省创伤骨科研究所的研究表明,IL-1α 以浓度依赖性和时间依赖性的方式刺激椎间盘髓核和纤维环组织基质中蛋白聚糖的代谢,IL-6 可以刺激椎间盘纤维环细胞中蛋白聚糖的合成,但对髓核细胞中蛋白聚糖的合成没有明显的影响。

二、培养椎间盘细胞的形态学观察

(一)正常椎间盘细胞

1. 光镜观察

(1)髓核细胞:接种培养时细胞呈悬浮状态,10~12 小时后大部分细胞贴壁,为胞体较小的脊索细胞,呈多角形、星形,中央有圆形核,胞质向外伸突,胞质内可见分泌颗粒,11 天左右细胞长满瓶壁,亦有接触抑制现象,细胞伪足减少,略呈椭圆形。传代后细胞的形状又恢复至三角形,伪足长、较多,第三代后细胞生长明显减慢,胞质内偶见空泡。更多传代后细胞的形状逐渐变为梭形(图 28-1)。

(2)软骨终板及纤维环内层细胞:胞体开始为圆球状,可见圆形的细胞核及核仁,10 小时左右大部分细胞贴壁生长,呈椭圆形、梭形或多角形,为胞体较脊索细胞大的软骨细胞。伸出多个较短的伪足,胞质内见分泌颗粒,胞核圆形或椭圆形。10 天左右,细胞长满瓶壁,融合为单层,融合时的细胞多为梭形。每 13~14 天传一代。随传代次数的增加,细胞的形状以梭形为主(图 28-2)。

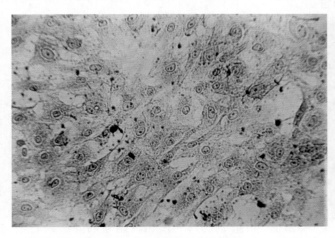

图 28-1 第三代椎间盘脊索细胞 Giemsa 染色(光镜 ×200)

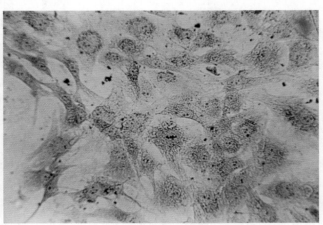

图 28-2 第三代椎间盘软骨细胞 Giemsa 染色(光镜 ×200)

（3）纤维环外层细胞：悬浮生长时细胞为圆形，胞核可见，10~12 小时细胞贴壁生长，多呈梭形，有些细胞为多角形，有伪足伸出，核圆，为纤维样细胞，9 天左右细胞长满瓶壁，融合后呈梭形。传代后细胞的形状与原代相似，每 12~14 天传一代，第三代后细胞传代时间延长（图 28-3）。

（4）三维培养髓核细胞：由于微载体不能完全透光，利用倒置相差显微镜只能观察微载体的大致形态，微载体呈规则圆形，细胞附着在微载体的表面。在光镜下能够看到在微载体表面呈现梭形或是不规则形状的细胞的光影，不同的聚焦层面能够看到不同的细胞。细胞贴附到微载体的时间较长，对数生长期细胞一般需要 5~8 天；相对稳定生长期较长，一般是 10~14 天（图 28-4）。

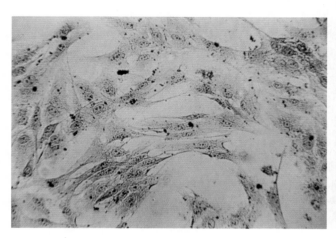

图 28-3　第三代椎间盘纤维样细胞 Giemsa 染色（光镜×200）

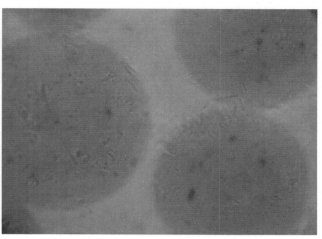

图 28-4　原代立体培养髓核细胞第 8 天倒置显微镜观察（×100）
可见纤维载体呈规则圆形，细胞附着在微载体表面，呈现小梭形或不规则形状，细胞边界清楚，呈立体状，细胞核不清晰。

2. 透射电镜观察

（1）脊索细胞：①原代细胞多为不规则形，周围伸出许多绒毛状突起，长短不一，细胞核呈圆形、卵圆形或形态不规则，有些切面上可看到核仁，多偏于细胞核的一侧，染色深而均匀，胞核内常染色质占优势，细胞核有完整而清晰的包膜与周围细胞质分开。细胞内可看到多种细胞器。线粒体多而呈椭圆形，有双层膜，并可看到向内突出的嵴，量较丰富。内质网清楚可见，散在分布于核周及细胞质内，内质网囊池扩张。核糖体较丰富，散在分布于细胞质内及粗面内质网上。初级溶酶体及次级溶酶体为大小不等的圆形或不规则形。高尔基体少见，胞质内可见少量微丝。②次代的细胞形状多为椭圆形或略呈不规则形，细胞间有一定的空隙，有长的突起相互交织。细胞核极度不规则，形状各异，核周隙较清楚，核膜内侧异染色质浓聚，整个胞质内常染色质占优势。核仁为椭圆形或不规则形。线粒体丰富，呈棒状或椭圆形，可见双层膜结构，嵴不明显或缺如。粗面内质网较多，部分囊池扩张，部分内质网包绕线粒体，可见较多的核糖体及溶酶体，高尔基体偶见。③第三代的细胞形状与上代相似，细胞核呈分叶状或其他不规则形，有些细胞内可见两个核仁，核内常染色质略占优势。细胞内线粒体较上代略有减少，内质网囊池扩张较前代明显，核糖体亦有所减少，胞质内可见散在的溶酶体，少部分细胞胞质内可见脂滴、空泡及微丝（图 28-5~图 28-7）。

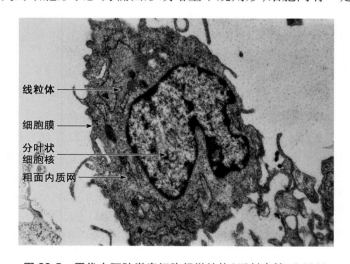

线粒体

细胞膜

分叶状细胞核

粗面内质网

图 28-5　原代人胚胎脊索细胞超微结构（透射电镜×8 000）

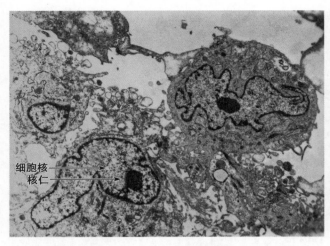

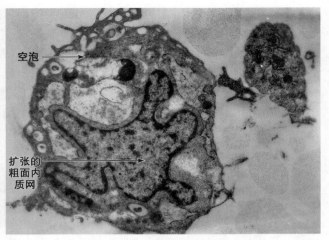

图 28-6　次代人胚胎脊索细胞超微结构（透射电镜×4 000）

图 28-7　三代人胚胎脊索细胞超微结构（透射电镜×8 000）

（2）软骨细胞：①原代软骨细胞呈卵圆形或不规则形，胞周见细长的绒毛状突起。细胞核多为不规则形，核内常染色质占优势。胞质内线粒体较丰富，呈椭圆或短棒状，内见双层膜，向内突出的嵴部分缺如。粗面内质网多为游离的囊泡，上有核糖体附着，大部分核糖体游离分布于细胞质内，部分内质网囊池扩张，核周隙与内质网相通。初、次级溶酶体散在分布于胞质内。②次代细胞胞体形状与上代基本相似。胞核大而清晰，少部分胞核为圆形，大部分为不规则形，常染色质占优势，内见电子密度较高的核仁。胞质内含有较多的线粒体及粗面内质网，并见大小不等的初、次级溶酶体，线粒体多为椭圆形，散在分布于胞质内及粗面内质网间，内质网囊池扩张较明显，核蛋白体较丰富，分布于粗面内质网上或胞质内。③三代细胞核大而不规则，内见 1～2 个核仁，核多偏于细胞的一侧，胞核内仍为常染色质占优势。胞质内粗面内质网部分为相互连续的囊泡，大部分囊池扩张，线粒体及核糖体较上代略有减少，并可见溶酶体及少量的微丝（图 28-8～图 28-10）。

（3）纤维样细胞：①原代细胞呈梭形或多角形。胞周有许多绒毛状突起。细胞核边界清楚，多为卵圆形或不规则形，内有电子密度较高的核仁，1～3 个不等，常染色质占优势。部分胞质内含大量的丝状物质，呈团状分布，每团内细丝走向基本一致。核蛋白体均匀而丰富地分布于胞质内。线粒体较丰富，多为椭圆形，可见嵴或双层膜。粗面内质网囊池部分扩张，溶酶体可

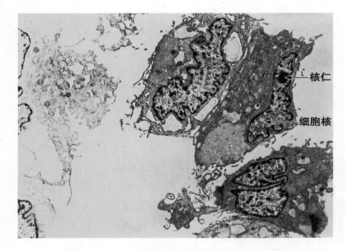

图 28-8　原代人胚胎椎间盘软骨细胞超微结构（透射电镜×3 000）

有单位膜包绕。粗面内质网囊池部分扩张，溶酶体内可有单位膜包绕。高尔基体少见。②次代细胞的外形与上代基本相同。细胞核非常不规则，核内仍以常染色质占优势，核仁 1～2 个。胞质内含有线粒体、粗面内质网及初、次级溶酶体，以扩张的粗面内质网为主。并偶见胞质内空泡及脂滴。③三代的大多数细胞常染色质较异染色质多，核仁明显，少部分细胞核常染色质较异染色质少，核仁染色不明显。胞质内可见线粒体、高度扩张的粗面内质网及微丝。核蛋白体在细胞质中散在分布，初、次级溶酶体较前增加（图 28-11～图 28-13）。

3. **三维培养细胞扫描电镜观察**　空白的微载体电镜下为基本规则的球形，表面粗糙不平，半透明。可看到不同密度的细胞附着在微载体的表面，细胞多呈不规则形或梭形，但是不同于单层培养的"瘦"梭形，由于细胞的生长面是一个球面，所以能够更好地接触到培养液的营养，利于细胞生长增殖。可看到细胞长满整个微载体的表面，细胞仍能维持其表型（图 28-14）。

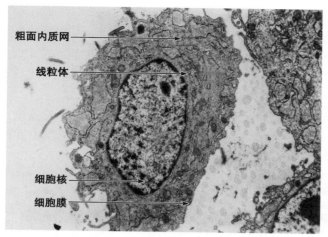

图 28-9　次代人胚胎椎间盘软骨细胞超微结构（透射电镜×6 000）

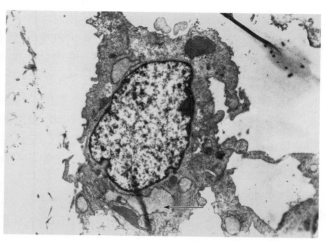

图 28-10　三代人胚胎椎间盘软骨细胞超微结构（透射电镜×4 000）

胞质内细胞器结构减少，粗面内质网扩张（箭头）。

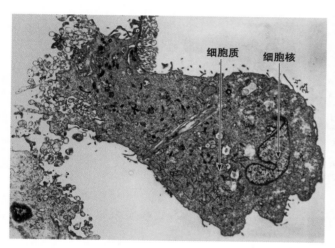

图 28-11　原代人胚胎椎间盘纤维样细胞超微结构（透射电镜×3 000）

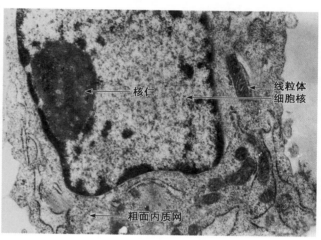

图 28-12　次代人胚胎椎间盘纤维样细胞超微结构（透射电镜×15 000）

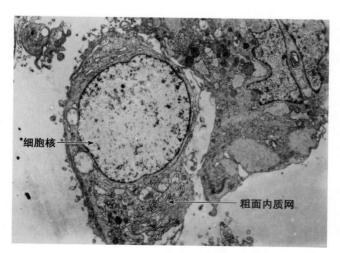

图 28-13　三代人胚胎椎间盘纤维样细胞超微结构（透射电镜×4 000）

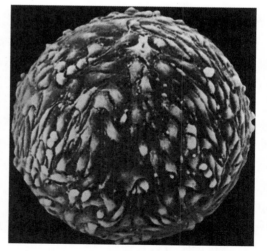

图 28-14　原代微载体三维培养髓核细胞第 8 天扫描电镜观察（×2 000）

可看到不同密度的细胞附着在微载体的表面，细胞多呈不规则形或梭形，呈三维立体状生长。

（二）退变椎间盘细胞

1. **光镜观察** 培养过程中见组织块内细胞呈圆形或卵

圆形,多呈簇状聚集存在,较多见 2~8 个细胞共同位于一个陷窝中,细胞周边可见壳状陷窝包绕,该壳状陷窝致密完整,部分细胞核隐约可见。细胞在游出组织块时,多呈梭状,形态清楚。培养至细胞成片状生长时,细胞膜界限不清,培养液中颗粒状分泌物较多,说明细胞分泌旺盛(图 28-15)。

来源于髓核的软骨样细胞,细胞界限清晰,多呈星形或多角形,传代后细胞伪足较原代更多,核膜完整,细胞核呈圆形或椭圆形,偏于细胞的一侧,核仁较清楚,片状生长的软骨样细胞,多呈放射状向四周增殖,细胞与细胞之间"背靠背"生长。部分细胞与细胞间呈交叉生长,可见到细胞的伪足伸出(图 28-16)。

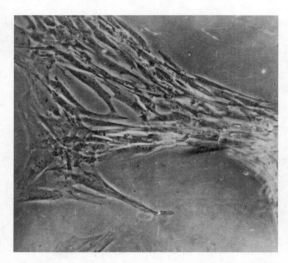

图 28-15 由髓核组织中向外呈放射样增殖的软骨样细胞(倒置相差显微镜×400)

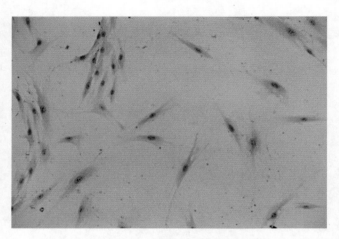

图 28-16 散在分布的原代成人椎间盘软骨样细胞 Giemsa 染色(光镜×200)

来源于纤维环的成纤维细胞,细胞呈梭形,界限清晰,细胞的伪足向两端延伸较长而类似于纤丝。核膜完整,细胞核呈圆形或椭圆形,位于梭形细胞的中央,片状生长的细胞仍呈现为梭形增殖较旺盛的细胞,也出现"背靠背"地增殖生长(图 28-17)。

2. **透射电镜观察**

（1）软骨样细胞:原代细胞多呈团簇分布,细胞之间界限清晰,胞间空隙较少。细胞形态不规则,整个细胞的电子密度较高,细胞膜上的绒毛突起较多。细胞核极不规则,呈现分叶状,核膜皱褶、内陷较多,核膜清晰,核周隙较宽,核孔多而大,皱褶周围的分泌物较多,提示该种细胞的代谢旺盛。胞核内异染色质及常染色质均较多,整个核的电子密度较高。胞质着色较深。核周的线粒体数量较多而形态细小,线粒体电子密

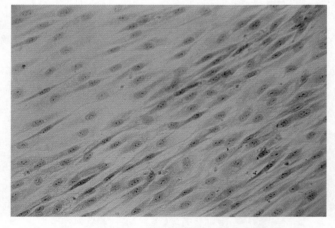

图 28-17 密集分布的原代成人椎间盘软骨样细胞 Giemsa 染色(光镜×200)

度较高。线粒体的双层膜清晰,线粒体嵴凸而明显,糖原颗粒较多。部分粗面内质网扩大成池,池内充满中等电子密度的细颗粒状物质。胞质内的脂滴较多,部分细胞内可见脂滴呈聚集存在。胞质内的空泡及丝状物较多。次代细胞的细胞膜不规则,界限不清,细胞膜上可见有微绒毛。细胞质电子密度较前一代的电子密度为低,线粒体的数量较少,体积较小,线粒体的电子密度高,线粒体内的核糖体不清晰,细胞内的空泡数量较多。可见内质网扩张成囊状,细胞核多呈分叶状,核膜清晰。细胞核的电子密度较低,内质网中度发

达。细胞核电子密度与胞质的电子密度类似,细胞核异染色质断裂,相互之间不紧密(图28-18)。

（2）成纤维细胞:原代成纤维细胞体积较大,细胞之间界限清晰,细胞膜完整,细胞膜上的微绒毛较多。胞质电子密度较高,细胞内线粒体的数量较少,但线粒体细长,线粒体嵴清楚,内质网丰富,空泡较多。细胞核呈分叶状或椭圆形,常染色质分布均匀,高尔基体及初、次级溶酶体少见。传代后部分细胞胞膜不完整,边界不清。细胞质的电子密度较低,胞质较少,胞质内的空泡较多,胞质内细胞器发育不完善,呈现明显的传代后衰老。胞质内线粒体减少,线粒体结构不清,线粒体嵴不易分辨。细胞核膜清晰,整个细胞核电子密度较低,核内异染色质断裂,结构不完整,脂滴及溶酶体增多,细胞呈现退化表现(图28-19)。

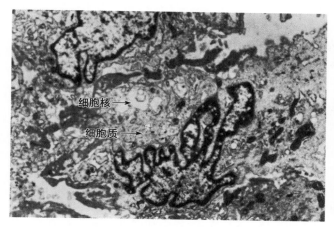

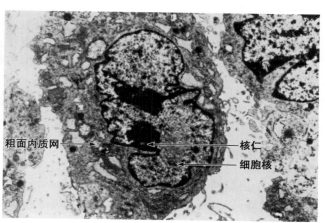

图 28-18　原代成人椎间盘软骨样细胞超微结构(透射电镜×3 000)　　　　图 28-19　原代成人椎间盘纤维样细胞超微结构(透射电镜×4 000)

第二节　椎间盘退变动物模型的建立

动物模型的建立对于我们对椎间盘退变的诱发因素、早期发生的形态学、生物化学及其他方面的变化可进行较为详尽的研究,为深入研究椎间盘退变提供可靠的实验依据,同时也可使我们利用建立的模型来检验一些逆转退变药物的疗效。

一、椎间盘退变动物模型的要求

理想的椎间盘退变动物模型要求与人类椎间盘退变具有相似性和可比拟性。其条件应包括以下几个方面:①能再现椎间盘退行性病变的客观规律;②模型重复性好;③所选动物解剖和生理特点尽可能与人类相似。

二、实验动物选择

椎间盘退变模型实验动物均选用哺乳纲,常用的动物有鼠、兔、狗、猪、羊、马、牛、猕猴、猩猩、狒狒等。

1. 鼠　椎间盘退变模型中,大鼠较常用,其体形适中,繁殖快,易饲养,给药方便,采样量适合且容易,常用的品种有 SD(Sprague-Dawley)大鼠、Wistar 大鼠等。大鼠骨骼系统分为中轴骨和四肢骨两大部分,脊柱由 57~61 个脊椎骨组成,包括颈椎 7 个、胸椎 13 个、腰椎 6 个、荐椎 4 个、尾椎 27~31 个。通过截除新生大鼠的前肢改变姿态后,研究动物骨骼的形态、步态和其他行为特点的改变。

2. 兔　兔的性情温顺,便于饲养,耳朵较大,便于注射及采血化验。其脊柱骨共有 46 个,其中颈椎 7 个、胸椎 12 个、腰椎 7 个、荐椎 4 个、尾椎 16 个。该动物取材易于获得,成为培育模型常用动物。

3. 羊　羊的性情温顺,适应性较强,饲养方便,静脉表浅粗大,便于采血。比较解剖学发现,羊的腰椎较人细长,高度大于宽度,而人腰椎宽度大于高度;羊的腰部轻度后凸,而人为前凸;羊的棘突较人长;椎管宽度较人细,但变化趋势与人相似;横突长度与人接近;关节突关节高度和宽度几乎相等。羊的胸腰段脊柱在某些指标上与人相似,故为较理想的实验动物。羊易于饲养获得,与人类腰椎有一定相似之处,常应用于椎间盘退变模型的制作。

4. **猪**　猪的多种器官在解剖、组织、生理和营养代谢方面与人类极为相似,目前已逐渐成为用于研究人类疾病的实验动物。猪有颈椎 17 个,胸椎 14 个,腰椎 14 个(包括 4 个荐椎),尾椎 21~23 个。应用年龄 1.0~1.5 岁,体重 100~150kg 的猪制作动物模型;或用年龄 2~3 岁,体重 20~30kg 的猪用于腰椎间盘突出症的动物模型研究。关于猪和人腰椎比较的解剖学资料目前还比较缺乏。

5. **猴**　猴作为灵长类动物,是人类的近属动物,在组织结构、生理和代谢功能等方面同人类相似。猕猴有颈椎 7 个,胸椎 12 个,腰椎 7 个,假荐椎 2~3 个,尾椎 13~15 个。有学者应用灵长类动物中的恒河猴(Rhesus monkey)用于脊柱生物力学的研究,如 Simon 将其应用于脊柱运动节段的柔韧力学结构模型的研究,阮狄克应用恒河猴进行了椎间盘移植实验及生物力学研究。国内郭常安等还应用恒河猴制作椎间盘退变的动物模型并进行了详尽观察,积累了有价值的资料。

在动物模型的制作中,大多选择传统的动物,如鼠、兔等。最近 10 多年来,倾向于选用猪、羊等较大的动物制作模型。灵长类在生物进化方面同人类的亲缘关系比较密切,解剖生理特点与人类最为近似,如恒河猴,是用于制作人椎间盘退变模型最理想的动物。

三、退变椎间盘模型制作方法

(一) 自然椎间盘退变模型

1. **沙鼠(Psammomys obesus)**　Siberberg 和 Adler 首先描述了与人类椎间盘退行性变相似的沙鼠椎间盘变化。他们对 39 个年龄为 2~30 个月的沙鼠的胸椎间盘和椎体、膝关节、股骨头和尾部节段进行观察,发现 2 个月时,椎间盘和椎体发育基本完成,3 个月时软骨终板某些出现退变,到第 6 个月,上述区域出现广泛退变,一些动物髓核出现颗粒碎片,纤维环纤维排列紊乱,部分区域可见小的裂隙形成。18 个月时椎体变化明显,关节突开始出现退变。18~30 个月的沙鼠纤维环囊性变、裂隙、骨赘形成、纤维环突出、髓核突入软骨终板及关节突的退变更加常见。

沙鼠系地中海中部沙漠中所特有的一种动物,其主食为高含盐量的灌木。Siberberg 等认为,这种高盐、低水饮食会在某种程度上引起代谢发生变化,进而引起椎间盘尤其是髓核组织功能的异常。他们指出沙鼠椎间盘的退变是一种"由内而外"的过程,即髓核首先发生退变,其次是关节突关节,髓核突出后软骨终板钙化。Siberberg 进一步观察还发现能够诱导糖尿病的低纤维素饮食可加速沙鼠椎间盘退行性改变。

Moskowitz 等利用沙鼠做了进一步研究,饲以正常饮食,对胸、腰段脊柱进行放射学和组织学观察,并进行了血糖和胰岛素测定。发现 3 月龄动物 10% 发生椎间盘退变,18 月龄动物 50% 出现椎间盘退变,部分月龄大的动物出现前纵韧带的钙化,血糖和胰岛素水平与退变程度无关。成对饲养的早期出现退变的实验动物其后代也较早出现退变,表明椎间盘退变有明显的遗传倾向。

Ziv 等对因年龄和糖尿病因素而致椎间盘退变后的生物化学特性进行了研究。发现椎间盘水分、固定电荷密度(fixed charge density,FCD)不仅依赖于组织中蛋白聚糖的浓度,而且还依赖于硫酸软骨素和硫酸角质素的比例。脊柱周围肌肉、椎体骨松质的水分和 FCD 无变化,即使年幼的沙鼠椎间盘中水分、FCD 也较其他的实验用鼠低 30%~50%。

对非糖尿病沙鼠进行了生物力学研究,对月龄分别为 3、9、15 个月的沙鼠脊柱功能单位施以外力,未发现脊柱功能单位在放射学和组织学方面的改变。

2. **针尾鼠**　研究发现 3 周龄的针尾鼠下位颈椎间盘髓核出现与人椎间盘退行性变类似的变化(黏多糖丧失),这种黏多糖的丢失在突变的同质子远较杂合子明显得多,提示人类椎间盘退变具有遗传倾向。发现突变的针尾鼠椎间盘退变和髓核突出的发生率达 20%。脊柱后凸侧弯畸形、椎体楔形变、终板破裂和脊髓囊性变的发生率也很高。

3. **非洲鼠(Praomys natalensis)**　它们是生活在非洲的中等大小的鼠类,最初利用此种动物做实验研究,是因为它们胃癌发生率高,同时注意到这种鼠类椎间盘退变的发生率也较高。他们对月龄为 8~35 个月的 154 个脊柱标本进行了组织学观察。发现 9 月龄以上的非洲鼠多数发生椎间盘退变。雄性和雌性非洲鼠椎间盘突出率分别为 52% 和 12%。但这种动物软骨终板骨赘罕见。除椎间盘退变外,椎体二次骨化中心无菌性坏死和严重骨关节炎改变常见,骨关节炎的变化无性别差异。

4. 中国仓鼠(Cricetulus griseus)　这种动物糖尿病发生率高,对 43 只糖尿病仓鼠和 36 只非糖尿病仓鼠的脊柱进行组织学观察,发现前者脊柱炎的发生率明显高于后者,两者的发生率分别为 60% 和 39%。它们的椎间盘突出的发生率则相反,分别为 9% 和 30%。两者脊柱炎和椎间盘突出都有随年龄增长而增多的趋势。

5. 犬　对犬椎间盘退变进行了系列研究,发现这些软骨发育不良的犬的椎间盘髓核较早发生软骨样变性。1 年后胶原纤维含量明显增加,蛋白聚糖和水分减少,以及继发性椎间盘突出后髓核钙化。对 645 只椎间盘突出的犬在种系、性别、退变年龄和退变椎体方面与对照组进行了比较,椎间盘突出的犬的相对危险度分别为:得克萨斯犬(dachshund)12.6、哈巴狗(Pekingese)10.3、猎犬(beagle)6.4、可卡犬(cocker spaniel,长毛耳垂犬)2.6。对包括各年龄段的共 30 只猎犬进行了放射学、组织学和力学研究,发现随着年龄的增长,组织学和力学的退变先于放射学改变,认为犬的退行性改变与人类相似。

6. 狒狒(papio)　对 126 只 6~30 岁的成年狒狒的胸腰段脊柱进行了放射学研究,发现年龄和椎间盘退变程度具有高度的统计学相关性,相关系数为 0.726,$P<0.001$。

研究发现这些物种的动物椎间盘退变早,发生率高,病变特点接近人类椎间盘自然退行性变。在研究遗传、生活习性等对退变的影响方面,取这些动物作为模型在一定程度上减少了人为因素的影响,可直接对实验对象进行观察。但这些动物种类和数量有限,选材不便。

(二)诱发性椎间盘退变模型

1. 纤维环损伤法　于 1948 年首次应用损伤实验动物纤维环的方法制作动物椎间盘退变模型,此后被许多学者广泛地采用和改进。纤维环的损伤按部位分为前部正中、前外侧、后部正中及后外侧损伤;根据损伤的方式分为刮擦伤、针刺伤、刀割裂伤及纤维环开窗术等;损伤可为纤维环的部分或全层,可在椎间盘的中央也可邻近上位或下位终板。尽管纤维环损伤的方式不尽相同,但结果几乎都能发现与人类椎间盘退变相似的变化。

(1) 前部纤维环切开法(anterior annulotomy):Osti 等研究了 27 具尸体脊柱标本的 135 个椎间盘,年龄 17~50 岁,平均 31.5 岁,无脊柱创伤和骨及代谢性疾病的病史。作者将纤维环损伤分为边缘型、环型及放射型。发现边缘型裂伤除 L_5S_1 外,常见于纤维环前方,此损伤多为创伤所致而非生理性退变,其发生与退变无关;环型裂伤在腰椎上 4 个椎间盘的纤维环前方和后方的发生率几乎相等,但在 L_5S_1 间隙有 18 例位于纤维环后侧,仅有 7 例位于纤维环前侧;放射型裂伤几乎均位于纤维环后侧。由此可见纤维环的放射型裂隙与椎间盘髓核的退变密切相关。

Osti 等利用年龄 2 年的绵羊,于纤维环前中央部做一平行于上位椎体、下位终板的长、深各为 5mm 的切口。因纤维环平均厚度为 7.5mm,故切开未伤及纤维环内层和髓核,这种损伤不造成即时的髓核脱出。作者对其进行了长达 18 个月的组织学观察。在 1~2 个月时可见损伤纤维环的外层愈合,而切开的内层未愈合;4~6 个月时纤维环内层破裂,髓核退变突出,部分椎间盘软骨终板出现骨化;6~8 个月时椎间盘高度降低,终板骨化严重,椎体边缘骨赘形成;18 个月时,所有标本均可见较为严重的退变征象,而且发现终板钙化程度与椎间盘高度降低和骨赘的形成成正比。观察的结果表明纤维环的退变是一种自外向内的过程。

Moore 等利用羊椎间盘模型观察了终板血管化改变。切口选择在纤维环左侧略偏离中线处,靠近上位椎体的终板几毫米刺伤纤维环,分别于术后 2、4、12、18 和 24 个月观察椎间盘的变化。将脊柱运动单位行旁矢状面切片,包括左侧切口处切片、右侧相对应处切片和相邻椎体对应部位未受损处切片行组织学观察。结果发现:①所有切片中,邻近髓核的血管化较前后纤维环处明显;②尽管切口邻近上位椎体的下位终板,但血管化与下位椎体的上位终板无明显差异;③损伤处的切片较未损伤的椎间盘切片血运丰富,1~2 个月时最为明显;④在整个观察阶段,左侧损伤处的切片较对侧未损伤处切片血管化明显。此实验观察取羊为四足行走动物,而人为直立行走,但发现羊与人椎间盘损伤后的血运变化一致,并表明切口的位置对血管化改变影响不大。认为纤维环损伤能导致明显的血管化。作者认为损伤早期所致的血运增加是椎间盘受损后自身修复的表现,而后期血运的减少可能是椎间盘退变的原因之一。

Pfeiffer 等对年龄 2~3 岁,体重 20~30kg 猪的腰椎间盘就不同手术方式损伤后的变化进行观察比较。具体方法是:①纤维环的切口较大;②于纤维环的前外侧开窗,用刮匙刮除髓核;③重复方法②,并在开窗处注射透明质酸酶,以纤维塞堵塞窗口;④仅椎间盘内注射木瓜凝乳蛋白酶。每个方法开始之前测定椎间盘内压(intradiscal pressure,IDP)。术后 0、3、6、12、24 周行组织学和放射学检查。所有以上操作完成后 3 周时,IDP 约为术前的 1/3,以后接近 2/3。术后 3 周所有实验动物均出现明显退变,以后缓慢进展。实验动物中显示椎间盘有修复征象——坏死区减少、软骨细胞簇增多、髓核体积变小减慢、IDP 减低缓慢。

Hampton 对狗椎间盘前部纤维环行四种不同的手术方式,于术后 3、6、9、12 周对椎间盘进行大体形态和组织学观察。①纤维环开一 3mm×5mm 的窗,达到髓核;②重复方法①的操作,去除髓核;③同方法②,同时刮除软骨终板;④于纤维环行一 5mm 的切口。观察发现前三种操作方法所开的窗被大量的纤维结缔组织充填,组织学上该组织内为成熟的纤维细胞和胶原纤维,部分标本可见软骨成分,可能为成纤维细胞分化而成。而第四种方法所行的切开除在切口表面形成一层组织帽状结构外,未显示其他愈合的征象。于第 12 周时,组织学发现未愈合的部位可见类似间皮细胞形态的活性细胞存在,而这种类型的细胞常见于窦道或滑膜假关节中,说明椎间盘纤维环损伤后不能愈合。作者认为如同纤维环戳伤一样,自发产生的纤维环损伤不能完全愈合,从而导致髓核成分经其漏出。将这种纤维环损伤所致的髓核成分的流出作为自内向外椎间盘突出模型。

郭常安通过纤维环损伤方法制作动物模型。制作方法:选择 7 只恒河猴在全麻下经腹膜外入路行腰椎间盘前外侧纤维环切开术,切开宽度 5mm,深度 3~5mm,以不伤及内层纤维环为准,于术后 1、4、7、20 周行 MRI 观察,将水平面 T_2WI 输入骨科计算机影像分析系统,测量其高信号区的百分比。将术前和术后 3~4 周、7 周、16~20 周标本行组织学观察并与术前对比其退变程度。最后研究得出结论为,应用纤维环切开法可以获得腰椎间盘退变动物模型。

(2)后部纤维环切开法(posterior annulotomy):Key 和 Ford 对 14 只成年犬腰椎间盘的后部进行四种类型的损伤。①小的纤维环开窗,以及刮除髓核和软骨终板;②重复操作①,但不损伤软骨终板;③横行切开纤维环达到髓核,深度大约相当于椎管直径的一半;④20 号穿刺针自纤维环穿入髓核。术后第 2 天和第 28 天对每只动物进行观察,发现前两种损伤引起与人类椎间盘退变相似的变化。在第三种损伤中,除个别情况下可引起发育良好的髓核即时破裂外,多数切开的纤维环内层未见愈合的征象。第四种穿刺损伤在 14 个椎间盘中有一个引起髓核突出,作者认为在行椎间盘治疗性穿刺时应注意穿刺针的位置。

Nguyen 等应用实验犬行经皮穿刺,在腰椎弓根的外侧通过纤维环行椎间盘切开或切除法,再次对后外侧纤维环损伤性变化进行了研究。切开法是应用环钻通过纤维环做一柱状的洞,切除法是应用髓核刀切除部分髓核。尽管这种方法的目的是制作椎间盘退变的模型,但通过对 10 个椎间盘的观察发现,其中 4 个椎间盘没有出现退行性变。

上述纤维环损伤法制作动物模型的优点是手术暴露充分,操作性好,切口大小易于掌握,重复性好,模型制作成功率高,同时能够进一步证实损伤、损伤方式与退变的关系及椎间盘退变的顺序等方面问题。缺点是此手术有损伤,尤其对小的动物,有一定的死亡率。

孔杰等选取 13 只健康的恒河猴,行常规 MR 检查后,在全麻下行 CT 椎间盘扫描后,选择椎间盘层面,行经皮微创穿刺左后方纤维环全层,CT 定位确保穿刺针针尖进入髓核中央后,旋转 360°撤针(图 28-20、图 28-21)。穿刺针型号为 15G 和 20G,术后 4、8、12 周分别观察 MRI、组织学及生物化学的变化。结论为经皮微创穿刺纤维环全层可以诱发椎间盘的退变,不同直径的穿刺针对纤维环的损伤不同,引起退变的严重程度有明显的差别。CT 引导定位下采用经皮穿刺的纤维环针刺损伤纤维环造模的方法,对实验动物的创伤小,手术的感染率低,动物的存活率较高,特别是对于较珍贵的实验动物,如灵长类动物,是一种理想的选择。此外,微创的经皮穿刺的方法对脊柱椎旁肌肉及骨性结构几乎不产生创伤影响。

2. 关节突关节切除法(facetectomy)　切除单侧和双侧的关节突制作模型。利用未成年兔进行关节突关节切除的研究,方法是切除一个椎骨的一侧和相邻椎骨对侧的下关节突。39 只动物中对其中的 14 只在手术平面的脊柱术中给予外力被动旋转,分别于术后 2 周和 1、2、4、6、9、12 个月行包括椎间盘造影的影像学检查和组织学分析。结果发现:在 6 个月时,手术椎间盘中有 50% 出现椎间盘高度降低,12 个月时 74% 出

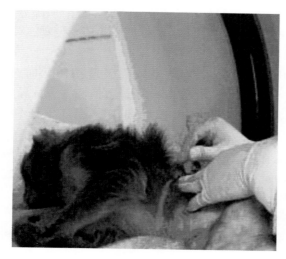

图 28-20　体表定位下经皮穿刺

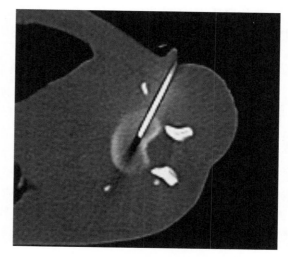

图 28-21　CT 检查证实穿刺进入椎间盘内

现椎间盘高度降低;在 9~12 个月时未行手术的相邻椎间盘有 46% 出现椎间盘高度降低;椎间盘高度的降低在 14 只术中外力旋转的动物和其他 25 只动物之间无明显差异;9~12 个月时,横切面上的椎间盘后部纤维环变薄,外周纤维环出现环状裂隙。髓核成分减少且于椎间盘内分布不均。行关节突关节切除的对侧关节突在 6 个月时出现退变征象。研究结果与作者早期的观点一致,即关节突关节的主要作用是保护椎间盘免受旋转应力。在同一平面上切除两侧关节突关节后发现切除关节突关节后出现椎间隙变窄和骨赘形成,术后 12 周的椎间盘组织学改变出现了明显的退行性变。

3. 前肢截肢术(forelimb amputation)　也称双后肢大鼠法。出生 2 天的 Wistar 大鼠,结扎并切除其双上肢和尾部,成活的幼鼠在饲养过程中依靠双后肢直立行走,增加其下肢负重。这种模型站立后所发生的椎间盘退变可能与人类椎间盘退变更具有比拟性。

应用双后肢大鼠模型研究体姿对椎间盘退变的影响,同时描述了前肢切除后骨量、步态及行为的改变。截除前肢的大鼠经饲养训练 6 周时,大鼠已能维持较好的站立姿势,此后在维持姿势和行走时无任何障碍,行走时两足交替迈动,休息时蹲伏于地,以颏着地辅助支撑身体,颈椎前屈度和腰椎后屈度较对照组明显增大。

在 18 个月内的各个时期对正常和双足鼠椎体骨赘的分布情况进行了研究。发现骨赘随年龄增加而增多,且其分布在颈椎、胸椎及胸腰交界处最多,双足鼠明显多于正常对照鼠。

在 3、6、9 个月时,对双足鼠髓核进行了电子显微镜观察。发现与正常动物相比,双足鼠椎间盘退行性改变的速度加快。双足鼠 3 个月的椎间盘与正常鼠 6 个月的相似,6 个月的椎间盘改变等同于 12 个月的正常对照动物。到 12 个月时的双足鼠常可出现髓核的突出。

对双足鼠的脊椎及其腰骶区肌肉的变化进行了观察。放射学检查发现 21 只截肢鼠中有 3 只鼠的 L_5S_1 椎间隙狭窄,下腰椎椎体的高度前面较后面显著降低,尤其以 L_6 椎体为著,以致发生楔形变。腰部的多裂肌和腰大肌组织学检查发现除左侧腰大肌外,实验组和对照组有显著差异。在正常动物的多裂肌中,以 Ⅱ 型肌肉纤维为主,而在双足鼠中以 Ⅰ 型肌肉纤维为主。21 只截肢动物中有 5 只在腰骶区水平出现椎间盘突出,占 24%。通过核素扫描对血流量和磷酸盐沉积的检测发现实验组和对照组无明显差异。

此外,将老鼠放入一小的圆柱体内,制作类似截除前肢后的动物模型,使之一直保持站立状态,同样可以观察到椎间盘的退行性改变。

4. 髓核化学溶解法　在尽量少损伤纤维环、软骨终板及周围力学结构的前提下,在髓核内注射透明质酸酶(hyaluronidase)、木瓜凝乳蛋白酶(chymopapain)等化学物质溶解髓核。该法具有可在非开放手术下进行、创伤小、操作简单等特点。缺点是髓核内注射的物质可影响以后生物化学检测的准确性。

5. 折尾法　将大鼠尾弯成 U 形,保持弯曲状态 2~14 周持续观察一段时间。解除鼠尾折弯后连续观察 7 个月,发现鼠尾椎间盘受压侧发生了退变,而未受压侧未发现退变征象。

6. **身体震动法**　将兔整个身体在以下条件下(4Hz,0.2G,每天 3 小时,每周 5 天)震动。对一部分兔的腰椎间盘行纤维环切开,另一部分未行切开。分别于 6 周和 12 周进行了生物化学检测。研究发现,震动可以加速椎间盘的退变。

7. **肌肉电刺激模型**　对兔颈椎反复进行电刺激使肌肉收缩,每分钟刺激 5 次,每天超过 10 小时,分别于刺激当日、15、30、60 天进行观察。发现 2 个月时出现椎体骨赘形成和纤维环的分层,但髓核未见异常改变。作者借此认为,人类椎间盘的退变也是一种自外向内的过程,即最初椎间盘的退变是起自纤维环而非髓核。

8. **软骨终板损伤法**　通过椎体钻一斜行的孔洞直达软骨终板和髓核来制作椎间盘退变模型。但破坏终板的程度不易掌握,损伤后可立即出现一些变化,如 Schmorl 结节、局部出血及继发周围肉芽组织形成等而影响观察。此法创伤较大,有一定死亡率,目前应用较少。

9. **运动节段内固定和椎关节融合法**　该方法是通过进行一个节段的椎体融合或椎间关节融合,观察邻近椎间盘的退行性变化。此方法不直接破坏椎间盘结构,而是通过脊柱生物力学性质的改变而引起椎间盘退变。

四、椎间盘退变模型的观察

(一) 椎间盘退变模型形态学观察

1. **大体形态**　Osti 等应用 2 岁的绵羊,通过造成纤维环前环边缘性损伤建立椎间盘退变模型,术后观察椎间盘的变化。切开的纤维环仅在外层 1/3 形成肉芽组织,术后 180 天内几乎都继发出现内层纤维环的断裂及向切开部位突出的髓核样物质。有人认为突出的物质并非来源于髓核本身,而更可能是纤维环内由成纤维细胞合成增殖化生的纤维软骨组织,或是在髓核突出的基础上与周围出现的成纤维细胞共同发生软骨化生的结果。纤维环内层断裂后难以愈合,可能是由于局部血供的缺乏及切割面之间的微小运动。有人尝试通过局部固定来限制这种运动,但并不能促进纤维环内层的愈合及阻止退变的发展。退变过程中由于纤维环,特别是纤维环外层各层间黏合物质的改变而出现彼此的分离,逐渐发展成为多层环状的裂隙。纤维环变得粗糙和有色素沉着。水分的丢失和基质成分的变化导致放射状裂隙的形成。这种放射状裂隙向后侧纤维环及上下终板扩展,造成髓核组织向两个部位突出。髓核早期出现皱缩并有色素沉着,失去了正常椎间盘的光泽,呈现灰黄色外观,纤维环和髓核正常清楚的分界变得模糊以至于最后难以区分。同时,椎间盘内可出现碎裂及钙化。椎间盘早期可无或有轻度变窄,后期中度狭窄,严重时出现线性狭窄。另外,退变椎间盘可观察到骨赘的形成。

2. **组织学观察**

(1) 纤维环和髓核:分别将猪椎间盘腹侧纤维环做部分切除和造成羊椎间盘前外侧纤维环边缘性损伤建立模型。观察发现,损伤早期可见裂伤纤维环外 1/3 有肉芽组织形成,增生的毛细血管网沿切开的边缘向纤维环中层扩展但不超过中层。由力学或退变本身所致的纤维环各层之间黏合物质的改变而出现分层,最早见于纤维环外层。内层纤维板层状结构破坏,排列紊乱,出现多个同心圆环状的裂隙并向垂直和水平两个方向放射扩展。纤维环的外侧可见成纤维细胞沿切开的边缘增殖,以后增殖化生为纤维软骨组织。后期整个纤维环变得粗糙、玻璃样变性及色素沉着。放射状裂隙的形成变得更为广泛,有时可见放射状的裂隙沿纤维层经髓核的中心达纤维环后层,沿着切开边缘的纤维环的板层结构出现特征性的变形及向切开位点发生皱褶。

最初的髓核变性表现为髓核内出现多个裂隙,其内部为缺乏细胞的无定型的颗粒样物质,以及成簇的髓核内细胞,出现早期软骨化生。中期出现明显的软骨化生,在突出的髓核组织中尤为明显,偶尔因裂隙形成导致髓核软骨终板分离,出现髓核中心部分坏死,椎间盘髓核中未见血管增生。后期明显的髓核变性纤维化,纤维环内、外层分界不清,突出的髓核组织被软骨样组织所取代,并广泛扩展达外周的裂隙。

应用恒河猴椎间盘前外侧纤维环损伤模型对椎间盘的术后变化进行了详尽的观察:①术后 3~4 周,见所有外侧纤维环切开处纤维组织增生,炎症细胞浸润,部分椎间盘纤维环胶原纤维肿胀,纤维环内、外层之间分界不清,切开的内层无愈合征象(图 28-22),部分髓核内纤维软骨排列不整,其内软骨样细胞增多;②术后7周,外侧纤维环切口处纤维性愈合,其内层仍处于开放状态,纤维环内外层之间分界不清(图28-23),且纤维环内层和髓核有向外突出的趋势,髓核内出现裂隙,髓核纤维软骨排列紊乱,其内存在大范围的空泡样变性,部分软骨终板出现钙化灶(图28-24);③术后16~20周,所有切开的纤维环内层无愈合征象,髓核空泡变性加重,切口内层裂隙加深,纤维环外层愈合处纤维结构不良,愈合外层脱落(图28-25),髓核纤维化,椎间隙高度降低,手术对侧也开始出现髓核纤维化,位于手术椎间盘之下的椎间盘髓核出现软骨细胞聚集(图28-26)。

通过微创经皮穿刺恒河猴纤维环全层观察:正常纤维环的各层胶原纤维平行排列,各层纤维间由均质样物质紧密连接(图28-27)。20G穿刺针穿刺后8周,纤维环各层纤维间开始出现轻微的裂隙(图28-28),12周时各层纤维间裂隙增宽(图28-29)。15G穿刺组椎间盘纤维间裂隙增宽非常明显,且各层纤维之间排列不平行,呈波浪状(图28-30)。正常髓核内基质较均匀,髓核内细胞较多(图28-31)。20G穿刺针穿刺后8周可见到髓核内有轻微的裂隙,髓核细胞数量减少,第12周时髓核出现大的空隙,细胞数目明显减少(图28-32、图28-33)。

(2)软骨终板及其下椎体骨的变化:人与大多数动物软骨终板下血管存在高度的一致性,即终板中心区域血管粗而致密、分布多,而周边部位则细而稀疏、分布少。生命早期此差异少,成熟后血管分布比例维持在2.5:1~3.0:1。随着年龄的增长,终板下血管数目逐渐减少。

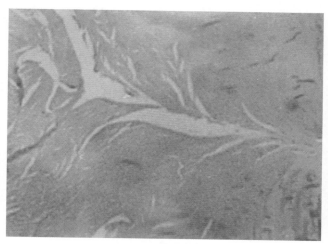

图28-22　术后3周纤维环切口,外层纤维组织增生,其内仍处于开放状态(HE染色×400)

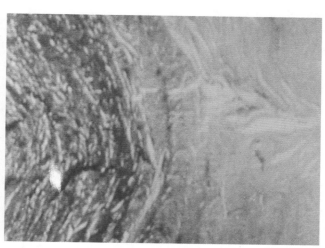

图28-23　术后7周纤维环切口,纤维排列尚整齐(HE染色×40)

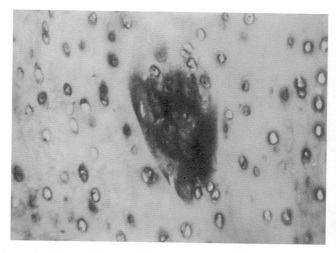

图28-24　术后7周软骨终板钙化灶(HE染色×100)

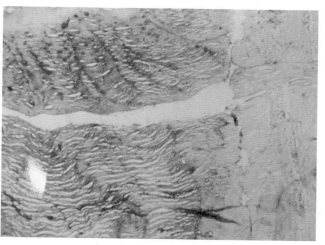

图28-25　术后20周纤维环切口(HE染色×40)

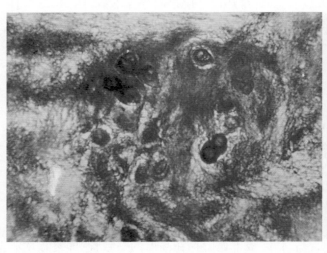

图 28-26　术后 20 周非手术椎间盘髓核之软骨细胞聚集（HE 染色×200）

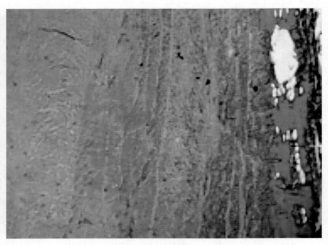

图 28-27　正常纤维环（Masson 染色×4）

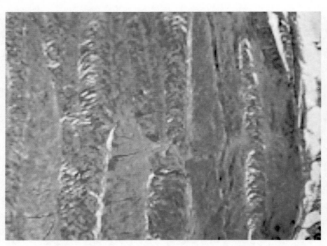

图 28-28　穿刺后 8 周纤维环各层间出现轻微裂隙（Masson 染色×40）

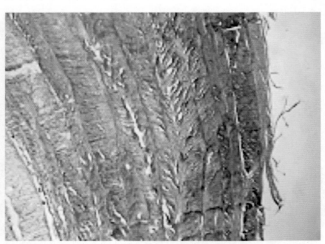

图 28-29　造模后 12 周的纤维环（Masson 染色×40）

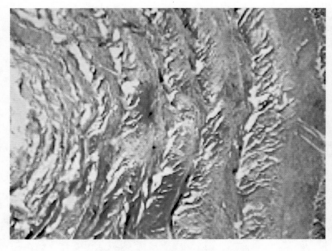

图 28-30　15G 穿刺针穿刺后 8 周的纤维环（Masson 染色×40）

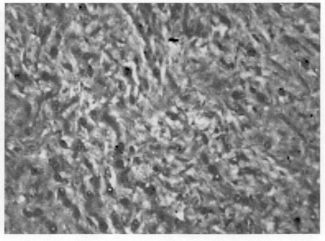

图 28-31　正常髓核（HE 染色×100）

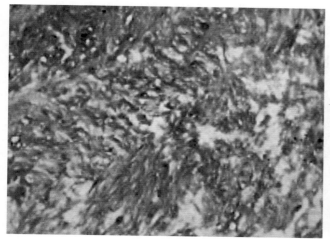

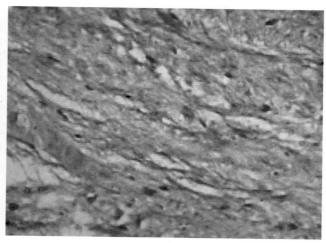

图 28-32　20G 穿刺针穿刺后 8 周的髓核（HE 染色 ×100）

图 28-33　20G 穿刺针穿刺后 12 周的髓核（HE 染色 ×100）

通过羊前外侧纤维环损伤模型观察到：①终板中心区血管的分布多于周边血管的分布；②尽管裂伤靠近上位终板，但整个过程中上、下位终板的分布无明显差异；③与未经损伤的对照组相比，损伤侧的血管密度与数量明显增多，伤后 30~60 天差异明显；④受损椎间盘切开侧血管的分布较对侧多；⑤受损椎间盘与未损伤椎间盘组织学特征有明显不同，但他们的血管计数无明显差异，两者血管计数均增加，可见局部损伤导致了生物力学的改变，从而对整个腰椎软骨的血管分布产生了影响；⑥经历短暂的血管化反应后，终板内血管增生逐渐减少，向正常水平过渡；⑦软骨内骨化，透明软骨破坏，软骨细胞坏死，裂隙形成，软骨终板与髓核全部或部分分离，严重时终板消失。由于椎间盘的退变，软骨下出血及椎体边缘骨赘增生而使椎体骨发生变化。

将羊椎间盘的前外侧纤维环损伤后，重点观察了椎体骨的变化。①损伤早期可见软骨下骨小梁骨量增加约 50%；②骨量的增加不局限于切开侧，而是在椎体的两侧都增加；③骨质增加源于骨小梁质量和数量的增加，骨量增加致使骨髓减少，软骨下骨骨质硬化，表明软骨下骨对纤维环边缘性损伤性变化的反应比较敏感，纤维环的损伤引起椎间盘生物力学的变化，随即引起软骨下骨骨质的结构再塑及椎间盘的异常变化；④可见血管化的纤维组织，黄骨髓成分增多；⑤椎体边缘骨赘形成。

（3）裂隙与裂伤：退变椎间盘的裂隙或裂伤可分为边缘型、环型及放射型三型。Osti 等对人尸体椎间盘标本研究发现，边缘型裂隙常见于纤维环，多由外伤而非退变所致。环型裂隙在纤维环前后侧分布概率均等，放射型裂隙分布于纤维环后侧，二者与退变的关系比较密切。

（4）骨赘的形成：兔腹侧纤维环切开后，肉眼见早期被覆于突出表面的组织水肿及脆性增加，逐渐变为附着于周围组织的坚固纤维组织块。损伤 30 天左右，变成坚硬、白色、粗糙及固定的纤维组织块，随后血管化的骨组织出现在组织块中心，逐渐占据整个组织块。开始骨组织未与椎体相连，但椎间盘节段变得僵硬。组织学见大部分髓核向切开部位突出，早期切开的边缘细胞较少，以后在纤维环内 1/3 处增生，呈现软骨细胞样特征，原髓核突出的区域逐渐出现纤维软骨组织，纤维环和髓核边界不清，纤维环内的细胞化生为软骨细胞，排列紊乱的纤维组织逐渐超出椎间盘正常的前界。30 天左右，主要由细胞构成的软骨样骨赘在此处形成，软骨样骨赘逐渐钙化，血管侵入，软骨表面形成编织样的骨组织，后通过软骨内化骨形成层板骨取代软骨组织。单独清除椎间盘表面的软组织或纤维环的表浅损伤时未发现骨赘的形成。骨赘形成的机制为椎间盘的退变、椎间盘突出造成异常的运动，附着于椎体骨的前纵韧带产生的牵张力刺激骨膜形成新生骨。

（二）退变椎间盘模型细胞学观察

对猪的纤维环切开后的椎间盘细胞学的改变进行了观察：①在正常情况下，猪的髓核细胞呈岛状分布，以大而圆的脊索细胞为主；②在纤维环损伤后的 14~30 天，髓核中的细胞以脊索细胞为主；③60 天后，脊索细胞明显减少；④伤后 90~150 天，脊索细胞消失，几乎全部被小而长的成纤维细胞样细胞所取代，偶尔呈圆形的软骨细胞。这些变化可能与髓核内正常细胞表型的改变或者是由于局部肉芽组织血管内的细胞侵入髓核内有关，血管源性细胞最终破坏髓核内的脊索细胞并降解髓核细胞外基质。细胞表型的改变可由一些化学物质所诱导，但在一定的条件下可恢复。

五、退变椎间盘模型的生物化学和免疫组化

蛋白聚糖是具有糖基化作用的糖蛋白簇，它包括一个核心蛋白和至少一个与之相连的糖胺聚糖链。细胞外的蛋白聚糖是椎间盘内主要的基质成分之一，它的含量和组成与椎间盘的生物力学特性有密切关系，它的吸水特性可使椎间盘保持一定量的水分以承受压力负荷。通过蛋白聚糖维持足量的水分利于营养物质、化学信使和激素的供应及代谢产物的排出。同时蛋白聚糖还与胶原的组成变化及生长因子的结合有密切关系。动物退变椎间盘模型中，蛋白聚糖的代谢与人类椎间盘退变比较相似。自 20 世纪 80 年代以来，国内外学者对椎间盘退变动物模型的生物化学进行了大量的研究。Lipson 等首次对兔椎间盘纤维环前部行全层刺伤（深度为 2mm）后，对每个动物的髓核、前部纤维环和损伤椎间盘的中心区进行以下生物化学分析：蛋白聚糖单体、水、透明质酸浓度、蛋白聚糖单体大小，以及蛋白聚糖聚合体占总蛋白聚糖的百分比。他们同时研究了前部纤维环表浅刮伤后的生物化学变化。结果发现：①兔椎间盘内一些成分与人相似，如蛋白聚糖的尺寸和水含量，在透明质酸浓度和蛋白聚糖聚合体占总蛋白聚糖的百分比存在差异；②术后最初几天至几周内生化成分有大的变化；③12 个月后，除蛋白聚糖单体的大小外，其他指标进行性减少，变化规律与人类相似；④前侧纤维环表浅的刮伤未引起明显的生物化学改变。

Melrose 等采用羊椎间盘纤维环损伤的退变模型对蛋白聚糖和胶原代谢进行研究发现：①受损椎间盘的髓核在损伤后 8 个月出现蛋白聚糖和胶原含量的明显下降，同时伴随着非胶原蛋白聚糖的增加；②损伤椎间盘的蛋白聚糖最初下降，于伤后 6~8 个月恢复至对照组水平；③与损伤椎间盘相邻椎间盘的髓核中也观察到时间依赖性基质成分的改变，包括蛋白聚糖和胶原含量的下降。应用猪椎间盘损伤模型，术后 3 个月对损伤椎间盘分区进行生化指标的检测。每个椎间盘被切成 11 片，对每一片的蛋白聚糖含量、单体大小、DNA、有机和无机硫、氨基乙糖、4-硫酸软骨素/6-硫酸软骨素，以及硫酸软骨素与硫酸角质素的比值进行了系统分析。结果显示：无机和有机硫酸盐的浓度均降低。无机硫的减少，可能与软骨骨化所致溶质转运功能的下降有关；有机硫降低，可能由于成纤维细胞数目的增加而致前侧纤维环和髓核的 DNA 增加所致；蛋白聚糖含量下降，可能是由于合成减少或分解增加所致。同时发现，受损椎间盘上位椎间盘除硫含量有轻微的增加外，未发现其他明显变化。随着退变的发展，整个椎间盘硫酸盐复合物的含量减少，蛋白聚糖含量降低，髓核中 6-硫酸软骨素与 4-硫酸软骨素的比值下降。对软骨发育不良的犬的融合椎间盘及融合周围区测定蛋白聚糖的研究发现，蛋白聚糖聚合能力降低，融合后 6 个月流体力学能力轻度减弱，但 1 年后流体力学能力较正常提高，4-硫酸软骨素含量成比例增加，提示伤后椎间盘合成了一种新型的蛋白聚糖，而这种类型的蛋白聚糖常见于一些未成熟的组织中。

应用猪的退变椎间盘模型动态观察术后不同时期胶原的变化，测定胶原代谢的指标包括总羟脯氨酸、与胶原合成有关的 2 个关键酶的活性半乳糖羟赖氨酰葡糖基转移酶和羟化酶 [galactosylhydroxylysyl glucosyl-transferase，GGT；脯氨酰-4-羟化酶（P4H）] 与成熟的胶原交联。结果显示，髓核羟脯氨酸的浓度增加，PH 和 GGT 的活性增强，水含量降低。前侧纤维环 PH 降低，胶原合成速度有轻微增加，而后侧纤维环无改变，但髓核中合成的速度与对照组相比明显加快。髓核内胶原含量的增加不能仅仅通过髓核内水含量的减少得以解释，说明其本身合成增加。胶原交联浓度的降低、稀疏的纤维环层状结构更易遭到破坏。同时发现纤维环愈合最活跃的阶段在术后 1 个月左右，损伤纤维环形成的瘢痕组织内沉积有 I 型、Ⅲ型、Ⅳ型胶原，髓核中 PH 和 GGT 的活性增加，总的胶原含量增多，最初圆形细胞变长，与成纤维细胞极为相似。

应用微创技术建立恒河猴腰椎间盘早期退变模型，通过番红 O 染色观察椎间盘的蛋白聚糖：正常对照组髓核的蛋白聚糖经番红 O 染色后呈现红色的圆形或椭圆形，染色较深，蛋白聚糖多且较密集。20G 穿刺组 8 周时蛋白聚糖呈下降趋势，12 周时蛋白聚糖分布较稀疏（图 28-34、图 28-35）。通过Ⅱ型胶原免疫组化染色观察：正常椎间盘髓核内细胞经Ⅱ型胶原特异性抗体免疫组化染色见阳性细胞数目多，且阳性细胞着色较深，阳性率为 80%±15%，20G 穿刺组 4 周后阳性率为 77%±13%，8 周时阳性率下降至 64%±24%，12 周时阳性率进一步下降至 57%±12%，而 15G 穿刺组阳性细胞数明显减少，阳性率仅为 30.4%（图 28-36~图 28-39）。

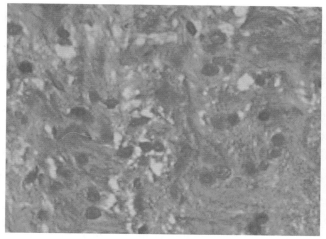

图 28-34　正常髓核蛋白聚糖（番红 O 染色×200）

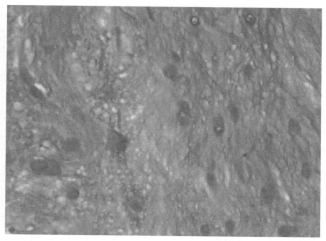

图 28-35　造模后 8 周髓核蛋白聚糖（番红 O 染色×200）

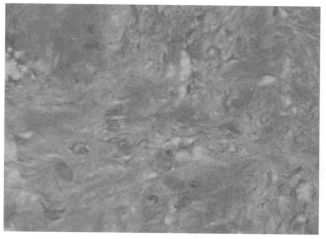

图 28-36　造模后 12 周髓核蛋白聚糖（番红 O 染色×200）

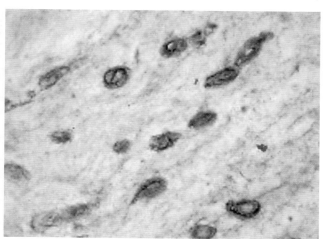

图 28-37　正常髓核Ⅱ型胶原（免疫组化染色×400）

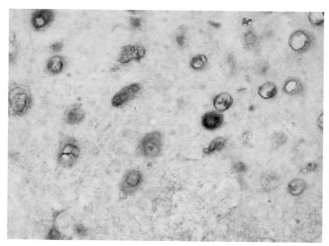

图 28-38　造模后 8 周髓核Ⅱ型胶原（免疫组化染色×400）

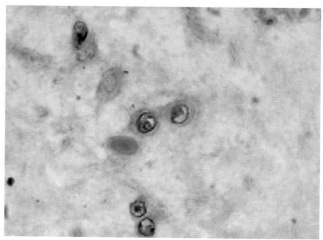

图 28-39　造模后 12 周髓核Ⅱ型胶原（免疫组化染色×400）

六、退变椎间盘模型的生物力学

当椎间盘发生退变时,腰椎的生物力学亦发生变化,主要表现为椎体和椎间盘的应力水平减低,周边部分应力相对较高,而后部结构的关节突关节、椎弓峡部等不仅仍有明显的应力集中,且应力水平较正常时高。这些应力发生变化后导致腰椎骨的破坏和重建加速,最终引起腰椎的退变。对动物退变椎间盘模型的生物力学研究近年来日益受到学者重视。

对小猪(年龄 2~3 岁,体重 20~30kg)的腰椎间盘以不同手术方式损伤后,进行组织学和放射学观察,重点对术前与术后不同时期的椎间盘内压(IDP)进行了测定,发现各种方法所致纤维环损伤后 3 周时,IDP 约为术前的 1/3,以后接近 2/3。

应用绵羊纤维环损伤椎间盘退变模型观察了腰椎生物力学的变化。具体方法是:受试动物分为手术组和伪手术组,手术组对 $L_{2/3}$ 和 $L_{4/5}$ 椎间盘外侧行深、长分别为 4mm、10mm 的切开,其中对切开的 $L_{4/5}$ 节段行钢板固定(螺钉固定于 $L_{4/5}$ 椎体)。术后即时和第 6 个月对受试椎间盘进行生物力学测试,同时对椎间盘和关节突关节进行组织学观察。结果发现:①纤维环切开后出现即时的椎间盘扭转刚度的降低,6 个月后恢复正常;②钢板的存在最初明显增加了屈伸刚度,但 6 个月时恢复正常;③$L_{2/3}$ 椎间盘的扭转刚度没有因邻近 $L_{4/5}$ 椎间盘纤维环被切开而出现即时的改变,但在 6 个月时刚度降低;④在 6 个月时,所有切开的椎间盘出现退变征象;⑤钢板对 $L_{4/5}$ 节段的固定没有明显减少组织学变化,但减少了关节突关节的退变,利于力学特性的恢复。由此得出结论:限制椎间盘节段的运动有助于纤维环裂伤的愈合。

七、MRI 在椎间盘退变模型中的应用

在实验研究中,对椎间盘进行早期精确的评估至关重要。近年来,许多学者在椎间盘退变模型的建立及研究中应用了 MR 技术。与其他影像学检查手段相比,MR 弥补了普通 X 线片、CT 和椎间盘造影的不足,具有以下独特的优点:①反映组织的多个参数,可获得较 CT 等检查更多的成像信息;②椎间盘各个部分在 MRI 上清晰可辨;③可直接进行多平面成像;④无辐射损伤。随着 MR 技术的不断改进、表面线圈技术的应用及软件的开发,MR 已是椎间盘退行性变最简单、最精确的检查手段。

Yoon 等应用猪的模型,对不同方式损伤的椎间盘的变化进行了 MR 检查,并对退变过程中椎间盘所表现出的病理解剖变化与 MRI 的关系进行了系统描述。

Nguyen 等采用髓核切开术建立动物模型,研究了椎间盘信号强度的比较,MRI 所观测到的 10 个手术椎间盘,6 个发生退变,其中 1 个突出,5 个椎间盘变窄,T_2WI 见信号强度降低;组织学证实 MRI 所见退变的椎间盘为纤维环破裂,椎间盘高度降低,髓核颜色异常,结合组织切片,将退变的椎间盘分为六种类型。Ⅰ型:切片示髓核半透明,纤维环致密,呈同心圆排列,T_2WI 示髓核明显高信号强度,纤维环呈低信号强度,界限明确;Ⅱ型:切片见放射状裂隙和椎间盘膨出,T_2WI 示椎间盘信号强度降低和纤维环膨出;Ⅲ型:切片见髓核颜色变深,终板硬化,T_2WI 示髓核信号强度明显降低,强化 T_1WI 可见呈低信号强度的终板硬化区;Ⅳ型:切片见髓核出现纤维组织,椎间盘膨出,终板硬化,T_1WI 可见明显低信号终板硬化区,强化后更明显;Ⅴ型:切片示髓核退变,终板硬化加重,T_2WI 示更低信号强度的髓核;Ⅵ型:切片可见髓核钙化,T_2WI 示髓核信号强度降低,与纤维环不可分。Ⅰ型为未退变,Ⅱ型为退变早期,Ⅲ型在实验中最为多见,有继续退变趋势,Ⅳ型、Ⅴ型为继发退变,Ⅵ型为严重退变。

将狗的腰椎间盘纤维环损伤后,一组行 L_3~L_7 棘突钢板固定,另一组设为对照,于术前、术后隔一定时期行 MR 检查。结果发现所有的对照组动物于术后 4 个月时椎间盘膨出,6 个月时无明显变化。实验组动物 4 个月时与对照组相似,于 6 个月时 75% 突出,组织学变化与 MRI 所见相吻合。

应用恒河猴建立椎间盘退变模型。对实验动物进行组织学观察的同时,分别于术前和术后 1 周、4 周、7~8 周、20 周行 MR 观察。所得图像输入计算机影像分析系统,测量手术椎间盘水平面 T_2WI 高信号区域面积占整个椎间盘面积的百分比及矢状面椎间盘信号的变化。通过 MRI 测量发现手术椎间盘高信号区域的百分比在术后 7 周、20 周显著减少。

综合各学者对椎间盘退变模型的研究发现:①退变早期由于水、蛋白聚糖的降解,椎间盘内结合水和自

由水都减少,前者造成 T_2 稍延长,后者引起 T_1 明显延长,表现为椎间盘干瘪、变薄,在 T_2WI 信号强度降低;②髓核中心不同程度的纤维化、钙化在 T_1WI、T_2WI 表现为斑点状的低信号;③髓核严重皱缩、椎间盘内积气,T_2WI 显示低信号,即所谓的真空现象;④退变椎间盘发展到一定程度,椎间盘广泛的裂隙内充满髓核组织,整个椎间盘可表现为高强度信号;⑤自髓核向纤维环延伸的放射状裂隙,内部含有自由水或髓核组织,T_2WI 为高强度信号;⑥纤维环内的环状裂隙由于经常含有较周围正常纤维环组织更多的水分,在 T_2WI 中表现为在边缘较黑的纤维环外层中出现高信号区域;⑦如果裂隙内或周围有血管分布,可静脉注射对照增强剂(Gd-DTPA),通过血管弥散入裂隙内,显示为较高强度信号;⑧检测未与髓核交通的边缘性损伤时,MR 被认为是唯一的成像形式;⑨Schmorl 结节在 T_1WI 中表现为软骨下椎体骨质内低强度信号,在 T_2WI 中显示为椎体骨质内高强度信号。变性椎间盘邻近椎体骨髓内血管化的纤维组织,T_1WI 为低信号强度,T_2WI 为中等高强度信号;黄骨髓成分增多时,T_1WI 为高强度信号,T_2WI 为中等强度信号;近椎间盘椎体的骨硬化区在 T_1WI、T_2WI 呈低强度信号,静脉注射 Gd-DTPA,硬化骨和椎间盘部分在 T_1WI 显示不同程度的增强。以上均未对退变椎间盘进行量化评价。

Videman 等对椎间盘依据脱水变化进行了半定量的评估。根据退变程度分为四级。Ⅰ级:椎间盘无退变征象,显示高强度信号,评定为 0 分;Ⅱ级:轻度退变,信号强度轻微降低,评定为 1 分;Ⅲ级:中等程度退变,信号强度中等降低,评定为 2 分;Ⅳ级:严重退变,信号缺失,评定为 3 分。每个椎间盘退变总分为前、中、后三部分退变分数之和,变化范围为 0~9 分,0 分为无退变,9 分为退变最严重。本方法提供了评定椎间盘退变的半定量标准。Niinimäki 等进行了定量评价。作者应用猪建立椎间盘退变模型,通过 T_2 和表观扩散系数(apparent diffusion coefficient,ADC)两项影像学参数动态定量观察退变过程。发现这两项参数可早期发现椎间盘退变,并在形态学发生改变之前早期反映椎间盘生物化学变化,其可作为椎间盘退变基因治疗和随访的敏感影像学指标。

椎间盘退变模型的制作,将有助于我们观察椎间盘退变过程中病因学及其病理生理机制,同时也可使我们利用建立的模型来检验一些逆转退变药物的疗效,为深入研究人类椎间盘退变提供可靠的实验依据。

第三节 腰椎间盘突出症椎间盘细胞治疗

椎间盘退变是人体的一种自然衰老过程,但它可引起一系列疾病如腰椎间盘突出症、腰椎管狭窄症、退变性腰椎滑脱症、节段性腰椎不稳定和退变性腰椎侧凸等。至今为止,还没有一种理想的方法来治疗椎间盘退变。20 世纪 70 至 90 年代,基础科学在椎间盘退变的组织病理方面做了大量研究,这使得椎间盘再生治疗成为近 10 年来的临床研究热点。世界范围内的许多研究者都开始尝试用生物学方法治疗椎间盘退变,近年来细胞治疗有了较大的发展。广义的细胞治疗包括体外培养椎间盘细胞移植、结合组织工程的椎间盘细胞移植、非椎间盘细胞移植和结合基因工程的细胞移植。目前研究的热点主要是间充质干细胞移植、髓核细胞移植及自体软骨细胞移植。

一、间充质干细胞移植

干细胞是人体及各种组织细胞的最初来源,具有高度自我更新、增殖、多向分化潜能、可植入性和重建能力等特征。这些细胞可通过细胞分裂维持自身细胞群的大小,同时又可进一步分化为各种不同的组织细胞,从而构成机体复杂的组织器官。

骨髓间充质干细胞(bone marrow mesenchymal stem cells,BMMSCs)是一种源自骨髓的干细胞,从骨髓提取的每 $3.4×10^4$ 个细胞中就有一个间充质干细胞(mesenchymal stem cell,MSC)。骨髓中干细胞含量相对高于其他组织来源,其分离培养简单,能获得大量的 MSC。BMMSCs 具有良好的分化潜能,在一定的条件下,其可以向成骨细胞、软骨细胞和脂肪细胞等转化。此外,同种异体 BMMSCs 刺激淋巴细胞后,淋巴细胞不产生免疫反应。BMMSCs 在体内、体外都具有免疫抑制作用,这种作用不是免疫豁免,也不是免疫耐受,而是 BMMSCs 自身对 T 细胞功能的抑制作用。说明 BMMSCs 免疫原性较低,移植不发生免疫排斥反应或程度较低,同时具有免疫调节作用,可用于同种异体间移植。因此,BMMSCs 移植治疗椎间盘退变不但可行,而且具有很大的优势。

（一）BMMSCs 的体外培养

目前 BMMSCs 的分离方法主要有密度梯度离心法、贴壁筛选法、流式细胞仪分离法和免疫磁珠分离法四种。流式细胞仪分离法和免疫磁珠分离法对细胞活性影响较大，甚至导致细胞完全失去活性，并且实验条件要求高，需要骨髓量大。密度梯度离心法比贴壁筛选法复杂，但比贴壁筛选法的纯度高，所以现在用得比较多的是密度梯度离心法和贴壁筛选法。上述培养技术已普遍采用，尽管逐步得到改善，但仍存在难以克服的缺点：①贴壁的表面积有限，细胞产量低；②无菌操作过程烦琐，容易污染；③代谢产物逐渐堆积，排除不及时易引起细胞生长不良甚至退化；④细胞离开了体内与细胞外基质共同构成的三维立体结构，生物学行为受到影响，容易变异。

三维培养：用胶原海绵作为载体进行三维灌注培养，减少了代谢产物的聚集，使细胞外基质含量提高，所培养的细胞活性和功能均加强。细胞动态培养对体外构建三维组织的形态和质量均高于常规静止培养方法。生物反应器可以显著改善体外培养时的营养交换状况，大载体生物反应器已成功用于某些动植物细胞的大规模离体培养。

（二）BMMSCs 的鉴定

不同实验室条件下分离得到的 BMMSCs 多是杂合的细胞群，不同克隆的分化潜能不同，即使纯化后的单克隆细胞，培养过程中细胞形态及增殖特点也不同，在分子表型与分化潜能上也存在差异。至今还没有公认的、特异性很强的分子标记，一般认为 BMMSCs 细胞不表达典型的造血系细胞的抗原 CD34、CD45、HLA-DR，也不表达单核细胞/巨噬细胞抗原 CD14、内皮细胞的特异性标记 CD31 及淋巴细胞特异性标记 CD11a。目前认为其抗原主要包括以下几类：①黏附分子，如 CD166、CD54、CD102、CD44、CD106 等；②生长因子和细胞因子受体，如白细胞介素-1 受体（IL-1R）、IL-3R、IL-4R、IL-6R、IL-7R、干扰素受体、肿瘤坏死因子等；③整合素家族成员，包括 CD29、CD49、CD104 等；④特异性抗原，如 SH2、SH3、SH4、Stro-1、α-平滑肌肌动蛋白、MAB1740 等；⑤其他，如 CD13、CD71、CD90、CD105 等。所以目前鉴定 BMMSCs 主要依赖排除法测定抗原标记和在培养过程中给予适当刺激因子进行诱导分化，进行生物活性分析。

（三）BMMSCs 体外诱导研究

由于外界培养环境对 BMMSCs 向椎间盘细胞的分化有着巨大的影响。因此，目前研究的重点集中在明确诱导 BMMSCs 向椎间盘细胞分化的培养条件上。现阶段对于体外诱导的研究主要为 BMMSCs 与椎间盘细胞共同培养和对 BMMSCs 进行单纯诱导，目的在于模拟椎间盘内环境，以诱导 BMMSCs 向椎间盘细胞分化。

1. 纤维环和髓核细胞诱导 在 BMMSCs 与椎间盘细胞进行共同培养时，BMMSCs 与纤维环细胞共同培养较分别培养能表达出较高的蛋白聚糖，显示 BMMSCs 与纤维环细胞共同培养可以提高蛋白聚糖的合成。将 BMMSCs 与髓核细胞共同培养显示，BMMSCs 在椎间盘环境中有很好的增殖能力，并可将治疗基因带入椎间盘，验证了 BMMSCs 治疗椎间盘退变的可行性。有学者将兔 BMMSCs 与髓核细胞分别进行细胞间的直接接触培养和细胞间的非接触培养。结果表明，直接接触培养组细胞增殖及基质合成均增加，而非接触培养组则没有变化。

2. 环境及细胞因子影响 细胞能否进一步分化生长、能否相互促进、能否达到预想的目的，细胞生长的环境及周围细胞因子的作用是必不可少的。对 BMMSCs 进行单纯诱导时，细胞培养所分泌出的各种细胞因子起到了重要作用。一方面对细胞的生长增殖产生了促进或抑制作用，另一方面也是检测细胞活力和特性的标记物。同一细胞在各个生长阶段所分泌出的特征因子都不一样。目前研究较多的环境条件包括低氧和 TGF-β 的作用。在体外将大鼠的 BMMSCs 固定在 3D 藻酸盐水凝胶培养基中培养，分别施予低氧环境和常氧环境，并加入 TGF-β1 观察其对培养的影响，发现低氧环境和 TGF-β1 使得 BMMSCs 在培养过程中更容易趋向椎间盘髓核细胞表型的方向分化。在立体培养基中，在 TGF-β 的调节下，BMMSCs 呈现 II 型胶原、蛋白聚糖等的阳性表达，基因表达与自然的椎间盘组织极其相似，分子及组织学表型与关节内的透明软骨相比更接近于纤维软骨。目前多数学者认为，髓核细胞是修复椎间盘组织的关键。因此，体外研究多集中在刺激诱导条件，使人或动物的 BMMSCs 向髓核细胞分化。椎间盘为低氧组织，低氧环境有助于 II 型胶原、基质金属蛋白酶-2(MMP-2)和葡萄糖转运体-1(GLUT-1)的表达,从而伴随蛋白聚糖及Ⅱ型胶原的表达,而后两者是髓核细胞表型的标记物。同时,低氧环境有助于维持髓核细胞的表型。TGF-β是细胞增殖、分化、细胞外基质合成和凋亡的主要调节者之一,包括调节有丝分裂的一系列活动,调节蛋白聚糖的表达。上述实验表明,TGF-β与低氧环境的协同作用将有助于MSC向着髓核样细胞系生长并保持其活性。

(四) BMMSCs 椎间盘内移植

用绿色荧光蛋白标记的自体MSC移植入成熟家兔的椎间盘,在移植后的48周,对移植区域连续细胞计数,并对分化的移植细胞进行免疫组化分析,结果显示,MSC移植到退变的家兔椎间盘后,增殖和分化的细胞表达出一些主要髓核细胞的表型特征。将荧光标记的BMMSCs注入鼠尾椎间盘,发现注射7天和14天后,BMMSCs数量明显减少,28天恢复正常,活性100%,与空白组对比,椎间盘高度增加,此表明基质成分合成增加,说明BMMSCs有修复椎间盘退变的能力。

用兔同种异体MSC注射入兔的椎间盘,与未注射组和注射盐水组对照,在1、3和6个月时分别检测mRNA、蛋白聚糖和Ⅱ型胶原含量,发现注射MSC组较对照组均明显增加,表明注射MSC可能是一种治疗退变椎间盘的方法。在家兔退变椎间盘模型制成2周后,将MSC分别移植入$L_{2/3}$、$L_{3/4}$及$L_{4/5}$椎间盘,24周后检查对比正常椎间盘、模拟手术椎间盘和移植后椎间盘的X线片中椎间盘高度、T_2WI信号的改变,组织学、免疫组化和基质关联的基因表达,发现移植MSC组椎间盘的高度为正常对照组的91%、T_2WI信号强度为正常对照组的81%,免疫组织化学和基因表达分析有蛋白聚糖积聚,证明MSC移植对退变的家兔椎间盘的再生有效,为退变的椎间盘疾病提供了一个有价值的治疗方法。将免疫荧光标记的兔同种异体BMMSCs直接注射至退变椎间盘,发现BMMSCs至少存活24周,第3、6、12周组织切片显示BMMSCs局限于髓核中,细胞形态呈圆形,这与正常髓核细胞结构相似,但第24周时BMMSCs局限于髓核过渡区和内侧纤维环区,表现为梭形,与纤维环结构相似。国内赵梓汝等将在TGF-β1的干预下,兔BMMSCs与透明质酸钠植入兔退变椎间盘的模型中,分别于2、4、6、8周用间苯三酚分光光度法测定蛋白聚糖含量的变化和免疫组织化学法测定Ⅱ型胶原的含量变化。结果,原代培养及传代培养显示兔BMMSCs具有活跃的增殖倍增能力,8周内蛋白聚糖和Ⅱ型胶原的含量实验组较对照组增高明显,从而延缓椎间盘退变。

二、髓核细胞移植

髓核退变是椎间盘退变的一个重要影响因素。大量生物力学研究表明,髓核内水分的丢失和髓核的纤维化能导致传递应力能力的下降。结果,纤维环承受了大部分垂直方向的应力,容易引起纤维环的撕裂和髓核的退变。恢复脊柱组织结构功能的最好方法就是阻止或限制髓核的退变,目前可行的办法有两种:①激活髓核细胞,使其产生更多的细胞外基质;②重新植入髓核细胞,从而增加基质含量。髓核细胞培养的目标为细胞数量的扩增和细胞表型表达的增强。要同时达到这两个要求,需要结合单层培养和试管细胞团培养两种方法。对于髓核细胞的培养方式,目前国内外的研究均表明三维立体培养下Ⅰ、Ⅱ型胶原分泌量都较单层培养有所提高。

有学者在体外用携带骨形成蛋白(morphogenetic protein,BMP)基因的腺病毒转染的自体软骨细胞与髓核细胞共同培养,结果发现软骨细胞不仅本身能够产生生长因子,还能够刺激髓核细胞分泌细胞外基质。但这种方法具有一定的局限性,因为退变椎间盘内的细胞可能已经失活或者变性。另有学者从日本白兔体内提取髓核细胞和纤维环细胞,在体外共同培养后通过测定DNA合成,发现两种细胞的数量增加。随后,同一研究小组又用人体的椎间盘细胞做了同样的实验,在培养基中加入纤维环细胞繁殖标记物,分别在7天和14天后测定标记物含量,结果发现与髓核细胞共同培养组明显高于单纯培养组。

有研究团队将同种异体髓核细胞植入吸出髓核的兔椎间盘退变模型中。术后16周,通过对Ⅱ型胶原的检测发现,植入组的退变程度轻于未植入组,且各组均无免疫排斥反应发生,提示髓核细胞移植可以延缓椎间盘退变。另有学者将体外培养的椎间盘细胞植入沙鼠的椎间盘内,随后分析植入细胞的存活和功能。在这项研究中,他们用$2mm^3$的胶原基质包裹近10 000个培养的椎间盘细胞,然后植入一处损伤的腰椎间盘内。术后8个月,相应的椎间盘内仍可见标记的细胞,但是没有报道椎间盘的恢复情况。

有研究报道,采用后外侧穿刺获得犬自体髓核和纤维环组织,收集其中的细胞,细胞体外培养12周后将其回植到同一动物的髓核区。分别在术后 3、6、9、12 个月用 MR、大体形态、组织学和免疫组化方法观察，发现接受细胞回植的椎间盘高度能够得到有效维持，回植的椎间盘细胞存活并具有正常分化能力，产生的细胞外基质与正常椎间盘细胞外基质相似。有学者从退变椎间盘实验动物模型中获取髓核细胞与纤维环细胞，将其进行共同体外培养后再重新植入，发现可抑制椎间盘的进一步退变并推迟软骨样细胞的出现，并推测生成 VI 型胶原的软骨样细胞可加速退变进程，而 VI 型胶原是椎间盘退变的一个微量胶原。

为解决移植于椎间盘的细胞来源稀少等问题，研究人员在体外培养的健康人髓核细胞中，利用腺病毒载体介导猿猴病毒 40-T 抗原（SV40T antigen）而获得永生化人髓核细胞系。该细胞系在保持髓核细胞特性的基础上，能够大量扩增且无致瘤性。将该细胞移植到兔椎间盘退变模型并与退变组比较，术后 4 周发现植入组的椎间盘高度较未植入组有明显增加。术后 24 周，在未植入组的椎间盘可见髓核的缺失和椎间盘高度的丢失，而植入组的髓核则完整。组织学检查发现植入组的纤维环结构保存完好，且髓核与纤维环的边界清晰可见。植入组髓核内胶原和蛋白聚糖的 mRNA 表达相对未植入组有显著提高。证明人髓核细胞的移植能够延缓兔椎间盘的退变，同样也可能延缓人椎间盘的退变。

三、自体软骨细胞移植

体外软骨细胞移植能够自我增殖，产生和分泌基质成分，并且能够抵抗一定的应力。自体软骨细胞移植于 1997 年经美国食品药品监督管理局批准，是首批用于临床的骨科生物学技术之一，早期主要用于关节软骨缺损的治疗。基于与髓核细胞相似的特性，软骨细胞也被用于椎间盘退变的治疗。

在绵羊椎间盘退变模型中将取自自体肋软骨的软骨细胞体外培养 6 周后移植入椎间盘，于术后 3、6、12、24 周进行组织学分析，12 周后发现软骨细胞仍能够存活并且产生细胞外基质。在小鼠椎间盘退变模型行自体肋软骨的植入实验，术后 21 天发现软骨细胞植入的椎间盘高度恢复到正常的 64%，而没有植入软骨细胞的椎间盘单纯依靠自发修复则只恢复了 39%，植入软骨细胞后蛋白聚糖和胶原的含量均明显高于植入前。在兔模型中利用兔耳的弹性软骨细胞进行自体椎间盘内移植，术后 6 个月对移植后形成的软骨进行组织学分析，发现髓核区仅被透明软骨样组织代替，而新的软骨基质中检测不到任何弹性蛋白纤维。

四、椎间盘退变细胞治疗进展

基于上述研究结果，细胞治疗有望成为椎间盘早、中期退变的最佳治疗策略。细胞移植既可直接解决患者椎间盘内细胞数量减少的问题，又可通过移植的椎间盘细胞恢复椎间盘内合成代谢和分解代谢的平衡。国际上已有多位学者对自体干细胞移植、髓核细胞移植及软骨细胞移植进行了临床应用探索，并取得了初步成效。

（一）自体干细胞移植

干细胞具有自我更新和多向分化潜能，既可通过自我更新来获得更多的干细胞，又可在一定条件下分化为某种特化细胞，因此干细胞移植治疗椎间盘退变具有潜在的研究价值和临床应用前景。近年来关于成体干细胞研究，在分离、培养、定向诱导和应用基础研究方面取得了诸多突破性进展，部分干细胞移植已进入临床应用，而 MSC 由于具有易于分离扩增、多向分化能力及免疫调节作用，利用 MSC 治疗有望从根本上延缓甚至逆转椎间盘退变，目前已成为治疗椎间盘退变性疾病的研究热点之一。在前期大量的动物及体外试验基础上，Haufe 等于 2006 年率先进行了人体研究，将自体造血前体干细胞（hematopoietic precursor stem cells，HSCs）直接注射到 10 例椎间盘源性腰痛患者的责任椎间盘内，同时附加 2 周高压氧治疗。虽然随访 1 年之后，并未取得满意效果，但是开辟了干细胞移植治疗腰椎间盘退变的先河。5 年之后，Orozco 等进行了一项关于骨髓 MSC 移植用于人体椎间盘退变治疗的可行性和安全性的研究。该研究选择 10 例纤维环完整且有慢性腰背痛的患者，将自体骨髓 MSC 直接注射植入患者椎间盘髓核内，随访 1 年发现 9 例患者腰腿痛症状明显缓解，Oswestry 功能障碍指数（ODI）得到显著改善，并与时间呈正相关性，证实了自体骨髓 MSC 移植治疗人椎间盘退变的疗效是肯定的。Elabd 等对 5 例椎间盘源性腰痛保守治疗及硬脊膜外封闭治疗无效的椎间盘退变盘内移植了骨髓 MSC，随访 4~6 年，所有患者的症状都有所改善，且在治疗期间无不良事件发生，MRI 示治疗节段无肿瘤等异常情况，虽然病例数较少，但该研究肯定了骨髓 MSC 的安全性及有效性。

Kumar 等则用脂肪组织来源的 MSC 对 10 例椎间盘源性腰痛的患者进行了 I 期临床实验,随访 12 个月,VAS、ODI、SF-36 量表都有显著改善,MRI 显示椎间盘内液体信号有所增加。

上述临床研究为干细胞移植治疗椎间盘退变积累了宝贵的经验,但遗憾的是,这些研究样本量太小,该方法的推广应用还需要大样本、多中心、随机对照的高证据等级的临床研究结果作为支撑,毕竟干细胞移植技术本身还存在一些潜在的风险。①MSC 注射部位渗漏:动物实验发现注射时渗漏的骨髓 MSC 会在注射部位椎体前外侧缘出现明显的骨质增生,组织学分析显示骨赘有大量有机物组成,表面富含软骨细胞;②MSC 促进骨肉瘤生长:研究成骨肉瘤细胞诱导裸鼠形成原发性骨肉瘤时,将标记了基因重组腺病毒的人 MSC 注入鼠体内,发现人 MSC 能够促进骨肉瘤生长;③MSC 向真正髓核细胞分化的程度:髓核细胞的具体表型不确定,目前仅能参照类软骨细胞的研究结果,MSC 向真正髓核细胞分化的程度情况有待进一步明确。这些潜在的风险和影响治疗效果的不确定性因素还有待于逐一进行论证。

（二）自体髓核细胞移植

椎间盘退变与髓核细胞行为的改变密切相关,包括髓核细胞凋亡的增加和细胞外基质的降解。当前,细胞治疗可取间充质干细胞、自体软骨细胞和髓核细胞,其中髓核细胞最具可行性,通过增加椎间盘内髓核细胞数量,恢复细胞外基质的含量及椎间盘结构。因此,髓核细胞作为种子细胞移植治疗椎间盘退变始终是研究热点。

Sakai 等利用腺病毒载体介导 SV40T 抗原而获得永生化人髓核细胞系。有学者在此基础上验证了永生化人髓核细胞系在保持髓核细胞特性的基础上,能够大量扩增并无致瘤性。Van 等在此基础上又对永生化髓核细胞的表面标志物表达和对分化条件的不同反应有了进一步的认识。这些动物实验的研究成果成为临床应用髓核细胞移植治疗腰椎退变的重要依据。在此基础上,Hohaus 等于 2008 年为 28 例腰椎间盘突出症患者实施了自体髓核细胞移植术,方法是将手术摘除的髓核组织,在体外分离出髓核细胞,培养扩增,然后于术后 12 周回植入患者手术摘除髓核的椎间盘内,以接受单纯髓核摘除术的患者作为对照。随访 2 年,通过 Oswestry 问卷及 Quebec 腰痛障碍评分量表对两组患者进行统计分析,结果发现髓核细胞移植组患者症状改善更加持久。复查 MRI 显示两组椎间高度变化虽无明显差异,但细胞移植组椎间盘液体含量优于单纯髓核摘除组。有学者将骨髓 MSC 和人髓核细胞分别进行直接接触共培养,1 周后发现,直接接触组髓核细胞和干细胞的髓核标志基因均显著升高。Mochida 等在此基础上为了验证激活后的髓核细胞在临床应用的安全性及有效性,筛选了 9 例 20~29 岁需要行腰椎后入路融合术的椎间盘突出患者,这 9 例融合节段的相邻节段的椎间盘都发生了退变(Pfirrmannn 等级为 III 级)。将从患者融合节段摘除的椎间盘组织分离获得的髓核细胞与 MSC 细胞直接接触共培养,术后 7 天将活化的髓核细胞通过特制的长针头经皮微创注射到融合节段相邻的发生退变的椎间盘内。随访 3 年,JOA 评分显示该组病例下腰痛症状均有所改善,且无不良事件发生。通过站立位 X 线及 MR 评估椎间高度及椎间盘含水量,发现 9 例融合相邻节段原本退变的椎间盘没有进行性加重,其中 1 例患者还略有减轻。尽管病例数不多,却在临床上证实了髓核细胞移植的可行性。

然而,自体髓核细胞移植治疗椎间盘退变仍然存在很大的局限性。①髓核细胞的增殖能力差:髓核细胞属于已分化细胞,增殖能力较一般细胞弱,要适应在椎间盘内高压、酸性、营养缺乏的特殊环境,其分离及培养过程要求非常严格。②髓核细胞来源少:有文献报道,在 $1mm^3$ 髓核组织中仅含有 4 000 个细胞。髓核细胞移植需要采集足够多的种子细胞,才能在体外成功地培养扩增,而体内髓核细胞数量稀少,采集到的细胞数量有限,并且通常人的自体髓核细胞的来源大多数是通过手术摘除的退变的髓核组织,所获取的髓核细胞活力较差、体外存活比例较低,导致难以获得数量充足且有活力的髓核细胞用于临床治疗。而永生化髓核细胞虽保留了髓核细胞的特性,但是细胞表型可能发生变化,临床应用的有效性和安全性还需进一步探究。③髓核细胞表型的鉴定:髓核细胞移植治疗椎间盘退变的远期治疗效果取决于髓核细胞是否在椎间盘内存活并分泌细胞外基质,因此对于可移植并有活力的髓核细胞的鉴定显得尤为重要。目前常用 SOX9、II 型胶原、蛋白聚糖作为髓核细胞的特异性表型,需要更多的表型标记来区分髓核细胞与软骨细胞。椎间盘基因芯片研究发现,髓核细胞表面标志物 CD24 的强度是关节软骨细胞的 2.3 倍,因此,CD24 有望作为鉴定髓核细胞的表面标记物。但是这种鉴定方法需要排除表达髓核细胞表面标记物的其他细胞,需耗费较多的人力及物力。2014 年,美国骨科研究学会对髓核细胞的特异性表型达成新共识:HIF-1α、GLUT-1、蛋白聚糖/Ⅱ型胶原>20、SHH、Brachyury（T）、Krt8、Krt18、Krt19、CA12、CD24 作为年轻健康的髓核细胞表型鉴定的首选，但目前对于髓核的表型和标记物的认识还不够深入，还需要进一步探究，并寻求可靠、简便、低成本的鉴定方法。

髓核细胞培养方式的改良、永生髓核细胞的发现及深入研究，推动了自体髓核细胞移植的临床应用。对髓核细胞表型的深入研究，为更好地认识和鉴定髓核细胞提供了理论依据。利用细胞支架技术、基因技术等提高髓核细胞的活性，促进髓核细胞外基质的分泌，也为髓核细胞的临床应用提供了有效的技术支撑。

（三）自体软骨细胞移植

软骨细胞移植是基于软骨细胞体外扩增后进行回植修复的技术。自 1987 年首次应用自体软骨细胞移植技术治疗关节软骨缺损患者以来，经过近 10 年的发展，该技术逐渐发展成熟。1997 年，美国食品药品监督管理局（FDA）正式批准自体软骨细胞移植技术用于早期关节软骨缺损的临床治疗。同年，德国批准椎间盘软骨细胞移植作为一种椎间盘退变治疗方法，并允许德国医师凭借自己的经验，谨慎地进行临床实验，从而开启了临床应用自体软骨细胞移植技术的新篇章。

相对于单纯的椎间盘摘除术，椎间盘摘除后植入自体椎间盘软骨细胞可获得更好的临床疗效。2007 年，Meisel 等为了探究自体软骨细胞移植治疗椎间盘退变的远期效果，开展了一项命名为"欧洲椎间盘（Euro disc）"的前瞻、随机、多中心的临床实验。在 28 例患者中，随机挑选 12 例作为植入组，通过微创方法植入自体软骨细胞，其他 16 例则作为对照组。随访 2 年后发现，植入组的临床效果明显优于对照组。虽然两组的椎间盘高度与椎体高度无差别，但是植入组的椎间盘基质丢失量（58%）明显低于对照组（75%），这表明自体椎间盘软骨细胞移植能够使椎间盘获得更好的生物代谢和机械力学功能。研究得出：①可以通过经皮微创的方式向退变的椎间盘内精确移植自体软骨细胞；②单纯椎间盘摘除的患者接受自体软骨细胞移植 2 年的症状改善明显优于未做移植的患者；③接受自体软骨细胞移植后的患者，其相邻节段的椎间盘含水量也得到改善。另外，有学者还发现将软骨细胞移植入退变的椎间盘后，软骨细胞有很强的生存能力和蛋白聚糖积聚能力，能够适应椎间盘内恶劣的生存环境，支持以软骨细胞为基础的细胞移植修复椎间盘退变。Coric 等临床研究随访 15 例平均年龄 40 岁经皮穿刺移植青少年软骨细胞于椎间盘的患者，发现移植后 6 个月时，MRI 显示 10 例表现出影像学表现的改善，其中 3 例椎间盘高度和椎间盘信号改善；9 例术前有高信号区和纤维环撕裂，术后 6 个月高信号区消失或改善；10 例在 6 个月的随访中原有的下肢放射痛症状减轻。同时还发现 8 例随访 12 个月，除了腰痛症状减轻外，部分纤维环的撕裂得到了修复，表明软骨细胞还可重塑损伤的纤维环。Tschugg 等为了提高自体软骨细胞移植后的存活率，采用了一种注射后可以发生聚合作用的液体生物材料（NDplus）加自体软骨细胞，通过微创的方式，在 120 例患者中做了临床实验。结果证明，NDplus 可以使移植的细胞更好地吸附在椎间盘组织，并具有抗炎、抗血管增生等特性。另外，NDplus 具有亲水性，可以维持自体软骨细胞的形态及表型。

与干细胞移植和髓核细胞移植相似，自体软骨细胞移植也存在诸多需要克服的困难：①软骨细胞在体外培养过程中会发生表型的改变，即由分泌Ⅱ型胶原和软骨特异性蛋白聚糖转为主要分泌Ⅰ型胶原和低水平的蛋白聚糖。软骨细胞的这种体外去分化现象，说明细胞经移植后在体内会逐渐失去软骨细胞的生物特性，进而会影响软骨细胞移植的长期效果。②软骨细胞位于软骨基质内的软骨陷窝中，其周围包裹着胶原纤维蛋白和蛋白聚糖等大分子构成的固态结构，因此与其他细胞相比，体外分离培养软骨细胞存在一定的难度。目前，国外多采用链霉蛋白酶（pronase）和胶原酶序贯消化分离软骨细胞，此存在损失软骨细胞并影响分离出来的软骨细胞活性的风险。③植入椎间盘内的软骨细胞数量、密度及输送方式还需进一步探究。

五、椎间盘退变细胞治疗的前景

从技术和方法上来看，细胞移植治疗椎间盘退变是可行的，尽管目前细胞移植治疗椎间盘退变的基础研究和动物实验已经很多，但临床应用探索规模小、数量少，缺乏大样本、多中心、随机对照的高证据等级的临床研究。同时，种子细胞的选取、细胞移植的时机、种子细胞激活的时机，微环境的调节，细胞移植的安全性和有效性还有待于深入研究。随着分子生物学的研究深入，以及人们对椎间盘退变的深入理解，细胞移植治疗椎间盘退变有望获得新的突破,找到更好的椎间盘退变的治疗策略,为椎间盘退变带来全新的治疗模式。

第四节　椎间盘组织工程

近年来,体外椎间盘髓核及纤维环细胞培养技术的建立,特别是软骨组织工程研究的不断深入及自体椎间盘细胞移植修复髓核缺损动物实验的初步成功,为退变椎间盘的形态结构与生理功能的完全再生修复带来了希望。利用组织工程学修复退变的椎间盘具有创新性意义。椎间盘组织工程学是近年来发展起来的一项新兴技术,其目的是通过逆转椎间盘细胞水平的病理改变,进而修复退变的椎间盘组织。椎间盘组织工程采集少量椎间盘细胞经体外培养扩增后,接种到一种生物相容性好、可按组织或器官形态塑形、降解速率与种子细胞生长分化相匹配、对机体无伤害的三维可降解生物材料上,然后种植到机体内形成新的具有生命力和功能的椎间盘组织。目前的研究主要集中于种子细胞的选择、接种培养种子细胞的生物材料支架、相关生长因子及椎间盘组织的构建等方面。

一、种子细胞来源

种子细胞是组织工程研究中最基本的环节。椎间盘种子细胞应具有如下特点:①适合临床应用需要,来源广泛、取材简便、创伤小;②在体外扩增达到所要求的细胞数量时能维持原有的表型;③适应性强,植入机体后具备较强的传代繁殖扩增能力。

（一）椎间盘细胞

目前,椎间盘组织工程的目标还处于重建髓核组织的起步阶段。椎间盘种子细胞多选用纤维环内层细胞、纤维环与髓核移行区细胞或髓核细胞。细胞单层培养时,无论是纤维环细胞还是髓核细胞均大体呈梭形,细胞增殖快,但多次传代后易发生去分化现象;三维培养时,上述两种细胞均为球形,能较长时间维持稳定的细胞表型,分泌较多蛋白聚糖及Ⅱ型胶原,形成结节状髓核样组织。所以,现在椎间盘组织工程细胞培养多采用两步法,即先用单层培养并传代 2~3 次使其大量增殖后,再改用三维培养以维持其形态和功能。

有学者利用体外培养绵羊腰椎间盘髓核细胞,通过组织工程技术获得具有一定形态结构和相似成分含量的腰椎间盘髓核组织。细胞单层培养时,鼠内、外纤维环细胞均有明显分裂,内纤维环细胞呈多角形,有丰富的细胞外基质,而外纤维环细胞呈纺锤形,细胞外基质稀少。但在琼脂三维培养中,两细胞都呈球形,蛋白聚糖合成无明显差异。用猪椎间盘细胞单层培养,发现内、外纤维环细胞表型发生可逆性改变,表现为聚集蛋白聚糖和Ⅱ型胶原 mRNA 水平下降。细胞单层培养并传两代后,行藻酸盐培养时,内、外纤维环细胞蛋白聚糖聚合素和Ⅱ型胶原 mRNA 水平重新上升。无论单层培养还是藻酸盐培养,髓核细胞聚集蛋白聚糖聚合素和Ⅱ型胶原 mRNA 水平均较高。以牛椎间盘细胞为实验对象,发现单层培养时髓核细胞产生长而明显的突起,蛋白聚糖是内纤维环细胞的 2 倍。藻酸盐培养时,髓核细胞呈软骨样细胞形态,蛋白聚糖是内纤维环细胞的 10 倍。无论是单层培养还是藻酸盐培养,蛋白聚糖在髓核细胞表达最高,而在外纤维环细胞表达最低。胶原表达始终较低。另有研究也证实藻酸盐三维培养能维持鼠椎间盘细胞的正常代谢功能。

Mizuno 等从羊腰椎间盘获取纤维环及髓核细胞,分别进行分离、消化,细胞培养 3 周。纤维环支架通过聚乙醇酸和聚乳酸构建。髓核细胞与 2% 的藻酸盐液混合后,注入纤维环的中央,将复合体移植到裸鼠皮下,分别在 4、8、12 周时采集细胞进行细胞培养,并对其细胞活性及细胞的生物合成活性进行了评估。结果显示,体外器官培养系统能够维持髓核细胞的活性,1 周内细胞都具有较高的膜电位,正常的髓核结构得以维持,并可产生缺氧诱导因子-1（HIF-1）、基质金属蛋白酶-2（MMP-2）,表达Ⅱ型胶原、蛋白聚糖和核心蛋白聚糖。

Nomura 等植入同种异体完整的兔髓核或有活性的髓核细胞,16 周后的结果显示,接受完整髓核的椎间盘退变最轻,对照组退变最重,各组均无免疫排斥反应出现。提示组织工程同种异体髓核移植及单纯细胞移植均可抑制椎间盘退变。另有学者从小牛的髓核组织中分离细胞,单层培养约 2 周后,分别接种在 3 种不同的聚合物（聚乙醇酸、藻酸钙、聚醚）上,而后植入裸鼠皮下,1、3、5、10 周后获取标本,与对照组相比,聚合物上长出大量的类髓核组织。将从日本兔椎间盘中分离出的纤维环细胞用荧光染色标记后种植于蜂窝状胶原基质支架内，培养 1 周后移植于髓核被激光气化的白兔的椎间盘内，分别于术后 2、4、8、12 周通过 X 线片观察椎间盘高度丢失情况并取椎间盘标本，通过标本连续冰冻切片评估荧光染色后的髓核细胞的增殖能力，同时将标本番红染色后进行组织学评定，研究发现同种异体移植细胞能在受体的椎间盘内存活，并具有透明软骨样的细胞增殖能力，能够有效预防椎间盘高度的丢失。

（二）基因修饰后的椎间盘细胞

由于椎间盘组织细胞密度低，代谢不活跃，研究证实多种细胞因子能刺激培养椎间盘细胞增殖和分泌基质。许多学者将细胞因子基因导入椎间盘细胞形成转基因细胞作为组织工程的种子细胞，并已取得了初步成功。目前导入的目标基因主要有 TGF-β1 基因、IGF-1 基因、BMP 基因等。载体多选腺病毒载体或腺相关病毒载体。

Nishida 等 1998 年就利用腺病毒载体将标志基因 Lac-Z 转移到兔髓核细胞，体内、体外均获得成功。随后他们又将腺病毒介导 TGF-β1（Ad/CMV-hTGF-β1）直接注入兔椎间盘局部，1 周后检测发现实验组髓核中潜在和活跃的 TGF-β1 其总量为对照组的 5 倍，蛋白聚糖合成为其 2 倍。有研究团队分别将三种腺病毒载体 Ad-TGF-β1、Ad-IGF-1 和 Ad-BMP-2 分别进行单、双者联合和三联合转染体外培养的人椎间盘细胞，发现三种单因子质粒转染合成蛋白聚糖的量是未转染对照组的 1.80~2.99 倍，其中 Ad-TGF-β1 组蛋白聚糖合成最多，双因子质粒转染合成蛋白聚糖的量是对照组的 3.22~3.98 倍，其 Ad-TGF-β1 和 Ad-IGF-1 联合组最高，三种因子质粒转染联合组则为对照组的 4.71 倍。另有学者分离人椎间盘细胞，三维培养 3 周后用 Ad-TGF-β1 转染，Ad-Lac-Z 为对照组，植入裸鼠大腿肌肉内，几天后实验组形成的纤维包裹的三维聚集体的体积明显大于对照组。组织学研究还发现，实验组三维聚集体内细胞密度及蛋白聚糖和 II 型胶原的含量明显高于对照组。

刘勇等将腺相关病毒介导单因子 CTGF（AAV2-CTGF）及双因子 CTGF-TIMP-1（AAV2-CTGF-TIMP-1）分别对培养的恒河猴和人腰椎间盘细胞进行体外转染，检测其对 II 型胶原和蛋白聚糖合成的影响。结果显示，AAV2-CTGF-TIMP-1 较 AAV2-CTGF 对于促进 II 型胶原和蛋白聚糖的生物合成作用更加显著。

IL-1 可改变基质生物学行为，使其向椎间盘退变发展。IL-1 是启动椎间盘退变中基质降解的关键细胞因子，应用基因转染方法能抑制椎间盘退变过程中 IL-1 介导的反应。尤其运用基因修饰的工程化组织构建方法将 IL-lRa 引入到退变的椎间盘部位，能减少基质降解、延缓退变。借助基因治疗模式直接运载 IL-1Ra，能抑制椎间盘中的基质降解。这些结果为椎间盘种子细胞的体外调控提供了新的研究途径。

（三）间充质干细胞

间充质干细胞（MSCs）是具有自我更新能力且在适宜微环境下具有多向分化潜能的原始细胞。在培养基中加入一定的诱导剂可以诱导 MSCs 向一定方向分化。MSCs 可通过患者自体骨髓穿刺获取，操作容易，并发症少，来于自体，无须配型，无抗原性；MSCs 移植不发生免疫排斥反应或程度较低，易于外源基因的导入和表达，是组织工程中重要的种子细胞之一。来源于骨髓、脂肪组织的 MSCs 可通过体外培养大量扩增，并能在成软骨或成纤维组织培养条件下，诱导分化为成软骨细胞或成纤维细胞。从人体抽吸的脂肪组织中分离培养出成纤维样细胞，此细胞能在体外稳定扩增。使用免疫荧光和流式细胞仪分析发现，这些细胞大部分来源于中胚层或间充质。在一定条件下，可以向脂肪细胞、软骨细胞、肌肉细胞和成骨细胞分化。将兔自体 MSCs 植入胶原凝胶支架，培养后再植入兔髓核中，发现其可减缓椎间盘退变，增强了 MSCs 实际应用于椎间盘退变治疗的可能性。取 2 周龄 Lewis 大鼠的腹股沟脂肪垫，消化法获得脂肪 MSCs，用成骨诱导培养基诱导其向成骨细胞方向分化，并通过组织化学、免疫细胞化学等方法检测细胞分化情况，发现从成体大鼠脂肪组织中培养出的脂肪 MSCs 能大量稳定增殖传代，经诱导后可分化为脂肪细胞和成骨细胞。将鼠骨髓基质干细胞接种于藻酸盐水凝胶中，分别置于缺氧及正常氧分压下与 TGF-β1 共培养，发现缺氧状态及 TGF-β1 能够刺激细胞高表达金属蛋白酶 2 及 II 型胶原蛋白，并认为促进了干细胞向类髓核细胞分化。这些研究成果为寻求组织工程化椎间盘的种子细胞新来源奠定了一定的基础。

但是，干细胞具有多向分化的特点，如何诱导所分离的干细胞向椎间盘细胞分化，如何通过检测细胞外基质蛋白聚糖与胶原蛋白的比例来鉴别髓核细胞与其他细胞的生物学特征，目前还缺乏了解。尽管有学者尝试通过检测细胞蛋白聚糖与胶原蛋白的比例来区分髓核细胞与其他细胞的差别,但仍需要更多的研究来明确这些基本问题。故干细胞应用于组织工程椎间盘的构建,目前尚缺乏足够的实验基础。

MSCs 是一类具有自我复制及多项分化潜能的非造血细胞,其来源于中胚层,具有自我更新、多向分化潜能及免疫调节功能的多功能性,在一定条件下可分化为成纤维细胞、髓核样细胞、软骨细胞及成骨细胞等。MSCs 来源广泛、取材简便、增殖力强、生物学特征稳定、抗原性小、不涉及宗教伦理等,是组织工程种子细胞研究的热点。MSCs 主要包括骨髓间充质干细胞(bone marrow mesenchymal stem cells,BMMSCs)、脂肪间充质干细胞(adipose-derived mesenchymal stem cells,ADMSCs)、华通胶间充质干细胞(Wharton's jelly-derived mesenchymal stem cells,WJMSCs)、尿源干细胞(urine-derived stem cells,USCs)等。

1. **骨髓间充质干细胞(BMMSCs)** BMMSCs 是目前研究最多的间充质干细胞之一。研究发现 BMMSCs 经合适基因(TGF-β1、BMP-7、GDF6 等)转染后可促使其向椎间盘髓核细胞转化,表达合成髓核细胞的细胞外基质,且不同基因之间具有协同促进作用。Cao 和 Chen 等采用 BMMSCs 与椎间盘髓核细胞共培养的方式体外研究髓核细胞对 BMMSCs 的影响。研究发现,髓核细胞与 BMMSCs 直接接触可以抑制压力诱导的髓核细胞凋亡,促进 BMMSCs 向髓核细胞分化,促进髓核细胞增殖,是另一种诱导 BMMSCs 向髓核细胞分化的方法,此外还可通过减少细胞外基质降解的方式促进髓核细胞外基质合成。Cai 等将 BMMSCs 移植到兔椎间盘退变动物模型中进行 BMMSCs 的体内研究,研究结果显示移植的 BMMSCs 可以在兔椎间盘退变动物模型中存活并分化为髓核样细胞,同时促进椎间盘中 Ⅱ 型胶原及蛋白聚糖等细胞外基质的表达和合成,影像学检测证实兔椎间盘退变模型中椎间盘高度及 MRI 信号强度明显好转。Zeng 等将负载人 BMMSCs 的凝胶植入犬椎间盘退变模型中进行体内研究,结果显示椎间盘高度和 MRI 信号强度均得到明显改善,Ⅱ 型胶原及蛋白聚糖表达增加。Pettine 等采用临床研究方案,选择 26 例具备腰椎融合手术或全椎间盘置换手术指征的患者,在病变节段的椎间盘内注入 2ml 自体的 BMMSCs,1 年后临床随访 MR 检查证实椎间盘退变程度改善,3 年后仅有 6 例患者需接受手术治疗,其余 20 例 Oswestry 功能障碍指数和视觉模拟评分法评分明显改善,所有患者注射部位均无明显副作用发生。Noriega 等采用临床随机对照研究方案,对 24 例椎间盘源性腰痛患者进行异体 BMMSCs 移植,手术 1 年后发现注射 BMMSCs 的患者症状改善,MRI 检测病变椎间盘信号强度好转,说明临床上异体 BMMSCs 移植治疗同样有效。

2. **脂肪间充质干细胞(ADMSCs)** ADMSCs 是一种成体间充质干细胞,来源广泛并易于采集和体外培养,亦是近年来组织工程领域研究的热点。Wang 等采用 ADMSCs 进行体外研究,其首先将 ADMSCs 在成软骨培养基中培养 7~10 天,然后再将其移植到模拟椎间盘环境的培养基中,研究结果发现其可促使 ADMSCs 增殖并向髓核样细胞转化,促进细胞外基质成分表达和合成。研究还发现 ADMSCs 与髓核细胞共培养后可诱导 ADMSCs 分化为髓核样细胞,而 ADMSCs 可以减少压力负荷引起的髓核细胞凋亡。Clarke 等的研究则证实在 TGF-β1、GDF5 或 GDF6 的作用下,ADMSCs 较 BMMSCs 可以更好地向髓核细胞分化及促进细胞外基质表达,同时可以减少髓核细胞凋亡。Marfia 等采用体内试验研究的方式,将 ADMSCs 移植到二聚糖缺陷小鼠体内,研究结果发现 ADMSCs 移植后可在二聚糖缺陷小鼠椎间盘内长期存活,MR 检测其椎间盘信号强度有所改善,且细胞外基质蛋白聚糖表达及合成增加。Kumar 等进一步开展了 Ⅰ 期临床研究,将 ADMSCs 与透明质酸复合后移植于椎间盘源性腰痛的患者体内,移植 12 个月后并未发现显著并发症,部分患者 MR 检查提示椎间盘退变程度好转,提示 ADMSCs 可用于椎间盘源性腰痛临床治疗的可能性。

3. **华通胶间充质干细胞(WJMSCs)** WJMSCs 来源于脐带华通胶组织,具有类似于 ADMSCs 的基因表达特性,且具有间充质干细胞特性。Han 等进行了人 WJMSCs 与髓核细胞体外共培养体系中相互作用的研究,结果显示共培养体系中的髓核细胞可促使人 WJMSCs 诱导分化为髓核样细胞,且 WJMSCs 与髓核细胞比例为 25:75 时,WJMSCs 的蛋白聚糖及 Ⅱ 型胶原表达最高。Ahn 等进行了 WJMSCs 相关的体内试验研究,其将 WJMSCs 与透明质酸复合后移植到兔椎间盘退变模型的椎间盘中,3 个月后 MRI 检测证实椎间盘退变信号好转,同时组织学分析也证实椎间盘退变程度改善。因此,WJMSCs 具有与其他间充质干细胞类似的生物学特性,可分化为椎间盘髓核细胞,有望成为组织工程生物治疗椎间盘退变性疾病的种子细胞。

4. **尿源干细胞(USCs)** USCs 是一种从尿液中分离出的间充质来源的细胞群,具有干细胞的生物学特性和多项分化潜能,经数代培养仍保持核型稳定,无成瘤性,获取途径无创且简便,培养体系稳定,是细胞治疗和组织工程理想的种子细胞。Zhou 等从健康人尿液中分离、培养出 USCs,并成功诱导其向软骨细胞分化。与此同时,利用从 USCs 培养基中提取的外泌体成分来干预人退变的髓核细胞,可以抑制衰老基因 p16 的表达,逆转髓核细胞衰老,促进退变髓核细胞增殖。同时,USCs 来源的外泌体可以直接促进退变髓核细胞蛋白聚糖和 II 型胶原蛋白的合成,并且可以通过提高组织金属蛋白酶抑制因子 1(tissue inhibitor of metallo-proteinase 1,TIMP-1) 的表达,间接抑制蛋白聚糖和 II 型胶原蛋白的降解。由此可见,USCs 及其细胞分泌成分可以作为椎间盘细胞治疗有效的潜在细胞治疗方法。

体内、体外研究及有限的临床研究结果提示将 MSCs 应用于椎间盘退变性疾病治疗具有光明前景。但 Huang 等认为,MSCs 增殖分化功能受限于椎间盘微环境中的细胞、缺氧、低营养、机械负荷、内源性蛋白酶和细胞因子等条件。此外,还有可能因 BMMSCs 渗漏导致异位骨化而发生脊柱融合。说明 MSCs 治疗椎间盘退变性疾病依旧存在一些不容忽视的问题:①移植的干细胞渗漏,导致异位骨化及形成骨赘,造成椎管狭窄或脊柱融合等;②随着年龄增长及干细胞的衰老,干细胞的分化潜能可能出现衰退;③移植后的干细胞难以适应椎间盘退变后的不利微环境,在移植部位存活时间有限。以干细胞为基础的生物学治疗为椎间盘退变性疾病的治疗提供了一种新的治疗思路,现有研究结果在一定程度上提示该疗法安全可行,但仍存在很多尚需解决的问题,需更多研究证实其临床疗效。

二、组织工程支架

椎间盘组织工程中的支架材料的主要功能是体外为构建人工椎间盘提供适宜细胞生存的三维支架,使细胞间形成适宜的空间分布和细胞联系,并能够提供细胞特定的分化及生长信号,促进细胞定向分化。在椎间盘组织工程中起着替代细胞外基质或组织器官基质的作用。载体支架材料应该具有以下特性:①具有良好的组织相容性,无免疫原性,不引起排斥反应;②具有良好的生物可降解性,材料在完成支架作用后应能降解,在植入宿主体内后可保持一定时间直至新生组织形成并具有一定的外形之后再降解;③具有良好的细胞界面以利于细胞的黏附生长,更重要的是应能激活特异基因的表达,维持正常的细胞形态;④具有可塑性和一定的机械强度,生物材料应可预制成所需的形状并有一定的机械强度,为新生组织提供支持;⑤具有无毒性,不会危害人体健康;⑥具有三维立体多孔结构以便有较大的面积/体积比,利于细胞黏附生长、血管神经长入、营养成分渗入和代谢产物排出等。支架材料按照来源主要分为天然材料、人工合成材料及复合材料三大类。

(一) 天然支架材料

1. 藻酸盐凝胶 藻酸盐是从海洋生褐藻中提取的一种带有二价阴离子的线性多糖,它是 β-(1-4)-D-甘露糖醛酸和 α-(1-4)-L-古洛糖醛酸残基以均聚物和杂聚物组成的共聚物。其均聚物部分可在遇到二价阳离子(如 Ca^{2+}) 时,通过离子交联发生凝胶化,形成开放的网状藻酸钙离子水凝胶;而加入螯合剂,如柠檬酸盐、乙二胺四乙酸(EDTA) 等,藻酸钙凝胶很快被分解。这种藻酸钙水凝胶为细胞提供三维生长空间,细胞在凝胶中的生长状态也受凝胶的交联密度影响。交联密度低,细胞不易形成立体的生长方式,负载细胞稀少。交联密度过高,凝胶的网格尺寸过小,细胞拥挤,影响营养交换,妨碍细胞生长。有学者将分离培养的人纤维环细胞与藻酸盐凝胶复合培养,发现原代及传代的纤维环细胞均能维持其表型,并具有合成细胞外基质的功能。将髓核细胞、内层纤维环细胞和外层纤维环细胞分别进行单层培养和与藻酸盐或胶原复合培养,观测蛋白聚糖的表达时发现与藻酸盐复合培养的髓核细胞和内层纤维环细胞 35S 掺入率最高,单层培养的三种细胞和复合的外层纤维环细胞掺入率最低。藻酸盐凝胶适合髓核细胞和内层纤维环细胞的复合培养。将兔髓核细胞和纤维环细胞分别植于藻酸盐凝胶进行体外培养,发现成骨蛋白组中聚集蛋白聚糖含量较对照组更多。将猪纤维环细胞和髓核细胞植入藻酸盐微珠进行体外培养,发现富含血小板血浆能刺激猪椎间盘细胞的增殖和细胞外基质的代谢,并指出纤维环细胞比髓核细胞对富含血小板血浆的刺激更敏感。将兔髓核细胞和纤维环细胞分别植于藻酸盐微珠进行体外培养,并加低强度脉冲超声刺激,发现纤维环细胞和髓核细胞在刺激下其细胞增殖更快并有更多的聚集蛋白聚糖产生。

2. 壳聚糖凝胶 壳聚糖是线性多糖,其结构中的 N-乙酰葡糖胺多存在于细胞外基质中的糖胺聚糖,如透明质酸。

壳聚糖结构类似于糖胺聚糖。壳聚糖在体内可被溶菌酶水解,其酶切位点在 N-乙酰葡糖胺残基。壳聚糖具有无毒、无刺激、生物相容性好和生物可降解性等优点,能保持髓核细胞和软骨细胞的表型。将不同纯度的壳聚糖(2.5%~10.0%)-京尼平(一种环烯醚萜类化合物,5%~20%)支架接种在牛椎间盘细胞,发现 2.5%的壳聚糖与 5%京尼平组合可以取得最佳的培养效果。将壳聚糖凝胶作为支架材料,与髓核细胞复合培养,发现在壳聚糖凝胶中髓核细胞能很好地保持其表型,大量合成蛋白聚糖并沉积在壳聚糖凝胶中。使用聚糖为基础的水凝胶支架材料培养椎间盘细胞,发现壳聚糖凝胶能包裹髓核细胞产生的聚集蛋白聚糖,而未释放到培养基里面去。

3. 琼脂糖凝胶　琼脂糖是 D-和 L-半乳糖残基通过 α-2(1-3)和 β-(1-4)糖苷键交替构成的线性聚合物。L-半乳糖残基在 3-糖基和 6-糖基之间形成脱水连接,琼脂糖链形成螺旋纤维,后者再聚合成半径为 20~30nm 的超螺旋结构。琼脂糖凝胶可构成一个直径从 50nm 到略大于 200nm 的三维筛孔通道。将髓核细胞接种于琼脂糖凝胶中以模拟椎间盘体内环境,研究养分的供给、浓度和细胞成活率间的关系,发现细胞的密度随养分扩散距离的延长而降低,养分供给障碍可导致细胞成活率下降,从而引起椎间盘退变。将髓核细胞、内层纤维环细胞和外层纤维环细胞分别进行单层培养和与琼脂糖凝胶复合培养,观测细胞 DNA 含量和糖胺聚糖产量变化,在单层培养时,来源于内层纤维环细胞的糖胺聚糖产量明显高于外层纤维环细胞,在复合培养时,3 种细胞的糖胺聚糖产量无明显差异。琼脂糖凝胶适用于椎间盘 3 种细胞的复合培养。

4. 脂肪族聚酯均聚物　脂肪族聚酯中聚丙交酯[聚乳酸(PLA)]、聚乙醇酸(PGA)及其共聚物——聚乳酸-羟基乙酸共聚物(PLGA)是一类具有塑形简单、有较好生物相容性和体内可生物降解吸收的合成高分子,在美国已获食品药品监督管理局(FDA)批准并应用于临床。有学者将纤维环细胞接种于聚乙醇酸和聚乳酸支架材料上,髓核细胞用 2%藻酸盐培养,然后注射入纤维环中央,经体外培养 1 天后,把这种组织工程椎间盘植入无胸腺小鼠的后背皮下,分别于 4、8、12 周取标本,发现这种组织工程椎间盘在总体形态和组织学上与天然的椎间盘非常相似。其生物标记和基质合成随时间而增加,纤维环富含 I 型胶原、髓核富含 II 型胶原,并在 12 周接近天然的椎间盘组织。使骨髓基质干细胞与腺病毒 Sox-9 转染,然后将其分别在单层和多孔的、可降解的聚乳酸三维支架材料中向髓核诱导,通过聚合酶链反应检测髓核标记基因,发现无论是单层还是聚乳酸三维支架都有类髓核样软骨细胞形成。

5. 胶原蛋白　胶原是多种组织的主要成分和细胞外基质,约占动物总蛋白的 1/3。胶原蛋白由 3 条多肽链组成,在体内以胶原纤维的形式存在,利于组织培养中的细胞黏附及生长繁殖。目前,组织工程研究中应用的主要包括 I 型胶原海绵和 I 型胶原-糖胺聚糖海绵。I 型胶原由 1 条 α1(I)链和 2 条 α2(I)链组成。在椎间盘组织中,I 型胶原主要分布于纤维环,并自外层至内层呈递减分布。成熟的髓核组织中几乎不含 I 型胶原,退变的髓核组织中 I 型胶原含量明显增加。在椎间盘纤维环中,细胞经体外扩增后,与胶原支架材料复合构建组织工程椎间盘,当植入切除了椎间盘的椎间隙后,发现移植物改建为软骨样组织,并阻止了椎间隙变窄和组织退变的发生。将纤维环细胞及髓核细胞分别与胶原/透明质酸支架构建组织工程椎间盘时,发现两种组织工程支架构建的复合体能合成 I 型及 II 型胶原和蛋白聚糖。分离培养并转染 Ad-Lac-Z 基因的骨髓间充质干细胞与 0.3%的 II 型胶原凝胶混合后,注入兔退变椎间盘内,通过组织学、生物化学等分析,发现所形成的复合体能有效抑制椎间盘的退变。将分离培养的椎间盘细胞分别与 I 型胶原海绵、纤维蛋白凝胶、胶原蛋白凝胶、藻酸盐凝胶和琼脂糖凝胶复合培养,对不同组织工程支架观测 I、II 型胶原蛋白和蛋白聚糖表达,发现 I 型胶原海绵在上述支架材料中具有最好的生物相容性。

6. 磷酸钙　磷酸钙支架由不同的磷酸钙组成,是一种白色粉末,无臭、无味,在空气中稳定。不溶于醇,几乎不溶于水,但易溶于稀盐酸和硝酸。此支架采用化学成分与人体骨矿物质相近的磷酸钙或磷酸二氢钙为主要原料。支架为孔隙率 30%~40%、孔径 100~250μm 的多孔氯化聚丙烯(CPP)材料。尾部椎间盘分离髓核细胞后,将细胞以高密度种植在磷酸钙支架表面,培养 6 周,从组织形态、生化特性及生物力学特性等方面与体内的椎间盘组织进行对照。发现三维立体底物培养的髓核细胞合成的胶原是正常细胞的 26%。所构成的蛋白聚糖连续组织层的组织强度、黏滞度、承重能力均无明显差异。对髓核细胞、软骨终板、磷酸钙三相结构复合体进行体外培养,8 周后运用电子显微镜观察,发现连续的髓核组织层已经形成,并与软骨组织融合,且黏附在磷酸钙上。

7. 纤维蛋白胶　纤维蛋白胶亦称生物蛋白胶。纤维蛋白原是血液中的重要组成部分,正常情况下呈液态,经激活后形成具有多孔网状结构的固态聚合物凝胶,即纤维蛋白胶。目前临床得到广泛的应用。其具有良好的生物相容性、稳定性和可降解性,还具有形态可控性和可注射性。有学者将髓核细胞分别植入纤维蛋白胶/透明质酸复合体和藻酸盐这两种支架材料中,3周后发现髓核细胞在纤维蛋白胶/透明质酸复合体中分泌的DNA与蛋白聚糖,较在藻酸盐中高2.5倍。

8. 明胶　明胶是一种从动物的结缔组织或表皮组织的胶原成分中水解获得的蛋白质。其为天然的蛋白质产品,内含18种氨基酸,且容易被人体所消化和吸收。明胶的物理和化学性质由分子的氨基酸序列和相应的空间结构决定。环境条件如pH、离子强度和与其他分子的作用亦可影响明胶的理化性质。明胶的主要性能有形成凝胶性、水结合性、乳液和泡沫形成等。以明胶为基础的支架也常用于椎间盘组织工程中。将髓核细胞种植于明胶、硫酸软骨素、透明质烷复合支架中,进行体外培养。扫描电镜发现髓核细胞在支架中具有很好的活力并繁殖,Ⅱ型胶原、蛋白聚糖的mRNA的表达明显高于单层培养组。有报道称,将细胞植入明胶和脱钙骨基质多乳酸化合物混合支架中培养,电镜观察培养后的细胞代谢活跃,呈明显的分泌胶原形态,免疫组化检测到了大量的Ⅰ、Ⅱ型胶原。

9. 小肠黏膜下层　小肠黏膜下层是天然细胞外基质类生物衍生材料,其特点是无免疫原性,有良好的生物力学性能、生物相容性及抗微生物活性。可在动物体内快速降解,具有促进血管再生和特异性的组织再生能力。小肠黏膜的生物学特点和部分活性因子有利于细胞的黏附、生长和繁殖,近年来被广泛用于体外细胞支架材料修复组织缺损的实验研究。将退变的纤维环细胞和髓核细胞种植于小肠黏膜支架中培养,发现细胞培养3个月后还具活力,小肠黏膜支架中的糖胺聚糖含量明显高于对照组,甲苯胺染色发现大面积的聚集蛋白聚糖,并证实了新的细胞外基质形成。

(二) 人工合成及复合支架材料

目前,椎间盘组织工程支架材料按部位主要分为纤维环修复支架材料、髓核修复支架材料和全椎间盘修复支架材料。

1. 纤维环修复支架材料　纤维环的完整性对于防止椎间盘退变的发生和发展至关重要,通过组织工程纤维环恢复椎间盘纤维环结构的完整性可以促进退变纤维环的修复,从而恢复椎间盘的正常功能。Borde等将高密度胶原蛋白水凝胶与核黄素交联制成支架,而后将其用于体外椎间盘纤维环缺损的模型中,发现该支架在压力负荷下仍能有效保留在缺损部位,并能使纤维环缺损椎间盘模型的有效平衡模量和有效瞬时模量恢复到正常椎间盘的95%。研究结果证实,高密度胶原蛋白水凝胶具备恢复受损椎间盘的机械性能。Cruz等将京尼平交联的纤维蛋白制备支架并负载纤维环细胞用于纤维环修复,研究结果发现高浓度京尼平纤维蛋白材料负载的纤维环细胞活性较低,细胞增殖及细胞外基质合成较少;而降低京尼平浓度可增加细胞活性并促进糖胺聚糖等细胞外基质的产生,但其生物力学性能降低。Xin等将PLGA支架植入到新西兰兔纤维环部分缺损模型中,研究结果发现植入的PLGA可以减少椎间盘MRI信号的丢失,并能减缓椎间盘高度降低指数,说明PLGA可修复纤维环缺损从而延缓椎间盘退变进展,但其存在细胞亲和力低及组织相容性差等缺点。Pereira等研究了纳米纤维素加强的吉兰糖胶水凝胶纤维环支架,结果表明该支架抗压强度接近正常纤维环,在支架上接种的纤维环细胞活性增加,细胞正常形态得到较好的长期维持。Wang等将CA-EDC/NHS胶原凝胶支架用于纤维环修复,体内结果表明该支架可以修复穿刺引起的纤维环缺损,由此可见复合材料不仅可兼具各组分材料的优势,还可以获得单一组分材料不具备的新性能。

2. 髓核修复支架材料　由于髓核在椎间盘力学承载中的特殊作用及在椎间盘退变中的先导地位,构建接近天然髓核特征的组织工程髓核成为组织工程椎间盘构建的核心环节。Wachs等制备出可注射的脱细胞髓核支架,并与天然髓核相似,在高效去除DNA的同时,可以较好地保留髓核胶原蛋白微结构及其含量,而且接种在其上的髓核细胞可以获得长期存活并表达细胞外基质,细胞形态与正常髓核细胞相似。Shan等将髓核细胞接种于由猪小肠黏膜下层制备而成的脱细胞支架上培养,并将其手术植入兔椎间盘退变模型中,研究结果显示由猪小肠黏膜下层制备而成的异种脱细胞支架无细胞毒性,在体内其上的髓核细胞增殖并表达合成细胞外基质,能有效阻止椎间盘退变进展,对防治椎间盘退变同样有效。Li等将制备的双相聚氨酯支架移植到髓核切除的牛椎间盘中,研究结果发现切除髓核椎间盘的高度及动态抗压机械强度能获得较好的快速恢复,并且该双相聚氨酯支架材料还可以下调髓核细胞分解代谢基因的表达,促进髓核细胞蛋白聚糖和Ⅱ型胶原等细胞外基质的合成,从而有效延缓椎间盘的退化。Kang等将氰基丙烯酸医用胶与多层纳米纤维聚己内酯支架联合用于椎间盘髓核的修复,结果发现该支架在体外细胞实验及体内植入实验中均无毒性作用,且该支架对于椎间盘缺损的修复有显著的效果。Tsaryk等应用透明质酸与TGF-β3微球结合制备呈网状支架,研究结果显示该支架具有良好的可注射性及生物相容性,可以促使接种的间充质干细胞增殖并向类髓核细胞分化,并促进蛋白聚糖和Ⅱ型胶原等细胞外基质的合成。Gan等以右旋糖酐和明胶为主网,以乙二醇为次网,制备成强化网状支架,研究结果显示当主、次网质量比为4∶1时,制备的该强化网状支架具有高强度韧性和髓核样机械性能;在该支架内培养的髓核细胞增殖能力显著增强,细胞外基质合成明显增多;在体内研究中,将该支架复合髓核细胞后植入鼠椎间盘模型内,研究发现该支架可促使接种的髓核细胞长期存活并促进蛋白聚糖等细胞外基质的合成。

　　3. 全椎间盘修复支架材料　随着各项技术的日趋完善,全组织工程椎间盘的研究逐渐显现并获得预期效果。Sloan等使用可注射核黄素交联高密度胶原凝胶和可注射透明质酸水凝胶对鼠尾椎椎间盘纤维环和髓核进行联合修复,并分别使用可注射核黄素交联高密度胶原凝胶单独修复纤维环和可注射透明质酸水凝胶单独修复髓核作为对照,研究结果显示纤维环或髓核单独修复组其椎间盘含水量只能恢复到正常椎间盘的1/3左右,而联合修复组中椎间盘的含水量几乎可以完全恢复。Moriguchi等将髓核细胞接种于藻酸盐水凝胶中构建组织工程髓核,将纤维环细胞接种于胶原凝胶中构建组织工程纤维环,并将构建的全组织工程椎间盘植入犬颈椎椎间盘切除模型中,研究结果显示犬颈椎椎间盘高度得以保持,髓核和纤维环中有大量的细胞外基质分泌,且由藻酸盐水凝胶和胶原凝胶构建的全组织工程椎间盘支架在体内长达4个月的时间内未发现任何免疫反应。虽然全组织工程椎间盘的构建目前尚处于发展早期阶段,但从目前的研究来看,至少在小型动物模型中,全组织工程椎间盘构建与置换是可行的。

　　4. 3D打印技术在椎间盘组织工程构建支架中的应用　组织工程支架作为细胞生长、增殖和分化的载体,其需具备良好的生物相容性、可塑性、骨诱导性、可降解性和易打印性,当其植入体内后,支架及其上附着生长的组织细胞与机体相适应并实现功能重建。三维打印技术与传统支架制造技术比较,具有个性化和高精度的制造优势。采用3D打印技术制造的椎间盘支架,在外形和内部结构上能做到极度仿生和自由构建,其适宜椎间盘细胞生长、增殖和分化,使得不同功能类型的细胞可以在指定位置上生长,产生生物因子并控制生物行为。

　　Whatley等应用3D打印技术,以可降解的聚氨酯(PU)为原材料,在熔融沉积成型(Fused Deposition Modelin,FDM)模式下,通过特制的超微打印头三维构建制作出内部极高分辨率且仿生的层状纤维环结构;体外试验测试显示其机械性能及弹性模量均与天然椎间盘相近;体外将此3D打印的层状纤维环结构与软骨细胞共培养,细胞可附着于层状结构并沿其生长伸展,形成与天然椎间盘相似的平行结构。该研究结果表明,3D打印技术在椎间盘纤维环内部结构构造中能做到无与伦比的结构仿生。

　　目前由于生物材料和3D打印技术的限制,3D生物打印尚处于早期研究阶段。3D生物打印的精度和分辨率还需要进一步提高,以保证构建的组织器官的仿生性;此外,目前尚不能做到组织工程支架材料、种子细胞和细胞因子的精确共打印。如何让打印的组织工程支架既具备适宜的生物力学性能,又能保证包被的种子细胞和细胞因子的活性,这是目前3D生物打印在技术和材料方面需要攻克的难题。相信随着3D打印技术的进步与发展,该技术将会在椎间盘组织工程重建中能做出更大的贡献。

　　综上所述,合适的组织工程支架材料有利于构建组织工程椎间盘,理想的支架材料应具有引导椎间盘细胞组成其固有成分和空间的特征。复合材料可以克服单一材料的不足,全组织工程椎间盘支架材料更符合组织工程椎间盘的实际需求。因此,全组织工程椎间盘复合材料今后必然是椎间盘组织工程支架材料研究的主要方向,将会为椎间盘退变性疾病的治疗带来根本性的改变和美好的前景。

三、椎间盘组织工程中的细胞因子

　　见本章第五节"椎间盘退变基因治疗"。

四、组织工程化椎间盘组织的构建

椎间盘组织工程学最终的目的在于构建正常的椎间盘组织。主要方法包括将培养的种子细胞直接或经特殊包裹后注入机体退变的椎间盘内，以及在体外构建椎间盘后植入体内等。

在椎间盘组织工程研究的早期，将髓核细胞经体外培养，回植动物模型后，发现可以减轻由于外伤引起的椎间盘退变。有学者应用薄膜封闭的蜂窝状胶原支架(atelocollagen honeycomb-shaped scaffold with a membrane seal，ACHMS scaffold)培养纤维环细胞，将 ACHMS 支架细胞复合体植入经激光气化切除髓核的白兔腰椎间盘内，分别于植入时和植入后 2 周、8 周、12 周行 X 线检查，发现与未植入的椎间盘相比，细胞支架复合体植入的椎间盘高度降低幅度明显减低，呈较平坦的下降曲线，提示有椎间盘修复的迹象。将 ACHMS 支架培养同种异体的纤维环细胞植入经激光气化切除髓核的白兔椎间盘内，通过植入后 2 周、4 周、8 周、12 周的 X 线片观察到其椎间盘高度的下降趋势被有效控制，将 12 周后取出的椎间盘进行切片观察，发现有同种异体的髓核细胞的存活，并能分泌Ⅱ型胶原等细胞外基质。

Seguin 等尝试体外构建椎间盘，其提取牛尾椎间盘髓核细胞后接种至多孔聚磷酸钙三维支架表面培养 6 周，切片发现髓核细胞在支架表面呈不间断的生长，分泌的蛋白聚糖量与体内的髓核细胞相同，胶原分泌较少，仅达到体内的 26%。实验证明体外构建的髓核与天然牛髓核有相同的组织强度、弹性、黏性及承重能力。也有学者先提取了羊髓核细胞和纤维环细胞，经Ⅱ型胶原酶消化后培养 3 周，随后将纤维环细胞用微型吸管均匀地接种到由聚乙醇酸和聚乳酸组成的三维支架表面，培养 1 天后将混有髓核细胞的 2% 藻盐酸微粒注入上述支架中心，完成组织工程椎间盘构建。随后将该椎间盘植入裸鼠，分别于 4 周、8 周、12 周后取标本观察，发现标本的大体形态结构与自体椎间盘类似，番红 O 染色切片观察其外围纤维环细胞主要分泌Ⅰ型胶原，内部髓核细胞主要分泌Ⅱ型胶原，与体内椎间盘一致。该研究进一步表明了组织工程学构建椎间盘的可行性和临床适用性。Mizuno 等将构建的组织工程椎间盘植入裸鼠皮下，16 周后观察并测定其内部成分和生物力学特性，结果表明组织工程椎间盘与裸鼠天然椎间盘有相似的组成成分，外层纤维环富含Ⅰ型胶原，内层纤维环含有较多Ⅱ型胶原和相似的生物力学强度等。

五、椎间盘组织工程学的研究展望

组织工程学策略为椎间盘的再生治疗提供了可能，结果令人鼓舞。但组织工程学在椎间盘领域的研究相对较少、较浅，目前椎间盘组织工程学正处于起步阶段，对椎间盘细胞表型的研究尚不充分，更多特异性表型尚不清楚，仍存在许多包括伦理道德和哲学的问题。

纤维环、髓核细胞生长过慢，如何获取大量的椎间盘细胞仍是一个亟待解决的问题，而且支架材料仍无法完全模拟人体内的生物力学环境。当前所有的椎间盘组织工程学实验数据均来自动物实验，尚无人体实验的报道，这项技术的临床效果尚不得而知。生长因子的作用及其与基因治疗的联合研究等尚待进一步加强。此外，椎间盘有很高程度的异质性，含有髓核与纤维环两个发育上和形态上分离的区域，且细胞分布不规则，髓核和纤维环各自由不同的细胞组成，更增加了组织工程工作的难度。建立表型稳定的体外细胞模型存在诸多困难，尽管在载体结构和细胞培养方法改进等方面取得了较大进展，但构建完整的组织工程化椎间盘进行体内移植的研究报道不多。如何面临细胞扩增后的老化问题，基因工程介导的调控方法是否为最佳选择，这对用组织工程及基因重组技术构建椎间盘提出了挑战。总之，利用组织工程学修复退变的椎间盘是一种具有变革性意义的新探索，但是以体外构建的组织工程化组织来进行椎间盘的替代之路仍然任重而道远。然而，随着组织工程学的发展及人们对脊柱基础研究的深入，完全有希望应用组织工程技术为脊柱疾病的治疗观念和治疗模式带来新的契机。

第五节　椎间盘退变基因治疗

随着人们对椎间盘生理、生化研究的不断深入，分子生物学的迅猛发展，以及基因治疗学的迅速崛起，基因治疗的疾病范畴不断扩大，人们已经开始考虑应用转基因的方法延缓或逆转椎间盘突出症的病理基础——椎间盘退变。

一、基因治疗概述

（一）基因治疗的概念

基因治疗在 20 世纪 70 年代最早被提出,当时所考虑的靶疾病是单基因突变引起的遗传病,如囊性纤维化、苯丙酮尿症等。基因治疗的概念为通过基因置换、基因增补以纠正患者的基因缺陷,从而来弥补疾病造成的缺陷的治疗方法。

将基因治疗引入后天获得性疾病,源于发现一些 RNA 和蛋白质有潜在的治疗疾病的特性。由于 RNA 和蛋白质在体内的半衰期短,传统的方式需要反复注入体内。而将编码这些 RNA 和蛋白质的基因注入体内,通过基因在体内的表达,就可以减少或避免体内反复注入目的基因,达到高效治疗疾病的目的。目前这种类型的基因治疗的研究扩展到包括 RNA 和 DNA 核酸的转移,达到治疗和预防疾病的目的之广义概念。这一概念已将反义基因疗法和非编码 RNA 干预技术概括在内。临床各个专业的多种疾病已采用此类型基因治疗,其中包括骨关节疾病。

（二）基因治疗的模式

基因治疗主要的四类模式。

1. 基因修正（gene correction）或基因替代（gene replacement）　通过体内基因的同源重组对缺陷的基因进行精确地原位修复。同源重组的效率很低,只有 1/100 万,成功的可能性很小。

2. 基因增补（gene addition）　通过向患者体内导入正常的外源基因,使其表达目的基因,从而弥补缺陷基因的功能。这是基因治疗中常用的模式,如将抑癌基因导入肿瘤组织就属于此类。

3. 非特异性基因的导入　经调控细胞因子基因的转染,在体内发挥目的基因表达。此为目前基因治疗的主要方式。

4. 反义技术（antisense approach）　即反义基因疗法。其机制为通过抑制从 DNA 到 mRNA 的转录过程或从 mRNA 到蛋白质的翻译过程,最终阻断细胞中蛋白质的合成。

反义疗法有四种方法。

（1）人工合成的寡核苷酸（oligonucleotide）：包括脱氧核糖核酸（DNA）或核糖核酸（RNA）内的核苷酸。寡核苷酸可与基因组的 DNA、RNA 或基因组衍生的 RNA 互补,从而影响转录因子的结合。

（2）导入反义基因：反义基因转录出反义 RNA 与相应的 mRNA 形成双链,阻止 mRNA 的翻译。

（3）核酶（ribozyme）：是具有催化作用的 RNA,这些 RNA 与相应的 mRNA 结合后对其进行切割或剪接,阻止 mRNA 的翻译。

（4）RNA 干扰（RNA interference, RNAi）：是一种反义技术,也是 20 世纪末的重大生物学发现。双链 RNA（double-stranded RNA, dsRNA）可诱发同源 mRNA 高效特异性降解。使用 RNAi 技术可特异性剔除或关闭特定基因的表达。该技术已被广泛用于探索基因功能和传染性疾病及恶性肿瘤的基因治疗中。

（三）基因治疗的策略

基因治疗的策略包括靶细胞的确定、目的基因的选择、基因转移、目的基因的表达调控和基因表达的评价。

1. 靶细胞的确定　基因治疗的靶细胞总体上分为两类:一类是胚系细胞（germ line cells）；另一类是体细胞（somatic cells）。

（1）胚系细胞基因治疗:通过纠正胚细胞或生殖细胞的遗传缺陷以使其下一代的基因缺陷得以纠正。从理论上讲,对于这类细胞的基因修饰可以达到根治一些遗传病的目的。胚系基因治疗是一种预防医学。由于在胚系细胞中基因转移的危险性较大,以及胚系基因治疗涉及伦理道德等诸多原因,限制了它的发展。美国和加拿大的联邦科研基金禁止资助有关胚系基因治疗的科研项目。但是随着时代的进步,人们的思想观念逐渐改变,以及克隆技术的进一步发展,在未来,胚系基因治疗仍有可能造福于人类。

（2）体细胞基因治疗:目前临床上的基因治疗都是针对体细胞的。体细胞的基因修饰不能由亲代传递给子代,仅能治疗当代个体的疾病状态。可作为靶细胞的体细胞种类越来越多,对于靶细胞的选择主要取决于疾病的特点,以及基因转移的策略和载体的选择。

2. 目的基因的选择　基因治疗的研究从 20 世纪 90 年代开始,到目前为止已经扩展到临床医学的各个领域。包括最早的遗传性疾病,以及后期的癌症、神经系统疾病、血液系统疾病、心血管疾病、消化系统疾病及骨与关节疾病的基因治疗研究。由于广义的基因治疗的模式的多样性,各种疾病基因治疗研究中目的基因的选择也多种多样,但从总体来讲归为如下几类。

(1) 遗传性疾病的缺陷基因:目前有 4 000 多种人类疾病已知或可疑为单基因缺陷引起。基因治疗最适合这些单基因产物缺乏,以及基因表达机制较为简单的疾病。

(2) 细胞因子的互补 DNA(cDNA):细胞因子是免疫细胞和某些非免疫细胞经刺激而合成分泌的一类具有生物学效应的小分子蛋白质。细胞因子在各种生理过程和病理过程中起着重要的作用。根据细胞因子在疾病发生、发展过程中所起到的作用,将非特异性的细胞因子的基因转入到体内达到治疗疾病的目的是目前基因治疗研究最常见的途径。例如在肿瘤基因治疗中将 IL-2、IL-12 和 IFN 等基因转入肿瘤细胞达到抑制肿瘤的目的;人们将 FGF 和 VEGF 等基因转入冠状动脉改善了冠状动脉的血流。目前对椎间盘退变的基因治疗的研究大部分也是细胞因子基因的转移,是作为一种特殊的给药系统来达到治疗的目的。

(3) 免疫基因:针对感染性疾病、肿瘤及一些神经退变性疾病,人们研制了 DNA 疫苗。将病毒、细菌、肿瘤的 DNA(目的基因)进行处理后通过载体转入人体引起免疫应答,最终达到预防和治疗疾病的目的。目前,人们已经研制了乙型肝炎、艾滋病、狂犬病、结核病、疟疾,以及各种癌症的 DNA 疫苗。

3. 基因转移方法

(1) 基因转移的理化方法

1) 电穿孔法(electroporation):通过瞬间的电场作用在细胞的表面形成小孔,使 DNA 大分子容易进入细胞。此法的优点是没有细胞毒性,可以用于任何类型的细胞,特别是对其他转移方法有抗性的细胞。此外,此法重复性好并有严格的局部性。电穿孔法存在的问题是基因转移的效率较低。

2) 显微注射法(microinjection):在显微镜下用特细针的注射器穿透细胞膜并把遗传物质注入细胞。由于是对单个细胞的操作,其靶向性和安全性好,但转基因的效率低。此法较适合胚系细胞的基因转移。

3) 粒子轰击法(particle bombardment):首先将 1~7 个轰击的金粒子用外源 DNA 包被,然后应用一种叫基因枪的工具把加速的金颗粒和 DNA 转入细胞。此法是机械性的,不依赖于生物过程,所以其转移的外源 DNA 没有严格的大小和数量的限制。传递速度快,操作简单。此法基因转移效率和表达水平相对较高,但表达的持久性差,以及有粒子轰击可能损伤细胞。

4) 超声波法:超声波能量可以使细胞膜产生微泡并形成裂口,增加细胞膜的通透性,加快质粒 DNA 被动扩散进入细胞的速度。达到理想表达的关键是超声波的强度和持续时间、环境温度及质粒的浓度。微泡强化的超声转染利用了超声波的空穴现象和声孔效应,增加了转染的效率。

(2) 碳酸钙共沉淀法:是基因转移的化学方法。质粒 DNA 首先与氯化钙($CaCl_2$)溶液混合,然后加入磷酸缓冲液,形成 $DNA-Ca_3(PO_4)_2$ 沉淀复合物,通过细胞的吞饮作用进入细胞。此法的细胞毒性小,但如果没有其他载体的辅助,其转移效率极低。

4. 基因转移的载体　载体(vector)是运载治疗性遗传物质的工具。理想的基因治疗的载体应该具有以下特征:①易于进入靶细胞;②在特异细胞或组织中达到规律、充分和持续的表达;③外源基因应含有自主复制的构件或整合于基因组的活化区;④整个过程应安全有效并具有选择性;⑤易于大量生产。目前应用的载体能达到上述的某些要求,但没有一种载体能够满足所有的条件,所以现在还没有适合各种类型基因治疗的通用载体。

在基因治疗的研究中,应根据具体的情况进行载体的选择。需要考虑的因素包括:疾病的特征类型,靶细胞和靶器官的解剖和生理特点、其对于外源基因表达水平和表达持续性的要求,转基因策略的选择,以及基因治疗的安全性等问题。

基因转移的载体分为病毒载体和非病毒载体。病毒载体转基因的效率高,基因表达水平高、持续性好,但毒副作用大、安全性差。非病毒载体转基因的效率相对较低,外源基因表达不及病毒载体,但安全性好。

(1) 病毒载体:广义上的病毒载体是利用真核病毒的基因序列元件构建的真核基因转移工具,可以分为质粒型病毒载体和颗粒型病毒载体。质粒型病毒载体是含有病毒复制子的真核细胞表达质粒，它能够在宿主细胞中以游离体的形式存在，但不产生感染性病毒颗粒。这种载体本质是一种穿梭质粒，需要其他理化手段的协助才能导入细胞，所以在基因治疗中将其列为非病毒载体的行列。颗粒型病毒载体是经过遗传改造的有感染性的病毒颗粒。病毒蛋白与宿主细胞表面的特异性受体相互作用，吸附穿透细胞膜并将病毒的遗传物质导入宿主细胞，被导入的 DNA 整合于宿主细胞的染色体或在染色体外以游离体的形式存在。颗粒型病毒载体的高效感染、高效表达是其在基因治疗研究中得到广泛应用的主要原因。

常用的病毒载体包括反转录病毒（retrovirus，RV）、慢病毒（lentivirus，LV）、腺病毒（adenovirus，AV）、腺病毒相关病毒（adenovirus associated virus，AAV）、单纯疱疹病毒（herpes simplex virus，HSV）和杆状病毒（baculovirus，BV）等。其他一些病毒载体，如痘苗病毒、乳头瘤病毒、细小 RNA 病毒、脊髓灰质炎病毒等也在研究之中。

1）反转录病毒载体：反转录病毒载体是经修饰的反转录病毒，其复制所需要的基因被除去而代之以治疗性基因和选择性标记物，它是基因治疗中发展最早的一类病毒载体，当前已经被应用于许多临床实验。反转录病毒的特点包括：它能高效地转染有丝分裂细胞，但不能转染非分裂细胞，这使其靶细胞的选择受到了一定的限制。病毒基因进入人细胞后整合人宿主细胞的染色体，使外源基因的表达具有稳定性，但是整合位点是随机的，这种随机性使其基因转移存在着潜在的危险，如存在使癌基因激活和抑癌基因失活的可能性；基因治疗中应用的反转录病毒载体大部分来源于 Moloney 鼠白血病病毒（Moloney murine leukemia virus，MoMLV），受其基因组大小的限制，插入的外源基因不能大于 8kb，不能满足大分子蛋白基因和多基因的包装需要。

2）慢病毒载体：慢病毒载体属于反转录病毒，是指人类免疫缺陷病毒-1（HIV-1）来源的一种病毒载体。慢病毒载体系统由包装成分和载体成分组成。包装成分通常被分开构建到两个质粒上，一个质粒表达 Gag 和 Pol 蛋白，另一个质粒表达 Env 蛋白，其目的是降低恢复成野生型病毒的可能。将包装成分和载体成分的 3 个质粒共同转染细胞，即可在细胞上清中收获只有一次性感染能力而无复制能力的携带目的基因的 HIV-1 载体颗粒。慢病毒载体可以将外源基因或外源小发夹 RNA（short hairpin RN，shRNA）有效整合到宿主染色体上，从而达到持久表达目的序列的效果。对于一些较难转染的细胞，如原代细胞、干细胞、不分化的细胞、椎间盘细胞等，使用慢病毒载体能大大提高转染效率。

3）腺病毒载体：腺病毒的特点是既能转染分裂细胞也能转染非分裂细胞，所以靶细胞的选择范围相当广泛；病毒基因不整合到宿主细胞的基因组，而是以游离体的形式存在；腺病毒没有包膜，因此比反转录病毒更加稳定，不易被补体介导失活；腺病毒蛋白在宿主细胞中的表达可能造成对细胞的毒性，并有致癌的可能。另外腺病毒的免疫原性和细胞毒性也是其存在的问题。

4）腺病毒相关病毒载体：腺病毒相关病毒载体是微小病毒载体，它有许多独特的优点。①本身不致病，其基因组的整合似乎对细胞的复制无任何不良影响；②可在 19 号染色体上进行定点特异性整合，病毒 DNA 能够稳定有效地整合于细胞基因组；③能够转染分裂细胞和非分裂细胞，有广泛的宿主范围。重组的腺病毒相关病毒有可能丢失整合能力，不易获得高滴度，以及包装容量小是它存在的问题。

5）单纯疱疹病毒载体：单纯疱疹病毒载体在许多方面与腺病毒相似，如能转染非分裂细胞，有高的滴度，病毒 DNA 不整合到宿主细胞的染色体，表达不够持续和有细胞毒性等。单纯疱疹病毒的独特之处在于它的包装容量大，可达 30kb，它是嗜神经病毒（neurotropic virus），对于神经系统疾病的基因治疗有较广阔的前景。

6）杆状病毒载体：杆状病毒是一种昆虫病毒，其表达体系全部使用存在于高等真核细胞内的蛋白质修饰、加工和转运体系，属于真核表达体系。是非辅助病毒，不需要任何辅助因素即可悬浮生长在昆虫细胞内大量繁殖，因此便于大量表达蛋白质。杆状病毒的基因很大（130kb），适合克隆大片段外源基因。杆状病毒在哺乳动物细胞中无活性，当用于毒性蛋白质或癌基因表达时，该病毒比其他病毒更可靠。

（2）非病毒载体：非病毒载体依赖细胞机制将 DNA 导入细胞，进而转移到细胞核。常用的非病毒载体有脂质体和 DNA 配体复合物。

1）脂质体（liposome）：脂质体是人工制作的具有磷脂双层包膜的脂质小囊。将 DNA 分子包被于脂质体中制备成 DNA 脂质体复合物,利用脂质体能与细胞膜融合的特性,可将质粒 DNA 转入细胞中。传统的脂质体制备复杂,转染效率较低,目前已很少使用。阳离子脂质体的出现为脂质体在基因治疗中的应用打开了一个新的局面。

2)DNA-阳离子脂质体复合物(lipoplex):lipoplex 带正电荷,容易与带负电的细胞表面结合,有较高的转染效率。另外,阳离子脂质体还有如下优点,可携带大片段的 DNA;可容纳疏水性和亲水性物质;没有免疫原性;制备和使用方法简单,已成为商业化产品等。脂质体的主要局限性在于其注射后可被单核巨噬细胞系统清除。

3)DNA-配体复合物(DNA ligand complex):DNA-配体复合物是将细胞表面特异性受体的配体与待转移的 DNA 分子结合成复合物,利用配体和受体特异高效的结合,将外源性 DNA 准确地送到靶细胞。溶酶体可杀灭内吞的 DNA,降低转基因的表达效率。将病毒蛋白整合于复合物可以提高外源基因的表达效率,这是因为病毒蛋白能促使进入宿主细胞的外源基因从内吞体(endosome)中释放,避免被溶酶体破坏。

5. 转基因后靶细胞的植入 无论哪一种类型的基因治疗都是要对靶细胞的遗传物质行转基因后改造和干扰,改造后的靶细胞在体内发挥作用达到治疗疾病的目的。转基因后靶细胞的植入方法分为直接体内法(in vivo)和回体法(ex vivo)。

(1)直接体内法:将携带目的基因的载体直接注入体内,通过载体的作用将目的基因转入靶细胞。这种方法在操作技术上相对简单,直接达到靶器官是一条理想的治疗途径。但由于不能对靶细胞进行精确地选择和控制,并且直接将载体引入体内,所以安全性较差。

(2)回体法:首先将靶细胞移出体外,在体外对其进行遗传修饰,然后将修饰后的靶细胞移植于体内。将靶细胞移出体外后,基因转移的目标更为明确,基因转移的方法有了多种选择,并且可以对基因转移后的细胞毒性进行监测,所以它的安全性好。此法存在的问题是体外基因转移技术和安全监测过程相对复杂,体外培养的细胞的生理特性要发生改变,再植于体内后细胞的成活存在困难,基因的表达不一定满意。

直接体内基因治疗和回体基因治疗可用于局部基因治疗和全身基因治疗。将目的基因转到病变的局部称为局部基因治疗;目的基因通过血液循环到达全身部位,称为全身基因治疗。局部基因治疗时基因的表达限制在特定的解剖部位,副作用小,但对于多器官、多部位的病变,局部治疗的疗效差。全身基因治疗对全身性的病变效果显著,但副作用大。两种方法的选择要根据疾病的特点,权衡利弊。

6. 目的基因的表达调控 外源基因在靶细胞中的表达调控是基因治疗不可忽视的一个环节。插入非特异性基因的治疗模式中引入的基因多是 cDNA,它是一种结构基因,自身没有调控表达的能力,这种基因的表达调控依赖于转基因载体。基因表达的调控有多个层次,包括 DNA 水平的调控,转录水平的调控,转录后的调控,翻译水平及蛋白质加工水平的调控。其中转录水平调节是基因表达的基本控制点。它包括启动子(promoter)、体内基因表达的分子开关、热休克蛋白(heat shock protein,HSP)、增强子(enhancer)、沉默子(silencer)、mRNA 多聚腺苷酸(poly A)、信号内部核糖体进入位点(internal ribosome entry site,IRES)、腺病毒的病毒相关(virus associated,VA)基因等。

7. 基因表达的监测 在基因治疗的研究中,人们常常将报告基因(reporter gene)插入载体,通过监测报告基因的表达来反映转基因载体的效率和启动子的活性。所谓的报告基因是指其基因的表达本身没有治疗作用,只是用来证明基因转移的成败。报告基因通常选择原核系统,因为原核系统与哺乳类系统在基因表达产物的性质方面有较大区别,测定活性比较容易,干扰少、简洁灵敏、重复性好。

(1)β-半乳糖苷(β-galactoside,β-gal)基因:通常用于检测半乳糖活性的方法是用无色底物 β-gal 处理组织,阳性组织中的底物变为蓝色化合物。

(2)绿色荧光蛋白(green fluorescent protein,GFP):是另一种常用的报告基因。GFP 的表达可以通过荧光显微镜进行分析,无须对组织进行固定,且能够分析低水平的基因表达。GFP 基因包涵体(inclusion of GFP gene)作为基因标记能评估细胞的含量,使得回体基因治疗更为简便。

(3)荧光素酶(luciferase):荧光素酶基因作为报告基因也已被广泛应用。荧光素酶催化一个快速的 ATP 依赖性的氧化作用(底物为荧光素),随之发射出光,所发射的光强度与报告基因在一定范围内成正比关系,故只要测定光强度即可知道荧光素酶基因的表达程度。

（4）其他：其他的报告基因还有氯霉素乙酰转移酶基因和二氢叶酸还原酶基因等。

二、椎间盘退变基因治疗进展

多年来对椎间盘退变的研究，发现椎间盘退变时呈现细胞凋亡、细胞数减少、重要的细胞外基质蛋白聚糖和 Ⅱ 型胶原降低，以及基质金属蛋白酶活性增加等。

椎间盘退变基因治疗基于将外源性基因 DNA 或 RNA 转染至靶细胞，引起外源性基因的表达并合成对靶细胞有利的蛋白质，这些蛋白质治疗前在靶细胞的表达有所降低或缺乏，从而恢复靶细胞的正常功能和形态。1997 年，日本学者首先开展了椎间盘退变基因治疗的实验研究。山东省创伤骨科研究所自 1999 年至今一直在进行椎间盘退变基因的治疗研究工作。

椎间盘退变基因治疗实验研究程序策略为靶细胞的确定、目的基因的选择、载体的选择、基因的表达，以及转基因后生物学效应的验证。

椎间盘退变基因治疗 20 余年的研究结果显示：①髓核中软骨细胞可作为靶细胞，而纤维环中纤维细胞在正向调控基因的作用下并不能增加细胞外基质。②确定某些外源性生长因子基因转染的表达，可上调合成细胞外基质。例如转化生长因子（TGF）家族，其中 TGF-β1 和 TGF-β3 在体内、外试验中均能有效增加细胞外基质蛋白聚糖和 Ⅱ 型胶原的表达。③腺病毒、腺相关病毒和慢病毒为最有效的转染基因载体，可将转染的目的基因片段导入到靶细胞，达到目的基因与靶细胞的整合，使基因片段循环表达并在原位一定时期合成目的蛋白。腺相关病毒能转染至多种组织细胞，对人类无致病性，仅有很轻微的免疫反应并使目的基因较长期表达。④观察椎间盘基因治疗体内试验效果，以灵长类动物恒河猴椎间盘退变模型评价基因转染后的生物学效应为宜。

在上述椎间盘退变基因治疗取得成绩的基础上，该课题已成为脊柱外科基础研究的重点之一。依据近年来国内、外相关文献和青岛大学附属医院山东创伤骨科研究所的研究工作，椎间盘退变基因治疗又取得以下新的进展。

（一）目的基因的应用趋向

1991 年，Thompson 首先证实外源性 TGF-β1 能上调狗的椎间盘组织培养中蛋白聚糖的合成。1999 年，Nishida 首先开展椎间盘退变基因治疗，体内动物模型退变椎间盘证实应用 TGF-β 能增加细胞外基质蛋白聚糖的合成。2000 年，Moon 首先体外基因转染人椎间盘细胞。

1. **细胞因子的定义**　细胞因子是多种免疫细胞和非免疫细胞分泌的非抗体蛋白质，是能调节细胞生长分化、免疫功能、参与炎症发生和创伤愈合等小分子多肽的统称。与经典激素的不同之处在于它们是由多种组织或者细胞而不是特定的腺体产生的，通常以旁分泌或自分泌而非内分泌的方式在局部发挥作用。

2. **功能性细胞因子的选择**　用于椎间盘退变基因治疗的细胞因子分为五类：①抗分解代谢细胞因子，如组织金属蛋白酶抑制物（tissue inhibitor of metalloproteinases，TIMPs）和白细胞介素-1（interleukin，IL-1）受体拮抗剂；②细胞分裂素，如胰岛素样生长因子-1（insulin-like growth factor-1，IGF-1）、生长分化因子-5（growth and differential factor-5，GDF-5）、血管内皮生长因子（vascular endothelial growth factor，VEGF）和结缔组织生长因子（connective tissue growth factor，CTGF）等；③诱导形成素，如转化生长因子（transforming growth factor-beta，TGF-β）家族和骨形态生成蛋白（bone morphogenetic protein，BMP）家族；④细胞内调节因子，如 LIM 矿化蛋白 1（LIM mineralization protein-1，LMP-1）和性别决定区 Y（sex-determining region Y，SRY）转录因子 9（SRY-box transcription factor 9，Sox-9）基因；⑤抑制凋亡相关因子，如生存素（survivin）、诱骗受体 1（decoy receptor 1，DCR1）。第 1～4 类细胞因子基因为被用于正向调控的目的基因，第 5 类抑制凋亡相关因子应用于阻止细胞凋亡，其通过延缓细胞退变，从而保持了主胶原的增殖。

（1）抗分解代谢细胞因子

1）组织金属蛋白酶抑制物（TIMPs）：椎间盘退变基质金属蛋白酶（matrix metalloproteinases，MMPs）与 TIMPs 是椎间盘基质失衡中很重要的因素。TIMP 家族目前发现有四种：TIMP-1、TIMP2、TIMP3 和 TIMP4。其中 TIMP-1 具有多种生物学功能，在正常细胞外基质的改建和各种病理过程中发挥生物学作用。TIMP-1 是 MMPs 的特异性、内源性抑制因子之一，可以以非共价结合的方式与有活性的 MMPs 1：1 地稳定结合，通过 N 端结构域发挥对 MMPs 的抑制作用。TIMP-1 对细胞增殖的影响并非通过对 MMPs 的抑制作用来实现，而是在细胞的表面存在某种 TIMP-1 受体，通过一系列的信号放大机制促进细胞的增殖。TIMP-1 可激活 Ras，同时能促进 Ras-GTP 和 Raf-1 的结合，而 Ras 是促有丝分裂蛋白激酶的激活因子。TIMP-1 通过抑制 MMPs 的作用，为细胞提供完整的细胞外基质的锚定点。完整和稳定的细胞外基质的相互作用可以抑制细胞的凋亡。此外，研究表明 TIMP-1 具有非 MMPs 依赖的抗凋亡作用，但目前具体机制不清楚。

2）白细胞介素-1（IL-1）受体拮抗剂：在退行性变的椎间盘中，IL-1 表达量增加，它可以增加 MMPs 合成进而加速细胞外基质降解。因此，抑制 IL-1 的作用，从而间接抑制细胞外基质降解。IL-1 受体拮抗剂（IL-1Ra）是一种高效的炎症抑制因子，它可能是目前发现的在体内产生的唯一选择性和竞争性阻断 IL-1 所有作用的受体拮抗剂。

（2）细胞分裂素

1）胰岛素样生长因子-1（IGF-1）：IGF-1 具有促进软骨细胞分泌细胞外基质的作用，并通过对 IGF 受体和 Akt 的磷酸化抑制 MMP-3 的水平，减少椎间盘细胞外基质的降解。退行性变的椎间盘内细胞凋亡率高，IGF-1 能逆转细胞凋亡，其对抗细胞凋亡的效应与其剂量呈正相关。IGF-1 经调控 Bcl/Bax 平衡或通过磷脂酰肌醇 3-激酶（PI3K）和原蛋白激酶有丝分裂通路抑制细胞的凋亡。将体外单层培养的椎间盘细胞暴露于 IGF-1 后，可以延缓纤维环细胞的凋亡。

2）生长分化因子-5（GDF-5）：GDF-5 是细胞生长分化中一个重要的调节因子。GDF-5 可促进内侧纤维环软骨细胞迁入髓核中，并活跃表达蛋白聚糖和 II 型胶原。应用重组 GDF-5 蛋白，GDF-5 的 cDNA 质粒转染椎间盘细胞，都可增加 II 型胶原和蛋白聚糖表达，并能抑制 MMP-3 的表达。

3）血管内皮生长因子（VEGF）：VEGF 是一类多功能生长因子，由多种细胞分泌，并通过旁分泌机制作用于血管内皮细胞。VEGF 对血管内皮细胞促有丝分裂的作用十分强烈，具有明显的促血管形成并增加血管通透性的作用。VEGF 能促进组织中 TGF 的表达。

（3）诱导形成素

1）转化生长因子-β（TGF-β）：TGF-β 是一族具有多种功能的蛋白多肽，广泛存在于动物正常组织细胞及转化细胞中的 TGF-β 对蛋白聚糖和 II 型胶原均能发挥上调作用。Thompson 等证实 TGF-β1 可以促进体外培养的鼠髓核细胞蛋白聚糖的合成。陈岩等应用原位杂交技术证实，TGF-β1 可以刺激传代培养椎间盘细胞 II 型胶原 mRNA 的表达，提示其对退变早期椎间盘髓核具有修复功能。Moon 等将 TGF-β1 和 Ad-TGF-β1 分别转染体外培养的人椎间盘细胞，发现两种方式均可提高蛋白聚糖和胶原的合成。另有研究发现，转染 TGF-β1 基因 1 周后，兔腰椎间盘组织内 TGF-β1 总量增加 5 倍，蛋白聚糖合成增加 1 倍。TGF-β 家族中，TGF-β3 亦是正向调控因子，TGF-β3 在骨髓间充质干细胞向软骨细胞的分化过程中起到辅助成软骨细胞去分化的功能。

2）骨形态生成蛋白（BMP）：BMP 属于 TGF-β 超家族成员，目前研究最多的有 BMP-2、BMP-3、BMP-4、BMP-5、BMP-7、BMP-8、BMP-10、BMP-11、BMP-12、BMP-13、BMP-14、BMP-15。主要研究对象包括 BMP-2、BMP-7（OP-1）和 BMP-14（GDF-5）等。BMP-2 是一种多功能生长因子，能刺激细胞外基质的合成，调节细胞生长分化和凋亡，对软骨形成及保持软骨表型有重要作用。重组人 BMP-2（rh BMP-2）能上调退变的人椎间盘细胞 I 型胶原和 II 型胶原 mRNA 的表达和蛋白聚糖合成。BMP-2 不仅可促进 II 型胶原 mRNA 的表达和蛋白聚糖合成，而且可上调 TGF-蛋白聚糖的合成表达。BMP-7 也称成骨蛋白-1（osteogenic protein-1，OP-1），对胶原合成及蛋白质积聚增殖起到刺激作用。BMP-7 不仅促进聚集蛋白聚糖的合成，还能恢复由 IL-1 造成的聚集蛋白聚糖的丢失。Leung 等比较 BMP-7 和 BMP-2 的功能，发现两者都能够促进髓核细胞产生细胞基质，但 BMP-7 更能刺激硫酸氨基葡萄糖的合成和人髓核细胞的增生。另有研究表明，BMP-2 和 BMP-7 有益于髓核细胞蛋白聚糖的合成，而 BMP-4 和 BMP-14 则能很好的刺激胶原产生细胞内调节因子。

3）骨诱导蛋白-1（LMP-1）：LMP-1 是一种重要的细胞内调节蛋白，它不但能促进骨形成和成骨细胞分化，还可以促进 BMP 家族的蛋白表达并提高它们的合成。Yoon 等的体内试验结果显示，蛋白聚糖总量和聚集蛋白聚糖的合成均增加；体外试验结果显示，BMP-2 和 BMP-7 的 mRNA 显著增加，证实 LMP-1 通过 BMP 介导的机制上调胞外基质合成。

（4）Sox-9 基因：Sox-9 基因是 Sox 基因家族成员之一。Sox-9 基因是软骨细胞Ⅱ型胶原合成过程中的一个主要转录调节因子，是软骨细胞特异性基因Ⅱ型胶原基因表达的一个特异性促进细胞因子。Sox-9 基因可以使Ⅱ型胶原基因表达增强，促使Ⅱ型胶原合成增加。

（5）抑制凋亡相关因子

1）生存素：髓核细胞的过度凋亡导致有活性的髓核细胞数量减少，同时由髓核细胞合成的细胞外基质减少，这是椎间盘退变的主要原因，但其凋亡的具体机制目前仍不非常清楚。生存素是凋亡抑制蛋白家族中的最小成员，但在调节细胞增殖和抗细胞凋亡方面具有强大的功能。研究表明，生存素的作用机制是通过抑制胱天蛋白酶-3（caspase-3）的激活，进而阻断凋亡通路来调节细胞的凋亡。山东创伤骨科研究所对生存素在椎间盘的表达等方面有了相对深入的研究，发现生存素在胎儿椎间盘组织中表达，在退变的椎间盘组织中表达上调。通过慢病毒介导的生存素基因转染人退变的髓核细胞，获得稳定表达，但是在病毒转染后的髓核细胞，传代后细胞形态发生改变，细胞体积缩小，细胞质浓缩并有伪足伸出，细胞生长减慢，髓核细胞的凋亡率并没有增加。髓核细胞形态的改变是因为生存素基因转染后引起插入突变致细胞变性，还是因为生存素本身对分化正常的组织细胞的一种损害，其具体机制目前仍不清楚，还需要进一步研究。赛佳明等研究了慢病毒介导的生存素基因对早、晚期反分化人椎间盘髓核细胞的生物学效应，通过免疫荧光法、MTT 法、蛋白质印迹法和 Antonopulos 法检测比较慢病毒介导的生存素对反分化早期和晚期椎间盘髓核细胞的生存素表达、细胞活性、Ⅱ型胶原和蛋白聚糖合成的影响。研究结果表明，在反分化早期髓核细胞中存在生存素的表达，而反分化晚期髓核细胞中则极少有生存素的表达。对于反分化早期椎间盘髓核细胞，慢病毒介导的生存素可增强髓核细胞活性及细胞外基质（Ⅱ型胶原和蛋白聚糖）的合成；对于反分化晚期的髓核细胞，其反而抑制细胞活性及细胞外基质的合成，以此得出慢病毒介导的生存素适用于反分化早期的椎间盘髓核细胞，而不适用于反分化晚期的髓核细胞的结论。

2）诱骗受体 1：诱骗受体 1 属肿瘤坏死因子受体超家族成员，其可与死亡受体（death receptor，DR）4/5 竞争性结合相同配体 TRAIL（肿瘤坏死因子相关凋亡诱导配体），从而抑制 TRAIL 通过结合 DR4/DR5 而诱导的细胞凋亡。山东创伤骨科研究所的杨吉坤等通过免疫组化方法检测诱骗受体 1 蛋白在不同椎间盘组织中的分布，观察了诱骗受体 1 在突出和正常腰椎间盘组织中的表达情况，研究结果表明突出腰椎间盘组织中诱骗受体 1 阳性表达的髓核和纤维环细胞明显多于正常椎间盘。

上述五类细胞因子基因被用于椎间盘退变基因治疗正向调控的目的基因。各类细胞因子对细胞外基质影响不同。

3. 多细胞因子基因转染

（1）双细胞因子基因转染：在 2004 年以前，山东创伤骨科研究所的研究为单细胞因子目的基因应用，2004 年后从事多细胞因子基因转染。2004 年后进行了双细胞因子转染退变椎间盘 TGF-β1 和 VEGF，TGF-β1 和 TGF-β3，其一为正向调控细胞因子 TGF-β1，另一为 MMP 抑制因子 TIMP-1。双正向调控细胞因子转染退变椎间盘后生物学效应优于单细胞因子转染的效果。VEGF 和 TIMP-1 能协助 TGF-β 家族上调椎间盘中基质合成和代谢的平衡，但 VEGF 不能增加髓核细胞的基质合成。Leckie 等报道应用 AAV-BMP-2 和 TIMP-1 体内试验显示能延缓椎间盘退变。Haschtmann 等报道双细胞因子作用的不同结果，其基因治疗体内试验发现 BMP-2 和 TGF-β3 不能阻止椎间盘退变。这表明 TGF-β 家族和 BMP 家族中不同的分子结构蛋白质对退变椎间盘髓核细胞呈现不同的作用。

（2）不同功能类型细胞因子组合联合转染：山东创伤骨科研究所进一步对不同功能类型细胞因子组合后进行联合转染。

1）抗分解代谢细胞因子+细胞分裂素：有学者研究了腺相关病毒（AAV）介导的 CTGF 和 TIMP-1 单基因及双基因体外联合转染恒河猴椎间盘细胞的生物学效应，并观察双基因体内转染退变的恒河猴腰椎间盘的生物学效应，发现 CTGF 可以促进Ⅱ型胶原及蛋白聚糖的合成；TIMP-1 可以促进蛋白聚糖的合成，对Ⅱ型胶原的合成未见到明显作用，双基因联合转染可以促进蛋白聚糖和Ⅱ型胶原的合成，其效果优于单基因转染。

2）抗分解代谢细胞因子+诱导形成素：另有学者探讨了慢病毒介导的 TFG-β3 和 TIMP-1 联合转染人退

变的椎间盘髓核细胞的试验研究,发现目的基因转染组蛋白聚糖和 II 型胶原在 mRNA 和蛋白水平较空白对照组均有明显提升,表明慢病毒载体介导的 TGF-β3 和 TIMP-1 双基因联合转染人髓核细胞可促进 II 型胶原和蛋白聚糖的合成,改善髓核细胞外基质代谢。

3) 抗分解代谢细胞因子+细胞内调节因子:通过 MMP-3 基因沉默与 Sox-9 基因过表达联合转染人椎间盘退变髓核细胞,发现使用单一 MMP-3 基因沉默、单一 Sox-9 基因过表达和 MMP-3 基因沉默+Sox-9 基因过表达联合转染退变髓核细胞,均可以显著促进人退变髓核细胞蛋白聚糖和 II 型胶原的分泌,延缓椎间盘退变。同时,相比单一 MMP-3 基因沉默或 Sox-9 基因过表达,双基因联合转染后蛋白聚糖及 II 型胶原表达更高,说明二者之间具有协同作用。

4) 细胞分裂素+诱导形成素:使用腺相关病毒介导的 TGF-β1 和 CTGF 双基因联合转染经慢病毒介导人端粒酶逆转录酶基因后具有永生化能力的人髓核细胞,并检测对其合成 II 型胶原及蛋白聚糖的影响,结果表明双基因联合转染后可有效促进细胞内蛋白聚糖和 II 型胶原的合成。

5) 诱导形成素+细胞内调节因子:通过针刺损伤椎间盘构建兔椎间盘退变模型,应用腺相关病毒介导 BMP-7 和 Sox-9 双基因体内联合转染兔退变椎间盘,观察单基因和双基因联合转染对退变椎间盘的生物学效应,发现双基因联合转染组及单基因转染组退变椎间盘的椎间隙高度较对照组有明显恢复,其中双基因联合转染组恢复更显著,基因转染后蛋白聚糖和 II 型胶原表达增加,其中双基因联合转染组表达增多更显著。表明 BMP-7 基因可以协同 Sox-9 逆转椎间盘退变,联合转染具有协同作用。应用针刺纤维环法建立椎间盘退变模型,通过腺相关病毒介导的 BMP-7 和 Sox-9 基因分别进行单基因及双基因联合转染,数周后进行 MRI 及分子生物学检测,发现基因转染后椎间盘 T_2WI 信号强度增高,蛋白聚糖和 II 型胶原表达量增高,并可长期持续表达,双基因联合转染组较单基因转染组更加显著。

针对双细胞因子的组合,哪种联合方式对延缓椎间盘退变的能力最强,目前没有系统评价。

(3) 三细胞因子基因转染:2008 年,Moon 和 Nishida 提出基因治疗多细胞因子转染,又称为鸡尾酒式治疗性基因转染(cocktail therapeutic gene transfer)。体外试验以腺病毒为载体转染基因 TGF-β1(Ad/TGF-β1)、IGF-1(Ad/IGF-1)和 BMP-2(Ad/BMP-2)。18 小时后,测定细胞蛋白聚糖含量,上述 3 个细胞因子的单细胞因子转染的蛋白聚糖含量较对照组增高分别为 Ad/TGF-β1 2.91 倍,Ad/IGF-1 1.80 倍,Ad/BMP-2 1.90 倍;双细胞因子联合转染的蛋白聚糖含量较对照组增高 3.20~3.90 倍;三细胞因子联合转染的蛋白聚糖含量较对照组增高 4.70 倍。此显示三细胞因子联合转染均较单细胞因子转染和双细胞因子联合转染后蛋白聚糖含量为高。此种多细胞因子基因联合转染的方法可减少腺病毒用量,并防止全身和局部毒性作用和免疫反应。

本研究所 2011 年选用人 TGF-β3、CTGF 和 TIMP-1 三细胞因子基因体外联合转染,其结果显示三细胞因子联合转染较双细胞因子联合转染后细胞外基质蛋白聚糖含量增高 1.5 倍。应用纤维环穿刺法建立新西兰大白兔椎间盘退变模型,通过研究慢病毒介导的 TGF-β3、CTGF 和 TIMP-1 联合转染对兔退变椎间盘的影响,实验组注入携带 TGF-β3、CTGF 和 TIMP-1 基因的慢病毒颗粒,数周后对退变椎间盘进行影像学观察。结果表明,与对照组相比,多基因联合转染后的椎间盘退变程度明显减轻,转染后可以起到延缓椎间盘退变的作用。2016 年,Yue 等构建兔退变的椎间盘模型,通过将慢病毒介导的生存素、TGF-β3、TIMP-1 三基因联合载体注射入退变的椎间盘内,从影像学、组织学、基因表达、蛋白表达及细胞活性等方面出发评价其生物学效应。实验结果表明慢病毒介导的三基因联合转染可以有效延缓椎间盘的退变(图 28-40~图 28-42)。

4. 协助细胞因子上调功能

(1) 除应用细胞因子调控主要的细胞基质外,亦可用合成肽氨基端连接蛋白 N 肽(link protein n-terminal peptide,Link N)协助细胞因子增强上调功能。体内试验显示注入 Link N 后,在髓核和纤维环内聚集蛋白聚糖基因表达明显增加,而蛋白酶基因表达明显下降,但不改变椎间盘 DNA 含量。

(2) 细胞因子与细胞治疗结合:以移植细胞为基础的基因转染(cell-based gene delivery),适用于严重椎间盘退变。移植细胞携带治疗性细胞因子,此方法较转基因方法安全。体外试验将髓核细胞与软骨细胞共同培养,后者过度表达的 BMPs 可刺激蛋白聚糖和胶原的产生。

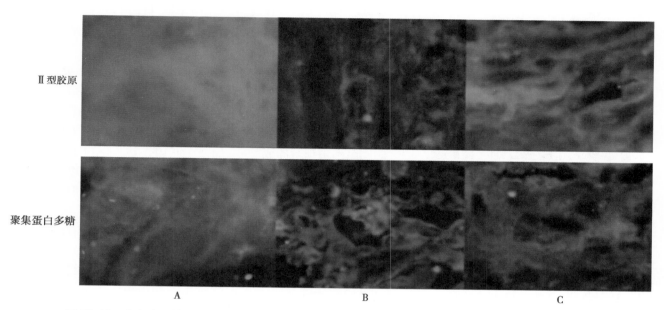

图 28-40　病毒介导的生存素、TGF-β₃、TIMP-1 三基因转染后，免疫荧光显示Ⅱ型胶原和聚集蛋白聚糖

A. 未行穿刺组（无退变和未注射）；B. 穿刺空白对照组（退变和注射生理盐水）；C. 治疗组（退变和注射慢病毒介导的生存素、TGF-β₃、TIMP-1 三基因）。

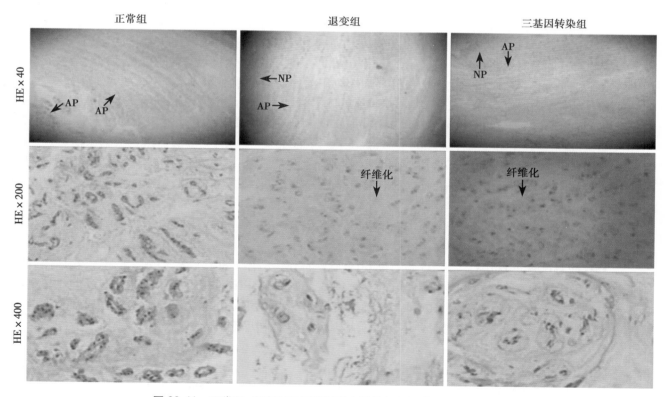

图 28-41　正常组、退变组和三基因联合转染组组织学观察（HE 染色）

AP：纤维环；NP：髓核。

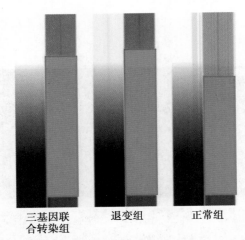

图 28-42 胱天蛋白酶-3（caspase-3）活性表达反映髓核细胞凋亡程度

三基因联合转染组　退变组　正常组

（二）病毒类载体应用进展

细胞的目的基因转染需要通过载体，裸露的目的基因 DNA 不能被细胞所结合和表达，因而不能将目的基因直接导入细胞内。目的基因需要通过载体包装，转入、保护和携带基因序列至靶细胞，随后获得目的基因的表达。

外源性基因真核表达载体分为非病毒类和病毒类，前者非病毒类载体已不应用，后者病毒类载体（包括逆转录病毒、腺病毒和腺相关病毒）应用较多。总之，通过载体的选择由非病毒类至逆转录病毒、腺病毒和腺相关病毒的进程，其结果增强了目的基因感染细胞的成功率、加强了基因表达。但由于此类病毒携带的细胞因子目的基因的容量有限、目的基因表达时间短和转基因后的生物学效应随时间延长而下降，因而需积极探寻新的基因转染载体。

近年来，其他疾病如神经系统退行性疾病和血液病等基因治疗，应用慢病毒和杆状病毒载体作为新的病毒类载体。

1. **慢病毒（lentivirus，LV）载体**　慢病毒染色体组的载体的特点为可用于各种组织的靶细胞、能承载更多的基因载荷，可携带较大的基因组，可将目的基因高效整合至基因组 DNA 上并稳定表达。可高效感染分裂期及非分裂期细胞，亦利于靶细胞的基因表达调节。慢病毒整合宿主细胞的染色质，不是优先整合于转切起始部位的近端，而是整合于易于插入基因表达的富染色体区。慢病毒载体具有不易诱发宿主免疫反应的特点，从安全角度来说，能尽量减少有复制能力病毒（replication-competent virus，RCV）的产生，慢病毒载体为复制缺陷型病毒载体，不会对细胞或人体产生不良污染，属于低毒性病毒载体。慢病毒载体的安全性明显优于逆转录病毒载体，亦优于非病毒类基因载体。

慢病毒载体用于转基因技术与传统的 DNA 显微注射相比，具有操作简单、整合效率高、成本低廉等优点。基于这些优点，以其作为基因转染体系的转基因研究，在近年来得到了广泛的开展。

慢病毒染色体组的载体在 8 年前已用于临床实验和转基因动物。慢病毒载体现已在动物模型中成功地用于治疗各种基因缺陷性疾病和生理性疾病。临床应用前的研究结果显示人类基因治疗可应用慢病毒载体的证据。当前应用的慢病毒主要为 HIV，2008 年诺贝尔生理学/医学奖授予 3 位研究人乳头状病毒和 HIV 的临床科学家。Françoise Barré-Sinouss 和 Luc Montagnier 为研究 HIV 做出贡献。尽管对 HIV 已经研究了 28 年，但是至今尚无有效预防和治疗效果的抗病毒疫苗。因而，感染 HIV 的艾滋病仍然无法临床治愈。然而对 HIV 结构和生物学的了解和以 HIV 为载体的经各种标准化的技术测定，证实其安全性已有很大的进步。已认为 HIV 病毒可作为安全的转基因载体，且较其他病毒类载体和非病毒类载体更适用于转染非分化、分化缓慢和静止期的细胞。

本研究所成功地分别应用慢病毒 HIV 构建人生存素、TGF-β3 和 TIMP-1 和慢病毒 hTGF-β3、CTGF 和 TIMP-1 构建质粒转染椎间盘。

2. **杆状病毒（baculovirus）**　文献中亦有报道杆状病毒作为载体。杆状病毒为一昆虫病毒，在体内或体外能释放外源性基因至哺乳类动物细胞，包括不含细胞毒素的未分化细胞。有学者将携带绿色荧光蛋白（the greenfluorescence protein gene，Ad-CMV-GFP）的杆状病毒注入髓核内，用荧光显微镜和流式细胞仪检测基因表达，发现 87% 的髓核细胞感染，并证实长期基因表达对细胞无毒性反应。

（三）基因表达调控

基因治疗在植入基因后，需进行基因表达调控。

1. **RNA 干扰（RNA interference，RNAi）**　最近认为，RNAi 技术能在椎间盘内下调某些特殊基因的表达，尤其是病理性基因的表达调节，此为椎间盘基因治疗开创了新的途径，成为椎间盘退变基因治疗的另一策略。RNAi 是一种在转录水平高效阻抑基因表达的新方法，它通过导入一段与内源性基因同源的双链 RNA 序列（dsRNA），使内源 mRNA 降解，从而达到阻止目的基因表达的目的。RNAi 干扰技术降低由小干扰

RNA(siRNA)产生的靶基因产物,siRNA 与靶基因的 mRNA 的特异序列结合,既可抑制 mRNA 的翻译又可增强 mRNA 的降解。因此,可将椎间盘组织细胞内分解代谢基因作为靶基因并通过 siRNA 介导破坏,使分解代谢基因沉默、阻止分解代谢基因翻译。当 siRNA 与治疗性外源性基因结合时,其半衰期短。

RNAi 基因沉默和其他传统方法相比具有以下特点。

(1) 特异性:最显著的特征是只引起与 dsRNA 同源的 mRNA 降解,而其他 mRNA 的表达不受影响。

(2) 高效性:显著抑制基因表达,甚至完全敲除每个细胞。只需要几个 siRNA 就能有效抑制靶基因的表达。

(3) 可传播性:siRNA 具有强烈的跨越细胞界限的能力,能够在不同细胞间长距离传递并维持 RNAi 扩散到整个机体,还可传代。

(4) 可遗传性:RNAi 的基因沉默在低等动物中可遗传。近年来,RNAi 成功用于动物构建转基因椎间盘退变模型。在体外椎间盘细胞和体内椎间盘转染含有两种荧光素酶基因的质粒和针对萤火虫基因的 siRNA,以及针对细胞 Fas 蛋白配体的 siRNA 分子及非特异性 siRNA 分子,发现体外试验由 siRNA 介导的基因在小鼠髓核细胞中下调 94.7%,在人髓核细胞中下调 93.7%,体内试验特异性的基因沉默持续超过 24 周,而对照的基因表达未受影响,证实用 DNA 载体-siRNA 复合物可获得特殊靶基因表达的下调。另外,在退变椎间盘中发现存在蛋白溶解酶,如金属蛋白酶和 ADAMTS 家族(去整合素和含有血小板凝血酶样的金属蛋白酶的基因)。在动物退变椎间盘模型中,单次注射 ADAMTS-5 siRNA 和寡核苷酸,通过观察椎间盘高度、MRI 表现和椎间盘组织番红 O 染色证实 ADAMTS-5 siRNA 可抑制髓核降解,此种椎间盘退变组织对 siRNA 反应的机制可能具有治疗价值。Sudo 等报道用胱天蛋白酶 3 siRNA 转染髓核可明显降低细胞凋亡,保存正常细胞外基质。因此,RNAi 机制适合于对椎间盘退变的 MMPs 和白细胞介素细胞外基质降解基因发挥基因沉默的作用,从而延缓或阻断椎间盘的退变。

山东省创伤骨科研究所应用 RNAi 技术在逆转椎间盘退变方面进行了相关研究。赛佳明等通过抑制胱天蛋白酶 3 活性延缓了椎间盘退变。其采集了 12 例外伤致脊柱爆裂性骨折的患者(22～36 岁)术中切除的椎间盘髓核组织,采用组织块法分离培养髓核细胞并传代,应用慢病毒载体 GV115 介导胱天蛋白酶 3 siRNA 对人椎间盘髓核细胞进行转染,研究其生物学效应。研究表明,GV115 介导胱天蛋白酶 3 siRNA 可高效转染人椎间盘髓核细胞,增强髓核细胞的生物活性,并促进细胞外基质的合成。使用慢病毒介导 Sox-9 过表达和 Fas 干扰联合转染人退变髓核细胞,结果表明慢病毒介导的 Fas-siRNA 可以显著抑制人退变髓核细胞中 Fas 基因的表达,上调 Sox-9 基因的表达同时沉默 Fas 基因的表达能够增加人退变髓核细胞外基质蛋白聚糖和 Ⅱ 型胶原的表达量,且表达均高于单一基因的影响。通过此生物学效应,有望阻止或逆转椎间盘的退变。使用慢病毒介导 MMP-3 shRNA 和 Fas-siRNA 体外转染人退变髓核细胞并研究其生物学效应,探讨单基因、双基因联合转染后对人退变髓核细胞功能的影响。结果表明,与空白对照组相比,Fas 干扰组、MMP-3 干扰组及 MMP-3+Fas 双基因联合转染组 Fas、MMP-3、蛋白聚糖和 Ⅱ 型胶原的表达量增加,且双基因组优于单基因组,二者间具有协同作用(图 28-43)。

2. 基因表达系统调控　基因表达系统有热休克蛋白(heat shock protein,HSP)、金属硫基组氨酸基内盐(metallothionein)、激素调节启动子(steroid regulatory promoter)、四环素和昆虫蜕皮激素受体(insect ecdysone receptor)等。多数植入基因表达系统在载体结构内与治疗基因活性标志区相连,使基因表达"开"和"关"。比如热休克蛋白基因的表达受温度变化的影响,编码 HSP70 基因的表达是在 HSP70B 启动子的控制之下,该启动子可与导入体内的靶基因结合,通过提高局部温度促进靶基因的表达。Tet-On 系统为转基因表达系统,在注入四环素后与 AAV 载体结构结合,此系统表现出显著的标记基因的调节作用。

(四) 基因治疗的安全性

在椎间盘退变的基因治疗过渡到临床应用前,其安全性为最重要的课题。椎间盘退变基因治疗的技术基础之一,是将由病毒作为载体携带正向调控的目的基因质粒注入相对封闭无血液循环的椎间盘髓核内。但若此基因质粒注入椎间盘外进入血液循环或蛛网膜下腔将产生灾难性结果。有研究报道了将 Ad/TGF-β1 意外地注入新西兰大白兔蛛网膜下腔内,造成瘫痪和严重的组织学改变。若基因质粒注入新西兰大白兔硬脊膜外隙,其引起的并发症因载体而异。应用腺病毒载体发生并发症达 80% 以上,应用腺相关病毒载体

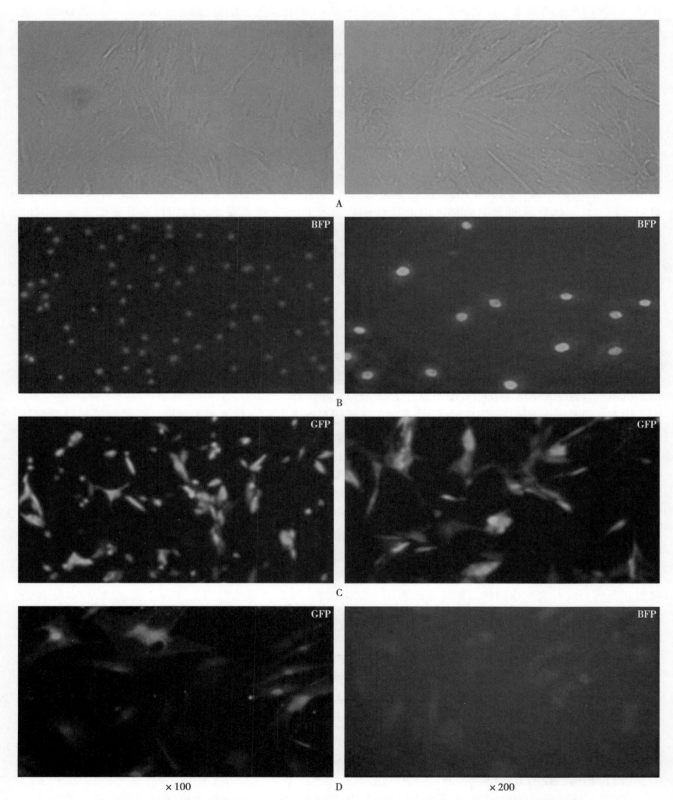

图 28-43 慢病毒介导 MMP-3 shRNA 和 Fas-siRNA 体外转染人退变髓核细胞的生物学效应
重组慢病毒转染髓核细胞后 72 小时,用荧光显微镜检测绿色荧光蛋白(GFP)、蓝色荧光蛋白(BFP)的表达情况,结果显示各组退变髓核细胞均已达到很高的转染效果。A. 空白对照组;B. Fas 干扰组;C. MMP-3 干扰组;D. 双基因干扰组。

则不发生并发症,说明腺相关病毒安全性高。为了确定基因质粒仅存在于靶椎间盘内,Sowa 等对髓核细胞用 AAV-RheoSwitch GFP 增大感染倍率,并用一种名为 activator 的标记物,用荧光显微镜和免疫组化染色检测组织中的 GFP,发现 GFP 仅见于病毒载体转染的细胞,在相邻椎间盘和组织内未见 GFP。此方法可证实基因治疗局限于靶细胞中,提高了其安全性。此外,在一个质粒上用有限的病毒载体量载荷多个目的基因,增强转基因表达,减少病毒载体的用量,亦为提高基因治疗安全性的方法。对于病毒类载体,尤其是大家谈"虎"色变的 HIV,尽管研究显示了其优越性和安全性,但仍需反复研究论证。

（五）基因治疗应用前景

许多学者认为,基因治疗是椎间盘退变生物学治疗中最具希望的工具。基因治疗为改变细胞基质蛋白质表达的理想方法。实验研究证实,BMP-7(OP-1)和 BMP-14(GDF-5)能有效地恢复退椎间盘退变的结构。在此研究基础上,美国 FDA 已将 OP-1 和 GDF-5 作为新药开展临床实验。

经过 20 余年,上述研究证实基因治疗可能成为一种延缓和逆转椎间盘退变的有效方法。然而,椎间盘退变基因治疗尚存在期望转染目的基因能够长期表达的要求,目前体内试验显示椎间盘内蛋白聚糖和 II 型胶原的含量增加能持续达 26 周。此外,病毒类载体的安全性、基因表达的调控、治疗基因的安全用量和基因表达所需持续的时间等尚待确定和解决。因此,椎间盘退变的基因治疗由实验研究进入到临床应用尚有距离。我们仍应继续深入研究椎间盘退变的病理生理学、基因治疗对椎间盘组织结构和重建椎间盘生物力学的影响等重要课题,以早日实现椎间盘退变的基因治疗。

（胡有谷　陈伯华　刘勇　西永明　谭江威　赛佳明　郭柱　王子轩）

参 考 文 献

[1] ZHANG Y,CHEE A,THONAR E J,et al. Intervertebral disk repair by protein,gene,or cell injection:a framework for rehabilitation-focused biologics in the spine[J]. PM R,2011,3(6 Suppl 1):S88-S94.

[2] HERBERT C M,LINDBERG K A,JAYSON M I V,et al. Changs in the collagen of human intrevertebral discs during aging and degenerative disc disease[J]. J Mol Med,1975,1:79-91.

[3] LIU J,ROUGHLEY P J,MORT J S. Identification of human intervertebral disc stromelysin and its involvement in matrix degradation[J]. J Orthop Res,1991,9(4):568-575.

[4] CHIBA K,ANDERSSON G B,MASUDA K,et al. A new culture system to study the metabolism of the intervertebral disc in vitro[J]. Spine(Phila Pa 1976),1998,23(17):1821-1828.

[5] GRUBER H E,FISHER E C JR,DESAI B,et al. Human intervertebral disc cells from the annulus:three-dimensional culture in agarose or alginate and responsiveness to TGF-beta1[J]. Exp Cell Res,1997,235(1):13-21.

[6] GRUBER H E,HANLEY E N JR. Human disc cells in monolayer vs 3D culture:cell shape,division and matrix formation[J]. BMC Musculoskelet Disord,2000,1:1.

[7] SATO M,ASAZUMA T,ISHIHARA M,et al. An atelocollagen honeycomb-shaped scaffold with a membrane seal(ACHMS-scaffold)for the culture of annulus fibrosus cells from an intervertebral disc[J]. J Biomed Mater Res A,2003,64(2):248-256.

[8] THOMPSON J P,OEGEMA T R JR,BRADFORD D S. Stimulation of mature canine intervertebral disc by growth factors[J]. Spine(Phila Pa 1976),1991,16(3):253-260.

[9] SIMON B R,WU J S,CARLTON M W,et al. Poroelastic dynamic structural models of rhesus spinal motion segments[J]. Spine(Phila Pa 1976),1985,10(6):494-507.

[10] 阮狄克,费正奇,陆裸骧. 冷冻保存异体椎间盘移植的实验研究[J]. 中华骨科杂志,1999,19(1):54-58.

[11] 郭常安,胡有谷,吴新彦. 腰椎间盘退变动物模型的建立[J]. 中华外科杂志,2000,38(7):548-551.

[12] SILBERBERG R,AUFDERMAUR M,ADLER J H. Degeneration of the intervertebral disks and spondylosis in aging sand rats[J]. Arch Pathol Lab Med,1979,103(5):231-235.

[13] MOSKOWITZ R W,ZIV I,DENKO C W,et al. Spondylosis in sand rats:a model of intervertebral disc degeneration and hyperostosis[J]. J Orthop Res,1990,8(3):401-411.

[14] ZIV I,MOSKOWITZ R W,KRAISE I,et al. Physicochemical properties of the aging and diabetic sand rat intervertebral disc[J]. J Orthop Res,1992,10(2):205-210.

[15] OSTI O L,VERNON-ROBERTS B,MOORE R,et al. Annular tears and disc degeneration in the lumbar spine. A post-mortem study of 135 discs[J]. J Bone Joint Surg Br,1992,74(5):678-682.

[16] OSTI O L,VERNON-ROBERTS B,FRASER R D. 1990 Volvo Award in experimental studies. Anulus tears and intervertebral disc degeneration. An experimental study using an animal model[J]. Spine(Phila Pa 1976),1990,15(8):762-767.

[17] MOORE R J,OSTI O L,VERNON-ROBERTS B,et al. Changes in endplate vascularity after an outer anulus tear in the sheep [J]. Spine(Phila Pa 1976),1992,17(8):874-878.

[18] PFEIFFER M,GRISS P,FRANKE P,et al. Degeneration model of the porcine lumbar motion segment:effects of various intradiscal procedures[J]. Eur Spine J,1994,3(1):8-16.

[19] HAMPTON D,LAROS G,MCCARRON R,et al. Healing potential of the anulus fibrosus[J]. Spine(Phila Pa 1976),1989,14 (4):398-401.

[20] KEY J A,FORD L T. Experimental intervertebral-disc lesions[J]. J Bone Joint Surg Am,1948,30A(3):621-630.

[21] NGUYEN C M,HAUGHTON V M,HO K C,et al. A model for studying intervertebral disc degeneration with magnetic resonance and a nucleotome[J]. Invest Radiol,1989,24(5):407-409.

[22] 孔杰,王子轩,季爱玉,等.应用微创技术建立恒河猴腰椎间盘早期退变模型[J].中华外科杂志,2008,46(11):835-838.

[23] PHILLIPS F M,REUBEN J,WETZEL F T. Intervertebral disc degeneration adjacent to a lumbar fusion. An experimental rabbit model[J]. J Bone Joint Surg Br,2002,84(2):289-294.

[24] COLE T C,BURKHARDT D,GHOSH P,et al. Effects of spinal fusion on the proteoglycans of the canine intervertebral disc[J]. J Orthop Res,1985,3(3):277-291.

[25] LIPSON S J,MUIR H. 1980 Volvo award in basic science. Proteoglycans in experimental intervertebral disc degeneration[J]. Spine(Phila Pa 1976),1981,6(3):194-210.

[26] MELROSE J,GHOSH P,TAYLOR T K,et al. A longitudinal study of the matrix changes induced in the intervertebral disc by surgical damage to the annulus fibrosus[J]. J Orthop Res,1992,10(5):665-676.

[27] YOON S H,MIYAZAKI M,HONG S W,et al. A porcine model of intervertebral disc degeneration induced by annular injury characterized with magnetic resonance imaging and histopathological findings. Laboratory investigation[J]. J Neurosurg Spine, 2008,8(5):450-457.

[28] intervertebral disks:time and dose dependence[J]. AJNR Am J Neuroradiol,1994,15(3):419-423.

[29] 西永明,胡有谷.椎间盘退变模型的建立及其历史和现状[J].中华骨科杂志,2000,20(6):378-380.

[30] VIDEMAN T,NUMMI P,BATTIÉ M C,et al. Digital assessment of MRI for lumbar disc desiccation. A comparison of digital versus subjective assessments and digital intensity profiles versus discogram and macroanatomic findings[J]. Spine(Phila Pa 1976),1994,19(2):192-198.

[31] NIINIMÄKI J,RUOHONEN J,SILFVERHUTH M,et al. Quantitative magnetic resonance imaging of experimentally injured porcine intervertebral disc[J]. Acta Radiol,2007,48(6):643-649.

[32] AUNG T,MIYOSHI H,TUN T,et al. Chondroinduction of mouse mesenchymal stem cells in three-dimensional highly porous matrix scaffolds[J]. J Biomed Mater Res,2002,61(1):75-82.

[33] SIKAVITSAS V I,BANCROFT G N,MIKOS A G. Formation of three-dimensional cell/polymer constructs for bone tissue engineering in a spinner flask and a rotating wall vessel bioreactor[J]. J Biomed Mater Res,2002,62(1):136-148.

[34] 赵梓汝,吴小涛,祁亚斌,等.TGF-β1 干预下体内兔骨髓间充质干细胞对退变椎间盘治疗的实验研究[J].中国矫形外科杂志,2006,14(13):1019-1022.

[35] HAUFE S M,MORK A R. Intradiscal injection of hematopoietic stem cells in an attempt to rejuvenate the intervertebral discs [J]. Stem Cells Dev,2006,15(1):136-137.

[36] OROZCO L,SOLER R,MORERA C,et al. Intervertebral disc repair by autologous mesenchymal bone marrow cells:a pilot study [J]. Transplantation,2011,92(7):822-828.

[37] ELABD C,CENTENO C J,SCHULTZ J R,et al. Intra-discal injection of autologous,hypoxic cultured bone marrow-derived mesenchymal stem cells in five patients with chronic lower back pain:a long-term safety and feasibility study[J]. J Transl Med, 2016,14(1):253.

[38] KUMAR H,HA D H,LEE E J,et al. Safety and tolerability of intradiscal implantation of combined autologous adipose-derived mesenchymal stem cells and hyaluronic acid in patients with chronic discogenic low back pain:1-year follow-up of a phase I study[J]. Stem Cell Res Ther,2017,8(1):262.

［39］SAKAI D,MOCHIDA J,YAMAMOTO Y,et al. Immortalization of human nucleus pulposus cells by a recombinant SV40 adenovirus vector:establishment of a novel cell line for the study of human nucleus pulposus cells［J］. Spine（Phila Pa 1976）,2004,29（14）:1515-1523.

［40］VAN DEN AKKER G G,SURTEL D A,CREMERS A,et al. Novel immortal human cell lines reveal subpopulations in the nucleus pulposus［J］. Arthritis Res Ther,2014,16（3）:R135.

［41］HOHAUS C,GANEY T M,MINKUS Y,et al. Cell transplantation in lumbar spine disc degeneration disease［J］. Eur Spine J,2008,17 Suppl 4（Suppl 4）:492-503.

［42］MOCHIDA J,SAKAI D,NAKAMURA Y,et al. Intervertebral disc repair with activated nucleus pulposus cell transplantation:a three-year,prospective clinical study of its safety［J］. Eur Cell Mater,2015,29:202-212.

［43］RISBUD M V,SCHOEPFLIN Z R,MWALE F,et al. Defining the phenotype of young healthy nucleus pulposus cells:recommendations of the Spine Research Interest Group at the 2014 annual ORS meeting［J］. J Orthop Res,2015,33（3）:283-293.

［44］MEISEL H J,SIODLA V,GANEY T,et al. Clinical experience in cell-based therapeutics:disc chondrocyte transplantation A treatment for degenerated or damaged intervertebral disc［J］. Biomol Eng,2007,24（1）:5-21.

［45］CORIC D,PETTINE K,SUMICH A,et al. Prospective study of disc repair with allogeneic chondrocytes presented at the 2012 Joint Spine Section Meeting［J］. J Neurosurg Spine,2013,18（1）:85-95.

［46］TSCHUGG A,MICHNACS F,STROWITZKI M,et al. A prospective multicenter phase Ⅰ／Ⅱ clinical trial to evaluate safety and efficacy of NOVOCART Disc plus autologous disc chondrocyte transplantation in the treatment of nucleotomized and degenerative lumbar disc to avoid secondary disease:study protocol for a randomized controlled trial［J］. Trials,2016,17（1）:108.

［47］MIZUNO H,ROY A K,VACANTI C A,et al. Tissue-engineered composites of anulus fibrosus and nucleus pulposus for intervertebral disc replacement［J］. Spine（Phila Pa 1976）,2004,29（12）:1290-1298.

［48］NOMURA T,MOCHIDA J,OKUMA M,et al. Nucleus pulposus allograft retards intervertebral disc degeneration［J］. Clin Orthop Relat Res,2001,（389）:94-101.

［49］NISHIDA K,KANG J D,SUH J K,et al. Adenovirus-mediated gene transfer to nucleus pulposus cells. Implications for the treatment of intervertebral disc degeneration［J］. Spine（Phila Pa 1976）,1998,23（22）:2437-2443.

［50］NISHIDA K,KANG J D,GILBERTSON L G,et al. Modulation of the biologic activity of the rabbit intervertebral disc by gene therapy:an in vivo study of adenovirus-mediated transfer of the human transforming growth factor beta 1 encoding gene［J］. Spine（Phila Pa 1976）,1999,24（23）:2419-2425.

［51］刘勇,孔杰,魏见伟,等.腺相关病毒载体介导结缔组织生长因子对体外转染恒河猴和人腰椎间盘细胞蛋白多糖和Ⅱ型胶原影响的比较［J］.中华骨与关节外科杂志,2009,2（1）:50-56.

［52］LIU Y,KONG J,CHEN B H,et al. Combined expression of CTGF and tissue inhibitor of metalloprotease-1 promotes synthesis of proteoglycan and collagen type Ⅱ in rhesus monkey lumbar intervertebral disc cells in vitro［J］. Chin Med J（Engl）,2010,123（15）:2082-2087.

［53］VADALÀ G,RUSSO F,AMBROSIO L,et al. Mesenchymal stem cells for intervertebral disc regeneration［J］. J Biol Regul Homeost Agents,2016,30（4 Suppl 1）:173-179.

［54］HAN C,JIANG C,YU C,et al. Differentiation of transforming growth factor β1-induced mesenchymal stem cells into nucleus pulposus-like cells under simulated microgravity conditions［J］. Cell Mol Biol（Noisy-le-grand）,2015,61（2）:50-55.

［55］XU J,E X Q,WANG N X,et al. BMP7 enhances the effect of BMSCs on extracellular matrix remodeling in a rabbit model of intervertebral disc degeneration［J］. FEBS J,2016,283（9）:1689-1700.

［56］CLARKE L E,MCCONNELL J C,SHERRATT M J,et al. Growth differentiation factor 6 and transforming growth factor-beta differentially mediate mesenchymal stem cell differentiation,composition,and micromechanical properties of nucleus pulposus constructs［J］. Arthritis Res Ther,2014,16（2）:R67.

［57］CAO C,ZOU J,LIU X,et al. Bone marrow mesenchymal stem cells slow intervertebral disc degeneration through the NF-κB pathway［J］. Spine J,2015,15（3）:530-538.

［58］CHEN S,ZHAO L,DENG X,et al. Mesenchymal stem cells protect nucleus pulposus cells from compression-induced apoptosis by inhibiting the mitochondrial pathway［J］. Stem Cells Int,2017,2017:9843120.

［59］CAI F,WU X T,XIE X H,et al. Evaluation of intervertebral disc regeneration with implantation of bone marrow mesenchymal stem cells（BMSCs）using quantitative T_2 mapping:a study in rabbits［J］. Int Orthop,2015,39（1）:149-159.

［60］ZENG Y,CHEN C,LIU W,et al. Injectable microcryogels reinforced alginate encapsulation of mesenchymal stromal cells for leak-proof delivery and alleviation of canine disc degeneration[J]. Biomaterials,2015,59:53-65.

[61] PETTINE K A,SUZUKI R K,SAND T T,et al. Autologous bone marrow concentrate intradiscal injection for the treatment of degenerative disc disease with three-year follow-up[J]. Int Orthop,2017,41(10):2097-2103.

[62] NORIEGA D C,ARDURA F,HERNÁNDEZ-RAMAJO R,et al. Intervertebral disc repair by allogeneic mesenchymal bone marrow cells:a randomized controlled trial[J]. Transplantation,2017,101(8):1945-1951.

[63] WANG J,TAO Y,ZHOU X,et al. The potential of chondrogenic pre-differentiation of adipose-derived mesenchymal stem cells for regeneration in harsh nucleus pulposus microenvironment[J]. Exp Biol Med(Maywood),2016,241(18):2104-2111.

[64] XU J,QI D L,PANG X J,et al. Rabbit nucleus pulposus cells facilitate differentiation of adipose-derived stem cells into nucleus pulposus-like cells[J]. Indian J Cancer,2015,52 Suppl 1:e17-e21.

[65] SUN Z,LUO B,LIU Z H,et al. Adipose-derived stromal cells protect intervertebral disc cells in compression:implications for stem cell regenerative disc therapy[J]. Int J Biol Sci,2015,11(2):133-143.

[66] CLARKE L E,MCCONNELL J C,SHERRATT M J,et al. Growth differentiation factor 6 and transforming growth factor-beta differentially mediate mesenchymal stem cell differentiation,composition,and micromechanical properties of nucleus pulposus constructs[J]. Arthritis Res Ther,2014,16(2):R67.

[67] MARFIA G,CAMPANELLA R,NAVONE S E,et al. Potential use of human adipose mesenchymal stromal cells for intervertebral disc regeneration:a preliminary study on biglycan-deficient murine model of chronic disc degeneration[J]. Arthritis Res Ther,2014,16(5):457.

[68] KUMAR H,HA D H,LEE E J,et al. Safety and tolerability of intradiscal implantation of combined autologous adipose-derived mesenchymal stem cells and hyaluronic acid in patients with chronic discogenic low back pain:1-year follow-up of a phase Ⅰ study[J]. Stem Cell Res Ther,2017,8(1):262.

[69] WANG Q,YANG Q,WANG Z,et al. Comparative analysis of human mesenchymal stem cells from fetal-bone marrow,adipose tissue,and Warton's jelly as sources of cell immunomodulatory therapy[J]. Hum Vaccin Immunother,2016,12(1):85-96.

[70] HAN Z,ZHANG Y,GAO L,et al. Human Wharton's jelly cells activate degenerative nucleus pulposus cells in vitro[J]. Tissue Eng Part A,2018,24(13/14):1035-1043.

[71] AHN J,PARK E M,KIM B J,et al. Transplantation of human Wharton's jelly-derived mesenchymal stem cells highly expressing TGFβ receptors in a rabbit model of disc degeneration[J]. Stem Cell Res Ther,2015,6:190.

[72] HUANG Y C,LEUNG V Y,LU W W,et al. The effects of microenvironment in mesenchymal stem cell-based regeneration of intervertebral disc[J]. Spine J,2013,13(3):352-362.

[73] PICCIRILLI M,DELFINIS C P,SANTORO A,et al. Mesenchymal stem cells in lumbar spine surgery:a single institution experience about red bone marrow and fat tissue derived MSCs[J]. J Neurosurg Sci,2017,61(2):124-133.

[74] ZHAO Y,JIA Z,HUANG S,et al. Age-related changes in nucleus pulposus mesenchymal stem cells:an in vitro study in rats[J]. Stem Cells Int,2017,2017:6761572.

[75] ZHOU X,CHEN L,GRAD S,et al. The roles and perspectives of microRNAs as biomarkers for intervertebral disc degeneration[J]. J Tissue Eng Regen Med,2017,11(12):3481-3487.

[76] BORDE B,GRUNERT P,HÄRTL R,et al. Injectable,high-density collagen gels for annulus fibrosus repair:An in vitro rat tail model[J]. J Biomed Mater Res A,2015,103(8):2571-2581.

[77] CRUZ M A,HOM W W,DISTEFANO T J,et al. Cell-seeded adhesive biomaterial for repair of annulus fibrosus defects in intervertebral discsv[J]. Tissue Eng Part A,2018,24(3/4):187-198.

[78] XIN L,ZHANG C,ZHONG F,et al. Minimal invasive annulotomy for induction of disc degeneration and implantation of poly(lactic-co-glycolic acid)(PLGA)plugs for annular repair in a rabbit model[J]. Eur J Med Res,2016,21:7.

[79] PEREIRA D R,SILVA-CORREIA J,OLIVEIRA J M,et al. Nanocellulose reinforced gellan-gum hydrogels as potential biological substitutes for annulus fibrosus tissue regeneration[J]. Nanomedicine,2018,14(3):897-908.

[80] WANG Y,WANG X,SHANG J,et al. Repairing the ruptured annular fibrosus by using type Ⅰ collagen combined with citric acid,EDC and NHS:an in vivo study[J]. Eur Spine J,2017,26(3):884-893.

[81] WACHS R A,HOOGENBOEZEM E N,HUDA H I,et al. Creation of an injectable in situ gelling native extracellular matrix for nucleus pulposus tissue engineering[J]. Spine J,2017,17(3):435-444.

[82] SHAN Z,LIN X,WANG S,et al. An injectable nucleus pulposus cell-modified decellularized scaffold:biocompatible material for prevention of disc degeneration[J]. Oncotarget. 2017,8(25):40276-40288.

［83］ LI Z,LANG G,CHEN X,et al. Polyurethane scaffold with in situ swelling capacity for nucleus pulposus replacement［J］. Biomaterials,2016,84:196-209.

［84］ KANG R,LI H,LYSDAHL H,et al. Cyanoacrylate medical glue application in intervertebral disc annulus defect repair:Mechanical and biocompatible evaluation［J］. J Biomed Mater Res B Appl Biomater,2017,105(1):14-20.

［85］ TSARYK R,GLORIA A,RUSSO T,et al. Collagen-low molecular weight hyaluronic acid semi-interpenetrating network loaded with gelatin microspheres for cell and growth factor delivery for nucleus pulposus regeneration［J］. Acta Biomater,2015,20:10-21.

［86］ GAN Y,LI P,WANG L,et al. An interpenetrating network-strengthened and toughened hydrogel that supports cell-based nucleus pulposus regeneration［J］. Biomaterials,2017,136:12-28.

［87］ SLOAN S R JR,GALESSO D,SECCHIERI C,et al. Initial investigation of individual and combined annulus fibrosus and nucleus pulposus repair ex vivo［J］. Acta Biomater,2017,59:192-199.

［88］ MORIGUCHI Y,MOJICA-SANTIAGO J,GRUNERT P,et al. Total disc replacement using tissue-engineered intervertebral discs in the canine cervical spine［J］. PLoS One,2017,12(10):e0185716.

［89］ ORYAN A,ALIDADI S,MOSHIRI A,et al. Bone regenerative medicine:classic options,novel strategies,and future directions ［J］. J Orthop Surg Res,2014,9(1):18.

［90］ MICHALSKI M H,ROSS J S. The shape of things to come:3D printing in medicine［J］. JAMA,2014,312(21):2213-2214.

［91］ WHATLEY B R,KUO J,SHUAI C,et al. Fabrication of a biomimetic elastic. disk scaffold using additive manufacturing［J］. Biofabrication,2011,3(1):015004.

［92］ SÉGUIN C A,GRYNPAS M D,PILLIAR R M,et al. Tissue engineered nucleus pulposus tissue formed on a porous calcium polyphosphate substrate［J］. Spine(Phila Pa 1976),2004,29(12):1299-1307.

［93］ MIZUNO H,ROY A K,ZAPOROJAN V,et al. Biomechanical and biochemical characterization of composite tissue-engineered intervertebral discs［J］. Biomaterials,2006,27(3):362-370.

［94］ CHAURASIYA S,HEW P,CROSLEY P,et al. Breast cancer gene therapy using an adenovirus encoding human IL-2 under control of mammaglobin promoter/enhancer sequences［J］. Cancer Gene Ther,2016,23(6):178-187.

［95］ RAZI SOOFIYANI S,KAZEMI T,LOTFIPOUR F,et al. Gene therapy with IL-12 induced enhanced anti-tumor activity in fibrosarcoma mouse model［J］. Artif Cells Nanomed Biotechnol,2016,44(8):1988-1993.

［96］ CATARINELLA M,MONESTIROLI A,ESCOBAR G,et al. IFNα gene/cell therapy curbs colorectal cancer colonization of the liver by acting on the hepatic microenvironment［J］. EMBO Mol Med,2016,8(2):155-170.

［97］ KAMINSKY S M,ROSENGART T K,ROSENBERG J,et al. Gene therapy to stimulate angiogenesis to treat diffuse coronary artery disease［J］. Hum Gene Ther,2013,24(11):948-963.

［98］ RAMIREZ L A,ARANGO T,BOYER J. Therapeutic and prophylactic DNA vaccines for HIV-1［J］. Expert Opin Biol Ther,2013,13(4):563-573.

［99］ TIPTIRI-KOURPETI A,SPYRIDOPOULOU K,PAPPA A,et al. DNA vaccines to attack cancer:Strategies for improving immunogenicity and efficacy［J］. Pharmacol Ther,2016,165:32-49.

［100］ KUDRNA J J,UGEN K E. Gene-based vaccines and immunotherapeutic strategies against neurodegenerative diseases:Potential utility and limitations［J］. Hum Vaccin Immunother,2015,11(8):1921-1926.

［101］ ZHANG Y H,ZHAO Y L,LI B,et al. Lentivirus is an efficient and stable transduction vector for intervertebral disc cells［J］. World Neurosurg,2018,111:e348-e354.

［102］ THOMPSON J P,OEGEMA T R JR,BRADFORD D S. Stimulation of mature canine intervertebral disc by growth factors［J］. Spine(Phila Pa 1976),1991,16(3):253-260.

［103］ NISHIDA K,KANG J D,GILBERTSON L G,et al. Modulation of the biologic activity of the rabbit intervertebral disc by gene therapy:an in vivo study of adenovirus-mediated transfer of the human transforming growth factor beta 1 encoding gene［J］. Spine(Phila Pa 1976),1999,24(23):2419-2425.

［104］ MOON S H,GILBERTSON L G,NISHIDA K,et al. Human intervertebral disc cells are genetically modifiable by adenovirus-mediated gene transfer:implications for the clinical management of intervertebral disc disorders［J］. Spine(Phila Pa 1976),2000,25(20):2573-2579.

［105］ LIU Z,ZHOU K,FU W,et al. Insulin-like growth factor 1 activates PI3k/Akt signaling to antagonize lumbar disc degeneration ［J］. Cell Physiol Biochem,2015,37(1):225-232.

［106］陈岩,胡有谷,吕振华.转化生长因子 β 对椎间盘细胞 Ⅱ 型胶原基因表达的调节作用［J］.中华外科杂志,2000,38（9）:703.

［107］LEUNG V Y L,ZHOU L,TAM W K,et al. Bone morphogenetic protein-2 and-7 mediate the anabolic function of nucleus pulposus cells with discrete mechanisms［J］. Connect Tissue Res,2017,58（6）:573-585.

［108］YOON S T,PARK J S,KIM K S,et al. ISSLS prize winner:LMP-1 upregulates intervertebral disc cell production of proteoglycans and BMPs in vitro and in vivo［J］. Spine（Phila Pa 1976）,2004,29（23）:2603-2611.

［109］赛佳明,马学晓,邱晨生,等.慢病毒介导生存素基因转染反分化早期和晚期椎间盘髓核细胞生物学效应的比较［J］.中国骨与关节损伤杂志,2015,30（9）:954-958.

［110］杨吉坤,张国庆,陈伯华.诱骗受体 1 在椎间盘组织中的表达［J］.中国组织工程研究,2011,15（24）:4522-4524.

［111］LECKIE S K,BECHARA B P,HARTMAN R A,et al. Injection of AAV2-BMP2 and AAV2-TIMP-1 into the nucleus pulposus slows the course of intervertebral disc degeneration in an in vivo rabbit model［J］. Spine J,2012,12（1）:7-20.

［112］HASCHTMANN D,FERGUSON S J,STOYANOV J V. BMP-2 and TGF-β3 do not prevent spontaneous degeneration in rabbit disc explants but induce ossification of the annulus fibrosus［J］. Eur Spine J,2012,21（9）:1724-1733.

［113］MOON S H,NISHIDA K,GILBERTSON L G,et al. Biologic response of human intervertebral disc cells to gene therapy cocktail［J］. Spine（Phila Pa 1976）,2008,33（17）:1850-1855.

［114］YUE B,LIN Y,MA X,et al. Survivin-TGFB3-TIMP-1 gene therapy via lentivirus vector slows the course of intervertebral disc degeneration in an in vivo rabbit model［J］. Spine（Phila Pa 1976）,2016,41（11）:926-934.

［115］MWALE F,MASUDA K,PICHIKA R,et al. The efficacy of Link N as a mediator of repair in a rabbit model of intervertebral disc degeneration［J］. Arthritis Res Ther,2011,13（4）:R120.

［116］ZHANG Y,CHEE A,THONAR E J,et al. Intervertebral disk repair by protein,gene,or cell injection:a framework for rehabilitation-focused biologics in the spine［J］. PM R,2011,3（6 Suppl 1）:S88-S94.

［117］于涛,刘勇,陈伯华,等.慢病毒介导 TGF-β3、CTGF 和 TIMP-1 联合转染对兔退变椎间盘影响［J］.青岛大学医学院学报,2013,49（1）:10-11,15.

［118］SUDO H,MINAMI A. Caspase 3 as a therapeutic target for regulation of intervertebral disc degeneration in rabbits［J］. Arthritis Rheum,2011,63（6）:1648-1657.

［119］赛佳明,马学晓,邱晨生,等.慢病毒载体 GV115 介导 Caspase-3 siRNA 转染人椎间盘髓核细胞的生物学效应［J］.中国脊柱脊髓杂志,2015,25（12）:1090-1094.

［120］SOWA G,WESTRICK E,PACEK C,et al. In vitro and in vivo testing of a novel regulatory system for gene therapy for intervertebral disc degeneration［J］. Spine（Phila Pa 1976）,2011,36（10）:E623-E628.

［121］QIU C,WU X,BIAN J,et al. Differential proteomic analysis of fetal and geriatric lumbar nucleus pulposus:immunoinflammation and age-related intervertebral disc degeneration［J］. BMC Musculoskelet Disord,2020,21（1）:339.

［122］ZHOU T,BENDA C,DUNZINGER S,et al. Generation of human induced pluripotent stem cells from urine samples.［J］. Nature Protocols,2012,7（12）:2080-2089.

［123］周荣耀,郭柱,苏炜良,等.人尿源干细胞外泌体对退变髓核细胞生物学功能的影响［J］.中国脊柱脊髓杂志,2020,30（5）:427-436.

第二十九章

腰椎间盘突出症的预防

腰椎间盘突出症是引起腰腿痛最常见的原因之一。有研究调查了26000万人，因腰背痛要失去约1100万个工作日，平均每年每人要失去半个工作日。因椎间盘疾病、慢性腰病、坐骨神经痛不能工作的有27560人，其中男性24400人，女性3160人。在这些患者中，有2360名男性及680名女性不能工作1~4年；有460名男性及540名女性不能工作4~18年，工人的发病率为1.5%。此外，每年每100名腰椎间盘突出症患者要缺勤143周，而每100名其他不明原因腰腿痛的患者缺勤29周。在体力劳动工人中，腰背痛的缺勤率为63%。瑞典的统计学资料显示，腰痛发生率在轻度劳动者中占53%，在重度劳动者中占64%，腰痛患者中35%将会发展成为腰椎间盘突出症患者。因此，如何减少腰背痛的发病率，如何预防腰椎间盘突出症的发病，是一个值得关注的问题。

腰椎间盘突出症的病因虽未完全清楚，但从前述可能诱发椎间盘突出的因素来看，腰椎间盘的退变和外伤，无疑在发病中占有重要地位。正常的椎间盘富有弹性和韧性，具有强大的抗压能力。但随着年龄的增长，椎间盘组织易产生退变，这种退变即老化的过程。一般认为，人在20岁以后，椎间盘即开始退变，髓核的含水量逐渐减少，椎间盘的弹性和抗负荷能力也随之减退。其中纤维环、软骨终板、髓核均产生病理性退变。当椎间盘有了生理性退变或纤维环有了裂隙时，外伤是引起纤维环破裂的主要诱因。若腰椎间盘突然受到挤压或扭曲，造成髓核压力增高，可使髓核从纤维环的裂隙突出到椎管内。因此，腰椎间盘突出症是在椎间盘退变的基础上发生的，而外伤是发病的重要诱因。青岛大学附属医院在进行椎间盘突出症的统计中发现，从事重体力劳动者占83.25%。病史中有明确外伤史者占58.85%。另有报道指出，腰椎间盘突出症有腰部外伤史者占64.46%。从这些统计数字可以看出，腰椎间盘突出症的预防重点，在于如何避免椎间盘在生理退变情况下的损伤。

腰椎间盘突出症为临床上最常见的疾病之一，是引发成年人腰腿痛的重要原因之一。80%~90%的腰椎间盘突出症可通过保守治疗而愈。腰椎间盘突出症治疗方法有：①非手术治疗；②经皮髓核切吸术；③手术治疗。李铭等观察腰椎间盘突出症患者78例，其中实行非手术治疗73例，行经皮髓核切吸术1例，手术治疗4例。结果发现腰椎间盘突出症有90%以上的病例可采用非手术治疗，包括腰椎牵引、理疗、针灸、推拿。腰椎间盘突出症患者经过治疗和休息后，绝大部分患者病情缓解或痊愈。

预防的目的是使腰骶部和骨盆部的肌肉具有足够的柔韧性和力量，指导人们在日常生活中进行正确的动态和静态的体姿（如弯腰、举物、转身、下蹲、坐和站立等），避免腰骶部的损伤。有学者通过对2000—2002年87例腰椎间盘突出症患者实施系统化整体健康教育工作，运用解说、图片和文字的形式为患者提供必要的医学知识、日常生活方式建议及正确的功能锻炼姿势讲解，并对其进行临床观察和出院随访，发现效果满意。

预防工作应从学校、家庭、工作和职业训练开始，使每一个工作人员了解正常的脊柱生理活动，正确的劳动姿势，注意劳动保护，避免加速腰椎间盘的退变和在椎间盘退变基础上的损伤。

第一节　预防措施

一、健康检查

对于青少年或工作人员的健康检查应定时进行。在学校中应注意检查有无脊柱先天性或特发性畸形，如脊柱侧凸或椎弓崩裂等，如存在此种情况，则以后易发生椎间盘突出，诱发腰背痛。对于较长期从事剧烈腰部运动者，如运动员或杂技演员，应注意有无发生椎弓根骨折等。如有这种结构上的缺陷应该加强腰背部保护，防止反复损伤。

二、注意劳动保护

近年来，腰背痛与限制性工作体位的关系逐渐受到重视，例如长途车司机、办公室工作人员腰背痛的发生率都很高，长时间坐位的工作被认为是导致腰背痛的重要因素。经常挑、抬重物或弯腰从事重体力劳动者，需要加强腰部保护，可以用宽腰带加以保护和支撑，从而加强腰部的稳定，减少腰部损害。劳动部门应规定从事劳动的最大负荷量，避免脊柱过载促使和加速退变。另外，长期受风、寒、湿等刺激可引起腰腿痛或关节痛，故平时应尽量避免长时间在寒冷潮湿处劳动，劳动出汗后不要坐在风口，避免受冷风吹，衣物潮湿后要及时更换。

三、纠正不良劳动姿势

某些工作需要长期弯腰用力，如木工刨木、农民锄地，长时间保持相同体位会造成肌肉、韧带组织的劳损，尤其是在弯腰状态下椎间盘的压力前方大于后方，髓核向后方挤压使后部纤维环与后纵韧带的损伤机会增大，同时腰椎间盘承受的压力较一般站立时增大1倍以上。因此，长期弯腰工作的腰背痛发病率高，椎间盘突出症的发病率亦高，因此坚持做工间操或工作时间变换体位很有意义。健康人长时间采取坐位要起立时，可做1~2个伸展腰部的活动，有腰痛病史的患者应在半小时至1小时左右变换体位，伸展腰部的活动。

四、加强肌肉锻炼

强有力的背部肌肉可防止腰背部软组织损伤，腹肌和肋间肌锻炼可增加腹压和胸膜腔内压，此有助于减轻腰椎负荷。实践证明，中等强度的运动可减轻或消除腰椎间盘周围软组织的充血水肿，在肌肉锻炼中，韧带的弹性也相应提高。因此，肌肉锻炼对维持脊柱平衡，减少肌肉和韧带损伤，防止和延缓腰椎间盘退变有着至关重要的作用。我国传统锻炼方法对此有较好的效果。有报道指出八段锦功法锻炼能够有效缓解腰椎间盘突出症患者的疼痛症状，改善体征和功能，并有助于降低腰椎间盘突出症的复发率。

五、注意劳逸结合

工作时要注意力集中，精力充沛，提高工作效率。工作之余则需要充分的休息以消除疲劳。如果大脑和肌肉得不到休息，工作时常出现反应迟钝、动作不协调，当肌肉或韧带受到一定强度的牵拉时就容易发生损伤。因此，注意劳逸结合是预防腰椎间盘疾病的一个重要措施。

六、饮食调养

平时可多食一些含有增强骨骼强度、肌肉力量，提高恢复功能的营养成分。用一句话说，就是摄入能保持营养平衡的食物，多喝开水，多吃蔬菜、水果类食物，少吃或不吃刺激性食物。特别是含有钙、蛋白质、维生素B族、维生素C和维生素E的食物，这些营养素是不可缺少的。避免体重过胖，控制总热量，戒烟、酒。

七、抗骨质疏松治疗

吴会鹏等研究发现针对骨质疏松症患者采用相关药物进行治疗有助于降低腰椎间盘突出症的出现概

率,进而也就能够较好地保障老年患者的健康,这也就体现出了骨质疏松和腰椎间盘突出症确实存在着一定的关系。因此,今后临床诊断中遇到骨质疏松症患者,应该尽可能劝说其服用相关抗骨质疏松药物,提升其骨密度,降低出现腰椎间盘突出症的概率。

第二节　预防教育

一、学校教育

如何向公众普及预防知识,降低腰椎间盘突出症的发生率成为日渐关注的问题。在这方面,欧美国家起步较早。1969 年,Zachrisson Forsell 在瑞典首先建立了所谓腰背痛学校(back school)。这种学校的目的是树立患者治疗腰背痛的信心;把患者从被动的个体变为主动的个体,腰椎间盘突出症的保守治疗已不再是单纯的卧床休息,指导患者了解腰背痛的静态性和动态性发病机制,怎样在日常活动中锻炼和保持正确的姿势;对腰椎间盘源性下腰痛有正确的认识,树立科学的态度,不受虚假广告的误导和影响,避免错误治疗;减少个人和社会损耗。

这种预防医学的普及教育,对于工矿企业防止常见的腰背痛及腰椎间盘突出症有较重要的作用。据美国报道,建立腰背痛学校除能减少工伤外,亦使治疗腰背损伤的费用在 2 年内从每人 215 000 元降至 2 000元,亦使某公司减少工作日从 43% 减少至 22%,创值 1 000 000 元。有数据统计了 6 418 名在腰背痛学校的受训者,发现 64% 腰背痛减轻,工伤减少了 70%,医疗费用下降了 90%。由于腰背痛学校的预防教育有较好的效果,其他各国亦相继建立。我国是亚洲第一个成立相关学校的国家,2001 年西安唐城医院建立了“椎间盘学校”,学校的参与者为腰椎间盘突出症患者和基层医务人员等。腰背痛学校在不同国家和地区有各自的特色,通常分别由骨科医师、理疗师和心理学家等授课,上课的内容大致分为四部分。

第一部分介绍脊柱的解剖和功能,腰背痛的知识、病因学、病理学和疾病的治疗。了解脊柱的力学和运动、体位的分析。

第二部分介绍人体工学,以解剖、生理、心理及力学的原理为基础,研究人类能量有效应用的科学,讲授全身肌肉的功能,特别是腰背肌、腹肌、下肢肌、骨盆肌等的功能及其在腰背痛发生中的作用,以及怎样做肌肉松弛练习。

第三部分是既往理论课的实际应用。介绍日常生活或劳动中避免某些运动和不良姿势,以防腰部负荷的增加,如指出站立较端坐为好,取坐位时腰部应略后倾,腰后垫一靠垫支撑腰部,髋膝同时屈曲;腰部前屈动作应减少,特别是长时间取此位置者。提取重物时应屈髋屈膝,直腰取物。这些正确的运动和姿势的指导,是防止腰部损伤的重点。指导腹肌、背肌及肢体的正确锻炼方法。

第四部分主要是心理治疗和对过去课程的复习,如何正确对待腰背痛,以及由此对工作、生活、家庭和社会等的影响;如何避免错误的检查和治疗,强调对未来自信的重要性,鼓励体力劳动和运动,改善对疼痛和应力在精神和体力上的耐受性。

二、家庭教育

(一) 日常活动姿势

日常生活中人们离不开坐、立、弯腰、举物等姿势,不良的姿势可引起椎间盘源性腰背痛,这需在日常生活中时刻加以注意。由姿势引起的椎间盘源性腰背痛可分为静态性和动态性两种。应该注意的是,静态的姿势性疼痛极易复发,而且机制比较明确,必须改变或纠正这些不良的姿势,因它们会再次引起静态性下腰痛,在体检中易被诱发出来。

1. 睡姿

(1) 长期采取不良的睡眠姿势也可导致腰腿疼痛的发生,良好的睡姿以头颈保持自然仰伸位,髋膝略屈曲最为理想,尽量不采取俯卧位。

(2) 睡硬板床:若长期睡软床,体重的压力向下易形成中间低、周围高的姿势,影响腰椎的正常生理曲